# KARMALOGIC

## ПРОЕКТ АЛЕКСЕЯ СИТНИКОВА

РИПОЛ
КЛАССИК

УДК 159.9
ББК 53.57
С41

**Ситников, А. П.**
С41 KARMALOGIC / А. П. Ситников. — М.: РИПОЛ классик. — 840 с.: ил.

ISBN 978-5-519-64028-2

Этой книгой легендарный консультант и психотерапевт Алексей Ситников запускает уникальный международный краудсорсинговый проект создания современного свода универсальных законов жизни, которые способны оказывать влияние на судьбу, предупреждать о возможных ошибках при взаимодействии с окружающим миром природы и людей, а также служить гармонизации внутреннего мира человека. Читатель сможет не только подключиться к обсуждению формулировок, степени важности и способов применения перечисленных в книге 54 законов судьбы (полученных в результате дискуссий на многочисленных семинарах, тренингах, коучинговых/психотерапевтических сессиях, интернет-форумах), прислать свои истории из жизни, подтверждающие их действие, создать свой личный перечень принимаемых и соблюдаемых законов, но также сформулировать и предложить для всеобщего обсуждения новые законы и стать, таким образом, участником впечатляющего социального исследования, способного повлиять на гармонизацию современного турбулентного мира, улучшение взаимопонимания людей разных культур и религий, возрастных и профессиональных социальных групп, мировоззрений и политических систем. Книга ориентирована на широкий круг читателей, а оригинальная методика и уникальные результаты будут интересны специалистам в области психологии, социологии, педагогики, политологии, маркетинга.

**УДК 159.9**
**ББК 53.57**

ISBN 978-5-519-64028-2

# БОГ ПРАВИТ МИРОМ
# ЧЕРЕЗ ЗАКОНЫ...

Автор закона всемирного тяготения Исаак Ньютон в свое время высказал далеко не самую тривиальную мысль: «Законы механики я вывожу из законов Божьих». Вероятно, тем самым британский физик, алхимик и богослов хотел примирить ортодоксальных сторонников божественного вмешательства во все сферы жизни и циничных материалистов, верящих только в то, что можно пощупать, взвесить или увидеть собственными глазами. Разве для всего, окружающего нас, закон всемирного тяготения — это не то же самое, что воля Бога? Если мобильный телефон выскользнет из рук человека, то, повинуясь закону всемирного тяготения, он упадет и, скорее всего, разобьется. Не потому, что за ним кто-то сверху наблюдает и руководит его судьбой, а потому, что все физические объекты находятся во власти законов физики. В какой бы ипостаси не выступал Бог, вряд ли он существует в виде «блокчейна», фиксирующего и хранящего все события и поступки этого мира. Но существуют созданные Богом законы, и нарушить их практически невозможно. Для физических объектов — это законы физики, для молекул и веществ — законы химии, для живых существ — законы эволюции...

А для человека? Какие законы важны для нас? Как они влияют на нашу судьбу? Где они сформулированы? Конечно же в священных текстах разных культур и религий. Конечно же в высказываниях мудрецов, «великих посвященных». Нередко суть таких законов открывается нам в народном эпосе и фольклоре, в пословицах и поговорках, сказках и легендах народов мира. Без сомнения, часть этих вселенских законов была осознана в процессе человеческой истории и нашла свое отражение в ныне существующих этических и юридических нормах.

А еще? Кто возьмет на себя смелость составить максимально полный перечень таких законов, растворенных в коллективном бессознательном разных социальных групп, народов и культур? Какую часть из этих кармических законов мы знаем? Какие из них мы используем в повседневной жизни — принимаем во внимание, соблюдаем, а может, и, экспериментируя и играя с судьбой, проверяем? Отличаются ли законы судьбы у людей разных языков, религий, мировоззрений, разных континентов и разных стран? По одинаковым ли законам живут мужчины и женщины и насколько важны и актуальны для них те или иные правила, влияющие на судьбу?

Я приглашаю читателей стать участниками уникального социального краудсорсингового эксперимента — вместе собрать эти законы и создать современный свод представлений о логике судьбы. Если вам нравится идея стать соавтором свода человеческих заповедей, присылайте свои правила жизни, те, что вы проверили на собственном опыте или видели в действии на примере своих друзей и знакомых. Предлагаемая книга, каждая глава которой посвящена тому или иному кармическому закону, первый шаг к такому исследованию. В рамках проекта *Karmalogic* все желающие смогут принять участие в обсуждении законов судьбы и различных способов их проявления. Опираясь на собственный опыт, мы сможем внести свой вклад в то, чтобы подтвердить, уточнить или, возможно, даже опровергнуть существующие в массовом бессознательном кармические законы. Ведь критика — это тоже путь к истине.

Итак, добро пожаловать в творческую команду исследователей судьбы. Не пугает? Уверены? Тогда вперед. Как говорится, с Богом.

www.karmalogic.net

## Предисловие Вероники Скворцовой к русскоязычному изданию

Мне нравится идея проекта Karmalogic и смелость его создателей... Самосознание, самовосприятие и самооценка человека держатся на столпах базовых представлений о мире вокруг и правилах взаимодействия с ним. В этом залог адекватности поведения, разумности мышления, здорового восприятия и гармоничного сосуществования. На примере эволюции Интернета все мы видели, как на смену созданному авторитетами контенту приходит контент, произведенный самими пользователями. Такая же аналогия приходит в голову и в связи с проектом Karmalogic — веками заданные сверху идеологическими авторитетами и божественной сущностью заповеди и законы жизни регулировали поведение общества, и теперь, наверное, настало время спросить у самих людей о том, что они считают законами, какие столпы представлений поддерживают их движение к счастью и помогают избегать проблем во взаимодействии с окружающим их миром. Проект сбора интересных случаев и совпадений в медицинской практике воплотился в свое время в сериале «Доктор Хаус» и сейчас продолжается десятками и сотнями рефлексирующих монографий, философских и медицинских статей, и я с трудом представляю себе масштаб возможной полемики по поводу проекта о судьбе! Меня лично радует тот факт, что все это задумала и реализует профессиональная и умная команда Алексея Ситникова. Желаю удачи и с интересом наблюдаю за ходом удивительного исследования.

**Вероника Скворцова,
министр здравоохранения
Российской Федерации,
член-корреспондент РАМН,
доктор медицинских наук,
профессор**

**Предисловие Рафаэля Хакимова
к русскоязычному изданию**

# УРОКИ ЧИНГИСХАНА

Наверное, каждый из нас в молодости задумывался о своем будущем, а когда пройден карьерный путь — о своем прошлом. Поделиться опытом, узнать что-то у других не просто интересно, это может оказаться выходом из тупика, в котором мы оказываемся время от времени. Вековая мудрость иногда лежит под ногами, а мы ее не замечаем, считая мусором. Мы якобы далеко ушли в цивилизованности. Но на поверку оказывается, что вся Россия пребывает в Долгом Средневековье[1].

После громкой, но невнятной «перестройки» элементы Средневековья стали возвращаться к нам не только в форме религии, которая «возродила» схоластику и клерикализм, но также в форме деиндустриализации экономики, падения нравов и уровня образования. В русском языке появились вульгаризмы вперемежку с американизмами. Параллельно в нашу жизнь ворвались самые современные теории политологии, менеджмента, экономики. Однако в них частенько нового оказывается только яркая обложка и хорошая реклама.

В последнее время Татарстан ставят в пример в качестве успешного региона, где больше порядка и открытости, чем в остальной России. Называют разные причины, чаще всего наличие нефти или давление на Москву, которая якобы делает вынужденные поблажки. На самом деле нефть расхолаживает, если не знать, на что ее использовать. Дело, конечно, не в нефти, идеологии, вертикали власти или каких-то открытиях. Есть более простое объяснение, связанное с воспитанием и родным языком, к которому

---

[1] Французский историк Жак Ле Гофф пишет: «Я предлагаю ввести понятие длительного, очень долгого Средневековья, базовые структуры которого развиваются крайне медленно, с III в. и до середины XIX в., то есть до того момента, когда промышленная революция, доминирующее положение Европы в мире, реальное развитие и распространение демократии (отдаленным прообразом которой являлся античный город) породили действительно новый мир, пусть даже еще не полностью свободный от наследия и традиций прошлого» (Ле Гофф Ж. Средневековый мир воображаемого. — М., 2001. — С. 16).

многие, к сожалению, относятся как умирающему феномену перед лицом англосаксонской культуры. А ведь каждый народ имеет опыт, который достоин изучения. Например, татары часто здороваются, приветствуя: «Тәртип? — Порядок?» Я отвечаю: «Порядок!» С детства татарам вдалбливают: «Должен быть во всем порядок». Для меня опоздать на встречу не вопрос сознательного выбора, а подсознательное решение, которое за меня давным-давно приняли бабушка, мать, отец. Один из законов Karmalogic гласит: «Беспорядок притягивает неприятности». Совершенно верно. Порядок не решает всех вопросов, но он ограждает от многих проблем, а главное, бережет время друг друга и создает хороший имидж республики.

Другой закон предлагает: «Создавай и развивай личный бренд». Родители мне с детства внушали: «Не роняй свой авторитет! — Дәрәҗәңне төшермә!» Это относится не только к тебе лично, но еще к авторитету семьи. Для карьеры важно из какой семьи ты происходишь, какой университет закончил. А у татар обязательно знать еще и свои корни до седьмого колена. Если кого-то осуждают, то говорят, что он «ваемсыз» — безответственный.

С детства я слышал: «Чаманы бел! — Знай меру!» Поэтому татары не воспринимают крайности, ибо это неловко, не принято, не по правилам. У нас не привьются фашизм, фундаментализм, крайний национализм или шовинизм, ибо это нарушает меру.

Татары говорят: «Судьба — это колесо, то поднимет, то придавит». Убеждение, что всю жизнь будешь добиваться успеха, расслабляет. В жизни надо быть готовым к переменам, причем порой самым кардинальным. Видимо, об этом гласит правило: «Метаморфозы перемен». Жизнь постоянно ставит новые задачи и готовность к переменам — важнейшее качество человеческой жизни. Это бывает трудно психологически, создает напряжение, но порой неизбежно. Я сам закончил физический факультет Казанского университета, но работал преподавателем и затем заведующим кафедрой философии. В годы «перестройки» с головой ушел в политику, а сейчас оказался директором Института истории АН Республики Татарстан. Любопытно, что меня до сих пор называют физиком и сыном поэта. Мое семейное происхождение и учеба в университете преследуют как тень. К этим двум брендам я еще добавил «политолог» и «историк».

Преимущество Татарстана, кроме элементарного порядка, заключается еще и в том, что в республике сходятся два очень разных мировоззрения — русское и татарское. Обе с глубокой историей, древней культурой, своими амбициями. Это на первый взгляд кажется, что однообразие снимает противоречия. Как раз наоборот, в унификации заложена смерть культуры, а значит, и народа, государства. Казань, что означает «котел», соединила и перемешала в себе разные культуры: русскую, татарскую, чувашскую, финно-угорскую. В центре города, буквально на пятачке, расположены мечеть, церковь, католический храм, лютеранская кирха, синагога, церковь старообрядцев и еще одна православная церковь, где службы ведутся на татарском языке. Люди с детства привыкают видеть их вместе, кресты и полумесяцы сияют вперемежку. Многообразие — это преимущество, создающее не только конкуренцию, но и взаимообогащение.

Волею судеб мне пришлось работать почти 17 лет советником по политическим вопросам президента Татарстана Минтимера Шаймиева, причем в самые трудные 90-е годы. Не было никаких образцов, эталонов, моделей. Мы постоянно создавали прецеденты. Мне приходилось обращаться к опыту самых разных стран. Когда я приходил с каким-то проектом к президенту, он спрашивал: «Ты где это видел?» Ездить по миру и набираться опыта была моя обязанность, а не прихоть и тем более не вид туризма. Порой дать совет понимают очень примитивно, как выработку идеального решения. Совсем не так. Дать совет президенту — это предложить различные варианты решения вопроса, причем с плюсами и минусами каждого из них. Выработать верное решение — это отыскать подходящий на данный момент вариант из целого вороха возможных решений. В этом деле иногда помогали юристы Российской академии наук, иногда гарвардские ребята, а порой народная мудрость.

В детстве моим соседом по даче был маститый татарский поэт Хасан Туфан. Он рассказывал, что в детстве у них была игра, в которой надо было как можно больше назвать пословиц и поговорок. Каждый называл какую-то пословицу и углем ставил на заборе метку. Маленький Хасан называл их более семисот. Сколько же народной мудрости заключалось в этих играх и как много мы потеряли, перейдя на стандартные учебники. Порой вместо учебников я открываю трехтомник татарских пословиц, с тем чтобы отыскать в них технологию социальной жизни.

«Karmalogic» — хорошая идея. Человечество выработало правила игры, в рамках которых нужно быть первым. Это как на Сабантуе — главное было не в подарке, а в том, что ты сумел обойти других в рамках принятых правил игры. Нынешняя культура России ориентирует на карьерный рост любым способом, на игры без правил. Это дает временные успехи, но разрушает общественные отношения, порождает вседозволенность. Власть начинает восприниматься как произвол, а богатство — как добыча. Сегодня победитель навязывает свою культуру, но она годится на какой-то ограниченный период.

Накопленные веками простые правила со временем возвращаются. Например, нам кажется, что кочевая культура — очень отсталая форма жизни, а ведь благодаря ей соединились Восток и Запад. Номадизм выработал методы работы вне иерархических структур, когда разрозненные племена соединяются друг с другом как отдельные ворсинки в войлоке. Европейская ткань состоит из вертикальных и горизонтальных нитей, а войлок — из самостоятельных ворсинок. Вроде бы они не подчиняются друг другу, но они составляют целостность, обеспечивающую лучшую выживаемость в суровых условиях, они природную турбулентность ограничивают гибкой формой. Философия номадизма полагается не на иерархическую соподчиненность и количественное преимущество, а на динамику, мобильность, скорость, управление в ходе движения, умение перестраиваться в атаке. В таком случае можно победить малыми силами, без тяжелой иерархии, с плоской структурой.

Опыт разных народов гласит: не будьте стандартными, будьте готовыми к тому, что жизнь преподнесет такую ситуацию, для которой нет готового ответа. Волею судеб я родился татарином, и моя история оказывается весьма нестандартной, ибо соединяет в себе Запад и Восток, кочевую и земледельческую культуру, ислам и европейскую культуру. Я порой оглядываюсь в прошлое, с тем чтобы держать в руках будущее.

\*\*\*

Чингисхан за двадцать один год своего правления превратил Евразию в самую большую и могучую империю за все время существования человечества. «Чингисхан в начале своего ханствования имел около 13 000 повиновавшихся ему кибиток, или семейств, а к концу его жизни ему повиновалось 720 народов, говоривших на разных языках и исповедовавших разные веры», — пишет генерал М. И. Иванин[2]. При этом великий полководец покорял мощные государства, а не безлюдные степи и пустыни. По оценкам Льва Гумилева, «государства, окружавшие Монголию, имели гораздо более многочисленное население. В Тангутском царстве жило около 2500 тысяч человек, из которых в армии служило около 500 тысяч. В Китае — Северном, подчиненном чжурчжэньской династии Кинь (Цинь), и Южном — 80 миллионов, в Хорезмийском султанате — около 20 миллионов, в Восточной Европе — приблизительно 8 миллионов»[3]. В подчинении Чингисхана не было и миллиона населения. Как он сумел покорить столько государств и народов, а затем и управлять ими?

Существуют очень наивные объяснения возвышения Чингисхана, якобы собравшего монгольские племена в степи и решившего завоевать весь мир. Пастухи не умеют создавать империи. У Чингисхана опорой были шесть татарских государств, о которых упоминает великий персидский летописец Рашид ад-Дин: «Еще и поныне в областях Хитая, Хинда и Синда, в Чине и Мачине, в стране киргизов, келаров и башкир, в Дешт-и Кипчаке, в северных от него районах, у арабских племен, в Сирии, Египте и Марокко все тюркские племена называют татарами. Тех татарских племен, что известны и славны и каждое в отдельности имеет войско и своего государя, шесть»[4]. Но, даже имея в наличии татарские государственные структуры со своими полководцами и чиновниками, все равно победы Чингисхана выглядят фантастическими, ведь он покорил страны и народы, превосходившие численность его населения в сотни раз, что совершенно не вмещается в рамки привычной логики. Не только количество населения, но и экономика Великой степи была совершенно ничтожна по сравнению с китайской или азиатской. Такие победы нельзя объяснить жестокостью, насилием, ведь для этого не было нужных ресурсов, т. е. не хватило бы людей для содержания гарнизонов, а народы нужно было удержать в повиновении.

---

[2] Иванин М. И. О военном искусстве и завоеваниях монголо-татар и среднеазиатских народов при Чингисхане и Тамерлане. — М.; Санкт-Петербург, 2003. — С. 28.

[3] Лев Гумилев. Черная легенда. — М., 2003. — С. 288.

[4] Рашид ад-Дин. Сборник летописей. Т.1. Кн.1. — М.; Л.: Изд-во АН СССР, 1952. — С. 103.

«Все просто, — говорил Чингисхан, — когда знаешь КАК!» Это самое «КАК» мы сегодня назвали бы технологией управления.

Практически во всех случаях численный перевес сил был на стороне противника. Преимущество Чингисхана было в скорости, маневренности войск, умении управлять боем. Великий полководец создавал перевес сил в нужном месте и в нужное время, расчленяя ряды противника, и затем добивая их по отдельности.

Что вело Аттилу, великих каганов, Чингисхана на завоевания? Что это за историческое предназначение — идти через всю Азию в Европу? Зачем завоевывать мир? Приобретая все, что только может пожелать человек, великие полководцы шли дальше, отказываясь от роскоши будничной жизни, садились на коней и рисковали жизнью ради расширения и без того необозримой территории. Чингисхан говорил даосскому монаху Чан-чуну: «У меня одно платье, одна пища, я в тех же тряпках и то же ем, что едят коровьи и конские пастухи». Чего же он искал? Этот феномен нельзя объяснить только человеческими страстями и материальными потребностями, нехваткой пастбищ и земли, экономикой или политикой. «Пойди и возьми мир!» — так формулируется его предназначение в «Сокровенном сказании о Чингисхане». Его вело само Небо. Чингисхан был убежден, что его судьба ему предписана свыше. «Тенгри — Вечно Синее Небо повелело мне править всеми народами. Покровительством и помощью Неба я сокрушил врагов и достиг великого сана. Моими устами говорит Тенгри — Вечно Синее Небо» — так считал Чингисхан.

«Дух Чингисхана» витал над человечеством во все времена. Александр Македонский с неукротимой страстью шел на Восток. Наполеон хотел повторить дело Чингисхана. Он многое заимствовал из его военного искусства и говорил, что не был так счастлив, как Чингисхан. Эти властители мира меньше всего думали о своем благополучии.

Роль Чингисхана по переустройству планеты сродни великим религиям. По словам Рашид ад-Дина, «жители мира воочию убедились, что он отмечен всяческой небесной поддержкой». Это была некая миссия, ниспосланная свыше. Что-то есть сходное у Пророка Мухаммеда и Чингисхана. Оба были неграмотны, но при этом выше всего ценили знание. Их родные племена были полудикими, но завоевали полмира благодаря Провидению, мудрой системе организации общества, насаждению нравственности и новых социальных норм. Чингисхан наставлял: «Можно в любом месте повторить любое слово, в оценке которого согласны три мудреца, в противном случае на него полагаться нельзя. Сравнивай и свое слово, и слово любого со словами мудрых; если оно будет соответствовать, то может быть сказано, в противном случае не надо произносить!»

Кроме сходства Чингисхана с пророками, есть и большое различие. Мухаммед и его последователи покоряли мир именем ислама, а Чингисхан выступал за равенство религий. Персидский историк Джувейни писал: «Ученых и отшельников всех толков он почитал, любил и чтил, считая их посредниками перед Господом Богом, и как на мусульман взирал он с почтением, так и христиан и идолопоклонников миловал. Дети и внуки его, по нескольку человек, выбрали себе одну из вер по своему влечению: одни наложили ислам [на выи свои], другие пошли за христианской общиной, некоторые избрали почитание идолов, а еще некоторые соблюли древнее правило дедов и отцов и ни на какую сторону не склонились, но таких мало осталось. Хоть и принимают они [разные] веры, но от изуверства удаляются и не уклоняются от Чингисхановой ясы, что велит все толки за один считать и различия меж ними не делать»[5]. Трудно представить себе, чтобы у какого-то европейского короля дети приняли бы ислам или мусульманские шейхи вдруг стали христианами или буддистами. У Чингисхана достойно восхищения не просто терпимость, но высокая степень уважения ко всем религиям, к чему стремится сегодня просвещенное человечество. Приходится поражаться невероятной прозорливости Чингисхана, который в Средние века в завоеванных территориях насаждал веротерпимость. Сказать, что это диктовалось необходимостью управления империей, было бы не совсем верно. Религиозная терпимость конечно же содействовала укреплению государства, но из истории мы знаем, что нередко империи создавались именно под религиозным знаменем. Достаточно вспомнить христианскую Византию или арабские халифаты. Небо-Тенгри было верой Чингисхана, которая вбирала в себя остальные верования, а потому он был терпим ко всем религиям.

---

[5] Цит. по: Вернадский Г. В. О составе Великой Ясы Чингиз Хана. — Брюссель, 1939. — С. 43.

После всех побед, став неограниченным властелином самого громадного за историю человечества государства, и тогда Чингисхан продолжал ощущать и сознавать свою полную подчиненность высшей воле и смотреть на себя как на орудие в руках Господа. Более того, он считал, что каждый должен верить в собственное божество. С тем, чтобы человек бесстрашно и беспрекословно исполнял свой долг, он должен был твердо, всем своим существом верить в то, что его личная судьба находится в руках Господа. Так он избавлялся от земного страха и мирского благополучия. Одновременно религия создавала чувство страха перед Небом за нарушение законов. Чингисхан активно поддерживал религии, освободив от налогов все религиозные учреждения. Население боялось не столько ханской власти, сколько божественной кары за нарушение законов.

Жестокость, приписываемая Чингисхану, сильно преувеличена, поскольку писали о нем летописцы пострадавших народов. К ним в наше время добавились небылицы о татарском иге, сочиненные ангажированными историками. Сам Чингисхан поучал подчиненных: «Среди населения будьте смирны, как малый теленок, а во время войны кидайтесь в бой, как голодный ястреб, бросающийся на дичину».

Жестокость Чингисхана была обычным делом в эпоху Средневековья. К тому же часто она имела разумное объяснение. Так, Чингисхан жестоко обращался с городами, где казнили его послов. По сути дела, он первым ввел неприкосновенность дипломатов в международное право. Чингисхан стремился к установлению силой оружия вселенского мира. «Я — кара Господня, — говорил он. — Если вы не совершали смертных грехов, Господь не пошлет вам кару в лице меня!»

Дух Чингисхана неистребим, как неистребимо и сопротивление идее построения единого универсального государства. Мы глобализацию относим ко второй половине XX века, однако будет справедливо сказать, что именно Чингисхан первым начал объединять мир общими дорогами, законами, финансами, средствами коммуникации, строить торговые города. Вдоль дорог обустраивались постоялые дворы («ямы»), их обслуживали ямщики, за дорогами следил «караул». Татары не терпели никаких препятствий на пути передвижения людей и товаров, они даже города строили без стен. Во времена Монгольской империи можно было свободно доехать из Европы до Китая, не опасаясь за свою жизнь. Именно в те времена миру открылись новые возможности. Европейцы начали покупать шелк, экзотические специи, новые технологии, привезенные с Востока. Впервые появились бумажные деньги. Новые технологии плавления железа в сочетании с инженерными знаниями позволили создавать передовое оружие. Врачи из Индии, Китая и Персии объединили свои усилия в сфере фармакологии и т. д.

История Чингисхана — это первый опыт глобализации на евразийском континенте. Она показывает, какую роль в объединении разрозненных обществ играют завоевания, как торговля следует за военными победами, насколько тесно она пересекается с культурой и почему транспорт и средства коммуникации имеют огромное значение для соединения Востока с Европой. Этот опыт показывает, как можно осуществлять централизованный административный контроль, оставаясь толерантным к местным сообществам и культурам.

Хорошо изучено военное искусство Чингисхана. Однако он был не просто завоевателем, он был реформатором государственного устройства. Он умел расставлять людей в зависимости от их характера и способностей, не только берег полководцев, но и ценил простых воинов. Он говорил: «Нет бахадура, подобного Есунбаю, и нет человека, подобного ему по дарованиям! Но так как он не страдает от тягот похода и не ведает голода и жажды, то считает всех прочих людей, нукеров и ратников, находящихся с ним, подобными себе в [способности] переносить тяготы [походов], они же не в силах [их переносить]. По этой причине он не годен быть начальником. Достоин же быть таковым [лишь] тот человек, который сам знает, что такое голод и жажда, и судит поэтому о состоянии других, тот, который в пути идет с расчетом и не допускает, чтобы [его] войско голодало и испытывало жажду, а скот отощал». Люди по службе продвигались по заслугам, в армии — за доблесть. Чингисхан был убежден, что «каждый, кто в состоянии содержать в порядке свой дом, в состоянии содержать в порядке и владение; каждый, кто может так, как это положено, выстроить к бою десять человек, достоин того, чтобы ему дали тысячу или тумен: он сможет выстроить к бою». Не было сословий, ограничивающих социальное продвижение воинов, зато уважались нравственные качества степных рыцарей. Чингисхан говорил: «Лучше быть последним среди волков, чем первым среди шакалов». Он умел выбирать даже из пленных достойных воинов. Так Джебе, подстреливший коня Чингисхана, был не просто пощажен, а дослужился до звания нойона и стал одним из лучших полководцев империи.

Многие высказывания Чингисхана звучат как афоризмы. Он говорил: «Потерянное в горах не ищут на дне реки». Поучая своих сыновей, Чингисхан наставлял: «Достоинство каждого дела заключается в том, чтобы оно было доведено до конца». Отсюда вытекало и другое правило: «Боишься — не делай, делаешь — не бойся, не сделаешь — погибнешь!» Иначе говоря, при малейшем сомнении не следовало вступать в бой, а начав бой, далее уже надо было проявить решительность. При этом Чингисхан, как, впрочем, и все его полководцы, тщательно готовил свои походы, он знал территорию противника, его силы и даже психологию. В них не было безрассудства, они взвешивали все «за» и «против». Так, Чингисхан предостерегал: «Оставьте в покое Кавказ, отзовите из гор войска. Живыми их не сломить, а мертвые дань не платят».

Многое в жизни и деятельности Чингисхана отражало нравы Средневековья, но во многих своих начинаниях он опередил время, и в XXI веке окажется востребованным многое из его опыта: признание всех народов равными; глобализация на основе общих инфраструктур, а не на доминировании одной культуры; использование наряду с иерархическими также и плоских структур.

Несмотря на бесконечные победы, которые одержал Чингисхан, он не страдал от чувства всевластия, приговаривая: «Сумей сделать людей гордыми. И **гордыня** их сделает глупыми. И тогда **ты** возьмешь их…»

\*\*\*

Наследие Чингисхана, повлиявшее на культуру всей Евразии, впоследствии сохранилось далеко не во всем и не везде. В 1313 году хан Узбек совершил исламскую «революцию», введя шариат в Золотой Орде. Хорезмские купцы обещали поддержку Узбеку своими голосами на выборах хана, а взамен требовали введения ислама в качестве государственной религии. Многие мурзы, отказавшиеся принять ислам, ссылаясь на Великую Ясу (Свод законов) Чингисхана, были казнены. Кое-кто убежал в Москву, которая со времен Менгу-Тимура была полутатарской. Преобразования Узбека не коснулись православия. Монастыри, как и прежде, не платили налоги. Время правления Узбек-хана — период расцвета империи и золотой век православия. В Татарстане кое-кто отмечает 1313 год как мусульманский праздник, однако это скорее повод для размышлений. Расцвет Золотой Орды был подготовлен предыдущим правлением Бату, Берке, Менгу-Тимура, Тохты и др. Узбек-хан всего лишь пожинал плоды прежней политики, следовавшей Великой Ясе.

Золотая Орда была самым передовым государством на то время. Она имела великолепную инфраструктуру в виде дорог и торговых городов, устойчивую финансовую и налоговую систему, передовое законодательство, свободные экономические зоны по всему Черноморскому побережью с самыми большими на то время портами в Каффе (Феодосии), Солдае (Судак) и др. В Каффе одновременно останавливалось до 200 судов со всего мира. Генуя и Венеция имели свои колонии для торговли. Основным товаром была пшеница, в которой нуждалась Европа. Все говорило о готовности страны к капиталистическим отношениям, но шариат помешал создать банки, хотя процент неявно уже содержался в вексельном обращении и торговых сделках. Генуя и Венеция за счет торговли с Ордой обогатились. Папа Римский под давлением купцов разрешил нехристианам учреждать банки. Так в Генуе возник капитализм, а татары остановились в своем развитии. Виной тому шариат.

Золотая Орда жила в эпоху, когда закрылись «врата иджтихада», т. е. вместо свободомыслия вступил в силу таклид (следование авторитетам). Богословы посчитали, что все, что нужно для жизни, уже описано в книгах и зафиксировано в мазхабах. Татары приняли ханафитский мазхаб, т. е. свод средневековых законов. Мысль остановилась. А ведь ислам был привнесен в этот мир для прогресса.

За последние годы появились, кроме существовавших течений в исламе, еще новые доктрины, порой весьма радикальные. Сказать, что ислам и террор несовместимы, — ничего не сказать. Факт остается фактом, мусульмане берут в руки оружие и идут убивать неверных и друг друга. При этом ссылаются на Коран, где сказано: «По окончании священных месяцев убивайте язычников, где бы их не встретили» [9:5][6]. Этот аят имел в виду вполне конкретную группу людей, нападавших на мусульманскую общину во времена Мухаммеда. Враждебный по отношению к ним аят был связан не с самой религией, а с враждебностью со стороны язычников Мекки. В то же время в Медине язычники были совсем другими, они защитили мусульман от мекканцев, дали им кров и свое покровительство. Тем не менее сегодня фанатики всех не согласных с ними объявляют отступниками хуже язычников и идут на них с оружием.

В Коране есть противоречия между аятами мекканского и мединского периодов, их невозможно примирить — одни отрицают другие[7]. Поэтому мусульманские правоведы посчитали аяты мекканского периода отмененными (насх) как более ранние. Но дата Откровения не является критерием, по которому можно одни аяты считать по силе выше других. Некоторые богословы ссылаются на хадисы для отмены стихов Корана. Однако говорить, что хадисы выше коранических Откровений, значит принижать волю Аллаха.

Господь обращался к разным аудиториям: одни аяты были ниспосланы для всех народов и на вечные времена, а другие — конкретно для арабов раннего Средневековья. Такое различение аятов исключительно важно с точки зрения современности. Например, джихад как война с неверными имела вполне объяснимый смысл в конкретной обстановке. В то же время Пророк различал малый джихад с применением силы и высший джихад, который предполагает мирное продвижение ислама. Малый джихад нужен был, когда существовала угроза мусульманам со стороны других государств. В Коране сказано: «Кто действует против вас насилием, действуйте насилием против него, как он действовал против вас» [2:194]. Из-за одного аята о войне упразднили множество дру-

---

[6] Тексты из Корана даны в переводе Д. Н. Богуславского. См.: Коран. — Стамбул, 2001. Ссылки даны последовательно на номер суры и аята.

[7] Подробнее о противоречиях в Коране см.: Алескеров С. Великий парадокс, или Два почерка в Коране. — М., 2005.

гих аятов о прощении, терпимости, снисходительности, забыв, что в той же суре «Корова» сказано: «Сражайтесь на Божьем пути с теми, которые воюют против вас, но не делайте несправедливостей, ибо Бог не любит несправедливых» [2:190]. Малый джихад, если он справедлив, то объявляется в целях самообороны, для борьбы с насилием и тиранией, что вполне вписывается в текст Корана и рамки международного права. Сегодня вопросы войны и мира регламентируются не так, как в прошлом. Поэтому под джихадом следует понимать то, что оно буквально и означает — «усердие», битва с «дунья» — материальным миром за духовное начало, борьба с неверием в себе. Такой смысл дан Господом на все времена.

Отношение ко многим кораническим понятиям со временем меняется, поскольку меняется сама жизнь. Кризис исламского мира, его отсталость в науках, образовании, экономике объясняются ограничением иджтихада (свободомыслия). Средневековые путы заморозили исламскую мысль. Те, кто предлагает вернуться к истокам, самому Корану, опыту первых последователей, оказываются в конечном итоге фундаменталистами, поскольку не учитывают изменение времени. Остановившаяся история — это мертвая история. Возвращение к истокам — это всегда интерпретация Корана с позиции сегодняшнего дня, а не копирование поведения сподвижников Пророка. Великий Абу Ханифа о наследии сподвижников Пророка говорил следующее: «Конечно, было бы достаточно того, чем ограничивались они, если бы я сподобился жить в их эпоху»[8]. Следует заметить, что сам Абу Ханифа жил в конце VII — начале VIII века, т. е. не в столь отдаленное время от эпохи Мухаммеда. Его слова тем более актуальны для нашего времени, о чем забывают ханафиты. Во времена Пророка не было бумажных денег, пересадок органов, клонирования и полетов в космос. Сегодня нет рабства и набегов, люди живут не племенами, а нациями. Иудеи стали другими, и христиане изменились. Жизнь арабов VII века поучительна, но она осталась в прошлом.

В 1804 году татарский богослов Курсави предложил открыть «врата иджтихада». С него началось движение джадидизма, совпавшего с подъ-

---

[8] Абу-Ханифа. Учитель и ученик. — В кн.: Рустам Батыр. Абу-Ханифа: жизнь и наследие. — Н. Новгород — Ярославль, 2007. — Ч. 1. — С. 190.

емом капитализма. Суть реформирования ислама состояла не в создании нового течения со своими авторитетами. Смысл джадидизма состоял в признании плюрализма в исламе, открытости к новым знаниям, терпимости к другим религиям. Выдающийся татарский богослов Муса Бигиев изучал многие религии, для чего не только ездил к мусульманам различных течений, но также изучал язычников, знакомился с буддизмом, даже учил санскрит. Христианство он хорошо представлял, поскольку жил среди них. «Если мы будем рассматривать все религии как звенья эволюции одной религии, — пишет он, — тогда отпадет необходимость обвинять какой-либо народ в безбожии или враждебно относиться к нему из-за исповедуемой им религии»[9]. Он писал, что все религии истинны, просто у каждой из них свой путь к Господу. Муса Бигиев понимал сложность своей позиции. «Я знаю, — писал он, — ишаны и имамы не примут моих слов. Конечно же они, фанатично преданные не столько исламу, сколько неизвестным даже им самим до конца ашаритским и ханафитским мазхабам, и обвиняющие в безбожии всякого, кто не отвечает их невежественным притязаниям, не смогут уверовать в то, что спасено будет все человечество»[10]. Сторонников мазхабов повергло в шок его утверждение, что ад не вечен, а милосердие Аллаха абсолютно.

Истинный путь верующего — искать спасения не только для собственной души, но и всего человечества. Этого нельзя делать через исламизацию или христианизацию, а только благодаря признанию всех религий истинными. По Корану Бог един, но религии разные. Коран весьма терпим ко всем людям, творящим добро. Сказано: «Тем, которые уверовали, иудеям, христианам, сабеянам и всем, кто уверовал в Бога и в последний день и кто творил добро, будет награда от Господа, и им не будет ни страха, ни печали» [2:62]. Быть правоверным для Господа предпочтительно, но не является категоричным требованием. Творить добро для людей — безусловное предписание. Поэтому Муса Бигиев утверждал: «Чтобы ни один из несчастных людей не оказался обделенным этим бескрайним милосердием и чтобы перед людьми не закрылись широко открытые ворота бесконечной Его

---

[9] Муса Джаруллах Бигиев. Избранные труды в двух томах. — Казань, 2005. — Т. 1. — С. 79.

[10] Там же. — С. 81.

милости, я заявляю, что спасено будет все человечество»[11]. По его теории «абсолютной Божьей милости» благодать Господа объемлет все его творения, вне зависимости от того, какого вероисповедания они придерживались при жизни. Сказано: «Господи, говорят они, Ты все объемлешь милосердием и знанием» [40:7].

Неизменен Коран и един Аллах, а течения в исламе разные. Единство мусульман заключается в признании плюрализма в исламе. Именно это должно объединять мусульман. Сегодня популярно утверждение о единстве ислама, однако на практике это сводится к требованию признать верным чье-то конкретное толкование, остальные объявляются отступниками. Отсюда конфликты между мусульманами. Многообразие опыта не ослабляет мусульман, напротив, оно обогащает мир новым знанием.

Изначально ислам несет в себе не только легкость, но и гибкость. Он традиционен в той мере, в какой истины остаются вечными, и одновременно современен, так как новые условия жизни людей требуют толкования Корана в соответствии с обстоятельствами, временем и особенностями страны. Рамки Корана достаточно широки для различных интерпретаций.

\*\*\*

Чингисхан был не только воплощением Средневековья, но он в своей Великой Ясе определил пути выхода из этой эпохи. К сожалению, перипетии судьбы привели к отступлению от его предписаний и завели Евразию на задворки истории. Многим кажется, что история осталась в прошлом, но она ни в прошлом, ни в настоящем, а в будущем. Достаточно оглянуться назад, чтобы увидеть будущее.

**Рафаэль Хакимов,
директор Института истории им. Ш. Марджани
Академии наук Республики Татарстан,
доктор исторических наук,
вице-президент Академии наук Республики Татарстан**

---

[11] Там же. — С. 86.

## Предисловие Джудит ДеЛозье
## к русскоязычному изданию

Данный проект, по моему мнению, прекрасный пример продуктивного сотрудничества, динамической командной работы и коллективного разума. Главная его идея — создать в процессе взаимодействия нечто новое, способное привнести в мир больше духовности и помочь нам вспомнить о забытых истинах. Мы все люди, и знаем, как поддержать другого. Наша суть — это наша человечность. Когда мы говорим о Божьих законах, я думаю, мы имеем в виду нашу доброту как человечества. Какие-то законы сообщают нам, что можно согласиться с чем-то, какие-то законы поддерживают в наимудрейшем использовании энергии, что освобождается через действия. Как сказал Грегори Бейтсон: «Мудрость приходит тогда, когда два человека могут сесть за столом друг напротив друга и обсуждать свои различия без необходимости менять друг друга». Истинная красота рождается тогда, когда люди с разными взглядами, убеждениями и ценностями могут вести глубокий диалог, превращая отдельные умы в коллективный разум, который может изменить мир.

Да пребудет с вами сила, меняйте мир к лучшему!

**Джудит ДеЛозье, сосоздатель нейролингвистического**
**программирования (НЛП)**

## Предисловие Марка Кукушкина
## к русскоязычному изданию

Давно уже при знакомстве с текстами книг и проектов я не испытывал такого внутреннего волнения, как при знакомстве с проектом и книгой Karmalogic. Осознаю это волнение как знак глубины и даже дерзости проекта — попытки прикоснуться к универсальным законам человеческой судьбы, определив возможности управления судьбой со стороны самого человека.

Автор проекта и книги ставит чудовищного масштаба — по вовлекаемому в этот культурологический танец материалу, по требуемой эрудиции — задачу: **приблизиться к пониманию законов кармической логики** (выделено. — А. С.). И «спасают» его — от скатывания в случайные примеры, частные умозаключения или следование одной традиции (а как много книг, где с автором или его творением происходило что-то подобное) — три вещи, три обстоятельства.

Во-первых, автор интегрален по самому способу производимой им работы. Считаю, что в этом смысле Алексей Ситников действует в традиции интегрального подхода (мое предыдущее «волнение» несколько лет назад было связано со знакомством с работами и личностью Кена Уилбера, эта преемственность «волнений» мне представляется не случайной). Автор бережно собирает и интерпретирует учения и представления различных традиций и практик не через противопоставление, а через синтез, через великий союз «И».

Во-вторых, проект «Karmalogic» — проект с открытым кодом. Проект, который оформлялся и будет развиваться в широкой сети коммуникаций. Который даст старт многим уточнениям и публикациям. Проект-движение, проект-сеть.

В-третьих, данный проект призван запустить сам процесс рефлексии, встречи человека с универсальными законами, со своей судьбой, диалога с миром вне и внутри себя. Выбор «верю — не верю» будет личным выбором каждого встретившегося с этим проектом, но полученный опыт ценен. И даже бесценен.

Отмечу то, что для меня ценно в этом проекте:

- утверждение вертикального измерения в нашем горизонтальном, постмодернистском мире,

- возможность, создаваемая проектом, для диалога носителей различных картин мира (в частности, религиозной и нерелигиозной),

- наличие коммуникативного и «игрового» движка, создающего возможность для процесса познания своей судьбы, для вовлечения «иконоборцев» — тех, кто вряд ли осилит текст книги.

И последнее. За Алексеем Ситниковым я с интересом слежу уже много лет, со времен Новосибирского Академгородка и его карьеры в НЛП (а последнее время нам удается и сотрудничать). И на всех поворотах его персональной судьбы с удовольствием отмечаю совмещение высокого уровня концептуальности с практико-ориентированностью.

Именно этот акцент на практических аспектах «кармалогики», на личном вкладе человека в свою собственную судьбу и позволяет прогнозировать счастливую судьбу самого проекта. И «плюс в карму» — автору.

**Марк Кукушкин, тренер-консультант, автор проектов
«Открытый Тренерский Университет» (ОТУМКа)
и «ПиР: Практики Развития», доцент ВШЭ**

**Предисловие Сергея Градировского
к русскоязычному изданию**

# О ЧЕМ ЗАДУМАЛСЯ СИТНИКОВ?

О summa legibus — сумме законов. Причем не природы и не общества, а той сферы, что управляет всем. Это по-настоящему дерзко, и первые предложенные результаты указывают, что пусто не будет. Но «кто я? Что может знать маленькая рыбка, живущая в океане, о самом океане?» — вопрос одного из Писаний.

Ситников предлагает всем живым поднапрячься и это узнать. Друзья, нам поступило предложение с настоящим вызовом. Но насколько оно безнадежно, чтобы стать настоящим вызовом?

В предисловии к книге прилично обсудить метод, предложенный автором.

Мы живем в век платформенных решений. И пожалуй, Ситников угадал способ адаптации этого тренда — разворачивание его на привычном для себя поле деятельности. Перед нами платформа большой исследовательской программы.

Нам предложено идти вместе, но можно ли вместе дойти до поставленной цели? Могут ли в принципе люди совместно и наилучшим образом выделять законы жизни? Или они начинают играть на понижение, бессознательно договариваться о том, на чем им остановиться, что им понятней, приятней, удобней? Помните: «Сошлись на десяти, увы, но прелюбодеяние вошло»? Это же человек! Почему я должен ему верить?! Почему люди, в целом склонные врать себе и близким, в таком труде, как создание скрижалей (извлечение законов), выполнят эту работу хорошо? В какой мере предложенный метод гарантирует результат?

Другая трудность. Есть в Писании такое утверждение: «Те, кто следует дхарме, положат начало новому времени. И это предрешено». Тогда вопрос: законы Вселенной, законы Всевышнего — они извечны и непреложны или даже они меняются? Они меняются, ибо есть те, кто, следуя путем дхармы, кладет начало новому времени. Значит, конституция живого имеет поправки? Например, мы знаем, что для тех, кто одарен большим, с них и больший спрос.

И все это регулируется одними законами? Или нет? Но если существуют законы для разных лиг (кругов чистилища), если они, в сущности, могут быть разными, что тогда обеспечивает единство мира? И тут же слышно возражение: разве закон обеспечивает единство? Ведь есть и то, что вне закона, что от благодати, что от любви... А разве любовь нуждается в единстве? Оно таковым считается только со стороны...

Пожалуй, все это уже начинает выходить из-под контроля... Когда жизнь выходит из-под контроля, нужно просто успокоиться. Контроль — тоже понятие из словаря закона, но в словаре благодати его нет.

И тем не менее «Бог правит миром через законы», напоминает Ситников своим доверчивым читателям. Тезис старый, твердый как гранит и конечно же абсолютно не верифицируемый. И что? Разве это кого-то когда-то останавливало?

Различные традиции говорят о том, что Бог добросовестно старается сообщать законы, на основании которых Он всем правит. Он ведь не мошенник. И не нуждается в мошенничестве. Бог добросовестно сообщает законы, заведомо зная, что человек жестоковыен. Есть Тот, Кто вновь и вновь посылает знание тем, кто хочет слышать и уже преодолел собственный здравый смысл. Бог милосерден. Но не мы. Потому закон. И потому подлинный интерес представляет не открытие закона, а принятие его — всем сердцем своим, всею душою, всем разумением своим. Это начала экзистенциальной инженерии — достижение целей, с опорой на непреложность.

Что мне действительно симпатично в проекте, так это акцент на личной ответственности каждого из нас за существующий мир. Пенять — нельзя. Вот мой вклад в Karmalogic. Только тот, кто видит достоинства других, сам достоин. В пределе ведь ничего нет, что бы мы сами не сотворили вокруг себя. Это тоже закон. Но есть и те, чья воля к Новой земле и Новому небу взрывает Закон. Они носители призыва. Они осознанно меняют действительность, произнося привычное «на земле, как на Небе». Пусть здесь-и-сейчас будет таким же, как Там-Навсегда.

Я, пожалуй, зануда, ведь задумался о пользе барьера. Знаю, что Ситников его не установит. Это его проект. Но я упорно думаю о фильтре. Думаю, что данный проект особенно полезен для тех, кто уже справился с первыми пятьюдесятью годами. И отчитался. Именно справился, потому что он неплох. А это значит, он что-то понимал в этих законах и даже начал догадываться о своих правонарушениях. Но тот, кто уже справил свой первый юбилей (напомню, понятие юбилея пришло к нам от евреев, которые не разменивались, шаг юбилея в 50 лет, и только!), тот, кто готов начать новые пятьдесят славных лет, кто в действительности готов к совершенно новой жизни, — да, тот может извлечь из этого проекта больше. Много больше. Зачем мелочиться? Имеет значение только готовность к новому рождению! И вот ему-то и явлена сила слышать закон, следовать закону, войти в силу исполнения безупречности и преодолеть закон. Стать свободным.

И в этом смысл.

**Сергей Градировский,
руководитель проектов «Антропоток»
и «120-летний человек»**

## Предисловие Алексея Куртова
## к русскоязычному изданию

Никогда не думал, что буду писать предисловие к Законам жизни. Но, как говорят мои учителя в НЛП, для того, чтобы стать богом, нужно почувствовать себя богом. И вот сейчас, с этих головокружительных высот, хочу сказать несколько слов об этом интересном проекте.

Если ты хочешь сделать что-то важное для большого количества людей, сначала обсуди это с ними. Мне очень импонирует, что для создания упорядоченного набора постулатов жизни использован краудсорсинг. Это эффективно с точки зрения накопления максимального опыта и знаний. И еще важно, что тщательная и всесторонняя обработка формулировок позволяет бесконфликтно согласовать множество совершенно разных, порой диаметрально противоположных взглядов.

Как, на почве чего можно пытаться найти общий язык и понимание друг друга в мире разных религий, разных укладов жизни, разных условий существования и даже выживания? Только на основе кроссрелигиозных и внемировоззренческих ценностей. Какие это могут быть ценности? Проект Karmalogic показывает — это ценности и понимание той части жизни человека, которая не зависит от цвета кожи, религии или континента. С небольшой долей пафоса эти законы можно назвать нравственными законами. Они не меняются с течением времени. Они стоят над убеждениями и моральными ценностями. И, при качественном формулировании, скорее всего, не зависят от времени.

Может быть, это как раз тот подход, который позволит передавать мудрость и понимание жизни от одного поколения другому? Меняются эпохи, меняются моды, меняются политики. Даже на одной территории возникают новые культуры, государства и ценности. Но сегодня, когда политика из стихийно развивающейся переходит в состояние проектируемой, должны быть основы для общемирового понимания — какую формировать политику, куда звать людей. Политика — это построение основ жизни следующих поколений. Как мы можем думать о жизни наших детей? Как наши потомки поймут нас? Только с помощью одинакового восприятия места человека в этом огромном и таком разнообразном мире.

На кольце Соломона было написано «Пройдет и это». Но кольцо — оно само было неизменной основой мудрости вечного изречения. Пусть эти законы станут кольцом, основой, на которой легко и понятно можно будет написать очередную человеческую мудрость.

**Алексей Куртов,**
**президент Российской ассоциации**
**политических консультантов**

## Предисловие Джона Теуркофа к русскоязычному изданию

Как гражданин мира, я жил и работал в более чем 30 странах. Ключ к успеху — это способность как можно быстрее адаптироваться к новым условиям, стать частью нового сообщества. С Алексеем я познакомился во время совместной работы в Сбербанке России, где мы оба были советниками Президента и Председателя Правления. Мы смогли стать непосредственными свидетелями того, насколько влиятельны группы и сообщества в процессе реальных изменений в организации.

Проект Karmalogic базируется на похожей философии — использовать силу групп и сообществ людей для сбора жизненной мудрости по всему миру. Давайте поможем людям объединиться на более глубоком уровне, черпая уроки из жизни, писаний, пророчеств и размышлений. А с помощью технологий мы сможем преодолеть расстояние до общедоступных истин.

В моих жизненных принципах есть одна мудрость: «Бог дает нам 24 часа каждый день, чтобы оставить положительный след в чьей-то жизни».

Вот и все. Очень просто. Спрашивая себя каждый день «Что ты сегодня сделаешь и для кого?», можно значительно улучшить жизнь многих вокруг. Таким образом, вы начнете или продолжите цепную реакцию.

Время пошло…

**Джон Теуркоф,
ведущий эксперт индустрии финансовых услуг**

## Предисловие Григория Аветова к русскоязычному изданию

Совсем недавно про карму говорили исключительно йоги, вернувшиеся с Тибета предприниматели и посетители какого-нибудь «Джаганната». Но чем больше развивается предприниматель, чем больше он взаимодействует с другими людьми, тем чаще он наблюдает, что этот условный «закон кармы» работает. И вот сейчас вопрос «кармы» для левополушарного циничного коммерсанта — это важнейший элемент при принятии решений или совершении каких-либо действий.

Впервые на российских книжных полках появится полный свод основных кармических законов. Это очень важная работа. Ключевая ее ценность заключается в том, что сборник кармических законов включает в себя все основные направления религий и учений и в полной мере отражает принципы нарушения, которое повлечет за собой шлейф негативных последствий.

С радостью буду вместе с вами постоянно возвращаться к этому труду как к ориентиру и своеобразному маяку в непростом мире российского бизнеса.

**Григорий Аветов,
ректор школы бизнеса «Синергия», к.э.н.**

## Предисловие Игоря Писарского к русскоязычному изданию

Многими неглупыми людьми в разные периоды жизни овладевает искушение попытаться постичь Божий промысел, понять, объяснить законы, которыми управляется судьба, разложить по полочкам и алгоритмизировать то, что, казалось бы, остается целиком в ведении Провидения.

Как правило, человеку сделать это не удается.

Посягнувший на объяснение картины мира неизбежно уподобляет себя Творцу и столь же неизбежно терпит поражение.

Героям, сумевшим достроить и представить социуму свою версию универсального кода, посредством которого читается картина судьбы, та же судьба/карма/рок/фатум — как угодно — легко подкидывает доказательства несовершенства интерпретации.

Боги снова улыбаются.

Мой товарищ и партнер Алексей Ситников пошел принципиально иным путем: его декодер собирается усилиями многих людей. Алексей дирижирует грандиозным оркестром, и в результате должна звучать музыка сфер. Причем музыка, понятная каждому.

Дерзкое начинание.

Я занимаю место в партере и готов к аплодисментам.

**Игорь Писарский,
академик Российской академии рекламы,
вице-президент Российской Ассоциации Рекламных Агентств,
Председатель Попечительского совета
Национальной премии в области развития
общественных связей
«Серебряный лучник»**

## Предисловие Ксении Соловьевой к русскоязычному изданию

Алексей Петрович был моим профессором на журфаке МГУ. На каждой его лекции мы в буквальном смысле гроздями свисали с балконов. Он рассказывал об очень серьезных, никому не понятных в девяностые годы вещах: психосоматике, психологии коммуникаций и рекламе, НЛП. Но всегда в его лекциях было много человеческого. Знания жизни и людей. Ситников когда-то совершил удивительный кульбит из маленького новосибирского Академгородка в большие люди политического пиара. И щедро делился тем, что заметил по пути.

Герои и читатели «Татлера» за годы сурового русского капитализма научились зарабатывать. Но вместе с деньгами в их жизни появились сомнения и рефлексия. Нам, как настольному изданию состоятельных и состоявшихся, хотелось писать не только о том, как, куда и на кого потратить. Поэтому я рискнула пригласить Алексея Петровича вести колонку о судьбе. Тогда он как раз замышлял свой проект Karmalogic. Первый закон кармы на наших страницах гласит: «Бойтесь случайных денег. Для личного потребления можно взять лишь то, что заработано вами». Это было смело, особенно в России 2010-х.

В своих колонках Ситников рассказывает о том, как найти своего мужчину, правильно мечтать, попасть в верный поток, не ошибаться в бизнес-партнерах, не путать личное с публичным. Он считает, что удача приходит вместе с женщиной, и я обеими руками «за».

Наверное, ни один автор в нашем издании не имеет столь лояльных читателей. Нам пишут, звонят, комментируют в соцсетях. Некоторые особо одержимые жаждой знаний девушки требовали оживить печатного Ситникова, и мы организовали семинары, где Алексей Петрович разговаривает с аудиторией, как когда-то на Моховой. Участницы этих встреч забывают о том, что вечером у них назначено свидание. Сидят, слушают и правильно мечтают.

Мне очень приятно, что Karmalogic фактически стартовал со страниц «Татлера». Плюс в нашу карму. Ну а в успехе проекта не сомневаюсь. В России еще долго не перестанут рефлексировать.

**Ксения Соловьева,**
**главный редактор журнала Tatler Russia**

## Предисловие Михаила Кларина к русскоязычному изданию

Автор книги, обладатель многолетнего опыта коммуникативных и социальных технологий, обращается к универсальным законам жизни, тайна которых притягивает людей на протяжении тысячелетий. Читатель нашего времени найдет в книге новый взгляд на символы порядка в калейдоскопе человеческого бытия.

**Михаил Кларин,**
**исследователь развивающих практик,**
**д. пед. наук, коуч**

## Предисловие Рава Узиэля Зеева Левитана к русскоязычному изданию

Я хотел бы поддержать этот проект, так как думаю, что это очень позитивная идея — создание свода законов, следуя которым мы можем управлять свой судьбой, потому что по большому счету все неприятности и все хорошее в нашей жизни происходит от нас самих. И очень важно это понять.

К своей задаче исследователи подошли очень грамотно, сопоставляя и объединяя в едином поле и законы социума, в котором живет человек, и религиозные взгляды на грани хорошего догмата (не фанатизма). Ничего не бывает случайно, и все происходящее с точки зрения иудаизма полностью закономерно, любое действие, которое происходит с нами в этом мире, зависит лично от нас, ни от кого другого. Все, что мы делаем, мы делаем своими руками — либо делаем себя счастливыми, либо не делаем себя счастливыми.

В Талмуде есть такое выражение: «Ничто не устоит перед желанием». Но желание осуществится, когда человек к этому будет готов. Этот проект задумывался несколько лет назад, и сейчас пришло его время.

**Рав Узиэль Зеев Левитан**

## Предисловие Александра Цекало к русскоязычному изданию

Мир потихоньку сходит с ума. С этим в одиночку не справиться, а времени да и желания собираться в новые стаи нет. Свою бы не растерять. Себя бы не растворить.

Но мы не ноем, заменяем слово «работа» на слово «труд», рожаем детей, дружим. Но в целом мы закрываем глаза, как в детстве, когда было страшно.

Кто спасет? Что излечит?

Второе пришествие? Не уверен. Очевидно одно — будет хуже. Да, у себя дома, в своем офисе, в отдельно взятой компании мы спасем мир. Свой мир.

А вот вообще, арочно, глобально нужны новые заповеди. Старые то ли не работают, то ли не соблюдаются. То ли соблюдаются, но ничего не меняют.

И тут кто-то постучался, как говорит моя племянница Варя.

Это Алексей Ситников с новым сводом. Сейчас, конечно, заголосят, закликушествуют, некоторые замироточат. Как мог, на что замахнулся?!

Что вам сказать.

Я эти заповеди не рекламирую.

Я этими заповедями пользуюсь...

**Александр Цекало,
продюсер**

## Предисловие Петра Щедровицкого к русскоязычному изданию

С тех пор как наш очень отдаленный предок впервые выразил свое переживание в знаковой форме — неважно, был ли это ритм, рисунок или пространственная форма, — человечество получило возможность фиксировать и передавать из поколения в поколение результаты освоения окружающего мира и осмысления своего места, роли и предназначения в этом мире.

Встав на путь создания и развертывания все новых и новых знаковых систем, человеческая популяция добилась того, чего, по всей видимости, не смогла добиться ни одна другая популяция живых существ.

Люди вышли за границы отведенного им биологического хронотопа.

Они дополнили свои возможности, доставшиеся им от природы, искусственными органами, которые в общем виде иногда называют мышлением. Они научились спрессовывать опыт столетий, а иногда и тысячелетий в специфические формы, которые могут быть освоены вновь родившимся человеком за относительно короткое время.

Эти формы называют по-разному: кто-то говорит о законах, моделях или теоремах; кто-то — о картах, маршрутах путешествий и местах силы; кто-то — о максимах, принципах или заповедях.

И хотя мы знаем, что понять — это значит во многом заново открыть, практика подобного упорядочивания способа нашего присутствия в мире сохраняет для каждого из нас возможность стать лучше не только за счет собственных проб и ошибок.

Путешествие, предварительную карту которого вы найдете в этой книге, увлекательно и опасно. Вступив на ту или иную тропу, вы рискуете не встретить тех сущностей, описание которых оставили предшествующие искатели приключений. Или столкнуться с совершенно другими обитателями неизведанного мира.

Впрочем, Алексей Ситников ничего вам и не обещает. Он предлагает попробовать.

**Петр Щедровицкий,
Председатель наблюдательного совета Некоммерческого научного
фонда «Институт развития им. Г. П. Щедровицкого»**

## Предисловие инока Михаила
## к русскоязычному изданию

Появление проекта Karmalogic способствует тому, что побуждает современного человека осознавать глубинную связь своей собственной души, своего личного Пути с законами Бытия, заложенными в него Творцом.

Первоначальный духовно-интеллектуальный импульс, возникший в момент появления христианства, начал распространяться во все стороны обитаемых частей Древнего мира с невероятной скоростью. Однако, в силу специфики человеческой природы, волны духовного света с каждым столетием и каждой страной, сквозь которую они проходили, становились все менее яркими. Все объясняется тем, что люди, в силу своего творческого богоподобия и одновременно наличия внутри себя некоторой изломанности и духовного несовершенства, привносили в христианское благовестие свои слишком человеческие нотки. С каждой ситуацией не очень точной интерпретации христианского вероучения, с каждым прецедентом христианской истории накапливался вал ложных принципов, становящихся в глазах наблюдателей законами христианства, но на самом деле таковыми не являющихся. В итоге на планете Земля выросли целые поколения людей, которые принимают или отвергают такие постулаты христианского мировоззрения, которые не то что не являются второ- или третьестепенными в данной религии, но были неосознанно привнесены людьми в христианство из глубин своей непросвещенной человеческой природы. Стереотипы и предрассудки, симулякры и симуляция заслонили собой Солнце Правды. Что ж, такова плата за пребывание в той искривленной реальности, в которой все мы живем и одновременно благодаря которой все мы встретились друг с другом в этой Вселенной.

Настоящий проект Karmalogic раскрывает главные, фундаментальные стороны человеческого Пути, обращаясь к основным христианским постулатам. Ясный взгляд наблюдателя, отделяющего главное от второстепенного и вступающего в диалог с Бытием в состоянии внутренней открытости, — первый принцип, который предлагает проект. Преображение себя и мира следует начинать именно с такого прояснения личного видения себя и мироздания. Первостепенная идея Karmalogic — постоянная концентрация на вопросах, волнующих думающую часть человечества на всем протяжении его истории. Пусть ваш первый шаг в данном созидательном направлении будет исполнен мудрости и решимости.

**Инок Михаил,
консультант епархиального отдела по миссионерскому
служению, катехизации и образованию**

## Предисловие Кена Уилбера
## к русскоязычному изданию

Вы сейчас держите в руках книгу. Совсем не обычную книгу. Книгу, которая неотрывно связана с интернет-сайтом, созданным, чтобы вовлечь всех нас в великий эксперимент и исследование, созидательный процесс для совместного поиска нашей собственной человеческой мудрости, что помогает нам созидать свои судьбы, жить в гармонии с миром вокруг. Этот сайт несет в себе две идеи — он был задуман, во-первых, как распространитель мудрости, а во-вторых, как инструмент исследования развития человека. Для осуществления первой задумки посетители сайта поделились тем, что для них является важным — или самым важным, — афоризмами или убеждениями, помогающими умно идти по жизни (это «законы судьбы» — законы Karmalogic). На сайте они представлены в виде четких списков. Исследовательский компонент заключается в том, что с помощью сайта проводится анализ big data с целью определить уровень глубины и потенциал развития каждого афоризма или закона. Другими словами, с помощью этого исследования станет возможным соотнести «уровень мудрости» каждого конкретного афоризма и его «уровень развития», а результаты будут опубликованы на сайте, чтобы каждый мог с ними ознакомиться. Подобного рода исследование проводится впервые, что, безусловно, свидетельствует о его важности, поскольку станет возможным проследить путь развития, который проходит любая мудрость. Помимо прочего, данное исследование поможет всем нам лучше и эффективней внедрять эту мудрость в нашу жизнь. Таким образом, невозможно переоценить важность того интегрального исследования.

Призываю вас ознакомиться с законами и оценить, с какими вы согласны, а с какими нет (очень просим вас кликнуть на соответствующий ответ), а также добавлять свои правила и истории — чем больше людей вовлечется в проект, тем лучше! Желаю вам приятного времяпровождения на сайте! Применяйте в жизни наиболее откликнувшиеся вам законы, поделитесь с нами правилами, которыми руководствуетесь вы, и конечно же оцените предложенные (нажав «согласен»/« не согласен» или сохранив свою нейтральность).

Огромное спасибо!

**Кен Уилбер, «Религия Будущего»**
**автор книг «Краткая история всего», «Интегральная психология»,**
**«Теория всего», «Практика интегральной жизни»**

## Предисловие Пэт Эпплтон
## к русскоязычному изданию

В наше скоротечное и нестабильное время стало тяжело найти счастье и личный смысл жизни. Кто-то обращается к религии, другие ее избегают — законы, описанные много столетий тому назад, сегодня кажутся архаизмами. Религия часто заставляет людей принимать радикальные решения, не имеющие ничего общего со здравым смыслом и состраданием, хотя оба эти качества неотделимы от нашей человеческой сущности.

И хотя именно эти качества делают нас людьми, мы часто забываем о них, когда сталкиваемся с трудностями в потоке жизни. Но что, если бы мы остановились и создали новый кодекс, способный объединить нас вне зависимости от усвоенных или навязанных убеждений, базирующийся исключительно на логике и человеческой интуиции? Возможно, Karmalogic — это именно он!

Эти простые правила, основанные на здравом смысле, — могущественный инструмент, способный улучшить наши жизни, помочь нам преодолеть идеологические разногласия, освободить нас из нами же расставленных ловушек. Все, что для этого нужно — обратиться к нашему ratio и оставаться объективными; именно эти простые вещи мы так долго игнорировали!

Я благодарна Алексею за то, что наши многочисленные разговоры с Алексеем о политике и его многогранная личность как политического и бизнес-консультанта мирового уровня помогли мне отточить собственную политическую информированность и вдохновили меня. Это отобразилось в моем новом альбоме «A Higher Desire», который стал более политически насыщенным, чем я планировала.

**Пэт Эпплтон,
солистка джаз-группы De-Phazz,
певица, композитор, скептик**

## Предисловие Владимира Завьялова к русскоязычному изданию

Цель этого проекта — выявить с помощью краудсорсинга, т. е. коллективного размышления, максимальное количество законов, растворенных в коллективном бессознательном, законов кармы. Привлекаются не безличные знания участвующих людей, а их интуиция, которую понимают сейчас как обработанный мышлением личный опыт жизни человека. И смысл проекта — именно в массовом «выведении» неких теорий развития индивидуальной судьбы человека из личного опыта привлеченных к этому делу людей — миллионов в пределе. Мне такой проект очень нравится! Действительно, можно собрать огромный материал о том, как современные люди осмысляют собственную жизнь, пишут истории из жизни и выводят логическими рассуждениями некие теоретические выводы, из которых другие люди могут извлекать «правила» жизни. Таким образом, в проекте представлена грандиозная задача «написания законов» счастливого или несчастливого проживания индивидуальной жизни. Автору проекта предстоит сложнейшая задача обобщения такого огромного материала, практически Big data. Выражаю свое восхищение смелостью автора и желаю ему блестяще справиться с этой задачей.

**Профессор Владимир Завьялов,
президент Института дианализа (Новосибирск)**

## Предисловие Радислава Гандапаса
## к русскоязычному изданию

Есть время разбрасывать камни и время собирать. Есть время обнимать и есть время уклоняться от объятий. Видимо, пришло время обнимать и собирать...

Окидывая взглядом доступную для анализа историю, прихожу к неутешительному (хотя для многих, возможно, очевидному) выводу, что коммерческие войны: за рынки сбыта, за транспортные пути, за плодородные земли, за богатые ресурсами территории — числом вовсе не в лидерах, в лидерах — войны идеологические: за три перста, за благодать, за правильный способ проявления любви к ближнему... Забавно, что, чем ближе идеологии, тем острее между ними конфликт. И тем меньше внимания к тому, что между ними общего, что их сближает. То же и между людьми. Конфликты ценностей — главная причина раздора.

Много разбросали камней. И лежат поврозь эти камни: часть из них — булыжники, часть — щебень, но попадаются и сапфиры. Сапфиры житейской и духовной мудрости, рубины действенных алгоритмов успеха, бриллианты рецептов счастья. Разбросали камни рыцари и степные кочевники, монахи и северные шаманы, цари и дервиши. Настало время собирать камни. Примечательно и отрадно, что за эту непростую и нужную работу взялись в двадцать первом веке ученые, психологи и практики бизнеса — люди реального мира, привыкшие проверять теорию реальностью.

Но по их замыслу вековая мудрость и последние находки будут собраны самым современным и гарантирующим самый широкий круг подходов способом — краудсорсингом. Свою лепту внесут и воцерковленные христиане и рациональные атеисты, астрологи и трансерферы, психотерапевты и нумерологи, эзотерики и агностики. Молодые исследователи и престарелые мудрецы, знатоки древних текстов и носители житейской мудрости, интеллектуалы и... неинтеллектуалы. И не следует этого бояться, ведь в этом, как и в других вики-проектах, за адекватностью, здравым смыслом и логичностью будет осуществлять супервизию группа профессионалов. Которые, в свою очередь, будут получать обратную связь от нас — соавторов и пользователей проекта в одном лице.

Мой друг и коллега Алексей Ситников, сколько его помню, был одержим идеей создания некоего хаба духовных знаний, к которому каждый мог бы подключиться и получить понимание глубинных законов жизни для их немедленного практического применения. Признаюсь, я слушал Алексея, как слушают всякого одержимого утопической идеей. В лучшем случае на ее реализацию уйдут многие годы. В худшем — она останется лишь бесплотной идеей. И вот сегодня я читаю главы книги, я исследую сайт, я вижу плоть и кровь большого и важного проекта. Я всей душой поддерживаю его, разделяю энтузиазм авторов и распростираю для них объятия. Я клятвенно обещаю собрать все свои камни, отобрать из них достойные внимания и принести в общую копилку.

**Радислав Гандапас,
бизнес-тренер**

# ОБ АВТОРЕ ПРОЕКТА

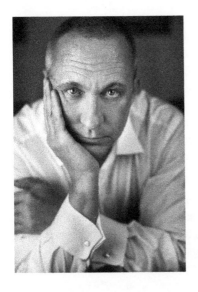

Легенда отечественного и мирового консалтинга, признанный авторитет и гуру в гипно/психотерапии, тренингах и коучинге, а также в политическом и управленческом консалтинге, технологиях краудсорсинга и «фабрик мысли».

Доктор психологических наук, доктор экономических наук, профессор, мастер делового администрирования (МВА) с опытом работы, консультирования и преподавания в десятках стран мира. Тренер и прямой ученик создателей НЛП, открывший для стран Восточной Европы и постсоветского пространства нейролингвистику и эриксонианский гипноз. История его невероятной жизни, перечень грандиозных исторических и социальных событий с его участием, список реализованных проектов и число подготовленных в рамках преподавательской и практической деятельности учеников — просто не укладывается в голове, как все это вместилось в жизнь одного человека. Выпускник Новосибирского государственного университета по специальности «физиология человека», начавший свою научную жизнь с исследований серотониновой и дофаминовой систем мозга, и одновременно кавээнщик, музыкант-мультиинструменталист, активный стройотрядовец, увлекающийся психологией, трансовыми техниками и йогой, он каким-то неведомым образом попал в поток событий, достойных мистического приключенческого романа (к слову, Алексей — трижды персонаж моих книг и прототип главного героя одного из сериалов Первого канала). Одни великие учителя передавали пытливого ученого в руки других, еще более великих. Среди них академики и профессора (нейрофизиологи Н. Попова и К. Науменко, физиологи Л. Иванова и М. Виноградова, математики Г. Марчук, И. Погожев и Д. Свириденко, философы Г. Щедровицкий, В. Гуваков и С. Розова, биолог И. Стебаев, химики Д. Кнорре и В. Коптюг, экономисты и социологи А. Аганбегян, Т. Заславская и Н. Бетанели), психологи (А. Деркач, Е. Яблокова, С. Съедин, К. Абульханова-Слав-ская, А. Филиппов, Д. Гиттингер, В. Петренко, Г. Айзенк), гениальные врачи (К. Бутейко и Г. Ленхобоев), нейролингвисты (Д. Гриндер, Д. ДеЛозье, М. Гриндер, Р. Дилтс, Д. Зейг, Ш. Бретто, Л. Эуинг, Ч. Баденхоп, С. Гилли-ган). Не удивительно, что со многими выдающимися людьми современно-сти Алексея связывают партнерские и дружеские отношения — от ученых и мыслителей (К. Уилбера, лорда Э. Гидденса и С. Кургиняна), музыкантов, режиссеров, продюсеров, писателей и деятелей культуры, талантливых со-циальных, политических, PR- и медийных технологов и до известных тре-неров и психологов.

Мне нетрудно было бы их всех перечислить, ибо почти всех партнеров, учеников и друзей Алексея ежегодно можно встретить на праздновании Международного дня политконсультанта в замечательных московских клу-бах «Петрович» и «Высоцкий», которые, как и сам праздник, тоже имеют к нему прямое отношение.

Среди сотен политических и неполитических клиентов, заказчиков, не-редко впоследствии ставших друзьями, можно найти и персонажей полити-ческой арены (Ю. Тимошенко, А. Лебедь, семья Б. Ельцина, Б. Нетаньяху, Ю. Лужков, А. Шохин, Э. Шеварднадзе, З. Жвания, Б. Березовский, Е. Гай-дар, И. Хакамада, К. Боровой), и российских управленцев и бизнесменов (Г. Греф, А. Карачинский, А. Абрамов, А. Анисимов, О. Бойко, А. Чубайс, Н. Аксёненко, Л. Черной, И. Малашенко, Г. Березкин, А. Попов, А. Курмана-ев, Д. Чернышенко, А. Донских, З. Смушкин).

Вы бы слышали, уважаемые читатели, с каким почтением Алексей рас-сказывает о своих учителях и как восхищается и гордится своими ученика-ми, а их тысячи — от известного политолога Е. Минченко и психотерапевта В. Слабинского до редактора светского Татлера К. Соловьевой и лоббиста Google М. Жунич, которые сами уже и бренды и учителя.

Действительно, трудно себе представить, как в одной судьбе перепле-лись обучение у знаменитого тибетского лекаря и спасение древних меди-цинских рукописей, сопродюсирование лучшего сопрано мира, защита трех диссертаций по новым научным направлениям сразу в нескольких областях знания, участие в создании всемирно известных политических брендов для красавиц с косой и в реальном изменении истории с призывами голосовать или проиграть, работа в командах реформаторов корпораций танцующих слонов и реорганизаторов глобальных транспортных империй, переговоры с захватившими заложников террористами, участие в формировании корпоративных культур и разработке стратегий развития крупнейших компаний, первая в стране кафедра политконсалтинга и популярный клуб столичной интеллектуальной элиты.

От написания биографической книги о моем друге Алексее меня останавливает только подозрение, что все перечисленное — только завязка сюжета его удивительной судьбы…

Новый проект Алексея Ситникова Karmalogic, как мне кажется, только подтверждает это подозрение.

**Эдуард Тополь, писатель**

www.sitnikov.com

# Введение

## О ЗАКОНАХ КАРМЫ И ПРОЕКТЕ KARMALOGIC

Международный исследовательский проект *Karmalogic* появился на свет совершенно спонтанно. Летом 2013 года в предгорьях индийских Гималаев проходил семинар «Управление судьбой личности и бизнеса», где мы с небольшой группой бизнесменов из разных уголков России в течение недели обсуждали существующие, по нашему мнению, закономерности судьбы. Участники семинара искали ответ на вопрос: почему у одних людей все без лишних усилий складывается хорошо, а другие вынуждены ежедневно бороться за свой успех, все время сталкиваясь с трудностями или проблемами? По итогам этого семинара были сформулированы 54 «правила жизни», которые и легли в основу проекта *Karmalogic*.

Вскоре после окончания семинара были созданы группы в социальных сетях, в которых мы продолжили наше общение, появились желающие присоединиться к обсуждению законов судьбы из других стран. И буквально через 3 месяца мы внезапно обнаружили, что в дискуссии на пяти языках принимают активное участие более 300 тысяч человек. Стало ясно, что эта тема очень актуальна и требует более системного подхода и большей организации для успешного вовлечения широкой аудитории.

Эта книга — наш первый шаг к системному изучению законов судьбы. В ней мы представляем те самые 54 закона, которые были предложены участниками первого гималайского семинара. Но это только начало — возможно, таких законов обнаружится в десятки раз больше. И данная книга призвана начать полномасштабное обсуждение и аккумулирование новых закономерностей, претендующих на право стать законами судьбы (в случае признания их таковыми самими участниками проекта).

К совместному изучению и обсуждению законов мы планируем привлечь психологов и коучей, а также наших коллег — ученых, консультантов, представителей различных религий, культурных и общественных деятелей из разных стран мира.

Основной площадкой социального эксперимента, пространством для сбора, анализа и проверки законов жизни станет интернет-портал www.karmalogic.net. Здесь будет происходить отбор и классификация как давно известных, так и современных законов человеческого бытия, подтвержденных и реально действующих.

Каждый из наших читателей может предложить свои наблюдения закономерностей судьбы, принять участие в обсуждении уже предложенных закономерностей и впоследствии отдать свой голос за то, чтобы считать эти закономерности существующими. В этом случае они получат статус законов Karmalogic.

Любой участник может прислать истории из своего опыта, подтверждающие какие-то законы и правила судьбы, и включиться в обсуждение историй, предложенных другими.

Самобытность и доказательность каждой истории также определяется путем открытого голосования всех участников проекта. Наиболее интересные истории будут не только опубликованы на сайте www.karmalogic.net, но и, как мы планируем, использованы в научно-публицистическом печатном сериале, где каждая книга будет посвящена конкретному закону. А самые интересные истории могут лечь в основу документального телесериала, посвященного судьбе. С согласия участников проекта и в издании, и в фильме будет указано авторство историй, что даст возможность всем желающим связаться с ними для общения и продолжения дискуссий.

Само название книги и всего проекта — *Karmalogic* («Кармалоджик») — говорит о том, насколько глобально мы решили подойти к поиску и формулировке законов судьбы. Название составлено из двух слов, имеющих различное языковое происхождение. Это, во-первых, *karma* — от санскритского कर्मन् (деяние, судьба). Во-вторых, *logic* — от древнегреческого λογικός (разумный, логический). Таким образом, название книги можно расшифровать как *«логика кармы»* или даже *«кармическая логика»*. **Приблизиться к пониманию законов этой кармической логики, или, другими словами, кармических законов, которые могут оказывать влияние на судьбу человека, — вот задача проекта.**

Для нас было принципиальным соединить в названии проекта понятия, символизирующие две великие интеллектуальные традиции человечества: *восточную,* с ее акцентом на интуитивно-мистическом познании, и *западную,* с ее установкой на рационально-логические методы «расколдования мира»[1]. Или, если использовать расхожие клише, «восточную мудрость» и «западный рационализм».

*Логика* — «наука о правильном мышлении», изощренный инструмент рационального познания, который, используя выражение Освальда Шпенглера[2], определил «фаустовский» дух европейской культуры, — возникла в Древней Греции, колыбели западной цивилизации. Объектом интереса рационалистической западной науки стал, прежде всего, внешний для человека мир, описываемый «законами природы». Это привело, с одной стороны, к мощному взлету техногенной, «потребительской» цивилизации. С другой — к пренебрежению духовной стороной человеческой жизни. Рост комфорта и благосостояния, вопреки ожиданиям, не повысил общий уровень счастья и удовлетворенности в обществе. Напротив, увеличилось количество психических заболеваний, стрессов, депрессий. Впервые огромную популярность в живописи получил безлюдный морской пейзаж, отражающий стремление людей к личному покою, бегству от суеты. Поэтому не случайно в конце XIX — начале XX века, в эпоху небывалого прогресса науки и техники в Европе и США, именно здесь возникла и мощная волна интереса к восточным учениям и религиям, использующим концепции кармы. С течением времени этот интерес становился все масштабнее, компенсируя слишком однобокий рациональный взгляд на мир.

В восточной традиции взгляд на мир совершенно иной. Слово «карма» пришло из санскрита, где означало «деяние», «причина-следствие», «воздаяние». Понятие кармы уходит своими корнями к ранним Упанишадам[3], согласно которым все живые существа несут ответственность за свои действия и за свое освобождение из круговорота рождения и смерти (сансары). Так что последователи буддизма и большинства индуистских традиций, которые верят в принцип кармических взаимосвязей, полагают, что естественные причинно-следственные законы — это и есть результат действия кармы. При этом карма не является неизбежным роком и все определяющим фатумом. Согласно Ведам, сборнику древнейших священных писаний индуизма на санскрите, если мы сеем добро — мы пожнем добро, если мы сеем зло — мы пожнем зло. Карма воплощает естественные последствия нашей деятельности, а не является частью судьбы, не поддающейся изменению[4].

**Таким образом, «карма» — это универсальный вселенский причинно-следственный закон, согласно которому любые наши деяния определяют нашу жизнь. Закон кармы не лишает людей свободы воли, не диктует нам наши действия, но делает нас ответственными за последствия своих поступков.**

Карма есть у всего, что существует на нашей планете. Человеческую карму (где субстанция — само человечество) разделяют на индивидуальную, семейную, национальную, расовую и мировую. Также различают карму царств природы (минеральную, растительную, животную), карму планетарную, солнечную, космическую. Кармические законы справедливы абсолютно для всех уровней бытия[5].

Кажется парадоксальным, но восточные воззрения на карму очень перекликаются с позицией одного из основателей современной западной науки — Исаака Ньютона. Как известно, Ньютон верил в материальное присутствие Бога в каждой точке Вселенной и называл пространство «чувствилищем Бога» (лат. sensorium Dei). Эта пантеистическая идея позволила объединить в единое целое его научные, философские и богословские взгляды: «Все области Ньютоновых интересов, от натурфилософии до алхимии, представляют собой различные проекции и одновременно различные контексты этой безраздельно владевшей им центральной идеи»[6]. Фактически Ньютон был одним из наиболее ярких представителей деизма — религиозно-философского учения, согласно которому Господь, однажды сотворив мир, устранился от непосредственного управления им, но подчинил его действию своих законов.

По сути, ньютоновская формула «Законы механики я вывожу из законов Божьих» примиряет верующих и неверующих. Действительно, существуют некие законы, которые могут оказывать влияние на судьбу человека. Пренебрежение этими законами повышает вероятность неприятностей, соблюдение — вероятность наступления благоприятных последствий. Разница только в том, что для верующих создателем этих законов является высший разум, Бог, а для атеистов — природа или социум. Но и для тех, и для других эти всеобщие законы существуют, а часть из них даже закреплена в моральных и юридических нормах.

Для современного сознания принципиально различение двух типов законов — нормативных (моральные, государственные) и естественных («законы природы»).

К последним, например, относятся законы, описывающие движение Солнца, Луны и планет, смену времен года и т. п., закон гравитации и законы термодинамики.

Нормативные законы — это нормы, запреты и заповеди, т. е. правила, которые что-то запрещают или требуют соблюдения определенного образа поведения[7]. Это и государственные законы, и правовые нормы, регулирующие порядок выборов в парламент, и правила светского этикета,

В древности люди не проводили границу между этими двумя типами. Для человека того времени высшие силы и божества управляли абсолютно всем — от природных явлений и жизни человека до социальных отношений и бытовых мелочей. Известно, что особенности движения планет истолковывались вавилонскими «писцами», создавшими библиотеку Ашурбанипала, как «повинующиеся «законам», «установленным Богом-Создателем в начале времени». Выдающийся древнегреческий философ Гераклит утверждал: «Все происходит согласно судьбе… Солнце не преступит [положенных] мер, а не то его разыщут Эринии [богини мести], союзницы Правды»[8]. По мнению Гераклита, огонь в форме солнца и молнии Верховного божества также наблюдал за законом и в соответствии с ним вершил суд. В свою очередь, и законы, регулирующие поведение людей и общественную жизнь, воспринимались как естественные, такие же объективные, как и законы природы.

Со временем человечество выработало представление о различии между естественными и нормативными законами. Однако очевидно, что, если мы ведем речь о механизмах, могущих оказать влияние на судьбу человека, часть из них находится в области пересечения двух этих типов законов (они не всегда разделены категорично). Это и есть то, что мы называем законами кармы или кармическими законами. В ходе человеческой истории они неизбежно находили свое проявление в этических и правовых системах, созданных великими законодателями и религиозными лидерами. Эти учения, если воспользоваться классической терминологией Огюста Конта[9], в целом соответствуют двум первым типам человеческого знания — религиозному и философскому. Современные же достижения в познании мира и овладении силами природы связаны с так называемым «позитивным» (научным) этапом познания. Однако часто, когда речь заходит о высших материях и вопросах судьбы, мы сталкиваемся с ограниченностью позитивизма.

Преодолеть несовершенство существующих подходов мы предлагаем с помощью синтеза восточного и западного методов познания. И затем применить нашу универсальную методологию в новом исследовательском проекте, посвященном поиску практических рекомендаций для управления своей жизнью.

Таким проектом по нашему замыслу и должен стать *Karmalogic*. Используемая нами технология краудсорсинга позволяет соединить интерсубъективный опыт большого количества людей, которые примут участие в проекте, делясь своими историями, и зафиксированные в интеллектуальной и религиозной истории человечества законы, нормы и правила.

Для понимания действия некоторых кармических законов очень важной является концепция бессознательного. При этом следует отметить, что понятие бессознательного используется нами не в общепринятой для классической психологии интерпретации. Впервые термин «бессознательное» ввел в психотерапевтическую практику австрийский психиатр Зигмунд Фрейд[10]. В его трактовке бессознательное — это совокупность психических процессов и явлений, в отношении которых отсутствует контроль сознания. Представим себе айсберг — огромную ледяную глыбу, плавающую в океане. Нам кажется, что айсберг — это только то, что находится на виду, а ведь 90 % его скрыты под толщей воды. Так же и с бессознательным — оно представляет собой невидимую, скрытую часть человеческой психики, а сознание, или разум, человека — это видимая и незначительная (по размерам) ее часть. Именно Фрейд провел экспериментальную разработку понятия бессознательного, обнаружив, что многие наши желания, мысли и действия имеют неосознаваемый характер, и львиная доля психических процессов и явлений не поддается контролю сознания. Психоанализ декларирует, что все наши мысли, действия и поступки контролируются бессознательными силами, а глобально — двумя основными биологическими инстинктами: сексуальным инстинктом (Эрос) и инстинктом смерти (Танатос). В область бессознательного вытесняются наши инстинкты, тайные желания и фантазии, которые противоречат общественной морали и общепринятым нормам поведения, а также те, что слишком нас тревожат, чтобы быть осознанными.

С нашей точки зрения, бессознательное — это не просто витальная энергия, управляющая человеком исключительно через психические механизмы. Мы полагаем, что бессознательное встроено в глобальную метасистему мироздания. Иначе говоря, Вселенная, воспринимая нами на обыденном уровне как «внешняя» реальность, оказывает влияние на человеческую судьбу в значительной степени через механизмы бессознательного.

Задача человека, желающего контролировать свою судьбу, — научиться использовать эти механизмы и видеть знаки, посылаемые ему бессознательным. Многие естественнонаучные (физические, биологические, психологические и др.) законы являются аспектами действия этих глобальных метафизических закономерностей. И в нашей книге они призваны продемонстрировать действия кармических законов. Примерно так же, как несколько лет назад в исследовательском проекте «Секрет» под новым углом зрения был раскрыт закон всемирного тяготения[11].

Логично допустить, что на первобытной стадии истории человеческих обществ, до развития механистической цивилизации, люди были более восприимчивы к интуитивному познанию этих метафизических закономерностей, правящих миром. Некоторые кармические законы нашли свое отражение в практической магии, к которой прибегал человек в надежде найти ключ к управлению силами природы и своей жизнью. До нас эти древние знания дошли в виде обрядов, народных обычаев, притч, мифов, пословиц, поговорок. Этой области человеческого знания мы также попытались уделить особое внимание.

Конечно, мы не призываем слепо доверять только донаучным представлениям, отбросив прочь весь массив существующих научных знаний. Речь идет о том, чтобы с водой не выплеснуть и ребенка — клад народной мудрости, накопленной сотнями и сотнями поколений.

Ограниченность нашего сегодняшнего научного знания, в общем-то, признается и самими учеными. Еще почти столетие назад наука была вынуждена ввести в свой арсенал методологический принцип дополнительности Бора, согласно которому для составления наиболее полной, исчерпывающей картины явлений необходимо применять взаимоисключающие концепции[12]. Проект *Karmalogic* — это попытка доступными средствами преодолеть ограниченность существующих способов познания и управления человеческой судьбой.

# ЗАКОНЫ, ПО КОТОРЫМ ЖИВЕТ ЧЕЛОВЕЧЕСТВО

На протяжении всей истории цивилизации люди пытались сформулировать универсальные законы, оказывающие влияние на судьбу человека, общества и даже целых народов. Нередко эти законы принимали формы морально-этических аксиом, например религиозных заповедей и табу, а также юридических постулатов — законодательных норм и кодексов. В более поздние времена возобладал прагматический подход — исследователи судьбы занялись поисками секретов успеха, своего рода «рецептов успешной жизни». Но и при таком подходе в найденных и сформулированных правилах почти всегда присутствовал этический момент, наличие своего рода внутренней шкалы «добра и зла». Даже во многих естественнонаучных законах, претендующих на объективное отражение сущего, в их беспристрастной логике можно увидеть проявление кармической высшей справедливости. Дополняя и усиливая действие друг друга, универсальные кармические законы, различные их ипостаси, являются справедливыми для личностей любого масштаба, гражданства и эпохи. В этой главе мы приводим некоторые примеры подобных законов.

## Зороастризм — закон свободного выбора

Зороастризм[13] — религия древних иранцев, переселившихся в Индию из-за угрозы религиозных преследований в Иране, где в то время начал распространяться ислам. Впоследствии зороастризм получил название «парсизм». Согласно зороастризму, Творцом всего сущего является бог Ахура Мазда — бог добра, правды, создатель мира. Он же является создателем закона вселенской гармонии Аша. На этом законе основывается созидание, и вокруг него вращаются все круги бытия. В основе Аши лежат искренность, честность и справедливость. Ашу называют еще законом точности. Постулаты, выводимые древними иранцами из общего закона, показывают, насколько прогрессивным был зороастризм для своего времени. В числе прочего зороастрийцы законодательно закрепили:

- свободу выбора для человека;

- ответственность человека за сделанный выбор;

- правовое равенство всех людей — как мужчин, так и женщин;

- закон поощрения и воздаяния (падаш-падафра), вытекающий из общего закона действия и противодействия, согласно которому каждый человек получает то, что заслужил в результате сделанного выбора: «Что посеешь, то и пожнешь»;

- понимание того, что каждый человек, любая вещь должны занимать правильное, подобающее им место, тогда будет получен правильный результат;

- необходимость сохранять чистым место своего обитания (беречь окружающую среду);

- постоянное обновление мира на пути самосовершенствования и выбор конструктивной или деструктивной роли на этом пути;

- проявление сдержанности при решении различных проблем как самого лучшего, самого естественного и конструктивного способа действий.

При этом Аша — не репрессивный закон. Считалось, что каждый вправе сам выбирать, следовать этим законам или нет, так как Ахура Мазда создал человека свободным. И в борьбе добра со злом человек сам выбирает ту или иную позицию, не забывая, однако, о судьбоносных последствиях своего выбора.

## Вавилонское законодательство — акцент на договор

Одним из самых известных законодательных кодексов в истории является свод законов старовавилонского периода[14], созданный около 4000 лет назад в древнем Вавилоне при царе Хаммурапи и регламентирующий большую область человеческих взаимоотношений, в частности вопросы судопроизводства, брачно-семейных отношений, частного и уголовного права. Крайне любопытно, как этот кодекс регламентировал договорные отношения — поневоле восхищаешься их продуманностью.

Например, договор купли-продажи обязательно закреплялся письменно в присутствии свидетелей. Продавец был обязан быть собственником вещи. Если его уличали в продаже чужой вещи, его казнили.

По займу выплачивались проценты, при этом в законах Хаммурапи, чтобы предупредить злоупотребление ростовщиков, устанавливался максимальный размер процента. Также в законе была прописана максимальная длительность долговой кабалы — крестьяне брали взаймы под залог имущество, а то и под залог личности: «Если человек имеет на себе долг и отдаст за серебро или даст в долговую кабалу свою жену, своего сына или свою дочь, то они должны служить в доме их покупателя или заимодавца три года, а на четвертый год должно выпустить их на свободу»[15].

Удивительно, но в законах отчетливо проявлялся принцип воздаяния за ложное обвинение: если тот, кто обвинил человека в убийстве, не мог это доказать, то его самого казнили.

Стоит заметить, что ни один достоверный источник не говорит о божественном происхождении Законов Хаммурапи. Эти законы были созданы людьми и для людей, кристаллизуя в юридической системе основные принципы справедливости и универсальные правила взаимодействия в обществе.

## Прообразы заповедей в религии древних славян

Славянские представления о священном были основаны на вере в сверхчеловеческую силу, животворящую и наполняющую все сущее. Высший разряд этой силы составляли боги. Понятие «Бог» означало «дающий долю, удел, богатство». Боги славян делились на небесных, подземных и земных. И каждый из этих богов заведовал определенной «епархией», устанавливая в своей вотчине законы и правила. В представлении славян закон не обладал той необратимой властью, которой наделяют его монотеистические религии. Договорная природа общения с богами делала отношения древних славян с богами больше похожими на отношения бизнес-партнеров, а не рабов и господ.

«Эти племена, славяне и анты, не управляются одним человеком, но издревле живут в народоправстве (демократии), и поэтому у них счастье и несчастье в жизни считается делом общим. И во всем остальном у обоих этих варварских племен вся жизнь и законы одинаковы. Они считают, что один из богов, творец молнии, является владыкой над всеми, и ему приносят в жертву быков и совершают другие священные обряды. Судьбы они не знают и вообще не признают, что она по отношению к людям имеет какую-либо силу, и когда им вот-вот грозит смерть, охваченным ли болезнью или на войне попавшим в опасное положение, то они дают обещание, если спасутся, тотчас же принести богу жертву за свою душу; избегнув смерти, они приносят в жертву то, что обещали, и думают, что спасение ими куплено ценой этой жертвы. Они почитают реки, и нимф, и всякие другие божества, приносят жертвы всем им и при помощи этих жертв производят и гадания», — писал Прокопий Кесарийский в книге «Война с готами»[16].

Согласно языческим представлениям, за создание законов отвечал Сварог — отец Солнца и родоначальник огня. Например, он установил постулат моногамной семьи: «Устави единому мужю едину жену имети и жене за един мужь посагати». За соблюдением закона, установившего государственность, следил сын Сварога Дажьбог: «Начата человеци дань давати цесарем... яже прелюбы деюще — казнити повелеваше»[17].

Согласно легендам, законы были начертаны Сварогом на священной горе Меру. «Кто прочтет те Законы Сварожие и откроет для них свое сердце, тот увидит дорогу светлую, что зовется Путь Прави издревле», — говорится в славянских рукописях.

Вот как звучит одно из изложений Законов Сварога (в сокращенном виде): «После трех лет Потопа Великого падал с свода небесного камень... Был тот камень мал и весьма студен, и была на Земле тьма великая... Собиралися-соезжалися к Камешку цари и царевичи, также и короли, королевичи, собрались волхвы многомудрые. Собиралися-соезжалися, вкруг него рядами рассаживались, много дней богов прославляли. И распался Камень на две половины — внутри Камня была надпись найдена... Высек те слова во плоти Сварог — он узнал их от Рода-Всевышнего. Рек небесный Бог: «Чады вы Мои!.. Дети Рода небесного! Родичи! Знайте, люди, законы Мои!

- Почитайте Бога Всевышнего! Чтите все Его нисхождения. Убегайте от Кривды и следуйте Правде, чтите род свой и Рода небесного.

- Познавайте Явь, Правь и Навь! И ищите мудрость повсюду — хоть на самом Крае Земли, в безднах моря, средь частых звезд!..

- Почитайте друг друга, сын — мать и отца, муж с женою живите в согласии. За едину жену должен муж посягать, а иных за сестер своих почитать...

- Сохраняйте в посты от съедения чрево. Берегите всегда от сграбления руки и уста охраняйте свои от хулы...

- Почитайте великие праздники... Почитайте Купальские дни... Почитайте вы также Перунов день.

- Почитайте три дня в неделе вы — среду, пятницу и воскресение... От сожженья Мары и до свадьбы Живы вы блюдите Великий пост.

- Верьте вы в три лика Всевышнего, знайте истину Божьих Вед! Ныне, присно, от века в век.

Чады вы мои! Если вы Мой закон не возлюбите... напущу на вас градобитие, напущу и морозы лютые, и Земли Сырой потрясения... Если вы не уйдете от Кривды — напущу я великие казни, и войною поднимется царь на царя, и восстанет отец на сына, на отца — сын и брат на брата... Кто сему посланью не верит, тот, кто скажет, что все здесь ложно, — тот получит вечную муку и в конце жизни — смерть ужасную, а не в Ирии жизнь счастливую»[18].

Нельзя не заметить, что законы Сварога перекликаются с заповедями основных мировых религий, являясь квинтэссенцией морально-этических норм, не теряющих свою актуальность с течением времени.

## Правила, установленные Богом: законы прямого действия (христианство, иудаизм, ислам)

Для последователей традиционных религий (христианства, иудаизма, ислама) Бог и есть закон. Так же они солидарны и в другом — венцом божественного творчества является человек. В монотеистической традиции Бог создал человека, дав ему свободу воли и интеллект — способность логически мыслить, анализировать, систематизировать, выявлять закономерности, т. е. формулировать законы, которые, однако, не должны нарушать божественного замысла и уводить человека с его пути к Богу.

Поэтому даровав человеку свободу мыслей и действий, Бог ограничил вседозволенность десятью заповедями, которые явил пророку Моисею на горе Синай (Исх. 19:10-25).

1. Я Господь, Бог твой, который вывел тебя из земли Египетской, из дома рабства. Да не будет у тебя других богов перед лицом Моим.

2. Не делай себе кумира и никакого изображения того, что на небе вверху, и что на земле внизу, и что в водах ниже земли. Не поклоняйся им и не служи им; ибо Я Господь, Бог твой, Бог ревнитель, за вину отцов наказывающий детей до третьего и четвертого рода, ненавидящих Меня, и творящий милость до тысячи [родов] любящим Меня и соблюдающим заповеди Мои.

3. Не произноси имени Господа, Бога твоего напрасно; ибо не оставит Господь без наказания того, кто употребляет имя Его напрасно.

4. Наблюдай день субботний, чтобы свято хранить его, как заповедал тебе Господь, Бог твой. Шесть дней работай, и делай всякие дела твои; а день седьмой — суббота Господу, Богу твоему. Не делай [в оный] никакого дела, ни ты, ни сын твой, ни дочь твоя, ни раб твой, ни раба твоя, ни вол твой, ни осел твой, ни всякий скот твой, ни пришелец твой, который у тебя, чтобы отдохнул раб твой, и раба твоя, как и ты. И помни, что [ты] был рабом в земле Египетской, но Господь, Бог твой, вывел тебя оттуда рукою крепкою и мышцею

высокою, потому и повелел тебе Господь, Бог твой, соблюдать день субботний.

5. Почитай отца твоего и матерь твою, как повелел тебе Господь, Бог твой, чтобы продлились дни твои, и чтобы хорошо тебе было на той земле, которую Господь, Бог твой, дает тебе.

6. Не убивай.

7. Не прелюбодействуй.

8. Не кради.

9. Не произноси ложного свидетельства на ближнего твоего.

10. Не желай жены ближнего твоего, и не желай дома ближнего твоего, ни поля его, ни раба его, ни рабыни его, ни вола его, ни осла его, ни всего, что есть у ближнего твоего (Втор. 5:6–21).

Законы Моисея — единственный случай божественной законодательной инициативы — признают и другие мировые религии. Более того, десять заповедей в той или иной вариации перекочевали и в светские законы. Их не ставят под сомнение, но, как и практически любой закон, нередко пытаются обмануть. Безусловно, люди слабы и, потакая своим порокам и страстям, пытаются изменить непреложные законы, как-то их обойти и, называя откровенные преступления более мягкими словами, таким образом попытаться и само преступление перевести в разряд небольшой хитрости. Однако, если, например, назвав воровство «оптимизацией средств» или «долей в проекте», они и смогут избежать суда земного, то кармический суд и воздаяние мягче от этого не станут. И каждому вернется то, что он привнес в этот мир.

Именно таким кармическим ответом нарушение божественных законов обернулось для богоизбранного народа — евреев, когда, во время сорокадневного отсутствия Моисея, находящегося на Синае, они умудрились отвернуться от Бога, нарушив первую заповедь и соорудив идола в виде Золотого тельца. За этот проступок евреи получили воздаяние, и не в следующей, загробной жизни, а почти немедленно. Но, к сожалению, даже неотвратимость воздаяния не удерживает людей от нарушения заповедей. Прожитые века показали, что урок не был усвоен.

Вообще иудейская религия остается уникальной в своем мировоззрении и мировосприятии. Как говорилось выше, еврейский народ — богоизбранный народ, так решил сам Господь, который вывел их из египетского рабства, даровал Десять заповедей, указал на Землю обетованную и продолжал опекать их и после исхода из Египта. Читая Тору (Пятикнижие Моисея, Ветхий Завет), не устаешь удивляться тому, как часто Творец неба и земли демонстрировал зримые проявления своего существования.

За тысячелетия своего существования евреи заслужили репутацию не только богоизбранного, но и самого гонимого народа на земле. За века скитаний по миру они выработали свой неписаный свод правил, в первую очередь (по всей вероятности, из инстинкта самосохранения) принцип принадлежности к своему народу — она передается исключительно по женской линии. Подобная передача генетического национального кода выглядит довольно рационально, ведь только сама женщина знает истинного отца своего ребенка. А главное, только женщина является носителем уникального генотипа своего народа, который передается потомкам. Для неевреев существует способ прикоснуться к этой древнейшей религии через изучение Каббалы[19] — эзотерического течения иудаизма. Приблизительный и адекватный перевод слова «каббала» — «то, что получено»: имеется в виду, что данное учение долгое время устно передавалось от учителя к ученику. Как утверждают последователи, Каббала является научной частью устной Торы, в которой объясняет устройство и преобразование нашего мира, его взаимосвязь с другими мирами, перерождение человека на пути к самосовершенствованию.

«Наука каббала представляет собой раскрытие причинно-следственного порядка нисхождения высших сил, подчиняющегося постоянным и абсолютным законам. Эти законы связаны между собой и направлены на раскрытие высшей управляющей силы — Творца», — пишет доктор философии, ученый-исследователь в области классической каббалы Михаэль Лайтман, ссылаясь на признанного каббалиста XX века Бааль Сулама[20].

Главная идея Каббалы заключается в том, что человеческая душа воплощается в материальном мире до тех пор, пока не «выучит свой урок» и не выполнит той функции, для которой она была создана.

В Коране — священной книге каждого мусульманина — говорится, что человек сотворен Всевышним как исключительное и прекрасное создание: «Дал я вам образ и прекрасно устроил ваши образы» (Коран 64:3). Интересно, что, согласно Корану, процесс сотворения человека похож на процесс внутриутробного развития: «Мы уже создали человека из эссенции глины, потом поместили Мы его каплей в надежном месте, потом создали из капли сгусток крови и создали из сгустка крови кусок мяса, создали из этого куска кости и облекли кости мясом, потом Мы вырастили его в другом творении» (Коран 23:12).

Само слово «ислам» в переводе с арабского означает покорность. Это самая молодая среди авраамических религий, возникшая в VII веке нашей эры. Согласно преданию, Коран был передан Аллахом пророку Мухаммеду через посланника — архангела Гавриила (Джебраила). Коран состоит из 114 глав (сур). Помимо Корана, источником вероучения является Сунна — рассказы о жизни Мухаммеда и его высказывания в виде хадисов (сказаний). Согласно Священному Писанию, даже повседневная жизнь правоверного мусульманина четко регламентируется сводом предписаний — шариатом[21], в котором четко прописаны поступки: обязательные (фарды), неисполнение которых считается вероотступничеством; нейтральные (мубах — дозволено), действия не поощряются, но и не наказываются; табуированные (харам), поступки, которые однозначно трактуются как греховные.

Каждый мусульманин обязан придерживаться пяти «столпов ислама»:

- читать шахады («нет никакого божества, кроме Аллаха, а Мухаммед — пророк Аллаха»);

- совершать пять обязательных молитв в день («намаз»), выполняемых на арабском языке с соблюдением строго определенного обряда;

- соблюдать пост в течение месяца рамадан, когда мусульмане обязаны воздерживаться от любой пищи и питья от восхода до заката;

- совершить паломничество («хадж») в Мекку, хотя бы раз в жизни;

- жертвовать нуждающимся и на нужды общины («закят»).

При этом каждый правоверный мусульманин обязан знать, что Аллах не только всемогущ, но бесстрастен и непостижим. Мусульманину запрещено даже думать о том, как выглядит Бог, это остается для них секретом и загадкой до встречи с Ним.

В сурах Корана довольно часто фигурирует категория справедливости — понятие о должном, содержащее в себе требование деяния и воздания, т. е. любой поступок оценивается с точки зрения норм ислама. В отличие от Бога христиан и ветхозаветного Бога Аллах не дает человеку абсолютную волю, но закон-императив, несоблюдение которого ведет к наказанию (воздаянию). По большому счету, ислам представляет собой нерасторжимое единство веры, государственно-правовых установлений и определенных форм культуры — законы и установления пронизывают буквально все сферы жизни правоверного мусульманина, включая интимную.

## Демократические законы, или Проявление воли большинства

В Древней Греции многие законы принимались волей большинства граждан или избранными лидерами — на этом зиждилась демократия. Большинством голосов выбиралось и руководство, которое отчитывалось о проделанной работе. Неугодных правителей могли сместить и наказать — все по воле народа. Греция по праву считается родиной современной демократии, законодательные органы власти всего мира и сейчас принимают законы большинством голосов, а если впоследствии верх берет противоположное мнение, к закону принимаются поправки или закон вообще отменяется. Но лишь в том случае, если за новую реакцию закона или его отмену опять же проголосует большинство.

Эталоном правового обоснования действия кармических законов, безусловно, является Древний Рим. В VIII веке до нашей эры зародилось римское право, ставшее основой для всей романо-германской правовой системы Средневековья и эпохи Возрождения, а через нее и фундаментом всего современного права[22]. Главный принцип системы римского права — утверждение, что государство есть результат установленной договоренности между гражданами государства в целях решения всех правовых вопросов согласно правилам, заранее принятым общим консенсусом. Позднее этот принцип лег в основу такой формы государства, как республика, которая является на сегодняшний день самой распространенной в мире.

Благодаря римскому праву была выведена аксиома «закон обратной силы не имеет», с которой связаны и другие постулаты — например, «разрешено все, что не запрещено» или «нельзя нести двойное наказание за одно нарушение». Говоря о римском праве, стоит упомянуть византийского императора Юстиниана, который в 534 году издал свой знаменитый Гражданский кодекс (Corpusjuriscivilis)[23] — один из первых известных сводов законов. Юстиниан стремился возродить Римскую империю и раз и навсегда установить прочный правопорядок. Он хотел сохранить для будущего все богатство классического права, модернизировав и приспособив его для использования в Восточной Римской империи. Для этого Юстиниан создал комиссию, в которую вошли профессора и адвокаты при суде. Перед комиссией была поставлена задача — отобрать из классического наследия то, что еще сохранило силу и могло быть использовано в качестве основы. Комиссия работала чрезвычайно быстро и проделала огромную работу, за три года исследовав две тысячи книг. В результате получился монументальный труд, состоящий из пятидесяти книг. Первая книга была посвящена общим вопросам права; со второй по сорок шестую книгу рассматривались законы частного права; сорок седьмая и сорок восьмая были посвящены уголовному праву; сорок девятая — апелляциям; пятидесятая — административному праву, юридическим дефинициям и правилам.

Юстиниан узаконил этот труд и ввел его в действие с 30 декабря 533 года, строго запретив любые комментарии к нему, имеющие полемический или критический характер[24].

Свод законов Юстиниана был призван надежно служить современному ему и будущему обществу. Поэтому законодатели без колебаний отбрасывали изжившие себя законы, упрощали чрезмерно сложные и изобретали новые. Так они создали сравнительно простое и технически зрелое право, которое легло в основу ряда юридических систем современной Европы. По сути, Юстиниан применил тот же принцип, что спустя тысячелетие великий итальянский скульптор, поэт и мысль Микеланджело использовал при создании скульптур. Когда его спросили, каким образом ему удаются такие восхитительные скульптуры, он ответил: «Я беру камень, затем отсекаю все лишнее»[25]. Юстиниан проделал с законами то же самое, и многие из них в силу своей универсальности до сих пор работают — вне времени, религии, государственных границ.

Хотя далеко не все законы римского права принимались демократическим путем, сами принципы его организации легли в основу законодательства современных демократических государств.

## Восточные религии: законы на пути к себе

Романо-германская традиция законотворчества для нас понятна и органична — нам не чужды демократические ценности западной культуры. Другое дело — законы, появившиеся на базе религиозно-культурных систем иных цивилизаций. Среди них особый интерес представляют религиозно-философские учения Китая и Индии.

Во-первых, это **даосизм**[26] — учение о Дао, или «пути вещей», который появился на территории современного Китая в V веке до нашей эры. Истоки даосских верований восходят к первобытной магии и шаманизму. Исследователи отмечают многоликость даосизма, наиболее известен так называемый философский даосизм, представленный знаменитыми трактатами мудрецов Лао-цзы (VI в. до н.э.), Чжуан-цзы и др.

Главная категория даосизма Дао — это всеобщий закон природы, все подчиняется Дао, из Дао все возникает и в Дао все возвращается. Познать Дао, следовать ему, слиться с ним — в этом смысл, цель и счастье жизни. В рамках даосизма возникает концепция недеяния — отрицание целенаправленной деятельности, идущей вразрез с естественным миропорядком. Например, по мнению последователей даосизма, лучший государь — тот, который не вмешивается в жизнь народа. Задача государя заключается в том, чтобы гармонизировать отношения, предотвращать смуту, а подданные сами разберутся, что им делать. Даосизм рассматривает все сущее во Вселенной как единое целое и стремится к гармонизации противоречий²⁷.

Для даосизма характерно приятие добра и недобра в качестве добра, он нацелен на постижение признаваемых неизменными законов всеобщих изменений во Вселенной. Первоначально признаваемая равноценность жизни и смерти позже сменилась представлением о высшей ценности жизни (бытия), в том числе индивидуальной. Притчи «Чжуан-цзы» призывали человека соблюдать естественные законы и быть близким к природе, нацеливали его на постижение истины.

Примерно в это же время в Китае появилось **конфуцианство** — этико-философское учение, разработанное мыслителем и философом Конфуцием, жившим в 551—479 годах до нашей эры²⁸.

По своей сути конфуцианство представляло совокупность переосмысленных учений и доктрин, существовавших на тот момент. Основная цель учения Конфуция — стремление к достижению состояния идеального (благородного) человека (цзюнь цзы), при этом человеческая личность рассматривалась как самоценная. Идеалом конфуцианства является гармоничное общество по древнему образцу, в котором всякая личность имеет свою функцию. Основной субъект системы Конфуция — благородный муж, источник идеала нравственности для всего общества. Ему присущи чувство гармонии и дар жить в природном ритме. Конфуций придавал большое значение пяти постоянствам благородного человека: ритуал и этикет (ли); гуманность, человеколюбие (жэнь); долг, справедливость (и); ум, знание (чжи); искренность, доверие (синь).

В трактате «Лунь Юй» («Беседы и суждения»), который является квинтэссенцией учения, центральное место отведено теме ритуала, в котором Конфуций видел развивающуюся культурную традицию, связывающую в единое духовное целое многие поколения в прошлом, настоящем и будущем. Он полагал, что чувство меры, заложенное в ритуале, будет доносить ценности гармоничного общения на доступном уровне до каждого, приобщая всех к добродетели. В исторической ретроспективе обращение к ритуалу помогало обществу выжить в экстремальных условиях, гармонизировать потребности населения, в том числе при ограниченных материальных и природных ресурсах. «Чтобы достичь равенства, нужно неравенство» — этот постулат стал центральным в китайской общественной жизни.

Конфуцианство — это, прежде всего, учение о нравственности[29]. Конфуцианская этика опирается на такие понятия, как «золотая середина» (середина в поведении людей между крайностями, например такими, как осторожность и несдержанность), «человеколюбие» (в основе которого «почтительность к родителям и уважительность к старшим братьям») и «взаимность» (или «забота о людях — основная нравственная заповедь конфуцианства). Все вместе они составляют «правильный путь» (Дао), по которому должен следовать всякий, кто желает жить счастливо, т. е. в согласии с самим с собой, с другими людьми и с Небом. Кстати, именно Конфуций, в ответ на пожелание одного из своих учеников «одним словом» выразить суть своего учения, сформулировал правило этики, которое легло в основу одного из сформулированных нами законов Karmalogic: «Не делай человеку того, чего не желаешь себе».

**Индуизм** появился на территории Индии в районе 5400–2500 годов до нашей эры, и с точки зрения классического определения это скорее философия, традиции, образ жизни от рождения и до последнего земного вздоха. У индуизма нет одного единого основателя, это не единая религия со стройным вероучением, а скорее множество религиозных путей, имеющих одни ведические корни, но подчас противоречащих друг другу. Одним из важнейших понятий индийской философии является дхарма, которую можно описать как совокупность установленных норм и правил, соблюдение которых необходимо для поддержания космического порядка.

Все направления индуизма объединяет несколько положений:

- вера в богов и их почитание в виде идолов, то есть статуй и скульптурных изображений;

- вера в переселение душ, то есть в возможность души вселяться в тела всех видов живых существ — от насекомых до человека (сансара);

- вера в то, что порядок перерождений определяется совершенными при жизни поступками и их последствиями (карма)[30].

Согласно индуизму, Вселенная существует в циклическом времени, при этом эволюционирует, а человек проживает несколько жизней, стремясь к мокше — освобождению от круговорота рождения и смертей (сансары) и возможности воссоединения с Богом. С достаточной долей условности, индийские священные книги дают человеку четыре цели. Артха — достижение достойной цели, которая включает в себя достижение славы и богатства, но без фанатизма и алчности. Дхарма — придерживаться законов нравственности, совершая добродетельные поступки и почитая богов. Следование дхарме есть наилучший способ улучшить свое положение в грядущих жизнях. «Лучше исполнить собственный долг (дхарму), пускай и несовершенно, нежели хорошо исполнять долг другого», — говорится в Бхагавадгите[31]. Мокша — освобождение души из круговорота рождения и смерти, переход к вечному счастью и умиротворению. Ее можно достичь следуя законам кармы — вселенским причинно-следственным законам, согласно которым никакой грех не остается без наказания, никакая добродетель — без награды.

Карма является следствием действия закона, который утверждает, что любое событие имеет причину и последствие. С одной стороны, карма не является абсолютной предопределенностью. С другой — если бы предопределенность совсем отсутствовала, это бы означало абсолютную свободу выбора. Абсолютной свободы выбора и абсолютной предопределенности в нашем мире нет. Любое наше действие вызывает ответное действие со стороны других людей и самой природы. Поэтому результат причинно-следственных кармических связей нельзя считать ни неизбежным, ни полностью невозможным. Его проявление всегда является итогом совокупности предопределенности и действий, совершенных в результате свободы выбора.

Индуистские культы и методы преодоления сансары были подвергнуты критике другим религиозным направлением, зародившимся на севере Индии в середине первого тысячелетия до нашей эры, — **буддизмом**[32]. Основные законы мироздания, сформулированные основателем буддизма Сиддхартхой Гаутамой (принявшим имя Будда — «пробудившийся», санскр.), не столько являются самодостаточными постулатами, сколько служат алгоритмом для достижения последователями буддизма высшей цели — нирваны. Религиозное мировоззрение Будды можно свести к четырем положениям:

- мир полон страданий (дукха);

- причина страданий есть результат плохой кармы, порождаемой привязанностью ко всему земному (самудая);

- страдание можно прекратить (ниродха);

- существует путь для прекращения страданий (марга).

Избавление от желания приносит избавление от страданий, что возможно только в результате достижения нирваны, которая в буддизме понимается как угасание страстей, прекращение жажды. Нирвана — это не желание и не сознание, не жизнь и не смерть, это состояние, в котором освобождаются от переселения душ. В позднем буддизме нирвана понимается как блаженство, состоящее в свободе и одухотворении.

Для избавления от желания Будда предложил восьмеричный путь спасения, который представляет собой своеобразный свод правил, которые помогают буддисту приблизиться к высшей цели своей жизни. Учение Будды — это срединный путь, позволяющий избежать двух крайностей: потакания чувственным удовольствиям и истязания плоти. Овладев этими восемью состояниями, человек может достичь очищения ума, спокойствия и интуиции.

Вот эти состояния:

- правильное понимание: следует поверить Будде, что мир полон скорби и страданий;

- правильные намерения: следует твердо определить свой путь, ограничить свои страсти и стремления;

- правильная речь: следует следить за своими словами, чтобы они не вели к злу, — речь должна быть правдивой и доброжелательной;

- правильные поступки: следует избегать недобродетельных поступков, сдерживаться и совершать добрые дела;

- правильный образ жизни: следует вести жизнь достойную, не принося вреда живому;

- правильные усилия: следует следить за направлением своих мыслей, гнать все злое и настраиваться на доброе;

- правильные помыслы: следует уяснить, что зло — от нашей плоти;

- правильная сосредоточенность: следует постоянно и терпеливо тренироваться, достигать умения сосредоточиваться, созерцать, углубляться в поисках истины.

Дхарма в буддизме — это универсальный закон бытия, элементарный «кирпичик» сознания и мира, связывающий наше поведение с судьбой. Дхармы мгновенны, непрерывно появляются и исчезают, их волнение и образует человека (или другое существо), воспринимающего мир. Чем больше человек обуреваем страстями, тем меньше среди дхарм благих и больше неблагих, что ведет к усилению испытываемого им страдания[33].

Буддисты считают, что только обдуманные намерения могут повлиять на карму человека. Буддийская карма учитывает даже мысли, а не только поступки. Конечно, замыслить убийство и совершить его не одно и то же, но даже допуск таких рассуждений оставляет некоторую негативную отметку. Именно поэтому важно, по мнению буддистов, контролировать не только свои действия, но и мысли.

Сейчас буддизм является одним из самых популярных в мире религиозно-философских учений, которое продолжает привлекать множество людей, в том числе и известных. Так, Альберт Эйнштейн, много рассуждавший о Боге и крайне негативно относившийся к традиционным религиям — христианству, мусульманству и даже иудаизму, к которому принадлежала его семья, — отдавал предпочтение буддизму, объясняя это так: «Религия будущего будет космической религией. Она должна будет преодолеть представление о Боге как личности, а также избежать догм и теологии. Охватывая и природу и дух, она будет основываться на религиозном чувстве, возникающем из переживания осмысляемого единства всех вещей — и природных, и духовных. Такому описанию соответствует буддизм. Если и есть религия, которая сможет удовлетворять современным научным потребностям, — это буддизм»[34].

Любопытно, что один из ведущих современных мыслителей, автор интегральной философии Кен Уилбер — практикующий буддист. Он является признанным мастером созерцательно-медитативных практик в рамках традиций дзен-буддизма. Именно увлечение этим религиозным течением позволило Уилберу сформулировать интегральное видение буддизма будущего — буддизма многомерного, способного вместить в себя современные научные и психологические открытия, не нарушая при этом принятых религиозных канонов. В книге «Что такое интегральная духовность» он предложил на примере буддизма понять, каким образом интегральный подход можно применить к другим религиозным традициям, таким как христианство, ислам и иудаизм[35].

Особняком стоит национальная религия Японии — **синтоизм**[36]. Термин «синто» означает — путь богов. Истоки синтоизма восходят к глубокой древности, в основе лежит поклонение многочисленным божествам и духам умерших. Главным принципом **синто** является жизнь в согласии с природой и людьми. По представлениям **синто**, мир — единая естественная среда, где **ками (боги, духи-покровители)**, люди и души умерших живут рядом.

Большое значение в синтоизме занимают очистительные обряды (**хараи**), которые появились под влиянием **буддизма** и призваны устранить все лишнее, наносное, все то, что мешает человеку воспринимать окружающий мир таким, какой он есть на самом деле. По мнению синтоистов, сердце человека, который очистился, подобно зеркалу, оно отражает мир во всех его проявлениях и становится сердцем **ками**. Человек, обладающий божественным сердцем, живет в гармонии с миром и богами, а страна, где люди стремятся к очищению, благоденствует. При этом на первое место ставится реальное действие, а не показное религиозное рвение и молитвы.

В синтоизме нет других заповедей, кроме общежитейских предписаний соблюдать чистоту и придерживаться естественного порядка вещей. У него есть одно общее правило морали: «Поступай согласно законам природы, щадя при этом законы общественные». По синтоистским представлениям, японец обладает инстинктивным пониманием добра и зла, поэтому соблюдение обязанностей в обществе тоже инстинктивно.

## Универсальные законы в мире людей

В европейской культуре неоднократно предпринимались попытки объединить множество разрозненных закономерностей в целые онтологические категории в попытке сформулировать, таким образом, универсальные законы бытия. Приведем некоторые из них, оставляя за собой право соглашаться или нет с их создателями.

1. Закон причины и следствия. Он гласит, что у каждой причины есть свое следствие, а у каждого следствия есть своя причина. Этот закон находит свое проявление во многих аспектах — от человеческих взаимоотношений, где работает аксиома «поступай с другими так, как хочешь, чтобы поступали с тобой», до первого закона термодинамики, являющего частным случаем закона сохранения и превращения энергии.

2. Закон относительности. Все ограничения или эталоны, касающиеся размеров, местоположения, времени и движения во Вселенной, относительны, а не абсолютны. Воплощением этого закона является теория относительности Альберта Эйнштейна. В соответствии с этим законом любая система не является абсолютом, но существует относительно различных стандартов. Космонавты на околоземной орбите напрочь теряют ощущение «верха» и «низа». То же самое происходит с человеком, попадающим из одной культуры в другую, где добро и зло могут толковаться совершенно по-другому по сравнению с привычным ему.

3. Закон сохранения и превращения энергии. Энергия может переходить из одной формы в другую, но не может быть ни сотворена вновь, ни разрушена. Наглядный пример — сжатая пружина, если ее отпустить, она обязательно примет исходное положение благодаря накопленной энергии, так же как человек, терпевший и копивший агрессию внутри себя, рано или поздно выплеснет ее, в противном случае эта энергия разрушит его изнутри.

4. Закон всеобщей зависимости от источника энергии. Все объекты и явления окружающего мира нуждаются в источнике энергии для поддержания своего функционального состояния. Поэтому и невоз-

можно создание вечного двигателя, и нам всегда необходим внешний источник энергии. От различных источников энергии человек зависит на любой стадии своей жизни, начиная от внутриутробного развития, где источником жизни является организм матери, и заканчивая научными открытиями, которые возможны только благодаря созданным ранее законам и технологиям.

## Законы бизнеса и успеха

Естественно-научные законы предназначены в большей степени для объяснения процессов, протекающих в материальном мире. Формулируя их, человек создавал инструменты для управления этим миром и эффективного использования доступных материальных ресурсов в своих целях. Религиозные законы и нормы помимо освещения самых фундаментальных вопросов бытия (жизни и смерти) издревле помогали человечеству обустроить и отрегулировать общественную жизнь, примирив острые противоречия и смягчая конфликты в социальных организмах — и в целом обеспечивая стабильное функционирование общества. В XX же столетии в условиях роста конкуренции во всех сферах жизни — экономической, политической, культурной — резко возрос интерес к поиску закономерностей, которые бы позволили обеспечить как индивидуализированный успех отдельных людей, так и стабильный рост организаций (коллективов, корпораций и пр.). Предметом этих поисков стали секреты личностного роста, эффективного построения бизнеса и карьеры и даже рецепты того, как стать счастливым.

Считается, что универсальные законы должны работать на любых уровнях нашего бытия. И, соблюдая их, мы не только проявляем свою толерантность к религии или государству, но и делаем свою жизнь более успешной. Выяснить, какие именно законы «заведуют» успехом, решили **Мортен Хансен**[37] и **Джим Коллинз**[38], отправившиеся в девятилетнее путешествие-исследование, конечной целью которого было получить ответ на вопрос, почему одни компании процветают в условиях экономической нестабильности и даже хаоса, а другие гибнут. Результатом этого многолетнего исследования стала книга «**Великие по собственному выбору**»[39], которая разошлась по миру четырехмиллионным тиражом.

Исследователи проанализировали деятельность компаний, которые условно назвали десятикратниками, т. е. компаний, достигших за период исследования показателей, в 10 раз превышающих средние результаты по отрасли.

И вот какие правила лидеров-десятикратников они выявили.

1. Фанатичная дисциплина, последовательность в действиях и целеустремленность. Наметив цели и методы их достижения, они упорно придерживаются избранного пути.

2. Эмпирическая креативность при принятии решений. Они не оглядываются на мнения других людей и общепринятые представления, а ищут реально работающие решения, определяют, когда и в каких областях им следует предпринять новаторские шаги, и опираются на прочный эмпирический фундамент.

3. Продуктивная паранойя. Они хорошо подготавливаются к переменам в конкурентной среде. Они чрезвычайно бдительны, никогда не расслабляются и всегда помнят, что обстоятельства могут обернуться против них. Свои страхи они направляют в продуктивное русло, создавая резервы и разрабатывая планы, которые позволят компании подготовиться к трудным временам.

Суммировав результаты исследований, Хансен и Коллинз вывели главный закон успеха для корпораций: «Руководством компании, сделанной на века, можно считать то руководство, у которого есть ценности превыше денег». Этот закон не в силах предсказать и регламентировать будущее. Но он в силах его создать.

Автор теории «черного лебедя», рассматривающей труднопрогнозируемые и редкие события, которые имеют значительные последствия, экономист **Нассим Николас Талеб** в книге «**Антихрупкость. Как извлечь выгоду из хаоса**» говорит, что закон успеха — в непостоянстве внешней среды. Отсутствие стрессовых ситуаций вредит. Рано или поздно с каждым — предметом, человеком, фирмой и т. д. — может случиться беда, катастрофа в своем роде, и он не будет к ней готов. Наличие же мелких стрессоров помогает добиться антихрупкости. Люди должны испытывать какой-то не слишком большой стресс, чтобы пробуждаться к активности. Талеб советует не обращать внимания на мелкие опасности, а вкладывать энергию в защиту от существенного вреда: «Обычно мы страхуемся от малых и вероятных потерь, а не от больших и редких. То есть делаем все наоборот»[40].

Антихрупкость диаметрально противоположна понятиям неуязвимости, гибкости и эластичности. Неуязвимость и гибкость — это способность не поддаваться, противостоять стрессу, действовать как щит, но при этом мы остаемся теми же. Антихрупкость же позволяет извлекать выгоду из стрессовых ситуаций и меняться в лучшую сторону. Антихрупкость любит случайность, неопределенность и даже ошибки. Уникальность закона антихрупкости состоит в том, что он позволяет работать с неизвестностью, делать что-то в условиях, когда отсутствует понимание происходящего, и добиваться успеха.

Антихрупкость — это, прежде всего, уменьшение потерь, а не увеличение приобретений. Для достижения антихрупкости необходимо избавиться от хрупкости предмета, позаботиться о том, чтобы он в дальнейшем не потерпел неудачу. Если вещь хрупка, неважно, что предпринимает человек, чтобы она стала лучше или «эффективнее», пока риск того, что эта вещь погибнет, сохраняется. Нужно уменьшить риск катастрофы. «Когда речь заходит о риске, я не сяду в самолет, если экипаж смотрит на успех полета с умеренным оптимизмом, я предпочту рейс, в котором стюардессы максимально оптимистичны, а пилот — максимально пессимистичен, а еще лучше — если он параноик», — пишет Талеб[41].

Закон антихрупкости также имеет под собой причинно-следственные основания: если у человека нет ни умений, ни навыков, в конце концов его постигнет неудача. При этом он не является предопределяющим, а лишь направляет нас в сторону наиболее эффективного отношения к реальности. Ведь во многих ситуациях, которые по большей части случайны, мы не можем предсказать, чему мы будем обязаны успехом — навыкам, знаниям или связям. Но если мы готовы к непредвиденным ситуациям — это уже половина успеха.

В книге «**Принцип Абрамовича. Талант делать деньги**»[42] ее авторы **Владислав Дорофеев** и **Татьяна Костылева** постарались сформулировать, что нужно сделать, чтобы «стать Абрамовичем», то есть добиться успеха, сопоставимого с успехом одного из богатейших бизнесменов России. По их мнению, Роман Абрамович выстроил в своей жизни целую систему большого количества принципов, которые позволяют ему уверенно держаться в элитном клубе миллиардеров.

Перечислим некоторые из них.

- Если мечты нет, то и сбываться нечему.

- Надо не только знать, чего вы хотите, но и добиваться совмещения желаний и целей, а уж затем колебаться в решениях и действиях.

- Откладывайте средства для дальнейшего развития.

- Попробуйте выстроить цепочки так: как, где и через кого вы можете познакомиться с нужными людьми. И терпеливо добивайтесь своего, не рассчитывая на быстрый результат.

- В борьбе с конкурентами заходите с разных сторон, ищите решения, при которых не проиграете в любом случае.

- Выбор стороны конфликта в экономических спорах определяет не только судьбу компании, но и личную.

- Чем масштабнее совместный проект и чем более долгосрочны контакты в рамках проекта, тем выше вероятность последующих претензий и разборок, а также забытого скелета в шкафу.

Конечно, эти законы не дают исчерпывающих объяснений тому, как Роман Абрамович, выходец из простой советской семьи, выросший без матери и отца, на попечении родственников, стал мультимиллиардером, но, по крайней мере, они помогают понять, как ему удается оставаться членом этого клуба. «Еще в глубоком детстве Рома поставил перед собой две цели. Во-первых, завоевать Россию. Во-вторых, завоевать весь остальной мир»[43]. Вспомним, как по-разному складывалась жизнь российских олигархов и просто богатейших бизнесменов. Кто-то потерял бизнес, кто-то на целые годы — свободу, а кто-то и весьма преждевременно покинул этот мир. И тут трудно обойтись без еще одного правила, которое Абрамович, конечно, не изобретал сам, но взял в багаж своих жизненных установок: «Победителей не судят».

Один из архитекторов сингапурского «Экономического чуда» **Ли Куан Ю,** перед тем как уйти в мир иной на 92-м году жизни, оставил нам свои жизненные уроки и наблюдения[44]. Многое в его размышлениях спорно, что-то заставляет задуматься, что-то — взглянуть на предмет под совсем другим, новым углом.

«Я знаю, что если я сбавлю обороты и буду отдыхать, то я быстро потеряю форму, — писал Ли Куан Ю. — Вся моя жизнь — это реакция на ежедневный вызов. Если я вдруг от него откажусь, буду играть в гольф, гулять, смотреть на закаты, читать романы, я сразу состарюсь».

Выдающийся государственный деятель, выигравший десятки выборов, он признавался, что занимался медитацией почти каждый день: «Самое сложное во время медитации — удержать разум от того, чтобы он не гонялся за мыслями, как обезьяна за бананом».

«Если ты не борешься за первое место, ты и десятого не займешь» — вот еще одно мобилизующее правило от Ли Куан Ю. Он же предложил весьма прагматичную максиму: «Необязательно любить друг друга, чтобы вместе работать».

Скромность и необходимость трезвого отношения к своим даже очень серьезным достижениям нашло отражение в следующих высказываниях выдающегося политика: «Есть хорошая китайская поговорка: "Не судите человека, пока не заколотили крышку его гроба". Я все еще могу успеть наделать глупостей, до того как умру»; «Ты учишься и становишься мудрее уже после того, как все произошло. Это жизнь».

## Пять подходов к пониманию судьбы

Существуют разные подходы к пониманию того, что такое судьба и можно ли ею управлять. Необходимо сразу оговорить, что среди этих подходов нет правильных и неправильных, каждый волен выбирать тот, что ему ближе.

Первая мировоззренческая позиция культивируется всеми мировыми религиями. В рамках религиозного мировоззрения наша судьба находится в руках Господа. Во всех мировых религиях есть некий высший вершитель всех судеб, который накапливает информацию о каждом живущем, заносит и фиксирует их в «накопителе» — суперкомпьютере. И от совокупности плохих и хороших дел зависит вердикт, который вынесут душе в Судный день. Будет ли у нас адвокат и можно ли получить право на апелляцию — вопрос открытый.

Вторая и третья мировоззренческие позиции – магические, суть которых в том, что судьба каждого зависит от других людей и сопутствующих обстоятельств. Магию при этом делят на два вида: контагиозную магию (основанную на представлении о том, что у двух предметов, пересекшихся в некой точке пространства и времени, судьбы с этого момента связаны) и гомеопатическую (эффект достигается за счет действия закона подобия — воздействие на предмет при помощи определенных магических процедур вызывает аналогичное влияние на другой предмет, связанный с первым). Например, есть поверье, что нельзя давать черной кошке перебегать дорогу. Почему? Она притягивает неприятности и отныне будет оказывать негативное влияние на вашу судьбу. Можно относиться к этому представлению как угодно, но из квантовой физики известно, что если два электрона были в одной системе, а потом разлетелись в разные концы Вселенной, то событие, произошедшее с одним, в ту же секунду происходит со вторым. На гомеопатической магии, кстати, полностью держится гомеопатическая медицина. В гомеопатических лекарствах нет ничего такого, что бы могло как-то непосредственно повлиять на биохимию. Эффект достигается за счет веры в лечебное свойство гомеопатического препарата.

На четвертой позиции стоит оккультизм, в основе которого постулат о том, что судьба человека зависит от неких фактов его жизни — даты и времени рождения, положения звезд в этот момент и т.п. Уличные гадалки, Нострадамус, написавший свои легендарные катрены, и баба Ванга, чьи прорицания до сих пор толкуются, исходя из времени, события или контекста, — вот представители этого направления. Каждый прорицатель опирается в своих откровениях на авторитет невидимых духов, живущих в бесконечных параллельных невидимых мирах, но на общение с ними способны далеко не все.

И пятый, интегральный, подход к изучению судьбы — кармический, которого мы придерживались при подготовке этой книги. Говоря о карме, большинство людей подразумевает некую неопределенность. Согласно индийской традиции, для того чтобы переродиться в следующее состояние на более высокий уровень, необходимо выполнять определенные правила. Если все правила будут соблюдены, то тогда человек получает возможность сделать шаг на следующий уровень. И вот этот набор правил, необходимых для того, чтобы душа переродилась в новое состояние, и называется кармой. При этом каждый проходит свой уникальный жизненный путь.

## В поисках кармы...

В процессе поиска кармических законов, которые представлены в 54 последующих главах данной книги, мы постарались учесть огромный потенциал религиозно-культурных, естественно-научных и правовых традиций для понимания механизмов, влияющих на человеческую судьбу. Насколько нам это удалось — судить читателям... Нет, не читателям, а соавторам, к которым мы относим каждого, кто заинтересованно включится в проект Karmalogic, чтобы поверить предлагаемые кармические закономерности собственным опытом и собственной интуицией.

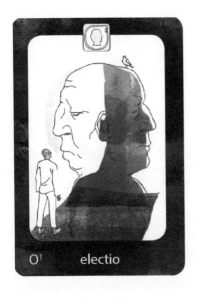

O¹    electio

# Сутра Выбор

## ВЫБОР
## Бессознательное всегда выбирает лучший вариант из имеющихся

*Выигрывают те, у кого больше степеней свободы и вариантов*

Вариативность — это инструмент, благодаря которому мы расширяем наши возможности и получаем свободу выбора. **Чем больше вариантов реагирования на ту или иную ситуацию или проблему есть в нашем распоряжении, тем больше вероятность, что мы сможем выбрать наиболее адекватный из них.** Поясним это на примере: предположим, перед нами стоит задача повесить картину. Если у нас есть только отвертка, можно попробовать сделать это и с помощью нее, но вряд ли это будет очень эффективно. А вот если у нас под рукой целый набор инструментов, включая молоток, то задача становится сразу легко и просто разрешима, и мы можем использовать самый подходящий инструмент для этого. Но чтобы этот веер возможностей перед нами раскрылся, ситуация должна расширять наши степени свободы и предоставлять пространство для маневра.

Первое впечатление о происходящем вокруг нас складывается иногда очень быстро, буквально за секунды. Малкольм Гладуэлл в книге «Озарение. Сила мгновенных решений» пишет: «Часть нашего мозга, которая принимает моментальные решения, называется адаптивным бессознательным и представляет собой нечто вроде гигантского компьютера... Люди сумели выжить как вид единственно благодаря тому, что мы обладаем другим типом механизма принятия решений, способным произвести очень быстрый анализ на основе незначительной информации»[45].

*«О доверии этой вещей силе, бессознательному, значительно превышающей возможности здравого смысла, говорили многие философы и писатели: всегда следуй своему внутреннему голосу».*

*Альберт Швейцер*

Доверие к бессознательному помогает нам выбрать наиболее подходящий вариант из всех представленных. Если сравнивать сознание и бессознательное, то они соотносятся примерно так же, как вершина айсберга и его подводная часть. Бессознательное заведует огромным спектром психических процессов и явлений, в отношении которых отсутствует контроль сознания[46]. Озарение, вдохновение, предчувствие, интуиция — это все проявления бессознательного, его язык, с помощью которого оно регулирует наши действия. То же можно сказать о возникающих непреодолимых желаниях, импульсивных действиях и интуитивном выборе, направляющих нас туда, где нам будет лучше и к чему стремится наша природа. Кстати, лень, опоздания, ошибки и многие заболевания тоже часто являются сигналами бессознательного, указывающими на ошибочный путь, который может обернуться для нас бедой. Только отпустив вожжи рационализации и доверившись нашим предчувствиям и интуиции, мы сможем прислушаться к себе и позволить бессознательному сделать для нас лучший выбор.

Возможности нашего бессознательного поразительны. Человек может неосознанно воспринимать информацию (например, гипнопедия — обучение во сне), перерабатывать ее и решать задачи, которые не поддаются сознательному решению, в том числе неосознанно использовать свой прошлый личный опыт. **Любому нашему действию предшествует конструирование выбора из информации, которая хранится в бессознательном.** И мы, сами того не осознавая, используем ту программу, которая уже применялась ранее при схожей ситуации[47]. Такие целостные программы получили название фиксированных комплексов действия[48]. Человек формирует фиксированный комплекс по большей части в процессе накопления индивидуального опыта. Например, мы сами иногда не понимаем, почему нам не нравится тот или иной человек, а это работа бессознательного, которое находит фиксированные комплексы из прошлого опыта, предупреждающие, что подобное сочетание качеств у человека когда-то доставило нам массу неприятностей. Перебор программ идет до тех пор, пока не будет найдено наилучшее соответствие нашему запросу. Именно поэтому **в любой сложившейся новой обстановке всегда выигрывает тот, у кого больше** вариантов и фиксированных комплексов действий, т. е. **степеней свободы**[49].

Предчувствие, глубинное понимание ситуации, оценка потенциала — это все работа бессознательного. И только после вердикта бессознательного наше рацио подгоняет под его заключение факты и цифры, чтобы как-то объяснить нам самим, почему сделан именно тот или иной выбор. И зачастую дальнейшие расчеты призваны просто подвести «математическую основу» под уже принятое решение. И чем больше вариантов решения ситуации мы имеем, тем больше шансов у бессознательного выбрать наиболее подходящий.

Поливариантность как залог правильного решения лежит в основе политических моделей управления. Так, известный немецкий социолог и философ, один из основателей теории социальных систем Никлас Луман утверждал, что **реальной властью обладают те, кто может предложить в проблемной политической ситуации больше альтернативных ее решений**[50].

История показывает, что умение видеть множество вариантов и следовать своим бессознательным импульсам всегда отличало великих правителей и полководцев. Именно благодаря умелому использованию как своих рациональных, так и бессознательных возможностей Наполеон Бонапарт стал «величайшим из великих»: «Два доминировавших в его характере свойства помогли ему: железная сила воли в осуществлении намеченных планов и невероятно развитая свобода воображения»[51]. Вот как он сам говорил о себе: «Мой гений состоит в том, что я одним быстрым взглядом охватывал трудности дела, но и в то же время все ресурсы для

*«Человек должен делать выбор. В этом и состоит его сила — в могуществе его решений».*

*Пауло Коэльо*

преодоления этих трудностей. Этому обязано мое превосходство над другими»[52].

Поэтому наша задача — расширять количество возможных вариантов действий для сравнения и выбора. Ведь чем больше у нас вариантов и информации о них, тем проще нам сделать выбор и тем лучше вариант мы можем выбрать. Главное, дать бессознательному возможность принять правильное решение.

Вокруг тезиса, что именно бессознательное определяет наше поведение, подводя сознание к нужному решению, построил свою знаменитую теорию Зигмунд Фрейд[53]. Согласно ей, два основных подсознательных влечения — Танатос и Эрос — всегда стоят за многочисленными разновидностями наших желаний, которые часто приобретают «прикрытия» или сублимируются, чтобы в культурно приемлемой форме достигать биологических целей. Ему вторил и один из основателей современной социологии и теории элит итальянский мыслитель конца XIX — начала XX века Вильфредо Парето, который утверждал, что сознательные решения являются лишь оправданиями задним числом для наших действий, эти **решения — лишь «дериваты», то есть производные от бессознательных эмоциональных мотиваций**[54].

*«В минуты колебания смело следуй внушению внутреннего голоса, если услышишь его, хотя бы, кроме этого голоса, ничто не побуждало тебя поступить так, как он тебе советует».*

*Даниель Дефо*

Современные психологи также настаивают на огромной роли бессознательного в процессе выбора. Ученые Университета Карнеги обнаружили, что подсознание продолжает искать решение проблемы даже в тот момент, когда мы занимаемся совсем другими делами. В эксперименте 27 человек должны были пройти томографию во время выбора лучшего автомобиля. Всем участникам дали определенную информацию об автомобилях в то время, как их мозг сканировали. Но во время эксперимента участников попросили запомнить несколько чисел, чтобы отвлечь их от размышлений над выбором.

Томография показала, что и во время непосредственного выбора, и во время отвлеченного занятия визуальные и префронтальные зоны мозга, отвечающие за принятие решений, работали в одинаковом режиме. Причем те участники теста, у кого мозговая активность продолжалась более длительно, выбрали самый лучший вариант авто[55]. Ученые сделали вывод, что, **если у подсознания есть достаточно времени для анализа, оно найдет из всех решений лучший вариант** даже без вашей активной помощи.

Поэтому в случае, если нам предлагают сделать очень быстрый выбор, например срочно купить горячую путевку, у нашего подсознания не будет ни времени, ни вариантов для обдумывания. В этом случае мы наверняка совершим ошибку и впоследствии будем сожалеть о принятом решении и потраченных деньгах[56].

**«Разнообразие вариантов и свобод ведет к творческим решениям нового, лучшего качества»**, — говорит Кэролайн Тернер, психолог[57]. Если у нашего подсознания есть достаточно свободы и времени проанализировать все имеющиеся в наличии варианты, оно сможет синтезировать наилучшее решение нашего вопроса. Наши предки, вероятно, тоже догадывались о чудесной способности мозга работать без нашего активного участия. Недаром в ситуации важного выбора говорят «Утро вечера мудренее», предлагая взять паузу перед принятием решения.

Практически во всех культурных традициях есть упоминания о том, что за пределами рационального, логического мышления человека лежит океан бессознательного, то, что часто называется душой, вещей силой, духом, богом... «Ведь и **душа есть нечто вещее»**, — говорил Сократ, знаменитый античный философ, истинный мудрец, учитель Платона. Сократ с раннего детства слышал голос, который появлялся в разные моменты его жизни. Он считал, что этот голос не что иное, как проявление божьей воли, посему неукоснительно выполнял все указания своего даймона (как он его называл). Известно также, что после вынесения Сократу смертного приговора его даймон замолчал. Сократ посчитал это знаком, что он на верном пути, и в окружении уважающих его людей молча выпил чашу с ядом. Его последователи — Платон и стоики — отождествляли с даймоном «внутренний голос» человека, совесть. В греческой мифологии это собирательное название сверхъестественных существ, полубогов или духов, занимающих промежуточное состояние между людьми и богами (в римской мифологии им соответствует гений, в христианстве — ангел-хранитель)[58].

О предчувствии, которое и есть одно из выражений бессознательного, писал Федор Тютчев[59]:

> О, вещая душа моя!
>
> О, сердце, полное тревоги,
>
> О, как ты бьешься на пороге
>
> Как бы двойного бытия!..
>
> Так, ты — жилица двух миров,
>
> Твой день — болезненный и страстный,
>
> Твой сон — пророчески-неясный,
>
> Как откровение духов...

Но чтобы услышать этот голос при принятии важных и ответственных решений, нужно избегать суеты и торопливости. Об этом постоянно напоминают народные пословицы[60]:

> Дай отсрочку — будет дело в точку;
>
> Час лучше мастера;
>
> Чем больше терпения, тем умнее человек;
>
> От ворчливого нетерпения вода в котелке не закипит;
>
> Не под дождем — подождем;
>
> Поспешить, да людей насмешить;
>
> Скоро поедешь — не скоро доедешь;
>
> Тише едешь — дальше будешь;
>
> И готово, да бестолково;
>
> Кто отстал? — Скорый. — Кто дошел? — Спорый.

Зачем нужно ждать? Затем, что бессознательное связано с тонким миром, где время течет по другим законам и масштабы событий совершенно иные. Человек, внимающий его повелениям, сам поднимается на более высокую степень возможностей и свободы. Еще древнегреческий философ Хрисипп из Сол писал: «Судьба — это разум мироздания, или закон всего сущего в мироздании, управляемом Провидением, или разум, сообразно с которым ставшее стало, становящееся становится и предстоящее станет»[61].

Как же узнать волю судьбы? Одним людям она открывается через вещие сны, другие обращаются к ней с вопросом, используя метание жребия, как это случилось, например, с Юлием Цезарем[62]. «Alea iacta est» (с лат. — «жребий брошен»), — произнес он при переходе пограничной реки Рубикон. Историки отмечают, что Цезарь шел на определенный риск, располагая всего лишь небольшим количеством сочувствующих ему легионов вблизи от Рима. Но этот риск себя полностью оправдал, и впоследствии Цезарь стал диктатором, то есть, доверившись судьбе, он смог осуществить свои самые грандиозные замыслы. А киевский князь Святослав, один из героев древнерусского эпоса «Слово о полку Игореве», из вещего сна узнал о поражении своего сына, князя Игоря. Сердце князя наполнилось печалью: «В эту ночь с вечера одевали меня черным покрывалом на кровати моей тисовой, черпали мне синее вино, с горем смешанное, сыпали мне из порожних колчанов поганых толмачей крупный жемчуг на грудь и обряжали меня... Темно стало в третий день: два солнца померкли, оба столпа багряные погасли, а с ними молодые месяцы... На реке Каяле Тьма Свет покрыла; на русскую землю накинулись половцы, словно выводок рысей»[63].

В сказках вещие сны обладают особой сюжетной важностью, направляя героя на верный путь: «Одному еврею три раза подряд снилось, что его счастье ждет его на мосту. И вот он, надеясь найти клад, пошел к мосту, но ничего там не нашел, хотя не один раз прошелся по мосту, высматривая клад. Сторож моста спросил, что, мол, ты ходишь взад и вперед по мосту. Тут наш еврей рассказал ему про свой сон.

Смеется над ним сторож:

— Пхе... Пустая вещь сны. Вот сегодня я в будке вздремнул, и снилось мне, что я нашел клад в твоей печке.

Услыхал еврей слова сторожа, побежал домой, велел жене принести топор и начал ломать печку, а жена сокрушается: виданное ли это дело,

*Не угадывай в три дня, угадывай в три года!*

чтобы исправную печь ломать из-за вздорного сна? Разбирает еврей печь кирпич за кирпичом, и вдруг топор наткнулся на металл. Дрожащими руками еврей вытащил из-под обломков чугунок, доверху набитый золотыми монетами»[64].

По мнению мудрецов Востока, **принятие объективной реальности — лучшая опора для поиска верного решения, которое уже заложено в самой ситуации**. Для восточных культур вообще характерно отражение работы бессознательного как поиска путей наименьшего сопротивления. Так, у китайцев есть пословица: «Молодое дерево гнется, старое — ломается», а у японцев: «Ветки ивы под тяжестью снега не ломаются». У корейцев эта пословица касается не только старого, но любого жесткого дерева: «Чем меньше дерево гнется, тем легче оно ломается»[65].

В буддизме бессознательный и оттого очевидный и лучший выбор описан понятием «магга»[66] (путь к прекращению страданий). Согласно Срединному пути, все сущее реально, но эта реальность изменчива и условна. Срединный путь предполагает оценку значимости тех или иных явлений и выбор наилучшего решения в зависимости от обстоятельств и конкретных условий[67].

В христианском учении о том, что **интуиция и бессознательное человека способны подсказать и выбрать верный путь любой внимательной душе**, независимо от вероисповедания, свидетельствовал еще Апостол Павел: «Когда язычники, не имеющие закона, по природе законное делают, то, не имея закона, они сами себе закон: они показывают, что дело закона у них написано в сердцах, о чем свидетельствует совесть их и мысли их, то обвиняющие, то оправдывающие одна другую, в день, когда, по благовествованию моему, Бог будет судить тайные дела человеков через Иисуса Христа» (Рим. 2:14–16). Цель христианского вероучения — это познание «истины, которая сделает всех свободными» (Иоан. 8:32). «К свободе призваны вы, братья» (Гал. 5:13), — заявляет апостол Павел и эта глубокая мысль раскрывается Святыми Отцами далее: «Христос... освободил нас от ига рабства и предоставил нам свободу делать, что хотим, не для того, чтобы мы употребляли эту свободу на зло, но чтобы пользовались ею как средством к получению большей награды, восходя к совершеннейшей мудрости»[68].

О феномене бессознательного выбора можно прочесть и в Танахе (принятое в иврите название еврейского Священного Писания), где мы находим упоминания о мыслях, существования которых человек не осознает. Бессознательными ощущениями человека называются в Торе «мысли, которые в сердце», или «речь в сердце». Поскольку бессознательное оказывает сильнейшее влияние на поведение и «осознанные» мысли человека, работа над своим «бессознательным» очень важна. В Притчах царя Соломона Всевышний говорит: «Дай Мне, сын Мой, сердце твое»[69], т. е. исправь мир мыслей сердца (мир бессознательного), чтобы мысли эти были направлены на служение Всевышнему.

Мусульмане верят, что Аллах наделил человека свободой выбора (ихтияр) (Коран 10:99), благодаря которой он ежеминутно и ежесекундно совершает выбор — пока идет по улице, читает книгу, участвует в беседе. Учитывая, что каждое принятое решение связано с определенными последствиями, выстилающими дальнейший путь мусульманина, то оно либо приближает его к Аллаху, либо отдаляет от него. В таких условиях верующему следует опираться на мусульманский закон и принимать решение с оглядкой на довольство Аллаха. Однако если мусульманин сам не может найти правильное решение и его одолевают сомнения, то в этом случае ему следует совершить специальную молитву (ду'а истихара), в которой он обращается к Всевышнему с просьбой помочь в выборе и показать наиболее подходящее решение.

Во время молитв, которые во всех религиях нацелены на то, чтобы запрограммировать человека на правильный выбор и закрепить в бессознательном определенные модели поведения, происходящее воспринимается особенно ярко. Образы, проговариваемые в молитве, откладываются в бессознательном, и человеческий мозг встраивает и адаптирует действительность под определенную картину мира. При этом старые сценарии действий не исчезают, они временно отходят на второй план, проявляясь при необходимости. При возникновении похожей ситуации мозг анализирует все имеющиеся в наличии варианты и выбирает наиболее подходящий в новой ситуации. Таким образом, **молитвы и мантры влияют на жизнь, закладывая в бессознательное новые модели восприятия мира**.

*Душа меру знает*

Часто мы делаем выбор бессознательно, даже не задумываясь над этим. Мы даже можем думать, что его не было или он был очевиден. Легкость и правильность решения говорит о том, что мы приняли его, опираясь на наше бессознательное, которое часто лучше любых расчетов и фактов помогает сделать правильный выбор. Доверяясь нашему подсознанию, мы начинаем видеть те варианты, которые нам подходят, прочие просто выпадают из нашего поля зрения. «Мы затрудняемся найти решение, поскольку подсознательно ограничиваемся территорией рисунка. Однако нигде не сказано, что нельзя выходить за его пределы. Вывод: чтобы понять систему, необходимо… выйти за нее», — писал современный французский писатель и философ Бернар Вербер[70]. Выйдя за пределы границ сознания, мы высвобождаем огромную силу нашего опыта, интуиции и мудрости. И, получая сразу множество вариантов, наше бессознательное мгновенно делает выбор — всегда лучший из всех возможных.

### Использованные символические образы

Карта Karmalogic:
двуликий монумент (символ выбора).
Пиктограмма Karmalogic:
геральдический символ в виде двух сросшихся голов (символ двуликого Януса).

ВЫ МОЖЕТЕ ПРИСОЕДИНИТЬСЯ
К ОБСУЖДЕНИЮ ЗАКОНА «ВЫБОР» И СЛУЧАЕВ,
ЕГО ПОДТВЕРЖДАЮЩИХ, НА САЙТЕ ПРОЕКТА
KARMALOGIC.NET. ДЛЯ ЭТОГО ПРОСКАНИРУЙТЕ
РАСПОЛОЖЕННЫЙ В КОНЦЕ СТРАНИЦЫ
QR-КОД С ПОМОЩЬЮ ВАШЕГО СМАРТФОНА,
И ВЫ ПОПАДЕТЕ НА СТРАНИЦУ ОБСУЖДЕНИЯ
ДАННОГО ЗАКОНА.

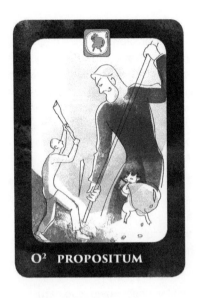

O² PROPOSITUM

# Сутра Выбор

## ЦЕЛЬ
## Если мы не управляем своими целями, то ими управляет кто-то другой

*Только постоянное видение цели дает шанс прийти туда, куда нужно именно нам*

Как мы храним елочные игрушки? Наверняка гирлянды и дождик из фольги путаются в пакетах, шары разложены по коробкам и пылятся в шкафу, а те, что лежат без коробок, выпадают, когда не надо, и бьются. Особая проблема — с неудобной, хрупкой звездой. Но стоит поставить елку — и каждая игрушка находит свое место, а великолепная звезда очень удачно располагается на верхушке. Все наконец начинает выполнять свою главную функцию — радовать и удивлять.

Так и в жизни. И музыкальная школа, и разнообразные курсы, и опыт прошлых работ — все будет лежать бесполезным грузом, пока в жизни не появится цель. Она как елка, благодаря которой все ресурсы и знания, контакты и способности соберутся вместе и заиграют полноценным ансамблем, радуя нас и окружающий мир. Игрушки у всех дома примерно одинаковые, но каждая елка тем не менее получается уникальной. Также и **цель делает ценным и заметным весь накопленный опыт нашей жизни**.

Целью надо уметь пользоваться и понимать, как она устроена. По мнению австрийского психотерапевта Альфреда Адлера, ее механизм состоит из двух пружин[71]. Первая пружина — это детские обиды, лишения, нереали-

*«Когда человек не знает, к какой пристани он держит путь, для него ни один ветер не будет попутным».*

*Сенека*

зованные желания, удары судьбы. Они формируют не только характер, но и сильное желание подняться, добиться, получить, взлететь. Есть легенда, что Пушкин — хилый, несимпатичный мальчик из небогатой семьи — начал писать стихи, чтобы доказать, что он не хуже Кюхельбекера[72]. Вторая пружина — это мечта, которую очень полезно смаковать, часто и ярко представлять, щекотать себе ладони ее волшебным оперением. Первая пружина отталкивает от дна, другая тянет наверх — в итоге два вектора силы суммируются.

Вместе с тем постановка и достижение цели — очень рациональный процесс, подчиняющийся точным алгоритмам. В концепции «управления по целям» (англ. *management by objective*) для постановки правильной цели предлагается сначала проверить ее по критериям системы SMART[73], которая расшифровывается так:

- Specific — конкретная, определенная. Цель оперирует конкретными планами. Например, «увеличить чистую прибыль предприятия».

- Measurable — измеримая. Цель должна подразумевать количественную измеримость результата — «увеличить чистую прибыль предприятия на 50 %».

- Achievable — достижимая. Цель должна быть выполнимой для конкретного исполнителя. К примеру, «увеличить чистую прибыль предприятия на 50 % за 5 лет».

- Relevant — соответствующая контексту. Достижение цели должно быть обеспечено ресурсами.

- Timed/Time-bounded — привязанная к точке/интервалу времени. Нет привязки — нет цели (есть мечты).

Российские авторы дополняют SMART-принцип свойством «связности» цели: «Если вы разрабатываете дерево целей для различных направлений деятельности, цели необходимо связать друг с другом. Для целей верхнего уровня вы должны ответить на вопрос: „А за счет чего ее можно решить?“ — и найти соответствующую цель на нижнем уровне — таким образом вы спо-

сутра: выбор закон: цель

собствуете комплексному видению целей»[74]. Именно такими целями можно управлять и работать над их реализацией.

**Как кораблю нужен маяк, так и человеку — цель.** Капитану важно не только знать навигацию, но и выбирать собственные, только для него значимые пути. «Как кормчие осмотрительно направляют корабль вперед, чтобы не наткнуться на подводный камень или скалу какую, так и ревнующие о добродетельной жизни пусть тщательно рассматривают, что им должно делать и чего убегать, полезным для себя почитая только то, что внушают истинные и Божественные законы, отсекая от души лукавые помышления», — говорил Антоний Великий, основатель отшельнического монашества[75].

*«Если ты направился к цели и станешь дорогою останавливаться, чтобы швырять камнями во всякую лающую на тебя собаку, то никогда не дойдешь до цели».*

*Федор Достоевский*

Очень важный момент — **наши цели заряжаются энергией, только если они рождаются из нашей собственной мечты**. Без ее батареек поставленная цель бесит человеческую логику — и мозг, и организм в целом не понимают, с какой стати они должны ее добиваться. **Удовольствие доставляет только достижение своей — не чужой — цели.**

Очень часто мы продаем свое время и таланты для достижения чужой цели. То есть в обмен на деньги (или другие блага) отказываемся от собственной. В таком случае Нового года не получится, гирлянда горит, но не радует. Мы приехали не туда, где разрешаются наши детские конфликты и компенсируются обиды. Внутренний голос кричит: «Не мое!», и многие, к сожалению, пытаются его заткнуть алкоголем и наркотиками.

*Бессмысленно выпускать стрелу без цели*

Если мы систематически ходим в сторону не своей мечты, а целей, навязанных социумом, авторитетами, журналами, родителями, то наше бессознательное будет искать способы нас остановить[76]. «Постой, не туда! Тебе туда не надо! Останься тут» — именно это означают физиологические сигналы вроде частого насморка или вывиха ноги по невнимательности. Организму очень важно, чтобы перед нами стояла именно наша цель.

*Паруснику,
у которого нет
цели, ни один
ветер не будет
попутным*

Иногда мы понимаем, что все, что мы делаем, только отдаляет нас от цели. Почему это происходит? В физике известен принцип наименьшего действия[77]. Его можно сформулировать следующим образом: «Когда в природе происходит некоторое изменение, количество действия, необходимое для этого изменения, является наименьшим возможным». Этот принцип успешно используют в механике, оптике, классической теории поля и даже в квантовой физике. И к нашей реальной жизни он тоже имеет отношение — дело в том, что людям свойственно для изменений стараться затратить минимум усилий. Правда, в отличие от мира физики, в социальной жизни у этого закона есть неприятное для каждого из нас продолжение — **идя по пути наименьшего сопротивления, мы отдаем контроль над нашей жизнью в другие руки**, часто об этом и не догадываясь. Это наш выбор, потому что так проще и легче. Ведь чем сложнее поставленная цель, тем более длительный путь нужно пройти человеку для ее осуществления.

*«Если Вы не знаете,
куда идете,
то не важно, какой Вы
выберете путь».*

*Федор Достоевский*

«Жизнь — это процесс постоянного выбора. **В каждый момент человек имеет выбор: или отступление, или продвижение к цели.** Либо движение к еще большей боязни, страхам, защите, либо выбор цели и рост духовных сил. Выбрать развитие вместо страха раз десять в день — значит десять раз продвинуться к самореализации», — говорил известный психолог Абрахам Маслоу[78]. Таким образом, если нет цели, то нет и деятельности, нет целенаправленной активности субъекта. И напротив, постановка цели является механизмом запуска и развертывания программы деятельности[79].

Цели имеют свою иерархию и могут быть «пилотажными», второстепенными, важными или неотложными[80]. В своей совокупности они как ель, где основание — удовлетворение базовых потребностей в выживании, а верхушка — так называемые идеальные цели. Как у ели сначала растут и развиваются нижние ярусы, которые делают ее устойчивой, так и мы в первую очередь реализуем базовые потребности, а дальше при их мощном развитии надстраиваем и цели более высокого порядка. Согласно теории мотивации Маслоу, чем выше расположена цель, тем более высокого уровня потребности она соответствует.

Помимо мотивации на реализацию целей оказывает влияние и воля других людей. Мы можем влиять на поведение других, используя боль и удовольствие. Однако **управлять миром другого человека можно и при помощи знаний и убеждений**. Даже если эти убеждения ложны. Это темная сторона нашего общения. Дружеские отношения на деле поддерживаются за счет множества небольших обманов и уклончивых ответов, которые позволяют иногда скрывать свои истинные чувства[81]. При помощи речи, ее эмоциональной окраски и содержания, можно управлять поведением других людей, побуждая к действию тех, кто не имеет своих собственных целей и жизненных ориентиров. Именно поэтому необходимо понимать, что **если мы не управляем своими целями, то ими управляет кто-то другой.**

Что же стоит на пути достижения наших целей и как это преодолеть? **Зачастую воплотить свою цель в жизнь нам мешают несоразмерные масштабы наших желаний и возможностей.** Постановка глобальных, больших целей может оказаться неподъемной из-за неспособности достичь желаемого сразу же, в сжатые сроки.

*«Давно называют свет бурным океаном, но счастлив, кто плывет с компасом».*

Н. М. Карамзин

Психолог Карл Вейк в своей статье «Маленькие победы» пишет о том, что **люди слишком часто разочаровываются, потому что перегружены сложными и запутанными задачами**. Он советует видоизменять, трансформировать эти задачи в менее сложные и более понятные, с целью получения осязаемых результатов. Вейк говорит о том, что такие небольшие, но видимые победы на пути к чему-то более глобальному задействуют больше активности, принесут больше опыта и ведут к принятию более взвешенных решений[82]. Тереза Эмебайл и Стивен Крамер в своей книге «Принцип прогресса» поддерживают идею Вейка. По их мнению, небольшие, но **постоянные достижения помогают человеку почувствовать вкус к победе и реально ощутить прогресс**[83].

Льюис Хоуз, американский бизнесмен, пишущий для журнала «Форбс», тоже рекомендует начинать с маленьких, простых целей, которые даже не зависят от главной цели. По его мнению, эти **небольшие, но** частые цели **«помогают накачать мускул веры в себя»**. Многие специалисты сходятся во мнении, что стабильная вера в себя и хорошая, уверенная самооценка вырабатываются только с опытом[84].

*Затеял кашу, так не жалей масла*

Если поставленная цель нам полностью не ясна, будет крайне сложно достичь желаемого результата. Поэтому психолог Макс Базерман призывает постараться понять свои цели[85]. Каждая цель включает в себя стандартные и индивидуальные моменты. Поэтому надо стараться максимально адаптировать под себя (и под ситуацию) шаги для ее достижения и моделировать промежуточные цели. Эксперты в один голос утверждают, что если человек сам управляет своими целями, то он становится искренне мотивирован. Ибо в случае, **если мы сами не управляем своими целями, то обстоятельства и другие внешние факторы будут неизбежно вмешиваться в процесс и вредить ему**.

*«Через осуществление великих целей человек обнаруживает в себе и великий характер, делающий его маяком для других».*

*Георг Гегель*

Психолог Рэй Вильямс утверждает, что ключ к достижениям — гибкость. Ведь **достижение новых целей требует развития новых способностей**[86]. За приобретение новых навыков отвечаем мы сами, и выбранный нами путь будет определять наши дальнейшие шаги. Конечно же человек не способен контролировать все изменения ситуации и гарантировать определенное исполнение на 100 %. Поэтому постоянный анализ изменений, гибкость и принятие новых решений поможет устоять на намеченном пути.

Таким образом, если графически изобразить наш путь к какой-то глобальной цели, то он снова напомнит елку, верхушкой которой является самый главный, важнейший результат, в то время как ветки — промежуточные достижения, являющиеся частями одного большого целого.

Мировые религии подчеркивают, что **отсутствие страстей и самоконтроль — важнейшее средство управления собой при движении в выбранном направлении**. Для приверженцев буддизма основополагающе прекращение страданий, которые причиняют нам наши страсти, невежество и эгоизм. Поэтому выход из этого круговорота страстей и перерождений и достижение Нирваны — это и есть главная цель человека. Но достижение ее возможно только вкупе со строгой самодисциплиной, медитацией, духовным и физическим самосовершенствованием, самоограничениями[87].

Для христиан цель заключается в движении к Богу: «Каждый из нас пусть рассматривает... в каком он находится устроении. Добровольно ли он действует по страсти и удовлетворяет ей? Или, не желая действовать по ней, побеждается ею? Или

*Хочешь быть на высоте — выбирай путь в гору*

действует по страсти, увлекаясь привычкою, и, сделав это, скорбит и кается, что так поступил? Или подвизается разумно остановить страсть? Или подвизается против одной страсти ради другой, как мы сказали, что иной молчит по тщеславию, или по человекоугодию, или вообще по какому-нибудь человеческому помыслу? Или он начал искоренять страсть, и разумно ли искореняет ее и делает противное страсти? Каждый пусть знает, где он находится, на каком поприще»[88].

Священное Писание подчеркивает: важно осознанно выстраивать свой Путь, управляя собой на пути к смыслу и целям, иначе бразды правления будут перехвачены: «Когда нечистый дух выйдет из человека, то ходит по безводным местам, ища покоя, и не находит; тогда говорит: возвращусь в дом мой, откуда я вышел.

*«Человек вырастает по мере того, как растут его цели».*

*Фридрих Шиллер*

И, придя, находит его незанятым, выметенным и убранным; тогда идет и берет с собою семь других духов, злейших себя, и, войдя, живут там; и бывает для человека того последнее хуже первого» (Матф. 12:43–45). **Важно овладевать искусством управления собой и своими целями**: «Те души, которые не обуздываются разумом и не управляются умом, который бы остепенял, удерживал и направлял (куда следует) страсти их, т. е. скорбь и удовольствие, — такие души погибают, как неразумные животные, потому что у них разум увлекаем бывает страстями, как кучер лошадьми, вышедшими у него из повиновения»[89].

Согласно исламу, земная жизнь лишь испытание на пути к следующей жизни: «Здешняя жизнь только игра и забава; будущее жилье лучше

*«Трудности возрастают по мере приближения к цели. Но пусть каждый совершает свой путь, подобно звездам, спокойно, не торопясь, но беспрерывно стремясь к намеченной цели».*

*Иоганн Вольфганг фон Гёте*

для тех, которые богобоязненны» (Коран 6:32). Цель мусульманина — все совершать во имя Аллаха. Только в таком случае человек исполнит свое предназначение и найдет истину (Коран 51:56–58).

Цель, которую декларирует Каббала, — соединиться и стать «компаньоном» Всевышнего в процессе творения и в исполнении цели творения, которая состоит в том, чтобы превратить мир в «место пребывания» Бесконечного Божественного Света и Его Сущности. Отдавая себя изучению Торы и ее мудрости, личность человека совершенствуется, поскольку он приближается к Всевышнему. А учение каббалы направлено на постижение Божественности с целью попробовать приблизиться к Его качествам в нашей ежедневной жизни. Чем больше человек изучает каббалу правильным образом, тем более он приближается к Всевышнему. Все качества его характера и все его свойства приобретают Божественную одухотворенность. Когда еврейская душа соединяется с этой мудростью и с этим постижением, то вся жизнь изучающего изменяется, начиная от сознания его разума и вплоть до чувств его сердца и его поведения[90].

Укрепление этически-нравственных начал в человеке, близость его к Абсолюту и даже идею (пусть и утопическую, присущую эпохе Просвещения) исправления нравов — все это ставили себе целью великие мыслители и литераторы. «Какое же величие замысла!..» — этим мерилом оценивал А. С. Пушкин цель и достоинства всякого великого литературного произведения: Данте, Шекспира, Мильтона…

**Когда цель становится действительно личной и первостепенной для человека, она делает его инициативным, значимым, освобождает огромные резервы внутренней энергии.** Такой человек, вооруженный осознанной целью, не позволит манипулировать собой другими.

Примером неуклонного стремления к цели может служить образ героя древнегреческих мифов Одиссея[91]. Прославленный воин возвращался после победы над троянцами на родную Итаку целых десять лет, но в итоге достиг своей цели. Миф об Одиссее прекрасно иллюстрирует, как сильно все-таки достижение задуманного зависит от того, благоволит ли нам ситуация или, наоборот, окружение своими действиями постоянно отдаляет нас от запланированного, даже если сами мы прикладываем максимум усилий.

Когда Одиссей оказался на острове Эола, царь ветров дал ему мех, куда заключил ветра. Но стоило Одиссею заснуть, его команда развязала мешок, и ветра вырвались, унеся корабль далеко от уже появившейся Итаки. Очень дорого обошелся Одиссею этот послеполуденный сон. На корот

*Если воля тверда — цели достигнешь всегда*

кий миг, передав руководство в другие руки, Одиссей жестоко поплатился. Это был урок того, что в стремлении к цели нельзя полагаться даже на самых преданных друзей.

Миф об Одиссее демонстрирует и силу стремления к цели, если она истинна. Когда Одиссей в течение семи лет вынужденно жил на острове нимфы Калипсо, он уже почти потерял надежду вернуться в Итаку. Калипсо сулила ему вечную молодость и бессмертие, но Одиссей не мог забыть о своей Итаке, о жене, о сыне и не прельстился ее обещаниями. Наконец боги простили его и послали Гермеса приказать Калипсо отпустить Одиссея. Потому что, **если цель действительно важна, человек способен пройти огонь, воду и медные трубы на пути к ней**[92].

Но стремление к тотальному контролю над своими целями может лишить человека всего остального, оставив его наедине со своей идеей фикс. Именно так случилось с героем романа Джека Лондона «Мартин Иден»[93]. Роман во мно

*Одними надеждами цели не достигнешь*

гом автобиографичен, главный герой, как и сам Джек Лондон, выходец из моряков и добился выдающихся успехов в литературе исключительно собственными усилиями воли и постановкой четко обрисованной цели. Бедный моряк Мартин так сильно мечтает стать писателем, что на пути к цели не жалеет сил. Юноша все-таки достигает задуманного, проделав путь из социальных низов — от невежественного моряка до популярного писателя и богатого интеллектуала. Но к этому моменту он теряет лю бовь, друзей, интерес к литературе, да и к самой жизни. Главной для него оказывается уже не сама цель, а управление ею, что делает героя романа несокрушимой, но глубоко несчастной и одинокой личностью.

*«Если у тебя нет своей цели в жизни, то ты будешь работать на того, у кого она есть».*

*Роберт Энтони*

**При всем нашем индивидуализме и стремлении к своим целям мы все же социальные существа.** И если каждый будет реализовывать только личные мечты, не будет никакого совместного движения. Мы выживаем в этом мире и становимся счастливыми только вместе — в макросоциуме (государстве) и микросоциумах вроде семьи или круга друзей[94]. Для микросоциумов природа придумала замечательную возможность совмещения личных целей. Люди объединяются в семьи, так как оба партнера хотят близости и детей, помощи и искренности, тыла и заботы. Объединяются в группы, чтобы вместе большего достичь, быстрее научиться, больше заработать. Ради достижения важных для каждого результатов мы сознательно идем на ограничение себя в чем-то менее важном — по принципу «свобода есть осознанная необходимость». Подобный инструмент создания совместных целей и управления образами желаемого существует и для макросоциума — это идеология[95]. Она создает магнитное поле, в котором каждый человек, двигаясь к своей личной мечте, хоть шаг в день да сделает в нужном всему народу направлении. **Большая удача, когда наши личные цели совпадают с целями систем, на орбитах которых мы вращаемся.** Но это большое мастерство — не терять своей цели, не отдавать ее на откуп в чужие руки, а идти к ней, несмотря на то что иногда путь этот извилист.

### Использованные символические образы

Карта Karmalogic:
посохи, один бьет другой
(это действие символизирует подавление воли;
посох — огненный символ устремления к цели).
Пиктограмма Karmalogic:
бесенок с мешком
(символ зависимости архетипа Стрельца).

ВЫ МОЖЕТЕ ПРИСОЕДИНИТЬСЯ
К ОБСУЖДЕНИЮ ЗАКОНА «ЦЕЛЬ» И СЛУЧАЕВ,
ЕГО ПОДТВЕРЖДАЮЩИХ, НА САЙТЕ ПРОЕКТА
KARMALOGIC.NET. ДЛЯ ЭТОГО ПРОСКАНИРУЙТЕ
РАСПОЛОЖЕННЫЙ В КОНЦЕ СТРАНИЦЫ
QR-КОД С ПОМОЩЬЮ ВАШЕГО СМАРТФОНА,
И ВЫ ПОПАДЕТЕ НА СТРАНИЦУ ОБСУЖДЕНИЯ
ДАННОГО ЗАКОНА.

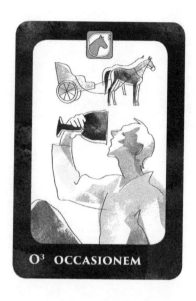

# Сутра Выбор

## ВОЗМОЖНОСТЬ
### Лучше сделать и жалеть, чем не сделать и жалеть

*В современном мире выигрывают те, кто легок на подъем и сразу старается реализовать новые возможности и безумные на первый взгляд идеи*

Если судьбу человека изобразить геометрическими линиями, то редко у кого встретится идеальная прямая. Скорее она похожа на сеть разветвляющихся дорог. И какая из этих тропок окажется полезной, интересной, значимой, сразу трудно бывает понять. И потому так важно стараться в каждом неожиданном событии видеть потенциальную возможность развития, идти навстречу новому и не бояться рисковать.

> Нас не судьба возносит над толпою,
>
> Она лишь случай в руки нам дает –
>
> И сильный муж не ожидает праздно,
>
> Чтоб чудо кверху подняло его.
>
> Судьбе помочь он должен. Случай есть –
>
> И действовать приходит мне пора![96]

Римский поэт Публий Овидий Назон писал: «Шанс всегда могуч. Пусть ваш крючок будет всегда заброшен в воду, а рыба будет там, где вы меньше всего ее ожидаете»[97]. Дейлу Карнеги, американскому психологу и писателю, принадлежат слова: «Далеко заплывает лишь тот, кто готов рисковать. Безопасные лодки не отходят далеко от берега»[98]. Уинстон Черчилль говорил так: «На протяжении своей жизни каждому человеку доводится споткнуться о свой „великий шанс“. К несчастью, большинство из нас просто подымается, отряхивается и идет дальше, как будто ничего и не произошло».

*Сильные духом отыскивают возможности там, где у других опускаются руки*

Не всегда возможно понять, счастливый случай перед нами или нет. Но если не пойти ему навстречу, об этом можно и не узнать. **Важно не останавливаться и действовать даже в ситуации неопределенности**.

У каждого из нас в жизни был такой момент, когда мы стояли перед выбором — попробовать проверить свою удачу или пройти мимо, уверив себя, что шанс на успех ничтожен и тратить свои силы на то, что не имеет смысла, не стоит.

Почему мы часто выбираем ничего не делать, а потом успокаиваем себя: «все равно я бы не смог» или «мне бы непременно отказали»? Чаще всего потому, что это проще всего — плыть по течению, не прикладывая дополнительных усилий. Но тем самым мы изначально программируем себя на неудачу. И наши действия действительно перестают иметь смысл, потому что мы уже заранее решили, что проиграем. И, даже все-таки решившись попробовать, мы получим то, что и ожидали. Поэтому очень важно понимать, что **даже если шанс на успех очень мал, наши мысли, наши эмоции могут существенно увеличить вероятность успеха**.

*«День проморгали, день прошел, — Упущенного не вернете. Ловите на ходу, в работе Удобный случай за хохол».*

*Иоганн Вольфганг фон Гёте*

В квантовой физике возможны любые взаимопревращения различных частиц, не запрещенные теми или иными законами сохранения[99]. И эти взаимопревращения подчиняются вероятностным закономерностям. По современным представлениям принципиально невозможно предсказать ни момент взаимопревращения, ни конкретный результат. Можно лишь говорить о вероятностях тех или иных процессов превращения.

Для того чтобы предсказать вероятность процесса, нужно учесть все возможные варианты событий. Даже если их вероятность бесконечно мала, т. е., иными словами, они почти не имеют шанса состояться. Потому что из-за огромного количества вариантов даже такие события способны внести достаточно большой вклад в конечный результат[100].

*«Рисковать —*
*это значит прыгнуть*
*с обрыва, расправляя*
*крылья в полете».*

*Рей Брэдбери*

Поэтому необходимо оценивать не вероятность успеха того или иного действия, а в первую очередь определить для себя, что способен принести нам этот успех. **Если есть шанс, что в результате наша жизнь изменится в лучшую сторону и это улучшение очень существенное, то неужели попытка не стоит наших усилий и времени?** А в результате отказа попробовать шансы на успех всегда равны нулю.

Если у нас все получилось, тогда мы не зря потратили время. Если нас постигла неудача, что неудивительно, ведь шанс на победу был ничтожен, — сделаем свои выводы и пойдем дальше. Пусть мы не выиграли, но мы пытались и получили новый опыт. Если же мы даже не попробуем и пройдем мимо шанса изменить свою жизнь, то мы никогда не узнаем о том, на что мы способны, и до конца своей жизни сможем только жалеть, что не попытались.

*Удобный*
*случай легко*
*использовать,*
*легко*
*и упустить*

**Ведь каждая предоставленная нам возможность — это способ реализовать то, что заложено в нас природой и что предначертано нам свыше**, т.к. появление каждого из нас в этом мире не случайно. Например, в христианских источниках, в частности в Евангелии, мысль о ценности человека в глазах Божьих, о заботе Его относительно каждой человеческой души в любое мгновение нашей жизни отражена следующим образом: «Не две ли малые птицы продаются за ассарий? И ни одна из них не упадет на землю без воли Отца вашего; у вас же и волосы на голове все сочтены; не бойтесь же: вы лучше многих малых птиц» (Мф. 10:29–31). Святитель Иоанн Златоуст так поясняет эти строки: «Он не то говорит, что падают по содействию Божьему (это недостойно Бога); а только то, что ничего не происходит такого, что бы Ему было неизвестно. Если же Он знает все, что ни происходит, а вас любит сильнее, нежели отец, — любит так, что и волосы ваши у Него исчислены, то вам не должно бояться. Впрочем, сказал это не потому, будто Бог исчисляет волосы, но чтобы показать совершенство ведения Божия и великое попечение о них»[101]. «В том, что существует, нет ничего беспорядочного, ничего неопределенного, ничего напрасного, ничего случайного. Не говори: злая случайность или недобрый час. Это слова людей невежественных» (Василий Великий)[102]. Так как Бог «хочет, чтобы все люди спаслись и достигли познания истины» (1Тим. 2:4), то и **любой случай с нами следует воспринимать как некое послание от Бога, ведущее нас к счастью или корректирующее наш путь.**

Христианству вторит ислам: верующему важно не зацикливаться на своих «неудачах» и не впадать в саможаление и уныние, чтобы не упустить следующую возможность. Аллах — Прощающий и Милостивый — часто предоставляет человеку другую возможность. В Коране говорится: «А если бы истина последовала за их страстями, тогда бы пришли бы в расстройство небо, и земля, и те, кто в них. Да, Мы приходили к ним с напоминанием, но они от напоминания отворачивались» (Коран 23:71).

**Если человек, преодолев страх, начинает реализовывать замысел Всевышнего, то жизнь его в корне меняется.** Происходит очищение пространства для новой реальности, поэтому человеку приходится жертвовать тем, к чему он привык и

*Счастливый случай не выпадает дважды*

что кажется родным и близким. Но зато ему выпадает шанс в корне изменить свою жизнь и пойти новым путем. А наилучший ориентир того, что представившийся шанс действительно принесет нам благо, — это радость от его воплощения. Не зря в хадисе говорится, что «каждому легко дается то, ради чего он сотворен»[103]. Через исполнение своего предназначения человек познает наивысшую радость и истину.

Очень **часто мы боимся упустить новые возможности и не разглядеть их в потоке ежедневной суеты.** Для последователей иудаизма такой шанс отсеять зерна от плевел и отличить реальную возможность перейти к благоденствию от иллюзий предоставляет каббала. Известного израильского каббалиста, основателя и руководителя международной академии каббалы «Бней Барух» и Института исследования каббалы им. Й. Ашлага Михаэля Лайтмана спросили: «Считается, что в наше время страх что-либо упустить развивается все больше и становится настоящей фобией. Люди боятся упустить какую-то информацию или что-то интересное, захватывающее. Как вы к этому относитесь? Что это такое?» И его ответ был таков: «Когда-то и я в какой-то степени страдал этим, до того как нашел науку каббала. В то время еще не было Интернета, и я рыскал во всех журналах, библиотеках, везде, боясь упустить что-то важное в мире о себе, о жизни, пропустить возможность как-то реализоваться. Основа этого страха в том, что человек хочет что-то сделать в жизни, чего-то достичь, не упустить основного — смысла существования. А в итоге мечется, пока не устает и не соглашается на то, чтобы как-то дотянуть до конца жизни, и все. Но тот, кто выходит на уровень каббалы, наоборот, начинает понимать, что самое главное для него, чтобы люди изменились к лучшему, и в это он вкладывает себя, как в детей. Ему не важно, что дети будут думать о нем, — ему важно, чтобы они преуспели и уже думали о своих детях правильно»[104].

> *«Рискнуть — значит на мгновение потерять точку опоры. Не рисковать — значит потерять самого себя».*
>
> Сёрен Кьеркегор

Индуисты, а за ними и буддисты верят в реинкарнацию душ всех живых существ. Каждый своими плохими или добрыми поступками и даже мыслями создает себе карму. После смерти на основании своей кармы человек перерождается в какое-либо существо или же вообще прерывает круг сансары (цепь перерождений). Поэтому каждый должен стремиться использовать все возможности для улучшения своей кармы. «Жизнь кого бы то ни было есть результат его предыдущей жизни, прошлые грехи приносят печали и несчастья, былое благочестие порождает блаженство»[105]. Жизнь без сожалений — одна из духовных максим буддизма[106]. Но что такое сожаление? Можно и нужно ли стараться жить без них? А если они все-таки есть, то как с ними справиться?

**Сожаление — это эмоциональное состояние человека, в котором он обвиняет себя за полученный негативный результат.** Оно сопровождается чувствами потери и горести[107]. Казалось бы, все ясно: сожаления — это сплошной негатив. Однако все не так однозначно. По мнению специалистов, сожаления тоже бывают разными и производят разный эффект. Самые часто упоминаемые сожаления касаются любви, образования и карьеры[108]. Из всех названных сожаления романтического плана наиболее болезненны. Результаты исследования, проведенного учеными Нилом Роузом и Майком Моррисоном, показали, **что сожаления о содеянном влекут за собой очень острую боль в самом начале, однако она не длится так долго, как боль от НЕсовершенных действий.**

*«Случай может быть псевдонимом Бога, если Он не хочет подписаться».*

*Анатоль Франс*

По мнению Роуза и Моррисона, сожаления, особенно о том, что человек не сделал, способны подтолкнуть его к успеху в будущем, поскольку полученный негативный опыт содействует желанию не повторять ошибок[109]. Эту же мысль подтверждает и психолог Мелани Гринберг: «Сожаление, как и ряд других эмоций, несет в себе функцию, помогающую человеку выжить. Это наш мозг настоятельно советует пересмотреть наш выбор, говорит нам о том, что наше действие или бездействие может привести к негативным последствиям»[110]. Большинство людей не хотят невыносимо долго страдать от упущенных шансов снова, поэтому пытаются поменять свое отношение и дать шансу возможность изменить ход событий.

Без сомнения, сожаления могут иметь очень негативное влияние на наше психологическое здоровье, особенно в случаях их слишком частого появления. Если человек зацикливается на своих прошлых ошибках и без конца винит себя в них, то он рискует впасть в глубокую депрессию, которая способна вылиться в серьезную психологическую или физическую проблему.

*Трудное не есть невозможное*

Самым лучшим выходом из этой ситуации, по мнению специалистов, являются анализ ситуации и применение нового опыта на практике[111]. Не надо упускать предоставляющиеся нам возможности! **Воспринимайте жизнь как путешествие с множеством нового и интересного.** Случай подчас способен кардинально изменить нашу жизнь. Будем относиться к шансу с радостью. Даже если новое нас немного пугает, все равно попробуем использовать возможность проявить себя в новых об-

*Храброму сердцу нет невозможного*

стоятельствах. Ведь именно сожаления о НЕсовершенном не дают людям покоя годами. **Психологи призывают не бороться с сожалениями, ведь они — неотъемлемая часть человеческой натуры**. Просто, анализируя наши сожаления, отнесемся к ним как к учебному пособию и постараемся, минуя прежние оплошности, выстроить свое лучшее завтра.

*«Я лучше буду сожалеть о том, что сделал, чем о том, чего не успел сделать!»*

*Никколо Макиавелли*

Известный микробиолог, обладатель Пулицеровской премии за нехудожественную литературу Рене Дюбо говорил: **«Необходимость сделать выбор, возможно, самая характерная черта сознательной человеческой жизни**; в этом ее величайшее преимущество и тягчайшее бремя»[112]. Иногда нам необходимо взвесить и тщательно проанализировать имеющиеся варианты. А иногда полезно просто осмотреться вокруг, отказавшись от шаблонных действий — вдруг мы увидим новый шанс, открывающий новые горизонты? Очень часто новые пути вызывают в нас тревогу, но, по мнению специалистов, это лишь дополнительный источник энергии для последующего рывка[113]. Совершая поступки, активно действуя в мире, мы постепенно собираем информацию об окружающей действительности. Поэтому, несмотря на рискованность новизны, общий уровень тревожности у нас уменьшается. Более всего боится мышь, отсиживающаяся в норе, а менее всего — хищник в процессе охоты. Если мы действуем, тревога канализируется в активность. Если не действуем — накапливается в нас и разрушает. Эволюция вела организмы по линии развития и усиления способности к активным действиям. Степень активности животных многократно превышает степень развития активности растений. Их физиологические и мыслительные процессы протекают гораздо интенсивней. Человек занял еще более активную позицию на эволюционной лестнице. Этим была обеспечена его господствующая роль в процессе биогенеза. Человек делает выбор в пользу активного вмешательства в окружающую среду, активной позиции в отражении опасности и поиске партнера. **Сама природа толкает человека к тому, чтобы скорее сделать, чем не сделать**[114].

Жизнь — это постоянное творчество, это всегда риск и эксперимент. Люди с давних времен нашли два способа познания жизни: деятельный и

сутра: выбор закон: возможность

созерцательный. Так, например, разделял два подхода к человеческому темпераменту скульптор Микеланджело Буонаротти. В знаменитой капелле Медичи он установил статуи-портреты двух герцогов, родоначальников фамилии Медичи: один деятельный (Джулиано), другой — созерцательный (Лоренцо). Оба изображены в атлетических римских доспехах, имперсонально красивые, оба божественно молоды и органично сильны. «Все там сделанное Микеланджело, и еще недоделанное таково, что никогда очей не утолит и не насытит»[115].

Каждый из герцогов полностью открыт для познания жизни и создан для великих дел. Каждый способен на многое и многого достигает. Какой темперамент предпочтительнее, какой подход к жизни результативней? Ведь оба герцога доброде-

*Для души, которой надо, нет ничего невозможного*

тельны и совершенны, оба одинаково благородны, мудры, красивы и доблестны. «Кто присмотрится к красоте их, поистине сочтет их созданными не на земле, а на небе»…(Вазари)[116]. Оба пути — созерцания и деятельности — одинаково трудны. Но идти по этим путям придется — этого не избежать.

**Жизнь человека — это экспедиция к неведомому.** Непреложной истиной является то, что все мы живем впервые… «Я увидел, что человек не может постигнуть дел, которые делаются под солнцем» (Екк. 8:17). А это значит, что мы сами создаем себе трудности и плодим иллюзии своими фобиями, предрассудками и комплексами.

**Возможность измениться предоставляется нам каждый день,** с каждым новым человеком и новым событием в нашей жизни. Ведь судьба, по образному выражению Борхеса, это «сад расходящихся тропок, это недоконченный, но и не искаженный образ мира, бесчисленность временных рядов»[117].

Как известно, жизнь одна. Поэтому необходимо стараться больше испытать и попытаться «прожить много жизней» за свою жизнь, несмотря на все риски и налагаемую ответственность. И в первую очередь обращать внимание на встречающиеся нам на пути маловероятные события как на шансы проложить новую линию судьбы. Дело в том, что события, которые должны были произойти с большой вероятностью, это, как правило, продолжение уже какого-то существующего потока в нашей жизни. А если мы вдруг сталкиваемся на привычной траектории движения с чем-то маловероятным, то, скорее всего, перед нами начало нового пути, начало какой-то неожиданной линии. И этим событием судьба подает нам знак, что все возможно изменить.

*«Для счастья нужен еще и случай».*

*Аристотель*

Важна горячая потребность что-то менять в жизни, пробовать и рисковать, важна нарушенная центровка у зон немотивированного благополучия... Решимость прервать череду будней, не приносящих желанного профессионального и духовного развития, прекратить отношения с человеком, не привносящим в нашу судьбу благотворных перемен... То, что называется «amor fati» — тяготение к своей судьбе во что бы то ни стало.

**«В жизни главное — действовать, а наслаждение и страдание придут сами собой»**, — обронил как-то Гёте. Лучше действовать и получать результат, в любом случае влияющий на будущее, обогащающий его, чем уклоняться от всякого действия, что потом неизбежно вызовет одно лишь сожаление.

*Возможно, ты ежедневно копируешь себя вчерашнего? Двигайся вперед!*

Надо действовать, решаться, пробовать... «Agir!» — «Действовать!» только этого требовал Наполеон от своих офицеров[118]. Инициативность и умение действовать на свой риск чрезвычайно ценилось императором французов, особенно тогда, когда риск приносил удачу. «Всякое потерянное мгновение — это случай, который может повлечь за собой несчастье». Люди могучей силы действия становились у Наполеона маршалами, министрами, королями. Жизнь становилась похожа на приключенческий сериал, отпечатанный в Истории.

**Что мешает любому из нас превратить свою жизнь в Большое Приключение?** Нужен ли для этого Наполеон? Нет, для этого достаточно вспомнить истину, уже неоднократно высказанную на этих страницах: «Лучше сожалеть о сделанном, чем о несделанном».

### Использованные символические образы

Карта Karmalogic:
лошадь (символ слепой энергии, способной осуществить возможность).
Пиктограмма Karmalogic:
лошадиная голова.

ВЫ МОЖЕТЕ ПРИСОЕДИНИТЬСЯ
К ОБСУЖДЕНИЮ ЗАКОНА «ВОЗМОЖНОСТЬ»
И СЛУЧАЕВ, ЕГО ПОДТВЕРЖДАЮЩИХ, НА
САЙТЕ ПРОЕКТА KARMALOGIC.NET. ДЛЯ ЭТОГО
ПРОСКАНИРУЙТЕ РАСПОЛОЖЕННЫЙ В КОНЦЕ
СТРАНИЦЫ QR-КОД С ПОМОЩЬЮ ВАШЕГО
СМАРТФОНА, И ВЫ ПОПАДЕТЕ НА СТРАНИЦУ
ОБСУЖДЕНИЯ ДАННОГО ЗАКОНА.

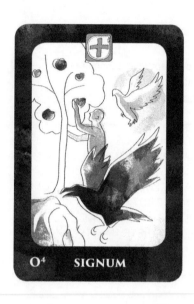

O⁴  **SIGNUM**

# Сутра Выбор

## ЗНАК
### Бессознательное будет удерживать нас от ошибочных решений и действий любыми способами

*Развиваем интуицию, прислушиваемся к сигналам изнутри и обращаем внимание на знаки*

Вспомним ощущение драйва и потока, когда все складывается: перед нами открываются все двери, мы везде успеваем, по пути сплошная «зеленая волна», дело спорится, вовремя объявляются нужные люди, случайно происходят хорошие события. Часто мы думаем, что это просто везение, но не является ли это везение результатом нашей чуткости к знакам мироздания, которые указывают нам верный путь?

К знакам судьбы прислушивались герои исторических событий, стремясь к величию и славе. Знаки решали судьбы многих поколений людей и целых цивилизаций, например Римской империи. Ко времени, когда, победив всех возможных соперников, взошел на престол сын Констанция Хлора Константин, она уже утвердилась на огромных пространствах от вересковых пустошей Шотландии на западе до берегов Евфрата на Востоке, от берегов Рейна и Дуная на севере до Нильских порогов и песков Аравии на юге. Управлять огромной державой из Рима становилось все труднее. Императоры оставались там, где ситуация была наиболее угрожаемой, или же там, откуда легче было контролировать все провинции. Единого центра, который мог бы стать новой столицей, не

сутра: выбор закон: знак

было: Медиолан (нынешний Милан) был слишком далеко от богатых восточных владений, а Никомедия претила Константину из-за памяти о Диоклетиане.

И вот приснился ему сон. «Хотя император не снизошел до того, чтобы рассказать, каким образом это вдохновение свыше было передано его уму, — констатирует в своем знаменитом труде английский

*Мудрец сказал: «Благородный муж… слушается предчувствий, ибо их посылает благосклонная Высшая Сила».*

*Борис Акунин «Планета Вод»*

историк Эдуард Гиббон, — пустоту, оставленную его скромным молчанием, щедро заполнили изобретательные писатели последующих веков, описав видение, которое ночью возникло в воображении Константина, когда он спал за стенами Византия. Божество — покровитель этого города, почтенная богиня-матрона, согнувшаяся под тяжестью прожитых лет и болезней, внезапно стала девушкой в расцвете юности, и император собственными руками надел на нее все символы императорской власти. Монарх проснулся, понял смысл этого благоприятного предзнаменования и, не колеблясь, подчинился воле Неба»[119].

Знамение, посланное бессознательным Константину во сне, помогло ему сделать выбор, результатом которого стало основание Второго (или же Нового) Рима — Константинополя. Этот город стал столицей Римской империи, а менее чем через столетие он превратился в средоточие нарождающейся византийской цивилизации.

С точки зрения теории информационных систем поступок императора выглядит вполне оправданным. В условиях отсутствия достаточной информации, когда нужно сделать выбор, нельзя забывать о возможности ошибиться. **Ошибка — это всегда потеря.** Потеря денег, времени, других ресурсов. Поэтому на первое место выходит задача поиска методов, которые давали бы гарантию правильного выбора.

Для этого необходимо получить полную информацию обо всех возможных вариантах. И это очень усложняет жизнь, т.к. редко когда нам предоставляется возможность выбора всего из двух или трех возможностей. Не то что стратегическое политическое решение, но даже такой простой вопрос: пойти или не пойти сегодня в кино? — при подробном анализе выявит больше десятка различных вариантов развития ситуации — как положительных, так и отрицательных.

Системы с большим или бесконечным числом степеней свободы — предмет изучения статистической механики[120]. От количества степени свободы системы напрямую зависит то количество состояний, в которых она может находиться. Для макроскопичной открытой системы, которой является наша Вселенная, количество степеней свободы огромно[121]. Именно поэтому предсказания статистической физики носят вероятностный характер.

*«Знак ничего не сообщит до тех пор, пока ты не поймешь, как его интерпретировать».*

*Артур Голден «Мемуары гейши»*

Подобным образом и успешность наших действий необходимо оценивать с точки зрения вероятности того, что не учтен какой-то важный фактор, — мы не можем иметь всю информацию об окружающем мире. Вот тут и приходит на помощь наше бессознательное. Очень часто выводы, которые делаем мы на основании рационального расчета, и наше бессознательное отличаются. Не надо забывать, что бессознательное реализует свой метод анализа реальности, поскольку может видеть факты и закономерности, которые сознание не замечает. Поэтому бессознательное нередко нашептывает нам верный ответ, надо только его услышать. Иногда это называют интуицией. Те люди, которые научились доверять ей, способны принимать правильные решения даже при явном отсутствии информации.

**Если же мы, по мнению бессознательного, допускаем явную ошибку, оно будет пытаться привлечь к этому внимание, подавая нам сигналы и знаки.** И чем меньше мы будем обращать на них внимание, тем больше их будет. Например, перед важной встречей мы сначала забываем ключи от машины, потом нам приходится вернуться за документами, потом мы проезжаем нужный поворот… В итоге безнадежно опаздываем. Возможно, что таким образом наше бессознательное пыталось предупредить, что эта встреча не принесет нам пользы или что мы к ней еще не готовы. **С помощью потери или повреждения нужных вещей бессознательное пытается донести до нас важную информацию.** Иногда это может быть даже болезнь, которая помешает нам сделать неверный шаг.

Поэтому при принятии важного решения помимо объективных причин необходимо прислушиваться к сигналам, которые подает наше бессознательное. Таким образом оно пытается уберечь нас от фатальных ошибок.

Академик П. В. Симонов выделял две сферы неосознанной деятельности: подсознание и сверхсознание[122]. Термин «подсознание» используется исследователями как синоним понятия «бессознательное», которое предпочитал знаменитый австрийский психолог и философ начала XX века, родоначальник психоанализа Зигмунд Фрейд исключительно из соображений авторских прав на теорию психоанализа. А по сути «подсознание» и

*«Ошибаться можно различно, верно поступать можно лишь одним путем, поэтому-то первое легко, а второе трудно; легко промахнуться, трудно попасть в цель».*

*Аристотель*

«бессознательное» эквивалентны[123]. В нашем подсознании находится та информация, которая не требует никаких объяснений, она воспринимается как само собой разумеющееся и лежит там «до востребования» — это инстинкты, рефлексы и хорошо усвоенные автоматизированные навыки. В глубинах подсознания берет начало и наша **интуиция — способность неосознанно использовать свой прошлый личный опыт**. Например, видя больного, опытный врач нередко еще до получения данных обследования может сделать вывод о характере его состояния и поставить диагноз. К сверхсознанию относится **неосознанная творческая деятельность мозга — порождение гипотез, догадок, творческих озарений, решение принципиально новых задач и рождение знаний, ранее не существовавших в мозге**. Материал для своей деятельности сверхсознание черпает и в осознаваемом опыте, и в резервах подсознания. В таких случаях говорят: «Меня как будто осенило, я понял то, над разгадкой чего бился столько времени». С помощью анализа бессознательного специалистам удается вскрывать конфликты, лежащие в этой сфере, что позволяет избавлять человека от психологических проблем, комплексов, неудачных сценариев и тем самым менять его судьбу[124].

Для того чтобы неосознанная сфера человеческой деятельности работала и мозг функционировал полноценно, его необходимо постоянно загружать новой информацией. По мнению известного нейрофизиолога

*«Расшифровать послание — значит проникнуть в его символическую форму».*

*Эрнст Гомбрих*

Хосе Дельгадо, реакции каждого индивидуума определяются условиями окружающей среды, воздействующими на нейрофизиологические механизмы мозга посредством притока сенсорной информации, и проявляются соответствующей двигательной активностью — поведением. Причем деятельность мозга зависит от сенсорного притока из внешней среды не только сразу после рождения, но и на протяжении всей жизни. В его отсутствии нормальные психические функции нарушаются[125]. **Оперируя неявной на уровне нашего сознания и подсознания информацией, изучая характеристики внешней среды, мозг формирует наиболее подходящую и адекватную возникшей ситуации программу поведения.** При этом мозг может стать более восприимчивым к любым стимулам окружающей среды, которые способствовали формированию той или иной программы поведения. В дальнейшем эти стимулы могут стать путеводными знаками на пути человека, будучи основой для пополнения его интуиции.

### *Хороший человек видит хорошие знаки*

Воздействие таких стимулов вызывает возникновение ориентировочной реакции и настораживания. Эти реакции имеют небольшой уровень сознательного контроля, поскольку возникли на ранних этапах эволюции живых организмов. Они необходимы для повышения приспособительных реакций и выживаемости особей. При сильной мотивации, которая пропорциональна силе потребности и величине тревоги, сигнальное значение может приобретать даже стимул, имеющий только отдаленное сходство с оптимальным для ситуации. Примером в поведении животных служит реакция избегания силуэта хищника.

В спокойном состоянии птицы не реагируют на предъявляемые им разнообразные геометрические фигуры. Если же предъявленная фигура соответствует силуэту ястреба, парящего в небе, то птицы начинают кричать и пытаются скрыться — проявляют реакцию избегания[126]. И даже если опасность мнимая, реакция избегания срабатывает.

За подобное внимание к знакам отвечает бессознательное. Именно в нем записаны готовые программы действий и решения, и именно им пода-

сутра: выбор закон: знак

ются сигналы, которые удерживают сознание от неверных действий и решений.

Часто в качестве таких знаков выступают наши невольные ошибки — оговорки, описки, забывание чего-либо, потеря вещей. Фрейд, проанализировав причины подобных ошибок, выяснил, что они оказываются результатом действия подсознательного[127]. С помощью таких ошибочных действий подсознательное как бы «подталкивает под руку» сознание в нужном ему направлении.

Эту сферу, где сознательный контроль дополняется, а иногда частично замещается влиянием подсознания, Фрейд назвал «парапраксис», то есть нечто сверх обычной практики сознания. Сфера парапраксиса, по Фрейду, включала в себя:

1) оговорки, описки, ошибки слушания и чтения;

2) забывания (слов, имен, впечатлений);

3) потерю вещей (к ней приравниваются такие ситуации, когда вещь прячут так, что потом сами не могут найти);

4) действия «по ошибке».

Классическим примером является случай с «ошибочным адресом», который также описал Фрейд: человек подсознательно не хочет писать кому-то письмо, но его совесть («цензор») заставляет его выполнять то, что «должно», и человек выполняет (письмо написано). Однако, когда он уже ослабил контроль во время написания адреса на конверте, он как будто случайно совершает незначительную ошибку при написании какой-то его части, но такую, которая направляет письмо «не туда». Таким образом, **подсознание удерживает сознание от нежелательных, ошибочных, с его точки зрения, действий.**

Наверняка все мы сталкивались с ситуацией, когда у вас появлялось чувство «deja-vu» или острое ощущение, что сейчас произойдет нечто важное? Это тоже сообщение нашего подсознания, которое сигнализирует о том, что данный момент таит в себе ответ на какой-то вопрос и указывает правильное направление, чтобы уберечь от ошибочных действий[128].

Специалисты советуют прислушиваться и присматриваться к знакам, которые мы получаем от нашего подсознания, особенно в моменты, когда решение не является простым и очевидным.

**Многие истины, открытые современной наукой, были интуитивно известны людям на протяжении многих столетий.** Именно в коллективном бессознательном содержатся сакральные знания и формируются барьеры, закрывающие доступ к ним большинства, которое не готово воспринять и правильно использовать эту информацию. А знаки и символы, являющиеся ключами к тайным знаниям, издревле находились в руках мудрецов и духовных учителей.

*«Вера в знамения отнимает у людей духовную энергию. Она вселяет в наших римлян — от подметальщиков улиц до консулов — смутное чувство уверенности там, где уверенности быть не должно, и в то же время навязчивый страх, который не порождает поступков и не пробуждает изобретательности, а парализует волю».*

*Торнтон Уайлдер, «Мартовские иды»*

Адепты древнееврейского мистического учения — каббалы трактовали созданный Богом мир как шифрованный мистический текст, созданный посредством 22 букв (знаков) еврейского алфавита, который сможет прочитать только мудрец. Постижению мира как текста учит древнейший каббалистический трактат «Сефер Йецира»: «Он создал из хаоса реальность, и сделал Свое отсутствие Своим Присутствием, и вытесал большие столбы из воздуха необъятного, и вот знак: Он наблюдает и перемещает, делает все созидаемое и все слова одного Имени, и знак для этого слова: двадцать два в одном теле»[129].

Подсознательные мысли человека называются в Танахе (Священном Писании) «мыслями, которые в сердце» или «речью в сердце», потому что сердце, с одной стороны, сокрытый орган, от которого, с другой стороны, зависит вся жизнь и деятельность человека. В Торе также же упоминается о мыслях, существования которых человек не осознает. Так, например, в недельном разделе Вайера рассказано: когда ангелы сообщили Аврааму, что через год Сара родит, Сара «внутренне рассмеялась» (Бэрейшит 18, 12). Всевышний не оставил это без внимания и сказал Аврааму: «Отчего это смеялась Сара, сказав: Неужели я действительно рожу, ведь я состарилась? Есть ли недостижимое для Господа?»

сутра: выбор закон: знак

А когда Авраам спросил Сару, почему она смеялась, та ответила: «Я не смеялась», потому что она не осознала мелькнувшую у нее мысль. На это Авраам отвечает ей: «Нет, ты смеялась», т. е. он знает об этом пророчески[130].

Слова проплывавшего мимо музыканта о натяжении струны стали истинным знаком для Сиддхартхи — Будды Гаутамы. «Если натянуть струну слишком сильно, она порвется; если слишком слабо — она не будет звучать», — услышал принц Сиддхартха. Постигнув смысл этого знака, Будда открыл «срединный путь», ставший одним из столпов буддизма[131].

*«Знаки, знаки…*
*Подлинные знаки —*
*вот чего мы напрочь*
*не умеем*
*воспринимать.*
*Казалось бы,*
*все уже яснее ясного*
*и сердце знает: подан*
*знак, ан нет!*
*Не верит,*
*соглашаться не хочет,*
*сопротивляется.*
*Что же мы так*
*толстокожи-то, а?»*

*Евгений Клюев*
*«Книга Теней»*

По мнению мусульманских мудрецов, когда человек покоряется и предается воле Аллаха, он становится мусульманином. Тогда Всевышний выводит его на прямой путь. Чтобы человек не заплутал, Творец в качестве руководства ниспослал мусульманам Закон — шариат, ограждающий верующих от греховного и недозволенного. Кроме того, Аллах наделил верующих *такxa*, интуицией, помогающей различать добро и зло, разрешенное и запретное. В сердце каждого человека спрятаны сигнальные индикаторы таква, подсказывающие человеку истинную природу его деяний. Мусульманин, совершающий греховное и недозволенное деяние, чувствует беспокойство и вину, которая сигнализируют о запретности совершаемого. **Тревога и стыд — знак того, что мы поступаем неправильно.**

Напротив, мусульманин, совершающий благое и дозволенное деяние, погружается в радостную тишину и душевное спокойствие, что указывает на довольство Творца тем, что он делает: «Ведь праведники, конечно, в благодати!» Эти сигналы подаются совестью мусульманина и служат определенным индикатором на его пути, если верующий совершает деяние, уводящее его с уготованного Аллахом прямого пути. Чем сильнее вера человека (иман) и чище сердце, тем острее настроена его интуиция, тем лучше он принимает посланные ему сигналы и реагирует на них (Коран 3:92).

*«Знаки и символы
правят миром,
а не слово и закон».*

*Конфуций*

Христианский взгляд на проблему выбора сформулировал апостол Павел в одном из своих текстов. Он рассказывал о «совершенных, у которых чувства навыком приучены к различению добра и зла» (Евр. 5:14). Это люди, которые в результате духовной работы над собой так воспитали свои душевные навыки, что они удерживают их от промахов и грехов (по-древнегречески «грех» — amartia , буквально — «промах, непопадание в цель»[132]), опознавая их по знакам. То есть бессознательное («навыки») можно воспитывать, в частности, через привычки. «От привычки происходит навык, а навык обращается в природу; превратить же и изменить природу трудно»[133], — говорит преподобный Нил Синайский. Можно воспитать свою природу как в ту, так и в другую сторону: «Если сердце доводится до чистоты, то ясно, что очищаются и все чувства»[134].

*«Неправильно видеть
в знаках судьбы
исключительно
предзнаменования —
иногда это просто
реакция мира на твой
приход».*

*Авессалом Подводный*

Сказано: «Царствие Божие внутри нас» (Лк. 17:21) и «Блаженны чистые сердцем, ибо они Бога узрят» (Мф. 5:8) — тем самым постулируется возможность наладить контакт через свое сердце и свое бессознательное с самим Творцом, который, желая нам только добра (1Ин. 4:21), будет предупреждать нас об опасностях и вести к счастью. «Ибо что еще искать тому, в ком присутствует Бог? Или что будет достаточно тому, кому недостаточно Бога? Мы желаем узреть Бога, мы стремимся узреть Бога, мы горим желанием узреть Бога. А кто нет? Но заметь, что сказано: Блаженны чистые сердцем, ибо они Бога узрят. Готовь то, чем ты узришь [Его]»[135].

Человек — любимое дитя Вселенной. Человек и Вселенная всматриваются друг в друга, вслушиваются, беседуют, обмениваются знаками. Любящая мать одарила своих питомцев способностью чувствовать и мыслить, созерцать видимые и невидимые миры. Сознательно и бессознательно человек связан с нею бесчисленными нитями, ощущая ее пульс и дыхание. «Меж нами есть родство», — писал Арсений Тарковский. В древние времена человек был особенно чуток к голосам природы, звезд — к «музыке сфер», по словам Пифагора. Сейчас, в эру техническо-

сутра: выбор   закон: знак

го прогресса, слишком много стало помех, засоряющих «космический эфир».

Но наши современники, стремящиеся к совершенству, не потеряли остроты духовного зрения и внимательно вчитываются в таинственные глаголы матери-Вселенной, чей «словарь открыт во всю страницу, // От облаков до глубины земной».

Многим известна притча бразильского писателя Паоло Коэльо «Алхимик», напоминающая людям о том, какое значение в их судьбе играют знаки мироздания. Автор на примере своего героя учит читателя прислушиваться к своему внутреннему миру и улавливать знаки, которые преподносит жизнь, ведь в земном мире ничего не происходит просто так.

Народная мудрость — это коллективное бессознательное, которое бережно хранит наблюдения, знаки и приметы, посылаемые людям для того, чтобы они не заблудились на своем пути, чтобы предупредить их об опасности или, наоборот, о счастливых переменах. Примеров тому несть числа. Вот некоторые из них.

Мураши в доме — к счастью. Заяц по селению бегает — к пожару. Кто нечаянно заметит свет в своем доме, жди счастья. Как в воду глядишь — так и кажется. Петухи распелись не вовремя — к вестям. Губы зудят — к поцелуям. Хлеб или ложка за обедом выпадет — к гостям. Кошка моется — гостей зазывает. Если первый гром с полудня (с юга), то грозное лето будет[136].

**Принятие и следование знакам требует от нас доверия миру и себе.** Иногда наши планы не всегда правильны, а желания — полезны, и знаки всегда предупреждают нас об этом. Когда мы наталкиваемся на препятствия и вынуждены пробивать лбом каменную стену, не лучше ли остановиться и попытаться за этими временными неудачами увидеть волю судьбы? И наоборот, каждая новая возможность и открытая дверь — это тоже признак того, что мы взяли правильный курс. Если мы серьезно будем относиться к знакам судьбы и идти по ним, как по хлебным крошкам, судьба обязательно выведет нас из темного леса заблуждений на светлую дорогу нашего истинного пути.

**Использованные символические образы**

<u>Карта Karmalogic:</u>
яблоня и яблоки, ворона и голубь (как варианты возможного будущего).
<u>Пиктограмма Karmalogic:</u>
геральдический крест (символ распутья).

ВЫ МОЖЕТЕ ПРИСОЕДИНИТЬСЯ
К ОБСУЖДЕНИЮ ЗАКОНА «ЗНАК» И СЛУЧАЕВ,
ЕГО ПОДТВЕРЖДАЮЩИХ, НА САЙТЕ ПРОЕКТА
KARMALOGIC.NET. ДЛЯ ЭТОГО ПРОСКАНИРУЙТЕ
РАСПОЛОЖЕННЫЙ В КОНЦЕ СТРАНИЦЫ
QR-КОД С ПОМОЩЬЮ ВАШЕГО СМАРТФОНА,
И ВЫ ПОПАДЕТЕ НА СТРАНИЦУ ОБСУЖДЕНИЯ
ДАННОГО ЗАКОНА.

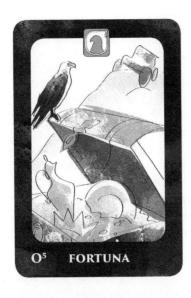

O⁵ FORTUNA

# Сутра Выбор

## ШАНС
## Выигрывают те, кто дает случаю шанс

*Случайный шанс как маловероятное событие — это развилка новой линии судьбы, высоковероятное событие — это один из пунктов реализации уже выбранной линии*

В жизни случаются совершенно немыслимые, невероятные и неожиданные истории, которые, как нам кажется, посланы самой судьбой. Например, наш прадедушка, напрасно ожидая свою подругу, знакомится с нашей прабабушкой, которая тоже не дождалась своего кавалера. Они увидели друг друга и полюбили на всю жизнь. Даже страшно представить, что бы произошло, если бы они упустили этот шанс? Все настоящее было бы совершенно иным. Что это? Закономерность? Перст судьбы? Счастливая случайность?

Психиатр Мари-Лор Гриве поясняет, почему некоторым людям везет больше чем другим: «Это все зависит от нашей собственной интерпретации самих себя и происходящего. Многие из этих интерпретаций имеют очень мало общего с реально-

> *«Мудрый человек обращает шанс в счастливый случай».*
>
> Томас Фуллер

стью, но, будучи рассмотренными через призму оптимизма и хорошей самооценки, приобретают положительный характер»[137]. **Везунчики просто дают новым событиям шанс произойти и используют эту возможность себе во благо.** Наверняка прадедушка и прабабушка были оптимистами, поскольку не позволили обстоятельствам испортить им вечер. Они разрешили случайности произойти и тем самым развернули вектор своей жизни совершенно в ином направлении.

*«Нас призывает*
*случай.*
*Мы не способны*
*призвать сами себя*
*к чему бы то ни было».*

*Джон Фаулз*

Пока мы вращаемся в одном и том же кругу общения, ходим одной и той же привычной дорогой, все разнообразие мира проходит мимо нас... Новая дорога дает возможность встретиться с новыми людьми, а новые люди могут вовлечь нас в какие-то новые процессы, и наша жизнь может полностью измениться. Наши навыки и наши способности получат новый импульс развития, только когда на нашем пути встретится настоящий мастер своего дела. А шанс на такую встречу появится лишь в том случае, если мы отведем в нашей жизни место случайности и спонтанности.

### Нужный путь
### Бог правит

Греки называли словом kairos время возможности, тот момент, ту точку во времени, когда от решения воспользоваться (или нет) случаем зависела последующая жизнь человека. Он может использовать шанс и заполучить эту возможность либо же не заметить или не решиться его принять.

История знает огромное количество открытий, совершенных случайно: забытый Флемингом и покрывшийся плесенью образец послужил открытию пенициллина; открытие Колумбом Америки; перевернутый яблочный пирог сестер Татен, оказавшийся случайно в духовке, подарил миру «шарлотку»[138].

*«Кто ничего*
*не оставляет на долю*
*случая, почти все*
*делает правильно —*
*только ему мало что*
*удается сделать».*

*Сэвил Галифакс*

Психолог Эльза Годар отмечает, что случай способен заставить человека переосмыслить свой выбор, поменять отношение к действительности, выявить свои новые стороны. **Шанс — это плод не только случайности, но и нашей способности трансформировать его в возможность**[139].

По мнению многих специалистов, наша способность замечать и использовать полученные шансы, иными словами — «удачливость», нарабатывается с помощью количества таких неупущенных шансов. Ведь даже выигрыш в лотерею подразумевает покупку билета. Р. Вайзерман, в течение десяти лет изучающий «удачливых» и «неудачливых» людей, утверждает, что люди, называющие себя удачливыми, охотнее видят в случайности возможности. Они не теряют времени и используют предоставляемые им шансы, в то время как называющие себя неудачниками зачастую не могут разглядеть в случае возможный положительный потенциал[140].

**Способность улавливать и оборачивать в свою пользу новые возможности заложена в самой человеческой природе[141].** Поэтому ситуации, в которых у нас отсутствует возможность (и необходимость) поиска новых решений и алгоритмов, действуют на нас разрушающе. Например, при монотонном труде однообразные операции вынуждают работать одни и те же структуры организма — нейроны, мышцы, сухожилия, — не задействуя другие. В результате этих однообразных действий формируются очень мощные, так называемые динамические стереотипы поведения, которые в дальнейшем могут стать препятствием для развития других приспособительных реакций организма. Людей, которые по 20–30 лет выполняют одну и ту же работу, практически невозможно без наличия у них сильной мотивации переучить делать что-либо другое. Конвейерное производство, на котором особенно проявляется монотония, вызывает гипертоническую болезнь, ишемическую болезнь сердца, язвенную болезнь двенадцатиперстной кишки — болезни, которые развиваются при стрессовых воздействиях. Очевидно, что однообразные действия и монотония являются стрессовыми факторами для организма[142].

**Обилие шансов делает любую систему многообразнее и сложнее.** Возьмем, к примеру, системы с большим количеством частиц[143]. Когда мы описываем свойства тел, состоящих из большого количества микроскопических систем (атомов, мо-

*«Счастье — это приз, которого нужно добиться. Приключение — дорога, ведущая к нему. Случай — это то, что подчас маячит из тени по краям дороги».*

*О. Генри*

## Дорогу осилит идущий

*«На пути постижения мудрости не надо бояться, что свернешь не туда».*

*Пауло Коэльо*

*«К Богу приходят не экскурсии с гидом, а одинокие путешественники».*

*Владимир Набоков*

*«Всегда выбирайте
самый трудный
путь — на нем Вы
не встретите
конкурентов».*

*Шарль де Голль*

лекул и т.п.), нам нужно учесть все возможные варианты событий, даже если вероятность таких событий бесконечно мала (иными словами, эти события практически не имеют шанса состояться)[144]. Но из-за огромного количества этих частиц такие события вносят достаточно большой вклад в свойства всей системы.

### Печка нежит, а дорожка учит

В социальных системах действуют те же законы — если мы не замечаем возможностей, которые вокруг нас, это еще не означает, что их не существует. Известный современный американский аналитик и социальный философ Френсис Фукуяма даже написал в начале 1990-х годов статью, а затем книгу под названием «Конец истории?», в которой обосновал необходимость поощрять многообразие во всех сферах общественной жизни — как выражаются американцы, «не складывать все яйца в одну корзину»[145].

*«Тому, кто не боится
риска, часто приходит
на помощь случай».*

*Стефан Цвейг*

Правовые выводы доктрины мультикультурализма[146] продолжают занимать доминирующие позиции в развитых странах и медленно, но верно распространяться по всему миру. Эти идеи уходят корнями в специфику неагрессивного сосуществования культурных сообществ в Канаде — культурная политика «лоскутного одеяла» (patchwork)[147] в противовес культурной политике интенсивной ассимиляции малых культурных общностей большой национальной в США, так называемой политике «плавильного тигля» (melting-pot), которая доминировала здесь до 80-х годов XX века.

Сегодня у нас практически всегда есть возможность выбрать альтернативный способ действий, развиваться в том направлении, в котором складывается лучшая конъюнктура, меняя свой статус и сферу деятельности, — тогда как человек традиционного общества вынужден был, как правило, довольствоваться социальным статусом, полученным при рождении[148]. **Главное — рискнуть и использовать свой шанс, выйдя из зоны комфорта.**

Судьбы многих великих людей подтверждают: следовать за мечтой, делать то, что поначалу страшно, ставить себе высокую планку, не отступать и использовать любые возможности для продвижения вперед — это самое настоящее и ценное. Так получилось и в древнегреческом мифе о Дедале и Икаре[149], когда человек смог покорить совершенно новое, недоступное пространство — воздух.

*Идущий дорогу одолевает, сидящего думы одолевают*

...Дедала, афинского архитектора, скульптора, художника и изобретателя, длинная цепь неожиданных событий привела на остров Крит, где царствовал Минос, сын Зевса и Европы. Царь Крита был рад заполучить величайшего художника Греции, и Дедал по приказу Миноса создал на острове множество произведений искусства. Несмотря на то что на острове мастер продолжал заниматься искусством, он не ощущал себя свободным.

*«Случай — это единственный законный царь Вселенной».*

*Наполеон*

И тогда в голове изобретателя зарождается дерзкая мысль — сделать то, что никто никогда не делал: попробовать сбежать по воздуху. И он изобретает крылья — для себя и сына Икара. Когда отец и сын надели крылья и взлетели, критяне, видевшие этот полет, приняли их за богов.

*Бог пути кажет*

Но открытие новых, неизведанных путей иногда стоит очень дорого. Юный Икар, поднявшись слишком высоко, погиб: солнце растопило воск, скрепляющий его крылья...

Шанс обрести свободу зачастую кажется таким незначительным. Но для настоящего художника это драгоценнейшая находка. Как Дедал случайно открывает небо, так для каждого настоящего искателя найдется свой шанс открыть новый мир.

Да, **шанс — это всегда риск опалить крылья, но без этого невозможно и взлететь.** Благоприятный случай нужно уметь разглядеть и вовремя использовать, как это сделал, например, легендарный художник Тинторетто[150]. Когда о Тинторетто еще никто не слышал, братство Скуолы Сан-Рокко

*Где торно, там и просторно*

*«Люди, достигающие
успеха в мире, — это
те люди, которые
встают и ищут нужный
им случай».*

*Бернард Шоу*

объявило открытый конкурс на роспись своего здания. Десятки лучших венецианских живописцев получили возможность проявить себя. Тинторетто разузнал диаметр главного плафона, написал на холсте композицию и успел приколотить ее на место к приходу комиссии. Пока остальные художники только подносили эскизы, Скуола уже нашла своего мастера. Тинторетто к тому же заявил, что дарит Братству эту роспись и за нее денег не возьмет! Но когда художник был утвержден, деньги, конечно, начали платить, и немалые... А началом его славы стал шанс, который Тинторетто не только не упустил, но и использовал по максимуму.

## Домашняя дума в дорогу не годится

Казалось бы, стоит лишь поверить в себя, преодолеть сомнения и страхи и последовать за мечтой. Но не все готовы работать над собой, бороться за идею, поэтому мечтателей много, а великих, давших мечте шанс — мало. Человек боится неизвестности, когда исход не определен и существует высокая вероятность провала. Но религия обнадеживает: что неизвестно человеку, предопределено Богом. **И шанс — это Его дар нам, который надо использовать.**

Даже в кастовой системе индуизма у человека всегда есть шанс в следующем воплощении занять более высокую социальную ступень. Из самых ранних произведений санскритской литературы известно, что говорившие на арийских наречиях народы в период первоначального заселения Индии (приблизительно с 1500 по 1200 до н.э.) уже делились на четыре главных

## Под лежачий камень и вода не течет

сословия, позже названные «варнами» (санскр. «цвет»): брахманы (священнослужители), кшатрии (воины), вайшьи (торговцы, скотоводы и земледельцы) и шудры (слуги и разнорабочие). И хотя в жизни земной переход из одной варны в другую невозможен, индусы верят в перевоплощение и считают, что тот, кто соблюдает правила своей касты, в будущей жизни поднимется по рождению в более высокую касту. Тот же, кто нарушает эти правила, потеряет социальный статус. Поэтому шанс самому управлять своей судьбой, пусть и в туманной перспективе, но сохраняется за каждым[151].

Одним из столпов мусульманской веры является вера в божественное предопределение, по которому история человечества предустановлена волей Аллаха. Это не означает совершенной беспомощности человека и его неспособности влиять на свою судьбу. Аллах — Творец всех деяний на земле, как хороших, так и плохих, при этом человек обладает свободой выбора (ихтияр) и может присваивать себе предложенные Творцом деяния (Коран 10:99). Шанс, выпавший человеку, своеобразная подсказка, в каком направлении двигаться. Окруженный миллионом возможностей, человек не всегда способен сделать правильный выбор: «Кто идет прямым путем, тот идет для самого себя, а кто заблуждается, то заблуждается во вред самому себе; не понесет носящая ношу другой, и Мы не наказывали, пока не посылали посланца» (Коран 17:15). Чтобы не сойти с прямого пути, мусульманину следует уповать на волю Аллаха (таваккуль) и просить об Его руководстве. Если мусульманину, живущему по мусульманскому закону и ведущему праведную жизнь, выпадает счастливый шанс, то велика вероятность, что в этом состоит благословение Аллаха и мусульманину не нужно бояться следовать за этим, ведь это дар Всевышнего, и он дается, чтобы человек через него восхвалил и прославил Аллаха. Главное, чтобы опорой человеку на его пути всегда были предписания мусульманского закона — шариата.

В иудаизме есть эпизод, в котором упоминается единственный известный истории человек, ставший христианским святым и одновременно с этим имеющий авторитет в иудаизме: «Встав же в синедрионе, некто фарисей, именем Гамалиил, законоучитель, уважаемый всем народом, приказал вывести Апостолов на короткое время, а им сказал: мужи Израильские! подумайте сами с собою о людях сих, что вам с ними делать. Ибо незадолго перед сим явился Февда, выдавая себя за кого-то великого, и к нему пристало около четырехсот человек; но он был убит, и все, которые слушались его, рассеялись и исчезли. После него во время переписи явился Иуда Галилея-

*«Когда Господь закрывает дверь, где-то он открывает окно».*

*Пауло Коэльо*

**Дорога — от села до села, а по всей земле повела**

*«Три пути ведут к знанию: путь размышления — это путь самый благородный, путь подражания — это самый легкий, и путь опыта — это самый горький».*

*Конфуций*

*Постараешься*
*гору*
*покорить —*
*к свету дорогу*
*пробьешь*

нин и увлек за собою довольно народа; но он погиб, и все, которые слушались его, рассыпались. И ныне, говорю вам, отстаньте от людей сих и оставьте их; ибо если это предприятие и это дело — от человеков, то оно разрушится, а если от Бога, то вы не можете разрушить его; берегитесь, чтобы вам не оказаться и богопротивниками. Они послушались его; и, призвав Апостолов, били их и, запретив им говорить о имени Иисуса, отпустили их» (Деян. 5:34-40). Гамалиил предложил рискнуть, дать шанс Богу (а в Бога члены синедриона верили) проявить себя через случай. Они приняли решение поступить нестандартно, и как минимум Гамалиил выиграл[152].

*Открытому*
*сердцу дорога*
*открыта*

Евангелие от Луки рассказывает о некоем «именем Закхей, начальнике мытарей и человеке богатом», который воспользовался ничтожным шансом увидеть Христа. Закхей не постеснялся людей, влез на дерево (другого шанса не было: Закхей был мал ростом, а тут толпа народа), и из всей гущи народной именно его Христос замечает и останавливается в доме Закхея со всеми благоприятными последствиями для его семьи (Лк. 19:1–10).

*«Чтобы иметь что-то*
*новое, надо и делать*
*что-то это по-новому».*

*Коко Шанель*

Шанс измениться и войти в белую полосу рано или поздно выпадает всем. Этот шанс дается нам свыше, но только человек решает, воспользоваться им или нет. По этому поводу один из главных теоретиков каббалы Михаэль Лайтман говорит: «Мы будто бы зависим от желания свыше — от света, который должен пробудить нас. Но своей работой, которую мы возбуждаем внизу, мы вызываем пробуждение наверху. Хотя по поводу „пробуждения снизу“ и „пробуждения свыше“, сказано: „Я — первый и Я — последний!“, т. е. все совершается Творцом, но между этими двумя Его воздействиями, обязаны включиться в процесс мы сами. Разумеется, все начинается с Творца, но когда человеку дается свыше возбуждение (точка в сердце) и конец веревки — остальное зависит от него. И вот здесь-то мы обычно теряемся... Если человек находится в низшей точке падения, он сам подняться из нее не может, как сказано: „Заключенный не может сам освободить себя из тюрьмы“.

Но если ему бросили конец спасительной веревки, то все остальное уже зависит от него. И тогда с ним ведется расчет — использовал ли он свой шанс правильно или нет»[153].

О том, как удобно, но беспросветно ездить по одной колее и не искать новых дорог и возможностей, отметил Владимир Высоцкий в песне «Своя колея»[154]. У Высоцкого примеру «глупца» (по мнению обывателей), попытавшегося вырваться из наезженной колеи (где так уютно и так привычно!), следует его лирический герой. Понимая, что ждать подмоги неоткуда (чужая это колея!), он сам выходит за ее пределы...

И судьба вознаграждает его смелость: перед ним открываются новые горизонты и дорога в новую жизнь (Гляжу — размыли край ручьи / Весенние, / Там выезд есть из колеи — / Спасение)!

«Эй, вы, задние! Делай, как я, — призывает Высоцкий. —

Это значит — не надо за мной.

Колея эта — только моя!

Выбирайтесь своей колеей».

**Своим мечтам и новым идеям необходимо давать шанс!** То, что мы не видим этих шансов и потенциальных возможностей, не означает, что их нет. Просто мы сами пропускаем нужный поворот, по привычке следуя старому маршруту. Но если ходить *«Достойный человек не идет по следам других людей».*

*Конфуций*

все время по протоптанной дорожке и разыгрывать карту безопасности, ничего нового в жизни так и не произойдет. Наша судьба каждый день посылает нам тысячи шансов изменить свою жизнь — как в худшую, так и в лучшую сторону. И только от нас зависит, сможем ли мы ими воспользоваться и как.

### Использованные символические образы

Карта Karmalogic:
орел (символ фортуны),
колесо, попавшее в ров рядом с сундуком
(символ слова «шанс»).
Пиктограмма Karmalogic:
голова орла.

ВЫ МОЖЕТЕ ПРИСОЕДИНИТЬСЯ
К ОБСУЖДЕНИЮ ЗАКОНА «ШАНС» И СЛУЧАЕВ,
ЕГО ПОДТВЕРЖДАЮЩИХ, НА САЙТЕ ПРОЕКТА
KARMALOGIC.NET. ДЛЯ ЭТОГО ПРОСКАНИРУЙТЕ
РАСПОЛОЖЕННЫЙ В КОНЦЕ СТРАНИЦЫ
QR-КОД С ПОМОЩЬЮ ВАШЕГО СМАРТФОНА,
И ВЫ ПОПАДЕТЕ НА СТРАНИЦУ ОБСУЖДЕНИЯ
ДАННОГО ЗАКОНА.

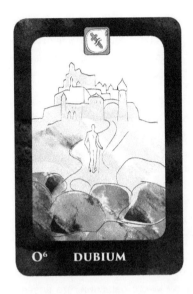

O⁶    DUBIUM

## Сутра Выбор

### СОМНЕНИЕ
### Если решение принято, то смотрим уже только вперед

*Сомневаемся и думаем только до принятия решения, после этого действуем с полной уверенностью, отказавшись от сожалений и не возвращаясь назад*

Проконсул Цезарь глубоко задумался, в сумерках всматриваясь в запретный противоположный берег[155]. Он понимал, что одного в Риме его могут убить, а с войском он войти не мог. Легионы ветеранов Галльской кампании были закалены в походах, солдаты Цезаря почти боготворили. В боях он обращался с ними как с товарищами, вознаграждать за заслуги и мстить за их смерть или оскорбление считал своим священным долгом. Переход через реку Рубикон, служившую границей между Италией и римской провинцией Цизальпийская Галлия, преданных своему полководцу войск римский сенат мог бы расценить как мятеж. Терять такую блистательную армию у самых ворот Рима полководцу тоже было смертельно опасно.

*«Если вы решили действовать, закройте двери для сомнений».*

*Фридрих Ницше*

Покончив с колебаниями, Цезарь произнес историческую фразу: «Жребий брошен» — и решительно перешел через реку вместе с армией. В результате дальнейших политических маневров он был провозглашен пожизненным императором[156]. Переход через Рубикон во многом определил исторические судьбы Римской империи и мира. С тех пор выражение «перейти

*Когда пастух проявляет нерешительность, не следует удивляться, что стадо испуганно пятится назад*

Рубикон» означает «пройти точку невозврата», то есть отринуть все сомнения и совершить поступок, после которого уже невозможно отказаться от замысла или повернуть назад.

**Мы тоже каждый день переходим наши большие и малые Рубиконы** — начиная от выбора вуза или профессии до решения, что заказать на ужин и куда поехать отдохнуть. И практически никогда к нам сразу не приходит однозначный ответ. **Сомнения — вот спутник любого выбора.** В большом количестве вариантов есть множество плюсов — это свобода выбора, а также ценнейшая возможность найти то, что максимально подходит именно нам. Однако у этого обилия вариантов есть и оборотная сторона. По мнению психолога Барри Швартца, автора работы «Парадокс выбора», слишком большое количество опций может сильно помешать человеку сделать правильный выбор. Проблема состоит в том, что сегодня человек вынужден принимать слишком много решений, что влечет за собой стресс, усталость и чувство вины за очередной неверный шаг[157].

*Можно двадцать лет колебаться перед тем, как сделаешь шаг, но нельзя отступить, когда он уже сделан*

Для того чтобы принять правильное решение, по мнению многих специалистов, человеку необходимо иметь достаточно времени для анализа. По данным исследований, человеческое подсознание, получив информацию и задание, продолжает работать над поиском наилучшего решения даже в то время, когда человек занят чем-то другим[158]. А со**мнения и колебания — результат включения нашей сознательной части, которая иногда забивает голос интуиции** доводами, которые кажутся нам объективными. Но сомнение, по мнению психологов, нормально. Достичь абсолютной уверенности, особенно в вопросах со многими неизвестными, практически невозможно. Психолог Марк Тиррелл пишет: «Достижение полной уверенности в принятом решении может быть серьезной ловушкой. Полагать, что не имеет никакого смысла действовать, если еще имеются некоторые сомнения, ошибочно. Именно поиск абсолютной уверенности приводит к еще большим сомнениям и — в итоге — к бездействию»[159].

Почему же человек склонен затягивать с решением? Эксперты говорят, что главными причинами является страх ошибок и ответственности[160]. Сознательный выбор только одной линии поведения из многих возлагает большую ответственность именно на нас, так как в этом не участвуют ни автоматические механизмы принятия решений, ни внешние силы, неподвластные нашему контролю[161].

Способность человека к выбору одной стратегии действия (из многих) базируется на способности мозга к абстрагированию и обобщению. В приспособительной деятельности человека высшие формы обобщения являются основанием для выработки общих форм поведения, которыми он пользуется в первую очередь. Благодаря этому в новой ситуации человек может использовать с помощью второй сигнальной системы уже готовые приспособительные реакции, которые дают ему возможность быстро ориентироваться в ситуации[162].

> *«Единственной преградой осуществлению наших планов на завтра могут быть наши сегодняшние сомнения».*
>
> *Франклин Рузвельт*

**Сомнение негативно влияет на эффективную реализацию заложенных в человеческом мозге готовых программ поведения.** Во-первых, сомнение и беспокойство, которое его сопровождает, являются достаточно энергоемкими процессами. Нарушается процесс формирования наиболее адекватной программы для реализации принятого решения. А благодаря работе расположенных в головном мозге зеркальных нейронов[163], в социальной группе наша неуверенность, к примеру, может быть передана другим ее участникам.

Эту логику в значительной степени раскрыл современный немецкий философ и социолог Ульрих Бек в своем специальном исследовании «Общество риска»[164]. Одним из главных источников изменчивости современного общества, согласно Беку, является «сконструированная неопределенность» (manufactured uncertainty), то есть интегральный результат безответственных коллективных действий, к тому же нередко еще и несогласованных.

> *«Наши сомнения — это наши предатели. Они заставляют нас терять то, что мы, возможно, могли бы выиграть, если бы не боялись попробовать».*
>
> *Уильям Шекспир, «Мера за меру»*

*Не столь опасно принять решение, как не решиться ни на что или решиться слишком поздно*

**Современные риски нередко являются результатом возрастания рефлексии**: именно сомнения и избыточное моделирование различных вариантов развития событий могут привести к созданию дополнительных сценариев, ухудшающих ситуацию, и, соответственно, замедлить процесс принятия решения. Но если на стадии оценки это все же оправданно, так как высоки шансы и удачного моделирования ситуаций риска, то при непосредственном выполнении задачи избыточная рефлексия отвлекает и «сбивает» концентрацию внимания. Именно поэтому **сомневаться и думать следует непосредственно до принятия того или иного решения, а после этого с полной уверенностью действовать.**

*«Кто начинает с уверенности, закончит тем, что усомнится; а кто начинает с сомнения, закончит уверенностью».*

*Фрэнсис Бэкон*

В ситуации действия важна не просто четкая последовательность шагов или соблюдение правил — гораздо важнее сам настрой исполнения, своеобразный кураж и вживание в образ. Об этом прекрасно писал современный немецкий, а теперь и американский философ Ганс Ульрих Гумбрехт, когда исследовал феномен присутствия и такую его важную разновидность, как перформанс. Необходимо полное «вхождение в образ», исключение любой дистанции от исполнения роли — человек должен как бы слиться с ситуацией. Гумбрехт демонстрировал это на примере спортсменов: их достижения — это не просто выигранные сантиметры и секунды, прежде всего это красота исполнения, легкость и грациозность победы. Одним словом, полнота бытия, высшая точка раскрытия потенциала человека. Впрочем, таким спортом для каждого из нас может стать любой другой вид деятельности, в котором мы можем достичь мастерства чемпиона[165].

О том, что **сомнения — своего рода испытание, проверяющее, насколько крепки вера и воля человека**, говорят и все мировые религии. «Под сомнением рассуждай о том, чего не знаешь; если и ошибешься, не потерпишь вреда», однако, когда уже «кто уверовал в Бога, тот не должен колебаться сомнением, что потерпит лишение во время своего служения.

Маловерный же, не имея твердого упования на Бога, осуждается как неверный»[166], — писал христианский святой Ефрем Сирин. Христос тоже говорил о сомнениях: «Иисус же сказал в ответ: истинно говорю вам, если будете иметь веру и не усомнитесь, не только сделаете то, что сделано со смоковницею, но если и горе сей скажете: поднимись и ввергнись в море, — будет; и все, чего ни попросите в молитве с верою, получите» (Мф. 21:22).

Как квинтэссенцию евангельского сомнения и разрешения от него можно привести пример поведения апостола Фомы уже после воскресения Христа: «Фома же, один из двенадцати, называемый Близнец, не был тут с ними, когда приходил Иисус. Другие ученики сказали ему: мы видели Господа. Но он сказал им: если не увижу на руках Его ран от гвоздей, и не вложу перста моего в раны от гвоздей, и не вложу руки моей в ребра Его, не поверю. После восьми дней опять были в доме ученики Его, и Фома с ними. Пришел Иисус, когда двери были заперты, стал посреди них и сказал: мир вам! Потом говорит Фоме: подай перст твой сюда и посмотри руки Мои; подай руку твою и вложи в ребра Мои; и не будь неверующим, но верующим. Фома сказал Ему в ответ: Господь мой и Бог мой!» (Ин. 20:24—28). Закончил свою жизнь Фома мученически, ревностно и героически проповедуя Христа[167].

«Верующие — только те, которые уверовали в Аллаха и Его посланника, потом не испытывали сомнений», — говорится в Коране (Коран 49:15). Сомнения указывают на недоверие Аллаху и Его пророку и отсутствие веры в себя. В основе сомнения лежит страх сделать неправильный выбор и, следовательно, показывает неспособность человека различить истину, отделить черное от белого. Согласно исламскому вероучению, сомнение человеку нашептывает шайтан, желающий сбить верующего с истинного пути (Коран 114:1—6). Поэтому, засвидетельствовав свою веру словами свидетельствования веры в Аллаха («шахады»), человек дол-

*«До тех пор пока человек не примет решение, он колеблется, отступает и действует неэффективно. Но в момент принятия решения меняется весь ход событий — появляются незапланированные благоприятные обстоятельства и материальная помощь, о которой он даже не мечтал».*

*Иоганн Вольфганг фон Гёте*

**Жребий метать — после не пенять**

*«Сделать правильный выбор в ситуации „или—или" практически невозможно. Исполнись решимости и действуй».*

*Кодекс Бусидо*

жен отгонять любые сомнения об истинности и правильности своего выбора, в противном случае он впадает в грех неверия.

Одновременно с этим **сомнение показывает раздвоенность, а то и «растроенность» природы сомневающегося, множественность его целей**. На него нельзя положиться, потому что он и сам не может с уверенностью сказать, как поступит в той или иной ситуации, его система ценностей «плавает». Про таких людей говорят «ни рыба ни мясо», они всегда подстраиваются под ситуацию.

*«Человек с двоящимися мыслями нетверд во всех путях своих».*

*Иак. 1:8*

Сомневающийся человек может долго стоять в начале пути, так и не сделав ни одного шага вперед, не сумев выбрать путь. Сомнение мешает нам ясно мыслить, адекватно оценивать ситуацию, принимать правильные решения и воплощать эти решения в жизнь. Вместо того чтобы решать возникающие «по ходу» задачи, мы зацикливаемся на дилеммах «следует — не следует», «смогу — не смогу». Это истощает наши внутренние силы и время, отдаляя от поставленной цели.

## Решись — и ты свободен

В буддизме нерешительность и сомнения является одним из пяти препятствий к просветлению[168]. Сомнение, по буддизму, это очень серьезное препятствие на пути духовного совершенствования: его особенность в том, что оно постоянно поддерживает состояние нерешительности, в котором мы активно не желаем прояснить свою позицию. Мы постоянно позволяем себе уклоняться от постановки и выяснения важных вопросов.

## Не проточная вода портится, а стоячая

Как и в работе с другими препятствиями, прежде всего необходимо признать, что это действительно сомнение (вичикиччха). В данном случае важны именно результаты распознавания препятствия: как только мы обнаруживаем присутствие сомнения и нерешительности и понимаем, что они нежелательны, нужно принять твердое решение изменить ситуацию. Чтобы справиться с препятствием «сомнение и нерешительность», можно использовать размышление в духе випассаны о его непостоянстве, об отсутствии у него независимой сущности и о том, что оно не способно принести счастье. Самое главное — развить в себе непоколебимую решимость: тогда можно будет подумать, как прояснить неосознанные заблуждения, лишающие нас уверенности.

Мистики каббалы называют склонность человека впадать в нерешительность «алма десфейка» — мир сомнения. В своей основе мир представляет собой пеструю смесь добра и зла, правды и лжи. Его называют также «алма дешикра» — мир лжи. В чем источник сомнения, лежащего в основе «алма десфейка»? Ответ надо искать в Торе, в ее рассказе о формировании человеческой природы. Адам стоял перед изначальным выбором — подчиниться Божественному указу и не есть плод от «древа познания добра и зла» или не подчиниться? Тот мир, который он знал, был совершенен, а в древе скрывалась грозная сила, способная пустить зло в этот мир. Когда Адам подошел к этому дереву, и он был чист, и мир был чист. Зло существовало только как объективная, бесстрастная вероятность, находящаяся где-то вовне. Но когда Адам съел этот плод, зло вошло в его плоть и кровь и перемешалось с мировым благом. Отныне человеческий разум не мог полностью разобраться в своих сомнениях, не мог, как раньше, читать мир легко и непосредственно, как открытую книгу. Не случайно мистики называют древо познания добра и зла «илана десфейка» — древо сомнения. И наша цель, в соответствии с иудейской традицией, пробиться к ясности, чистоте восприятия. «Эйн симха кеатарот а-сфекот — нет большей радости, чем устранить сомнения»[169].

*Решительность —
делу помощь,
струсишь — через
арык не прыгнешь*

Действительно, минутное колебание может стоить нам достижения заветной цели. Как Орфею, герою древнегреческого мифа,

*Нерешительность —
вор возможности*

который спустился за возлюбленной в Аид[170]. Своим волшебным пением он растрогал царя подземного царства, и тот разрешил вернуть Эвридику в мир живых. Аид поставил Орфею единственное условие: не оборачиваться, пока они не выйдут на белый свет. Но в самый ответственный момент певец засомневался: действительно ли поспевает за ним возлюбленная же-

*От нерешительности теряешь больше, чем от неверного решения*

на? Сомнение обошлось ему очень дорого: тень Эвридики тут же стала удаляться обратно, в царство мертвых.

В каждое мгновение жизни перед нами открыто целое море возможностей. Дар свободы, врученный людям для самостоятельного движения вперед, иногда обескураживает нас до головокружения. «Что делать? Куда идти?» — сомнения туманят разум и волю. Но у каждого из нас есть главная цель — это следование нашему внутреннему компасу, который ведет нас к истинной цели. Пройти через множество сомнений, ориентируясь на этот маяк, осознать свое предназначение и смело начинать претворять его в жизнь — это и есть наш Путь. И, только преодолев сомнения и начав действовать без страха и упрека, мы выйдем из мира сумерек и тумана на открытый простор.

### Использованные символические образы

<u>Карта Karmalogic:</u>
руины (символ прошлого),
цветущий город (символ будущего).
<u>Пиктограмма Karmalogic:</u>
разбитый меч (символ сомнения).

ВЫ МОЖЕТЕ ПРИСОЕДИНИТЬСЯ
К ОБСУЖДЕНИЮ ЗАКОНА «СОМНЕНИЕ»
И СЛУЧАЕВ, ЕГО ПОДТВЕРЖДАЮЩИХ, НА
САЙТЕ ПРОЕКТА KARMALOGIC.NET. ДЛЯ ЭТОГО
ПРОСКАНИРУЙТЕ РАСПОЛОЖЕННЫЙ В КОНЦЕ
СТРАНИЦЫ QR-КОД С ПОМОЩЬЮ ВАШЕГО
СМАРТФОНА, И ВЫ ПОПАДЕТЕ НА СТРАНИЦУ
ОБСУЖДЕНИЯ ДАННОГО ЗАКОНА.

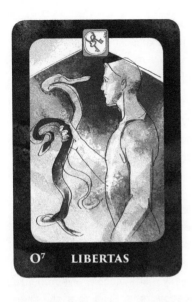

O⁷ LIBERTAS

# Сутра Выбор

## СВОБОДА
### Разумный эгоизм оправдан

*Боремся за свое счастье и свободу выбора, иначе зачем мы родились*

Потребность человека в свободе информации, общения и передвижения является одной из самых важных. Почему именно эти свободы нам так необходимы? По мнению психологов, они являются наиважнейшими ценностями, поскольку играют главную роль в становлении человека как личности, в формировании его идентичности, определяют степень его участия в общественной жизни[171]. Именно свобода информации, свобода общения и свобода передвижения дают человеку возможность учиться, анализировать, делать выводы, развиваться, принимать комплексные решения и влиять на реальность вокруг.

Часто люди ставят свою свободу в зависимость от наличия контроля над всем их окружающим. Большинство людей полагает, что они бы с радостью предпочли бы быть руководителями и иметь контроль над подчиненными, нежели быть под контролем кого-то. По мнению психологов, контроль действительно является благоприятным фактором, однако фокусироваться он может на разном. Исследования показали, что люди с внутренним локусом контроля (люди,

*«Ничто не свободно так, как мысль человека».*

*Дэвид Юм*

которые полагают, что именно они руководят своими действиями и достижениями) обладают лучшим физическим и психическим здоровьем, чем люди с внешним локусом (люди, которые верят в то, что их жизнь зависит исключительно от внешних обстоятельств)[172].

*«Истина, свобода и добродетель — вот единственное, ради чего нужно любить жизнь».*

*Вольтер*

По-настоящему свободный человек, по мнению писателя Мигеля Руиса[173], имеет иммунитет к разнообразным попыткам других людей регулировать его поведение. Он дает следующий совет: «Не принимайте ничего на свой счет». Мы всегда можем рассматривать попытки других контролировать нас как нечто, говорящее о них самих, но не о нас. **Действительно свободный человек не пытается контролировать остальных людей.** Психолог Мишель Лариви в своей книге «Завоевать свободу быть собой» высказывает похожее мнение: «Свобода — внутренняя независимость. Это состояние,

*«Я не разделяю ваших убеждений, но я отдам жизнь за то, чтобы вы могли их высказать».*

*Вольтер*

позволяющее человеку быть собой, чувствовать себя комфортно в своем теле, будь то в одиночестве или рядом с другими». Свободный человек легко выносит критику и не стремится критиковать других. Он не боится показаться смешным и делать то, что ему нравится[174]. Можно сказать, что **свободным человеком движет разумный эгоизм** — стратегия поведения, при которой человек прикладывает активные усилия к саморазвитию и достижению своих целей, не ущемляя при этом интересов окружающих и не вступая в конфликт с социумом.

*Хорошо птичке в золотой клетке, а того лучше на зеленой ветке*

Может показаться странным, но **мораль и эгоизм зачастую идут рука об руку**. У них много общего. Когда мы думаем о морали, то сразу же представляем себе людей, совершающих правильные поступки, делающих мир лучше и думающих о других. Однако если мы проанализируем, почему люди принимают высокоморальные решения, то станет ясно, что зачастую они имеют в виду и свой личный интерес. Практически всегда при решении этических вопросов включается механизм эгоизма. И это не удивительно.

Эгоизм движет многим в нашем поведении, даже проявлением щедрости. По мнению специалистов, здоровый эгоизм — эгоизм, направляющий людей в положительном направлении, — полезен[175]. В случае если человек хочет вести себя морально и совершать хорошие поступки на благо других людей, исходя при этом в том числе и из каких-то личных интересов, в этом нет ничего плохого. Забота о себе также оправданна. Ведь физическое и психическое здоровье человека имеет большое значение не только для него самого. Если мы не заботимся о себе, то это обязательно отражается на наших родных и близких. Так же как любое недомогание или болезнь наших близких не может оставить нас равнодушными. Необходимо помнить, наше благополучие так же важно для окружающих, как и для нас самих.

*«Я волен заходить в остальные пять комнат моего дома, но не захожу, потому что мне этого сейчас не надо. Я довольствуюсь одной, в которой мы сейчас разговариваем, но мне очень важно знать, что у меня есть свобода зайти в любое время в остальные свои комнаты».*

*Иоганн Вольфганг фон Гёте*

По большому счету **разумным в строгом смысле слова может быть только эгоизм**. Это не столько позиция известного русского революционного писателя-материалиста Николая Чернышевского[176], сколько уже давно обоснованная установка эллинистической философии, которая ориентировала человека заботиться о себе. Курс лекций, посвященный этой особенности поздней греческой философии, лег в основу книги знаменитого французского философа второй половины XX века Мишеля Фуко «Герменевтика субъекта»[177].

### Жить по воле, умереть в поле

Такая «забота о себе», своеобразный классический, а не разумный эгоизм разночинца Чернышевского, оказывается весьма гуманной и по отношению к окружающим. Так, Сенека, Эпикур и другие авторы эллинистического периода на собственном примере показывали, что разумно беспокоиться не только о своем здоровье и спокойствии, но и не в меньшей степени — о здоровье и общем благополучии родных и близких, своего государства и своей родины. Они полагали, что именно беспокойство о своей свободе может служить надежной основой для постоянной

### Воля птичке дороже золотой клетки

*«О свобода, очарование моей жизни, без тебя работа — это пытка, а жизнь — долгое умирание. Свобода — божество моей души».*

*Пьер Прудон*

заботы об окружающих, их свободе и благополучии. В самом деле, о какой свободе и каком спокойствии может идти речь, если болеют родители или дети, если друг в беде или в государстве назревает война или революция?

Поставив в высший приоритет заботу о себе и обеспечив себя всем необходимым для внутреннего роста и развития, тем самым мы приобретаем истинную свободу. Ведь **в основе ощущения свободы лежит свобода самого выбора** — возможность сознательно выбирать между альтернативными вариантами действий с полным осознанием того, что мы могли бы выбрать иной вариант[178].

*«Свобода — это не праздность, а возможность свободно располагать своим временем и выбирать себе род занятий...»*

*Жан Лабрюйер*

Свобода выбора тесно связана с понятием воли, которая, согласно интеллектуалистической теории, может быть сведена к функционированию познавательных процессов[179]. Стремление к познанию мира, как внешнего, так и внутреннего, является глубинно заложенной в нас потребностью, именно оно определяет личность человека, даруя чувство внутренней полноты, придавая жизни смысл и даруя ощущение свободы. Всемирно известный ученый В. И. Вернадский говорил: «Жизнь для меня определяется любовью к людям и свободным исканием истины». Этими словами описаны **чрезвычайно важные составляющие нормальной человеческой жизни, которые заключаются в свободном общении с людьми, передвижении и познании себя и мира в целом.** Имея возможность постоянно подпитывать себя знаниями, умениями и определенными навыками, человек становится поистине свободным.

*«Человек воспитывается для свободы».*

*Георг Гегель*

Однако свобода не является простым подарком судьбы. **Дарованная нам свобода выбора предусматривает ответственность за поступки и действия, которые сопровождают этот выбор.** Жить в обществе, а тем более в обществе традиционном, и быть свободным от его требований и ограничений если и можно, то очень сложно. Поэтому-то и ищут гармонии личностного и социального начала лучшие умы всех времен и многих народов, создавая

сутра: выбор закон: свобода

философские и религиозно-этические учения и демонстрируя возможность сохранения внутренней свободы своим образом жизни.

Например, русский и украинский странствующий философ, поэт, баснописец и педагог, родоначальник русской религиозной философии Григорий Саввич Сковорода[180] остался верен раз и навсегда выбранному для себя пути свободы всю свою жизнь. Происходивший из малоземельного казацкого рода, он мог бы сделать блестящую светскую или духовную карьеру. Но жажда знаний, новых впечатлений, свободы и странствий привела его в русскую дипломатическую миссию в Токай. По Европе Сковорода странствовал в течение целых пяти лет. Он жадно впитывал новые знания, посещал лекции самых знаменитых профессоров, учил все новые и новые языки, вел свои записи и переписку на латыни, а затем и на древнегреческом. Дух свободы, неодолимое стремление к ней удерживали Сковороду от шагов, которые привязали бы его к одному месту, наложили бы на его жизнь печать долга, официальных обязанностей.

Свободный в своих перемещениях, он посещал все новые и новые места, знакомился с новыми людьми, учился и учил сам, писал и творил... «Мир ловил меня, — такую эпитафию придумал он для своего надгробия, — но не поймал». И умер Григорий Сковорода именно тогда, когда сам он этого пожелал, ревностно, до самой смерти, оберегая свою внутреннюю свободу.

**Белый свет на волю дан**

Свобода презирает даже смерть, как в случае с самоубийством царя дакийцев Децебала, не желавшего попасть в плен к римлянам, или смертью защитников последней иудейской крепости Массады, которые предпочли ее мучительному и позорному рабству...

Сейчас свобода — разработанное, тщательно структурированное, даже юридически, понятие. Во многом это произошло благодаря влиянию англосаксов, которые возвели эту категорию в ранг важнейшей ценности. «Никого нельзя заставить быть богатым или здоровым вопреки его воле»[181], — сформулировал Джон Локк подлинную основу всех дальнейших экономических «чудес».

**Вольному воля, спасенному рай**

*«Деятельность разумной мысли, духовная свобода есть призвание человека».*

Константин Аксаков

Но ограничения, запреты и табу до сих пор существуют в обществе, и, если обратиться к физическим терминам, их можно представить в виде потенциальных барьеров[182], которые сопровождают человека на протяжении жизни. Очень часто человек забывает, что эти препятствия — потенциальные барьеры — не абсолютны. И всегда есть возможность их преодолеть. Для того чтобы преодолеть потенциальный барьер, необходимо обладать определенным потенциалом[183], который должен превышать высоту барьера. В нашем случае потенциал — это личные качества и характер человека, а ощущение свободы возникает от понимания своих возможностей.

*«Большинство людей в действительности не хотят свободы, потому что она предполагает ответственность, а ответственность большинство людей страшит».*

Зигмунд Фрейд

**Для личности с сильным характером наличие препятствий — это не отсутствие возможностей, а возникновение новых вариантов.** Так, Христос в Евангелии ломает, разрушает перегородки, существовавшие до этого в среде Его народа и религии древнего Израиля. Многочисленные примеры только подтверждают его тезис: «Познаете Истину, и Истина сделает вас свободными» (Иоан. 8:32), свободными от греха, стереотипов, этнической замкнутости, тем самым, естественно, подавая нам пример, как поступать в нашей жизни и наших конкретных обстоятельствах. Например, отвечая на вопрос законника «кто мой ближний?», Христос рассказывает притчу о милосердном самарянине (Лк. 10:29–37), ставя центром своего повествования представителя народа, которого его соплеменники презирали. Христос разрушает этническую религиозную замкнутость, и проповедь новой веры освобождается от каких-либо границ: «Истинно говорю вам, и в Израиле не нашел Я такой веры. Говорю же вам, что многие придут с востока и запада и возлягут с Авраамом, Исааком и Иаковом в Царстве Небесном» (Мф. 8:11). Все имеют право подходить и общаться с Богом: «Иисус сказал: пустите детей и не препятствуйте им приходить ко Мне, ибо таковых есть Царство Небесное» (Мф. 19:14).

*«Птицу можно поймать. Но можно ли сделать, чтобы клетка была ей приятнее вольного воздуха?»*

Готхольд Лессинг

Основания и природу свободы обосновывал и преподобный Антоний Великий (IV век): «Бог, будучи благ и независтен (щедродателен), дал человеку свободу в отношении к добру и злу, одарив его разумом, чтобы, созерцая мир и что в мире, познавал он Сотворившего всяческая для человека. Но человек неправедный может желать и не разуметь этого, может, к своему несчастью, не веровать и мыслить противно истине. Такую имеет человек свободу в отношении к добру и злу»[184]. Христианство постулирует, что свободное созерцание дает познание, а дальше идет действие с несением ответственности за свой свободный выбор. Дар свободы — важнейший и ценнейший, задача — не упустить его.

> *«Свобода существует лишь для того, кто стремится куда-то».*
>
> Антуан де Сент-Экзюпери

В исламе под свободой понимается естественное право человека, связанное с его способностью делать или не делать что-либо, руководствуясь собственным выбором (ихтияр). Свободой выбора человека наделил Всевышний, поэтому никто не вправе указывать человеку, как ему следует поступить и что делать. Единственным ограничением для человека в его деяниях является мусульманский Закон — шариат, определяющий границы свободы мусульманина. Нарушение установленных в шариате норм считается грехом.

> *«Во все эпохи свобода мысли есть главное условие свободы бытия».*
>
> Назип Хамитов

По-настоящему свободный человек не является собственностью другого человека, государства, общества. Мусульманин свободен в своих передвижениях, в выборе места жительства, религии, труде, убеждениях и общении. Так, в Коране говорится, что пророк Мухаммед не мог заставить других верить в Аллаха, это был их свободный выбор. Предназначение пророка состояло в передаче Откровения людям: «Напоминай же, ведь ты — только напоминатель! Ты над ними — не властитель» (Коран 88:21–22), «Если они отвратятся, то Мы ведь не послали тебя над ними хранителем. На тебе только передача» (Коран 42:48). Но настоящую свободу мусульманин ощущает, лишь следуя за уготованным для него Аллахом, то есть исполняя свое предназначение в мире.

## Кто сорвал розу свободы, тот не обронит ее лепестков

*«Свобода — это осознанная необходимость».*

*Спиноза*

В буддизме духовная свобода (вимукти) возникает под влиянием бесстрастности[185]. В ранних буддийских учениях свобода состоит из двух частей. Во-первых, есть чето-вимукти — «свобода ума», которая обозначает полную свободу от любой субъективной эмоциональной и психологической предвзятости, от предрассудков, от любой психологической обусловленности. И во-вторых, есть праджня-вимукти — «свобода мудрости», под которой понимается свобода от всех неверных воззрений, всего неведения, всей ложной философии, всех мнений.

Эта полная свобода сердца и ума на высочайшем из возможных уровней — цель и объект буддийской жизни и практики. Однажды Будда сказал: «Как у океана один вкус, вкус соли, так и у моего учения один вкус, вкус свободы». Окончательная цель, завершение буддизма — этот вкус полной духовной свободы, свободы от всего обусловленного.

*Какими заклепами ни замыкай коня, он все рвется на волю*

Но эта свобода — еще завершение духовного пути. Далее под ее влиянием возникает этап, который называют «знание о разрушении ашрав». **Недостаточно просто быть свободным. Следующий этап — осознавать, что мы свободны.** И человек знает, что он свободен, если произошло разрушение ашрав. Это еще одно непереводимое, очень выразительное слово, которое обозначает своего рода умственный яд, наполняющий ум. Есть три ашравы: камашрава, что означает яд желания или страсти к переживаниям, получаемым посредством пяти органов чувств; бхавашрава — цепляние за любую форму обусловленного существования, даже существования богом; и авидьяшрава — яд духовного неведения. Когда эти яды устранены и когда человек знает, что они устранены, тогда разрушена, по крайней мере, жажда или страстное желание, тришна, эмоциональная составляющая духовного неведения. Цепь разорвана в ее самом слабом и самом сильном звене. Теперь под влиянием ощущений не возникает вообще никаких желаний. На этом этапе буддисты добираются до окончания спирального пути и достигают состояния Будды.

Еврейская традиция называет Песах, центральный иудейский праздник в память об Исходе из Египта, Праздником свободы. При этом подчеркивается, что источником этой свободы является не просто физический уход из рабства, но свобода обретается только после принятия Торы, после реализации религиозного аспекта Исхода[186].

Тора принимает и ценит физическую свободу, свободу тела от физического порабощения, свободу человека или народа распоряжаться собой. Но кроме свободы физической иудаизм ценит и другой аспект свободы: свободу Божественной искры, являющейся внутренней сущностью души человека, призванной властвовать над внешними элементами его души — над его страстями, соблазнами, сиюминутными желаниями. Иудаизм считает, что **сутью человека, его настоящим, внутренним «я» является горящая в нем Божественная искра**, а целью человека — реализация потенциала, заложенного в этой искре.

*«Добро есть свобода. Лишь для свободы или в свободе состоит различие между добром и злом».*

*Сёрен Кьеркегор*

В окружающем мире мы видим часто, как человек, гоняющийся за достижением текущих соблазнов, становится рабом своих страстей, и такого человека, конечно, нельзя назвать духовно свободным. Но идеал иудаизма состоит не в том, чтобы страсти были подавлены, но в том, чтобы человек мог управлять своими страстями, чтобы он мог направлять энергию страстей на реализацию миссии, диктуемой человеку его Божественной искрой. «Тот, кто не хочет быть слугой Бога, становится слугой своих страстей», — говорит Талмуд.

*«Лишь тот достоин жизни и свободы, кто каждый день за них идет на бой».*

*Иоганн Вольфганг фон Гёте*

**Свобода — высшее благо, и ее ценность не заменят комфорт и достаток,** о чем аллегорично повествует армянская народная сказка «Собака и волк»:

«Однажды крестьянин отправился в лес за дровами. За ним увязалась и его собака. Вместе они вошли в лес. Вдруг появился волк. Он набросился на собаку и хотел ее съесть, но собака со слезами на глазах сказала ему:

— Что сделала я тебе плохого, что ты хочешь меня съесть? Если ты сейчас съешь меня, все равно завтра опять будешь голодным. Давай пойдем к нам домой, там каждый день мне дают хлеб и другую пищу, будем жить вместе.

Волк видит, что собака говорит дело, и согласился. Шли они шли, и, когда подошли к селу, волк заметил, что шея у собаки плешивая, вся в нагноившихся ранах.

— Это хорошо, очень хорошо, братец, что ты так прекрасно живешь, но почему у тебя такая шея?

— Знаешь что, братец, у моего хозяина дурной характер: перед тем как положить передо мной хлеб, он надевает мне на шею цепь, а затем говорит: „Ешь“.

— Нет, братец, я пойду обратно, а ты иди, живи с сытым желудком и с цепью на шее»[187].

*«И познаете истину, и истина сделает вас свободными»...*

*Иоан. 8:32*

Гёте как-то сказал, что свобода — это самая удивительная вещь: «Я волен заходить в остальные пять комнат моего дома, но не захожу, потому что мне этого сейчас не надо. Я довольствуюсь одной, в которой мы сейчас разговариваем, но мне очень важно знать, что у меня есть свобода зайти в любое время в остальные свои комнаты». Для современного человека свобода — это и свобода получения информации, и способность влиять как минимум на те события, которые касаются его самого непосредственно, и возможность перемещения в социальном и географическом пространстве туда, где он может быть наиболее востребован и где он почувствует себя успешным и счастливым. Самое главное — понимать, что единственно правильного выбора нет, как нет и универсальных рецептов жизненного и социального успеха. Каждый должен думать сам за себя и иметь смелость самому пользоваться собственным разумом — как писал об этом Иммануил Кант: «sapere aude» («имей мужество знать»)[188].

### Использованные символические образы

Карта Karmalogic:
змеи (символ знания, подвижности мысли, коммуникации).

Пиктограмма Karmalogic:
связка ключей (символ свободы).

сутра: выбор закон: свобода

ВЫ МОЖЕТЕ ПРИСОЕДИНИТЬСЯ
К ОБСУЖДЕНИЮ ЗАКОНА «СВОБОДА»
И СЛУЧАЕВ, ЕГО ПОДТВЕРЖДАЮЩИХ, НА
САЙТЕ ПРОЕКТА KARMALOGIC.NET. ДЛЯ ЭТОГО
ПРОСКАНИРУЙТЕ РАСПОЛОЖЕННЫЙ В КОНЦЕ
СТРАНИЦЫ QR-КОД С ПОМОЩЬЮ ВАШЕГО
СМАРТФОНА, И ВЫ ПОПАДЕТЕ НА СТРАНИЦУ
ОБСУЖДЕНИЯ ДАННОГО ЗАКОНА.

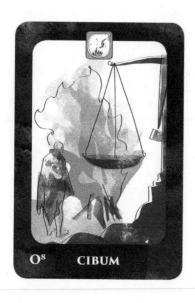

O⁸    CIBUM

# Сутра Выбор

## БЕСПОРЯДОК
### Беспорядок притягивает неприятности

*У каждого свой порядок в голове и в вещах, он помогает организовать мысли и действия. Отсутствие такой организации позволяет хаосу мира нарушить наши планы*

Часто говорят: порядок на столе — порядок в голове. Это не совсем так, а точнее, зависимость здесь прямо противоположная. Если человек привык внутри своей головы все раскладывать по местам, то и хранилище канцтоваров ему захочется организовать по той же схеме. А схемы бывают разные. **Порядок — это не обязательно чистый стол, это просто наличие работающей системы**.

Слово «ко́смос» в переводе с греческого языка обозначает и «порядок», и «красоту» (вспомним для примера слово «косметика»). Это было одно из ключевых понятий в древнегреческой культуре и употреблялось для обозначения установленного богами Всемирного Порядка — в противовес Хаосу — всемирному беспорядку. Греки уже в древности понимали сущностную связь между мировым порядком и красотой внутреннего мира человека. Если боги сотворили мир гармоничным, то и все, что находится в этом мире, должно соответствовать законам гармонии и порядка.

Если же система дает сбой, мы утрачиваем контроль над ней. И тогда жди неприятностей. Неприятности — это оценка нами тех событий, к которым мы не готовы и которые заставляют нас делать то, что мы не хотим. Таким образом, неприятности — это закономерный и неизбежный (хотя, возможно, и не так быстро осознаваемый) результат отсутствия контроля над ситуацией. Для того же чтобы контролировать ситуацию, необходимо, как минимум, быть деятельно в нее включенным. Таким образом, **порядок** — это упорядочивание нами собственной жизни. Для этого можно как использовать готовые рецепты — существующие традиции, правила поведения, расписания и тому подобное, — так и создавать свои собственные регуляторы поведения. Говоря современным языком, **порядок для современного человека — в первую очередь вопрос его самоменеджмента**[189].

Порядок возникает с потребности выяснить надлежащие места предметов, их отношения и определения первостатейных категорий мышления. **Порядок начинается в голове.** Как принципиальное явление, он крайне необходим в армии, государственном администрировании, медицине, науке, бизнесе, промышленном производстве, бухгалтерии… и даже в собственном доме («дом — это машина для жилья», как сказал Ле Корбюзье).

*«Чистота и порядок следуют сразу за любовью к Богу».*

*Шарлотта Бронте*

Социолог Пьер Бурдье[190] и его ученик Люк Болтански[191] исходили из предположения, что никакой социальный порядок не создается сам по себе и тем более он не спускается откуда-то «сверху», от вышестоящих социальных инстанций, но является результатом постоянного согласования и перегруппировки множества практик, то есть создается «снизу вверх». В этих условиях контролировать ситуацию возможно, только изменяясь вместе с ней.

Каждый живой организм — это биологическая система, работающая по определенным законам и правилам. Пройдя длинный путь эволюции, все живое научилось приспосабливаться к постоянно меняющимся условиям окружающей среды. Однако все изменения имеют совершенно закономерный характер, поскольку сама Природа не любит беспорядка. Стремление к порядку и гармонии можно проследить у многих животных, глядя на их внешние эстетические признаки, необходимые для продления рода, и способность чувствовать красоту, гармонию и симметрию[192].

*«Беспорядок делает нас рабами. Сегодняшний беспорядок уменьшает свободу завтрашнего дня».*

*Анри Амьель*

**В человеческом мозге есть встроенная необходимость в правильности и предсказуемости.** Мозг любит зрительные повторы и ритмы, такие как, например, растительные узоры на индийских или персидских коврах. Предсказуемость является наиболее приемлемой для нас на самом общем уровне.

С одной стороны, склонность к правильности или порядку отражает, возможно, глубокую потребность нашей зрительной системы в экономности процесса обработки зрительного сигнала. С другой стороны, умение распознавать правильные формы выступает в качестве защитного механизма для организма. Так как зрение развилось главным образом для разыскивания и обнаружения объектов — чтобы схватить, спрятаться, совокупиться, съесть или поймать. В природе «важное» означает «биологические объекты», такие как добыча, хищник, индивид того же вида, самец или самка, и у всех этих объектов есть кое-что общее: симметрия. Именно поэтому симметрия привлекает внимание и возбуждает[193].

*«Сложно жить в гармонии с хаосом».*

*Дэвид Боуи*

До момента возникновения логического мышления, которое присуще только организмам, стоящим на высших ступенях эволюции, не было иных способов аккумуляции и передачи потомству жизненного опыта, кроме как заложить способность распознавать эстетические признаки физических предметов окружающей среды. Гармония, порядок и эстетическая красота оказались универсальным механизмом сигнализирования живым существам о благоприятности условий и факторов окружающей среды, которые необходимы для реализации живым существом базовых потребностей своего организма. С другой стороны, беспорядок и хаос стали сигналами бедствия и неблагоприятности условий для выживания и размножения. **Беспорядок — это способ предупреждения живых существ о надвигающейся опасности.**

Попав в новый коллектив, человек обычно сначала присматривается к нему. «Говорящим» свидетельством о сотрудниках могут служить их рабочие места, способные многое поведать о своих владельцах, их привычках, характерах и текущем состоянии. Порядок и чистота обычно свидетельствуют о присущей человеку собранности и обязательности. Валяющиеся бумажки, миллионы записок и прочих заметок, скорее всего, указывают на то, что человек разбрасывается по мелочам и не всегда верно расставляет приоритеты. Как правило, его стол завален бумажками-напоминалками о каких-то важных или интересных делах, запланированных его владельцем на ближайшее будущее.

Однако такое разнообразие интересов человека не всегда работает на пользу главного дела. Психологи из Флоридского университета в ходе наблюдения за 5 тысячами американцев в возрасте от 32 до 84 лет выяснили, что беспорядок на рабочем *Что за порядок — огород без грядок*

месте и лишние предметы, не участвующие в исполняемом деле, снижают концентрацию внимания и, как результат, продуктивность деятельности, а также оказывают негативное влияние на умственные способности работников[194]. Более того, беспорядок и лишние предметы приводят к стрессам, поскольку постоянно напоминают обо всех невыполненных и срочных обязательствах. В результате вместо концентрации на конкретном деле мы постоянно отвлекаемся на посторонние дела, тратя энергию и нервы.

Согласно одному проведенному исследованию, около 60 % сотрудников оценивают своих коллег по степени порядка (или его отсутствия) на их рабочем месте. Половина из этого числа признаются, что они «в ужасе» от того, до какой степени небрежными могут быть их соседи по офису. Исследователи также выяснили, что для многих людей беспорядок является проявлением лени. Иными словами, если вы окружили себя замусоренным пространством, то в вас таится лентяй[195].

Журнал «Форбс» опубликовал исследование, демонстрирующее прямую связь между наличием порядка или беспорядка на рабочем месте и продуктивностью и мотивацией сотрудников. «Чем больше у работника беспорядка на рабочем месте, тем он менее продуктивен и слабо мотивирован», — подтверждает Дженни Дид, вице-президент рекрутинговой компании. Офисный беспорядок напрямую связан с организационными навыками сотрудника. Многие признаются, что часто теряют необходимые бумаги или иные важные для работы материалы в стопках бумаг, и не только. Содержимое компьютера также подвержено беспорядку. В нем подчас тоже невозможно быстро найти то, что нужно. Лора Стак, президент консал-

*«Она не была привержена порядку, хотя ей казалось обратное, просто у нее был свой собственный отчаянный метод: она прятала беспорядок».*

Габриэль Гарсиа Маркес

тинговой фирмы, говорит: „Большинство людей проводит около 30 минут, а иногда и около часа в поисках нужных файлов в компьютере". Все вышеперечисленное создает массу проблем на работе, поскольку забирает наше время и создает негативный образ в глазах сотрудников и дирекции»[196].

Но не стоит забывать один важный нюанс: **часто чужой порядок кажется нам беспорядком, потому что он отличается от нашего**. И для того, чтобы понимать других, эффективно взаимодействовать, научиться новому, нам необходимо учиться понимать логику порядка другого человека и его стратегию мышления. Чем большим числом стратегий мы владеем, тем обширнее наши возможности получать информацию, рассуждать вне шаблона и понимать людей, которые живут в ином измерении.

*Беспорядочный человек не проживет в добре век*

Принятие факта существования иного видения порядка дает нам возможность узнать оптимальные стратегии для того или иного вида деятельности и расширить границы нашего мировосприятия. Чтобы разобраться в стратегии, которой мы раньше не пользовались, полезно пообщаться с профессионалами в этой сфере — они помогут настроиться на новую волну и приучат нас к новой схеме мышления.

*Излишние порядки те же беспорядки*

Духовный наставник тибетских буддистов Его Святейшество Далай-лама XIV связывает болезненный хаос мира с тем, что люди и вещи поменялись местами. «Люди были созданы для того, чтобы их любили, а вещи были созданы для того, чтобы ими пользовались. Мир в хаосе потому, что все наоборот», — сказал он. Установление божественного порядка, преодоление хаоса для него равнозначно выходу из порочного колеса страданий. Обязанность по наведению порядка в своей душе, в своей жизни и карме лежит на самом человеке: «Невозможно, чтобы работу сделал кто-то другой, а плоды пожинали вы. Чтение книг о чьем-то духовном развитии не даст вам его постижения. Вы должны совершенствовать себя сами»[197].

Религии вообще очень внимательно относятся к порядку, потому как именно порядок есть критерий осознанного, грамотно спланированного и структурированного духовного пути.

Святитель Григорий Богослов (IV век) в своем гимне творению Бога, устроенному гармонично и в определенном порядке, говорит: «И как под влады-

*У семи нянек дитя без глазу*

чеством порядка во всем устройство и неизменная красота, так беспорядок и неустройство дали начало в воздухе бурям, в земле потрясениям, на море кораблекрушениям, в городах и домах раздорам, в телах болезням, в душе грехам. Все это — наименования не порядка или мира, но смятения или беспорядка. Да и то, всякому известное и всеми ожидаемое разрушение почитаю не иным чем, братья, как преумножением беспорядка, потому что **порядок связывает, а беспорядок разрушает**»[198].

Согласно Библии, Господь творил мир в определенном порядке и последовательности (Быт. 1), то же самое касается и человека. Он положил некий порядок жизни для человечества, облекая его в

*Никому не мило, когда дело хило*

заповеди Адаму и Еве, в том числе заповедь не вкушать от древа познания добра и зла. Адам и Ева были наказаны не за познание, а за нарушение божественного порядка.

Большое внимание порядку уделяется в каббале. Порядок мира видится каббалистам изоморфным порядку еврейского алфавита. «Если с раннего возраста не приучить ребенка к порядку, если не

*От беспорядка и большая рать погибает*

укоренить это в его природе, то ему придется постоянно делать усилия над собой, пока он окончательно не отметет все ограничения. Чем раньше мы начнем присоединять дисциплину к любви, тем легче ему будет жить», — советуют специалисты по каббале[199].

**Чистота и порядок благотворно влияют на нашу деятельность.** Вместе с пространством очищается мышление. Поэтому, например, в исламе крайне важное значение уделяется внешней и внутренней чистоте. **Внешний беспорядок порождает беспорядок внутри, и наоборот — наведение внешней чистоты очищает и внутреннее пространство от**

**лишних мыслей**, отвлекающих мусульманина от его пути. В Коране сказано: «Воистину, Аллах любит кающихся и любит очищающихся» (Коран 2:222), то есть Аллах любит людей, содержащих свою душу в порядке и чистоте. Соблюдающему чистоту мыслей и тела мусульманину бывает легче сконцентрироваться на религиозных обязательствах и жизненном предназначении.

*В нашем полку нет толку: кто раньше встал да палку взял, тот и капрал*

Обычно когда мы говорим о беспорядке, то имеем в виду беспорядок физический: на улице, в доме, на столе. Всем известно, что этот беспорядок только ухудшает наш комфорт. Но существуют и другие виды беспорядка: беспорядок в голове, беспорядок в отношениях, беспорядочный образ жизни и т. д. Все вышеперечисленное объединено отсутствием внутренней упорядоченности и ведет к потере контроля над своей жизнью. Начинают накапливаться проблемы, и **если не навести порядок — все может вылиться в детерминированный хаос и закончиться фатально.**

*Все в порядке: сани в Казани, хомут на базаре*

Детерминированный хаос — это непоследовательное поведение системы, динамика которой зависит от взаимосвязанных факторов[200]. Его особенностью является то, что изменения в системе неустойчивы, соответственно, долгосрочные прогнозы для таких систем невозможны. Конечное состояние системы нельзя предсказать, и даже незначительные отклонения ее параметров могут привести к совершенно противоположным результатам. Теория хаоса обычно используется для прогнозирования погоды, кругооборота капитала в обществе, для описания поведения самого человека и динамики развития общества и для многого другого[201].

*Без расчистки и лес не стоит*

Таким образом, отсутствие порядка в нашей жизни — это однозначное отсутствие гарантии получения тех результатов, на которые мы надеемся. Наши действия могут ухудшать ситуацию, а могут и не изменить. Но поступки, которые, казалось, должны вести к улучшению, тоже могут просто быть неэффективными. Теряется смысл делать что-либо, поскольку результат непредсказуем.

Беспорядок не только уменьшает результативность нашей деятельности, он может изменить ее смысл и направление. Хуже всего то, что при этом мы теряем контроль над ситуацией и возможность ориентироваться в происходящем.

Психологи утверждают: беспорядок ведет к стрессу и неспособности концентрироваться. Людям, живущим и работающим в беспорядке, очень трудно принимать решения, что ведет к плохой самоорганизации, слабым результатам, негативному образу в глазах окружающих и постоянному стрессу и чувству вины.

Однако это еще не все негативные последствия беспорядка. Профессор психологии Шерри Картер описывает всю глубину проблемы так — беспорядок перегружает наше сознание и органы чувств. *Горе тому, у кого беспорядки в дому*
Мы гораздо быстрее устаем, поскольку задействованы все наши системы, но понапрасну. Беспорядок, по ее мнению, нервирует человека, поскольку он никогда не может предсказать, где найти нужную вещь и сколько времени это займет. Беспорядок также поселяет в человеке чувство вины и стыда, особенно в те моменты, когда кто-то случайно приходит к нему в дом или на работу[202].

Мнение Шерри Картер подтверждают и другие специалисты. Неврологи университета в Принстоне сопоставили состояние рабочих мест сотрудников нескольких организаций, их трудовую деятельность *От беспорядка всякое дело шатко*
и психическое состояние. Результаты были не в пользу тех, чье рабочее место было в беспорядке: эти люди находятся в бо́льшем стрессе и показывают отнюдь не лучшие результаты. А исследователи университета в Лос-Анджелесе обнаружили, что у всех женщин, за которыми они наблюдали, активизировались гормоны стресса в то время, когда они перебирали вещи в поисках необходимого. Ученые обнаружили, что мозг в эти моменты ведет себя так же, как и в периоды мультизадачного режима работы. Это означает, что органы чувств перегружены, поднимается уровень стресса и блокируется способность мыслить творчески и принимать решения[203].

*От порядка малые дела растут, а от беспорядка даже большие расстраиваются*

В такой ситуации вероятность негативных последствий очень велика. С каждой секундой, каждой минутой, количество неприятностей будет только увеличиваться. И **чем больше беспорядок — тем больше неприятностей**. Эта закономерность обыгрывается во многих произведениях фольклора. Например, в мадагаскарской народной сказке «Курица и папанго» рассказывается о нерадивой курице, которая из-за беспорядка, царившего у нее во дворе, потеряла хорошего друга.

«Понадобилась, говорят, однажды курице иголка. Она обежала всю округу, чтобы ее одолжить, но соседки куда-то ушли, и курица не знала, что делать. Вдруг она услышала, что у нее над головой какая-то птица кричит: „Куху! Куху!“. Это был папанго.

В те времена курица и папанго были друзьями, и папанго согласился одолжить ей иголку. На свою беду, Ракухувави — так звали курицу — ее потеряла, потому что у нее во дворе всегда был беспорядок.

Вечером папанго пришел за иголкой, но курица не могла ее вернуть и извинялась перед ним, как только могла. Рассерженный папанго ничего не хотел слушать и сказал, что завтра опять придет за своей иглой.

*«От беспорядка в доме, вероятно, тоже можно получать особого рода удовольствие, просто я пока не способен это понять».*

*Макс Фрай*

Целый день курица с подругами искала иголку и не нашла. Курица рылась в земле, заглядывала под каждую травинку — иголка пропала, и все. Папанго пришел и в страшном гневе стал требовать какую-нибудь другую вещь, чтобы возместить убыток. Но курица, которая привыкла собирать вокруг себя много вещей, нужных и ненужных, не хотела ничего ему отдавать. Тогда папанго вместо своей иголки схватил ее цыпленка и закричал: „Пусть будут прокляты все мои потомки, которые забудут о причиненном мне зле, подружатся с курицей и перестанут преследовать ее детей и внуков!“

Говорят, с тех пор курица и папанго стали врагами. Когда папанго кружит над деревней, он кричит: „Филу! Куху! Куху!“ Это он требует у курицы иголку. Если ему удается, он крадет у нее цыплят.

А курица до сих пор разгребает землю лапами и тычется носом — все старается найти иголку»²⁰⁴.

Каждый строит внутри себя некие модели — и внешние объекты стремится расставить по той же системе. Мы исходим из того, что удобнее нашему мозгу, что у него лучше получается. У каждого из нас свой тип усвоения информации и свой порядок обработки сигналов из внешнего мира. И если

*Где для одного простого дела заведено сто порядков, там не все гладко*

нам кажется, что окружающие вещи нам не подчиняются, а наши поступки не ведут к цели, очень полезно бывает начать систематизировать наши мысли, например, с помощью тайм-менеджмента. Если мы наведем порядок в мелочах, они затем, как кирпичи, сложатся в стройную систему здания нашего бытия. Тогда не только в своих мечтах, но и в реальной жизни мы заменим расщепляющий нашу личность хаос на порядок и гармонию.

### Использованные символические образы

Карта Karmalogic:
костер (символизирует беспорядок).
Пиктограмма Karmalogic:
костер.

ВЫ МОЖЕТЕ ПРИСОЕДИНИТЬСЯ
К ОБСУЖДЕНИЮ ЗАКОНА «БЕСПОРЯДОК»
И СЛУЧАЕВ, ЕГО ПОДТВЕРЖДАЮЩИХ, НА
САЙТЕ ПРОЕКТА KARMALOGIC.NET. ДЛЯ ЭТОГО
ПРОСКАНИРУЙТЕ РАСПОЛОЖЕННЫЙ В КОНЦЕ
СТРАНИЦЫ QR-КОД С ПОМОЩЬЮ ВАШЕГО
СМАРТФОНА, И ВЫ ПОПАДЕТЕ НА СТРАНИЦУ
ОБСУЖДЕНИЯ ДАННОГО ЗАКОНА.

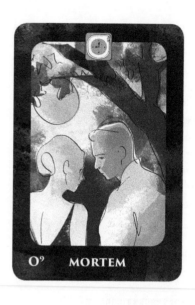

# Сутра Выбор

## СМЕРТЬ
### Советуемся со своей смертью

*Действуя сегодня, поступаем так,
как будто этот день последний*

«Жить — это редчайшая вещь в этом мире. Многие люди просто существуют» (Оскар Уальд). Мы редко задумываемся над тем, что именно имеет значение в жизни. К сожалению, большую часть отпущенного нам времени мы ходим по кругу и делаем изо дня в день одно и то же. И если мы не способны разобраться, что именно важно, а что нет, то наша жизнь превращается в губительный шаблон. И в какой-то момент мы понимаем, что многого не успели, не сделали и уже не сможем, поскольку время необратимо и многие шансы навсегда упущены.

*Бойся Бога:
смерть
у порога*

Мы редко задаемся вопросом: «Провел бы я сегодняшний день так, как я это сделал, если бы знал, что он последний?» Возможно, потому что не все из нас уверены, что ответили бы «да». Более того, очень часто фраза «прожить сегодняшний день как последний» ассоциируется у нас с чем-то несерьезным или даже безответственным. **Проживать каждый день как последний не означает быть безрассудным.** Это значит, что прожить его необходимо с пониманием того, что именно имеет для нас значение. Как делал это великий гений Альберт Эйнштейн, который говорил: «Существуют два пути прожить жизнь. Один — будто чудес не бывает. Второй — будто кругом одни чудеса».

И как поступал Стив Джобс, у которого был свой способ понять, правильно ли он проживает настоящее. Каждое утро он смотрел в зеркало и спрашивал себя, хотел бы он делать то, что он делает, если бы этот день был последним. Если его ответ был «нет» в течение нескольких дней, это являлось сигналом, что нужны срочные перемены[205]. Можно сказать, что Стив Джобс действительно жил, советуясь со смертью, т. е. здесь и сейчас, воспринимая каждый день как самый главный в жизни, стараясь проживать его максимально полноценно и насыщенно. Каждое его успешное предприятие оказывалось лишь прологом к следующим проектам, казавшимся большинству людей чуть ли не фантастическими. «Для меня не важно, — заметил он как-то в интервью для The Wall Street Journal, — стать самым богатым человеком на кладбище». И продолжил: «Ложиться спать и думать, что сегодня ты совершил настоящее чудо, — вот что для меня важно». Интервью это состоялось в 1993 году. Тогда Джобс еще не знал о своей болезни. Но уже тогда каждый день для него был самоценной единицей и поводом менять мир к лучшему.

Эта земная жизнь — единственная, время окончания мероприятия нам заранее не сообщают, и ни о какой второй попытке или bonus game речь не идет. «Memento mori» (помни о смерти), — гласит латинская пословица. «Жизнь коротка, но слава может быть вечной», — сказал знаменитый римский оратор Цицерон. **Помня о пределе существования, мы должны стремиться каждый свой миг сделать осмысленным.**

Совет помнить о смерти не предполагает жить в постоянном ее страхе. Но пока мы живы, наши сердца должны переполнять чувства доброты, радости и благодарности за каждый прожитый день. Как сказал знаменитый американский проповедник здорового образа жизни Поль Брэгг: «Молодость — это приготовление к старости, жизнь — это приготовление к смерти. Для меня лично мысль о смерти

> *«А что такое смерть?*
> *Такое ль это зло,*
> *Как всем нам кажется?*
> *Быть может, умирая,*
> *В последний горький час дошедшему до края,*
> *Как в первый час пути, совсем не тяжело?»*
>
> Пьер Ронсар

**Тяни лямку, пока не выкопают ямку!**

*«Смерть устраняет ничтожное и тем способствует освобождению духа от его конечности и раздвоенности, равно как и духовному примирению субъекта с абсолютным».*

*Георг Гегель*

очень далека. Я мыслю только терминами жизни. Я верю, что каждую ночь, когда мы засыпаем, мы умираем, а просыпаясь утром, мы начинаем новую жизнь. Так я делаю каждый день, насколько это возможно»[206].

Старость и смерть являются логической кульминацией и завершением любой жизни — как продолжительной, активной и полноценной, так потраченной впустую. Однако не стоит жить в постоянном страхе смерти, поскольку рано или поздно она непременно придет к каждому живому существу. В биологии существует бесчисленное множество теорий старения, но большинство исследователей в конечном итоге приходят к выводу, что причиной смерти в ранние годы являются сам человек и его отношение к жизни. Сегодня уже никто не станет отрицать, что негативные эмоции несут мощную разрушительную силу для организма, точно так же как и отсутствие жизненных ориентиров, стремлений и желаний. В то время как положительные эмоции и позитивное отношение к жизни, наоборот, способствуют длительной и полноценной жизни.

## Охай, не охай, а вези до упаду (то есть до смерти)

Физиологи утверждают, что среди факторов, снижающих скорость старения организма, огромное значение имеет здоровый образ жизни[207], в основе которого лежит поддержание физической формы и активности нервной системы организма. Известно, что около 80 % генетической информации человека работает на нервную систему, обеспечивая эффективный механизм управления всеми системами организма. Нервная система является центральным аппаратом регуляции всех функций организма[208]. До тех пор, пока человек живет и в полной мере использует все возможности своей нервной системы, во главе которой стоит головной мозг, до тех пор этот мозг и будет поддерживать в тонусе и функциональной активности весь организм. **Как только человек останавливается в своем развитии, как интеллектуальном, так и физическом, скоро приходит смерть.**

*«Пока мы откладываем жизнь, она проходит».*

*Сенека*

Но как бы мы не поддерживали себя и свой организм в высокофункциональном состоянии, мы никогда не знаем, какой из дней станет последним. Поэтому стоит «ловить момент» (carpe diem!)[209], как предлагал древнегреческий философ Эпикур. По его мнению, достичь ощущения счастья можно

*Кто чаще смерть поминает, тот меньше согрешает*

следующим образом: «Привыкай думать, что смерть для нас — ничто, ведь все и хорошее, и дурное заключается в ощущении, а смерть есть лишение ощущений»[210]. На этом основании Эпикур создал свою философию, которая учила в каждом мгновении жизни находить подлинное удовольствие, в каждом прожитом дне — подарок, который нужно оценить и радоваться ему.

Выдающийся древнеримский философ и государственный деятель Сенека советовал своему другу: «Отвоюй себя для себя самого, береги и копи время, которое прежде у тебя отнимали или крали, которое зря проходило. Сам убедись в том, что

*«Если любишь жизнь, не трать время зря, потому что жизнь состоит из времени».*

*Бенджамин Франклин*

я пишу правду: часть времени у нас отбирают силой, часть похищают, часть утекает впустую. Но **позорнее всех потеря по нашей собственной небрежности**. Вглядись-ка пристальней, ведь наибольшую часть жизни тратим мы на дурные дела, немалую — на безделье, и всю жизнь не на те дела, что нужно. Укажешь ли ты мне такого, кто ценил бы время, кто знал бы, чего стоит день, кто понимал бы, что умирает с каждым часом? В том-то и беда наша, что смерть мы видим впереди; а большая часть ее у нас за плечами, ведь сколько лет жизни минуло, все принадлежат смерти. Поэтому не расходуй его попусту, а тем более не позволяй расходовать свою жизнь другим людям»[211].

**Смерть — это окончание депозита жизни, который нам нужно успеть реализовать.** Помня о смерти и воспринимая ее как единственный реальный финал, мы освобождаемся от мнимых барьеров, которые часто кажутся нам непреодолимыми. Стра-

*Лучше смерть славная, чем жизнь позорная*

хи, неуверенность, ощущение ограниченного количества возможностей — все это отступает перед единственным, действительно непреодолимым фактором — смертью.

*«Часть людей обольщается жизнью земной, //Часть — в мечтах обращается к жизни иной. // Смерть — стена. И при жизни никто не узнает // Высшей истины, скрытой за этой стеной».*

*Омар Хайям*

«Всему свое время, и время всякой вещи под небом: время рождаться, и время умирать; время насаждать, и время вырывать посаженное» (Екк. 3:1–2), — говорит библейская книга Екклесиаста. В христианской религии смерть воспринимается как постоянное напоминание о необходимости совершенствоваться для вхождения в Царствие Небесное: «Со всяким человеком неразлучна мысль о смерти. Но неверующие худо ею пользуются, сетуя только о разлуке с приятностями жизни. Верующие же употребляют ее в пособие и врачевство от постыдных страстей»[212]. «Добрый педагог и телу, и душе есть незабвенная память о смерти»[213]. Преподобный Нил Синайский писал: «Всегда ожидай, но не бойся смерти; то и другое — истинные черты любомудрия», «если желаешь истинной жизни, ожидай всегда человеческой смерти»[214], потому как **память о смерти — главный двигатель человека к своей нравственной максиме**. Митрополит Антоний Сурожский, почитаемый у православных, очень емко описал то ощущение ценности момента, которого стоит добиваться, вспоминая о смерти: «Дни лукавы, время обманчиво. И когда говорится, что мы должны помнить смерть, это говорится для того, чтобы мы жили со всей напряженностью, какая могла бы у нас быть, если бы мы сознавали, что каждый миг — единственный для нас, и каждый момент, каждый миг нашей жизни должен быть совершенным, должен быть не спадом, а вершиной волны, не поражением, а победой. И когда я говорю о поражении и о победе, я имею в виду внутреннее становление, возрастание, способность быть в совершенстве и в полноте всем, что мы есть в данный момент»[215].

## Раньше смерти не умрешь

*«Смерти меньше всего боятся те люди, чья жизнь имеет наибольшую ценность».*

*Иммануил Кант*

Согласно исламу, верующие должны сторониться пустых и бесполезных деяний, не растрачивать время впустую. И делать только то, что приближает к конечной цели — раю: «Поистине, те, которые не веруют в будущую жизнь, — уклоняются от пути!» (Коран 23:74). **Для осознания собственных целей и призвания смерть — лучший советчик.** Зная, что его время конечно, человек не распыляется на глупости, а концентрируется на главном и необходимом. Именно это важное понимание приближает мусульманина к Всевышнему и укрепляет его веру. Для верующего важно не только просеивать необходимое в потоке происходящего,

**На людях и смерть красна**

но так же важно научиться пребывать в каждом моменте полностью. Проживая каждый день как последний, человек совершает только то, что действительно важно. Хорошим критерием для оценки совершаемых деяний для мусульманина может стать представление о Судном дне, Весах деяний. Это будет облегчать выбор и направлять человека к свершению благих деяний. Кроме того, предоставляя себе ежедневный отчет о прожитом, мусульманин легче концентрируется на центральных целях своей жизни.

Смерть, согласно буддизму, не просто естественна, она — желанна[216]. Испытывающий истину, стремящийся к Абсолюту вынужден по наставлению Будды уничтожать в себе все эмоциональные чувства, все цвета и запахи земли. Вот поэтому

*«Всякая жизнь, хорошо прожитая, есть долгая жизнь».*

*Леонардо да Винчи*

смерть — ступень к Идеалу. Однако смерть еще не обеспечивает достижения Абсолюта, потому как посмертная участь человека подчиняется его земной жизни. После гибели человека могут ждать три вида судьбы: скорое перерождение (так называемое переселение душ, сансара), попадание в ад (до вселения в новое тело), уход в нирвану. Умирая, душа распадается на составные элементы, но при дальнейшем воплощении они опять соединяются определенным образом, сберегая единство души. Верная ее «сборка» обеспечивает постоянство существования личности, независимо от того, какая физическая оболочка достается после очередного превращения. Поэтому помнить о смерти для буддиста — это определенная духовная практика, подвигающая человека стремиться к идеалу через аскезу и самосовершенствование в земной жизни.

Сама по себе жизнь не победит смерть. Но жизнь, полная смысла, Божественного смысла, способна одолеть смерть, считается в иудаизме[217].

**Перед смертью не слукавишь**

В этом суть воззрений Торы на смерть: иудаизм не воспринимает смерть как конечный пункт назначения; он также не идеализирует смерть, смерть остается отклонением от нормы (результатом греха Древа Познания). Тора

*«С первой минуты жизни надо учиться быть достойными жить».*

*Жан-Жак Руссо*

воспринимает этот мир как темный и жестокий, но только на поверхности, внутри себя он содержит огромные запасы духовной энергии, которые должны быть освобождены силою наших ежедневных деяний (мицвот), трансформирующих этот мир в духовно наполненное место. Грехи и зло в мире временно скрывают потаенные «искры» и в конечном итоге приводят к смерти — временному разделению между телом и его душой, которая вечна и живет даже после смерти. Но через связь с Богом и благодаря усилиям очистить материю и раскрыть Божественную энергию своими поступками и помыслами верующий готовит Вселенную к ее конечному переживанию — когда смерти уже не будет и тело будет воссоединено навсегда с душой. Поэтому для иудея каждый прожитый день бесконечно важен, потому что из маленьких дел и преодолений сегодня складывается его путь к Богу.

## Лучше смерть на поле, чем позор в неволе

Психологи признали синдром отложенной жизни заболеванием — неврозом. Этот термин был предложен доктором психологических наук Владимиром Серкиным[218]. Сам синдром еще в XIX веке был описан известным писателем Редьярдом Киплингом. Рассказывая о жизни англичан в колониях, он заметил, что жизнь их похожа на репетицию. Они живут в постоянном ожидании прекрасного времени, когда, успешные и богатые, они вернутся домой и заживут полноценно. Время шло, колонизаторы старели, сил для возвращения на родину у них уже не оставалось, и они умирали в чужих землях, так никогда и не начав жить так. как собирались.

## Храброму смерть не страшна

Самое главное отличие здоровых людей от страдающих неврозом в том, что первые решают проблемы по мере поступления, осуществляют желания в процессе возникновения, то есть действуют по принципу «наметил — сделал». А невротики откладывают все свои действия, находя миллион и одну причину, почему в данный момент это сделать невозможно.

Универсальные практики и правила работы с данной проблемой неоднократно описаны психологами и коучами. И все они сходятся на нескольких основополагающих моментах[219].

1. Найти в себе силы сказать людям то, что мы на самом деле чувствуем.

2. Постараться делать то, что мы делаем, наилучшим образом и получить удовольствие от результата.

*«Перед собой кто смерти не видал, // Тот полного веселья не вкушал // И милых жён лобзаний не достоин».*

*Александр Пушкин*

3. Сказать людям, которые для нас много значат, то, что они для нас очень важны.

4. Попробовать делать то, что важно. Остановиться на минутку и разобраться, почему мы так заняты. Задуматься, не тратим ли мы уйму времени на пустяки, ворующие у нас силы. Вероятно, отфильтровав то, что вторично, у нас найдется время на значимые вещи.

5. Сделать то, что мы так давно хотели, но не решались. У нас, к сожалению, лимитированное время, и мы не знаем, сколько его у нас на самом деле. Не откладывать на потом, найти время и силы все-таки сделать это.

6. Насладиться сегодняшним днем. Искать в нем чудеса и приятные моменты. Не имеет значения, идет ли на улице дождь или завывает ветер. Не упустим возможность порадоваться нашему сегодня.

7. Постараться совершить хороший поступок. Добрые дела всегда приносят радость тому, кто их совершает.

**В веселый час и смерть не страшна**

8. Сделать что-то совершенно новое. Жизнь полна приключений. Попробуем выйти за рамки обыденного. С большой вероятностью мы раскроем в себе новые, удивительные стороны.

9. Понять, что жизнь не бесконечна.

О том, как важно осознавать конечность нашей жизни и не думать, что вечное здоровье и безграничные возможности гарантированы нам всегда, напоминает сказка братьев Гримм «Посланцы смерти»:

«В стародавние времена шел раз один великан по большой дороге, вдруг выскочил ему навстречу какой-то незнакомец и крикнул:

### Безумно живому человеку о смерти думать

— Стой! Ни шагу дальше!

— Эх, — сказал великан, — ты ведь козявка, я мог бы тебя раздавить пальцем, как смеешь ты мне преграждать дорогу? Кто ты такой, что осмеливаешься говорить так дерзко?

*«Жизнь — вечность, смерть — лишь миг».*

*М. Ю. Лермонтов*

— Я смерть, — отвечал незнакомец, — против меня никто устоять не может, ты должен тоже подчиняться моим приказам.

Но великан отказался и вступил со смертью в борьбу. Была между ними долгая, яростная борьба, наконец великан одержал верх и сбил кулаком смерть, и она рухнула наземь у придорожного камня. Пошел великан своей дорогою дальше, а смерть осталась лежать, побежденная, и стала такая бессильная, что не могла и на ноги подняться.

— Что же получится, однако, — сказала она, — если я останусь лежать здесь без помощи? Никто не будет на свете умирать, и мир наполнится людьми так, что не хватит места даже стоять человеку рядом с человеком.

### Житейское делай, а смерть помни!

Проходил в это время по той дороге один молодой парень, он был здоровый и сильный, распевал песню и поглядывал по сторонам. Увидел он еле живого, беспомощного незнакомца, пожалел его, подошел к нему, поднял его, влил ему в рот из своей фляги вина и стал ждать, пока тот снова придет в себя.

— А знаешь ли ты, — спросил, подымаясь, незнакомец, — кто я такой, кому ты помог подняться на ноги?

— Нет, — ответил юноша, — я не знаю тебя.

*«Не бойся смерти, тогда наверное победишь. Двум смертям не бывать, а одной не миновать».*

*А. В. Суворов*

— Я смерть, — сказал тот, — я никого не щажу, и для тебя исключения делать не стану. Но, чтобы ты знал, что я тебе благодарен, обещаю тебе, что не настигну тебя невзначай, а прежде чем к тебе явиться и тебя забрать, пришлю к тебе своих посланцев.

— Ладно, — сказал юноша, — оно все ж будто бы лучше, если я буду знать, когда ты явишься, — по крайней мере, буду тебя остерегаться.

**Бояться смерти — на свете не жить**

*«Жизнь хороша, особенно в конце, // Хоть под дождем и без гроша в кармане, // Хоть в Судный день — с иголкою в гортани».*

Арсений Тарковский

Он отправился дальше, был весел и бодр и жил себе беспечно. Но молодости и здоровья хватило ему ненадолго; вскоре появились болезни и всякие страдания, они мучили его каждый день и не давали ему спокойно спать даже ночью. „Сейчас я не умру, — молвил он про себя, — ведь смерть пришлет прежде ко мне посланцев, и мне бы хотелось только одного, чтоб мрачные дни болезни поскорей миновали". И только он почувствовал себя снова здоровым, как начал жить по-прежнему, в свое удовольствие. Но кто-то ударил его однажды по плечу. Он оглянулся, видит — стоит сзади его смерть и говорит:

— Следуй за мной, наступил час проститься тебе с жизнью.

— Как? — ответил человек. — Ты собираешься нарушить свое слово? Разве ты мне не обещала, прежде чем явишься сама, прислать своих посланцев? Я ни одного из них не видел.

— Молчи, — возразила смерть, — разве я не посылала к тебе одного за другим посланцев? Разве не являлась к тебе лихорадка, не нападала на тебя, не трясла, не бросала тебя в постель? Разве

**Ох да ох, поколе терпит Бог**

не приходило к тебе головокружение? Разве не дергала тебя всего ломота? Разве не шумело у тебя в ушах? Не терзала тебе щеки зубная боль? Разве не темнело у тебя в глазах? И не напоминал разве тебе обо мне каждый вечер сон, мой родной брат? Разве не лежал ты ночью, будто совсем мертвый?

И нечего было человеку возразить, он покорился своей судьбе и пошел вслед за смертью»²²⁰.

Смерть — это очень серьезная категория бытия, питающая искусство, поэзию, литературу, дающая им тему и ход. Это то, что придает страдательную эмоцию всемирной истории и ее бесконечным драмам. **Помня о**

*«Живи так, будто этот день — последний, и однажды так оно и окажется. А ты будешь во всеоружии».*

*Джордж Карлин*

**смерти, отнесемся осознанно к отмеренному нам времени,** отвоевывая у смерти каждый день, чтобы успеть использовать все его возможности. Как успел Вольфганг Амадей Моцарт, уже в агонии дописывающий свой «Реквием», или Рембрандт, чей талант рос по восходящей и достиг своего апогея перед смертью, явив миру одно из лучших его полотен — «Возвращение блудного сына», или писатель Михаил Булгаков, увенчавший свою жизнь гениальным романом «Мастер и Маргарита».

### Добрые дела и по смерти живут

Очень ясно и с прямо-таки эллинским достоинством говорил о смерти константинопольский патриарх Афинагор: «Мне не хотелось бы умереть внезапно. Нужно проболеть несколько недель, чтобы приготовиться. Не слишком долго, чтобы не обременять других. Вот смерть отправляется в путь за мной. Я вижу, как она спускается с холма, поднимается по лестнице, входит в коридор. Она стучится в дверь комнаты. И у меня нет страха, я жду ее, и я говорю ей: „Войди! Но не будем сразу же трогаться с места. Ты — моя гостья. Присядь на минуту. Я готов“. И потом она пусть унесет меня в милосердие Божье»[221].

### Дай боли волю — умрешь раньше смерти

**Смерть рядом, она каждый день ходит среди нас,** как на средневековых полотнах с «плясками смерти» — аллегорическим сюжетом, призванным напомнить людям о бренности человеческого бытия. Значит, надо жить, а не собираться это делать, не ждать какой-то другой, «правильной» жизни, когда все дела будут переделаны, а деньги накоплены, а именно сейчас ценить каждый момент бытия. Отправиться в давно намеченное путешествие, признаться в любви, уйти с нелюбимой работы…

### Живой смерти не ищет

«Life is what happens to you when you're busy making other plans», — пел Джон Леннон своему сыну Шону перед сном, незадолго до того, как в него выстрелили. Так и есть. **Откладывать жизнь на потом — это отложить на потом свою удачу и благополучие, любовь близких, поддержку друзей.** Помнить о том, что действительно ценно и важно, нужно в каждый мо-

мент своей жизни. Ведь многие удовольствия потом будут не нужны. **Если реализовывать мечту,**
**то прямо сейчас.** И в Венецию — прямо сейчас.

*Лучше смерть,*
*нежели позор*

Чтобы смотреть на нее во все глаза, а не урывками, поднимая голову от
рабочей переписки в вотсапе. И не сквозь камеру телефона. Кому нужны
эти фотографии? Когда мы будем это смотреть? Инвестировать все в будущее бессмысленно, т.к. этого будущего может просто уже не быть. Memento
mori. Осознание смерти учит жизни быстро и качественно. Как сказал американский комик, актер, писатель-сценарист Джордж Карлин: «Живи так,
будто этот день — последний, и однажды так оно и окажется. А ты будешь
во всеоружии».

### Использованные символические образы

<u>Карта Karmalogic:</u>
темная луна, мертвые ветви дерева
(символы слова «смерть»).
<u>Пиктограмма Karmalogic:</u>
часы (символ Хроноса, Сатурна).

ВЫ МОЖЕТЕ ПРИСОЕДИНИТЬСЯ
К ОБСУЖДЕНИЮ ЗАКОНА «СМЕРТЬ» И СЛУЧАЕВ,
ЕГО ПОДТВЕРЖДАЮЩИХ, НА САЙТЕ ПРОЕКТА
KARMALOGIC.NET. ДЛЯ ЭТОГО ПРОСКАНИРУЙТЕ
РАСПОЛОЖЕННЫЙ В КОНЦЕ СТРАНИЦЫ
QR-КОД С ПОМОЩЬЮ ВАШЕГО СМАРТФОНА,
И ВЫ ПОПАДЕТЕ НА СТРАНИЦУ ОБСУЖДЕНИЯ
ДАННОГО ЗАКОНА.

ЕСЛИ ВЫ ХОТИТЕ ПРЕДЛОЖИТЬ
НОВОЕ ПРАВИЛО В СУТРУ
«ВЫБОР», ТО, ИСПОЛЬЗУЯ
УКАЗАННЫЙ НИЖЕ QR-КОД,
ВЫ СМОЖЕТЕ ПОПАСТЬ НА
СООТВЕТСТВУЮЩУЮ СТРАНИЦУ
САЙТА KARMALOGIC.NET
(ПРОСТО ПРОСКАНИРУЙТЕ
ЕГО С ПОМОЩЬЮ ВАШЕГО
СМАРТФОНА).

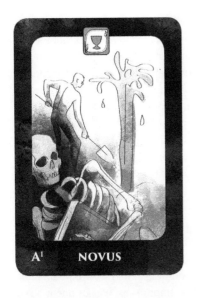

## Сутра Действие

### НОВОЕ
**Пытаемся делать даже то, что не умеем; осваиваем то, что не знаем; ищем там, где никто не искал**

*Природа идет путем проб и ошибок, наука развивается с помощью экспериментов — пытаться и ошибаться, делая но так, как другие, можно!*

Редко кто не помнит известный афоризм Козьмы Пруткова: «Специалист подобен флюсу»[222]. Вторая, менее известная его часть гласит: «...Чем его начинят, с тем и ходит».

Генрих Шлиман был дилетантом, обычным купцом-миллионером из России, обожавшим поэму Гомера «Илиада». Любитель Античности не был археологом, но именно он сделал поразительные открытия там, где не ожидал никто из современных ему профессиональных историков. Шлиман, несмотря на насмешки специалистов, решил, что Троя — это не миф, не поэтическая выдумка слепца-аэда, а реальный древний город, и не пожалел ни собственных денег, ни полжизни, чтобы разыскать реальную, исторически существовавшую Трою в Малой Азии. Дилетант Шлиман откопал и Трою, а потом и Микены, и только случайности помешали ему найти еще и столицу крито-микенской цивилизации — Кносс. Это открытие неизвестного ранее очага средиземноморской цивилизации он уступил лорду Эвансу — тоже непрофессиональному историку-археологу, кстати говоря[223].

Есть такая поговорка, что Ковчег (спасший, согласно Библии, человечество и всю земную фауну) сделали дилетанты, а «Титаник» (унесший с собой в пучину более полутора тысяч жизней) — профессионалы. Вспомним Валерия Куринского, известного филолога, философа и полиглота. У этого человека совершенно потрясающая судьба. В раннем детстве он вместе с родными оказался в концлагере (после окончания войны родители и старший брат повторно попали в застенки уже в СССР), закончил экстерном школу, потом, когда началась «оттепель», поступил в консерваторию, стал скрипачом. Позже увлекся философией, психологией и создал свою собственную систему самообразования и саморазвития личности («постпсихологическую автодидактику»), в частности позволяющую успешно изучать иностранные языки. Куринский сделал упор в обучении на слух (у него самого он был абсолютный). Суть его подхода в том, что язык — это, прежде всего, фонетика. Если мы сразу учимся произносить слова, как это делают носители языка, то настраиваем свой речевой и слуховой аппарат (а они связаны) и начинаем слышать правильно и правильно говорить. Так, например, языки осваивают дети. Потом Валерий Куринский разработал методику осваивания не менее чем пяти языков одновременно. Сам он владел несколькими десятками иностранных языков и преподавал, консультировал переводчиков со всего мира.

Люди разных профессиональных сфер и разного опыта — у всех свой тип мышления. Если мы хотим освоить новое знание, новый вид деятельности, то стоит начать общаться с людьми — специалистами в этом деле. В ходе общения мы невольно перенимаем чужие стратегии мышления и начинаем мыслить, как они, а это ускоряет процесс обучения. Большое внимание этому феномену уделяется в таком влиятельном направлении современной психологии, как НЛП (нейролингвистическое программирование). В концепции НЛП есть такое важное понятие, как «мыслительная стратегия». «Путем выявления [мыслительных] последовательностей, приводящих к особым результатам, мы, по сути, можем повторить любую специфическую форму поведения, будь то бизнесмена, ученого, целителя, спортсмена, музыканта или кого бы то ни было, умеющего хорошо делать свое дело. Мы уверены, что при помощи НЛП любой может стать современным „человеком Ренессанса“», — утверждает Роберт Дилтс, один из всемирно признанных разработчиков и авторов в области нейролингвистического программирования[224].

В любой профессии есть своя стратегия мышления. Возьмем бальные танцы; оптимальная стратегия мышления в этой сфере следующая: аудиальная, кинестетическая и визуальная оценка. Танцоры даже внутри фразы таким образом выстраивают слова, что сначала идут аудиальные, потом кинестетические, а затем визуальные образы: «Я послушал, и у меня создалось ощущение, что это прекрасно!» Почему, например, очень важна визуальная оценка? Просто танцевать можно и без нее. Но в бальных танцах танцора оценивают со стороны (судьи, зрители), поэтому он должен «видеть», как выглядит каждое его движение. Он постоянно наблюдает за собой, словно в зеркале, оценивает каждое свое движение с точки зрения того, красивое ли оно. Человеку, не сформировавшему у себя такую стратегию, никогда не быть успешным в бальных танцах.

**Хотим, чтобы завтра у нас было то, чего нет сегодня? Тогда делаем сегодня то, чего не делали вчера.** Показательно, что нередко именно люди, пришедшие из другой профессии, оказывались исключительной силы новаторами — настоящими революционерами в той или иной сфере. Кругозор у неспециалиста часто шире, активного любопытства больше, параллельный профессиональный опыт присутствует, и, главное, есть нерастраченная воля к самореализации в новой области — все это служит причиной успешности.

Вспомним биографию Поля Гогена, одного из самых выдающихся художников XIX–XX веков. Гоген абсолютно не имел традиционного профессионального художественного образования. В 17 лет вопреки воле родителей юноша из консервативной *Праздный мозг — мастерская дьявола* состоятельной семьи поступил во французский торговый флот учеником лоцмана и на долгие годы отправился в длительные плавания по всему свету. Возвратившись в Париж в 1871 году, **Гоген** с помощью своего опекуна получил должность брокера в одной из самых солидных биржевых фирм столицы. **Полю** было 23 года, и перед ним открывалась блестящая карьера. Он довольно рано обзавелся семьей и стал образцовым отцом семейства (у него было 5 детей). Однако уже в начале 70-х годов XIX в. Поль Гоген начинает писать картины, постепенно овладевая ремеслом художника. Бывший моряк, биржевой брокер и глава буржуазного семейства становится крупнейшим представителем постимпрессионизма в изобразительном искусстве, наряду с такими титаническими фигурами, как Сезанн и Ван Гог. Любой человек, обладающий самыми общими представлениями о живописи, не может не помнить знаменитый таитянский цикл картин Гогена, в которых наблюдение над реальной жизнью и бытом народов Океании сплетается с местными мифами. Слава пришла к художнику после смерти, когда в 1906 году в Париже было выставлено 227 его работ. Влияние изобразительной техники и художественной философии этого гениального «дилетанта» на искусство XX века бесспорно[225].

*«Специалист подобен флюсу; чем его начинят, с тем и ходит».*

*Козьма Прутков*

Сейчас для достижения успеха необходимо осваивать смежные сферы деятельности. В современном мире все серьезные открытия делаются на стыке наук. Например, физики вторгаются в биологию и открывают для себя новые горизонты. Четыре года назад в прессе появилось сообщение об успехе австралийских ученых, сумевших создать искусственный материал для регенерации живых тканей, не отторгаемый организмом, — полимерные волокна. В области реконструкции и наращивания костных систем впечатляет результат использования магнитного поля для воссоздания тканей. Китайские ученые, работающие на стыке биологии, физики и медицины, сумели создать биосовместимые материалы на основе пористых металлических сплавов титана. В условиях низкотемпературных режимов и варьирования продолжительности синтеза удалось получить структуру, имитирующую кость человека со всеми ее физиологическими характеристиками[226].

Конечно, без культуры и социальных институтов — того, что часто ассоциируется со «старым порядком», противостоящим чему-то новому, более прогрессивному, — человек бы не только не смог развиваться, он бы просто не выжил. Этот вывод обосновал немецкий философ-антрополог Арнольд Гелен. По его мнению, человек с помощью социальных институтов «разгружает» себя от выполнения типичных социальных задач[227]. Образно говоря, ему **не нужно каждый раз «изобретать велосипед», а можно пользоваться теми социальными механизмами и технологиями реше-**

**ния социальных задач**, которые наработали предшественники. Но сама-цель социальных институтов не в этом: человек разгружается не для отдыха, а чтобы иметь больше ресурсов (временных, творческих и прочих) для постановки и решения новых задач — тех, которые появляются впервые. Поиск нового — отличительная черта человека, специфический способ существования вида homo sapiens. Таким образом, социальные институты призваны помочь человеку развиваться самому и развивать человечество. В этом коренное отличие человека от животных, которые обречены подавляющее большинство времени воспроизводить типичные условия своего выживания, опираясь преимущественно на одни лишь инстинкты.

Все, созданное человеком, в природе ранее не существовало. Вся культура с точки зрения природной необходимости является чем-то избыточным и даже маловероятным. Однако маловероятно и само существование человека с чисто биологической точки зрения. Человек — больное животное, не способное к выживанию, утверждал еще знаменитый философ Фридрих Ницше и призывал сильные личности стремиться стать Сверхлюдьми[228]. Не во всем соглашаясь с Ницше, можно все же принять, что человеку предпочтительней стремиться к преодолению себя, даже в малом. Для этого нужно всегда и во всем не просто быть готовым принять новое — нужно уметь его создавать. А для этого нужно быть нацеленным на новое, нужно суметь сделать первый шаг в неизвестность.

**«Чтобы обрести знание, каждый день что-нибудь добавляй; чтобы обрести мудрость, каждый день от чего-нибудь избавляйся»**, — гласит японская мудрость.

Понятие нового очень важно в христианстве: достаточно вспомнить концепцию Нового Завета, который обозначает новый, более высокий этап в отношениях человечества и Бога, наступающий с

*Ученый сын старше неученого отца*

пришествием и искупительной жертвой Спасителя. Выражение «Новый Завет» (лат. Novum Testamentum) встречается у апостола Павла в первом и втором посланиях коринфянам (1 Кор. 11:25, 2 Кор. 3:6). Также это же понятие использовал в синоптических Евангелиях сам Христос (Мф. 26:28, Мк. 14:24, Лк. 22:20). У преп. Макария Египетского (IV век) мы читаем: «Кто приходит к Богу и действительно желает быть последователем Христовым, тот должен приходить с тою целью, чтобы перемениться, изменить прежнее свое состояние и поведение, показать себя лучшим и *новым* человеком, не удержавшим в себе ничего из свойственного человеку ветхому. Ибо сказано: *Аще кто во Христе, нова тварь*. Господь наш Иисус Христос для того и пришел, чтобы изменить, преобразить и обновить естество и эту душу, вследствие преступления низложенную страстями, создать вновь, растворив ее собственным своим Божественным Духом. Он пришел верующих в Него соделать новым умом, новою душою, новыми очами, новым слухом, духовным новым языком — одним словом сказать, новыми людьми, или новыми мехами, помазав их светом видения Своего, чтобы влить в них вино новое, т. е. Духа Своего. Ибо говорит, что **новое вино должно вливать в новые мехи**. Как враг, взяв подчинившегося ему человека, соделал его новым для себя, влил в него вино всякого беззакония и худого учения, так и Господь, избавив человека от врага, соделал его новым, помазав Духом Своим, влив в него вино жизни, новое учение Духа»[229].

*Нового доброго знай не дичись, а чего не знаешь, тому учись*

Ислам поощрительно относится к науке и образованию, высоко ценит образованных людей и занятия наукой. В Коране сказано: «Бог доставит высокую степень тем из вас, которые веруют и получили познание» (Коран, 58:12); «Скажи: разве сравняются те, которые знают, и те которые не знают? Пусть об этом размышляют люди рассудительные» (Коран, 39:12). Об этом свидетельствуют и хадисы: «Ум без образования — все равно что тело без души. Слава заключается вовсе не в богатстве, а в знании»; «Вступившему на какой-нибудь путь в поисках знания Аллах облегчит путь в рай». Собеседник пророка Мухаммада Анас передает от лица самого пророка: «Искания науки (‘ильм) обязательны для каждого мусульманина и для каждой мусульманки. **Ищите учения от колыбели до могилы.** Ищите науку, даже если бы она находилась в земле Китая... кто хочет блаженства обоих миров, пусть ищет его в учении и знании» (сборник хадисов).

Многие люди боятся грядущих изменений. Боятся потому, что новое — это неизвестность, и, соответственно, нельзя гарантировать, что оно будет лучше того, что есть сейчас. Страх совершить ошибку берет верх. Он заглушает логику и здравый смысл: «Я не умею, поэтому я не буду делать».

Если страх перед новым и непривычным начинает занимать в человеческой жизни доминирующую позицию, он переходит в фобию, а конкретно — в неофобию (с греч. neos — новый, phobeo — боязнь). Люди, страдающие этим видом фобии, страшатся всего нового в самых различных сферах человеческой деятельности (смена места жительства,

*«Осмелиться —
значит на мгновение
потерять опору.
Не осмелиться —
навсегда потерять
себя».*

*Сёрен Кьеркегор*

работы, вступление в брак и т.п.), то есть всего того, что приводит к ломке существующих стереотипов. Неофобия имеет такую же симптоматику, как и другие виды фобий, только эти симптомы проявляются у человека при столкновении с чем-то новым и неизвестным. Они имеют как внешнее (физическое), так и внутреннее (психическое) проявление и могут как проявляться в виде незначительной тревоги и легкого опасения, так и перерастать в состояние паники.

В этом случае страх выступает потенциальным барьером[230] (понятие, знакомое нам из физики), который сложно преодолеть. Законы логики здесь не работают — как только речь заходит о том, что мы боимся, возникает барьер, и мозг просто не слышит аргументов. Известно, чтобы преодолеть потенциальный барьер, нужно иметь такое значение кинетической энергии, которое было бы больше потенциала этого барьера. В нашем случае под кинетической энергией можно понимать жизненный опыт и уверенность в своих силах. Эти качества имеют тенденцию накапливаться. Жизненный опыт и уверенность в себе помогают человеку понять, что только его страх мешает трезво оценить ситуацию и правильно проанализировать возможные последствия, и тем самым, преодолеть этот страх. Необходимо делать то, что для нас является новым. Только тогда мы получим новые навыки и сможем развить в себе новые способности, что увеличит наш кругозор и потенциальные возможности.

Конечно, мы не станем профессионалами сразу. Нужно затратить достаточно много усилий и времени, чтобы наш уровень мастерства поднялся до удовлетворительного уровня. Но это не мешает нам учиться и получать новые знания.

Но важно понимать, что, как только мы начинаем осваивать новое, мы выходим из зоны своего комфорта и тем самым разрушаем один из ценных ресурсов, питавших наше тело и психику. Поэтому для того, чтобы остаться «в живых», необходимо начинать выращивать новую зону комфорта — иногда с нуля[231]. **Мы стремимся к контролю над обстоятельствами. Профессионализм — один из способов такого контроля.**

*Мастерства за плечами не носить, а с ним добро* Если обуздать страх не получается, можно воспользоваться советами, которые используют в клинической практике психотерапевты. Отлично помогают в борьбе с неофобией аутогенные тренировки, релаксация и медитация. А с некоторыми симптомами этой фобии можно довольно эффективно бороться самому. Если мы понимаем, что нас одолевает чувство страха, в первую очередь необходимо привести в норму дыхание и пульс, для этого нужно сделать несколько медленных вздохов через нос и выдохов через рот (с небольшой задержкой при выдохе). Справиться с надвигающим страхом помогают медленный счет и физические упражнения (например, можно присесть 10–20 раз). Кроме стабилизации дыхания также необходимо привести в норму свое сознание. Для этого надо постараться максимально сосредоточить внимание на окружающей обстановке (попробуйте достаточно подробно описать все предметы, которые вас окружают)[232].

Индийский мудрец Бхагван Шри Раджниш, известный как Ошо, призывал: «Не следуй своему инстинкту страха, потому что он сделает из тебя труса. Он подрывает твою человечность. Он — унижение, навязанное тобой. **Всегда, когда видишь страх, иди против него!** Простой критерий: всегда, когда видишь, что есть страх, иди против него, и ты будешь постоянно двигаться, расти, расширяться, подходить ближе к тому моменту, когда эго просто отпадает, потому что именно через страх оно и работает. А отсутствие эго — это просветление; это не нечто положительное. Вот один простой принцип: помни, все, что заставляет тебя бояться, испытывать страх, является ясным указанием на то, что ты должен делать. Ты должен поступать наоборот. Ты не должен следовать за страхом, ты должен побороть свой страх. В тот момент, когда ты решишь побороть свой страх, ты станешь на путь к просветлению»[233].

Знаток Торы, раввин Ефим Свирский высказался о страхе так: «Опыт показывает, что все зависит от того, насколько страдание осмысленно, т. е. страх мучений напрямую связан со страхом перед бессмысленностью. Если мучения сваливаются на нас *ни за что,* они переносятся тяжело; но если они нам нужны, их легче пережить, они становятся полезным опытом нашей жизни. Отсюда отнюдь не следует, будто евреи Торы — прирожденные мазохисты. Они тоже не любят болеть и мучиться. Но они понимают, что **любая неприятность, которая происходит с ними, имеет смысл**. Они знают, что таковы последствия их действий. Это как ответ Творца на *реплику* их жизни. И в каждом таком ответе Творца они видят не только страдания в чистом виде, а еще и учебу, *помощь с Небес,* которую надо принять и использовать, чтобы исправиться и выполнить свою роль на земле»[234]. Новое часто приносит с собой страдание. Страх должен быть подвергнут осмыслению. Иначе человек не сможет достичь нового знания, нового опыта, а значит, не сможет достичь счастья.

О том, что у каждого человека есть таланты, знают все. А вот о том, что **нереализованные таланты заставляют страдать**, догадываются не многие. Ну не может человек найти покоя в душе, и все! А это, возможно, рвется наружу талант математика, полиглота или краснодеревщика! И пока не выучит он интегралы, португальский язык или не сделает комод в стиле рококо, не успокоится.

В фольклорном наследстве разных народов сохранилось много сказок, притч, пословиц, поговорок, в которых высоко превозносятся любовь к учению, смелость в постижении новых путей. В старой китайской притче рассказывается о том, как советы мудрецов помогают людям найти «сокровища» там, где никто раньше не искал, и о

*«Каждое принципиально новое, пионерское действие, рождающее потребность, заходит слишком далеко».*

*Вальтер Беньямин*

том, как важно не бояться искать новые, неожиданные пути: «Один дровосек жил очень бедно, получая гроши за вязанки дров, которые приносил из ближнего леса. Однажды, когда он рубил дрова, его увидел проходивший мимо мудрец и сказал: „Иди дальше!" Дровосек послушался совета, зашел глубже в лес и нашел там ценные сандаловые деревья. Нарубив столько, сколько смог унести, и получив от продажи много денег, он и на следующий день отправился в лес. Вспомнив совет мудреца, он зашел еще дальше и увидел россыпи серебряной руды. На третий день он не остановился и здесь и в глубине леса отыскал пещеру с драгоценностями»[235].

Люди отличаются друг от друга своим отношением к новому опыту в их жизни. Одни воспринимают его с большим энтузиазмом, другие — боятся. Кто-то бесстрашно отправится на занятия по экстремальному спорту, чтобы испытать новые ощущения, а кто-то никак не может начать ходить в обыкновенный спортзал, потому что это не вписывается в его обычный распорядок. Вторая категория людей привыкла делать одни и те же вещи изо дня в день и чувствует себя достаточно комфортно. Первую же группу обыденное существование убивает, как медленный яд.

У человека, боящегося нового, очень хорошее воображение, особенно в контексте всего негативного. Люди могут страшиться провала, бояться быть осмеянными или подвергнуться опасности. Однако, когда такой «пугливый» человек все-таки решается на что-то для него необычное и этот опыт получается позитивным, он становится счастливее в десятки раз, открывает для себя совершенно неожиданные стороны жизни и самого себя с новой стороны и в результате получает стимул идти дальше и пробовать еще. Преодоление страха и попытка начать делать что-то за пределами старого опыта заставляют человека гордиться собой, повышают самооценку и расширяют кругозор. Конечно, страх, являясь сильной эмоцией, зажигает в сознании человека «красную лампочку» и пытается остановить его, но зачастую люди сами совершенно неспособны представить, какие позитивные перемены могут с ними произойти, если они попробуют сделать что-то новое.

Жизнь — это открытая система, в которой всегда есть место для поисков и экспериментов. Надо пробовать все — в поисках подлинного себя, своего предназначения и смысла. Ничто не проявляется сразу, априорно, а только в экспериментах, повторяющихся ошибках и размышлениях.

«Если вы никогда прежде не пытались завязать шнурки на ботинках стоя, сделайте это, — совершенно справедливо советует автор одной из популярных книг по практической психологии. — Если вам никогда прежде не нравилось заниматься общественными делами, начните это делать. При этом испытывайте душевный подъем и радость. Не важно, насколько масштабными окажутся эти вещи, главное здесь то, что вы начнете заниматься делом, которое раньше казалось вам не по силам, о чем вы раньше и не помышляли. Попытайтесь пробиться через свои ментальные установки. Пусть каждый день приносит вам хоть одну такую победу. Рано или поздно в вашем подсознании накопится „критическая масса", и подобные победы станут вашим нормальным состоянием»[236].

Психолог Рич Волкер просмотрел более 30 тысяч записей о событиях из более чем 500 дневников разных людей, охватывающих воспоминания на протяжении от трех месяцев до четырех лет, и сделал вывод, что люди, которые имеют разнообразный опыт и не боятся нового, чувствуют себя

> «Новое — это то, что путем дифференциации выделилось из массы привычного».
>
> *Георг Зиммель*

лучше и менее подвержены влиянию негативных эмоций[237]. Новый опыт представляет собой в некотором смысле «эмоциональный иммунитет». «Новое, — пишет психолог Алекс Ликерман, — обязательно заставляет человека расти, позволяет становиться более открытым для разных идей и не становиться скучным»[238].

Не нужно забывать, что многие профессионалы начали свою карьеру, делая совершенно неуверенные шаги в новом для них направлении. Пытли-

### Глаза боятся — руки делают

вый ум новичка и его нестандартный, еще «не ограненный» подход способен творить чудеса! Добавим общение со специалистами, имеющими авторитет и обладающими огромным запасом опыта и знаний, и это поможет нам развиваться быстрее и эффективнее. «Профессионалы способны научить вас правильно расставлять приоритеты и обязательно реализовывать задуманное, не останавливаясь на полпути, — говорит предприниматель Джеймс Клиар. — Эти люди вдохновляют, делятся знаниями, поэтому именно рядом с ними вы сами начнете превращаться из талантливого любителя в профессионала»[239].

Решаемся на новое. Открываем неизведанные горизонты. Расширяем сознание. Помним, что мы не одиноки. Рядом всегда существуют люди, способные нас понять, разделяющие те же интересы, готовые нас поддержать и научить. И возможно, именно этот новый путь сделает нас счастливыми.

**Использованные символические образы**

Карта Karmalogic:
яма (символ слова «новое» — открытие
в непредсказуемом и безжизненном месте),
бьющая из нее струя воды
(символ, обозначающий мудрость).
Пиктограмма Karmalogic:
чаша (символ получения новой информации
и мудрости).

ВЫ МОЖЕТЕ ПРИСОЕДИНИТЬСЯ
К ОБСУЖДЕНИЮ ЗАКОНА «НОВОЕ» И СЛУЧАЕВ,
ЕГО ПОДТВЕРЖДАЮЩИХ, НА САЙТЕ ПРОЕКТА
KARMALOGIC.NET. ДЛЯ ЭТОГО ПРОСКАНИРУЙТЕ
РАСПОЛОЖЕННЫЙ В КОНЦЕ СТРАНИЦЫ
QR-КОД С ПОМОЩЬЮ ВАШЕГО СМАРТФОНА,
И ВЫ ПОПАДЕТЕ НА СТРАНИЦУ ОБСУЖДЕНИЯ
ДАННОГО ЗАКОНА.

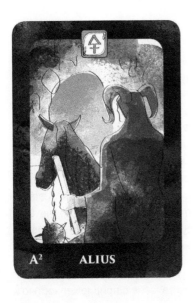

# Сутра Действие

## ДРУГОЕ
### Если будем делать так, как всегда, то и получим то, что всегда получали

*Учимся меняться, ищем новые для себя пути*

Джон Гриндер, американский лингвист, писатель и один из создателей НЛП говорил: «**Если будешь делать так, как всегда, то и получишь то, что всегда получал**». Поступая так, как всегда, мы не сможем получить другой результат, мы не сможем получить новое. В перспективе **выигрывает всегда тот, кто может измениться.**

К созданию одного из своих самых прославленных устройств, айпэда (iPad), Стив Джобс шел не годы — десятилетия. Еще в далеком 1988 году в корпорации Apple сформулировали идею планшетного компьютера с сенсорным экраном. А с 1989 года в мире стали появляться устройства от других производителей, стремившихся воплотить подобный технический принцип в жизнь.

Однако в середине 2000-х, когда были найдены все основные технические решения (в частности, готов прототип мультитач-экрана с функцией инерционной прокрутки), Джобса осенило — лучше сделать сенсорный смартфон. Проект планшета отложили на несколько лет, а Apple занялась разработкой айфона (iPhone).

## Кто вовремя не начнет, тот остается позади

Именно это стратегическое решение Джобса, принятое вопреки первоначальным планам, позволило его компании совершить ошеломляющий прорыв в новую для нее сферу. Дело в том, что с начала 2000-х «умные» телефоны были на пике популярности, и то, что этот рынок станет доминирующим, уже было очевидно. Но при использовании традиционных технических решений у Apple на данном направлении не было шансов обойти сильных конкурентов. Более того, от смартфонов начала исходить угроза выпускавшимся корпорацией мр3-плеерам. И вот в 2007 г. увидел свет первый iPhone — по сути, телефон, плеер и ноутбук «в одном флаконе», — буквально взорвавший рынок мобильных телефонов. А затем Стив Джобс смог продать миру «яблочную» планшетную технологию еще раз, презентовав в январе 2010 года многофункциональный iPad и обеспечив своей корпорации очередную волну популярности и огромные прибыли[240].

*«Путы привычек обычно слишком слабы, чтобы их ощутить, пока они не станут слишком крепки, чтобы их разорвать».*

*Сэмюэл Джонсон*

Неспособность увидеть новые возможности, новые решения часто связана с приверженностью к старым привычкам. Сам смысл известной поговорки «Привычка — вторая натура» стал для нас настолько привычным, что порой мы не замечаем в ней отсылки к «первой натуре». Но если вдуматься, поговорка напоминает нам об истинной природе человека, о том, что **«вторичные», стереотипные наслоения (модели поведения или взгляды) часто мешают нам действовать или думать творчески, свободно, вдохновенно.**

Марсель Пруст, французский писатель, говорил: «Привычка — вторая натура, она мешает нам узнать первую, которой свойственны жестокости и восторги, неведомые второй». Немецкий философ Иммануил Кант заметил: «Чем больше привычек, тем меньше свободы». Блез Паскаль, французский философ, на эту же тему высказался так: «Привычка — вторая природа, которая разрушает первую»[241].

Об этом же говорит и китайская народная притча «О привычках»:

«— Как я могу узнать, каким путем лучше пойти по жизни? — спросил ученик своего учителя.

Наставник попросил, чтобы ученик изготовил стол. Когда стол был почти завершен — требовалось только забить гвозди в крышку, — учитель приблизился к ученику. Тот вбивал гвозди тремя точными ударами. Но все же один гвоздь вбивался с трудом, и ученик должен был потратить на него еще немного времени. Четвертый удар вбил его слишком глубоко, и дерево покрылось трещинами.

*«Легче отказаться от великих целей, чем от мелких привычек».*

*Александр Кумор*

— Твоя рука всегда била молотком только три раза, — сказал учитель. — Когда какое-нибудь действие становится обыденным, оно теряет свое значение, и это может стать причиной повреждения. Каждое действие — твое действие, и есть только один секрет: никогда не позволяй привычке управлять своими движениями»[242].

Если проанализировать биографии самых разных людей, можно заметить, что нередко жизни их схожи — одни и те же ключевые события и поступки. Сразу же возникает мысль, что существует некий сценарий, подчиняющий нас, место и время

*Выигрыш с проигрышем на одних санях ездят*

действия, участники могут меняться, но алгоритм остается неизменным. Образно его можно раскрыть на примере проселочной дороги. Если легковой автомобиль попадает в глубокую колею на грунтовой дороге, то без посторонней помощи он не сможет свернуть из колеи ни направо, ни налево — только двигаться вперед. Так и человек, раз за разом совершая привычные действия, получает один и тот же результат, такой же, как всегда. Что говорит о существовании определенной инерционности и нежелании менять установленный порядок вещей.

Из физики известен принцип наименьшего действия. Его можно сформулировать следующим образом: «Когда в природе происходит некоторое изменение, количество действия, необходимое для этого изменения, является наименьшим возможным»[243]. Так и в нашей жизни мы часто идем по пути наименьшего сопротивления, стараясь прикладывать минимум усилий и использовать минимум знаний для получения привычного результата. Ключевое слово — «привычного». Если нам нужен именно он, то отклоняться от установленного алгоритма действий действительно не стоит. Проверенный жизнью сценарий гарантирует нам, что мы не сделаем роковых ошибок.

*«Привычка — это то, чего ты сам у себя уже не замечаешь».*

*Агата Кристи*

А если мы хотим что-то изменить в своей жизни? Следование старому сценарию приведет к предсказуемым результатам. Также не стоит забывать и об инертности мышления самого человека.

Старый алгоритм действий постоянно будет сбивать нас с выбранного пути, и придется сознательно прикладывать дополнительные усилия для его изменения. Понимание действия этого принципа в нашей жизни позволит свободно выбирать тот или иной путь и четко понимать, что именно в результате мы получим. Никогда не поздно меняться. **Нежелание меняться ведет к уменьшению возможностей человека.**

### Пропущенный час годом не нагонишь

Известный шотландский философ XVIII века Дэвид Юм утверждал, что представление о причинности и проистекающее из него убеждение в закономерности происходящего являются лишь следствием человеческого способа восприятия мира. Наблюдая повторяющиеся события, мы приписываем им закономерность: солнце поднимается над горизонтом каждое утро, но это не значит, что так будет происходить всегда, как не значит и того, что это лучший или единственный способ определять начало нового дня. Юм емко формулировал эту закономерность так: «Posthocnonestpropterhoc» (*лат.*) или «После этого не значит вследствие этого»[244].

Согласно Юму, то же самое касается и нашей внутренней жизни — нет никакой субстанции нашего Я, т. е. нет ничего такого, что всегда характеризовало бы наше Я, а есть лишь последовательность определенных состояний нашего Я, в которой мы привыкаем к определенным повторениям и воспринимаем их как должное.

### От счастья не бегут, счастье догоняют

**На самом же деле, все мы в любой момент открыты к новым состояниям своего Я**, как и к новому взгляду на связь происходящих вокруг нас событий — как внутренние, так и внешние события всегда можно увидеть в другой перспективе, в другой взаимосвязи. Эта способность может быть развита, однако сама по себе она еще не гарантирует жизненного успеха. Новый опыт и новые знания всегда нужно уметь соотнести с предыдущим опытом и предыдущими знаниями: отсутствие объектив-

ной закономерности в мире и в нашем Я еще не означает отсутствия нашей особой прочной связи с
миром, другими людьми и образом себя. Эта связь
довольно стойкая и несет в себе как здоровый кон-

**Счастье без
ума — дырявая
сума**

серватизм, так и косность привычки, которая препятствует возможности к изменению. Защищая и сохраняя то, что для нас ценно, мы всегда имеем возможность изменить то, с чем мы не согласны.

Выдающийся древнеримский философ и государственный деятель Сенека метко заметил: «Не иметь повода ни встряхнуться, ни взволноваться,
не знать ни угрозы, ни нападения, чтобы на них испытать крепость духа, но
бездействовать в ненарушаемой праздности — это не покой, а мертвый
штиль»[245].

Иногда менять необходимо уже потому, что меняются внешние обстоятельства, условия жизни.
«Человек, который почувствовал ветер перемен,
должен строить не щит от ветра, а ветряную мельницу», — гласит восточная мудрость. Величайший
мыслитель древности Аристотель определял человека как «социальное животное». Социальное, но

*«Счастье
человеческое состоит
вовсе не в том,
чтобы хорошо
умереть, а в том,
чтобы хорошо жить».*

*Мишель де Монтень*

животное же! Наличие у животного в готовом виде биологически целесоо-
бразных врожденных форм поведения, таких как инстинкты, представляется очень выгодным механизмом. Однако у инстинкта есть и недостатки, за-
ключающиеся в его шаблонности и ограниченности. Он совершенно не
учитывает условий, в которых живет животное, заставляя его действовать
точно так же, как и миллионы его предков, что может привести к гибели
многих особей только потому, что они не смогли приспособиться к новым
условиям. Если животное будет действовать так, как всегда, то оно в итоге
и получит то, что всегда получало, т. е. узкий диапазон приспособительных
реакций и, как следствие, остановку в развитии. Поэтому в ходе эволюции у
животных появилась новая форма поведения — способность к обучению,
которая возникает в результате индивидуальной жизни и позволяет приспосабливаться к меняющимся условиям среды. Уникальное свойство нашего мозга к пластичности позволяет человеку лучше адаптироваться к
конкретным условиям окружающей среды[246].

*«Часто случается,
что человек считает
счастье далеким
от себя, а оно
неслышными шагами
уже пришло к нему».*

Д. Боккаччо

«Изо дня в день все одно и то же — дом — работа, работа — дом», — слышим мы почти каждый день от своего коллеги. Он всем недоволен, ходит и брюзжит в свои тридцать с небольшим: о маленькой зарплате, скучной работе, однообразных серых буднях. Если предложить ему изменить что-нибудь в жизни — найти другую работу, отправиться в путешествие, выучить иностранный язык, ну хоть что-нибудь сделать, но другое, новое, — получим массу отговорок: нет времени, неинтересно, скучно и так далее. И ведь правда, если так мыслить, все вокруг покажется скучным и однообразным.

Оглядываясь на природу и логику эволюции, человеку стоит сделать определенные выводы и в своей повседневной деятельности. Если он склонен действовать по одному и тому же шаблону, мозг привыкает к этому и, поскольку изменения в системах нейронов являются достаточно устойчивыми, формирует динамический стереотип, который и определяет дальнейшее поведение. Как следствие, мы получаем стабильную систему, однако с ограниченным спектром наших действий. С другой стороны, пластичность нашего головного мозга свидетельствует о том, что никогда не поздно меняться. Поэтому нужно всегда пытаться находить новые нестандартные решения той или иной проблемы.

*«Там, где нет перемен
и необходимости
в переменах, разум
погибает».*

Герберт Джордж Уэллс

Ислам призывает верующих развиваться на протяжении всей жизни, воспитывать в себе нравственные и моральные качества, постоянно искать новые знания, совершать благие деяния и любить мир, быть открытым ему и не бояться перемен. **Открытость миру и всему созданному Аллахом требует от человека внутреннего бесстрашия и принятия**. Это необходимые условия, чтобы Аллах дал шанс и предоставил новые возможности: «Сколько пророков, с которыми сражались многие толпы, и они не ослабели от того, что постигло их на пути Аллаха, и не ослабели и не подчинились, — а Аллах любит терпеливых!» (Коран 3:146). Важнейшей ценностью для мусульман на земном пути является духовное развитие. Оно возвышает его над мирозданием и углубляет веру (*иман*). Наиболее эффективным способом на этом пути является познание Аллаха и Его бесподобных качеств-имен. Осознавая бесконечность Всевышнего и Его качеств, человек понимает, что **у него не так много времени, чтобы тратить его на пустые и однообразные будни**, пережитые по кругу сценарии и негативные эмоции.

*Желающего судьба ведет, нежелающего — тащит*

Открывшись знаниям, новому опыту, человек обретет новые возможности, позволяющие ему менять жизнь. При этом важно помнить, что познание и опыт допустимы только в разрешенных исламом границах (*халал*) и запрещаются в недозволенном (*харам*).

«Быстрее, выше, сильнее!» — олимпийский девиз многих выдающихся спортсменов сегодня все чаще встречается не только на олимпийских медалях, постепенно он находит своих почитателей и среди успешных людей, привыкших двигаться вперед и добиваться своих целей. Работа над собой — всегда тяжелый труд, связанный с преодолением собственных границ комфорта и безопасности. Это требует смелости, бесстрашия и веры в свой путь и мечту. Только тогда человек сможет преодолеть высокие планки и добиться поставленных целей. Знатоки Торы утверждают, что **путь служения Богу состоит в непрерывной готовности реагировать на изменение реальности**[247].

Закон, согласно которому **шанс счастливого изменения сопутствует человеку до самого последнего вздоха,** подчеркивает и история, изложенная в Евангелии.

*Счастье всегда на стороне отважных*

Согласно евангельскому повествованию, первым в рай вошел закоренелый разбойник, изменившийся внутренне за короткий промежуток времени («И сказал ему Иисус: истинно говорю тебе, ныне же будешь со Мною в раю» (Лк. 23:43)). Не страдалец, которого «назвали разбойником» по ошибке или недоразумению, а именно тот, кто промышлял грабежами и, вероятно, убийствами.

Буддизм видит жизнь как процесс постоянного изменения, и цель учения — воспользоваться этим обстоятельством. Спокойное отношение к новым горизонтам, открываемым перед нами коловращением колеса Сансары, одна из базовых ценностей буддизма. Практика медитации призвана помочь человеку преодолеть естественный страх перед жизненны-

*«Поистине, Аллах не меняет того, что с людьми, пока они сами не переменят того, что с ними. А когда Аллах пожелает людям зла, то нет возможности отвратить это, нет у них, помимо Него, заступника!»*

*Коран 13:11*

ми невзгодами и в новых условиях остаться верным пути, предписанным «Четырьмя благородными истинами».

Практика показывает, что совсем небольшое число людей задумывается над тем, ЧТО и ЗАЧЕМ они делают, особенно при условии, что все идет неплохо. В случае если жизнь протекает как спокойная река, такие вопросы человек себе задает очень редко. И парадоксально, но даже тогда, когда что-то идет не так, человек продолжает твердить себе, что это нормально, и пытается жить дальше со своими конфликтами, разочарованием и даже изрядной дозой трудностей.

Среди самых распространенных способов, при помощи которых человек уходит от решения своих проблем, психотерапевт Мартина Массакрие называет два основных:

— люди пытаются рационально объяснить происходящее, оправдать случившееся единственным верным решением, нехваткой вариантов в той или иной ситуации. Зачастую такая реакция со стороны другого человека нас удивляет, и мы находим ее абсурдной, но только до того момента, когда так же поступаем сами;

— люди переносят вину за происходящее с ними на внешние факторы: супруга, детей, родителей, и т. д. Существуют более абстрактные «виновники»: фатум, неудача, дурной глаз… Человек обвиняет свой характер (слишком застенчивый или, напротив, нервный) или даже внешние данные (нос слишком велик или мал)[248].

Что же делать в таком случае? Многие психологи сходятся на мысли, что в первую очередь необходимо признать свою личную ответственность за свою судьбу, а не перекладывать вину целиком и полностью на внешние обстоятельства. Если ваш партнер абсолютно гнусный персонаж (и это объективно), то это позволяет судить лишь о вашем личном выборе, а не о нехватке удачи. Именно принятие ответственности является первым и главным шагом на пути к благополучию. Примером может послужить цепь любовных неудач. М. Массакрие предлагает два пути: сказать себе, что жизнь не удалась, что нам никто не подходит, а мы не подходим никому, и закончить свои дни в полном одиночестве. Или проанализировать тот факт, что это мы сами сходимся с людьми, у которых имеется очень много общего, и наши отношения с ними все до одного имеют схожий сценарий. Вероятно, мы сможем подметить, что наше поведение и реакции в этих ситуациях тоже одинаковы, что и влечет за собой одинаковый результат. Именно осознание ответственности за происходящее позволит нам почувствовать себя хозяевами ситуации.

*«Если вы хотите иметь то, что никогда не имели, вам придется делать то, что никогда не делали».*

*Коко Шанель*

Мудрую мысль высказал Далай-Лама: «Практически никто не любит перемен. Желание измениться всегда встречает сопротивление — старое удерживает нас на месте. Важно найти способ оторваться от прошлого — тогда уже новая жизнь будет подчиняться закону равновесия. Настоящие изменения никогда не являются легкими — человек изменяется только в тех обстоятельствах, когда ему приходится изменяться. Каждый человек обязан изменяться. Перемены в мире зависят от изменения отдельных людей»[249].

*«Исключительное счастье человека — быть при своем постоянном любимом деле».*

*В. И. Немирович-Данченко*

«Если вы цепляетесь за старое и сопротивляетесь переменам, значит, противитесь естественному течению жизни, и тогда вы обречены на страдания. Распад — обязательное условие нового роста. Один цикл невозможен без другого[250]», — развивает это положение Экхарт Толле, немецкий писатель и духовный оратор, один из самых влиятельных духовных учителей современности.

Действительно, самое естественное, что есть в этом мире, — перемены. Живое не может быть застывшим. Все пребывает в состоянии бесконечных перемен. Как сказано в знаменитой китайской «Книге перемен»: «Единственная вещь, которая никогда не изменится, — постоянная изменчивость всего»[251].

**«Меняться никогда не поздно»**, — пишет профессор Марсельской академии психоанализа Клоди Бер. Важное условие для этого — желание. Люди мечтают поменять жизнь, избавиться от неприятностей, достичь новых вершин. Конечно, одной мечты недостаточно, поэтому нужно действовать, совершать шаги по направлению к задуманному. Если мы ищем работу, не надо бояться сделать телефонный звонок знакомым или разослать резюме. Хорошим способом развития в направлении перемен может быть новое хобби, приятели или работа. Например, переезд на новое место способен не только поменять наши привычки и привычный ход вещей, но и принести позитивные новшества в жизнь. К. Бер приводит пример одной семьи, увлекающейся декором. Пара переехала в новый дом, где им было гораздо более удобно заниматься любимым хобби, которое, в свою очередь, стало их новым профессиональным призванием и сделало их гораздо счастливее[252].

Меняться бывает очень сложно из-за страхов перед неизвестным и нашей инертности. Но все-таки даже совсем маленькие перемены способны привести к большим изменениям в вашей жизни. **Не будем отказываться от счастья заранее.** Позволим ему с нами произойти, сделаем ему навстречу первый, пусть даже пока небольшой, шаг.

### Использованные символические образы

Карта Karmalogic:
ворота и лорд, выезжающий из ворот
(выход за стены замка во внешний мир ради новых
побед — символ слова «другое»).
Пиктограмма Karmalogic:
геральдический символ сульфура (алхимический
принцип воли и устремления к совершенству).

ВЫ МОЖЕТЕ ПРИСОЕДИНИТЬСЯ
К ОБСУЖДЕНИЮ ЗАКОНА «ДРУГОЕ» И СЛУЧАЕВ,
ЕГО ПОДТВЕРЖДАЮЩИХ, НА САЙТЕ ПРОЕКТА
KARMALOGIC.NET. ДЛЯ ЭТОГО ПРОСКАНИРУЙТЕ
РАСПОЛОЖЕННЫЙ В КОНЦЕ СТРАНИЦЫ
QR-КОД С ПОМОЩЬЮ ВАШЕГО СМАРТФОНА,
И ВЫ ПОПАДЕТЕ НА СТРАНИЦУ ОБСУЖДЕНИЯ
ДАННОГО ЗАКОНА.

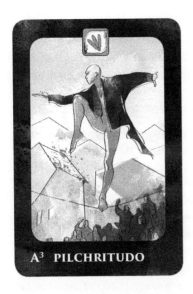

A³ PILCHRITUDO

## Сутра Действие

### КРАСОТА
### Стараемся все делать хорошо и красиво, тогда это начнет нравиться

*Даже самое неприятное дело можно полюбить, сделав его хотя бы раз хорошо*

Вряд ли мы ошибемся, если предположим, что некоторые дела мы с детства терпеть не можем. Вещи в шкафу разбирать, например. Или заполнять анкеты, отвечать на письма, звонить по телефону незнакомым людям. Если это негативное отношение спровоцировал какой-то случай, то его можно попытаться исправить.

Память так странно устроена, что фиксирует и то, что произошло в реальности, и то, что мы себе вообразили. Мозгу все равно, запоминать настоящее или выдуманное, и на этом основано много психологических практик. В НЛП, например, есть методика формирования новой личностной истории. Человеку в полутрансовом состоянии предлагают очень ярко представить себе, что событие, после которого он начал, допустим, заикаться, на самом деле произошло иначе. И так несколько раз. Потом, когда мозг начнет обращаться к памяти, он будет натыкаться в этой гигантской библиотеке на несколько вариантов одного и того же дня, как на книги с одинаковыми

*«Никакая внешняя прелесть не может быть полной, если она не оживлена внутренней красотой. Красота души разливается подобно таинственному свету по телесной красоте».*

*Виктор Гюго*

обложками или файлы с идентичными названиями. Что с ним в результате произойдет? А то же самое, что происходит, когда мы, в сотый раз набирая пин-код карты, вдруг в нем усомнимся. Сороконожка, если задумается о следующем шаге, споткнется. Заикающийся может забыть, что он в какой-то момент стал заикаться, и новая личностная история займет место старой. А мы теперь всю жизнь будем путаться с этим пин-кодом...

*«В характере, в манерах, в стиле, во всем самое прекрасное — это простота».*

*Генри Уодсуорт Лонгфелло*

Но как быть в ситуации, когда какое-то занятие изначально вызывает наше неприятие, а его выполнение не просто тягостно, но и откровенно неприятно? Просто переписать историю здесь не получится. Выдающийся древнеримский философ-стоик и государственный деятель Сенека в данном случае советовал сместить фокус с выполнения неприятного дела на то, как это воспринимать: «Многое мучит нас больше, чем нужно, многое — прежде, чем нужно, многое — вопреки тому, что мучиться им вовсе не нужно. Мы либо сами увеличиваем свои страдания, либо выдумываем их, либо предвосхищаем»[253].

Как правило, источником неприятного дела мы считаем других людей, ведь именно они нас заставляют им заниматься. Но **делать что-то нужно прежде всего для себя, а не для других**: если мы будем довольны тем, что сделали, то сумеем и других убедить в этом. Как советовал своему другу Сенека: «Будем делать все, чтобы жить лучше, чем толпа, а не наперекор толпе, иначе мы отпугнем от себя и обратим в бегство тех, кого хотим исправить. Из страха, что придется подражать нам во всем, они не пожелают подражать нам ни в чем — только этого мы и добьемся»[254].

## Делай добро и жди добра

**Не столь важно, что ты делаешь, сколь важно, как ты это делаешь.** Ведь то дело, что сначала казалось неприятным, оказывается таким только до того момента, пока ты не начал делать это по-своему, вкладывая туда всего себя. И тогда то, что будет нравиться тебе самому, вероятнее всего, понравится и другим. Знаменитый немецкий философ Иммануил Кант утверждал, что красота — вопрос личного вкуса[255]. Конечно, лишь вкусы гениев, по Канту, разделяют все, но часто в жизни достаточно, чтобы наши вкусы разделяло наше окружение — дома, на работе, в дружеской компании.

**Доставляя эстетическое удовольствие, красота возносит человека к божественному и духовному началу.** Если человек тянется к прекрасному и совершенному, то он прикладывает максимальное количество усилий, чтобы сделать то, что он делает хорошо, а значит, красиво. Если результат доставляет радость и приносит удовлетворение, то это начинает вдохновлять на поиск еще большей красоты, то есть на достижение новых целей. Противоположным красоте мы считаем уродство, безобразие, дисгармонию. Если нам не нравится результат нашей деятельности, то мы будем делать свое дело без любви и радости, не станем вкладывать в него душу, поэтому в конечном итоге не получим удовлетворения.

*«Чем дальше я живу, тем яснее мне, что прекрасно только то, что нетрудно понять».*

*Анатоль Франс*

Наиболее непосредственно мы воспринимаем красоту внешнюю, визуальную. Русский писатель, поэт и философ Л. Е. Оболенский исходил из того, что «красота есть наиболее экономная форма отдыха нервов; от этого-то, вероятно, она и доставляет такое безотчетное наслаждение и удовольствие. Бессознательный элемент наслаждения художественными произведениями должен быть отнесен к той же причине»[256]. При зрительном восприятии ощущение красоты зависит от того, насколько наблюдаемая нами линия удобна для следования взглядом. Поэтому горизонтальные и вертикальные линии кажутся нам приятнее наклонных, а овальные, плавные — изломанных. Неправильная или резко ломанная линия неприятна нам, ибо глаз, созерцая ее, должен постоянно менять направление взгляда[257].

*Добрые вести прибавят чести*

Этим объясняется то, что, **хотя красота и субъективная величина, есть много вещей, которые нравятся почти всем**. Например, снежинки. Видя эту волшебную симметрию, трудно утверждать, что снежинка некрасива. Формы снежинок уникальны, практически невозможно найти две одинаковые. Их красота — результат действия физических законов, описывающих процесс кристаллизации воды в воздухе. Фрактальная структура снежинок — это проявление порядка и гармонии, которые есть в нашем мире.

*«Красота, истинное
счастье
и подлинный героизм
не нуждаются
в громких словах».*

Вильгельм Раабе

Таких примеров много — человеческий глаз всегда сможет найти красоту в окружающем мире, которая появилась без его вмешательства. **Красота — это показатель того, сколько гармонии и симметрии присутствует в предмете или существе. И поэтому стоит делать все, что мы делаем, красиво** — т. е. гармонично, просто и элегантно, — в этом случае наше творение будет нравиться большинству людей, и в первую очередь нам самим.

## Жизнь дана на добрые дела

Вообще каждому живому существу свойственно умение отличать красивое и эстетически правильное от противоположных значений этих понятий. Еще Ч. Дарвин решительно выступал против недооценки возможностей психической организации животных в плане восприятия эстетического, отмечая, что чувство изящного приписывается обыкновенно только человеку. Дарвин полагал, что **способность воспринимать и чувствовать эстетические признаки у животных и человека обусловлена генетически.** «Несомненно, — писал он, — что чувства человека и животных устроены так, что яркие цвета и известные формы, равно как гармонические и ритмические звуки, доставляют им наслаждение и называются прекрасными, но почему это так... мы не знаем»[258].

*«...что есть красота
И почему ее
обожествляют люди?
Сосуд она, в котором
пустота,
Или огонь, мерцающий
в сосуде?»*

Николай Заболоцкий

Красивыми могут быть не только уникальные произведения искусства. Исследования в неврологии и эволюционной биологии поставили под сомнение разницу между восприятием искусства и НЕискусства. Нейровизуальные исследования показали, что участки головного мозга, реагирующие на эстетические стимулы, исходящие от произведений искусства, пересекаются с теми, которые отвечают за оценку предметов, таких как, например, внешне привлекательная еда или же физические данные потенциальных партнеров. Исходя из этого, следует, что в мозгу существует некая общая система, определяющая степень привлекательности предметов, будь то аппетитный кусок торта, чудесное музыкальное произведение или картина.

Дело в том, что устойчивые представления о приятном, притягательном, влекущем и, наоборот, неприятном, отталкивающем, пугающем возникли в ходе эволюции животного мира. Многочисленные

*Добро творить — себя веселить*

прототипы чувства красоты формировались как у человека, так и у животных в форме вполне определенных предпочтений, к примеру при выборе полового партнера, жилища, стаи и т. д. Предметы, которые приносили пользу, связывались с определенными характеристиками: цветом, размером, запахом и т. д. Именно эти предпочтения сформировались в дальнейшем в представления полезности, пригодности, приемлемости и т.п., из которых и оформлялось в длительном эволюционном процессе восприятие, предощущение, переживание и само чувство красоты[259]. Таким образом, **в процессе эволюции понятие красоты, помимо эстетических, было наделено вполне определенными практическими характеристиками.**

В любой мировой религии красота и богатство внутреннего мира всегда выше и важнее других человеческих ценностей. Источником красоты в хри-

*«Красота спасет мир».*

*Федор Достоевский*

стианстве почитается Бог, который создал наш мир совершенным. Грех же рассматривается как порча, как внесение хаоса и безобразия в божественный мир. Праведник красив душевной красотой, которая находит проявление и во внешнем мире. В христианском мире известно собрание советов по духовному совершенствованию под названием «Филокалия» (греч. Φιλοκαλία) — переводится с греческого как «Добротолюбие», — антология духовных произведений христианских подвижников IV–XV веков. Слово φιλοκαλία (букв. любовь к благу или к прекрасному) в поздней античной и в христианской письменности имело обширный диапазон значений, более древняя глагольная форма φιλοκαλέω означала «украшать, убирать, готовить, улучшать, ухаживать, очищать, говорить изящно»[260]. То есть работа по духовному преображению приравнивается к наведению красоты в своей жизни и своей душе. Религиозные представления о важности красоты отразились и в творчестве Ф. М. Достоевского — его слова «Красота спасет мир» давно стали хрестоматийными для русскоязычного читателя.

Иудаизм также на первое место ставит красоту внутреннюю. Царь Соломон говорил: «Обманчива прелесть и суетна красота: жена, боящаяся Господа, будет прославлена» (Мишлей 31:30). При поверхностном прочтении может показаться, что у женской красоты нет никакой ценности; единственное достоинство, за которое подобает ее прославлять, — богобоязненность. Один из видных духовных лидеров ортодоксального иудаизма Элияху бен Шломо Залман, именуемый Виленским Гаоном, спрашивает: «Тора, говоря о таких праведных женщинах, как Сара, Ривка и Рахель, много раз упоминает, что они были красивы. Если женская красота не имеет особой ценности, зачем Тора упоминает об этом?» Поэтому, по мнению Виленского Гаона, женская красота не является достоинством в том случае, если у женщины нет страха пред Небесами. Однако если красивая женщина богобоязненна, то ее красота — одно из достоинств, прославляющих ее[261].

*«Красота — символ правды».*

*Андрей Тарковский*

Согласно исламу, одно из имен Аллаха — «ал-Джамил», что в переводе с арабского означает «Красивейший». **Творец любит прекрасное**. Он сотворил этот мир совершенным: «Мы сделали то, что стало на земле украшением для нее, чтобы испытать их, кто из них лучше поступками» (Коран 18:7). Человек — наместник Аллаха на земле. Все, что он делает, он должен делать с любовью и со всем усердием. Усердие, проявленное человеком на пути красоты, будет хорошим свидетельством его стремления достичь довольства Аллаха, любящего красоту. Красота во всех ее проявлениях считается милостью Всевышнего, проявлением Его особого расположения к человеку. Поэтому, когда мусульманин живет по заветам Аллаха, что делает путь верующего светлым и духовно красивым, он получает от Господа вознаграждение, как в земной жизни: человек добивается успеха и признания, — так и в последующем мире, попадая в рай.

### Добрые слова дороже богатства

Главный постулат буддизма — это самосовершенствование человека через познание, поэтому красота человека должна быть в его внутреннем совершенстве. Красота внешняя недолговечна, красота внутренняя останется с человеком навсегда. В этом проявляется влияние добуддийских представлений о существовании красоты, например, в «Махабхарате» есть такие строки: «Исчезла душа — красота отлетела, уродливым стало бездушное тело»[262].

Буддизм ведет к счастью через внимательное осознание и призывает рассматривать свою деятельность как любимое дело, т. е. исполнять его хорошо и красиво, полностью ему отдаваясь. Со временем вы обнаружите, что выполняете его все лучше и лучше. Вне зависимости от рода деятельности именно **внимание является прямой дорогой к мастерству**. Браться за дело стоит только с полным осознанием и сосредоточением — отбросьте все лишние мысли и не допускайте в ум ничего, что не связано с непосредственной деятельностью[263].

*«Красота — это вечность, длящаяся мгновение».*

Альбер Камю

В оккультных науках считается, что ритуальное пространство должно быть оформлено красиво, т. е. эстетично и разумно. Помимо чисто декоративного это имеет и прикладной смысл, заключающийся не только в создании особой атмосферы, но и в указании на определенную идею. Эта **эстетика ритуала скрывает под собой механизм, помогающий постоянному сосредоточению**. Маг смотрит на геометрические фигуры определенного цвета, атрибуты, вдыхает благовония, читает гимны и заклинания, адресованные конкретному архетипу, призывает определенные силы себе в помощь. Все это напоминает ему об идее, которая равнозначна цели ритуала[264]. Физиологические особенности этой методики как магическо-психологического механизма описаны А. Кроули в «Церемониальной магии с точки зрения посвященного»[265]. Методика напоминает йогическую практику, в которой также нужно быть сосредоточенным на определенной идее. Новички для этой цели используют динамическую медитацию, т. е. воображение с целью концентрации на выбранной идее. Правда, как в медитации нельзя злоупотреблять силой и способностью воображения, которое изначально идет вразрез с плодами медитации, так и в магии нельзя злоупотреблять сосредоточением на внешних атрибутах ритуала, так как в красоте и атрибутах нет ничего магического, они лишь вспомогательные средства для раскрытия сущности человека.

*«Что такое поэт? Человек, который пишет стихами? Нет, конечно. Он называется поэтом не потому, что он пишет стихами; но он пишет стихами, то есть приводит в гармонию слова и звуки, потому что он — сын гармонии, поэт».*

Александр Александрович Блок

**Мир не без добрых людей**

Несомненно, красота — это более обширная категория, нежели внешняя притягательность. **Красивым может быть человек, произведение искусства, явление природы, но и также поступок, шахматная комбинация, эмоция, ход мысли.** Красота — не познаваемое разумными категориями явление, но это всегда удивление и глубокое удовлетворение при созерцании или понимании. Красота, подобно космическому Логосу, окликает людей, но они, даже услышав ее, не способны схватить и удержать до конца. Что такое красота — этот вопрос вызывает такое же широкое трактование, как и попытки понять, что такое истина, вечность, вера, смысл жизни, назначение человека.

«Я видел красоту

Но каждый раз

Понять не мог

Что дурно, что прекрасно».

(Уильям Шекспир).

Профессионально созданием красоты занимаются художники, как и вообще люди искусства. Кто, как не они, понимает силу воздействия на душу человека ауры произведения — картины, статуи, музыкального аккорда. Но существует и обратная связь — **как человек воздействует на материал, из которого творится произведение, так и произведение воздействует на мастера, на протяжении длительного времени создававшего его.** Произведения создаются тщательно и хорошо, чтобы утвердиться в своей несомненной красоте. Высокое качество обработки тоже есть самостоятельная категория красоты. Поэтому обычно столь утонченные, благородные, высокодуховные бывают лица у писателей, художников, композиторов. Как тут не вспомнить буддистов, которые полагают, что лицо человека (внешняя красота) — это то, что спроецировано его умом и образом жизни.

*«Когда уничтожена человечность, нет больше искусства. Соединять красивые слова — это не искусство».*

*Бертольд Брехт*

В основу такой красоты положены не только талант и труд художника, но и высшие устремления духовной деятельности человека, когда красота про-

изведений становится категорией почти религиозной значимости. Например, великолепная Сикстинская Мадонна Рафаэля[266], которая стала важнейшим
эстетически-религиозным символом христианства.
Этот алтарный образ — последняя из крупных работ Рафаэля, посвященных его излюбленной теме.
Рафаэль еще в ранний период творчества обращался к образу Мадонны с младенцем, каждый раз

*«Только пчела узнает
в цветке затаенную
сладость,
Только художник на
всем чует прекрасного
след».*

*Афанасий
Афанасиевич Фет*

отыскивая новый подход. Но именно Сикстинская Мадонна стала венцом
творений великого художника, который кропотливой работой и благоговением к теме своего творения воплотил идеал, доступный смертному.

Конечно, не стоит отождествлять понятия добра и красоты. Но в представлении людей они идут
рядом. **Человек, как существо духовное, всегда
стремится к высшему совершенству, к высшей гармонии: к добру и
красоте**. Он может не только созерцать, но и приводить их в движение, творить. Как сказал Жан-Жак Руссо: «Доброе — это прекрасное в действии».
Эту же мысль выразил и Иоганн Вольфганг Гёте: «Прекрасное не может
быть познано, его необходимо чувствовать или создавать».

*Доброе дело
два века живет*

Древние греки тоже преклонялись перед красотой и обожествляли ее. Они сотворили множество
прекрасных произведений искусства. Но главную
роль в ее создании они отдавали поступкам людей. «Статую красит вид, а человека — деяния его», — утверждал Пифагор. Об особом свойстве прекрасного как побудителя действий говорил и Плутарх: «Прекрасное влечет к себе
самим действием своим и тотчас вселяет в нас стремление действовать»[267].

*Доброе дело и
в воде не тонет*

Эталоном красоты в действии были герои — дети богов или люди, до-
стигшие божественного статуса благодаря своим подвигам. Именно в ге-
роях греки видели глубинную связь между красотой и добром. Словом
«калокагатия», что в переводе означает «прекрасный и хороший» или
«красивый и добрый», обозначалось гармоничное сочетание физических
и нравственных достоинств, совершенство человеческой личности. **Подвиг — это высшая форма калокагатии, максимальное раскрытие в
действии человеческой красоты и добра.**

*Торопись на доброе дело, а худое само приспеет*

Греческие герои создавали свой особый мир, тоже исполненный великолепия и блеска. Боги делали своих любимцев особенно прекрасными, как это совершила, например, Афина с Одиссеем, облекая его прелестью, заставляя его буквально светиться красотой. «Особое, интимно-теплое дружеское чувство привязывает богиню к этому великому выдумщику и многострадальному скитальцу. Афина, можно сказать, прямо любуется Одиссеем как детищем своей выучки»[268]. Если сами боги так восхищались своими «воспитанниками», то что говорить о людях, во имя которых они совершали свои подвиги. Имена героев увенчивались бессмертной славой, о них слагались песни и поклонялись как божествам.

*Доброму добрая память*

Народная мудрость, воплощенная в сказках и легендах, давным-давно подметила **неразрывную связь красоты и добра** в действиях персонажей. Красивый поступок — это, как правило, добрый поступок, который помогает изменить внешние обстоятельства в лучшую сторону, принося людям радость, и за который герой, в конце концов, получает вознаграждение.

*«Дети должны жить в мире красоты, игры, сказки, музыки, рисунка, фантазии, творчества».*

*Василий Сухомлинский*

**Люди всегда реагируют на красивое позитивно.** Нас завораживают прекрасная музыка, потрясающий воображение вид за окном, зажигающий танец и многое другое. Время замирает, а мы как будто вне его... В момент, когда мы созерцаем или создаем что-то хорошее и красивое, наши мозговые центры, отвечающие за чувство привлечения, автоматически включаются. Мы испытываем радость и эйфорию как от красоты объекта, так и от результата наших действий. **А так как наш мозг имеет обыкновение привыкать к удовольствию, мы буквально «подсаживаемся» на регулярные порции красоты.** Без нее мы чувствуем себя неуютно и даже подсознательно будем искать источник, способный удовлетворить это желание.

Ученые университета в Осло (Норвегия) установили, что человеческий мозг реагирует на привлекательность теми же областями, что и на опиоидное средство. Соответственно, прослушивание красивой музыки, чтение хорошей книги или любование хорошо проделанной работой приносит человеку эмоциональное и физическое удовольствие, а также способно вызвать привыкание[269]. Красота, как внешний источник, помогает человеку становиться лучше и гармоничнее. Есть даже успешные попытки лечения красотой — с помощью музыкальных произведений или картин.

Стараемся сделать все наилучшим образом и красиво, и это обязательно приведет к тому, что нам самим это понравится, и в результате возникнет стойкая внутренняя потребность поступать так снова и снова. Более того, удачный результат обязательно будет замечен и позитивно оценен окружающими, которые вместе с нами получат от него удовольствие. **А что же может быть лучше, чем дарить себе и окружающим радость?**

*«Сотри случайные черты —*
*И ты увидишь: мир прекрасен».*

*Александр Александрович Блок*

### Использованные символические образы

Карта Karmalogic:
канатоходец (слово «красота» здесь означает искусство канатоходца, как и любое другое искусство, доведенное до мастерства).

Пиктограмма Karmalogic:
перья (геральдический символ образования, науки, ума, стремления к познанию).

ВЫ МОЖЕТЕ ПРИСОЕДИНИТЬСЯ К ОБСУЖДЕНИЮ ЗАКОНА «КРАСОТА» И СЛУЧАЕВ, ЕГО ПОДТВЕРЖДАЮЩИХ, НА САЙТЕ ПРОЕКТА KARMALOGIC.NET. ДЛЯ ЭТОГО ПРОСКАНИРУЙТЕ РАСПОЛОЖЕННЫЙ В КОНЦЕ СТРАНИЦЫ QR-КОД С ПОМОЩЬЮ ВАШЕГО СМАРТФОНА, И ВЫ ПОПАДЕТЕ НА СТРАНИЦУ ОБСУЖДЕНИЯ ДАННОГО ЗАКОНА.

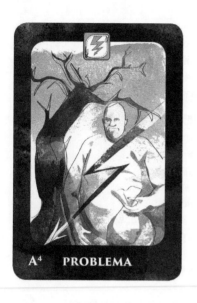

A⁴ PROBLEMA

# Сутра Действие

## ЗАДАЧА
## Ставим новые задачи до достижения имеющихся

*Отсутствие мотивации обычно объясняют ленью, а дальний горизонт планирования продляет жизнь*

От чего зависит наша радость при получении желаемого? От оправданных ожиданий, своевременности их исполнения, достижения намеченного результата? Конечно, все это очень приятно, но на положительные эмоции по факту достижения задуманного влияет мало. Оказывается, все гораздо тоньше. Возьмем для примера профессиональную сферу. **Когда мы получаем то, на что и рассчитывали, наша эмоция равна нулю.** Мы же получаем зарплату и никакой особой благодарности за это обычно не испытываем — мы ее заработали, что от радости прыгать? И это, к сожалению, через какое-то время ведет к выгоранию и потере мотивации. Поэтому существуют разные модели материальной мотивации сотрудников. Первая модель: обещать больше, чем ты можешь людям дать. Люди замотивированы, работают хорошо, но в момент получения зарплаты они будут крайне недовольны, вероятнее всего, потом уйдут, а вдобавок еще и в суд подадут. Вторая модель: меньше обещать, но больше сделать. Сотрудники, конечно, будут счастливы при получении большей зарплаты. Но вот работать всю дорогу они будут плохо. Третья модель: сколько обещал, столько и заплатить. В этом случае у работников теряется драйв, и дело быстро превращается в рутину. Нет эмоций.

Оказалось, что решение этой проблемы лежит не в материальной плоскости. Дело в том, что **лучшая модель мотивации — ставить новую задачу в тот момент, когда закончилась главная творческая часть предыдущей**. Получая зарплату, сотрудник уже думает о другом проекте и видит перед собой новую цель. И эта модель — не просто хороший способ мотивации сотрудников, но и лучший способ замотивировать себя самого.

*«Мир — это твоя ученическая тетрадь, на страницах которой ты решаешь свои задачи».*

*Ричард Бах*

Все мы наблюдали, как часто люди старшего возраста быстро уходят, когда что-то в их жизни завершается: внук уехал учиться, наступила пенсия, умерла собака... Закончилась определённая программа, нет горизонта планирования и новых целей. И жизнь бессознательно человека «выключает», ведь ему не к чему стремиться и некуда идти. А **стратегия постоянного стремления к новым целям очень сильно продляет жизнь.** Недаром дольше всего живут представители творческих профессий и люди, которые продолжают заниматься любимой работой и после вступления в пенсионный возраст.

Интересно, что согласно статистике наибольшая продолжительность жизни наблюдается у коллекционеров, селекционеров и дирижеров. Коллекционер всегда в поиске новых предметов для своей коллекции. Селекционеры не останавливаются на достигнутом и постоянно работают над выведением более совершенных форм растений. Что же касается дирижеров, то, согласно исследованию ученых петербургского НИИ онкологии им. Н. Н. Петрова, особенность дирижерской работы заключается в более интенсивной интеллектуальной и физической нагрузке, чем у других музыкантов, что способствует увеличению продолжительности жизни.

*«Только о великом стоит думать, только большие задачи должен ставить себе писатель; ставить смело, не смущаясь своими личными малыми силами».*

*Александр Александрович Блок*

Бывает, что, поставив перед собой большую и очень важную для себя цель, мы часто ссылаемся на отсутствие удачи, которое мешает нам ее достичь, а вовсе не на недостаток мотивации. По мнению психолога Льюиса Хоуза, удача, знания, материальные ресурсы — это вовсе не те причины, которые на самом деле мешают нам двигаться вперед[270]. Проблема заклю-

*«Надо ставить себе задачи выше своих сил: во-первых, потому, что их все равно никогда не знаешь, а во-вторых, потому, что силы и появляются по мере выполнения недостижимой задачи».*

*Борис Пастернак*

чается в том, что у нас не всегда получается верить в поставленные цели. Вера в данном случае работает как мышца, которая позволяет нашей воле брать одну высоту за другой. И чем больше мы верим в свои силы, тем более сложные задачи способны решить. Что же происходит, когда этой веры недостаточно? Мы делаем пару шагов, сталкиваемся с проблемами, выбиваемся из графика, что ведет к чувству вины и разочарованию. В этот момент мы часто видим в неудаче некий «знак», говорящий: «Отложи эту задачу. Наверное, время пока не пришло». И мы обещаем себе опять вернуться к нашим планам с понедельника, следующего месяца или года…

Такого рода мышление способно превратить даже самого замотивированного человека в разочаровавшуюся во всем личность, которая раз за разом терпит провал. Что же делать? И психологи, и бизнесмены рекомендуют начинать с постановки небольших задач, которые, возможно, даже не имеют отношения к нашим глобальным целям. При этом каждая **новая задача должна быть сформулирована еще до завершения предыдущей.** Именно так мы не теряем тонуса и постоянно поддерживаем себя в рабочем состоянии. Такие маленькие и достаточно легкие в достижении задачи способны натренировать нашу веру в себя, их решение принесет нам радость и улучшит самооценку, и у нас появятся силы для нового рывка[271].

*«Две трудные задачи стоят перед человеком: во-первых, знать, когда начать, во-вторых — когда закончить».*

*Пауло Коэльо*

Шери Ван Дейк[272], психотерапевт, пишет, что **постановка новых целей сама по себе приносит человеку позитивные эмоции,** поскольку именно достижение пусть и небольших целей приносит человеку радость, счастье, удовольствие и гордость. В какой-то момент сам процесс решения начнет ассоциироваться у нас с удовольствием от результата. И это **предвкушение покорения очередной вершины станет источником неиссякаемой энергии и стремления двигаться вперед.**

Для выполнения определенной задачи нам требуется соответствующий алгоритм. Но при постановке новой задачи наш мозг иногда не способен быстро выдать нужную и готовую программу действия, а также выбрать адекватную ситуации стратегию поведения[273]. Поэтому бывает **очень важно выждать некоторое время и только тогда приступать к выполнению новой задачи.** Поэтому в условиях многозадачной деятельности стоит ставить новые задачи задолго до выполнения и достижения имеющихся. Это даст анализирующим системам головного мозга определенное время для обработки информации, и алгоритм действий будет более обдуманным[274].

Анализ задач, которые на данный момент уже прорабатываются, — это один из важных, но не очевидных факторов при постановке новых задач. Его можно сравнить с законом инерционного движения[275]. Разогнавшись до определенной скорости,

*Дело делай за семерых, а слушайся одного*

мы будем двигаться дальше по инерции без затрат энергии. Другими словами, **если мы работаем над одной задачей и у нас появилась новая, мы можем достижение первой цели использовать как средство, которое поможет реализовать следующую задачу.**

Известный немецкий философ и социолог второй половины XX века Никлас Луман утверждал, что лучше не ждать, пока нам на голову свалится какая-то проблема, а самим ставить себе задачи, которые определяют стратегию нашего поведения[276]. Конечно, полностью предусмотреть будущее невозможно, но его возможно в значительной степени запрограммировать. В этом нам поможет наличие воображения как одной из форм психического отражения, что позволяет нам предвосхищать будущее (такой механизм опережающего отражения действительности называется акцептором действия[277]).

Постановка задач на будущее — искусство, которое требует умелого расчета рисков и выбора оптимальной стратегии не меньше, чем стремления к достижениям и прямой выгоде. Особенно важно стратегическое планирование там, где речь идет о жизнях людей...

Ноябрь 1943 года. Советские войска с огромным трудом, ценой миллионов человеческих жизней теснят германских нацистов к границам СССР. В руках нацистов остается еще большая часть советской территории.

*«Удовлетворенный
человек решает
поставленную задачу,
но он не превращает
задачу в проблему».*

Макс Люшер

С востока нашей стране угрожает Япония. Лондон подвергается регулярным бомбардировкам германской авиации. Жители британской столицы вынуждены отсиживаться в подвалах и погребах. Соединенные Штаты Америки не смогли ликвидировать последствия «Дня позора» — разгрома американской военно-морской базы Перл-Харбор. Гитлер сохраняет власть практически над всей материковой Европой. На нужды германской военной машины работает не только экономика Третьего рейха, но промышленность Франции, Италии, Бельгии и других стран.

В этот тяжелый момент лидеры трех великих держав собрались на конференции в Тегеране[278] — Сталин, Рузвельт и Черчилль обсуждали, как следует поступить с поверженной Германией. Победа еще совсем неочевидна. Еще не открыт второй фронт, Гитлер вполне может высадиться на Британских островах и разметать военно-морской флот США. Но лидеры решали, как следует поступить с поверженной Германией. И эта программа, намеченная на Тегеранской конференции, впоследствии была воплощена в жизнь.

*«Потерян навсегда
лишь тот,
в ком угасли
стремления».*

Айн Рэнд

Произошло это во многом благодаря тому, что лидеры стран смотрели вперед и настраивали себя и свои народы только на победу. **Постановка задач на перспективу и настрой на глобальную цель, безусловно, имели огромное военно-стратегическое значение.** А для простых солдат уверенность в победе и мысли о грядущей мирной жизни, безусловно, являлись главным стимулом не сдаваться и бороться до конца.

Этот эффект хорошо описан в карачаевской народной сказке «О том, как солдат со войны возвращался»:

«Было у отца три сына. Старший уже был богатым купцом, средний стал хозяином двадцати отар овец, а младший Бекболат еще не подрос, как отец внезапно умер. Мать не могла наглядеться на своего сыночка и все мечтала, что, когда он станет взрослым, будет жить при ней с хорошей и доброй женой. Бекболат тоже об этом мечтал.

Но вдруг началась в стране война, и младший сын отправился воевать. Ему так не хотелось оставлять родной дом, мать, друзей... Но он ушел на войну с легким сердцем, ведь у него впереди была прекрасная цель. Тем более что он знал, как девушки любят героев. И решил он стать героем, чтобы по возвращении выбрать себе самую красивую и добрую невесту. Он верил, что вернется живым и сильным.

Действительно, воевал он так, что слава о нем разлетелась по всем городам и весям. Но Бекболат ведь не только ради славы сражался. Он хотел, чтобы его войско победило. С каждым новым боем

*Дело заделано — надо доделать*

он становился все сильнее и сильнее. И вот наступил момент, когда ему нужно было вступить в поединок с самым сильным воином вражеского войска. От этого зависел исход битвы. Он обдумывал каждое свое движение, часто упражнялся с мечом, скакал на коне... А сам все время мечтал о том, как после победы вернется домой, как встретит его мать, какую девушку возьмет в жены. Эти мысли придавали ему силы.

Наступил решающий поединок. Его соперник оказался искусным воином и ранил Бекболата в плечо. Но Бекболат не остановился, а продолжал сражаться. Когда силы его, казалось, были на исходе, он вспомнил лицо своей матери, и она как будто улыбнулась ему. Он собрал всю волю в кулак и мощным движением меча нанес врагу смертельную рану. Битва была выиграна.

*«Чтобы план был действенным, то есть приспособленным к обстоятельствам, для его разработки должны быть объединены усилия ума и инстинкта».*

*Шарль де Голль*

Бекболат медленно поправлялся после ранения, и, хотя его друзья по оружию предлагали немного побыть у них в гостях, он сразу же отправился в обратный путь. Тяжелой была его дорога домой. Плечо болело, он потерял много крови. Но каждый вечер он представлял, как его встретят родные места, как улыбнется ему мать, как найдет он любимую девушку и какой прекрасный дом он построит.

Так все и случилось. Когда он подходил к своему аулу, навстречу ему выбежала его мать, а вместе с ней и одна очень красивая девушка. „Это же Джулдуз! — подумал Бекболат. — Как же она выросла!" Джулдуз была

*«Единственный способ выжить — постоянно ставить перед собой новые задачи».*

*Харви Кашинг*

их соседкой. Через месяц сыграли свадьбу. А еще через год молодые переехали в новый дом, который все соседи помогли построить Бекболату, совсем рядом с домом его матери. И вскоре в семье родился первенец, сын. А еще через год второй... Приезжайте в гости к Бекболату — наверно, уже и третий на подходе. И он расскажет вам, как важно верить в хорошее, как трудно к нему идти, но если видеть перед собой свою мечту и постепенно, по шажочку, к ней двигаться, то... Ну, вы сами увидите»[279].

Народная мудрость гласит: «Человек без цели — все равно что корабль без штурвала...», плывущий «туда, не знаю куда», «за тем, не знаю за чем». Все мировые религии выстраивают для своих последователей четкий путь, на котором истинная цель достигается за счет повседневного выполнения множества вытекающих друг из друга задач.

*Сделай сегодня, сколько сможешь, завтра сможешь еще больше*

Ислам признает жизненной целью каждого мусульманина довольство Аллаха и рай в последующей жизни. Для достижения этих целей перед мусульманином ставится пять обязательных задач, исполняемых на протяжении всей жизни: *шахада* (свидетельство веры)[280], *закят* (религиозный налог в пользу нуждающихся), *салат* (пятикратная ежедневная молитва), *саум* (пост во время месяца Рамадан), *хадж* (паломничество в Мекку и Медину). Эти задачи связаны между собой и служат одной цели, их отличает только разная форма исполнения. В отличие от хаджа, допускающего единовременное совершение, остальные требуют регулярного исполнения на протяжении всей жизни. Через их регулярное исполнение углубляются вера мусульманина и его понимание истины.

К примеру, молитва «дуа», в которой верующий обращается с мольбой к Аллаху, будет отличаться у неофита и верующего старца, познавшего многие тайны религии. «Дуа» неофита будет напоминать молитву ребенка. «Взросление» молитвы происходит благодаря самоизменению человека, связанному «с освоением нового пласта реальности», когда изменяются состояние и содержание сознания, происходит переоценка окружающей реальности[281]. Следовательно, **в разном возрасте человек по-разному совершает молитву, и его духовные задачи становятся все более сложными и многогранными**[282]. Исламское учение пред-

*У кого много дела впереди, тот назад не оглядывается*

полагает одновременное исполнение предписаний, потому что они взаимосвязаны между собой и дополняют друг друга. Человек может «взрослеть» в молитве, лишь приобретая новый опыт, который он привносит в свою молитву благодаря посту, свидетельству, милостыне и паломничеству к святым местам.

Основополагающий текст христиан, Евангелие, также настраивает читателей на постоянное покорение новых духовных вершин и стремление к совершенству, предела которому, как известно, нет. Так как, по утверждению христианства, человек — это духовно динамичная система, **люди должны постоянно себе ставить новую планку, новую точку роста, для предотвращения «отката назад».** Христианство ориентирует человека на тщательную внутреннюю работу, ставя во главу угла задачу внутреннего преображения (спасение мира через спасение себя) через исправление недостатков, борьбу со страстями. А эта борьба имеет свои алгоритмы, правила, логику: «Восемь страстей имеют разное происхождение и разные действия, однако шесть первых, то есть чревоугодие, блуд, сребролюбие, гнев, печаль и уныние, соединены между собой каким-то средством или связью так, что излишество первой страсти дает начало последующей... и потому против них надо сражаться подобным же образом... и в борьбе с ними всегда надо переходить от предыдущих к последующим... Чтобы победить уныние, сначала нужно подавить печаль;

*«Итак, в чем же состоит решение задачи? Повторяю еще раз: оно состоит в том, что мы находим язык, в котором решение очевидно».*

*Георгий Петрович Щедровицкий*

чтобы прогнать печаль, прежде нужно подавить гнев; чтобы погасить гнев, нужно попрать сребролюбие; чтобы исторгнуть сребролюбие, надобно укротить блудную похоть; чтобы подавить блудную похоть, должно обуздать страсть чревоугодия. Остальные две страсти — тщеславие и гордость — также соединяются между собою, как и предыдущие, так что усиление одной дает начало другой... Но от шести первых они совершенно отличаются и не соединяются с ними подобным союзом; не только не по-

*«Я уверена, стремление к совершенству и есть то, что отличает хорошую жизнь от успешной».*

*Мэрил Стрип*

лучают от них никакого повода к своему рождению, но даже возбуждаются противоположным образом. Ибо по истреблении первых шести эти две сильнее плодятся... Поэтому мы подвергаемся брани особенным образом... И все же, чтобы истребить гордость, надобно прежде подавить тщеславие. И таким образом, по подавлении предыдущих последующие утихнут... И хотя названные восемь страстей связаны между собой упомянутым образом и смешаны, однако чаще они разделяются на четыре союза и сопряжения, ибо блудная похоть соединяется особым союзом с чревоугодием; гнев с сребролюбием; уныние с печалью, а гордость тесно соединяется с тщеславием»[283]. «Посему нам надобно вести брань с этими страстями так, чтобы всякий, открыв, какая страсть особенно вредит ему, против нее главно направлял и борьбу, употребляя всякое старание и заботу для наблюдения за нею и подавления ее, против нее направляя копья ежедневных постов, в нее бросая ежеминутно стрелы сердечных стенаний и воздыханий и непрестанно проливая слезы в молитве к Богу о прекращении мятущей его брани. Ибо никто не может восторжествовать над какой-либо страстью, пока не убедится, что своим тщанием или трудом не может

*Трудные задачи выполняем немедленно, невозможные — чуть погодя*

одержать победу над нею, хотя при том ему, чтоб очиститься от нее, и самому необходимо день и ночь пребывать во всяком труде и всякой заботе о том. Когда такой борец почувствует, что освободился от первейшей своей страсти, тогда опять должен с полным вниманием рассмотреть тайники своего сердца, чтоб увидев, какая еще есть в нем сильнейшая сравнительно с остальными страсть, против нее в особенности подвигнуть все духовные оружия. **Побеждая таким образом всякий раз первейшие в себе страсти, он скорее и легче будет одерживать победу над остальными, низшими их»**[284].

Буддисты в своем восхождении к просветлению руководствуются Восьмеричным путем — набором методов, данных Буддой для прекращения страданий. Часто этот путь называется Срединным, так как на нем нет крайностей. Восьмеричный путь предполагает три этапа: мудрости, нравственности и сосредоточения. Первый включает в себя две ступени, остальные по три — всего восемь ступеней. Этот путь называют также постепенным, так как в нем развитие происходит плавно. Как объяснял Будда: «Сначала следует утвердиться в благих состояниях, то есть в очищении моральной дисциплины и правильных взглядах. Затем, когда моральная дисциплина очищена, а взгляды выпрямлены, следует упражняться в четырех основах внимательности» (Сутта нипата 47.3). При этом **верующий всегда помнит, что после каждой ступени последует следующая — более сложная, — и заранее думает о том, как преодолеть очередную высоту**. Так как, имея «правильное намерение», легко следовать «правильному поведению» для того, чтобы предаться «правильному сосредоточению». Таким образом, все элементы пути важны и взаимосвязаны друг с другом, предваряя каждый последующий шаг[285].

*«Почувствуй себя сегодня тем, кем хочешь стать завтра».*

Александр Свияш

Но на пути духовного совершенствования бывает сложно не отступиться от высшей цели и в суете дней не потерять главные ориентиры. **Выполнение малых задач и способность видеть в них шаги к Богу — вот рецепт поддержания огня веры в душе**, по мнению проповедников иудаизма. Сердце должно языками своего пламени стремиться к Божественности. Здесь главный вопрос даже не в том, как найти свой собственный свет, а в более сложном: как нести огонь веры по жизни, чтобы не растерять его на крутых житейских поворотах? Иудеи находят ответ на это в Книге Мишлей, излагавшей притчи царя Соломона:

## Дело делу учит

«Однажды некий уважаемый горожанин пришел к царю Соломону, наслаждавшемуся зрелищем рыб, плескавшихся в пруду, и поведал:

— Царь, я в замешательстве! Каждый день моей жизни похож на предыдущий, я не отличаю рассвет от заката и больше не ведаю счастья.

Соломон задумался и сказал:

— Многие мечтали бы оказаться на твоем месте, обладать твоим домом, твоими садами и твоими богатствами... Но есть ли у тебя какая-нибудь цель или заветная мечта? О чем ты мечтаешь в минуты отдыха и услады?

И отвечал ему гость так:

— Сначала я мечтал освободиться из рабства. Потом я мечтал, чтобы моя торговля приносила доход. Все это давно сбылось, о чем мне теперь мечтать? Вот, думаю — и не знаю…

Тогда Соломон изрек:

— Человек, не имеющий мечты, подобен рыбам, что плавают в этом пруду. Каждый день их жизни похож на предыдущий, они не отличают рассвет от заката и не ведают счастья…

Добавил еще царь:

— Только в отличие от рыб ты сам запер себя в своем пруду. Если в твоей жизни нет благой цели, ты будешь бесцельно слоняться по своему дому и, умирая, поймешь, что прожил зря. Если цель есть, всякий раз, делая шаг, ты будешь знать, приблизил он тебя к твоей цели или отдалил, и это будет наполнять тебя азартом и страстью к жизни.

Проситель наморщил лоб и произнес:

— Значит ли это, что **всякий раз, достигая одной цели, я должен искать следующую, всякий раз, когда исполняется одна моя мечта, я должен загадывать другую**, и только в поиске я обрету счастье?

И ответил царь:

— Да. Счастье — в поиске и достижении цели»[286].

*«Человечество никогда не ставит перед собой задач, которые не готово решить».*

*Аркадий и Борис Стругацкие*

Трудно найти человека, который бы не ставил перед собой различные задачи — значимые и промежуточные, сложные и элементарные, срочные и долгоиграющие. Часто на пути их достижения нас поджидают трудности. Но, учась преодолевать сравнительно небольшие трудности, рассматривая каждую трудность как «крепость», которую необходимо взять штурмом, мы воспитаем в себе лучшие «бойцовские» качества. И тогда каждая завоеванная «крепость» придаст нам новые силы для достижения следующих, более глобальных и интересных целей.

### Использованные символические образы

Карта Karmalogic:
молния (один из символов воли в контексте многозадачности), дерево (символ слова «задача»).
Пиктограмма Karmalogic:
молния.

ВЫ МОЖЕТЕ ПРИСОЕДИНИТЬСЯ
К ОБСУЖДЕНИЮ ЗАКОНА «ЗАДАЧА» И СЛУЧАЕВ,
ЕГО ПОДТВЕРЖДАЮЩИХ, НА САЙТЕ ПРОЕКТА
KARMALOGIC.NET. ДЛЯ ЭТОГО ПРОСКАНИРУЙТЕ
РАСПОЛОЖЕННЫЙ В КОНЦЕ СТРАНИЦЫ
QR-КОД С ПОМОЩЬЮ ВАШЕГО СМАРТФОНА,
И ВЫ ПОПАДЕТЕ НА СТРАНИЦУ ОБСУЖДЕНИЯ
ДАННОГО ЗАКОНА.

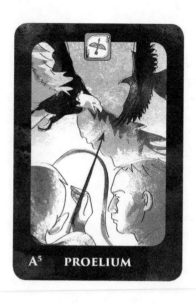

A⁵ PROELIUM

# Сутра Действие

## БИТВА
## Обязательно будет место
## для собственной битвы

*Даже надеясь на чужую помощь,
всегда готовимся к собственному
поединку*

Жизнь человека соткана из больших и маленьких сражений — как в большой истории, так и на уровне личности, в обществе и внутри самого себя. «Нам только в битве выпадает жребий», — писал Осип Мандельштам[287]. Битва — это место встречи героя со своей последней правдой.

Развитие невозможно без борьбы, и каждая победа открывает иные горизонты, поднимает человека на новую орбиту. Живя одновременно в двух мирах — в социуме и в своем внутреннем мире, — человек стремится утвердить достоинство своей личности. И, какими бы прочными ни были нити, связывающие людей в единое целое, возможность и готовность одержать личную победу, проявив свободную волю, всегда обладали притягательной силой.

Даже в древности, когда человек больше зависел от поддержки рода, племени или государства, роль героя ценилась очень высоко. «Никто из хора не спасет меня, // Не крикнет: «Смилуйся или добей его!» — писал Арсений Тарковский[288]. Эту же мысль выражает и народная мудрость: «На Бога надейся, но сам не плошай».

сутра: действие закон: битва

Знаменитый немецкий религиозный деятель и философ, основатель протестантизма Мартин Лютер утверждал, что **вся наша жизнь — наша собственная битва за спасение**. В этой битве никто и ничто нам не может помочь — ни другие люди, ни участие в церковной жизни, но только вера в Бога и прямое обращение к нему в нашей душе[289].

В протестантизме была сформирована модель взаимоотношений с другими людьми, которая радикально переосмысливала понятие христианской добродетели: теперь уже не добрые дела по отношению к ближнему выражают любовь и милосердие к нему, но дистанцирование от ближнего. Каждый сам должен справляться со своими проблемами, ведь это ниспосланные Богом испытания, и, помогая ближнему, мы мешаем Богу осуществлять свой промысел в отношении конкретного человека. Вместо того чтобы собраться с силами и самому бороться за свое спасение и социальный статус в этом мире, человек скорее смалодушничает и примет чужую помощь. **Легче быть несчастным грешником, чем бороться за свою правоту и успехи.** Но легко — не значит правильно для протестанта и человека, неосознанно следующего этике протестантизма. Эту логику, психологию и этику современного капиталистического общества как выросшего на идеалах протестантизма фундаментально исследовал немецкий социолог и философ Макс Вебер в своей работе «Протестантская этика и дух капитализма»[290].

*Не хватит сил — грызи зубами*

Линию Лютера продолжили знаменитый немецкий философ XVIII века Иммануил Кант и не менее знаменитый немецкий философ XIX века Фридрих Ницше. Кант был протестантом по религиозным убеждениям, хотя в философских произведениях и не ссылался открыто на протестантизм. Однако вполне в духе протестантизма он утверждал, что каждый человек должен бороться с изначально злым в своей собственной природе, и тут никто за

*«Поэтому знают, что победят в пяти случаях: побеждают, если знают, когда можно сражаться и когда нельзя; побеждают, когда умеют пользоваться и большими и малыми силами; побеждают там, где высшие и низшие имеют одни и те же желания; побеждают тогда, когда сами осторожны и выжидают неосторожности противника; побеждают те, у кого полководец талантлив, а государь не руководит им. Эти пять положений и есть путь знания победы».*

*Сунь-Цзы*

*«Все сражения нужны в жизни для того, чтобы чему-то нас научить. Даже те, которые мы проигрываем. Когда ты вырастешь, то поймешь, что защищал ложные идеи, обманывал себя или страдал из-за пустяков. Если ты станешь хорошим воином, ты не будешь винить себя за эти ошибки, но и не допустишь, чтобы они повторились».*

*Пауло Коэльо*

нас нашу битву не выиграет[291]. Ницше открыто выступал против христианства, однако вполне воспринял протестантский этический индивидуализм — ему приписывают на первый взгляд жестокий по смыслу афоризм «Падающего — толкни». На самом деле Ницше рекомендовал помочь разрушиться тому, что уже потеряло свою основу, свой стержень: «О братья мои, разве я жесток? Но я говорю: что падает, то нужно еще толкнуть! Все, что от сегодня, падает и распадается; кто захотел бы удержать его? Но я — я хочу еще толкнуть его! Знакомо ли вам наслаждение скатывать камни в отвесную глубину? Эти нынешние люди: смотрите же на них, как они скатываются в мои глубины! Я только прелюдия для лучших игроков, о братья мои! Пример! Делайте по моему примеру! И кого вы не научите летать, того научите быстрее падать»[292]. Как птицы подталкивают из гнезда птенцов, когда они вырастают, чтобы они полетели, так нужно помогать другим самим подниматься на ноги. Но для это иногда приходится выталкивать их из привычного, насиженного уютного гнездышка.

## В день битвы молодец не шутит

В ходе онтогенеза живого организма достаточно тяжело представить ситуацию, при которой этот организм смог бы прожить в состоянии полного покоя. Жизнь на нашей планете устроена таким образом, что всегда приходится иметь дело с разного рода стрессовыми факторами. Состояние полного спокойствия является скорее исключением, нежели правилом. Это состояние очень часто и легко, почти постоянно, нарушается со стороны как внешних, так и внутренних агентов, желаний, потребностей. Голод и жажда, мороз и засуха, пожары и землетрясения, град и наводнение, большие хищники или же соседние враждебные племена нарушали спокойствие наших предков, вызывая в них временную или же постоянную напряженность. Природа заложила в живых организмах очень мощные родительские инстинкты, направленные на заботу и уход за своим потомством. Однако в реалиях жизни, когда родители заняты поиском ресурсов для своих потомков, часто складываются ситуации, когда еще не созревшим на первый взгляд особям приходится участвовать в борьбе за свое выживание. Для того чтобы способствовать адаптации, природа снарядила живой организм защитными механизмами, которые включаются в ответ на действие потенциальной опасности и разного рода стрессовых реакций.

Биологическая суть реакции-ответа на стрессовые факторы чрезвычайно важна. Она заключается в мобилизации сил и резервов организма для возобновления нарушенного гомеостаза или же борьбы с опасным и вредным влиянием окружающей среды. **Именно стресс-реакция обеспечивает повышение стойкости живой системы (клетки, организма) в неблагоприятных условиях, выживание во враждебной среде.** Переход от состояния покоя к стрессу требует некоторой перестройки организма, иногда даже некоторых жертв с его стороны во имя приспособленности, адаптации к измененным условиям существования. С точки зрения физиологии периодические стрессы (конечно, не тяжелые, не травматические) необходимы каждому живому существу, поскольку они поддерживают организм в активном состоянии, тренируют и усовершенствуют работу всех органов и систем организма — сердечно-сосудистой, нервной, эндокринной, иммунной, дыхательной. Это влияние повышает их резистентность, выносливость и работоспособность. Спокойствие — состояние приятное, но опасное. Органы, которые не работают или же работают минимально (сердце, легкие, мышцы, железы, органы иммунитета), уменьшаются, ослабевают и снижают свою работоспособность. В состояния спокойствия это незаметно, однако встреча с трудностями, угрозами сразу же выявляет слабость и беззащитность организма. **Таким образом, периодические стрессы — слабые и средней силы, не очень длительные — поддерживают органы и системы нашего тела в активном состоянии и функционировании, тренируют их и сохраняют в состоянии постоянной готовности, увеличивают постепенно их мощность.** Такие стрессы не только не опасны, а даже полезны и необходимы организму[293].

В ходе эволюции именно влияние разного рода стрессов стало движущим фактором, который способствовал развитию и усовершенствованию

*«Война есть отец всего. Она сделала одних богами, а других — людьми. Одних — рабами, других свободными».*

*Гераклит Эфесский*

*«Чем больше сражений я проиграю, тем верней выиграю войну».*

*Жан-Поль Сартр*

живых организмов. В результате сложных морфологических перестроек в строении организм современного человека получил широкий спектр адаптивных возможностей, направленных на устранение разного рода стрессовых факторов. Однако степень выраженности этих возможностей, т. е. их сила, зависит от предварительной готовности и закаленности организма. В жизни каждого человека, как и других представителей животного мира, рано или поздно будет место для собственной битвы. Не стоит при этом надеяться только на чужую помощь. Встреча опасности является обязательным условием развития и прогресса живых существ. Развивая свои собственные адаптивные возможности, **всегда нужно оставаться готовым к собственной битве.**

*«Лучший боец тот, кто побеждает, не сражаясь».*

*Конфуций*

Битва — широкое понятие. Это и психологическое, и зачастую даже духовное явление, и не обязательно, чтобы, как это случалось в прошлом, под битвой подразумевалась исключительно схватка на открытом пространстве, где столкнулись войска. Результатом битвы с обстоятельствами может быть даже временное поражение, трудности, болезнь, изгнание, забвение. Но в любом случае битва — это вызванное к бытию личное мужество преодоления.

Гераклит Эфесский как-то сказал: «Война есть отец всего. Она сделала одних богами, а других — людьми. Одних — рабами, других — свободными»[294]. В жизни каждого человека есть эта последняя битва, где раз и навсегда решаются сокровенные, окончательные вопросы его предназначения и судьбы. Например:

Рембрандт — это схватка с нищетой и одинокой старостью;

Бетховен — с прогрессирующей глухотой;

Ван Гог — с метафизическим вопросом желтого цвета;

Гойя — с глухотой и сокрушением сердца о войне в родной Испании;

Андрей Тарковский — с участью режиссера-изгоя;

Иосиф Бродский — с судьбой поэта-изгнанника...

И каждый из них выиграл эту не им спровоцированную войну.

«Успех и карьера зависит от самого человека», — пишет Денни Рубин, специалист по построению карьеры и лидерства. Если человек ожидает помощи извне, то он может прождать достаточно долго. Рубин перечисляет несколько причин, почему человек должен полагаться на себя самого, а не рассчитывать на помощь окружающих.

— Люди, конечно, заботятся о вас, но до определенного момента. В современном обществе все из нас очень заняты. Наши друзья, семья, коллеги по работе, конечно, могут выслушать вашу печальную историю, но не решат за вас ваши проблемы. Более того, совершенно неприемлемо быть таким страшным эгоистом и забывать, что у этих людей есть свои собственные заботы и неприятности.

— Чем старше становится человек, тем менее его контролируют. По статистике, людей старше 22 лет на работе никто не заставляет исполнять его обязанности и доводить работу до конца. Подразумевается, что человек сам понимает, что он должен ее выполнить качественно.

— Когда обстоятельства давят и жизнь становится очень сложной, только вы сами ощущаете эту степень трудности, и вы сами способны начать искать выход из положения. Окружающим не всегда понятно, что именно вы чувствуете.

— Несомненно, иногда очень приятно переложить ответственность на кого-то другого. Однако, когда ты сам выполняешь ответственную работу, ты знаешь точно, когда она сделана полностью и достойно.

— Вы можете слушать советы специалистов по поводу вашей карьеры или даже личной жизни, но вы также должны отдавать себе отчет в том, что эти советы вы должны исполнять сами. Ибо слова, не подкрепленные действиями, остаются только словами. Ответственность за исполнение этих советов лежит на вас.

— В современном мире конкуренция имеет чудовищные размеры. Но все-таки нужно признать, что вам действительно нужно побеждать себя самого. Каждый день необходимо двигаться вперед, стараться быть лучше[295].

Такая же схема работает не только в профессиональной, но и во всех остальных сферах человеческой жизни. Писатель Пол Хадсон утверждает, что человеку необходимо понять как можно быстрее, что он не может и не должен зависеть от других людей. Друзья играют очень важную роль в нашей жизни, они нас любят. Дружба — чудесное явление, но мы не можем гарантировать присутствие друзей в 100 % ситуаций. Они, кстати, тоже не готовы все время чем-то жертвовать ради нас. В любом случае, нужно быть готовым, что в какой-то момент наши друзья нас подведут. По статистике, приведенной Хадсоном, даже самые лучшие из них сделают это хотя бы один раз за период нашей дружбы[296]. Люди не способны всегда принимать правильные решения. Мы трусим или ошибаемся, и очень часто наши личные приоритеты стоят выше приоритетов других.

**Мало на врага злиться — надо с ним биться**

Все мы — эгоцентричные существа. В нашем мире человек сам для себя является центром мира. Наше сознание естественным образом сфокусировано на нас самих. Это, однако, не говорит о том, что люди не способны перефокусироваться на кого-то еще. Просто нужно принимать во внимание, что такая «перефокусировка» требует сильного желания. Иногда люди просто не готовы пойти на это, например из-за чувства зависти или конкуренции[297].

В любом случае, **полагаться на себя — самое правильное решение**. Умение стоять на обеих ногах уверенно без чьей-либо помощи позволит нам выдержать ситуации, когда все идет кувырком и никого нет рядом, чтобы поддержать. Конечно, все вышесказанное не обозначает, что не нужно просить о помощи. Но мы сами должны нести ответственность за свою жизнь и не искать виноватых среди друзей и родственников. Нужно признать, что перекладывание ответственности на других людей способно испортить не только отношения с ними, но и всю нашу жизнь. **Строить собственную реальность чужими руками не получится.**

Это нормально — делиться своими проблемами и просить о поддержке в сложный момент. Однако помним, что рано или поздно настанет время, когда важное решение будет требоваться именно от нас и ответственность придется взять на себя.

Идея личного подвига человека, не побоявшегося принять в решающий момент груз ответственности на себя, проходит красной нитью через всю историю иудаизма. Вспомним историю Моисея, освободившего евреев из египетского плена, или Давида, сразившего Голиафа в неравном бою (что привело к перелому в войне с филистимлянами). Отметим, что Давид (будущий царь Израиля) изначально не был профессиональным военным и не принадлежал к элите израильского царства. Он был пастухом, пасшим овец своего отца, а в свиту царя Саула был принят за хорошее умение играть на арфе (Шемуэль I, 16: 17–23).

Переход от состояния «маленького человека», обывателя к роли героя демонстрирует нам и яркая история вдовы Юдифь. В VI веке до н.э. ассирийский военачальник Олоферн по приказу царя Навуходоносора осадил большой еврейский город Бетулию, угрожая уничтожить его жителей в случае сопротивления. После месяца осады жители Бетулии отчаялись, не надеясь отстоять город от многочисленных врагов, но храбрая, красивая, мудрая и праведная вдова Юдифь убедила старейшин послать ее в стан ассирийцев с тайной миссией. Придя во вражеский стан и убедив Олоферна в том, что обладает даром пророчества, Юдифь вошла к нему в доверие, а потерявший голову от любви полководец пытался добиться ее благосклонности. Устроив совместную трапезу, Юдифь напоила полководца вином, отрубила ему голову и смогла вернуться в город. Когда этот трофей жители осажденной Бетулии показали ассирийцам, те в панике и ужасе бежали от стен города. Юдифь же прославилась и жила праведной и благочестивой жизнью в мире и благополучии до возраста 105 лет.

*«Говорят, что Токунага Китидзаэмон постоянно жаловался: „Я стал таким старым, что сейчас, если бы началось сражение, я бы ничего не смог сделать. Тем не менее я бы хотел умереть в бою, ворвавшись на коне в гущу врагов, быть сбитым с него и погибнуть. Было бы позором не сделать ничего более, кроме как умереть в собственной постели“».*

*Кодекс Бусидо*

Любопытно, что Книга Юдифь («Иехудит» в еврейской традиции) является редким примером апокрифического текста, который, так и не став частью канона Танаха, прочно вошел в фольклор и традицию еврейского народа, несмотря на то что иудейские религиозные авторитеты не признают этот текст ни боговдохновенным, ни даже имеющим историческую ценность[298].

Христианам начиная с первых времен дается четкая установка на то, что им придется вести битву за добро в этом мире: «Наша брань не против крови и плоти, но против начальств, против властей, против мироправителей тьмы века сего, против духов злобы поднебесной» (Ефес. 6:12) (слово «брань» в христианской литературе на русском языке является переводом слов «битва, борьба, война»). «Потому для достижения возжеланной тобою цели (*духовное совершенство*) должно тебе непрестанно бороться с собою и со всем, что благоприятствует твоим волениям, возбуждает и поддерживает их. Уготовься же на такое борение и на такую брань и ведай, что венец — достижение возжеланной тобою цели — не дается никому, кроме доблестных воителей и борцов. Но насколько брань сия наитруднейша есть паче всякой другой, так как, вступая в брань с собою, в себе же самих встречаем и противовоителей, столь же победа в ней наиславнейша паче всякой другой и, главное, паче всего благоугоднейша Богу»[299]. «**Выходи же на эту брань, не колеблясь.** Если придет смутительное помышление о ярости и неперестающей злобе, какую питают против тебя враги — демоны, и о многом множестве их полчищ, то, с другой стороны, помысли и о беспредельно-величайшей силе Божией и о любви Его к тебе, равно как и о несравненно большем множестве Ангелов небесных и о молитвах святых»[300].

*Брань (битва) славна лучше мира студна*    В Исламе джихад (священную войну за веру) иногда называют шестым (как бы дополнительным) «столпом веры» наряду с шахадой (свидетельством о вере в Единого Бога и посланническую миссию Мухаммада), намазом (пятикратной ежедневной молитвой), уразой (пост в месяц Рамадан), закятом (обязательные пожертвования на богоугодные цели), хаджем (паломничество в Мекку). Далеко не всем известно, что **из четырех видов джихада, которые обычно выделяют мусульманские богословы, только один представляет собой вооруженную войну за веру. Остальные посвящены внутреннему совершенствованию и работе по совершенствованию общества.**

Это, во-первых, джихад против своих пороков, или «великий джихад». Когда пророк Мухаммад вернулся из военного похода на Табук, он сказал: «...Мы вернулись с малого джихада, чтобы приступить к джихаду великому». Далее это джихад своими познаниями (миссионерская деятель-

ность). И наконец, джихад материальными средствами — прежде всего благотворительностью[301].

Главной битвой, считается в исламе, станет последний эсхатологический бой с Антихристом, ожидаемый на заре времен. Как сказано в одном из
хадисов, мусульмане не будут одиноки в этой битве, на их защиту встанет
сам Всевышний. Защиту Аллаха найдут только праведные мусульмане, ве-
рившие в знамения Творца, соблюдавшие Его Закон и имевшие глубокую
веру (*иман*). Поэтому к главной битве каждому верующему придется готовиться на протяжении всей жизни через преодоление собственных страстей, сомнений, злых помыслов и деяний. В хадисе говорится: «Умным является тот, кто, не следуя своим желаниям и страстям, готовится к тому,
что ожидает его после смерти…»[302]

Близкий этому подход, кстати, присутствует и в буддизме. «Если бы
кто-нибудь в битве тысячекратно победил тысячу людей, а другой победил
бы себя одного, то именно этот другой — величайший победитель в битве», — говорил Будда[303].

Таким образом, и в любой духовно богатой, развитой религии признается большая роль личных усилий, личных качеств, личного вклада верующего в борьбе за религиозные идеалы. **Более чем что-либо, религиозный
дискурс предполагает собственное поле боя для каждого верующего**.

Один из основных принципов идеологии американского общества, воздвигнутой на фундамен-
те протестантизма, может быть сформулирован
так: **«Ты можешь рассчитывать на то, что стра-**

**Красна битва
храбрыми
воинами**

**на тебе поможет и вся государственная машина: армия, полицейские,
„скорая помощь“ и т. д. — придет на помощь, обязательно придет. Но
до этого обязательно будет момент твоей собственной битвы»**. Эта
идея находит свое отражение и в американском кинематографе: у каждого киногероя есть ситуация личного противостояния злу. Вспомним Швар-
ценеггера, который в каждом практически фильме выходит, только что победив очередных злодеев, угрожающих человечеству, и в этот момент
подлетает вертолет и подходит подкрепление. Вертолеты прилетят, армия

подойдет, родные поддержат, страна поможет, но должен быть момент собственной, *личной битвы*. И американцы с детства готовятся к такому развитию событий.

*«Можно выиграть бой, но проиграть сражение. Можно выиграть сражение, но проиграть кампанию. Можно выиграть кампанию, но проиграть войну».*

Наполеон Бонапарт

Сейчас много говорят про российский средний класс — его роль в современном обществе, как его создать, надо ли его создавать, а может, он уже есть и мы просто его не замечаем, что его характеризует… В Сбербанке несколько лет назад был запущен проект, призванный помочь создать средний класс: был подготовлен пакет документов, позволяющий за 15 минут открыть и запустить свой собственный бизнес-проект, с реальным бизнес-планом, необходимыми базами данных и контактов, выданным кредитом и рекомендациями по дальнейшему развитию. Фактически, надо было зайти с паспортом в отделение банка, и через 15 минут ты владелец. В планах банка было открыть полмиллиона таких компаний, но в реальности получилось в 10 раз меньше. Все хотят получать достойную зарплату, а потом и пенсию, дать своим детям хорошее образование, помогать родителям, но мало кто готов что-то для этого сделать и взять ответственность за свою судьбу на себя. А эта ответственность за собственную судьбу и есть характеристика американского протестантского мышления. Которая с той самой «моей личной битвы» в идеологии американцев и начинается.

## Стойкая битва лучше шаткой молитвы

И получается, что средний класс — это характеристика прежде всего ментальная. Это наличие ярко выраженной мотивации достижения и особой роли всего, что связано с профессиональной деятельностью, готовности и потребности в саморазвитии, повышенного чувства личной ответственности за свою судьбу, повышенной роли свободы в системе ценностей вообще и индивидуальной свободы в частности[304]. Все, что у него есть, представитель среднего класса воспринимает как свою силу, которая позволяет ему больше и лучше работать, большего достигнуть и в итоге — победить. Важно понимать, что мы сами создаем себе свое будущее. **У каждого из нас будет своя личная битва. Наша жизнь в наших руках.**

сутра: действие закон: битва

### Использованные символические образы

Карта Karmalogic:
скрещенные арбалет и копье, клюющиеся орел и ворон
(символ слова «битва»).
Пиктограмма Karmalogic:
арбалет.

ВЫ МОЖЕТЕ ПРИСОЕДИНИТЬСЯ
К ОБСУЖДЕНИЮ ЗАКОНА «БИТВА» И СЛУЧАЕВ,
ЕГО ПОДТВЕРЖДАЮЩИХ, НА САЙТЕ ПРОЕКТА
KARMALOGIC.NET. ДЛЯ ЭТОГО ПРОСКАНИРУЙТЕ
РАСПОЛОЖЕННЫЙ В КОНЦЕ СТРАНИЦЫ
QR-КОД С ПОМОЩЬЮ ВАШЕГО СМАРТФОНА,
И ВЫ ПОПАДЕТЕ НА СТРАНИЦУ ОБСУЖДЕНИЯ
ДАННОГО ЗАКОНА.

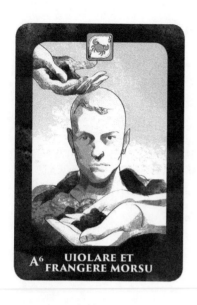

# Сутра Действие

## ТАБУ
## Есть вещи, о которых
## просто не надо думать

*Наше воображение может сделать
нас счастливыми в трудностях
и несчастными даже в лучшие времена*

«Господи, дай мне спокойствие принять то, чего я не могу изменить, дай мне мужество изменить то, что я могу изменить. И дай мне мудрость отличить одно от другого» — эта популярная в англосаксонских странах молитва (она висела над рабочим столом президента США Джона Кеннеди, а с 1940 г. используется обществом «Анонимные алкоголики») отражает очень важную для человека необходимость — навести порядок в собственных мыслях и переживаниях.

Каждый день к нам приходит множество абсолютно разных идей, диктующих нам, что говорить, что делать, куда идти. Очень важно аккуратно и внимательно относиться к тому, какие именно мысли нас захватывают. Негативные лучше изгонять из сознания сразу же, потому что они воруют не только наше время, которое мы бы могли провести более конструктивно, но и здоровье. Люди неизбежно сталкиваются каждый день не только с чем-то приятным, но и негативным, и для таких мыслей и эмоций в современном мире существует бесконечное множество причин: неудавшийся проект, совершенная ошибка, аврал на работе или обыкновенные бытовые затруднения. Проблема состоит в том, что большинство людей не способно эффективно с ними справляться.

Что происходит, когда человек начинает прокручивать в голове болезненные для себя темы? Лиза Фаерстоун, британский психолог, говорит, что, согласно одному из научных исследований, главной причиной психологических нарушений у 30 тысяч его участников было постоянное «пережевывание» негативных событий и самобичевание. Несколько упрощая, можно сказать: **порой не сами негативные события влияют на психическое состояние человека, а его мысли по их поводу**[305].

*«Сон разума рождает чудовищ».*

*Франсиско Гойя цикл «Капричос»*

Поток мысленного негатива о себе самом некоторые психологи называют «внутренним голосом критика». Это вечный внутренний диалог, сопровождающийся постоянными обвинениями в собственный адрес, проживанием раз за разом неприятных ситуаций. Время, проведенное в таком состоянии мрачной беседы с самим собой, потеряно безвозвратно. Негативные мысли не выведут нас на новый уровень, в лучшем случае мы будем ходить по кругу, в худшем — проблема только усугубится. Этот голос может быть опасным, потому что нашептывает о недоверии близким и родным людям, о неудачах, советует подчас страшные вещи. Не следует позволять негативным мыслям укореняться в нашем сознании. Как только мы идентифицируем «внутреннего критика», имеет смысл диссоциироваться от него и сказать себе: это не я, а «он».

Специалисты также советуют в этом случае переключаться на позитивные мысли, что, конечно, не всегда просто, но все-таки возможно. Например: «Я совершенный ноль, и у меня никогда ничего не выйдет», — говорит наш «внутренний критик». В ответ ему можно сказать: «Хорошо. В этот раз я сделал ошибку. И что? Такое случается. Следующий раз я сделаю все лучше, ведь у меня есть опыт!» Таким образом мы блокируем «критика», но не себя! Не остаемся в нашем негативном прошлом, но делаем шаг вперед и думаем о будущем[306].

*«Теперь не время думать о том, чего у тебя нет. Подумай о том, как бы обойтись с тем, что есть».*

*Эрнест Хемингуэй «Старик и море»*

Исследования показали, что на пути ненужного и вредного потока мыслей может встать чувство благодарности. И если нас одолела черная полоса, стоит найти что-то хорошее, за что мы способны поблагодарить близ-

*«Ревнивцы вечно смотрят в подзорную трубу, которая вещи малые превращает в большие, карликов — в гигантов, догадки — в истину».*

*Сервантес*

ких, друзей, вселенную[307]. А это значит, что не все так плохо в нашей жизни, есть и светлые моменты, о которых необходимо помнить.

Иногда негативные мысли становятся настойчивыми, как непрошеные гости. Но настоящий хозяин найдет нужное слово, чтобы вовремя распрощаться с ними. Всех порой посещают испорченное настроение, неясная тоска, грусть, уныние, печаль, страх. Но у живой души есть и живые слова, разгоняющие мрак. Об этом прекрасно написал Михаил Лермонтов в стихотворении «Молитва»:

В минуту жизни трудную,

Теснится ль в сердце грусть,

Одну молитву чудную

Твержу я наизусть.

Есть сила благодатная

В созвучье слов живых,

И дышит непонятная,

Святая прелесть в них.

С души как бремя скатится,

Сомненье далеко —

И верится, и плачется,

И так легко, легко...

**«Худшие враги человека не пожелали бы ему тех бед, которые могут принести ему собственные мысли»**, — гласит восточная мудрость. Одно из главных достоинств свободной личности — быть хозяином в доме своей души, владеть своими мыслями, чувствами, своими словами, «жить своим умом». Ведь человек не только субъект познания, но и его объект. «Я и садовник, я же и цветок...» — как выразился Осип Мандельштам[308]. Внутреннюю свободу обретают люди, умеющие контролировать поток приходящих в голову мыслей.

В жизни бывают разные моменты — как положительные, так и отрицательные. Очень часто, опасаясь неудачи, мы заранее начинаем думать о возможных неприятностях. Например, боясь экзамена, в красках представляем свой возможный провал. В этом случае на информационном уровне мы становимся генератором волн негатива, которые распространяются в материи астральных и ментальных тел. Эти волны существенно влияют как на нас самих, так и на наши действия.

В физике есть понятие автоколебания и автоволн[309] — самоподдерживающегося волнового процесса в неравновесной среде (они лежат в основе большинства процессов управления и передачи информации в биологических системах[310]). Волны негатива, источником которых выступают наши

*«...Мы знаем страх того, // Что мы не знаем. Сумерки приносят // Неясный ужас...»*

*Уистен Хью Оден*

мысли, воздействуя на нас, ухудшают настроение и физическое самочувствие. В таком состоянии мы неизбежно начинаем вспоминать свой прошлый негативный опыт или свои страхи, что ведет к созданию новых волн и запускается процесс, который трудно остановить.

Поэтому очень **желательно установить табу на те мысли, которые никакой пользы нам не приносят, но отравляют жизнь.** Сам термин «табу» (строгий, «священный» запрет на соверше-

*Ревность — сестра глупости*

ние какого-либо действия) был заимствован антропологами из религиозно-обрядовых установлений Полинезии и используется в современной науке для обозначения системы специфических запретов, черты которой под различными названиями найдены у всех народов, стоящих на определенной ступени развития.

Культурные корни понятия табу исследовал знаменитый основатель психоанализа Зигмунд Фрейд. Для него табу в истории человечества связано, прежде всего, с запретом инцеста, то есть близких родственных сексуальных отношений. С не-

*Коль муж начал ревновать, так беды не миновать*

фрейдистской, например, функциональной точки зрения это должно было препятствовать как вырождению племени, так и возникновению внутренних конфликтов в племени из-за женщин — их нужно было «добывать», т. е., как правило, похищать или завоевывать у других племен. Однако для Фрейда важнее был другой аспект — табу не просто запрет, но запрет, который не объясняют: нельзя, и все. В первобытном мире сама речь еще была очень мало развита, не говоря уже о полном отсутствии науки. Однако существовал большой жизненный опыт, который концентрировался в мифах: именно в космогонических мифах (то есть мифах о создании мира и происхождении человека), отмечал Фрейд, как правило, и вводятся табу[311].

*«Ревность —
чудовище, само себя
и зачинающее,
и рождающее».*

Уильям Шекспир

Современному человеку не менее строгое табу, пожалуй, имеет смысл установить на «ненужные мысли». К счастью, homo sapiens — довольно высокоразвитый биологический организм, обладающий соответствующими механизмами саморегуляции. Мы можем создавать свою реальность, моделируя собственную картину мира с помощью самовнушения. Нам повезло, мы способны видеть двумя разными способами. Можем глазами смотреть на объект — изображение через линзу хрусталика отобразится на сетчатке и по зрительному нерву попадет в зрительную зону коры мозга. А можем ни на что не смотреть (и даже закрыть глаза), просто включить фантазию, и внутренний образ попадет в тот же самый сектор мозга. Так мы, например, видим сны. Нейрофизиологи дошли до того, что научились снимать сигналы со зрительной зоны и моделировать выдуманные нами картинки на экране компьютера. Для человека с воображением они не менее реальны, чем увиденные, и с тем же успехом регулярно погружают его в состояние, называемое трансом.

*Побеждай
трудности
умом,
а опасности
опытом*

Транс возможен благодаря нашей склонности к избирательному вниманию — когда то, что видят наши глаза (а также слышат уши и чувствуют руки), оказывается подавлено нашим собственным сюжетом, на данный момент гораздо более увлекательным. Вот мы читаем книгу, и с героем происходит любовная драма. И мы уже видим не текст, а наше собственное внутреннее кино о несчастной любви. **Субъективное восприятие реальности сильнее объективного** — картинка перебила сигналы из мира, и мы, считай, загипнотизированы. Вообще люди перманентно пребывают в состоянии транса, перепрыгивая из одного в другой. Некоторые делают это в силу особенностей профессии — например, дирижер, перед которым на репетиции сто десять музыкантов, слышит каждого из них в отдельности. **Селективное внимание, избирательный анализ сигналов — это удивительная способность мозга, и ею грех не воспользоваться для улучшения качества жизни.**

Хотя человек мультизадачен и зрительно-слуховым образом способен контролировать два процесса одновременно, максимум его внимания все равно будет там, где в данный момент активно работает сознание. Мы можем думать об одном, а делать другое, но когда думаешь, что делаешь, результат лучше, хотя бы потому, что добавляется возможность включить креатив.

*«Несчастным или счастливым человека делают только его мысли, а не внешние обстоятельства. Управляя своими мыслями, он управляет своим счастьем».*

*Фридрих Ницше*

Человек все время находится в специфическом комплексе ощущений и переживаний, далеко не полностью соответствующем реальному миру. Он чувствует не то, видит не то и слышит не совсем то, что вокруг него происходит. И потому опыт каждого

*Страх не должен подавать совета*

совершенно уникален. Даже близнецы смотрят одну и ту же передачу по-разному: один отвлекся на одно, другой — на другое. Именно эта разница восприятия со временем поможет им выстроить две уникальные личности. Perception is reality, как говорят американцы, — **реальны только те события, которые мы соизволили заметить.**

Великий психолог и физиолог Дмитрий Узнадзе разработал теорию установок, под которыми он понимал предготовность человека определенным образом воспринимать, оценивать и действовать по отношению к явлениям и объектам действительности[312]. Другими словами, у человека обычно сформирована внутренняя готовность к определенному восприятию действительности, которая влияет на его поведение. Если проще, то у человека с позитивной предустановкой стакан всегда наполовину полон. И огромную роль в формировании такой предготовности играет серотонин — потрясающий нейромедиатор, который влияет на память, эмоции, сон, впадение медведей в спячку, красивые сны, медитацию, предрасположенность к йоге, самоощущению, покою и гармонии. И на толерантность, самое важное в современном мире качество. У человека, который видит

## Прежде срока не помрешь

стакан полупустым, уровень серотонина очень мал. Как, кстати, и у преступника в момент нехладнокровного убийства. Это вещество производится организмом из незаменимой аминокислоты триптофана, который содержится в основном в белках — икре, крольчатине, говядине. Таким образом, в каком-то смысле **восприятие мира в позитивном ключе — это химия.**

*«Человек страшится только того, чего не знает, знанием побеждается всякий страх».*

Виссарион Белинский

Мы живем в мире, который сами себе конструируем. Можем дать себе установку ограничить все, что грозит разрушить гармонию существования. В гносеологии выработано такое понятие — «бритва Оккама» — методологический научный принцип, получивший название от имени английского монаха-францисканца, философа-номиналиста Уильяма Оккама. В кратком виде он гласит: «Не следует множить сущее без необходимости». Сам Оккам писал: «Что может быть сделано на основе меньшего числа предположений, не следует делать, исходя из большего» и «Многообразие не следует предполагать без необходимости». Иногда еще его называют принципом бережливости или «законом экономии». Другими словами, если у нас есть более простое, «экономное» объяснение какой-то научной (и не обязательно) загадки, его и надо выбрать, отрезав «бритвой Оккама» остальные теории.

*«Кто всегда уныл, ревнив и мрачен, // Того дебют в любви частенько неудачен».*

Мольер

Вот что-то вроде «бритвы Оккама» надо применять, думается, в отношении некоторых мыслей в нашей голове. **Есть вещи, о которых просто не надо думать.** Например, здоровый человек не помнит о смерти, потому что, если постоянно думать о том, что умрешь, непонятно, живешь ли ты на самом деле. К числу тем, на которые стоит поставить табу, можно отнести и гипертрофированную ревность.

У Лопе де Вега есть такие строчки: «Поверьте мне: любовь уходит путем, которым входит ревность»[313]. Это очень мудрая мысль. Установка на определенный ракурс видения жизни — величайшая возможность быть счастливыми, которую дает нам мозг. **Надо давать любимому человеку право на личное пространство.** Мы застегиваем сумку на «молнию», кладем деньги во внутренний карман пиджака, покупаем глухие шкафы и занавески, чтобы вещи не выдавали лишнюю информацию. Лишнюю не потому, что она плохая, — просто ненужная и потому может принести вред.

Помните байку про двух монахов, которые идут в Сантьяго-де-Компостела? У реки стоит молодая женщина — боится воды. Первый монах берет ее на руки и переносит. Идут дальше. Второй начинает

*Ревность, как ржа, губит сердце*

пилить: «Я видел — ты касался ее груди, она дышала тебе в ухо, ты не мог ее не вожделеть. Стыдись, мы же идем в святое место!» Первый отвечает: «Я эту женщину оставил там, а ты ее до сих пор в себе носишь».

**Негативными фантазиями можно испортить себе любую, даже самую счастливую жизнь.** Поэтому следует просто дать себе установку: не думать о смерти, не думать о плохом, не сравнивать себя с другими. Думать надо о себе — раскрашивать свой мир яркими красками, не создавая проблем окружающим и не заглядывая к ним за кулисы. Да, такая установка — это тоже транс. Раз уж нам суждено переходить из одного трансового состояния в другое, надо соглашаться только на самые комфортные.

В большинстве случаев человек может выбирать, как ему жить — в веселье или печали. Вспомним знаменитое баховское окончание — религиозную музыку в миноре Бах всегда заканчивал мажорным трезвучием, чтобы люди выходили из церк-

*«Страху свойственно преувеличивать истинное значение факта».*

*Виктор Гюго*

ви с верой и без тревоги. А в фильмах ужасов, наоборот, любят многоточие — в конце намекают, что чудовище недоистреблено и будет следующая серия кошмара. Само чудовище, кстати, не так страшно — при виде его мозг займется проблемой спасения: залезть на дерево или прыгнуть в воду. Гораздо неприятнее ожидание страшного, мысли о нем, даже с позиции стороннего наблюдателя. А если оператор поставит камеру как бы внутрь жертвы, будет еще страшнее. Но самый ужас — это когда камера в голове у чудовища: зритель чувствует тревогу, понимает, что опасность исходит от него самого, и при этом даже не знает, кто он. Отсюда вывод: человек, который знает, кто он, который много сил тратит на обустройство своего богатого внутреннего мира, живет без страха. И ни один режиссер не сможет придумать чудовище с достаточным количеством голов, рук, ног, языков и зубов, чтобы его напугать.

**В религии недопустимость некоторого рода мыслей всегда была тесно связана с проблематикой греха.** В высокоразвитых религиях греховным могут являться не только поступки людей — уже совершенные ими действия, — но и сами мысли (или мечты) о возможности таких поступков.

О таких «мыслепреступлениях» (воспользуемся — несколько вольно — этим термином из антиутопии «1984» Джорджа Оруэлла) рассказывается в Библии.

*В мыслях неправых не жди советов здравых*

Десять заповедей из Ветхого Завета, данных Моисею, были сводом норм, призванных обуздать естественные человеческие инстинкты, слабости (например, ограничение обычного у южных народов закона кровной мести «(Только) око за око, (только) зуб за зуб»). В Новом Завете Христос вводит для своих последователей новую высоту, новую планку: «Вы слышали, что сказано древним: не прелюбодействуй. А Я говорю вам, что всякий, кто смотрит на женщину с вожделением, уже прелюбодействовал с нею в сердце своем» (Мф. 5: 27–28). То есть подразумевается, что десять заповедей для христиан — это естественный минимум, который даже не обсуждается, однако, **если ты вступаешь на путь серьезного духовного делания, предстоит борьба не столько внешняя, сколько внутренняя, на уровне мыслей**. Ибо от зарождения мысли до воплощения греха в действие существует несколько стадий.

*«Твои мысли становятся твоей жизнью».*

*Марк Аврелий*

Христианские богословы выделяют несколько этапов в развития греха — от мысли к делу: «Сначала бывает Прилог, далее Внимание, потом Услаждение, за ним Желание, из него Решимость и, наконец, само греховное дело»[314]. Прило́г (греч. prosbole) — начало помысла, вкрапление в наше сознание какой-либо мысли; первая степень проникновения греха в душу. Подвергающийся прилогу еще не считается виновным. Прилогам подвержены все христианские подвижники, кроме достигших уже высшей степени бесстрастия. «Искушаемость сама по себе еще не составляет греха. Можно быть искушаемым и не согрешить... Прилог действует извне на душу человека. Подобное действие христианские подвижники часто сравнивали с действием ветра, который опасен лишь тем, кто не защищен одеждой. Не достигнув бесстрастия, нельзя

*«Ревность наносит смертельный удар самой прочной и самой сильной любви».*

*Овидий*

не подвергаться прилогам, но в воле человека не принять помысел прилога. Трезвение души постепенно научает подвижника не реагировать на случающиеся прилоги»[315].

То есть в том, что пришла (влетела) какая-то мысль, ничего удивительного или греховного нет: «Когда дьявол внушает прилог душ, если никакого услаждения не последовало, то грех не сде-

## Кто опасности не боится, того она сторонится

лан»[316] — под услаждением здесь стоит понимать как раз заострение внимания на влетевшей мысли, согласие на размышление над ней, впускание в свое пространство, — и дальнейшее действие известно. Именно об этом табу говорил Христос в Евангелии, именно об этом говорит весь дальнейший опыт аскетического самонаблюдения за своим умом и душой у христианских подвижников: вторая ступень развития греха — Внимание. Внимание есть установление сознания или ока ума исключительно на родившемся помысле (греховном образе) с тем, чтобы осмотреть его, как бы побеседовать с ним. Это медление в помысле простом или многосложном. Этот момент очень важный в нравственной жизни. Он стоит на переходе к делам. Кто пресек помысел вначале, не останавливается на нем вниманием, тот погасил всю брань, пресек грех в его зарождении. Напротив, кто допустил в себе прилог, останавливается на нем своим вниманием, рассматривает его, любуется им, тот обличает этим худое настроение сердца. Здесь человек уже прирождается греху, и здесь более еще

## От смерти нет зелья

необходимо вступить в борьбу и побороть искушение. Но борьба тут уже трудная, труднее, чем на первой ступени (с прилогами). Этот момент греха средневековые богословы называли «медлительной похотью», медлительно останавливающейся именно на созерцании запрещенного плода[317].

Мусульмане верят, что мысли, не увеличивающие веру человека, мешающие ему двигаться вперед по уготованному Аллахом пути, засоряют

*«Будьте внимательны
к своим мыслям — они
начало поступков».*

*Лао-цзы*

голову и мешают достижению цели — довольства Всевышнего. Такие мысли приходят к человеку по наущению Шайтана, и от таких мыслей следует очищать веру. «Берегитесь многих мыслей! Ведь некоторые мысли — грех», — четко расставляет приоритеты Коран (Коран 49:12). Казалось бы, всего лишь мысль, что она может изменить? Однако реальность сложнее, негативные мысли, если с ними не бороться, со временем заполняют все наше восприятие, вытесняя из него доброе и светлое. Чтобы избежать стыда перед Аллахом в Судный день, рекомендуют верующим мусульманские богословы, **следует держаться добрых и светлых мыслей, прокладывающих человеку путь в райские сады**.

*«Человек — это
продукт своих
собственных мыслей.
О чем он думает, тем
он и становится».*

*Махатма Ганди*

Табу в религиях часто выполняют роль универсальных правил, которые являются полезными для верующих не только с духовной, но и с практической точки зрения. Например, кашрут в иудаизме (свод законов, по которым евреи должны готовить себе пищу). К табу в иудаизме принадлежит обряд, запрещающий одновременно употреблять мясную и молочную пищу. Причем объясняется это не только физиологией — варя мясо в молоке, мы увеличиваем жирность блюда и сокращаем срок его хранения, что в жарких странах является прямой дорогой к возможному отравлению. Иудейские богословы связывают этот запрет с библейской заповедью: «Не вари козленка в молоке матери его» (Исх. 34: 26; Втор. 14:21) — и придают ему моральное значение. Само это выражение и его контекст говорят о том, что речь идет скорее о чем-то другом. Этот закон является выражением общего принципа уважения к отношениям между матерью и ее ребенком, то есть намеренное напоминание гуманного поведения. Также этот закон запрещает смешение жизни и смерти в одно и то же время... Молоко матери, поддерживающее жизнь в ее козленке, не может быть связано с его смертью[318].

С одной стороны, кашрут — эти гигиенические правила, выработанные веками, максимально адаптированы под физиологические особенности иудейского народа. С другой — неукоснительное выполнение такого пищевого табу — это одно из проявлений важной гуманистической заповеди, которая через метафору «не вари козленка в молоке матери его» постулирует ценность детско-родительских отношений.

Очищению сознания от ненужных мыслей большое значение уделялось в религиях великих цивилизаций Дальневосточного и Юго-Азиатского региона. «Будьте внимательны к своим мыслям — они начало поступков», — говорил основатель даосизма, выдающийся древнекитайский философ Лао-цзы[319].

*На смерть,*
*как на солнце,*
*во все глаза*
*не взглянешь*

«Помните, счастье не зависит от того, кто вы есть или что у вас есть. Оно зависит исключительно от того, о чем вы думаете» — эти слова приписываются Будде. А спустя тысячелетия примерно то же самое сформулировал другой выдающийся уроженец Индии — Махатма Ганди: **«Человек — это продукт своих собственных мыслей. О чем он думает, тем он и становится»**[320]. Трудно с этим не согласиться.

### Использованные символические образы

<u>Карта Karmalogic:</u>
человек, закопанный по горло в песок
(символ нарушения табу).
<u>Пиктограмма Karmalogic:</u>
краб (символ скрытности и сохранности).

ВЫ МОЖЕТЕ ПРИСОЕДИНИТЬСЯ
К ОБСУЖДЕНИЮ ЗАКОНА «ТАБУ» И СЛУЧАЕВ,
ЕГО ПОДТВЕРЖДАЮЩИХ, НА САЙТЕ ПРОЕКТА
KARMALOGIC.NET. ДЛЯ ЭТОГО ПРОСКАНИРУЙТЕ
РАСПОЛОЖЕННЫЙ В КОНЦЕ СТРАНИЦЫ
QR-КОД С ПОМОЩЬЮ ВАШЕГО СМАРТФОНА,
И ВЫ ПОПАДЕТЕ НА СТРАНИЦУ ОБСУЖДЕНИЯ
ДАННОГО ЗАКОНА.

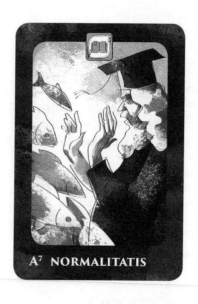

A⁷ NORMALITATIS

# Сутра Действие

## НОРМАЛЬНОСТЬ
## Лучше быть нормальным, чем правильным

*Желание понравиться и угодить всем часто уводит нас от собственного счастья*

Нередко мы смотрим на людей глазами кота из «Шрека», чтобы вызвать умиление и по возможности добиться поощрения. Выглядит трогательно, но тем самым мы, боясь не понравиться кому-нибудь важному, упускаем возможность реализовать собственную программу действий.

Этот кто-нибудь, совсем не обязательно один конкретный человек — общество в целом создало за свою долгую историю невероятное количество нормативов и стереотипов. «Приличный человек так не поступает», — часто говорим мы себе. Но это попытка личности следить за собой глазами общества. Некоторые называют это словом «совесть». Другие — «правильность». Можно назвать как угодно, но всегда надо иметь в виду главное — наше душевное здоровье. Дело в том, что таким образом — превращая внешнюю оценку во внутренний голос — общество диктует нам свою мораль. Хотите войти в определенную группу, прослойку, касту — извольте вести себя как правильный, с их точки зрения, человек. При этом никто не будет объяснять кандидату, что именно в их кругу считается правильным.

«Голоса» — то есть добровольное следование чужим правилам — очень ограничивают свободу личности и ее способность реализовывать свои желания. А свобода — это способность хотеть того, чего хочешь на самом деле. **Жить в соответствии с законами и нормами общества важно, это бесспорно. Но не важнее наших собственных интересов.**

Правильность — это некие социальные ограничения, которые на нас накладываются. Общество заставляет нас выполнять множество предписаний. Причем все устроено так, что человек сам ставит себя в нужные рамки. Но на самом деле **лучше быть нормальным (т. е. адекватным себе самому и ситуации), чем правильным.** Нормальная реакция, нормальное поведение намного лучше, чем пытаться везде всем угодить. Попытка понравиться и сделать так, как навязывают эти социальные установки, часто приводит к неправильной оценке ситуации и ошибочным действиям. Например, водитель автобуса все ускоряется и ускоряется для того, чтобы ни на минуту не выйти из графика, не понимая, что он при этом рискует жизнями людей. Да, он всего лишь хочет поступить правильно, но при этом не оценивает риск своего слишком буквального следования правилам. Любое внезапное препятствие на дороге, и его может занести, а то и произойдет что похуже. Лучше быть нормальным, чем правильным. Правильность — это некая заранее заданная модель, внешняя к нынешней ситуации. Нормальность — это способность быть адекватным текущей ситуации.

*«Всякий раз, когда вы обнаруживаете себя на стороне большинства, время остановиться и задуматься».*

*Марк Твен*

Если мы решим иначе, то растворим свою неповторимую личность в супер-эго, в сверхсознании, в том, что Эрик Берн называл «родителем». Согласно основам трансакционного анализа, описанным Берном, в каждом из нас можно выделить три эго-состояния: Родитель, Ребенок и Взрослый. Эго-состояние Родителя содержит установки и поведение, перенятые извне, в первую очередь — от родителей. Эго-состояние Ребенка содержит все побуждения, которые возникают у ребенка естественным образом. Оно также содержит запись ранних детских переживаний, реакций и позиций в отношении себя и других. Эго-состояние Взрослого ориентировано на восприятие текущей реально-

*«Будьте собой. Все остальные места уже заняты».*

*Оскар Уайльд*

**_Имя свое всяк знает, а в лицо себя никто не помнит_**

сти и на получение объективной информации. Оно является организованным, хорошо приспособленным, находчивым и действует, изучая реальность, оценивая свои возможности и спокойно рассчитывая[321]. Так не лучше ли нам выступать в роли Взрослого и самим отвечать за свои действия и решения, нежели следовать навязанным извне стандартам?

Общество диктует нам определенную модель поведения. Но имеет ли оно на это право? Общество устами моралистов на всех углах кричит, что воровать нехорошо, а на практике воруют все — от больших до маленьких. Детей в школе общество учит не обманывать, а само общество не просто врет, а научилось это дело таргетировать — собирает про нас информацию в мессенджерах, навигаторах, истории покупок, а потом подсовывает то вранье, которое конкретно нам больше понравится. Нормальный человек же не забывает про свои интересы.

_«Оставаться собой в мире, который постоянно пытается сделать вас чем-нибудь другим, величайшее достижение»._

_Ральф Уолдо Эмерсон_

В социальной философии понятие социальной нормы начали всесторонне исследовать после работ выдающегося французского социолога и философа морали Эмиля Дюркгейма[322]. Он обратил внимание на существенные расхождения между господствующей идеологией общества, способами самоописания отдельных людей и их привычным поведением. То, что признается моральным и правильным с точки зрения этической теории и даже личных убеждений, нередко оказывается слабым мотиватором поведения, тогда как вещи, в которых нам не всегда хотелось бы признаться даже самим себе, оказываются фактической нормой наших действий. Желаемое и действительное нередко расходятся в самом поведении человека, и он этого искренне не замечает. Поэтому, по мнению Дюркгейма, в первую очередь необходимо находить свидетельства фактического распространенного и повторяемого поведения, а не полагаться на расхожие мнения о «правильном» или «одобряемом» поведении. Не только человек, но и общество склонны к самообману. Дюркгейм рекомендовал обращаться к анализу статистических данных, а также обращал внимание на явления спонтанной защитной реакции общества —

когда определенные действия индивидов без всякого обсуждения вызывают чуть ли не инстинктивное (но вполне человеческое, а не животное) отторжение и воспринимаются как крайне неприемлемые. Именно такие действия указывают на подлинные социальные нормы — именно их нарушают эти нетерпимые или даже ненавистные индивиды.

*«Личности всегда приходится бороться, чтобы не быть раздавленным массой. Если вы попробуете это, вы часто будете одиноки, и иногда вам будет страшно. Но никакая цена не слишком высока за привилегию обладать собой».*

*Фридрих Ницше*

После Дюркгейма во французской традиции получают расцвет исследования сферы повседневного как подлинной социальности, которая выдает тайны, которые общество и личность склонны скрывать. Среди них прежде всего следует отметить исследования нормального социального поведения как выражения характерной для определенного общества ментальности — в частности, это отражено в школе «Анналов»[323] (историческое направление, основанное Люсьеном Февром и Марком Блоком). Социальные практики, которые выступают под видом культурных норм, но вовсе не являются тем, что мы хотим называть культурой, классическим образом исследовал знаменитый французский и американский философ второй половины XX в. Мишель Фуко — прежде всего в своей работе «Надзирать и наказывать», в которой он изучал, в частности, понятие нормы в психиатрии и его значительные исторические изменения, а также связанные с ними представления в обществе об основаниях для изоляции индивидов в специальных учреждениях[324].

Понятие нормы существует и в биологии, где им обозначают пределы оптимального функционирования той или другой биологической системы. Физиология, являющаяся теоретической основой

**Ищи товарища лучше себя, а не хуже себя**

всей медицины и изучающая нормальный здоровый организм, вводит понятие физиологической нормы, под которым понимает границы биологического оптимума жизнедеятельности организма. Нормальное функционирование организма во многом зависит от нормальных значений целого ряда показателей, причем их диапазон достаточно узок, а значения, выходящие за пределы этих диапазонов, обычно связаны с патологией, что сопряжено с угрозой жизни для организма[325].

*«Всегда будьте*
*первоклассной*
*версией самих себя,*
*а не второсортной*
*версией кого-то*
*другого».*

*Джуди Гарленд*

Те же самые биологические законы работают и при изучении поведения человека в социуме и личных взаимоотношений между людьми. Существуют определенные нормы поведения, задача которых минимизировать затраты энергии на выполнение той или другой задачи. Эти нормы не всегда совпадают с понятием правильности. Правильность является не единственным критерием, которым руководствуется человек в процессе принятия решения, и очень часто является субъективной.

*С кем*
*поведешься,*
*от того и*
*наберешься*

С христианской точки зрения хорошо иллюстрирует данный закон один пример из жизнеописания великого подвижника Макария Египетского (IV век). Когда аскет Макарий, достигший немыслимых для нормального, обычного человека высот духовной жизни, как-то раз молился, к нему был голос: «Макарий! Ты не достиг еще такого совершенства в добродетельной жизни, как две [обычные] женщины, проживающие вместе в ближайшем городе». Получив такое откровение, преподобный взял свой посох и пошел в тот город. Найдя там дом, где жили означенные женщины, Макарий постучался в дверь. Тотчас одна из тех женщин вышла на стук и, увидав преподобного, с великою радостью приняла его в свой дом. Призвав к себе обеих женщин, преподобный сказал: «Ради вас я принял на себя такой великий подвиг, придя сюда из дальней пустыни, ибо я желаю знать ваши добрые дела, о которых и прошу вас рассказать мне, ничего не скрывая». — «Поверь нам, честный отче, какие же добродетели ты желаешь найти в нас, — отвечали женщины, — мы еще прошлую ночь разделяли ложе свое со своими мужьями?»

*«Просто будь собой,*
*нет никого лучше».*

*Тейлор Свифт*

Но преподобный настаивал, чтобы они рассказали ему образ своей жизни. Тогда, убежденные им, женщины сказали: «Мы не были родственницами между собою прежде, но потом мы вышли замуж за двух родных братьев, и вот уже пятнадцать лет мы живем все вместе, в одном доме; во все время своей совместной жизни **мы не сказали друг другу ни одного злобного или дурного слова и никогда не ссорились между собою»**[326]. Как мы видим, нормальная (т. е. соответствующая нормам человеческого общежития) обычная жизнь женщин оказалась спасительней для души перед лицом Бога, чем героическое, полное самоотречения житие Макария.

Ислам тоже довольно осторожно подходит к крайним проявлениям стремления следовать правилам. В одном из хадисов сообщается, что, когда пророк Мухаммад узнал о проявлении чрезмерности его последователями при исполнении религиозных обрядов, таких как ограничение в еде, сне, обете безбрачия, **он указал на принцип срединности, или умеренности, в исполнении религиозных предписаний** — *васатыйя*. В числе обязательных пророк назвал пост, пятикратную молитву, время для отдыха, супружество[327]. Но, например, во время военного похода или трудного путешествия верующий освобождается от обязанности поста. «Срединность» в исламе связана с такими понятиями, как справедливость, толерантность, терпимость, то есть тем, что оберегает мусульман от чрезмерности и недостаточности — крайних и непоколебимых представлений. Умеренность в воззрениях позволяет защитить религиозную общину от разногласий и смуты — «фитны» — и сохранить многообразие представлений в необходимом единстве. Мусульманину при исполнении религиозных обрядов следует быть умеренным и не излишествовать, иначе это может привести к смещению приоритетов, когда в результате его перфекционизма во второстепенных вещах он может отложить главное и обязательное к исполнению. Невозможно во всем быть идеальным и правильным, для верующего важно честно соблюдать религиозные предписания в соответствие с его собственной нормой в определенный момент времени. Именно это будет истинным для верующего и будет вознаграждено Всевышним.

> *Один дурной пример действует сильнее, чем сотни самых строгих правил*

«Срединный путь» — одно из наименований учения Будды. Ценность его состоит прежде всего в «методологическом» посыле: избегать крайностей и искать «срединное» решение каждой проблемы, исходя прежде всего из критерия оптимальной практической эффективности. В своей классической формулировке Срединный путь противопоставляется «крайностям» — гедонизму и аскетизму. «Есть, о братья, две крайности, которых должен избегать удалившийся от мира, — говорится в Махавагге. — Какие

*«Глубочайшие проблемы современной жизни вытекают из претензий личности защитить автономию и индивидуальность собственного существования перед лицом подавляющих сил общества, исторического наследия, внешней культуры и техники жизни».*

Георг Зиммель

эти две крайности? Одна крайность предполагает жизнь, погруженную в желания, связанную с мирскими наслаждениями; эта жизнь низкая, темная, заурядная, неблагая, бесполезная. Другая крайность предполагает жизнь в самоистязании; эта жизнь, исполненная страдания, неблагая, бесполезная. Избегая этих двух крайностей, Татхагата во время просветления постиг Срединный путь — путь, способствующий постижению, способствующий пониманию, ведущий к умиротворению, к высшему знанию, к просветлению, к нирване»[328].

С точки зрения иудаизма понятие нормальности в духовной сфере определяется через наличие положительных душевных качеств как признака душевного здоровья («Шмона праким», гл. 4). При воспитании же детей, по мнению известного каббалиста М. Лайтмана, стоит придерживаться принципа соблюдения золотой середины:

«Если я заключаю своего ребенка в очень жесткие рамки, одеваю на него „хомут", ставлю в „оглобли" и только таким образом показываю ему, как надо действовать, то этим не даю ему развиваться. Он вырастает очень ограниченным человеком, выполняющим лишь то, что от него требуется, а все остальное его не заботит — пусть все отставят его в покое.

Если же я оставляю его в вакууме, не даю ему никаких установок, то он становится еще более несчастным, потому что ищет: что же делать? В этом случае он находится под влиянием внутренних взрывов и глубинных давлений, которые в любом возрасте проявляются у человека в виде нехороших действий и следствий.

Поэтому и то и другое абсолютно неприемлемо. Должен быть срединный путь, когда я даю ребенку правильные установки, объясняю, что к чему, показываю примеры. Он видит родителей как пример того, что мы требуем от него.

Более того, в правильно построенном обществе этот пример показывают ему не только родители, но и окружающие: соседи, родственники, школа, товарищи. Поэтому **он поневоле пытается воплотить в себе то, что видит вокруг**»[329].

*Как себя ни поведешь, от напраслины не уйдешь*

Можно ли сказать, что правильность, желание соответствовать идеальным стандартам приносит человеку радость и удовлетворение? Является ли правильность, стремление жить и действовать безошибочно здоровой движущей силой или может привести к саморазрушению?

«Быть во всем правильным имеет в себе и позитивные и негативные стороны», — пишет профессор психологии Адриан Фернхэм. Люди, пытающиеся все сделать идеальным образом, по правилам, высоко ценят совершенство. В некоторых областях следование всем правилам действительно важно, например в науке или спорте. Аккуратность и совестливость врача — необходимые составляющие его профессии, и это является нормой. Правильные люди часто очень хорошо организованы. Однако нередко правильность становится всепоглощающей. Такие люди не только себе навязывают множество требований, но и, находясь в роли родителя, педагога или супруга, пытаются заставить окружающих следовать тем же жестким правилам и требованиям.

*«Желание быть кем-то другим — это потеря самого себя».*

*Курт Кобейн*

Несомненно, такие правильные перфекционисты способны достигать отличных результатов. Но существует и другая, темная сторона идеальности.

*Пример лучше правила*

Правильные люди очень чувствительны к ошибкам и недостаткам. Они верят в то, что их любят и ценят, потому что они все делают верно. Им чужды слова: «нормально» или «неплохо». Все должно быть без изъяна, т. е. идеально[330]. Психологи зачастую рассматривают проблему правильности как недостаток, иногда ведущий к психическим расстройствам. «Правильные» натуры подвержены стрессу, депрессиям, страдают от хронического страха совершить ошибку, нерешительности, стыда за себя и за окружающих[331].

Перфекционисты оценивают всех вокруг через призму идеальных правил. Они навязывают свои стандарты и ждут от окружающих полнейшего им соответствия. Клинический психолог Массачусетского университета Пэг О'Коннор считает, что у перфекционистов развивается чрезмерное чувство

*«Несовершенство прекрасно, безумие гениально, и лучше быть абсолютно смешной, чем абсолютно скучной».*

*Мерилин Монро*

возмущения всем, что происходит. Они все время критикуют не только себя самих, но и людей вокруг. Они не могут понять, что в этом мире нельзя все сделать идеально и по всем правилам. И это чувство вечного недовольства всем и вся, включая их самих, загоняет их в угол. Им сложно быть счастливыми и продуктивными людьми, трудно выработать высокую самооценку, ими руководит вечный страх неудачи и провала[332]. Если обыкновенный человек, не идеалист, совершает оплошность, то он способен рассмотреть это с положительной точки зрения, расценить это как опыт и использовать его с пользой. А в случае если ошибка произошла с идеалистом, то чувство вины и угрызения совести становятся для него невыносимыми. Страшнее, если ошибку, по их мнению или на самом деле, совершил кто-то из их окружения, они этого человека вряд ли простят, а если имеют возможность, то и накажут очень жестко. Конечно, таким любителям всего безошибочного и идеального нелегко наладить контакт с окружающим миром, т.к. им и с самими собой сложно договориться. Очень непросто найти союзников, постоянно их критикуя и возмущаясь тем, что они делают. Правильным человеком быть очень сложно, т.к. эти люди страдают от окружающих и от самих себя. Ставя нереальные цели и требуя того же от остальных, они никогда не могут их достичь и не способны чувствовать себя счастливыми.

*«Узнайте, кто вы есть, и делайте это целенаправленно».*

*Долли Партон*

Нет ничего плохого в том, чтобы жить по правилам и устанавливать для себя высокие стандарты, но они должны быть достижимы. Секрет заключается в том, чтобы при этом чувствовать себя хорошо, как нормальный человек, а не супермен или робот. Конечно, нормы психического здоровья с появлением соцсетей изменились, но раздвоение и дальнейшее «размножение» личности врачи все еще склонны считать шизофренией. Особенно когда пациент не знает, какая из личностей его собственная. Вспоминаем об этом каждый раз, когда в погоне за лайками или желанием войти в полезную тусовку мы начинаем мимикрировать под востребованный образ. Это может закончиться печально.

Человек живет в обществе и бывает от него зависим. В этом нет ничего плохого. Но общественные нормы не должны превращаться в кандалы.

Мы поступаем правильно тогда, когда это выгодно нам и окружающим нас людям. Но если плохо нам, если плохо окружающим, нормами не только мож- *Нет правил без исключения*
но, но и должно пренебречь. Нормы для того и придуманы, чтобы люди чувствовали себя хорошо. Если этого нет, наше право и обязанность — нарушить нормы. Да, мы перестанем быть людьми правил. Но мы обретем качество существенно более важное — мы станем нормальными людьми.

### Использованные символические образы

Карта Karmalogic:
падающие рыбы (символ того, что живущих
по правилам судьба испытывает их же оружием).
Пиктограмма Karmalogic:
книга (символ правил и законов).

ВЫ МОЖЕТЕ ПРИСОЕДИНИТЬСЯ
К ОБСУЖДЕНИЮ ЗАКОНА «НОРМАЛЬНОСТЬ»
И СЛУЧАЕВ, ЕГО ПОДТВЕРЖДАЮЩИХ, НА
САЙТЕ ПРОЕКТА KARMALOGIC.NET. ДЛЯ ЭТОГО
ПРОСКАНИРУЙТЕ РАСПОЛОЖЕННЫЙ В КОНЦЕ
СТРАНИЦЫ QR-КОД С ПОМОЩЬЮ ВАШЕГО
СМАРТФОНА, И ВЫ ПОПАДЕТЕ НА СТРАНИЦУ
ОБСУЖДЕНИЯ ДАННОГО ЗАКОНА.

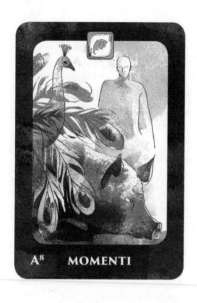

A⁸  MOMENTI

# Сутра Действие

## ВАЖНОСТЬ
### Отказываемся от собственной важности

*Самоирония — обязательное свойство интеллигентного человека, ведь самые нелепые действия часто осуществляются с очень умным выражением лица*

Самые страшные вещи в истории творили люди с очень серьезным и очень умным выражением лица. «Откажись от собственной важности», — в первую очередь требует от обучающегося у него антрополога дон Хуан, шаман из индейского племени яки, в книге Карлоса Кастанеды «Путешествие в Икстлан»[333].

Каждый может вспомнить таких людей среди своего ближайшего круга знакомых. Отсутствие чувства юмора делает их по меньшей мере смешными. С учетом того, что карьеру клоуна они для себя рассматривают в последнюю очередь, это трагедия. Они вечно дрожат за свою репутацию, настоятельно требуют, чтобы все вокруг демонстрировали к ним уважение и относились серьезно. И не догадываются, что их неадекватность вечно меняющейся реальности уважения не вызывает, а совсем даже наоборот. Они простые смертные и совершают ошибки — невозможно прожить жизнь, не сделав ни одного faux pas.

Если больше всего на свете мы боимся, что над нашим неверным шагом кто-то посмеется, воспользуемся гуманно предоставленной возможностью посмеяться над этим первыми. Это весело и совсем не обидно. Это вакцина. Огромный нос можно всячески прятать и пудрить. Можно жаловаться на тех, кто его видит, то есть на всех без исключения. А можно просто вслух произнести: «Ну, ребята, смотрите — у меня большой нос. Посмотрите, большой нос, да». У Стивена Хокинга проблемы не только с носом — он в своей коляске и с синтезатором голоса весь выглядит и звучит, на взгляд безжалостного обывателя, более чем странно. Не будь у профессора потрясающей способности смеяться над собой, на которой он построил свою пиар-стратегию, далекие от науки люди думали бы про него одно: инвалид. Или не думали бы про Хокинга вовсе, потому что кому интересен зануда-ученый? Но в Фейсбуке на него подписано 3,7 миллиона человек.

Они о Хокинге думают регулярно. В таком порядке: 1) гений; 2) автор книг для детей; 3) персонаж ситкома «Теория Большого взрыва»; 4) инвалид. При этом никто (за исключением, надеюсь, него самого) не может толком объяснить, что такое квантовая космология, — предмет исследований величайшего физика-теоретика современности находится за гранью понимания даже большинства его коллег.

*«Позвольте себе роскошь иметь недостатки и не обладать необходимыми достоинствами. Прекратите оправдываться перед окружающими. Помните, никто не в праве судить вас за что бы то ни было, если вы не причинили никому вреда».*

*Вадим Зеланд*

Способность к самоиронии и к ироническому отношению к происходящему вообще древнегреческий философ Феофраст считал свойством прежде всего философов[334]. Действительно, эти свойства демонстрировал и призывал развивать в себе каждому знаменитый философ Сократ, самоирония которого доходила до того, что он отказывался записывать свои мысли в книги, как делали все философы, — взгляды Сократа известны нам по произведениям его учеников, прежде всего Платона[335] и Ксенофонта[336]. Сократу даже приписывают фразу, которая на первый взгляд выражает крайнее самоуничижение: «Я знаю, что я ничего не знаю». На самом деле Сократ стремился к отказу от догматизма и воспитывал себя и окружающих в культуре постоянной критики и самокритики.

Такое отношение могло бы приобрести патологический характер — если постоянно всерьез критиковать себя, то так недалеко дойти и до шизофрении (или как сейчас модно говорить, до биполярного расстройства пси-

**Не смейся, горох, не лучше бобов: размокнешь и сам лопнешь**

хики): человек сам себя начинает разделять на две личности — одну «правильную», изобличающую, «прокурора», и вторую «неправильную», объект критики, «преступника». Вспомним классический сюжет, раскрытый в знаменитой повести шотландского писателя второй половины XIX века Роберта Льюиса Стивенсона «Странная история доктора Джекила и мистера Хайда»[337]. Сократа от таких крайностей спасала именно самоирония: человек критикует себя и других, но не на полном серьезе, а как бы шутя. При этом Сократ не останавливался ни перед какими темами для критики, за что в конце концов и был осужден афинянами. Однако в большинстве случаев самоирония все же является достаточно надежным прикрытием для сохранения жизни и здравого смысла в, казалось бы, абсурдных или же крайне тяжелых жизненных ситуациях.

*«Эгоизм сердца... должен быть также исходным пунктом для нашей любви к людям, иначе последняя повисла бы в воздухе».*

*Фридрих Энгельс*

Когда создавался известный клуб «Петрович», на рынке политического консалтинга появились большие бюджеты и начали стрелять, вчерашние коллеги отдалились и стали посматривать друг на друга волками... Все это было категорически несмешно. И в этих суровых условиях, когда было принято открещиваться от своей советской биографии и комсомольской юности, психиатр и художник Андрей Бильжо придумал Петровича — персонажа, состоящего из привычек и мыслительных моделей нашего общего прошлого. Идеей одноименного клуба стал девиз «Прими свое прошлое и улыбнись». Забудь, какой ты важный и значимый. Брось притворяться. Потому что внутри ты такой же, как и все, Петрович, — у людей нашего поколения в России одинаковые отчества и одинаковое прошлое. Прими это. Брось надувать щеки и вздохни с облегчением.

Потеря критичности к себе ведет к тому, что человек с чувством собственной непогрешимости может делать столь абсурдные вещи, что окружающие воспринимают его как неадекватного. Личность теряет равновесие между собственным восприятием мира и объективным образом своей личности. Обычно для нормальной жизни идеальное равновесие не является обязательным. Но полная его потеря ведет к разрушению личности.

В физике равновесием называют состояние системы, когда ее характеристики со временем не меняются. При излишней жесткости система теряет возможность возвращаться в положение равновесия, поэтому любое внешнее воздействие приводит к еще большему отклонению[338]. Аналогично и в психологии личности — если не будет внешних факторов, которые могут скорректировать личность, самоуверенность может привести к деградации. Наличие самоиронии помогает личности правильно проанализировать собственные возможности. Это инструмент, который может вернуть систему в точку равновесия. При этом равновесие превратится в устойчивое, и личность сможет вернуться в стабильное положение при любых внешних воздействиях.

*«Откажитесь от необходимости всем и себе что-то доказывать и примите свою значимость за аксиому. Выбрав борьбу за собственную важность, вы потратите на это всю свою жизнь. Отказавшись от этой борьбы, вы обретете значимость сразу».*

Вадим Зеланд

Знаменитый голландский философ эпохи Возрождения Эразм Роттердамский вполне в духе Сократа назвал свое произведение «Похвала глупости» — не из неуважения и недооценки разума, но иронически, чтобы помочь людям избежать неоправданного самомнения и переоценки возможностей рационального объяснения происходящего. «Ежели ничего нет нелепее, чем трактовать важные предметы на вздорный лад, то ничего нет забавнее, чем трактовать чушь таким манером, чтобы она отнюдь не казалась чушью»[339]. Ирония и самоирония помогают избегать крайностей, а значит, оставаться по-настоящему уважительным и толерантным к другим людям.

Очень важно помнить о том, что мы являемся всего лишь частью сообщества. В каждом социуме есть свои нормы, и если пытаться их нарушить, то общество не примет и отвернется. Давление, которое может происходить со стороны общества, является для нас мощным стрессовым фактором. Однако этого можно избежать, если попытаться понять правила социума и не ставить себя выше других, т. е. отказаться от собственной важности. Отличительным свойством умного и интеллигентного человека является не слишком серьезное, но здравое отношение к своему величию и своей персоне.

*Гордый покичился, да во прах скатился*

*«Как отказаться от своей значимости? — Отказаться от действий, направленных на повышение своей значимости, т. е. требовать к себе внимания, уважения, доказывать свою правоту, обижаться, защищаться, оправдываться, вступать в конфликт, проявлять высокомерие, пренебрежение, стремиться быть первым, принижать чье-то достоинство, подчеркивать чьи-то недостатки, выставлять свои достоинства и т. д.».*

*Вадим Зеланд*

Возводя себя на «божественный» пьедестал, человек пытается обмануть не только себя, но и окружающих. Согласно исламу, тем самым посягая на трон Творца и придавая Богу сотоварищей, человек отходит от монотеизма и совершает тяжелейший грех — *ширк* (Коран 112:1–4). За это по шариату грешника настигнет божественное возмездие.

Другим подводным камнем «собственной важности» оказываются комплексы и страхи, связанные с боязнью человека «упасть лицом в грязь», потерять статус. По этой причине он часто впадает в зависимость от чужого мнения, «ведь так важно, что о тебе подумают». Это создает помехи на прямом пути правоверного, и критерием становится не довольство Аллаха, а мнение окружающих, которым он пытается угодить. Возгордившийся человек начинает жить по мирским законам и блуждать. Как известно, всем людям не угодить: сколько людей — столько и мнений. В итоге это приводит к внутреннему конфликту и неврозам. Чем больше человек цепляется за людское мнение и похвалу, тем больше боится и оказывается порабощенным людьми. Однако истинная свобода наступает только при освобождении от любых страхов, кроме страха перед Всевышним. В Коране говорится: «Пусть тебя не печалит их слово, ведь величие — все Аллаху» (Коран 10:65). Следуя за Аллахом, человек исполняет свое предназначение.

### Гордому кошка на грудь не вскочит

Мусульманину важно преодолевать чувство собственной важности, поставив себя наравне с остальными. Одним из верных способов борьбы с гордыней является самоирония. Смех помогает преодолеть собственный пафос и придать легкость совершаемым деяниям, низвергая их с высот мирового масштаба.

Древние христианские патерики, описывающие подвиги монахов, которые целью своей жизни поставили серьезную задачу битвы со злом, часто рассказывают об опасности ложной серьезности: «Сказывают, что некто, в пустыне ловя диких зверей, увидел, что авва Антоний шутил с братиями (подвижниками, несущими аскетический подвиг), и смутился. Старец, желая уверить его, что нужно иногда давать послабление братии, говорит ему: положи стрелу на лук свой и натяни его. Он сделал

так. Старец говорит ему: еще натяни. Тот еще натянул. Опять говорит: еще натяни. Охотник отвечал ему: если я сверх меры натяну лук, то он переломится. Тогда старец сказал ему: так и в деле Божием — если мы сверх меры будем напрягать силы братий, то они скоро расстроятся. Посему необходимо иногда давать хотя некоторое послабление братии. Охотник, услышав это, пришел в умиление и пошел от старца с назиданием. А братья, укрепясь тем, возвратились в свое место»[340].

Хотя в тексте Торы нет ни намека на юмор или сатиру, знаменитая еврейская способность всегда смеяться над всем, в том числе над собой, по мнению рава Реувена Пятигорского, особая реакция человека на любое событие, в котором обнаружено внутреннее несоответствие. Обычно такое несоот-

*Пустой мех надувается от ветра, пустая голова — от чванства*

ветствие мы находим там, где вместо правды нам подсовывают подделку под правду. Ханжество, ложь, лицемерие — вот та порочная среда, оздоровлению которой очень способствуют старые проверенные средства: смех и насмешка. Евреи, будучи «вечным народом», просто обязаны были овладеть подобными «средствами»[341].

Там, где нет опасности для достоинства человека, нет и надобности в защитной реакции. Недаром у евреев, соблюдающих заповеди (а среди них и «полюби своего ближнего»), ценится добрая и сердечная шутка, но трудно сыскать примеры «язвитель-

*Гордым Бог противится, а смиренным дает благодать*

го» смеха, «убийственной» иронии, «жалящего» сарказма. Ведь злая насмешка действительно может ранить и даже убить. Еврейские анекдоты коротки, забавны и мудры, как те раввины, о которых они рассказывают: «К одному раву пришел еврей, чтобы посоветоваться, как выбраться из неприятной ситуации, в которой он оказался по собственной вине. Сознаться в проступке было стыдно, поэтому он сказал, что его послал с вопросом друг. Рав дал полный ответ, а в конце добавил: передай другу, чтобы в следующий раз не боялся прийти сам; пусть придет и скажет, что его послал с вопросом друг».

*«Из всех пороков, унижающих личность человека, себялюбие самый гнусный и презренный».*

*Уильям Мейкпис Теккерей*

В буддизме юмор играет большую роль, он — предохранительный клапан и громоотвод, позволяющий снимать чрезмерное напряжение и избегать фанатизма. Отношение ко всему с некой долей здорового, лишенного чрезмерной ироничности юмора — естественный признак буддийского развития. «Как узнать йогина? По смеху!» — эта фраза принадлежит шестнадцатому Гьялве Кармапе, главе линии Карма Кагью, подшколы школы Кагью тибетского буддизма.

Любопытно, что серьезное, интеллектуальное общение западных академических гуманитариев, занимающихся Buddhist studies (совершенно вне зависимости от их личной религиозной позиции или вообще отсутствия таковой), с подлинными носителями буддийских традиций, высокообразованными тибетскими монахами-схоластами, обычно протекает непринужденно и бесконфликтно, в атмосфере доброжелательной открытости. Тибетские монахи обычно открыты и доступны для общения. В отличие от европейских и тем более российских буддистов, у них удивительное чувство юмора и искрометная самоирония. Наверное, это потому, что для них буддизм — это «их природная» традиция, а для российских буддистов (исключая бурят, тувинцев или калмыков) — это своего рода протестная религиозная идентификация[342].

## Не смотри высоко: запорошишь око

В фольклоре многих стран (в пословицах, поговорках и сказках) ярко отразилось негативное отношение к напыщенным, высокомерным людям и позитивное отношение к умению смеяться над собой. Иван-дурак — один из популярнейших героев русских, белорусских и украинских волшебных сказок. По некоторым версиям, имя с эпитетом «дурак» является именем-оберегом, предотвращающим сглаз. Вот уж в ком ни на грош нет напускной важности! Он действует непредсказуемо, вопреки логике «серьезных» людей с их практическим разумом, принимает нестандартные решения, всегда умеет посмеяться над собой и, как ни странно, добивается успеха: добывает жар-птицу, кота-игруна, перстень, волшебного коня, красавицу невесту и полцарства в придачу. В культурологической работе академика Д. С. Лихачева отмечалось, что Иван-дурак — светская параллель юродивого «Христа ради», добровольно лишающего себя «статусности» во имя бескорыстной любви и прикровенной (скрытой) мудрости[343].

Ближайший «родственник» Иванушки в восточных сказках — легендарный Ходжа Насреддин. Оба жизнелюбивые шутники, полные иронии и самоиронии, они ведут себя очень похоже.

«…Однажды Ходжа повез зерно на мельницу. Стоя в очереди, он время от времени пересыпал зерно из чужих мешков в свой.

Мельник заметил это и спросил:

— Как тебе не стыдно, Молла, что ты делаешь?

— Да я вроде как сумасшедший, — ответил смущенный Ходжа.

— Если ты сумасшедший, то почему ты не пересыпаешь свое зерно в чужие мешки?

— Э-э, — ответил Ходжа, — я сказал, что я сумасшедший, но не сказал же, что я — дурак…»[344]

Очевидно, что **чувство юмора и ирония способны сделать жизнь легче и приятнее.** И наука спешит к нам на помощь со своими доказательствами. Исследования показали, что чувство юмора развивает у людей стрессоустойчивость и способность гораздо быстрее восстанавливать свои душевные силы.

«Если вы можете посмеяться над собой, то способны простить себя, а если вы можете простить себя, то способны простить и окружающих вас людей», — пишет психолог Сьюзан Спаркс[345]. Действительно, если мы обладаем самоиронией, это значит, что мы признаем тот факт, что мы не идеальны и не считаем необходимым бичевать себя за это. Смех и юмор помогают не только меньше поддаваться стрессу и депрессиям, но и строить

*Смех над собою — смех, а над другими — грех*

## Шутки любишь над Фомой, так люби и над собой

хорошие отношения с окружающими. Ученые установили прямую связь между способностью посмеяться над собой и уровнем оптимизма, поэтому совершенно неудивительно, что с такими людьми проще найти общий язык и вместе искать выход даже из непростой ситуации. Они не впадают в уныние и способны заряжать всех остальных своей радостью. Самоироничный человек принимает свою человечность и человечность окружающих, поэтому реже и менее жестоко критикует остальных[346].

Все вышеперечисленное не означает, что быть серьезным неправильно. Однако нужно понимать, что жизнь разнообразна и секрет состоит в том, чтобы находить правильный баланс во всем, что мы делаем, включая наше эмоциональное выражение.

Постоянно серьезный и излучающий важность человек способен отпугнуть от себя окружающих. Он транслирует всем, что настроен критически по отношению к людям, с которыми он общается. А в действительно сложной ситуации вечная серьезность ведет к еще большей драматизации всего происходящего, что способно еще больше усугубить положение.

Почему же самоирония и юмор могут помочь в разрешении даже самых сложных проблем? Неужели это просто эмоциональный зажигающий настрой?

*«Эгоисты капризны и трусливы перед долгом: в них вечное трусливое отвращение связать себя каким-нибудь долгом».*

*Федор Достоевский*

Не только! Наука говорит о том, что чувство юмора и интеллект неразрывно связаны. В 1990 году биолог **А. Майкл Джонсон опубликовал исследование, которое подтверждало связь между чувством юмора человека и его способностями разрешать проблемы**. Было выявлено, что правое полушарие головного мозга участвует в понимании людьми шуток, а также в процессах, связанных с решением задач разной сложности. У людей с поврежденным или менее развитым правым полушарием способность реагировать на иронию и юмор слабо развита или отсутствует вовсе. Позже им же была изучена и подтверждена тесная связь между степенью развитости чувства юмора и способностями к обучению. А доктор Алан Райс выяснил, что люди, быстро реагирующие на шутки и анекдоты и любящие веселые сюрпризы, справляются с превратностями судьбы гораздо эффективнее[347].

**Чувство юмора — очень важная характеристика личностного бренда.** Полезно, если о нас будут говорить как о тех, кто смешно шутит, но при этом не теряет чувства собственного достоинства. Соблюсти меру в этом деле не так сложно. Достаточно, чтобы на одну шутку, направленную в адрес других, приходилось несколько шуток, направленных на самого себя. **Отказ от собственной важности ни в коем случае не подразумевает отказа от высокого морального и социального статуса**, уже имеющегося или страстно желаемого. Прыгать надо, твердо стоя на ногах. Как английская королева. Она не подала в суд за фильм «Голый пистолет». И ничего страшного с ее статусом не случилось: весь мир по-прежнему приседает перед Ее Величеством.

*Подшучивай сам над собой: здоровей смеяться будешь*

### Использованные символические образы

Карта Karmalogic:
павлин (символ важности и одновременно самоиронии).
Пиктограмма Karmalogic:
перо павлина.

ВЫ МОЖЕТЕ ПРИСОЕДИНИТЬСЯ
К ОБСУЖДЕНИЮ ЗАКОНА «ВАЖНОСТЬ»
И СЛУЧАЕВ, ЕГО ПОДТВЕРЖДАЮЩИХ, НА
САЙТЕ ПРОЕКТА KARMALOGIC.NET. ДЛЯ ЭТОГО
ПРОСКАНИРУЙТЕ РАСПОЛОЖЕННЫЙ В КОНЦЕ
СТРАНИЦЫ QR-КОД С ПОМОЩЬЮ ВАШЕГО
СМАРТФОНА, И ВЫ ПОПАДЕТЕ НА СТРАНИЦУ
ОБСУЖДЕНИЯ ДАННОГО ЗАКОНА.

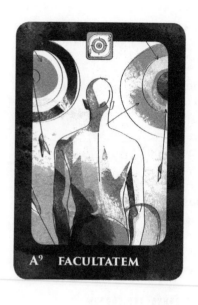

A⁹ FACULTATEM

## Сутра Действие

### СПОСОБНОСТЬ
### Наши способности раскроются,
### когда будут действительно нужны

*Так устроен мозг, что обеспечивает
ресурсами только те функции
организма, которые действительно
востребованы реальной жизнью*

Наши способности раскрываются, когда оказываются действительно нужны. Это очень важный феномен. Вспомним наших одноклассников — кто-то пошел в один вуз, кто-то в другой. И многие успешно забыли все, чему учились, сразу после получения дипломов. А зачем хранить ненужную информацию, если, закончив медицинский, один ушел в бизнес, а другой, получив корочки переводчика с немецкого, стал практиковать йогу? Но стоит только дипломированному медику попасть в ситуацию, где потребуются

*Способность
без труда не
принесет
плода*

его навыки, все выученное тут же вспомнится. А диплом лингвиста обретет практическую ценность, когда уже много лет не пользовавшийся своими знаниями выпускник попадет в Германию. **Наше бессознательное выталкивает из памяти все, что не нужно** в данный момент. А то, что нужно, поддерживает. Необходимо знание иностранного языка — найдем возможность и поедем за границу, где за полгода научимся говорить в совершенстве. Или найдем возможность общаться с носителями языка на родине. Не нужен — будем учить 15 лет и не продвинемся дальше «Же не манж па сис жур».

Мозг склонен откладывать в дальний ящик все то, что сейчас для нас неактуально. Неслучайно есть такое определение: **«Образование — это все, что осталось в голове после того, как ты забыл все, что учил».** Это хорошее свойство мозга, он оперативную память все время поддерживает в рабочем состоянии, сохраняя там только то, что нужно.

Человек никогда не знает, на что он по-настоящему способен. Известный немецкий философ первой половины XX века Карл Ясперс, который имел базовое образование психиатра, в своих ранних произведениях исследовал так называемые «пограничные состояния», в которых человек проявлял нетипичные для себя способности в экстремальных ситуациях, на грани потери психического здоровья[348]. По его мнению, часто именно в таких состояниях человеку раскрываются смысл и цель его существования. Из этих и подобных им идей родилась философия экзистенциализма, которая рассматривает существование человека — экзистенцию — как высшую и неповторимую ценность. Экзистенцию нельзя окончательно определить — человек является существом, которое постоянно развивается и способно в любой момент дать новый ответ на вызов ситуации.

*По таланту и успехи*

О том, что человек способен на многое, известно еще со времен эпохи Возрождения, когда итальянский философ Джованни Пико делла Мирандола написал свою работу «Речи о достоинстве человека», в которой обосновал исключительность человеческого бытия как такого, которое определяется собственным выбором человека: Бог создал человека способным определить себя в диапазоне от животного до ангела, и что выберет сам человек, кем ему быть, ведомо ему одному[349]. Такая **свобода выбора составляет ту основу, которая дает нам право, а значит, и обязанность выбирать для себя новые задачи и развивать в себе новые способности,** хотя сами по себе эти способности могут раскрыться иногда только в смертельно опасных ситуациях, до которых лучше не доводить.

*«У вас есть все, что необходимо. Вам остается только этим воспользоваться. Вы способны на все, только вам об этом еще никто не говорил».*

*Вадим Зеланд*

Иногда способности человека проявляются неожиданно. Сам он даже не догадывается, что талантлив. Но конкретная ситуация может пробудить

*«Даже человек средних способностей, упорно занимаясь одним предметом, непременно достигнет в нем глубоких познаний».*

*Мэри Шелли*

что-то особенное — то, что приятно удивит. Как же оценить свои собственные способности и нужно ли пытаться их все развивать?

Считается, что каждый человек индивидуален и имеет различные природные склонности. Один умеет хорошо продавать, другой — отлично водить машину. А что, если люди от природы одарены одинаково и все необходимые задатки у них уже есть? И чтобы они проявились, нужно только развивать их. Объяснить, откуда берутся все знания и умения, призвана родовая память.

### Способный человек везде дорог

Родовая память — это наследственная информация об отдельно взятом человеке. Она включает программу построения организма человека в пространстве и времени в виде многомерного, образно-волнового кода, а также информацию обо всех людях, кто принадлежал к данному человеческому роду. При этом на уровне ДНК представлена только часть информации, основная же часть хранится в информационном поле, которое называется морфогенетическим. Каждый человек обладает индивидуальным морфогенетическим полем. За хранение информации в этом поле отвечают солитоны[350] — необычные волны, которые могут существовать очень долго и которые способны запоминать условия своего возбуждения. Материальным носителем морфогенетического поля является физический вакуум[351]. В течение жизни поле постоянно меняется, отражая динамику развития человека.

### Тот особен, кто на все способен

Иными словами, родовая память — это информация, которая хранится на уровне индивидуального морфологического поля человека и содержит полную информацию о всех предках человека, принадлежащих к данному роду, включая все их знания, умения и способности. Следовательно, говорить, что у нас нет способностей к чему-то, неправильно. Скорее всего, в жизни пока не было таких ситуаций, которые могли помочь им раскрыться (или заставили бы это сделать). Способности у всех одинаковые, и знание о них мы можем получить из родовой памяти. И соответственно, развить любую способность, которую пожелаем.

Но в реальной ситуации потребности в этом обычно нет. Поэтому стоит сосредоточить внимание на том, что действительно нужно и полезно. Ведь при необходимости нужная способность сама проявится и раскроется. Главное — понять это и не делать поспешных выводов: «Я это не умею, так что не буду и пробовать». Каждый человек уникален, но возможности, знания и способности есть у всех, и никто не обделен.

Психика и поведение человека, без сомнения, в корне отличаются от психики и поведения животных. В результате многовековой эволюции условных рефлексов животных возникла высшая нервная деятельность человека, которая приобрела систему совершенно новой, чисто человеческой деятельности. Ее принципиальной особенностью, в отличие от животных, является присутствие сознания.

*«Никто не может знать заранее, на что он способен. Чтобы достичь желаемого, приходится долго и напряженно трудиться».*

*Чарльз де Линт*

Благодаря наличию сознания психическое восприятие животными природных раздражителей как суммы непосредственных пищевых, оборонительных и т. п. сигналов сменилась у человека целостным восприятием окружающего мира в понятиях, созданных историей и потребностями человеческого общества[352].

В общебиологическом смысле человеческое сознание возникло в результате того, что биологическая борьба за существование и «потребительская» форма поведения животных сменились общественным образом жизни и созидающей трудовой деятельности. Именно трудовая деятельность и

*«Лень, конечно, наибольшая помеха к развитию наших способностей».*

*Фердинан Виктор Эжен Делакруа*

общественная жизнь наложили глубокий отпечаток на все проявления активности человека, кардинально перестроили их и сотворили новую, не присущую животным психическую категорию — сознание. Так, образ жизни на деревьях наших предков-антропоидов был в значительной мере обусловлен развитием конечностей, способных к захватыванию веток и плодов с помощью пальцев. Когда они спустились на землю, их задние конечности превратились в ноги, а передние начали более интенсивно усовершенствовать свои манипуляторные функции. В свою очередь, именно развитие руки оказало большое влияние на развитие высших функций мозга.

*«Когда оказываешься в безвыходном положении, все твои способности раскрываются в полную силу и невозможное становится возможным».*

*Клайв Баркер*

Действия руками ознаменовали новые формы эффективного приспособительного поведения, при котором для добывания пищи и борьбы с врагами стали использоваться сломанные ветки, камни и разнообразные предметы.

Информация от такой деятельности и сигналы, которые поступали в головной мозг в результате исследования попавших в руки предметов, вовлекали в процесс обработки информации и усовершенствовали те структуры головного мозга, которые соответствуют сенсорным кинестетическим функциям. Кроме того, на их основании возникли ассоциативные функции, организующие поведение. Следующей важной предпосылкой развития высших функций мозга стал стадный образ жизни. Как следствие развития сенсомоторных координаций и образования множественных обратных связей при взаимодействии особей возникли сложные формы аналитико-синтетической деятельности мозга, которые в конечном итоге привели к формированию сознания. Благодаря сознанию человек смог в уме сопоставлять, пробовать, приходить к новым выводам, составлять определенный план и руководствоваться им в своих действиях[353].

### Пока талант получат, век учат

Таким образом, в процессе эволюции и развития животного мира новые способности не возникают сами по себе. Они раскрываются на определенном отрезке развития животного мира только тогда, когда становятся действительно нужны. В дальнейших своих исследованиях ученые в области нейрофизиологии установили, что у некоторых животных элементарная умственная деятельность проявляется при наличии новой, нестандартной ситуации и осуществляется при отсутствии предварительного обучения. Способность к такой деятельности заложена в наследственной программе животных и дает им возможность принимать экстренные нетрадиционные решения[354].

*«Никто не знает силы своих способностей, пока он не испытал их».*

*Джон Локк*

Обычно способности человека находятся в «свернутом», латентном состоянии до той поры, пока наличное бытие не потребует их проявления. Это явление общего порядка, выступающее как философская категория «энтелехия», введенная в науку Аристотелем. Это, образно говоря, потенциал зернышка, готового прорасти и стать колоском.

«Нас восхищало учение Аристотеля о материи и форме, о материи как потенциальном, возможном, стремящемся к форме, дабы осуществиться; о форме как о неподвижном источнике движения, то есть о душе, о духе, о душе бытия, которое понуждает его к самоосуществлению, к самозавершению его в явлениях, а значит, об энтелехии, которая есть частица вечности, живительно пронизывающей отдельное тело, проникающей в органическое, формируя его и направляя его деятельность, помня о его конечной цели и радея о его судьбе. Мне кажется, я понимаю, что понимал Аристотель под энтелехией. Она ангел-хранитель единичного существа, гений его жизни, на разумное водительство которого он может положиться», — писал Томас Манн в своем романе «Доктор Фаустус»[355].

*«Так бывает всегда: можно прожить полжизни и не знать, на что ты способен, — а ведь способность-то всегда при тебе и ждет только случая, чтобы проявиться».*

*Марк Твен*

### Талант не туман, не мимо идет

Для религиозного сознания неожиданное проявление новых духовных и физических способностей в человеке является одним из основополагающих принципов божественного миропорядка и замысла. Религиозные учения говорят о духовных способностях, которые открываются в человеке в тот момент, когда он становится готов к этому. Согласно Корану пророк Мухаммед начал слышать голос ангела Джабраила, сообщающего Писание (Коран 2:97), в тот момент, когда на землю должно было спуститься новое Откровение от Аллаха: «Читай! Во имя Господа твоего, который сотворил — сотворил человека из сгустка» (Коран 96:1). До этого он не слышал ангельской речи и жил жизнью обычного человека. Подобным образом все знания и способности, скрытые у Аллаха, открываются каждое в свое время. В Коране сказано: «[Аллах] ведающий сокровенное; и не даст Он узнать сокровенное у Него никому, кроме тех, к кому Он соблаговолил как к посланнику, и тогда Он ведет пред ним и позади его наблюдателя, чтобы знать Ему, что они передали послания своего Господа. Он объемлет все, что у них, и исчислил всякую вещь счетом» (Коран 72:26–27). Таким образом, Всевышний открывает пророкам и посланникам спо-

**Трудолюбие талант растит**

собность знать сокровенное для увещевания людей, чтобы они опомнились и изменили свою жизнь: «Это — сообщение для людей, и пусть увещевают им и пусть знают, что Он — Бог, единый, и пусть опомнятся обладающие разумом» (Коран 14:52).

**Талант трудом добывают**

Каждого человека Господь наделяет своими, индивидуальными способностями. Благодаря им человек совершает свое поклонение и восхваление Аллаха, выражает Ему свою благодарность за все дарованное. В этом человек осуществляет свою миссию в земном мире, то есть реализует божественный план относительно своей жизни.

*«Человек талантливый талантлив во всех областях».*

*Лион Фейхтвангер*

Предсказывая апостолам их судьбу и описывая им будущее, Иисус Христос в Евангелии говорит так: «Но вы смотрите за собою, ибо вас будут предавать в судилища и бить в синагогах, и перед правителями и царями поставят вас за Меня, для свидетельства перед ними. Когда же поведут предавать вас, не заботьтесь наперед, что вам говорить, и не обдумывайте; но что дано будет вам в тот час, то и говорите, ибо не вы будете говорить, но Дух Святый (в вас)» (Мк. 13:11). На вопрос: «Как же мы, люди простые, сможем убедить мудрых?» — Господь повелевает им быть смелыми и не заботиться об этом. «Когда нам предстоит беседовать среди верных, нужно заранее приготовиться к защите, как увещевает апостол Петр; но среди неистовствующих народов и царей Господь обещает Свою силу, чтобы мы не боялись. Исповедовать веру — наше дело, а мудро защищаться — дар Божий»[356]. И действительно, когда во времена гонений на христианство в Римской империи исповедников приводили на суд и начинался обвинительный процесс, то многие еще вчерашние «простецы», неприметные люди показывали настолько невероятную силу духа, выдержку и дар слова, что иной раз некоторые палачи не выдерживали и сами становились на сторону обвиняемых[357].

*«Ты так и не узнаешь на что способен, если струсишь».*

*Бодо Шефер*

Христос заповедал ученикам идти и проповедовать Евангелие всем народам Земли (Мф. 28:19). Для этой цели в намеченный день с ними произошло событие, описанное в книге Деяний апостольских: «При наступлении дня Пятидесятницы все они были единодушно вместе. И внезапно сделался шум с неба, как бы от несущегося сильного ветра, и наполнил весь дом, где они находились. И явились им разделяющиеся языки, как бы огненные, и почили по одному на каждом из них. И исполнились все Духа Святаго, и начали говорить на

*«Чтобы способности человека проявились в полной мере, он должен быть всерьез увлечен тем, что он делает».*

*Кэндзиро Хайтани*

иных языках, как Дух давал им провещевать. Когда сделался этот шум, собрался народ, и пришел в смятение, ибо каждый слышал их говорящих его наречием. И все изумлялись и дивились» (Деян. 2:1–7).

Апостол Павел рассказывает про такой диалог с Богом: «Но Господь сказал мне: довольно для тебя благодати Моей, ибо сила Моя совершается в немощи» (2 Кор. 12:9), то есть, **когда надо — тогда вся твоя сила и раскроется**. Исидор Пелусиот так

*Не хитер парень, да удачлив, неказист, да талантлив*

толкует этот отрывок: «Как сила в немощи совершалась, скажу об этом кратко. Поскольку Апостолы бичуемые побеждали бичующих, гонимые овладевали гонителями и, умирая, обращали к вере живых, то посему и сказал это Апостол. Нов был сей способ победы — овладевать через противоположное и ничем никогда не быть побеждаемым, но так устремляться на подвиги, как бы действительно имея в своей власти исход оных»[358]. Господь помогает в нужное время в нужном месте.

Израильский каббалист, основатель и руководитель международной академии каббалы «Бней Барух» и Института исследования каббалы им. Й. Ашлага Михаэль Лайтман видит одну из сверхзадач изучения каббалы в приобретении необыкновенных способностей, которые возникают, когда человек,

*Смелый талант скоро растет, ленивый — не лезет, не ползет*

находясь в земном мире, начинает ощущать миры духовные: «Задача изучения каббалы заключается в том, чтобы, находясь еще в этом мире, ощутить духовные миры в полной мере, во всем объеме мироздания, получить такие ощущения, над которыми не властны ни рождение, ни смерть; выйти во вневременность; достичь в одном из своих кругооборотов такого состояния, когда человек может жить одновременно во всех мирах, полностью

*«Счастье исключает старость. Кто сохраняет способность видеть прекрасное, тот не стареет».*

*Франц Кафка*

слившись с Высшей силой, полностью постигнув Творца, то есть достичь цели существования человека в этом мире»[359].

Буддизм видит путь к раскрытию необходимых способностей духовного роста в медитации. Медитация — путь к покою и отрешенности, который, однако, требует большой работы от человека. Сосредоточивая внимание, мы начинаем «находить себя» — раскрывать в собственной природе новые глубины и истины. Поначалу кажется, что отвлечься от явлений окружающего мира очень трудно. Психика дает отпор — это проявляется либо в повышении двигательной активности, либо в сонливости. Но при проявлении должного упорства открывается «второе дыхание» — особая новая способность. Метод, который лежит в основе этой практики, очень прост. В течение длительного времени мы направляем внимание на поток дыхания, на череду вдохов и выдохов, и как только замечаем, что отвлекаемся, спокойно возвращаем ум к сосредоточению на дыхании.

### Где талант, там и надежда

По мере того как мы продолжаем практику, наше внимание становится более глубоким и устойчивым, а ум все меньше отвлекается и блуждает. Настойчиво возвращая внимание к дыханию, мы сможем почувствовать, как наши прежде рассеянные энергии собираются воедино, словно разбежавшийся скот, согнанный в стадо. Это переживание единства ума приносит исключительный душевный покой: мы чувствуем себя все более безмятежными, расслабленными, наш ум проясняется[360].

### Чужой талант скоро растет, а наш не лезет, не ползет

Несмотря на то что до сих пор считается, что физические и умственные способности человека строго лимитированы, современные научные исследования заставляют пересмотреть точку зрения на этот вопрос. Психологи Улрич Вегер и Стивен Лафнан предложили двум группам людей ответить на одни и те же вопросы. В одной группе людям сказали, что перед каждым вопросом на экране очень быстро мелькнет правильный ответ, но скорость этого сообщения будет слишком высокой, чтобы сознательно уловить эту информацию, но достаточной для того, чтобы подсознательно считывать ее. В другой группе объявили, что мерцания между вопросами являются всего лишь сигналом перехода к следующему вопросу. На самом деле эти промежуточные кадры не имели абсолютно никакой смысловой нагрузки. В результате эксперимента оказалось, что люди, которые думали, что видят правильный ответ, справились с тестом гораздо лучше. Их предположение о том, что они «считывают» правильные ответы, помогло им успешно справиться с тестом[361].

*«Залезайте повыше и прыгайте в бездну. Крылья появятся во время полета».*

Рэй Брэдбери

Во многих случаях, **наша уверенность в том, что наши способности ограничены, сама по себе является лимитирующим фактором.** Однако существует масса доказательств, что наш настрой и мысли способны увеличивать наши физические и умственные способности. Мы привыкли думать, что многие вещи зависят исключительно от механических процессов, однако это не совсем так. Рассмотрим эксперимент, проведенный доктором психологии Элен Лангер и ее коллегами. По общепринятому мнению, военные летчики должны обладать замечательным зрением. Исследователи поместили людей в «сознание» военного пилота, предложив им воспользоваться симулятором полетов. Симулятор представлял собой настоящую кабину и необходимый инвентарь. Кабина находилась на гидравлических подъемниках, которые имитировали движение и маневры самолета. Участникам выдали армейскую форму, усадили их в кресло пилота и попросили исполнить простые маневры. Тест на качество зрения был проведен до и во время «полета». Контрольная группа прошла такие же тесты, однако в их случае симулятор не был активен. Какие же были результаты? Совершенно удивительные! Показатели первой группы во время «полета» на симуляторе улучшились. Люди стали видеть лучше. Вторая группа, не оказавшаяся в состоянии «полета», а просто прошедшая тест в кабине неактивного симулятора, улучшений не показала[362].

*Всем молодец, да таланта нет*

*Талантливый и в море свою долю сыщет*

Такой же удивительный результат показал эксперимент, проведенный в начале 90-х годов доктором Альваро Пасквалем-Леоне. Он выяснил, что

## Талант к коже не пришьешь

*«Не думай о способностях, которых у тебя нет! Думай о способностях, которые можешь в себе раскрыть!»*

*Надежда Первухина*

способности игры на фортепиано способны улучшиться даже от просто визуализации игры на инструменте[363].

Все это говорит о том, что в определенной ситуации и при определенном ментальном настрое наши умственные и физические способности могут раскрываться по-новому и качественно улучшиться. В ситуациях, когда человек действительно готов и желает чего-то, его способности обязательно позволят достичь желаемого.

### Использованные символические образы

<u>Карта Karmalogic:</u>
лук и стрелы (классический символ способностей).
<u>Пиктограмма Karmalogic:</u>
мишень.

ВЫ МОЖЕТЕ ПРИСОЕДИНИТЬСЯ
К ОБСУЖДЕНИЮ ЗАКОНА «СПОСОБНОСТЬ»
И СЛУЧАЕВ, ЕГО ПОДТВЕРЖДАЮЩИХ, НА
САЙТЕ ПРОЕКТА KARMALOGIC.NET. ДЛЯ ЭТОГО
ПРОСКАНИРУЙТЕ РАСПОЛОЖЕННЫЙ В КОНЦЕ
СТРАНИЦЫ QR-КОД С ПОМОЩЬЮ ВАШЕГО
СМАРТФОНА, И ВЫ ПОПАДЕТЕ НА СТРАНИЦУ
ОБСУЖДЕНИЯ ДАННОГО ЗАКОНА.

ЕСЛИ ВЫ ХОТИТЕ ПРЕДЛОЖИТЬ
НОВОЕ ПРАВИЛО В СУТРУ
«ДЕЙСТВИЕ», ТО, ИСПОЛЬЗУЯ
УКАЗАННЫЙ НИЖЕ QR-КОД,
ВЫ СМОЖЕТЕ ПОПАСТЬ НА
СООТВЕТСТВУЮЩУЮ СТРАНИЦУ
САЙТА KARMALOGIC.NET
(ПРОСТО ПРОСКАНИРУЙТЕ
ЕГО С ПОМОЩЬЮ ВАШЕГО
СМАРТФОНА).

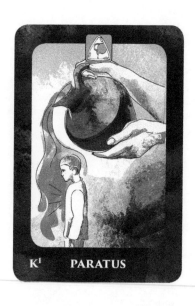

K¹  PARATUS

# Сутра Карма

## ГОТОВНОСТЬ
## Наши мечты исполнятся не раньше, чем мы к этому окажемся готовы

*Так судьба защищает нас*

Много лет у меня была мечта познакомиться с самым печатаемым и популярным из ныне живущих философов Кеном Уилбером, автором так называемой интегральной философии. У него стомиллионные тиражи книг и не меньшее число последователей — матерый, в общем, человечище. Друзья говорили, что могут устроить мне знакомство с ним, но все время что-то не складывалось, встреча срывалась. И цепочка из шести рукопожатий никак не соединяла нас с Уилбером. Да и что бы я мог предложить ему на этой встрече? Автограф попросить?..

Очень часто человек, поставив перед собой важную цель, не понимает, почему все его усилия не дают ожидаемого результата. Он изо дня в день упорно работает, старается, а мечта так и остается недосягаемой. Чтобы объяснить, как работает этот закон, используем простую аналогию. Представьте велосипедиста, едущего по дороге. Вот перед ним появился крутой холм. Неопытный велосипедист попытается набрать необходимую для подъема скорость, сильнее крутить педали, находясь уже на склоне холма, и, соответственно, быстро устанет. Возможно, ему даже придется остановиться и пешком подняться наверх, ведя за собой велосипед. Опытный же велосипедист еще задолго до холма начнет ускоряться и затем преодолеет препятствие без особых усилий, почти не потеряв темп. На языке классической физики холм — потенциальный барьер, а, чтобы преодолеть его, велосипедист, как и частица, должен иметь определенный заряд кинетической энергии[364]. И либо эта энергия есть, и барьер будет преодолен, либо ее нет, и препятствие останется непокоренным — это закон сохранения энергии[365].

Если перенести эту аналогию в ситуацию с кармическим законом, можно сказать, что **перед каждым важным периодом нашей жизни судьба проверяет нас на готовность — создает потенциальный барьер**. Если мы его преодолеем — мы готовы, нет — нужно понять это и сделать правильные выводы. Здесь карма — активная и скрытая — выступает эквивалентом нашей «кинетической энергии».

Иногда, дойдя до середины подъема, мы понимаем, что выше подняться невозможно, но и удержаться на этой высоте тоже не получается. Единственный выход — спуститься вниз и попробовать заранее разогнаться. В случае с преодолением жизненных препятствий человек может попробовать изменить свою карму, тем самым увеличив «кинетическую энергию». Тогда барьер, который не пускает его к мечте, перестанет быть для него преградой. И его карма подтвердит свою готовность «преодолеть холм».

С понятием «потенциальный барьер» в квантовой физике связано интересное явление — «туннельный эффект»[366]. Например, он часто наблюдается в микромире. Его суть состоит в том, что микрочастица может преодолеть потенциальный барьер, не имея для этого достаточной энергии. По аналогии с велосипедистом — как если бы он проехал через гору насквозь, по туннелю. При этом ему не пришлось бы увеличивать скорость и прикладывать дополнительные усилия. И если для велосипедиста в общем-то не важно, как он преодолел холм (если, конечно, он не участвует в соревнованиях), то в ситуации с кармическим законом такое не проходит бесследно.

*«Разум человеческий владеет тремя ключами, открывающими все: цифрой, буквой, нотой. Знать, думать, мечтать. Все в этом».*

*Виктор Гюго*

Пример из жизни — люди, которые выиграли в лотерею. Человек, который ничем особенным не отличался, вдруг получает большие деньги. Ста-

*«Не жалуйся, что твои
мечты не сбылись;
заслуживает жалости
лишь тот, кто никогда
не мечтал».*

Мария-Эбнер Эшенбах

тистика показывает, что, когда проходит время и все деньги потрачены, уровень жизни таких людей практически не изменился, более того, он ухудшился. Просто они были не готовы к выигрышу и тем самым невольно нарушили закон готовности со всеми прилагающимися негативными последствиями. Ведь они не сделали ничего для того, чтобы получить эти деньги: не набили шишек, не учились и не работали для этого.

Ребенок, прежде чем научиться ходить, должен больше 50 раз упасть. Да, он видит, как легко делают это родители, но одно лишь желание освоить этот принципиально новый для него способ передвижения ничего не даст. Потребность ходить сможет реализоваться не раньше, чем опорно-двигательный аппарат станет более совершенным и тело будет к этому готово[367].

*«Ничто так не
способствует
созданию будущего,
как смелые мечты.
Сегодня утопия,
завтра — плоть
и кровь».*

Виктор Гюго

**И все другие жизненно важные процессы происходят не раньше, чем человек становится к этому готов.** С момента зачатия и до рождения наш организм проходит все стадии эволюции животного мира — от примитивного одноклеточного организма к человеку. И ребенок не может родиться до тех пор, пока не будет способен дышать и обеспечивать организм кислородом[368]. **Тем, что каждому событию предшествуют определенные стадии развития, которые необходимо пройти, мироздание уберегает нас от разочарований, которые поджидают, если мы попытаемся «перепрыгнуть через ступеньку».**

Известно, что у первых птиц полноценных крыльев не было. Вместо них на передних конечностях были когти, чтобы лазать по деревьям. Прежде чем они научились летать, птицам приходилось взбираться наверх и планировать. Эти крылья не были пригодны для полета, но мутации и постепенные изменения приблизили их к той форме, которая в какой-то момент позволила доисторическим птицам взлететь.

Каждому из нас знакомо состояние сомнения, неуверенности в правильности своих действий. Мы боимся, не решаемся, откладываем подчас серьезные шаги на потом, и в результате некоторые наши мечты и планы осуществляются позже, чем могли бы, или вообще остаются несбывшимися. Что мешает нам ощутить готовность к действию?

Психологическая готовность имеет свою структуру, которую описали психологи М. И. Дьяченко и Л. А. Кандыбович[369]. Вот что необходимо для этого состояния:

- положительное отношение к деятельности (в контексте целей — человек должен быть мотивирован, привлечен целью, задачей; цель должна нравиться);

- определенные черты характера, способности, темперамент, которые соответствуют требованиям деятельности, задачи;

- необходимые знания, навыки, умения;

- устойчивые особенности мышления, восприятия, внимания, способность мобилизоваться и концентрироваться.

Эдвард Торндайк[370], американский психолог, вывел закон готовности, который гласит: **«Когда любой механизм готов к действию, ему это действие приносит удовлетворение. Если механизм не готов к действию, исполнение этого действия ему приносит раздражение.** В ситуации, когда механизм готов к действию, но не совершает это действие, ему это также приносит раздражение».** Иными словами, только в случае полной готовности, когда мы чувствуем мотивацию, ощущаем способность совершить действие, имеем необходимый опыт и знания, мы сможем достичь цели и получить от этого удовольствие, а также ощутить убежденность в том, что это именно то, чего мы хотели.

*«Шутить с мечтой опасно; разбитая мечта может составить несчастье жизни; гоняясь за мечтою, можно прозевать жизнь или в порыве безумного воодушевления принести ее в жертву».*

*Дмитрий Писарев*

Возьмем ошеломительную славу, которую снискал Казимир Малевич, написав «Черный квадрат». Многим покажется, что это незаслуженная удача, но Малевич всерьез готовил себя к гениальной миссии в искусстве, мечтал сказать свое новое слово в истории. Он очень много теоретизировал, писал трактаты, изучал дух и способности нового искусства[371]. И его час пробил в декабре 1915 года на «Последней футуристической выставке

*«Мечты — это краеугольные камни нашего характера».*

*Генри Торо*

0.10», открывшейся в Петрограде на углу Мойки и Марсова поля. Его «Черный квадрат» стал сенсацией. Путь Малевича к «Черному квадрату» был стремителен — с момента его первых любительских живописных опытов прошло только десять лет. Готовность Малевича стать гением воплотилась быстро. Но она воплотилась только после упорного труда, осознания искусства живописи и эволюции от предметного восприятия к импрессионизму, а затем и авангарду[372].

Если наши мечты сегодня не сбываются, а целей не удается достичь, зададимся вопросом, нужно ли нам это сейчас, сможем ли мы справиться с процессом и результатом, правильно отреагировать на него[373]. Вероятно, мы «дорастем» до способности получить удовольствие от реализации своей мечты немного позже. **Аккумуляция опыта, знаний, концентрация на главном — и с нами все произойдет вовремя.**

*«Все наши мечты могут исполниться, только если у нас есть мужество следовать им…»*

*Уолт Дисней*

Выдающийся американский философ XX века, один из основателей гуманистической психологии Абрахам Маслоу утверждал: «Я совершенно убежден, что человек живет хлебом единым только в условиях, когда хлеба нет. Но что случается с человеческими стремлениями, когда хлеба вдоволь и желудок всегда полон? Появляются более высокие потребности, и именно они, а не физиологический голод, управляют нашим организмом. По мере удовлетворения одних потребностей возникают другие, все более и более высокие. Так постепенно, шаг за шагом, человек приходит к потребности в саморазвитии — наивысшей из них»[374]. Это некий антропологический закон — иерархическое подчинение удовлетворения одних потребностей предварительному удовлетворению других. Наиболее известная ныне версия их выражения — так называемая пирамида потребностей Маслоу, когда желание более высоких потребностей возможно только при созревании условий для их удовлетворения.

Практически эту же иерархическую зависимость потребностей декларировали голландский философ XVII века Бенедикт Спиноза[375] (вытеснение более слабого аффекта более сильным), немецкий философ-материалист XIX века и основатель учения о коммунизме Карл Маркс[376] (базовые материальные и производные духовные потребности), немецкий философ начала XX века, основатель философской антропологии Макс Шелер[377] (ступени психического развития). Таким образом, то, о чем мы способны мечтать, определено законами антропологического развития личности.

Согласно представлениям даосов, личность человека не может быть идентифицирована как постоянная величина, ибо человек становится таким, каким его творит непрерывный процесс перемен. Иными словами, его жизненный процесс отождествляется с процессом перемен. Единственным неизменным качеством личности является ее постоянная трансформация. Коль скоро все находится в процессе постоянного изменения, то **задача человека — подготовить себя к новым этапам, в чем нам помогают различные духовные практики и техники медитации**[378].

С точки зрения оккультизма за нашу готовность к осуществлению желания отвечает та часть души, которая называется «Высшее Я». Одной из главных книг ордена Золотой Зари по теме «Высшего Я», а впоследствии Ордена Восточных Тамплиеров и Аргентум Аструм стала книга «Священная магия Абрамелина»[379], дающая подробную инструкцию установления контакта с «Высшим Я». А для установления устойчивого контакта между соискателем и его «Высшим Я» Алистером Кроули был разработан «Ритуал Нерожденного», или «Liber Samekh»[380]. Что интересно, в самом использовании «Высшего Я» ради осуществления желаний между оккультистами и представителями мистических течений различных религий мира есть разногласия. Оккультисты относятся к подобному достижению желаний как к игре и как к доказательству своих способностей, а последователи мировых религий избегают использования данных сил в корыстных целях, боясь воздаяния за то, что таким путем берут то, что им не уготовано.

*«Каждая мечта тебе дается вместе с силами, необходимыми для ее осуществления. Однако тебе, возможно, придется ради этого потрудиться».*

*Ричард Бах*

Так, мастер традиции Сиддха йоги Свами Муктананда, следуя традициям индуизма, в своей книге «Пробуждение» описывает «Высшее Я» как сущность, которая одновременно является и самим человеком и в то же время чем-то внешним. «Высшее Я» — не просто искра жизни. «Высшее Я» — это система свойств и истинной индивидуальной природы человека. Это та конечная точка развития человека, которой он может стать, а соглас-

*«Все, что существует на свете, когда-то было мечтой».*

*Карл Сендберг*

но смыслу жизни и смыслу духовного развития — должен стать. Человек, достигший контакта с «Высшим Я», способен призывать себе в помощь духов, которые могли бы исполнять его желания. При этом индуизм говорит о том, что необходимо принимать готовность как в отношении изменений, так и в отношении предопределенных вещей. Например, кастовая система воспринимается индусами как необходимость, которая формирует готовность к грядущей реинкарнации[381].

*«Вселенная всегда помогает нам осуществить наши мечты, какими бы дурацкими они ни были. Ибо это наши мечты, и только нам известно, чего стоило вымечтать их».*

*Пауло Коэльо*

В исламе готовность мусульманина приблизиться к Богу оценивается степенью соблюдения заветов Аллаха. Так, исламское учение разделяет мечты и желания на допустимые и запретные. Если первые приближают человека к Аллаху, то вторые, страсти, напротив, отдаляют его от Всевышнего и уводят с прямого пути. Таким образом, для мусульманина его желания и мечты — это шаги, ведущие к Аллаху, а главной мечтой земной жизни становится достижение рая. Если человек руководствуется в жизни исламским законом и имеет правильные устремления, то Всевышний помогает ему на этом пути и дарует знание. С наступлением зрелости человеческой готовности «войти в мечту» Аллах исполняет желаемое, и мечта становится реальностью: «И когда дошел он до зрелости, даровали Мы ему мудрость и знание; и так воздаем Мы добродеющим!» (Коран 12:22). До тех пор пока человек не готов к осуществлению мечты, Аллах, оберегая мусульманина от непосильного счастья, откладывает реализацию мечты на неопределенное время.

*«Мечты составляют половину реальности».*

*Жозеф Жубер*

Но часто верующий, полагаясь на волю Всевышнего, сам не предпринимает никаких усилий в этом направлении. Относительно этого в Коране сказано: «Поистине, Аллах не меняет того, что с людьми, пока они сами не переменят того, что с ними» (Коран 13:11). То есть, уповая на Аллаха, прося его руководства и помощи, человеку следует и самому прикладывать усилия и усердно трудиться в направлении желаемого, помня о том, что успех не приходит легко. При падении следует подниматься и пробовать еще, никогда не останавливаясь и не сдаваясь, помня, что Аллах облегчает путь идущим: «Тому Мы облегчим к тягчайшему»

(Коран 92:10). Прошедшим жизненный путь достойно, согласно с божественной волей и прикладывающим усилия по их возможностям, Всевышний обещает Последнюю обитель, или рай» (Коран 6:135).

Наша способность к высоким чувствам также определяется готовностью понять, вместить и оценить этот дар. Так, один из духовных лидеров каббалистов, Михаэль Лайтман, отмечает, что любовь не будет дана нам просто так, потому что Творец разбил общий сосуд и сегодня мы представляем собой разбитую группу. Тем самым Он предоставил нам возможность, путем исправления между нами, раскрыть и ощутить Его. С нашей стороны готовность

*«Лучше воевать за исполнение своей мечты и в войне этой проиграть несколько сражений, чем быть разгромленным и при этом даже не знать, за что же ты сражался».*

*Пауло Коэльо*

любить называется «сосудом», а с Его стороны готовность любить называется «светом». И в итоге они встречаются: наш исправленный сосуд — это «святая Шхина», «собрание Исраэля», и Творец водворяется в нем[382].

Религиозное сознание, в принципе, основано на том, что все выпадающее нам в жизни дается нам по нашей готовности принять и вынести определенную меру счастья или горя. В высказываниях преподобного Варсонофия Великого (VI век) мы видим такую иллюстрацию данного постулата: «Когда молимся и Бог медлит услышать, то делает это к пользе нашей, дабы научить нас долготерпению, а посему и не надобно унывать, говоря: мы молились и не были услышаны. Бог знает, что человеку полезно»[383].

«Он (Бог) — премудрый раздаятель, рассмотрению подвергает и просьбу, и время. Как скоро признает просьбу вредной, медлит и не исполняет, отлагая до лучшего времени. И хотя прискорбно это просителю, который желает исполнения просьбы даже в такое время, когда это для него не было бы полезно, однако же Бог делает Свое, чтобы в большей мере исполнить просьбу впоследствии, в такое именно время, когда это будет для него полезнее», — говорил Ефрем Сирин[384], христианский подвижник IV века.

Другой великий святой VII века из тех же мест преподобный Исаак Сирин давал похожее наставление: «Если молишься Богу о чем-либо и Он медлит услышать тебя, не скорби об этом. Ты не умнее Бога. Делается же это с тобою или потому, что ты недостоин получить просимое, или потому, что пути сердца твоего не соответственны, но противны с просимым тобою,

*«Иногда бывают моменты, когда хочется все бросить и отказаться от мечты. В такие моменты вспомните, как много вы получите, если пойдете дальше, и как много потеряете, если сдадитесь. Цена успеха, как правило, меньше, чем цена неудачи».*

*Мухаммед Али*

или потому, что ты не достиг еще той меры, которая нужна для того, чтобы принять дарование, просимое тобою»[385]. Очень точно подмечал русский святой Феофан Затворник XIX века: «Если замедляется иногда просимое, то это зависит от неготовности еще просящего принять просимое»[386].

Бог хранит человека, пока он остается верным своим мечтам, мечты же сбудутся, когда он и в самом деле будет вполне к этому готов. «Все, просящие чего-нибудь у Бога и не получающие, без сомнения, не получают по какой-либо из сих причин: или потому, что прежде времени просят; или потому, что просят не по достоинству, а по тщеславию; или потому, что, получивши просимое, возгордились бы или впали бы в нерадение» — это слова автора «учебника духовной жизни» преподобного Иоанна Лествичника[387].

Неисполнение мечтаний не означает их принципиальную неисполнимость. Просто судьба еще не решила, что ты готов к реализации своих желаний и что желания эти соответствуют твоему жизненному пути.

Сын герцога Швабского, племянник германского короля Конрада, Фридрих, прозванный впоследствии Барбаросса (борода у него и вправду была рыжая), к высшей власти восходил постепенно. При этом властолюбие его было безграничным. Ради достижения своей главной цели — восстановления империи Каролингов — Фридрих Барбаросса готов был на все. Заслуги и выдающиеся личные качества, проявленные в Крестовом походе, снискали ему всеобщее уважение, и почувствовавший приближение кончины Конрад III рекомендовал Фридриха к избранию его императором Священной Римской империи — наследницы империи Карла Великого.

Успешные походы против Ломбардской лиги постепенно расширяли его владения, что отмечалось роскошными пирами и рыцарскими турнирами. Но на большее судьба Барбароссы не была готова. Попытки отвоевать у Салах ад-Дина Иерусалим закончились трагически. Во время переправы через речушку Селиф его конь споткнулся и сбросил своего седока в воду… Когда Фридриха разыскали, он был уже мертв — к завоеванию Гроба Господня готов он не был[388].

Если мы посмотрим на известные исторические и литературные сюжеты, то обнаружим, что **в стремлении к мечте герои проходят долгий путь преодолений и лишений**. В романах, в литературных произведениях вообще, особенно когда они «со счастливым концом», судьба готовит человека к осуществлению его мечтаний постепенно, как бы исподволь.

Готовность приходит не сразу, а как только созреют наша внутренняя убежденность, решимость и уверенность в реальности достижения поставленной цели. В одном из самых светлых, самых трогательных произведений русской литературы XX века, повести-феерии Александра Грина «Алые паруса»[389], героиня в сером, скучном, обывательском мирке тоже мечтает о счастье. Его предвестником стал игрушечный кораблик, который смастерил ее отец. Материала не хватило, и паруса на кораблике он сшил из алого шелка.

Пройдут годы. Ассоль станет взрослой. Судьба проведет ее через испытания жизни в Каперне, где не рассказывают сказки, где не поют песен. И вот однажды, на рассвете, далеко в море вспыхнут в лучах восходящего солнца алые паруса белоснежного галиота, и капитан Грей навсегда увезет из потрясенной Каперны свою Ассоль. Мечты сбываются. Но не раньше, чем мы окажемся к этому готовы. Так судьба защищает нас — от парусов «не алых, а грязных и хищных, издали — нарядных и белых, вблизи — рваных и наглых».

**Если же, несмотря на все усилия, мечта остается недостижимой, значит, просто мы к ней пока не готовы.** «Бог по беспредельной благости и милосердию всегда готов все даровать человеку, но человек не всегда готов принять от Него что-нибудь», — говорил русский святой XIX века, святитель Филарет Дроздов[390]. Возможно даже, что эта цель нам вредна и принесет только страдания.

Но когда мы будем готовы, она обязательно станет досягаемой. Как и моя встреча с Кеном Уилбером. Она случилась внезапно. И не раньше, чем у нас с коллегами появились результаты собственных изысканий в области технологий совместной деятельности — «краудсорсинга» и «краудфандинга», когда интеллектуальный, креативный и финан-

*«Если человек уверенно движется по направлению к своей мечте и стремится жить такой жизнью, какую он себе вообразил, то успех придет к нему в самый обычный час и совсем неожиданно».*

*Генри Торо*

*«Сначала мечты кажутся невозможными. Затем неправдоподобными. А потом неизбежными».*

*Кристофер Рив*

совый потенциалы тысяч людей объединяются для решения конкретных задач. И при встрече мы общались на равных, обсуждая идею совместного проекта. Теперь мы партнеры по международной «фабрике мысли», с помощью которой ведущие мировые экономисты, известные ученые и бизнесмены, политики и практики могут влиять на экономические реформы нуждающихся в прогрессивных технологиях стран. Не созрей я сам до нашей встречи с Кеном, за первым разговором не последовал бы второй. Я бы коснулся края одежды титана мысли, а он бы этого даже не заметил…

### Использованные символические образы

Карта Karmalogic:
мальчик (символизирующий Высшее Я), исполнительница желаний в виде женщины, льющей на него воду.
Пиктограмма Karmalogic:
наклоненный кувшин с льющейся из него водой
(астрологический знак Водолея).

ВЫ МОЖЕТЕ ПРИСОЕДИНИТЬСЯ
К ОБСУЖДЕНИЮ ЗАКОНА «ГОТОВНОСТЬ»
И СЛУЧАЕВ, ЕГО ПОДТВЕРЖДАЮЩИХ, НА
САЙТЕ ПРОЕКТА KARMALOGIC.NET. ДЛЯ ЭТОГО
ПРОСКАНИРУЙТЕ РАСПОЛОЖЕННЫЙ В КОНЦЕ
СТРАНИЦЫ QR-КОД С ПОМОЩЬЮ ВАШЕГО
СМАРТФОНА, И ВЫ ПОПАДЕТЕ НА СТРАНИЦУ
ОБСУЖДЕНИЯ ДАННОГО ЗАКОНА.

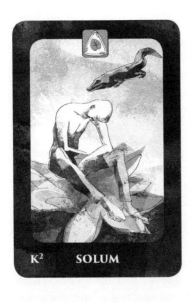

# Сутра Карма

## ДНО
## Перед взлетом судьба проводит нас через дно

*Так судьба проверяет и отсеивает*

Судьба проверяет избранность всех претендентов — проводит через такое дно, что ниже падать некуда. Если сможете подняться, значит, все у вас будет. Если нет — извините. Практически все великие люди, которые чего-то добились, помнят в своей жизни момент, когда их в переносном смысле «ударило головой об пол» — резко, неожиданно и очень больно. Но они выплыли.

**Просто почувствовать, что пора всплывать, мало — надо четко представлять себе, как именно ты будешь это делать.** Для начала нужно выдержать: стиснуть зубы, не раскиснуть, не назвать себя лузером. Но это так, психология.

*Падать, так уж падать с доброго коня*

Судьба проводит нас через дно перед взлетом. Но чтобы взлететь, необходимо сохранить силы. В любой критической ситуации необходимо оставлять в неприкосновенности три важнейшие человеческие свободы: общения, передвижения и информации. Именно они позволят нам в дальнейшем взлететь. Перед каждым шагом надо взвешивать: а стоит ли сиюминутная выгода жертвы в виде хотя бы одной из этих свобод? Потому

*«Почти вся тайна великой души заключается в слове „настойчивость“. Настойчивость для мужества — то же, что колесо для рычага: это беспрерывное обновление точки опоры».*

*Виктор Гюго*

что без них мы неполноценны, расстаться с ними — фатальное событие, которое, в отличие от удара о дно, практически необратимо. Они предоставляют нам пространство для маневра, без них мы не только на дне, но еще и в клетке, в которую посадили себя сами, и пенять в этом случае совсем не на кого.

Безусловно, ощущение дна, невозможности подняться — это один из самых неприятных и мучительных, даже суицидальных моментов в жизни, но одновременно, может быть, самых судьбоносных, непреложных, обязательных, неотменимых для любого человека законов устройства бытия.

**На дне в принципе можно очень неплохо устроиться, и многие там остаются: любое движение наверх требует выхода из зоны комфорта и немалого риска.** «Риск» во всей этой истории — ключевое слово. «Удар о дно» — справедливая плата за последующий взлет.

*Упавший на землю опирайся о землю*

**Чтобы уйти от пассивного желания поудобнее устроиться на дне и выпрыгнуть из толщи воды, мы должны пройти ряд важных метаморфоз.** И тут срабатывает закон естественного отбора. Только те немногие, кто сумел измениться и стать кем-то лучшим, делают принципиальный прорыв среди себе подобных. Именно они дают жизнь более совершенному поколению[391]. С точки зрения генетики основной причиной возникновения новых признаков являются мутации (обусловленные генетически) и модификации, которые в большинстве случаев носят адаптивный — приспособительный — характер и дают возможность организму выживать при неблагоприятных изменениях окружающей среды. Факторы окружающей среды способствуют изменениям и усовершенствованию организма — играют роль «дна», о которое ударяется биологический вид перед тем, как выйти на новый виток развития. Чем факторы более опасные, чем удар о «дно» более чувствительный, тем меньшее количество особей сможет выжить и тем сильнее станут те, кто сможет измениться и приспособиться[392]. Одновременно с этим **те, кто предпочитают сидеть на дне, так и остаются там, отсеиваясь как слабые и непригодные.**

В социуме тоже работают подобные законы. Лишь немногим удается достичь истинных вершин. Всех остальных постоянно мучает беспокойство и сомнения, которые несут мощную разрушительную силу. Они превращают нас в психически и физически ленивых людей, готовых сносить бедность или низкий уровень жизни и не прилагающих никаких усилий для преодоления этой ситуации. Беспокойство истощает жизненные силы и преждевременно старит. Поэтому тот, кто обретает непоколебимую уверенность в себе, и побеждает в итоге. У всех людей есть свои заботы, и зачастую они сталкиваются с очень трудными жизненными проблемами. Но человек, имеющий волю к победе, встречает их спокойно и старается найти решение. В какой бы глубокой яме он ни очутился, он не теряет самообладания.

> *«Не падай духом, брат, не отрекайся от замыслов своих первоначальных. Одна дорога у тебя, мой брат, спеши, не поворачивай назад, верши свое и не служи чужому, не бойся осужденья и преград».*
>
> *Р. Тагор*

Конечно, никто не может предсказать, что случится с ним завтра, но не стоит быть пессимистом и ожидать только плохое. **Часто ухудшение дел — это знак судьбы, что приближается ответственный момент и нужно подготовиться к нему.**

В физике существует понятие «потенциальная яма»[393] — это область пространства, где присутствует локальный минимум потенциальной энергии частицы. Если кинетическая энергия частицы меньше «глубины» этой ямы, то частица не сможет выбраться. В противном случае она имеет возможность преодолеть эту яму и выйти за ее пределы[394]. При этом есть вероятность, что частица изменит направление своего движения — это так называемое рассеивание[395]. Ухудшение дел в жизни можно воспринять как появление такой потенциальной ямы. И тогда все те несчастья, которые могут случиться, происходят в сжатые сроки. Человек, обладающий сильным характером и необходимыми навыками, пройдет эту потенциальную яму, при этом все слу-

*Упадешь — дальше не уйдешь*

чившееся сделает его только сильнее. **Препятствие появляется, чтобы проверить наши возможности.** И может так получиться, что мы даже улучшим свою жизненную позицию и пойдем по другому жизненному пути.

*Сам не падай и другого не роняй* Худший вариант развития событий — когда человек так и не смог преодолеть навалившиеся проблемы и не прошел проверку судьбы. Спрашивать «В чем я виноват?» бессмысленно. В этом случае необходимо иначе взглянуть на жизнь, мобилизовать все свои ресурсы и попробовать измениться. **От того, как мы себя будем вести в сложных ситуациях, зависит, что мы получим от судьбы в подарок.**

Причем чем жестче испытания, чем сложнее жизненные проблемы, тем более ценным оказывается опыт их преодоления: «Из военной школы жизни. — Что не убивает меня, то делает меня сильнее»[396]. В этом высказывании знаменитый немецкий философ Фридрих Ницше продолжил традицию философии стоицизма — еще древнеримский император и философ-стоик Марк Аврелий утверждал: «**Ни с кем не случается ничего, что не дано ему вынести**»[397].

*«Нет еще на свете такого холма, вершины которого настойчивость в конце концов не достигнет».*

*Ч. Диккенс*

Однако в фокусе внимания Ницше — не поиск страданий (на что нацеливают человека религии), а судьба того, кто хочет стать сильнее. **Чем выше ты поднимаешь планку своих жизненных целей, тем болезненней будет разрыв с привычным уютным миром.** Этот разрыв всегда начинается с падения, ведь ты сам себя лишаешь привычных подпорок, подстраховок: прежде всего, стандартных средств обеспечения гарантированного, хотя и ограниченного благополучия. То, что переживается как дно, это субъективное ощущение потери привычной опоры, а не объективная потеря основ своей личности. Напротив, именно с потерей институциональной поддержки, а точнее, с сознательного отказа от нее начинается обретение подлинной опоры для своих личных достижений. Нужна смелость, чтобы остаться один на один со своими проблемами, а не пытаться переложить их на других. Личная победа —

подлинная, а не случайная, в отличие от победы с помощью социальных институтов.

Избавление от страданий приходит только по- *Если сам*
сле успешного испытания всеми страданиями — *упадешь,*
так Ницше переосмысливает истину всех религий: *не жалуйся*
«Все самое трудное берет на себя выносливый
дух: подобно навьюченному верблюду, который спешит в пустыню, спешит и он в свою пустыню. Но в самой уединенной пустыне совершается
второе превращение: здесь львом становится дух, свободу хочет он себе
добыть и господином быть в своей собственной пустыне»[398].

Про то, что со дна человек выбирается всег- *Упасть —*
да сам, говорят и религии, правда, при этом к *не беда,*
солнечному свету человека ведет вера в Бога. *беда —*
Повествование о преданном и верном страдаль- *не подняться*
це встречается в большинстве религиозных тек-
стов. В христианстве и иудаизме — это рассказ об Иове, в исламе — об
Айюбе. «Был человек в земле Уц, имя его Иов; и был человек этот непо-
рочен, справедлив и богобоязнен и удалялся от зла» (Иов 1:1), — начинает свое повествование одна из библейских книг, наиболее ярко иллю-
стрирующая этот кармический закон. Святой Иоанн Златоуст (IV век)
так пересказывал историю Иова: «Этот удивительный и великий муж,
прославляемый во всей Вселенной, подвижник благочестия, увенчанный
победою, прошедший через все испытания, стяжавший бесчисленные
трофеи над дьяволом, был богатым и бедным, славным и презренным,
имевшим много детей и бездетным, жил в царском дворце и сидел на
гноище, одевался в блестящую одежду и после нее покрыт был червя-
ми; наслаждался бесчисленными услугами, а после того подвергался
бесчисленным бедствиям, когда слуги отказали в повиновении, друзья
оскорбляли, жена умышляла недоброе.

Сперва ничего не было печального, но впоследствии все исчезло:
его дом постигли бесчисленные бедствия, непрерывно следовавшие одни за другими, и все — в сильной степени. Все его имущество вдруг было
расхищено; дети погибли преждевременною и насильственною смертью,
пораженные во время трапезы и пиршества не мечом или копьем, а

*«Кто недостоин
высоты, Тому судьба
очнуться павшим».*

*Лопе де Вега*

злым духом, разрушившим дом. После этого вооружилась и жена и выдвинула против праведника осадные орудия; друзья и слуги одни плевали в лицо, другие подходили с издевательствами; он удален был совсем из дома, и местопребыванием его служило гноище; всюду у него кишели черви, кровью и гноем истекал сильным: взявши черепок, он очищал гной; он сделался сам себе палачом. Боли были непрерывные и несносные; ночь была тяжелее дня и день труднее ночи; все были скалы и утесы; утешающего — ни одного; огорчающих — множество. И, несмотря на такую бурю и такие неописуемые волны, он остался мужественным и непоколебимым. **А причина этого состояла в том, что он хорошо понимал природу вещей и, зная их изменчивость, предусматривал будущее»³⁹⁹.**

*Упал,
так целуй мать
сыру-землю
да становись
на ноги*

В конце всех испытаний, выпавших на долю Иова, он восходит со дна победителем: «И благословил Бог последние дни Иова более, нежели прежние, — еще большее материальное богатство, счастливая семья («И не было на всей земле таких прекрасных женщин, как дочери Иова») и «После того Иов жил сто сорок лет, и видел сыновей своих и сыновей сыновних до четвертого рода; и умер Иов в старости, насыщенный днями» (Иов 42:12–17).

*«Любое препятствие
преодолевается
настойчивостью».*

*Леонардо да Винчи*

Согласно Корану, Айюб, будучи состоятельным и добродетельным человеком, также со временем лишился всего: богатства, детей, друзей, здоровья, впоследствии его и вовсе выгнали за пределы города. Единственной поддержкой ему оставались вера в Аллаха и его жена, которая не покидала его на протяжении всех его бедствий. Несмотря на все перипетии судьбы Айюб не оставил молитву и продолжал восхвалять и благодарить Всевышнего. Так продолжалось до тех пор, пока Айюб за свое терпение не получил вознаграждение от Аллаха: к нему вернулось здоровье, богатство, появились новые дети.

История Айюба упоминается в Коране для назидания верующих и напоминания о том, что Аллах никогда не оставляет преданных и верных

Ему без покровительства и поддержки. Для облег- *«Нам не пристало*
чения страданий, Всевышний призывает человека *падать духом».*
к терпению: «Терпи же, как терпели обладатели
твердости из посланников...», «...ведь твое терпе- Цицерон
ние — только с Аллахом...» (Коран 46:35, 16:127). В этом случае человека, прошедшего испытания подобно Айюбу, ожидает награда: «И воздадим Мы тем, которые терпели, награду их еще лучшим, чем то, что они
делали» (Коран 16:96).

Прошедший через испытания человек вырас- *«В усердии — все».*
тает духовно, укрепляются его вера и упование на М. Ю. Лормонтов
Аллаха. Он иначе оценивает мир и становится
благодарным и ответственным за то, что имеет. «И Мы испытываем вас,
чтобы узнать среди вас усердствующих и терпеливых, и испытаем сообщения о вас» (Коран 47:31).

В своих диалогах о насущном известный **Кто скоро**
иудейский раввин Арье Кацин пишет, что некоторые **может упасть,**
люди не будут ничему учиться до тех пор, пока не **тот стоит**
упадут на самое дно. Лишь боль падения может **нетвердо**
привести их в чувство, вывести из духовной спяч-
ки, вернуть к реальности и в конце концов помочь им подняться. А те,
кто «любя» предохраняют их от болезненного падения, в действительности оказывают им медвежью услугу[400]. Падение на дно, по его мнению,
как шоковая терапия может заставить человека задуматься о своей жизни, подвергнуть сомнению иллюзии своего воображения, привести его к
поиску истины.

Важно отметить, что у каждого человека — свое «субъективное»
дно, своя красная черта, пересекая которую он говорит: «Хватит, нужно
что-то менять!» Для одного человека даже тюрьма не является дном, в то
время как для другого дном становится предупреждение начальника на
работе.

Казалось, что не было более упрямого человека на земле, чем Фараон. Десять казней египетских ничему не научили его, и даже после Исхода евреев из Египта он собрал войско и бросился за ними вдогонку. Даже

великое чудо расступившегося моря не остановило тирана, который вместе со своей армией вошел в пучину морскую в попытке догнать убегающих. Но затем Моисей простер свою руку над морем, и море накрыло все воинство Фараона, колесницы и всадников, утонули «все до одного» (Шмот 14:27–28).

*«Раз начатое не может быть остановлено».*

*Цицерон*

Что означают слова «все до одного»? Все, включая Фараона, погибли, говорят мудрецы Талмуда. В соответствии с этим мнением, гибель египтян является предупреждением всем, кто думают: «Не согрешишь — не покаешься, не упадешь на дно — не поднимешься». Ибо многие падали, но лишь немногим удалось подняться.

### Упавшего не считай за пропавшего

Однако если человек уже упал на дно, то ему нужно узнать второе мнение мудрецов, которое не противоречит, а лишь дополняет первое. Что означают слова «все до одного»? Все, включая Фараона, утонули! Оказавшись на дне морском, Фараон раскаялся — и был спасен. В дальнейшем, по преданию, он становится царем Ассирийской империи и призывает к раскаянию грешников города Нинвей.

Ударившись о дно, нужно помнить — удар судьбы должен явиться не концом, а началом. Ведь, извлекая из неприятностей жизненный опыт, человек превращает падение в начало подъема!

Ночь особенно темной кажется перед рассветом. Так и в жизни: **когда, казалось бы, все безвозвратно потеряно и неизбежным кажется конец, судьба вдруг возносит своего избранника на самые вершины успеха.**

Создатель первого в Японии централизованного государства, Иэясу Токугава, перед тем как стать сегуном и завершить процесс объединения страны, прошел через ужасы междоусобиц и не раз оказывался на волосок от гибели[401].

На его глазах был зарезан своими слугами дедушка, а мать была изгнана из семьи. В шестилетнем возрасте он едва не стал заложником.

Отец решил пожертвовать сыном ради безопасности всего рода, и жизнь Иэясу оказалась на волоске. Через год отца Иэясу зарезал его собственный телохранитель, а Иэясу оказался в плену. Вернуться домой он смог только в девятнадцать лет, и еще два года ему понадобилось, чтобы преодолеть сопротивление буддийских общин, не признававших его власть.

Дальнейшее восхождение к вершинам власти проходило в тяжелейших боях и походах. Один за другим уничтожались реальные и потенциальные соперники. В одном из боев Иэясу Токугава был разбит наголову и еле спасся с остатками разгромленного войска. Это было самое дно — шансы на спасение неуклонно снижались, но, когда его гибель уже была, казалось бы, неминуемой, «небеса, констатирует хроника тех времен, не оставляли Токугаву»: его победитель внезапно заболел и умер.

*«Капля долбит камень не силою, а часто падая».*

Джордано Бруно

Это был знак судьбы. Год за годом, неуклонно, Токугава упрочивал свое положение, пока не стал объединителем всей Японии, создателем третьего и последнего сегуната — сегуната Токугавы, просуществовавшего почти триста лет. После смерти Иэясу был причислен к числу ками (японских богов) под именем «Великий бог-спаситель, озаривший Восток». Судьба всю жизнь вела его дорогой, на которой отсеивались трусы и оставались только настоящие победители.

*«Настойчивость смягчает судьбу».*

Г. Флобер

Еще один маленький принц так же, как и Токугава, прошел множество испытаний и лишений, причем по собственной воле. И вместо земного престола получил просветление. Великий учитель востока — Будда — родился в царской семье. Его отец Шуддходана был раджой одного из маленьких индийских княжеств. В детстве Сиддхартха (так звали юного принца) не знал ни в чем нужды. Отец подарил ему три прекрасных дворца с роскошными парками, в которых Сиддхартха мог проводить круглый год. Однако, как-то случайно увидев немощь, бедность и старость, Сиддхартха отказался от богатств и покинул дворец. Он поменялся нарядом с нищим

## Семь раз упадешь, восьмой раз встанешь

*«Не отступай перед бедой, а прямо иди ей навстречу».*

*Вергилий*

бродягой и присоединился к бедным отшельникам, которые вели аскетическое существование. С сияющей высоты жизни Сиддхартха снизошел на самое ее дно. Так он провел долгих шесть лет — без пищи, одежды и крова. И только после этого в ходе долгой медитации ему удалось достигнуть Просветления: Сиддхартха стал Буддой — Пробужденным. И сейчас миллионы его последователей, так же как и их Великий Учитель, стремятся найти путь в Нирвану, отрешившись от страстей и суеты[402].

Но, даже двигаясь по пути духовного роста, все мы, бывает, испытываем разочарование, тоску, уныние, бессилие, истощенность, депрессию, боль. На смену радостям приходят горести, принося с собой слезы, страдания, усталость, страх. Такие моменты нередко воспринимаются нами как ужасное стихийное бедствие, катастрофа, конец всего. И мы, еще недавно окрыленные успехами, погружаемся на дно, в трясину наших негативных мыслей и эмоций.

*Упасть и сильный может, но кто встанет, тот сильней*

Но всегда ли такое ощущение душевного неуюта несет в себе зло и беду? На удивление, психологи полагают, что депрессия (если речь не идет о тяжелых клинических случаях) имеет много позитивных сторон, которые впоследствии помогут решить многие проблемы. Французский психоаналитик Жерар Тиксье считает, что «это сложное состояние способно выявить, что в нашей жизни является настоящим, правильным, а что надуманным и ложным. Иногда людям просто необходимо избавляться от определенных вещей в их жизни, чтобы увидеть правду»[403]. Часто так складываются обстоятельства, что мы чувствуем себя будто «обремененными, раздавленными чем-то, что нам не подходит, ранит, вызывает боль и кажется вредным, даже опасным для нашей системы. Зачастую человек впадает в уныние из-за несогласия не иметь возможности контролировать всю свою жизнь». Люди протестуют против событий, эмоций, ощущений. Душа начинает болеть, а тело отказывается подчиняться. Однако, как ни парадоксально это звучит, именно это состояние является чудесным механизмом, позволяющим включить «режим ожидания», остановиться на некоторое время и переосмыслить жизнь[404].

Пол Кидвелл, психиатр из Кардиффского университета, говорит, что «депрессия побуждает людей исключать из их жизни факторы, которые вызывают хронический стресс», а также «растворяет оптимистический глянец»[405]. **Человеку свойственно чувствовать угнетенность, непреодолимую тоску, когда он сталкивается с иными, отличными от его системами восприятия жизни, факторами.** Он прячется, страдает, ему трудно это принять. В эти моменты очень важно помнить, что необходимо оставлять в прошлом свой прежний ход мыслей и отношение к реальности. Очень сложно «перестроить» часть своего сознания и принять перемены. Многие ошибочно полагают, что, находясь в состоянии уныния, они несут только потери. На самом же деле это период роста, мы расстаемся с иллюзиями и познаем правду. При выходе из этого состояния мы ощущаем себя гораздо лучше, чем ранее, чувствуем готовность совершить новые, качественные шаги в жизни, перейти на другой уровень. Экзистенциальный тупик нужно пережить, преодолеть и позволить ему привнести в жизнь больше настоящего.

*Кто не падал, тот и не поднимется*

Что же может помочь нам подняться? **В человеческом обществе индикатор правильного направления движения — повышение количества счастливых, здоровых, успешных, улыбающихся лиц вокруг нас.** Если начать общение с такими людьми, они увлекут нас за собой. Это очень простой алгоритм действий: хочешь стать успешным, начинай общаться с успешными людьми. Общение всегда было важным элементом, а сейчас стало самым важным. Недаром сейчас на первое место вышел не IQ, а EQ (эмоциональный коэффициент) — общение дает ресурсы, энергетику, понимание ситуации. **Даже если все в данный момент ужасно, будем позитивными, будем улыбаться и начнем движение к успешным людям.** Когда мы рядом с теми, до которых хотим дотянуться, когда мы не жалуемся и не плачем о горькой судьбе, нам подскажут, протянут руку и помогут выбраться со дна.

*«Для усердия и искусства нет ничего невыполнимого».*

*С. Джонсон*

**Использованные символические образы**

<u>Карта Karmalogic:</u>
юноша на листе лилии
(лилия как символ интуиции),
болото с крокодилами
(символизирующее слово «дно»).
<u>Пиктограмма Karmalogic:</u>
лист лилии.

ВЫ МОЖЕТЕ ПРИСОЕДИНИТЬСЯ
К ОБСУЖДЕНИЮ ЗАКОНА «ДНО» И СЛУЧАЕВ,
ЕГО ПОДТВЕРЖДАЮЩИХ, НА САЙТЕ ПРОЕКТА
KARMALOGIC.NET. ДЛЯ ЭТОГО ПРОСКАНИРУЙТЕ
РАСПОЛОЖЕННЫЙ В КОНЦЕ СТРАНИЦЫ
QR-КОД С ПОМОЩЬЮ ВАШЕГО СМАРТФОНА,
И ВЫ ПОПАДЕТЕ НА СТРАНИЦУ ОБСУЖДЕНИЯ
ДАННОГО ЗАКОНА.

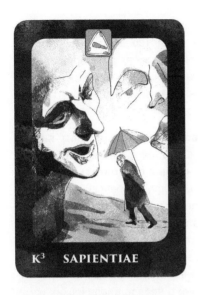

K³  SAPIENTIAE

# Сутра Карма

**МУДРОСТЬ
Есть вещи, которые изменить невозможно, — это стоит просто принять. Есть вещи, которые можно изменить, — и стоит прямо сейчас начать это делать**

*Мудрость — отличить первые от вторых*

Мудрость заключается в умении изменять то, что можешь изменить, и научиться принимать то, что изменить не можешь. Однако надо иметь в виду, что в разные периоды жизни наши возможности могут как увеличиваться, так и уменьшаться, причем часто в результате наших же собственных усилий. Каждый день мы можем начинать как будто с чистого листа, понимая, что сегодня мы можем чуть больше чем вчера. И в этом подлинная мудрость. Есть прекрасный фильм, «День сурка», и не случайно именно американцы его сняли — очевидно, сказалась давняя традиция доминирования этики протестантизма, которая является типичным воплощением эсхатологического мировосприятия: когда каждый день, даже каждый миг рассматривается как возможный момент конца света. Эта милая комедия доносит нам серьезный месседж: «Спеши стать лучше сейчас, „потом" может и не быть». Исправлять ошибки сегодня, не бояться перемен и добрые дела совершать, не откладывая их для более удобного случая.

Еще стоики, которые верили в неумолимость законов материального мира и его периодическое космическое обновление с помощью мирового пожара, в свое время учили отличать подвластное нам от неподвластно-

**Мудрому человеку вся земля открыта**

го[406]. Все материальное подвластно нам лишь на время — здоровье, богатство, власть могут исчезнуть в одно мгновение. Даже наше доброе имя могут втоптать в грязь. И лишь наша внутренняя свобода принадлежит только нам, нашу верность своим внутренним принципам не способно изменить ничто, кроме нас самих[407].

*«Только одно божество может обладать всеобъемлющей мудростью, а человеку свойственно лишь стремиться к ней».*

*Пифагор*

**Правильное восприятие мира учит видеть свою собственную судьбу и уметь отличать ее от внешних и случайных обстоятельств.** Поэтому очень поучительны древнегреческие трагедии, в которых герой лишь перед смертью понимает, что напрасно пытался бороться с тем, что ему не под силу, а по-настоящему остается с ним до конца только история его собственных решений и поступков[408]. Но если грекам было свойственно статичное восприятие космоса (или же близкое к нему представление о череде циклических изменений), то современная наука обращается к теории эволюции — путь проб и ошибок оказывается единственно правильным, и побеждает не тот, кто не ошибается, а тот, кто умеет делать из ошибок правильные выводы.

**Мудрость в голове, а не в бороде**

Большую роль в формировании признаков живого организма в постэмбриональный период наряду с генетической информацией, полученной им от родителей, играют конкретные условия среды, в которых эта информация реализуется[409]. Для разных групп признаков характерна определенная степень зависимости от внешних условий. Однако есть вещи и признаки, изменчивость которых не выходит за определенные границы нормы реакции[410]. Например, цвет радужки у человека и группа крови не зависят от факторов окружающей среды и полностью контролируются генотипом. Во времена фашистской Германии было проделано великое множество жестоких экспериментов на людях с целью, например, поменять цвет радужки глаза и другие генетические признаки человека. Движущей силой таких действий выступило желание сделать всех людей похожими на представителей арийской расы[411]. Все они потерпели сокрушительное фиаско. Таким образом, **некоторые признаки мы не можем поменять, как**

*сутра: карма закон: мудрость*

**бы этого сильно ни хотели.** С другой стороны, есть вещи, на которые мы можем повлиять. Так, хотя рост человека в большей мере определяется генотипом, он подвержен и значительному влиянию факторов окружающей среды. Степень развития мышц и масса тела тоже в очень сильной степени зависят от внешних условий, а также определяются

нашим образом жизни. Подсчитано, что естественная длительность жизни человека может достигать 120–150 лет, однако сейчас человек живет в среднем 70–80. Один из общих законов геронтологии гласит: «Стареют все и все внутри всех с разной скоростью». **То, как пройдет жизнь и сколько она будет длиться, во многом зависит только от самого человека**[412].

Развитый мозг посредством своей аналитико-синтетической деятельности определяет способность и готовность принимать вызовы, которые ставит перед человеком судьба, и генерирует мысли и идеи. Для того чтобы заставить мозг работать пол-

*Мудрено выйти из посконного ряда без отрепьев*

ноценно, его необходимо постоянно вооружать новой информацией и планомерно готовить к реализации поставленных целей. Мы не выбираем наших родителей, однако наше дальнейшее развитие зависит только от нас. Например, сильный ум и энергия неразрывно связаны с физическим здоровьем, на которое человек может повлиять. **Не стоит оглядываться назад и сожалеть о прошлом — осознав свою связь с происходящими событиями, нужно попытаться все изменить прямо сейчас.**

Мудрость почиталась еще Древним Востоком. Из всех даров, которые были предложены Соломону, тот предпочел именно ее. Это и сделало его великим царем. «Познал я все, и сокровенное и явное, ибо научила меня Премудрость, художница всего» (Книга премудрости Соломона).

В христианской традиции синоним понятия «мудрость» — это «рассудительность»: «Рассудительность научает человека идти царским путем, удаляясь крайностей с обеих сторон: с правой стороны не попускает ему обольщаться чрезмерным воз-

**Не велика штука, да мудровата** держанием, с левой — увлекаться к нерадению и расслаблению. ...В ней <рассудительности> состоит премудрость, в ней разум и смысл, без коих нельзя ни созидать внутренний наш дом, ни собирать духовное богатство, как сказано: с премудростию зиждится дом и с разумом исправляется, и с чувством (смышленостью) исполняются сокровища богатства»[413]. «Авва Антоний сказал: есть люди, которые изнурили тело свое подвижничеством и, однако, удалились от Бога, потому что не имели рассудительности»[414].

*«Мудрость, подобно черепаховому супу, не всякому доступна».*

*Козьма Прутков*

Мудрость мужественного приятия Божией воли явил ветхозаветный патриарх Авраам, которого апостол Павел справедливо назвал «отцом верующих» (Рим. 4:11), а известный датский философ Сёрен Кьеркегор — «рыцарем веры»[415]. Авраам был призван («И сказал Господь Авраму: пойди из земли твоей, от родства твоего и из дома отца твоего, в землю, которую Я укажу тебе; и Я произведу от тебя великий народ, и благословлю тебя, и возвеличу имя твое, и будешь ты в благословение» (Быт. 12:1–2)), ему было четко обещано рождение долгожданного сына (Быт. 17:16), однако исполнилось это лишь после 25-летнего трудного периода, действие которого было лишь в руках Божьих, а не самого Авраама. Его потомок — Иаков — тоже испытал на себе данную сторону Бытия: ему пришлось ожидать осуществления своей мечты (женитьбы на Рахиль) долгих 14 лет, перетерпев обман, подлог и другие сложные обстоятельства (Быт. 29:18–28).

**Мудра голова — короткий язык** Один из хадисов (преданий о словах и действиях пророка Мухаммада), переданных от одного из наиболее известных сподвижников пророка Мухаммада Абу Хурайра, гласит: **«Признаком хорошего исповедания ислама человеком является его отказ от того, что его не касается»**[416]. Приведенный хадис призывает не беспокоиться о вопросах, находящихся вне круга человеческого влияния или контроля. Если мы постоянно беспокоимся или расстраиваемся из-за вещей, которые от нас не зависят, это забирает все наше внимание, тем самым отвлекая нас от чего-то важного — того, что мы можем изменить. **В ве-**

щах, не зависящих от нас, человеку следует положиться на Аллаха и позволить Ему устроить все лучшим образом, учитывая то, что, по исламскому учению, все происходящее заранее предопределено: «Поистине, молитва моя и благочестие

*Кто не умеет себя скрыть, тот не может мудрым быть*

мое, жизнь моя и смерть — у Аллаха, Господа миров» (Коран 6:162). Однако это не означает, что человеку следует совершенно ничего не делать. Напротив, в Коране и хадисах неоднократно говорится, что мусульманам следует быть активными: «Берите на себя те дела, которые вы в состоянии выполнить»[417]. То есть человеку следует быть активным сообразно с его силами и возможностями: «Установил Аллах для каждой вещи меру» (Коран 65:3).

Занимать деятельную жизненную позицию порой мешает склонность человека лениться и преуменьшать свои возможности, не брать ответственность под видом того, что он слабый и немощный. Однако не следует забывать, что **каждому человеку Аллах отмерил свой срок земной жизни, в течение которого человек трудится на благо следующей жизни**. Поэтому верующим нужно спешить совершать благие деяния и не откладывать их на завтра, которого может не быть.

*«Мудрость — это ум, настоянный на совести».*

*Фазиль Искандер*

В иудаизме конечной целью изучения Торы ставится достижение мудрости. Раввин Ноах Вайнберг советует: «Для того чтобы обрести мудрость, надо, прежде всего, решить, что главное, чего вы хотите в жизни, это истина и что ничто меньшее вас не удов-

*Немудрые люди, а мудрую пословицу сложили*

летворит. **Приступайте к поиску мудрости немедленно, не ждите, когда окажетесь в какой-то критической точке**. Начните с простого упражнения. Задайте себе вопрос: „Встреться мне мудрец, о чем я спросил бы его?" Составьте список вопросов о смысле жизни, а также о любых личных проблемах, которые вас волнуют. А теперь ищите людей, которые смогут ответить на эти вопросы. **Так же как существуют специалисты в области медицины, так же есть и специалисты в области мудрости. Вопрос в том, кто они.** Где найти таких людей? Людей, обладающих знаниями, пруд пруди, а вот мудрецов — считаное число. Мудрецы — это

*Беды научают человека мудрости*

*«Проявить мудрость
в чужих делах куда
легче, нежели в своих
собственных».*

*Франсуа
де Ларошфуко*

## Утро вечера мудренее

не псевдофилософы или парафилософы — их знание жизни реально. Они занимаются такими вопросами, как смысл жизни и духовный потенциал человека. Они постоянно заняты учебой и живут так, как предписывает им то, что они изучают»[418].

В буддизме идеал божественной мудрости воплощен в образе бодхисатвы Манджушри, которого именуют «Хранителем Рая на востоке». Согласно ваджраянистской традиции, Манджушри вместе с Авалокитешварой и Ваджрапани — один из трех главных бодхисатв. Он — центральная фигура одного из древнейших произведений Ваджраяны — «Манджушримулакальпы». Манджушри олицетворяет мудрость, разум и волю. Обычно его изображают красивым индийским царевичем, восседающим на льве. В поднятой правой руке Манджушри держит пылающий меч, которым он рассеивает мрак невежества. В левой руке — лотос, на котором лежит свиток «Праджняпарамиты сутры» — основной сутры, в которой сосредоточена основа учения Махаяны[419].

## Мудрый слышит вполслова

Можно бесконечно жалеть об упущенном времени. Но это непродуктивный путь. Надо использовать те возможности, которые предоставляет настоящее: да, лучшее время посадить дерево было 20 лет назад (сейчас бы оно уже выросло), но следующее лучшее — прямо сейчас. Ученые говорят, что в нынешнем веке время так ускорило свой бег, что многие процессы протекают значительно быстрее, чем в предыдущие эпохи. Связано ли это с объективной реальностью или это наше психологическое восприятие времени? Как бы там ни было, но «мы все спешим за чудесами», как поется в известной песне, да и за тысячами других вещей. **Спешим, не успевая осознать, что происходит в наших душах.** Каждый день людей атакует такое количество отвлекающих факторов, что в погоне за ними не хватает и суток для по-настоящему важных мыслей, дел или переживаний. Как говорится в английской пословице: Time is what we want most, but what we use worst (Время — то, что мы больше всего желаем, но чем хуже всего распоряжаемся).

*«Нет большей
мудрости, чем
своевременность».*

*Фрэнсис Бэкон*

В тот момент, когда мы понимаем, что упустили что-то важное в прошлом или сделали какую-то ошибку, нам становится не по себе. Мы можем за-

**Мудр тот, кто сам себя знает**

паниковать и в таком состоянии начинаем делать новые промахи. Что же делать? Вот один простой рецепт, о котором писал поэт Александр Аронов в своем стихотворении-посвящении Л. Жуховицкому:

> Остановиться, оглянуться
> Внезапно, вдруг, на вираже,
> На том случайном этаже,
> Где вам доводится проснуться.
>
> Ботинком по снегу скребя,
> Остановиться, оглянуться,
> Увидеть день, дома, себя
> И тихо-тихо улыбнуться...

Улыбнуться, а не сокрушаться о том, что изменить невозможно.

Об этом миге писали еще древние мудрецы, например Марк Аврелий: «Не все ли равно, если твоя жизнь будет продолжаться триста или даже три тысячи лет? Ведь живешь только в настоящем мгновении,

**Мудрено тому учить, чего сам не знаешь**

кто бы ты ни был, утрачиваешь только настоящий миг. Нельзя отнять ни нашего прошлого, потому что его уже нет, ни будущего, потому что мы его еще не имеем»[420]. Или, как сказал Альберт Эйнштейн: «...С „теперь" связано нечто существенное, лежащее за пределами науки».

Блаженный Августин, великий мудрец раннего Средневековья, пришел в своих глубоких размышлениях к концепции психологического восприятия времени. «Совершенно ясно теперь одно, — писал он, — ни будущего, ни прошлого нет, и неправильно говорить о существовании трех времен: прошедшего, настоящего и будущего... есть три времени — настоящее прошедшего, настоящее настоящего и настоящее будущего. Некие три времени эти существуют в нашей ду-

*«Мудрее чуждый мудрости невежда, чем алчущий невежества мудрец».*

Уильям Шекспир

*«Мудрость состоит в том, чтобы знать, как поступать в следующий момент, добродетель состоит в самом поступке».*

Д. Джордан

## Мудрецу и счастье к лицу

ше, и нигде в другом месте я их не вижу: настоящее прошедшего — это память; настоящее настоящего — это непосредственное созерцание; настоящее будущего — его ожидание»[421].

Так что, когда в следующий раз мы почувствуем, что время летит и его не хватает на исполнение задуманного в детстве, двадцать лет назад или на прошлой неделе, вспомним английскую пословицу: If you want time, you must make it (Если не хватает времени, просто найди его). А вот и более жесткий, но правдивый вариант: A wise person does at once, what a fool does at last (Мудрец делает незамедлительно то, что глупец делает в последний момент).

Что такое мудрость, каждый понимает по-своему. Например, в разных словарях психологических терминов есть несколько определений.

## На всякого мудреца довольно простоты

**Мудрость — это экспертная система знаний, ориентированная на практическую сторону жизни** и позволяющая выносить взвешенное суждение и давать полезные советы по жизненно важным вопросам. **Мудрость — интеллектуальная и нравственная характеристика личности**, следствие высокого овладения ею в процессе жизни социальным опытом. Мудрость является главным психологическим новообразованием в старости.

*«Неразумные спорят с другими людьми, мудрые — с самими собой».*

Оскар Уайльд

Хотя таких определений множество, большинство из них сходится на том, что мудрость является способностью использовать знания и опыт для улучшения своего собственного благополучия, а также благополучия остальных.

В ходе двух последних десятилетий в психологической науке отмечается интерес к исследованию феномена мудрости, в особенности со стороны ученых, изучающих стадии развития у взрослых и позитивные аспекты старения.

Что же отличает человека, способного быть мудрым, от остальных? Психолог Джеффри Дин Вебстер выделил пять компонентов, из которых состоит мудрость.

- Опыт. Не существует мудрости без богатого и разнообразного опыта. Ситуации, требующие принятия сложных решений, касающихся серьезных жизненных перемен, моменты, демонстрирующие негативные стороны жизни (например, ложь, обман), способствуют развитию мудрости. Исходя из этого, логично заключить, что мудрость связана непосредственно с разнообразием опыта, а не с возрастом человека.

*«Самое меньшее благо в жизни — это богатство, самое большое — мудрость».*

*Готхольд Лессинг*

- Эмоциональная регулировка. По мнению многих исследователей, восприимчивость к действиям и контроль над эмоциями являются ключевыми в мудрости. Подверженность широкому спектру эмоций, правильный контроль над ними, способность различать смешанные и тонкие чувства, принятие и открытость к позитивным и негативным состояниям, конструктивное использование эмоций — все это способствует мудрости.

*Мудрость — не от густоты бороды*

- Воспоминания и рассуждения. Оценочные рассуждения о своем прошлом и настоящем помогают формировать и поддерживать идентичность, понять свои слабые и сильные стороны, адаптироваться в сложных ситуациях и строить перспективы на будущее.

*Перемудришь — так испортишь*

- Открытость. Поскольку человек сталкивается с большим разнообразием задач и проблем, открытость к разным идеям, разного рода информации, а также к альтернативным подходам к решению вопросов позволяет человеку преодолевать преграды и сложности более эффективно.

*Мудрость старости честнее*

- Юмор. Мудрый человек ценит и использует юмор в разных жизненных контекстах. Он помогает относиться даже к негативной ситуации с иронией, снизить уровень стресса у себя самого и у окружающих[422].

*«Никто не должен преступать меры: мудрость жизни — знать во всем меру».*

*Гиппократ*

Аристотель сказал: **«Познание себя — это начало мудрости»**. Попробуем быть внимательнее к себе и ловить тот миг, когда нужно отпустить проблему и на секунду остановиться. За кажущейся простотой скрывается очень серьезная работа. Когда мы суетимся, нервничаем, дергаемся в ситуации, которая от нас не зависит, мы расплачиваемся за это своими жизненными резервами. А они не бесконечны.

## Мудрому слову тройная цена

Современная жизнь провоцирует нас на лишние действия, эмоциональные взрывы и энергетические выплески. Кто-то видит в этом пустую трату нервов, а кто-то замечает знаки, которые нам как будто говорят: «Остановись, подумай, почему так происходит?» Наверное, с этой способности остановиться, оглянуться вокруг, услышать себя и начинается настоящая мудрость. Которая поможет нам понять, осознать и начать искать свой уникальный путь.

### Использованные символические образы

Карта Karmalogic:
старец (символ слова «мудрость»).
Пиктограмма Karmalogic:
телескоп (символизирует предусмотрительность и дальновидность).

ВЫ МОЖЕТЕ ПРИСОЕДИНИТЬСЯ
К ОБСУЖДЕНИЮ ЗАКОНА «МУДРОСТЬ»
И СЛУЧАЕВ, ЕГО ПОДТВЕРЖДАЮЩИХ, НА
САЙТЕ ПРОЕКТА KARMALOGIC.NET. ДЛЯ ЭТОГО
ПРОСКАНИРУЙТЕ РАСПОЛОЖЕННЫЙ В КОНЦЕ
СТРАНИЦЫ QR-КОД С ПОМОЩЬЮ ВАШЕГО
СМАРТФОНА, И ВЫ ПОПАДЕТЕ НА СТРАНИЦУ
ОБСУЖДЕНИЯ ДАННОГО ЗАКОНА.

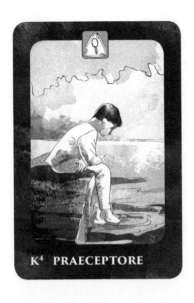

K⁴ PRAECEPTORE

# Сутра Карма

## УЧИТЕЛЬ
## Находим своего учителя

*Научив, он передаст тебя другому учителю*

Как готовится тройная уха? Сварили одну рыбу, выложили, в тот же бульон положили другую рыбу, выложили — и так три раза. В итоге уха становится очень концентрированной. Примерно то же самое происходит в процессе накопления знаний, навыков, технологий. Один человек накопил — и передал другому. То, к чему учитель добрался только к семидесяти годам, у его ученика есть уже в двадцать, и он движется дальше.

На этом принципе строятся все научные школы. Но кроме линейной передачи знаний в них есть еще кое-что — сама среда способствует стремительному прогрессу. Я вырос в Новосибирске, в Академгородке, в лесу на берегу Обского моря. Природа, зайцы, белки... Велосипедные дорожки, на которых Москва помешалась только сейчас, там были уже в шестидесятые. Люди сначала протаптывали удобные тропинки, а потом уже их асфальтировали. Академик А. М. Будкер ездил на работу на ослике, и это выглядело не эксцентрично, а вполне себе естественно. Профессорами там становились быстрее, чем обзаводились квар-

> *Учитель в школе — что посев в поле*

тирами, а потому многие светила жили рядом со своими студентами в общежитии. Все тем же Будкером была введена система «круглых столов», на которых каждый аспирант мог сказать свое слово. Благодаря этому Александр Скринский стал академиком в тридцать четыре года — Академгородок дал ему возможность быть услышанным.

*Родители создают тело, учителя душу*

Вся эта атмосфера была не только мила и демократична, но и необычайно эффективна. Процесс подготовки специалиста — это ведь не только вложение в него знаний, но и обучение собственным примером, передача отношения к работе. Никогда не забуду один случай. Я писал диплом по нейрофизиологии, это экспериментальная наука. Мы изучали биологический материал мозга, купили и подготовили сотни лабораторных животных. В ходе эксперимента необходимо было в тысячу пробирок с интервалом в десять с половиной минут из пипетки капать некое вещество. Как метроном — кап, кап, кап, кап. Был поставлен дедлайн для подготовки публикации, и от соблюдения этого дедлайна зависело мое и моего научного руководителя будущее. Мне двадцать два, ей — тридцать. Девчонка по нынешним меркам, но в этих пробирках она готовила себе докторскую диссертацию. Полгода работы. И вдруг она взглянула на стену, сказала: «Муха!» — и остановила процесс. Дело в том, что в лабораторию каким-то образом попала муха, которая могла залезть в любую из тысяч пробирок и там наследить. А могла и не залезть. Но проверить это было невозможно. Мы все выбросили и начали заново... Конечно, она могла бы «не заметить» муху и продолжить эксперимент. Но можно было бы тогда назвать ее настоящим ученым? Так, кстати, происходит не только в науке. **Любая профессия сопряжена с определенным моральным выбором, и преподаватели кроме знаний передают ученикам еще и негласный этический кодекс.**

*«Учитель, могущий наделить своих воспитанников способностью находить радость в труде, должен быть увенчан лаврами».*

*Э. Хаббард*

В свое время наши учителя тоже от кого-то получили свои знания. Это очень длинная цепочка. И в какой-то момент их также одолело желание вложить всю свою суть в учеников. Зачем? Затем, что **от тебя останется**

**только то, что ты отдал.** Но не каждый мастер может быть учителем. Учитель — это тот, кто не только знает, но и готов своим знанием поделиться. Не корысти ради, а потому, что у него есть такая внутренняя потребность. Он поделится всем, что у него есть, а потом передаст ученика другому мастеру.

Мы ищем учителя каждый раз, как чувствуем потребность ускорить развитие, найти свое место в жизни, достичь какой-то цели. Найти его — великое счастье. Еще большее счастье — найти место, где эти учителя собрались вместе и «варят бульон».

*Если учитель*
*ест стоя,*
*то ученики едят*
*на ходу*

Со Средних веков они объединялись в университеты и школы, т.к. на пустом месте гению вырасти невозможно, только по книжкам он не выучится. Пока книги пишутся, пока печатаются, наука уходит далеко вперед. Ту систему знаний, которой студенты овладеют на первом курсе, к четвертому им придется полностью поменять. И есть только один способ не отстать от времени — постоянно учиться у настоящих мастеров. Именно поэтому строить технопарки, не привязанные к университетам, — это значит игнорировать принцип «концентрированного бульона».

Все мировые религии согласны в том, что **без учителя, опытного наставника невозможно нащупать Путь мудрости.** Человек с обычным уровнем развития сознания никогда не сможет понять суть тех вещей, что располагаются на более высоких ступенях духовного пути. Только стремясь к

*«Учитель, образ его*
*мыслей — вот что*
*самое главное*
*во всяком обучении*
*и воспитании».*

*А. Дистервег*

духовности и осмысленному образу жизни, сознание будет развиваться, поднимаясь к свету духовных учителей и открывая свое сердце для их учения и того знания, что они предоставляют каждому из нас. Учителя являются нашими помощниками на земном пути[423].

В христианских собраниях роль наставника и учителя выполняли и выполняют духовники, которые берут на себя духовное руководство на пути ко спасению. Основной обязанностью духовника является пастырское попечение о прихожанах и братии монастыря и их духовном состоянии.

**По ученику и об учителе судят**

Термин πνευματικός πατήρ — spiritualis pater (духовный отец) — начинает употребляться прежде всего в монашеской письменности у писателей-аскетов, примерно с IV века[424]. История первой христианской общины, состоящей преимущественно из апостолов, иллюстрирует важность учительства: «Филипп подошел и, услышав, что он читает пророка Исаию, сказал: разумеешь ли, что читаешь? Он сказал: как могу разуметь, если кто не наставит меня? — и попросил Филиппа взойти и сесть с ним» (Деян. 8:30–31).

Ислам также требует от человека направить все свои старания на обретение знания. Это вылечит его от «болезней» сердца: гордыни, зависти, ненависти, трусости, самодовольства, обмана, неблагодарности и других низменных качеств души, преграждающих человеку путь в рай. От ученика требуется внимательно подойти к выбору учителя. **Избранный наставник не только должен быть праведным и богобоязненным человеком, иметь правильное вероубеждение; он, прежде всего, сам должен жить согласно с преподаваемым учением.** Однако ученику не следует лишь полагаться на своего учителя в деле спасения, первым учителем для мусульманина всегда будет Аллах. Поэтому, ступая на путь знания, ученику следует просить у Аллаха: «Господи мой! Умножь мое знание!» (Коран 20:114).

**В науку нет коротких путей**

Знаменитый тибетский лама, датчанин Оле Нидал, основатель более шестисот буддийских центров Алмазного пути во всем мире, писал: «Учитель полезен настолько, насколько он обращает внимание людей на их собственную красоту. Если он может их пробудить и при этом они не станут зависимыми от него, значит, он очень хорош. Естественно, он не имеет права говорить: „Я источник твоего счастья, а теперь купи мне, пожалуйста, несколько роллс-ройсов". Вместо этого он должен сказать: „Все богатство, которое ты сейчас ощущаешь, твое собственное. Если бы его в тебе не было, как бы ты смог его пережить? А теперь неси его в мир и покажи, чему научился". Если затем ученики возвращаются, проверяешь, как все прошло, и показываешь им, куда идти дальше. Так человек получает глубочайшую связь из всех, а именно совместный рост. При каждой встрече мы понемногу растем, чему-то учимся. **Трудолюбие учителя можно увидеть в самостоятельности учеников.** Его мощь проявляется в их способности быть сильными»[425].

*Не тот грамотен, кто читать умеет, а тот, кто слушает да разумеет*

В энциклопедии «Мир каббалы» приводится пример того, насколько велика роль учителя в жизни человека с точки зрения этого древнего мистического учения: «В каббале учитель — это ступень, которая выше нас, через которую приходят к нам наполнение знанием, чувствами, свойствами. Все, что есть в вас, приходит к нам через эту высшую ступень, называемую учителем. Эта связь в каббале неизменна, и если вы от нее отказываетесь, значит, у вас пропадает возможность духовного возвышения»[426].

**Мировая цивилизация во всех ее проявлениях создана благодаря непрерывной традиции передачи знаний, опыта, умений из поколения в поколение.** Роль учителя — того, кто эти знания и опыт отдает, — огромна. Во всех этических учениях засвидетельствованы пиетет и уважение по отношению к учителям.

Одним из тех, кто расширил понятие «учитель» до наставничества и нравственного руководства, был Конфуций. В своем труде «Суждения и беседы», который является в Китае обязательным для заучивания наизусть, Конфуций сформулировал идеал всестороннего, гармоничного развития личности, обладающей такими качествами, как благородство и великодушие, почтительность, стремление к истине, правдивости, к постоянному самосовершенствованию.

*«Хорошие учителя создают хороших учеников».*

*М. В. Остроградский*

В 523 г. до н. э. Конфуций создал первую частную школу в мире «по воспитанию человеческих характеров», где прошли обучение до трех тысяч учеников. Методика преподавания строилась на диалогах учителя с учениками, причем к каждому применялся индивидуальный подход. Важнейшее место Конфуций отводил нравственному началу. В своих размышлениях с учениками Конфу-

*Дерево и учитель познаются по плоду*

**Учи других — и сам научишься**

ций говорил: «Учиться и не размышлять — напрасно тратить время, а размышлять, не учась, — опасно»; «Учиться необходимо без пресыщения». Одним из первых Конфуций выделил основные педагогические принципы:

- питай почтение к последовательности;

- благородный муж наставляет, но не тянет за собой, побуждает, но не заставляет, открывает путь, но не доводит до конца;

- если учиться в одиночестве, кругозор будет ограничен, а познания — скудны;

- учитель и ученик растут вместе.

Воспитание и нравственное совершенствование личности Конфуций считал важнейшими факторами человеческого бытия и благополучия[427].

**Быть учителем, перестав быть учеником, невозможно**

Немало примеров того, какое влияние учитель способен оказать на своих учеников, есть и в римской истории. Двенадцатилетнему наследнику империи Нерону в учителя был определен лучший из философов — Луций Анней Сенека. Влияние Сенеки на Нерона было огромным. Четыре года он прививал ученику уважение к закону и порядку. Сенека мечтал воспитать правителя, который воплотит его нравственный идеал в жизнь. И казалось, надежды его постепенно сбывались. Нерон оказался прилежным учеником, а в шестнадцатилетнем возрасте, взойдя на престол, и вправду начал править под руководством Сенеки, руководствуясь этическими принципами своего учителя. Первые годы правления Нерона считаются одними из лучших и самых счастливых в истории мировой цивилизации[428].

Однако ученик недолго сохранял благодарность учителю. Возомнив себя великим актером, все больше уподобляясь своим деспотическим предшественникам, он забыл все наставления философа, отправил его в отставку, а вскоре и вовсе приказал покончить жизнь самоубийством. Смерть Сенеки, однако, стала лишь прелюдией к позорной и вместе с тем трагической смерти его неблагодарного ученика. Предательство Учителя стоило в конечном итоге Нерону жизни. Ибо Закон гласит: **найдя учителя, следуй его заветам, цени его и никогда не предавай!**

*Ученику — удача, учителю — радость*

Почему же нам так важно наличие наставника и учителя? Оказывается, что на развитие нашего мозга очень сильно влияет окружающая среда, непосредственно наличие социальных контактов и общение с себе подобными.

В нейробиологии уже накоплен достаточно большой арсенал фактов о влиянии приобретаемого животным в ранние возрастные сроки индивидуального опыта на позднейшее морфологическое, физиологическое и биохимическое развитие мозга. Еще Дарвин в своих наблюдениях над животными отметил, что кролик, выросший в изоляции, имеет меньший мозг, чем его дикий двойник, обитающий в природе. Ученый считал, что в

*Тетрадь — зеркало ученика и учителя*

первом случае это связано с воспитанием объектов в условиях ограниченной внешней среды[429]. Канадский физиолог и нейропсихолог Д. Хебб, проводя систематические исследования на крысах, пришел к выводу, что ранний опыт восприятия окружающей среды оказывает положительное влияние на последующее поведение животного, в частности на развитие способности к решению тестовых ситуационных задач. И чем богаче и сложнее окружающая животное среда, тем эта способность выше[430].

В работах американского нейрофизиолога В. Дененберга[431] было показано, что крысы, подвергнутые раннему приручению, в сравнении с контрольными крысами обладают большей подвижностью и меньшей эмоциональностью. Они менее пугливы, проявляют большую исследовательскую активность, имеют лучшую способность к обучению, что проявлялось в ускорении вырабатывания условных рефлексов. Опытные крысы отличаются также повышенной резистентностью к пищевой и водной депривации и воздействию токсических веществ, лучше переносят стрессовые ситуации[432]. Эти эффекты являются относительно долгосроч-

*«Школа — это мастерская, где формируется мысль подрастающего поколения, надо крепко держать ее в руках, если не хочешь выпустить из рук будущее».*

*А. Барбюс*

ными в природе и могут сохраняться у отдельных групп животных более одного года[433]. Эксперименты повторялись 16 раз с одинаковым результатом[434].

В человеческом социуме действуют те же законы. У новорожденного ребенка мозг примерно вчетверо меньше, чем у взрослого человека. Размеры нейронов мозга увеличиваются, а характер нервных связей и сетей усложняется по мере роста ребенка, его общения с людьми и предметами внешнего мира. Основной план развития и структурной дифференцировки нервной системы, несомненно, определяется генами, но индивидуальный опыт вносит свои уточнения. Некоторые психологические исследования указывают на то, что стимулирующая среда может не только способствовать интеллектуальному развитию, но и компенсировать физиологический ущерб, причиненный в раннем возрасте.

**Почитай учителя, как родителя**

В одном из таких исследований ученые наблюдали за всеми детьми, родившимися на острове Кауаи (Гавайи) в 1955 году, с самого их рождения до 10-летнего возраста. Исследователи пришли к выводу, что детей, чьи психологические аномалии связаны с плохими условиями жизни, в 10 раз больше, чем тех, у кого они могли быть следствием неблагополучных родов. Подобное же обширное исследование, проведенное в Великобритании, дало аналогичные результаты: среди 7-летних детей, родившихся недоношенными, но живших в привилегированных условиях, почти не было отстающих в своем развитии, а среди их сверстников, родившихся с таким же низким весом, но живших в плохих условиях, отмечен «явный избыток умственно отсталых и просто неразвитых детей»[435].

Современная психология также анализирует понятие учителя и его актуальные цели. Существует теория, что нет необходимости преподавать, если нет встречной необходимости учиться. Течение «изучение преподавания» (study of teaching) утверждает, что обучение повышает вероятность познания, но не является достаточным для его осуществления[436].

**Учитель предоставляет возможности к позна-** *От учителя*
**нию, однако сам по себе не может являться его** *наука*
**абсолютным гарантом.**

Что же является главными двигателями для осуществления познания? По мнению психологов, важны несколько факторов: вовлеченность
ученика, сотрудничество с учителем, а также воля и ответственность обеих сторон. Кроме того, чем яснее цели, тем понятнее становится для пре-
подавателя, какой набор средств поможет ученику их достичь[437].

Большую роль сыграл учитель в становлении *И груда книг*
Леонардо да Винчи как художника. Он родился во *не заменит*
Флоренции в семье сельского нотариуса. Чтобы *хорошего*
мальчик имел ремесло, его отец решил устроить *учителя*
сына на учебу в городе, в художественную бот-
тегу (мастерскую) самого Андреа дель Верроккио. Это был известный на
всю Италию мастер, прославленный своими многочисленными шедевра-
ми. Учеба в боттеге тогда занимала много лет, и, чтобы научиться творить не хуже самого маэстро, ученик прежде всего должен был узнать
все тонкости искусства. Как-то раз, когда Андреа писал на дереве образ
с изображением святого Иоанна, крестящего Христа, Леонардо изобра-
зил на нем ангела, держащего одежды, и, хотя он был еще юнцом, его
ангел оказался много лучше фигур Верроккио. Это послужило причиной
тому, что Андреа уже больше никогда не захотел прикасаться к краскам,
обидевшись на то, что какой-то мальчик превзошел его в умении.

С одной стороны, вся боттега стала свидете- *«После хлеба*
лем проявления подлинного гения. Но, с другой — *самое важное*
навыки живописи мальчик освоил благодаря Вер- *для народа —*
роккио, ведь именно мастер правильно поста- *школа».*
вил ему руку, научил видению натуры, дал уроки
и образец стиля и изощренные технические навыки. Тогда пути учени- *Ж. Дантон*
ка и учителя разошлись. Верроккио впоследствии начал работать уже
в бронзе, в скульптуре и создал свой последний шедевр — конную
статую кондотьера Коллеони, которую до сего дня можно увидеть на
площади в Венеции. Ну, а Леонардо пошел уже своим славным путем —
путем гения в Большое искусство[438].

Ближайший ученик Платона, Аристотель, ставил учителя на самую высокую ступень в обществе. «Воспитатели еще больше достойны уважения, чем родители, ибо последние дают нам только жизнь, а первые — достойную жизнь».

*Невежда*
*учителя*
*ненавидит*

Когда мы выбираем себе учителя, не стоит ориентироваться только на красочные разговоры. **Человек — это поступок.** Зачем записываться на тренинг, если мы не знаем, насколько преуспел в этой теме тот, кто его проводит? Есть другой способ встретить своего Учителя. Изменим привычные маршруты, попробуем новое, пообщаемся с прежде незнакомыми людьми — и так до тех пор, пока не окажемся в кругу людей, уже чего-то добившихся, у которых «горят глаза». Ведь на так популярных сейчас тренингах все обычно как раз наоборот: мы попадаем в общество неустроенных и зафиксированных на своих неудачах людей. Зачем нам это? Нам нужно не болото, а окружение с творческой атмосферой, способное примером и поддержкой оттранслировать нужные знания и энергетику. Важный момент: **учитель придет только тогда, когда мы будем готовы воспринять его.** Если же этот момент еще не настал, то мы даже не поймем, что это был именно он, не увидим и не услышим.

*Знает не тот,*
*кто много*
*прожил, а тот,*
*кто много*
*постиг*

Один из моих учителей, тибетский доктор Голдан Ленхобоев, появился в моей жизни, когда мне было девятнадцать лет. Словами объяснять он ничего не хотел, но после долгих уговоров дал простую инструкцию: «Будь рядом со мной, делай то, что делаю я, и через двенадцать лет будешь чувствовать то же, что и я». По тому же принципу отец передает сыну свое понимание мужественности, а мать дочери — способность любить и быть любимой. **Не нужно искать популярного гуру. Достаточно оглядеться вокруг и увидеть людей, добившихся успеха** в той сфере, которая нам интересна. Приблизимся к ним, проникнемся их образом мыслей и начнем повторять их поведение. На данном этапе это и есть наши Учителя.

### Использованные символические образы

Карта Karmalogic:
юноша (символ Высшего Я, отвечающего
и за учителя внутри себя, и за ту часть души,
которая способна обучаться),
отражение в воде
(так как настоящий учитель — ты сам).
Пиктограмма Karmalogic:
зеркало (символизирует самопознание).

ВЫ МОЖЕТЕ ПРИСОЕДИНИТЬСЯ
К ОБСУЖДЕНИЮ ЗАКОНА «УЧИТЕЛЬ»
И СЛУЧАЕВ, ЕГО ПОДТВЕРЖДАЮЩИХ, НА САЙТЕ
ПРОЕКТА KARMALOGIC.NET. ДЛЯ ЭТОГО
ПРОСКАНИРУЙТЕ РАСПОЛОЖЕННЫЙ В КОНЦЕ
СТРАНИЦЫ QR-КОД С ПОМОЩЬЮ ВАШЕГО
СМАРТФОНА, И ВЫ ПОПАДЕТЕ НА СТРАНИЦУ
ОБСУЖДЕНИЯ ДАННОГО ЗАКОНА.

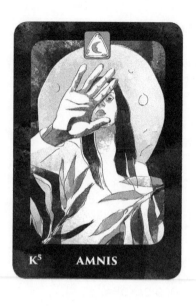

# Сутра Карма

## ПОТОК
### Двигаемся в потоке

*Так быстрее и результативнее*

В мистике есть такое понятие «эгрегор» (от древнегреческого «бодрству-ющий») — некое порождение мыслей группы людей, действующее независи-мо от каждого из членов группы, а возможно, и от всей группы в целом. Это метафорическая река, порождаемая сильной идеей: кто-то высказал, люди подхватили, и все это вылилось в бурный поток. В мире существует огромное количество концентрированных энергетических, цивилизационных, уже сло-жившихся мощных течений. Например, очевидно, что поток — это «Силико-новая долина», т.к. там созданы все условия для мощного поступательного развития. Очень перспек-тивная технологическая тема — IT-индустрия для со-циальных сетей, и те, кто сейчас занимается этим, сделают себе хорошую карьеру.

*«Все приходит вовремя для тех, кто умеет ждать».*

*Оноре де Бальзак*

Такие энергетические потоки существовали всегда. В свое время Лев Гумилев, советский и российский историк-этнолог, разработал теорию пас-сионарности. Пассионарность — это непреоборимое внутреннее стремление (осознанное или чаще неосознанное) к деятельности, направленной на осу-ществление какой-либо цели, причем достижение этой цели, как правило, иллюзорной, представляется данному лицу ценнее даже собственной жизни[439]. Согласно теории Гумилева, пассионарность является врожденным качеством. Также существует такое явление, как «пассионарная индукция», когда пассионарий настолько вдохновляет, заряжает своей энергией других, что

*«Жизнь — это поток, это река: ее настроения постоянно меняются».*

*Ошо Бхагван Шри Раджниш*

они тоже начинают вести себя подобно пассионариям. Можно говорить о пассионарности сообществ, наций, государств, этносов, целых регионов. Человек, попавший в такой пассионарный поток, быстрее развивается, потому что там зашкаливающая концентрация творческой энергии, мыслей, талантливых людей. Сейчас такой пассионарной зоной развития является Юго-Восточная Азия: Корея, Китай, Япония, Гонконг, Сингапур. Много энергии, много умных людей и процессов, которые подхватывают и несут вперед.

Что происходит, когда человек попадает в такой поток? Есть очень хороший пример. Представим, что мы решили своими силами пересечь Атлантический океан и попасть, скажем, из Флориды в Европу. Как это можно сделать? Во-первых, чисто теоретически, можно всю жизнь тренироваться и попробовать это сделать вплавь. Более реальный способ — построить лодку. Но если мы вспомним, что у берегов Флориды проходит Гольфстрим, теплое морское течение, то в принципе можно обойтись и без лодки, и без излишне накачанных мускулов. Мы плаваем возле берега, пробуем подплыть поближе к теплой воде, потом попадаем сначала в окружение Гольфстрима, а дальше и в сам Гольфстрим, который с

*Светлое быстрое течение реки представляет нам нашу юность, волнующееся море — мужество, а тихое спокойное озеро — старость*

огромной скоростью понесет нас дальше, в пункт нашего назначения. Если мы при этом будем не просто плыть по течению, а прикладывать усилия, то доплывем еще быстрее.

В человеческом обществе индикаторами нужного потока являются люди — успешные, здоровые, обеспеченные, счастливые, радостные. Да даже просто чем-то страстно увлеченные и тем самым увлекающие окружающих за собой. Чаще всего поток создается одним человеком, его энергетикой.

*Все реки текут в море, но море не переполняется: к тому месту, откуда реки текут, они возвращаются, чтобы опять течь*

Например, такой поток создал вокруг себя Ричард Брэнсон. Или Герман Греф в Сбербанке. И понятно, что люди, которые попали в этот поток, быстрее растут интеллектуально, эмоционально, финансово, т.к. это очень питательная, развивающаяся среда.

В любом случае речь идет о бурном кипении жизни. **Если вокруг нас вдруг стало больше успешных, здоровых, довольных жизнью людей, то мы вошли в правильную реку.** А если народ вокруг в основном жалуется на жизнь, то оттуда надо бежать, те же американцы в таком случае просто встают и уходят. Помочь попавшему в беду — одно дело, но с головой погружаться в чужое нытье опасно: оно выбрасывает на периферию теплого течения.

В природе все закономерно и пребывает в гармонии и балансе. Где есть плюс, всегда есть и минус, день сменяет ночь, добро уравновешивается злом и наоборот. Сама по себе жизнь похожа на огромную реку, которая разветвляется на два периодически пересекающихся потока. Один поток ведет нас к успеху, здоровью и счастью. Другой течет в противоположном направлении и выносит к болезням, преждевременной старости, несчастьям и неудачам.

Невозможно всегда быть позитивным. С точки зрения биологии гнев или страх являются защитной реакцией организма. В природе эта реакция позволяет активизировать ресурсы и выжить в условиях потенциальной опасности[440].

*«Когда мы ощущаем себя активными и сильными, мы с большей вероятностью чувствуем себя счастливыми».*

*Михай Чиксентмихайи*

Известно, что при воздействии различных стрессовых факторов у животных проявляются страх и тревога, что приводит к замиранию. Эта реакция имеет адаптивный характер и позволяет животному в естественных условиях избежать разоблачения хищником. Одновременно с этим страх и тревога помогают адаптироваться к изменяющимся условиям окружающей среды и побуждают к поиску адекватных программ поведения в угрожающих жизни ситуациях[441]. Однако, если переживаемый нами стресс становится непропорциональным в своей интенсивности, хроническим и необратимым, он начинает провоцировать неадекватные реакции и может способствовать определенным соматическим и психическим расстройствам, таким как депрессия и повышенная тревожность[442].

«Человек умирает, потому что думает плохо», — говорит известный геронтолог Джустин Гласе. Ведь эмоции имеют свой определенный химический состав и набор нейромедиаторов. Плохие мысли отравляют существование, разрушая наше здоровье, встраивая нас в поток тяжелой грязной энергетики. **Для того чтобы двигаться в правильном жизненном потоке, необходимо контролировать свои мысли, думать продуктивно, оптимистично и не поддаваться отчаянию.**

*«Одно-единственное событие может разбудить в нас совершенно неизвестного нам человека».*

*Антуан де Сент-Экзюпери*

Сейчас модно говорить, что для того, чтобы быть успешным, нужно попасть в тренд, то есть в поток перспективных социальных изменений[443]. Философ и социолог Питирим Сорокин, известный своей теорией социальной стратификации, утверждал, что один из самых простых способов сделать карьеру — влиться в ту социальную группу, которая идет на подъем[444]. Например, вступить в политическую партию, которая вскоре победит на выборах, устроиться на работу в компанию, которая переживает свой расцвет, или попасть в команду к успешному лидеру и т.п. **Даже без больших личных достижений, благодаря одному лишь участию в успешных проектах, мы можем стать успешными.** Тем не менее нужно понимать, что такой успех, хотя и приятен своей легкой достижимостью, однако вовсе не надежен. Рано или поздно даже в успешной команде встанет вопрос о том, каков личный вклад каждого в общий успех, ведь на хорошее место всегда гораздо больше претендентов, а поэтому конкуренция будет только возрастать с повышением социального статуса.

*Время течет своей рекой, безжалостно съедая все на своем пути*

Поэтому лучше попадать в поток не просто как участнику социальной группы, а благодаря своим личным качествам и достижениям. Всегда есть шанс, что такой поток может сформироваться и вокруг нас самих. И тут уже пойдет речь о групповой карме — родовой, народной и национальной, — когда позитивные и негативные моменты индивидуальной кармы отража-

*«Верная половина жизни включает приобретение образования, профессионализма, женитьбу и карьеру, тогда как вторая — это время, отведенное для развития внутреннего „Я". Если такого развития не происходит, индивид начинает болеть, поскольку правила послеполуденной жизни иные, чем утренней».*

*Карл Юнг*

*Как было бы славно, если на каждого из нас приходилось бы по реке, ведущей к собственному морю*

ются на всех участниках группы. И чем ближе нам эти люди, тем большее влияние на них будет оказано. В свою очередь, скрытая и активная карма нашего окружения тоже постепенно влияет на нас.

Конечно, трудно определить с первого взгляда, что собой представляет человек. Но если у нас возникли мысли о его карме, задумаемся, готовы ли мы разделить с ним один поток. Если человеку постоянно не везет, люди, его окружающие, стараются меньше с ним общаться, боясь, что «невезение» перейдет и на них. И как ни странно это звучит, в этом есть определенный смысл, ведь «невезение» — это одно из проявлений кармы.

Можно провести аналогию с гидродинамикой, которая изучает движение идеальных и реальных жидкостей, в основе которой лежит теория переноса движения в жидкостях[445]. Быстрые слои жидкости увлекают за собой слои, двигающиеся медленнее, и, наоборот, слои, двигающиеся медленнее, тормозят быстрые слои. **Если мы общаемся и работаем с единомышленниками, наша индивидуальная активная карма усиливается, соответственно формируется групповая положительная карма.** Движение в потоке единомышленников усиливает нас и наши возможности. Если у нас есть негативные моменты в скрытой или активной карме, то за счет потока мы быстрее и легче преодолеваем эти трудности. И, используя возможности групповой, формируем свою карму.

Восприятие жизни как проявления сочетаний или «потоков» дхарм, являющихся нематериальными частицами или «индивидуализированными атомарными событиями, составляющими опыт живых существ», свойственно буддизму. Это в равной степени относится как к человеку, так и, например, к камню. В случае когда сочетание дхарм распадается, считается, что наступает смерть[446].

Согласно исламу (не признающему закона кармы), деяния и поступки человека при жизни выстилают его путь в следующую жизнь: «Действуйте! И увидит ваше дело Аллах и посланник Его! И будете вы возвращены к ведающему тайное и явное. И Он сообщит вам то, что вы делали» (Коран 9:105). Совершенные человеком при жизни деяния повлияют на его участь и в жизни, формируя поток событий после смерти. В зависимости от того, каких поступков окажется больше — хороших или плохих, — поток принесет его в рай или ад.

*Самые большие реки у своих истоков — лишь маленькие ручейки*

Библейская Книга притчей дарит нам такое выражение: «Слова уст человеческих — глубокие воды; источник мудрости — струящийся поток» (Притч. 18:4). История христианства богата на иллюстрации закона потока. Например, история пророка Ионы, которого Господь призвал на служение во времена царствования царя Иеровоама II. Господь повелел Ионе идти проповедовать покаяние нечестивым жителям города Ниневии. Иона не захотел исполнить волю Божию. Но от Божьего плана никто не может укрыться, и, когда Иона плыл на корабле по морю, Господь, желая вразумить его, поднял великую бурю. Ужас объял корабельщиков, и они выбросили Иону в море. Как только Иона упал за борт, буря прекратилась. А пророка Иону проглотил кит, и пробыл Иона в животе у кита три дня и три ночи. Там он плакал и каялся, непрестанно молясь Богу, и Господь повелел, чтобы кит изверг Иону на сушу. Тогда уже Иона пошел исполнять волю Его. И грешные жители Ниневии покаялись, и Господь отвратил от них надвигающуюся за их грехи катастрофу (Ион.). Эта библейская книга-притча наглядно демонстрирует, что, согласно христианской вере, воля Божия в любом случае настигнет нас и направит в нужный поток, действуя в наших интересах и соблюдая пользу окружающим нас.

*Жизнь — это большая река, мудрец никогда не станет бороться с волнами. Он плывет по течению, потому что знает: течение само вынесет, куда надо*

Каббала построена на управлении потоками бытия при помощи магических формул. Ведущий специалист по каббале Михаил Лайтман пишет: «Мы как человечество представляем собой единый интегральный орга-

*«Если нахлынет неудержимый поток, с ним не сражайся, силы напрасно не трать, лучше доверься волнам.».*

*Иккю Содзюн*

низм, или, как говорят ученые, „суперорганизм". **Идеальное состояние организма — это состояние гармоничного взаимодействия всех его элементов.** Когда элементы организма, или его органы, находятся в абсолютной гармоничной связи между собой, весь организм целиком и каждый его орган в отдельности ощущает жизнь. Вечное, совершенное наслаждение наполняет нас всех, циркулируя между нами, ведь оно возбуждается, сохраняется и передается дальше каждым из нас»[447]. Гармоничное соотношение элементов — формирование «теплого потока», вне которого невозможно улучшение жизни индивида.

*С голубого ручейка начинается река, ну а дружба начинается с улыбки*

В европейской философии идея потока бытия лучше всего была разработана в учении стоиков. Причем они делали из умозрительной идеи вполне практические житейские выводы. Основные принципы их поведенческой модели были выработаны еще классиками стоицизма — Зеноном и Хрисиппом. Поделив все в реальном мире на предпочитаемое, избегаемое и безразличное, они выбрали Путь стоического мудреца именно как гордое следование Року, движение в экзистенциальном Потоке. Стоики с гордым осознанием судьбы принимали все ее перипетии. Стоик подчинялся течению потока и не пытался избежать своего предназначения, каким бы оно ни было: «**Пес, привязанный к телеге, прибудет в предназначенное ему место.** Если он будет упираться, неумолимая Телега-Судьба притащит его насильно, и Дорога-Жизнь будет для него каторгой. Если же пес, понимая всю неотвратимость Рока, будет послушно следовать Судьбе, то и Поток-Дорога-Жизнь окажется приятной прогулкой…»[448]

*Иди вдоль реки — к морю выйдешь*

Будучи существом социальным, человек постоянно находится под влиянием окружающего мира — другие люди, их взгляды, слова, поведение, реакции на нас и друг на друга. Этот список может продолжаться до бесконечности. Безусловно, невозможно представить себя вне всего этого. Мы часто говорим о влиянии внешних факторов на формирование ребенка, мы обращаем внимание на семью, в которой он воспитывается, близких, друзей, место жительства. Анализируя совокупность этих факторов, мы можем прогнозировать его будущее и шансы на успех. Почему бы нам не придавать такое же значение окружению взрослого человека? Ведь **внешние факторы непосредственно влияют на наши шансы преуспеть**[449].

Мы начинаем перенимать жесты другого человека, особенно когда проводим с ним долгое время. После путешествий в другие регионы, где люди говорят с другим акцентом или же на ином диалекте, мы сами начинаем говорить похоже, иногда не осознавая этого. Попав в незнакомую компанию и проведя там какое-то время, мы ощущаем, что, сознательно или

*Можно представить себе, что река потечет вверх — но не поперек*

нет, переняли часть свойственных ей привычек и обычаев. Все мы способны адаптироваться, перенимать действия, поведенческие паттерны и реакции других людей. И мы можем контролировать степень этого влияния на нас.

Жюльен Перре, французский психолог и предприниматель, говорит, что для достижения успеха и лучших профессиональных результатов обязательно нужно принимать во внимание свое окружение. Почему же это так важно? Допустим, мы хотим достичь успеха в определенной профессиональной сфере. У нас будет гораздо больше шансов преуспеть, если мы будем находиться в контакте с людьми, которые следуют тем же путем, в том же направлении и даже достигли определенных успехов. Нам будет гораздо проще понять, как мыслят эти люди, как себя ведут, что делают для своего успеха, какие шаги предпринимают. Более того, сама атмосфера рядом с этими людьми способствует движению к цели, нас ничто не отвлекает и тем более не подавляет желание про-

*Река, безвозвратно уносящая все с собой, постоянно обновляется, хотя составляющие ее капли теряются в океане, который поджидает ее где-то впереди*

грессировать в выбранном направлении. В случае если мы попадаем в благоприятную для нашего развития среду, то изменение нашего сознания не займет много времени. По наблюдениям Ж. Перре, мы перестроимся всего за несколько месяцев[450].

В тренде, если присмотреться, сейчас мистический подход, Китай, Япония, Непал, связь восточной философии с IT-бизнесом, поиск IT-решений,

*Человечество —
река света,
текущая из
правечности
в вечность*

которые отвечают социальным потребностям. И увеличение роли инь-мышления в областях, которые отвечают за смыслы: мужественность не в моде, мир, чтобы выжить, старается мыслить по-женски. Но нужно помнить, что, **хотя быть актуальным очень важно, тонкость в том, что не все тренды являются потоками, в которые надо безоглядно прыгать.** Не стоит попадать в потоки, которые противоречат нашей природе, внутренней энергии, здравому смыслу. Зато имеет смысл обратить внимание на те, из которых можно выловить пользу.

**Попав в правильный поток, избрав верное направление и благоприятное окружение, мы движемся к своим мечтам и целям гораздо быстрее**, иногда даже до конца не понимая, как именно это происходит. Черпая вдохновение в окружающем нас, мы замечаем, как растет наша самооценка, что, в свою очередь, способствует достижению новых целей и формированию нашего успешного будущего.

### Использованные символические образы

Карта Karmalogic:
Луна (как светило, более очевидно
и ощутимо управляющее потоками).
Пиктограмма Karmalogic:
полумесяц.

ВЫ МОЖЕТЕ ПРИСОЕДИНИТЬСЯ
К ОБСУЖДЕНИЮ ЗАКОНА «ПОТОК» И СЛУЧАЕВ,
ЕГО ПОДТВЕРЖДАЮЩИХ, НА САЙТЕ ПРОЕКТА
KARMALOGIC.NET. ДЛЯ ЭТОГО ПРОСКАНИРУЙТЕ
РАСПОЛОЖЕННЫЙ В КОНЦЕ СТРАНИЦЫ
QR-КОД С ПОМОЩЬЮ ВАШЕГО СМАРТФОНА,
И ВЫ ПОПАДЕТЕ НА СТРАНИЦУ ОБСУЖДЕНИЯ
ДАННОГО ЗАКОНА.

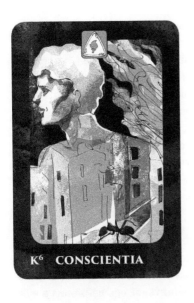

K⁶ CONSCIENTIA

# Сутра Карма

## ОСОЗНАННОСТЬ
## Свобода — это способность хотеть то, что хочешь на самом деле

*Это лучший путь к здоровью, счастью и гармонии*

Однажды со мной связался мой бывший студент и попросил проконсультировать его. В тот момент он был главой администрации центрального района одного города, и у него были отличные шансы занять пост мэра. Но перед тем, как начать работу, мы разговорились о жизни. И он рассказал, как обожает свою жену и ребенка, как получает удовольствие от преподавания, как хочет написать книжку. И конечно, мечтает внуков понянчить, а поэтому решил спортом побольше заниматься, плавать, вообще вести здоровый образ жизни.

А на следующий день встречаемся с утра, и я вижу, что настрой уже другой — как стать новым мэром? И тогда я напомнил ему о том, что он говорил вчера, о его мечтах и желаниях, о том, сколько энергетики счастья я почувствовал во всем этом. Да, он вполне может стать мэром, у него больше

*«Свобода означает ответственность. Вот почему большинство людей боится ее».*

*Бернард Шоу*

шансов, чем у других претендентов. Я сказал ему, что тогда придется отложить, если не совсем забыть, все другое, что ему по-настоящему необходимо: «Твои ресурсы здесь, в семье. Вся твоя энергетика здесь. Ты сейчас

*«Свободы хотят все. Но так кажется только со стороны. На самом же деле в глубине души свободы не хочет никто. Свобода подобна горному воздуху. Для слабых она непереносима».*

*Рюноскэ Акутагава*

фактически, за карьеру, отказываешься от этого». И бессознательное такой отказ от своих истинных желаний не простит: «Около полугода ты продержишься на энергетике новизны: новые люди, новые процессы, новая должность, новый кабинет, новый масштаб. Но пройдет полгода, и ты станешь замечать, что начал часто болеть. Еще через полгода вдруг поймешь, что начал чаще спотыкаться на ровном месте, посыплются вывихи и переломы. Потом забарахлит сердце... Но если ты и дальше не поймешь сигналы, которое подает тебе бессознательное, то оно может пойти на крайние меры и просто „выключит" тебя».

*У коня овса без выгребу, а он рвется на свободу*

**Так устроен человек, что, если его бессознательное понимает, что он идет не к своей цели, оно сначала пытается его остановить, а потом вообще «выключить».** Ведь движения в нужном направлении — по мнению бессознательного — нет. **Даже добившись какого-то результата, человек чувствует себя несчастным, если этот результат не ведет к его собственной цели.** И бессознательное такое просто не прощает. Поэтому способность хотеть то, что хочешь на самом деле, — это способность понять, что нужно именно тебе, а не другим. **Найти свою собственную зону счастья.** Услышать внутренние сигналы. Это касается всего — выбора еды, дороги, спутника жизни, профессии. Даже секс выполняет свои эмоциональные и психологические функции, только если он абсолютно искренен и человек способен в отношениях с этим партнером реализовать все то, о чем он мечтает.

*Золотая волюшка милее всего*

Проблема соотношения желаний и возможностей — одна из важнейших во всех человеческих сообществах. На банальном, обиходном уровне эта коллизия сформулирована во множестве зачастую по-настоящему глубоких в своей конкретике, сентенций — от анекдотичного «Желаю купить машину, но не имею возможности. Имею возможность купить козу, но не имею желания» до известного тоста из «Кавказской пленницы»: «Так выпьем же за то, чтобы наши желания всегда совпадали с нашими возможностями!»

Однако же умение соотнести свои желания с желаниями других, определить и очертить круг дозволенного выходит за рамки банальностей и анекдотов. Это умение уже на заре цивилизации стало одним из основных среди нравственных практик во всех великих религиозных и этических учениях мира.

Из попыток обуздать неуемные и поистине безграничные желания, в которых едва ли не полнее всего проявляется плотское начало в человеке, рождается аскеза, монашеский подвиг в различных его проявлениях. Из этих же попыток происходит и философское осмысление соотношения свободы и желания. Что есть свобода? По Зигмунду Фрейду, свобода — это способность хотеть то, что хочешь на самом деле. **Обрести свободу — научиться чувствовать и понимать свои желания**.

*«Свобода — вот кормилица всех великих талантов: она, подобно наитию свыше, очистила и просветила наши души; она сняла оковы с нашего разума, расширила его и высоко подняла над самим собой. Дайте мне поэтому свободу знать, свободу выражать свои мысли, а самое главное — свободу судить по своей совести».*

*Джон Мильтон*

Рассмотрим один интересный эксперимент. Группу людей попросили переписывать телефонный справочник в течение 20 минут. Половине группы предложили это сделать, добавив, что они вольны отказаться от этого задания, если не хотят исполнять его. Вторую половину просто обязали ис-

*Какими воротами ни закрывай коня, он все рвется на волю*

полнить задачу, не предлагая альтернативы. После выполнения задания участников попросили оценить то, что они делали. Испытуемые, которым была дана альтернатива и которые все-таки решили участвовать, поставили оценку 9,17 из 11 возможных баллов. Это говорит о том, что **человек испытывает чувство удовлетворения от того, что выбирает сам**. Вторая половина оценила то же задание в 2,17 из 11. Из чего можно заключить, что ограничение свободы выбора делает любую задачу неприятной, лишает человека ощущения удовольствия[451].

«Быть свободным обозначает быть без принуждения открытым к альтернативам, не ограниченным единственным или фиксированным направ-

**Золотая клетка соловью не потеха**

лением (ходом событий или течением времени)», — писал американский психолог Джозеф Рейчлэк в книге «Исследование свободы желания и ответственности». Человек ощущает себя свободным, когда может свободно поменять программу своих действий, пересмотреть свое отношение к реальности, принять новые алгоритмы оценивания: «Люди, реализующие свободу желаний, являются уверенными, ответственными людьми, которые четко описывают свои проблемы и сознательно делают правильные шаги по их решению. Такие люди могут управлять эмоциями и способны понять других»[452].

*«Человеку надо — одного только самостоятельного хотенья, чего бы эта самостоятельность ни стоила и к чему бы ни привела».*

*Федор Достоевский*

**Человек, реализующий свободу желаний, живет по схеме ЖЕЛАНИЕ — ЦЕЛИ — ОТВЕТСТВЕННОСТЬ.** У свободного человека эта схема является гибкой, она все время видоизменяется, она никогда не статична. Если человек освобожден от «паттернов мышления»[453], перед ним раскрываются новые перспективы. Шаблоны не давят на него, он становится более способным в распознавании способов достижения своих целей, его знания об обществе и о себе самом расширяются. Человек начинает лучше понимать себя, определять свои желания и внутренние ресурсы, эффективнее планировать. По мнению Рейчлэка, «если человек может осознать причины своих действий, берет на себя ответственность, способен оценить, изменить целевые программы настоящего и будущего, он свободен не только в своих желаниях, но и в действиях»[454].

*«Свобода ничего не стоит, если она не включает в себя свободу ошибаться».*

*Махатма Ганди*

**Желания возникают очень часто, но большинство из них после небольшого рассуждения исчезает.** Наша логика находит факты, указывающие на нереальность или ненужность конкретного желания. Интересно, что у детей этот процесс рассуждения практически отсутствует. Поэтому ребенок после трех порций мороженого может захотеть, например, торт. Но, получив его, съедает маленький кусочек — и понимает, что больше не хочет. Взрослые более критично относятся к своим хотениям и желаниям. «Не могу», «не нужно», «что подумают друзья?», «мне еще рано» — вот такие возникают возражения. И оказывается, что, казалось бы, человек много чего хочет в своей жизни, но выразить свои настоящие желания не может.

Поступки любого человека, или, как говорят физиологи, условно-рефлекторная деятельность, вплоть до мельчайших, всегда продиктованы его потребностями. Неповторимая композиция потребностей каждой личности основывается, прежде всего, на генетической, наследственной структуре потребностей и предрасположенности. Движимый многими потребностями, каждое определенное время человек занят наиболее актуальной из них. С точки зрения физиологии это называется доминантой. По мнению выдающегося русского физиолога А. А. Ухтомского, среди рефлекторных актов, которые могут быть выполнены в данный момент времени, имеются рефлексы, реализация которых представляет наибольший «интерес» для организма, т. е. они в данный момент являются самыми важными. Поэтому эти рефлексы реализуются, а другие — менее важные — тормозятся[455].

> *«Человек — хозяин собственной судьбы в том смысле, что у него есть свобода распоряжаться своей свободой. Но к чему это приведет — человеку неизвестно».*
>
> Махатма Ганди

Ухтомский назвал центры, участвующие в реализации доминантных рефлексов, «доминантным очагом возбуждения». Этот «очаг» стойкий (его сложно затормозить), интенсивность его возбуждения тормозит другие потенциальные доминантные очаги. Например, для нас очень важно закончить работу, но если мы не ели целый день, то эта доминантная потребность будет давать знать о себе сильнее и сильнее, потому что голод несет больше потенциальной угрозы организму, нежели отложенная работа[456].

*Хорошо птичке в золотой клетке, а того лучше на зеленой ветке*

Все доминанты бывают либо ситуативными, вызванными острой нуждой, либо практическими, требующими какого-то времени (большего или меньшего), либо главными, витальными — наиболее устойчивыми из всех присущих данному человеку. Реализация своих глубинных, витальных потребностей всегда сопровождается положительными эмоциями. Чувство счастья, возникающее при реализации наших потребностей, индикатор того, что мы идем по пра-

> *«Свобода — это роскошь, которую не каждый может себе позволить».*
>
> Отто фон Бисмарк

*«Для существа нравственного нет блага без свободы, но эту свободу дает не Государь, не Парламент, а каждый самому себе, с помощью Божиею».*

*Н. М. Карамзин*

вильному пути. А когда мы вынуждены заниматься не своей личной доминантой, а выполнять дела, по сути для нас не важные, тогда получается так, как говорил еще Наполеон: **«Многие беды на Земле происходят от того, что люди занимаются не своим делом:** великий портной прозябает в бесталанном муже науки, а гениальный брадобрей мается в министерском кресле».

## Вольному воля

На философском уровне осмысление проблемы соотношения желаний и возможностей обнаруживается уже у досократиков. «С сердцем бороться трудно: всякое желание покупается ценою психеи, — замечал Гераклит. И продолжал: — **Не лучше было бы людям, если бы исполнялось все, чего они желают».** Сократ же прямо заявлял о сверхзадаче, которая стоит перед человеком, сформулировав известнейший тезис: «Познай самого себя! (Nosce te ipsum)», — понимая при этом и требование осознать свои истинные желания для обретения настоящей свободы и нравственного совершенства.

## Воля птичке дороже золотой клетки

Через стоиков и другие философские течения эллинистически-римской Античности эти идеи Сократа будут восприняты и позднейшими эпохами. Блаженный Августин, размышляя о проблемах воли как желания, замечает: «…стоит лишь захотеть идти, и ты уже не только идешь, ты уже у цели, но захотеть надо сильно, от всего сердца, а не метаться взад-вперед со своей полубольной волей, в которой одно желание борется с другим. И то одно берет верх, то другое»[457].

*«То, что в одних случаях называется свободой, в других называется распущенностью».*

*Марк Фабий Квинтилиан*

**Не всегда за трендами и стереотипами относительно того, что нужно хотеть, человек может разглядеть свои истинные желания.** Потому как современное общество потребления все больше базируется на механизмах активного формирования спроса. Согласно теории известного американского экономиста Джона Мейнарда Кейнса, основателя макроэкономической теории кейнсианства, государство не только может специальными мероприятиями стимулировать спрос у своих граждан, но и обязано это делать для предотвращения или хотя бы смягчения экономических кризисов, которые неизбежно периодически возникают в любой стране[458]. По мнению Кейнса, главный двигатель

**В неволе нет счастливой доли**

экономики — спрос, который нужно формировать всеми возможными способами — от навязчивой рекламы до формирования идеологии массового потребления.

Постмодернисты Жиль Делез и Феликс Гваттари говорили, что современному человеку навязывают не только потребности, но и сами желания с помощью экономики с ее оснащенностью рекла-

*«Свободен тот, кто может не врать».*

*Альбер Камю*

мой, продвижением брендов как способа жизни и т.п.[459]. Эти авторы даже предложили термин «машина для производства желаний», чтобы подчеркнуть надсубъективный, автоматизированный характер навязывания.

Возможно ли в этих условиях обрести свободу, осознать свои собственные, а не «подброшенные» и исподволь ставшие как бы своими желания? Довольно сложно. Это требует больших рефлексивных, а главное — творческих усилий. Не принимать готовые решения, а создавать свои собствен-

*«Ежели бы человек не желал, то и не было бы человека. Причина всякой деятельности есть желание».*

*Лев Толстой*

ные — вот надежный путь постепенного высвобождения из-под сетей навязанных потребностей и желаний. Впрочем, как утверждал один из классиков французской философии структурализма второй половины XX века Ролан Барт, нет другого пути стать оригинальным, как овладеть сначала в совершенстве существующими шаблонами поведения[460].

В религиозном измерении свобода мыслится как элемент божественной сущности, дарованный человеку. В исламе свобода человека может быть

**Воля к неволе приведет**

рассмотрена в разных аспектах, наиболее важным из них является вопрос о религиозной свободе. В Коране человеку даруется право самостоятельно выбирать религию, в истинность которой он верит: «Нет принуждения в религии» (Коран 2:256). Это предполагает, что каждому человеку Аллах уготовал свой путь. Вместе со свободой выбора на человека также наклады-

### Первая воля, когда хлеба вволю

*«Крылья — свобода, только когда раскрыты в полете, за спиной они — тяжесть».*

*Марина Цветаева*

вается полная ответственность за совершаемые им деяния: и «ни одна душа не понесет чужого бремени» (Коран 35:18).

Знаменитый святой еще не разделенной Церкви, Блаженный Августин (Augustinus Sanctus, 354–430 г.), заложивший основы христианской культуры, писал о разных уровнях духовного совершенства, которые регулируют наши желания, так: «Велика свобода — быть в состоянии не грешить, но величайшая свобода — не быть в состоянии грешить» и «Воля в нас всегда свободная, да не всегда добрая»[461].

*«Свобода никогда не исходит от правительства. Свобода всегда исходит от его подданных... История свободы — это история ограничения правительственной власти, а не ее возрастания».*

*Томас Вудро Вильсон*

В Талмуде написано: «Все в руках Небес, кроме богобоязненности». Мудрецы видели этот возникающий в нашем сознании конфликт между представлением о всемогуществе Творца и важнейшим постулатом свободы человеческого выбора. Их ответ на первый взгляд сужает человеческую свободу до его внутреннего мира. Но это лишь поверхностное восприятие. Трепет перед Богом — это действительно составляющая внутреннего мира человека, но через него открываются ворота в широкий мир. Дело в том, что **Творец мира — единственный обладатель истинной свободы в этом мире — поделился этой свободой с людьми**. По мнению некоторых комментаторов Талмуда, это и есть смысл того, что человека называют созданным по образу Всевышнего. Свобода человека вытекает из того, что ему даны заповеди, и тем самым он должен свободно выбрать между добром и злом[462].

### Рукам воли не давай

Буддизм не делит желания на «плохие» и «хорошие», но предостерегает нас от потери осознанности и контроля над своими стремлениями. Когда мы голодны, испытываем жажду или мерзнем, наши желания пищи, воды и тепла естественны и положительны. Наши желания дружбы, общества, красоты, творческой силы, продуктивного выхода нашей энергии также позитивны. Покончить со всеми желаниями — зна-чило бы приговорить себя к жизни в застое. Но важно понимать, где проходит тонкая грань между здоровыми желаниями и невротической зависимо-стью. Например, если мы переедаем, мы едим не потому, что наше тело требует насыщения. Воз-

*«Жить осознанно — это помнить о том, куда идёшь, не упуская из виду настоящее».*

*Эльчин Сафарли*

можно, мы ищем в пище большего комфорта, потому что нам не хватает любви или у нас занижена самооценка. Но пища не может принести нам ни того, ни другого — на самом деле, переедание еще более усложнит для нас получение того, в чем мы действительно нуждаемся. Осознание этого — путь к свободе от этой зависимости. И это первый шаг на путь к духовному росту[463].

Ведь **полная свобода сердца и ума на высо-чайшем из возможных уровней — цель и объ-ект буддийской жизни и практики**. Однажды Будда сказал: «Как у океана один вкус, вкус соли,

## *Вольная птица: куда хочу, туда лечу*

так и у моего учения один вкус, вкус свободы». Это окончательная цель, если хотите, завершение буддизма — вкус полной духовной свободы, сво-боды от нашей зависимости, как часто говорится в Махаяне[464].

Исайя Берлин как-то остроумно заметил: «Сво-бода оксфордского профессора — это нечто иное по сравнению со свободой египетского крестьяни-на»[465]. Человек свободен в своем выборе и в своих желаниях только в тех пределах, которые опреде-лятся ему обществом посредством законов или нравственных предписаний. Но именно социальны-ми стереотипами мы забиваем бессознательные сигналы — от «я», от своего пути.

*«Осознавать ответственность — значит осознавать творение самим собой своего Я, своей судьбы, своих жизненных неприятностей, своих чувств, а также своих страданий».*

*Ирвин Ялом*

**Обманывать себя — жуткая нелепость**. Зачем верить стереоти-пам? Их много, и они большей частью друг другу противоречат. Потому что в какой-то момент оказывается, что «мечтали не свое, не то». Если же мы будем слушать свое подсознательное, то многие вещи выстроятся са-ми — в ровный путь к нашим истинным желаниям.

**Использованные символические образы**

Карта Karmalogic:
муравей и человеческий «муравейник»
(символ прожигания жизни, житейской суеты).
Пиктограмма Karmalogic:
факел (символ желания и свободы).

ВЫ МОЖЕТЕ ПРИСОЕДИНИТЬСЯ К ОБСУЖДЕНИЮ
ЗАКОНА «ОСОЗНАННОСТЬ» И СЛУЧАЕВ, ЕГО
ПОДТВЕРЖДАЮЩИХ, НА САЙТЕ ПРОЕКТА
KARMALOGIC.NET. ДЛЯ ЭТОГО ПРОСКАНИРУЙТЕ
РАСПОЛОЖЕННЫЙ В КОНЦЕ СТРАНИЦЫ
QR-КОД С ПОМОЩЬЮ ВАШЕГО СМАРТФОНА,
И ВЫ ПОПАДЕТЕ НА СТРАНИЦУ ОБСУЖДЕНИЯ
ДАННОГО ЗАКОНА.

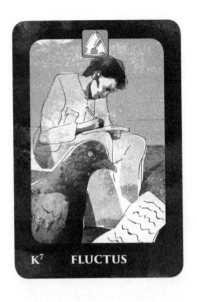

# Сутра Карма

## ВОЛНА
### Мы сами создаем волны и с их помощью влияем на мир вокруг

*На нас постоянно влияют не только волны, созданные другими, но и инициированные нами самими*

Попробуем, находясь в воде, сделать так, чтобы ее уровень вокруг тела поднялся. Подгребем воду к себе руками — и только на секунду ее станет больше, потом она моментально уйдет обратно. Но сама попытка приблизить воду поднимет волну. И мы одновременно окажемся и первопричиной и вершиной волны, которая сначала поднялась, а потом разошлась и укатилась. Нам кажется, что пространство вокруг бесконечно и волна ушла навсегда, но на самом деле границы есть. Возможно, волна ударится о стены какого-то невидимого нам периметра, а вероятнее всего, о много препятствий на разном удалении — и снова вернется обратно.

По сути, мир — это океан, в котором идет постоянное волнение, перераспределяющее ресурсы, деньги, эмоции. **«Подобно камню, брошенному в воду, мысль создает рябь и волны, которые распространяются в великом Океане сознания»**[466]. Источником волны становится любой посыл, который мы генерируем вовне, — мысль, намерение, действие.

Вероятно, правила распространения и взаимодействия (интерференции) таких волн аналогичны тем, которые хорошо изучены в физике для процессов вибрации света, тепла, звука и электричества. В квантовой физике понятием «волновой функции»[467] пользуются для описания взаимодействия частиц. В физическом мире волна — это способ передвижения энергии в пространстве[468]. В мире людей — каждый из нас, как частица, является источником, порождающим волны эмоций, чувств, идей.

Деятельность нашего мозга неразрывно связана с генерацией большого количества электрических импульсов, которые возникают в сотнях и тысячах отдельных нейронов. В физиологии это называется суммарной электрической активностью того или иного участка головного мозга[469]. После работ Л. Гальвани, который первым выявил наличие «животной электрики» у жабы в экспериментах 1791–1794 гг.[470], исследование электрической активности стало одним из основных методов изучения нервной системы человека и животных[471].

*«В этом мире богатыми нас делает не то, что мы получаем, а то, что мы отдаем».*

*Генри Бигер*

Сегодня с помощью электроэнцефалограммы (ЭЭГ) можно регистрировать электрические волны разной частоты и амплитуды в зависимости от различных функциональных состояний организма. При закрытых глазах (в период бодрствования) регистрируется альфа-ритм, особенно четко в затылочной области, с частотой 8–13 Гц и амплитудой около 50 мкВ. Действие раздражителя (например, звука) либо переход к какой-либо деятельности при открытых глазах приводит к переходу от альфа-ритма к бета-ритму с большей частотой (14–30 Гц) и амплитудой 25 мкВ. Это называется реакцией десинхронизации ЭЭГ. Переход от бодрствования ко сну сопровождается возникновением тета-ритма (частота 4–7 Гц). При глубоком сне регистрируется дельта-ритм с частотой 0,5–3,5 Гц. Амплитуда этих медленных волн составляет 100–300 мкВ. Таким образом, в зависимости от своего внутреннего состояния, **человеческий мозг создает и излучает электрические волны разной частоты, которые взаимодействуют с волнами других живых существ**.

Наши эмоции, состояния, реакции, настроение отражаются, как бы отзеркаливаются, особыми нейронами в коре головного мозга окружающих людей. Зеркальные нейроны, отвечающие за эмпатию и способность понимать эмоции других, были открыты 20 лет назад нейрофизиологами Джакомо Риццолатти, Лучано Фадигой, Витторио Галлезе и Леонардо Фогасси в университете города Парма[472].

В первых публикациях о зеркальных нейронах речь шла только о движениях и намерениях. Но вскоре исследователи поняли, что с их помощью можно реконструировать чувства ближних, напри-

*Как аукнется, так и откликнется*

мер такие, как радость или боль. «Виной» тому те самые зеркальные нейроны: клетки мозга, дающие способность к сочувствию. Нарушение системы зеркальных нейронов приводит к развитию некоторых психических расстройств, например аутизма, когда человек страдает от социальной дисфункции и коммуникативных проблем[473].

При этом ученые доказали, что наши нейроны удачно «отзеркаливают» лишь те эмоции и жесты, которые кажутся нам знакомыми и понятными[474] — так что выражение «на одной волне» справедливо и с нейрофизиологической точки зрения.

Создавая энергетическую волну, мы можем сформировать ее заряд, но повлиять на уже запущенную волну нельзя. Что интересно, подтверждение этого свойства изначального посыла можно найти в религиозных текстах и представлениях различных верований.

Так, образ волн упоминается еще в древних индийских трактатах. Весь мир — это волнующийся океан, и человеческая душа также неспокойна и полна волнений. Есть внешние волны, которые вли-

*«Не делай другим того, чего не желаешь себе».*

*Конфуций*

яют на нас, и есть волны внутри нас, которые могут воздействовать на окружающий мир. Первые нам недоступны, и буддизм советует их избегать и игнорировать с помощью различных медитативных техник. А **внутренние волны полностью нам подвластны, и мудрец, а особенно святой человек вполне умеет ими управлять**[475].

В исламе волнами, меняющими мир, являются намерения (ният). Они — фундамент для деяний. «Поистине, дела (оцениваются) только по намерениям, и, поистине, каждому человеку (достанется) лишь то, что он намеревался (обрести), и (поэтому) переселявшийся ради чего-нибудь мирского или ради женщины, на которой он хотел жениться, переселится (лишь) к тому, к чему он переселялся»[476]. Вокруг намерения складывается набор посылов, формирующих человеческие устремления и впоследствии влияющих на поступки. В связи с этим в Коране говорится: **«Нет на вас греха, в чем вы ошиблись, а только в том, что замышляли ваши сердца»** (Коран 33:5). Т. е. источником греха становится не действие, а намерение человека, что двигало им, когда он совершал это действие. Плохое деяние, совершенное неумышленно, согласно исламу снимает с человека ответственность.

*«Зло, точно волна, ударяет о берег и возвращается назад».*

*Генрик Сенкевич*

Один из христианских подвижников Серафим Саровский говорил так: «Стяжи дух мирен, и тогда тысячи душ спасутся около тебя»[477]. Эта максима — преображение мира вокруг себя — одна из главных в христианской этике. Сам Христос призвал своих последователей изменить мир с помощью просвещающего слова и примера: «Итак, идите, научите все народы» (Мф. 28:19), чтобы «проповедано было сие Евангелие Царствия по всей Вселенной, во свидетельство всем народам» (Мф. 24:14). Мир ждет этой волны изменений: «Ибо тварь с надеждою ожидает откровения сынов Божиих» (Рим. 8:22). **Идеальная модель — распространять волну благодати от Бога на весь окружающий мир**: «На пути своего соединения с Богом человек не отстраняет от себя тварного, но собирает в своей любви весь раздробленный грехом космос, чтобы был он в конце преображен благодатью»[478].

В религиозно-этических учениях Востока осознание преобразующей силы мысленной энергии нашло свое отражение в позиции избегания негативных суждений и эмоций[479]. Ибо такие волны, распространяющиеся от человека, создадут вокруг него устойчивое негативное поле и, согласно закону притяжения, сформируют вокруг него же негативную ауру[480].

В иудейской традиции эффект волны, которая представляется законом возмездия, прописан как в практическом аспекте, так и в этическом. В Ветхом Завете это принцип возмездия, или Талиона, «око за око» (Исх. 21:23–27; Лев. 24:20). Причем в Торе этот принцип применяется только в случае совершения убийства: «И не берите искупительный дар за душу убийцы, злодея, которому надлежит умереть, но смерти будет он предан» (Бемидбар, 35:31).

Главное правило существования в обществе иудейские мудрецы также формулируют с позиции закона возвращения к человеку того, что он транслирует в мир: «Когда человек пришел к Гиллелю,

*Отольются волку овечьи слезки*

Гиллель обратил его в иудаизм, сказав: „**Не делай соседу того, что ненавистно тебе: в этом вся Тора. Остальное — комментарии; теперь иди и учись"**» (Вавилонский Талмуд, Шаббат 31а).

В античной философии о преобразующей силе мысли упоминал Платон в своей теории идей, в знаменитом мифе о пещере[481]: люди — узники своих представлений, основанных на ощущениях, а настоящий мир постигается только силою мысли. Стоики учили избегать негативных страстей и суждений для достижения атараксии (внутренней невзволнованности души) и даже апатии (максимального избегания всяческих страстей). Неудивительно, что из стоиков выходили такие правители, как Марк Аврелий.

**С помощью умения концентрироваться на целях люди, обладающие высоким энергетическим статусом, вовлекают в свою орбиту тысячи последователей.** Одним из таких пассионариев был Джироламо Савонарола[482]. Лишь только проповедник начинал свою речь, энергия его мысли могучей волною накрывала всех присутствующих. Фло-

*«То, что мы выбираем, всегда благо. Но ничто не может быть благом для нас, не являясь благом для всех».*

*Жан-Поль Сартр*

ренция времен Лоренцо Медичи приняла проповеди Савонаролы с таким энтузиазмом, что папа Александр VI Борджиа назвал его учение подозрительным и отлучил его от церкви. Сила мысли Савонаролы была так велика, что даже после того, как он был казнен, идеи его владели массами, тем самым готовя Реформацию.

Волновая природа свойственна и законам экономики. Так, согласно теории экономический цикл состоит из четырех фаз: подъем (рост), стагнация (стабилизация без роста), падение (рецессия) и экономическая депрессия (кризис), — и смена подъемов и рецессий происходит волнообразно[483]. Теории экономических волн или циклов объясняют, почему кризисы не перерастают в экономическую разруху, а со временем сменяются экономическим подъемом[484].

*«Не обманывайтесь: Бог поругаем не бывает. Что посеет человек, то и пожнет: сеющий в плоть свою от плоти пожнет тление, а сеющий в дух от духа пожнет жизнь вечную».*

*Гал. 6:7, 8*

Источник силы волны — мысль, которая делает нас центром, привлекающим соответствующие мысленные волны других людей: **подобное притягивает подобное**[485]. Напоминает магию, но это всего лишь естественный закон. Кстати, и в оккультизме формирование мистического запроса невозможно без практики создания волн[486]. Именно для этого существуют танцы дервишей, правильная молитвенная практика, шаманские техники экстаза. **Весь секрет магии — управление внутренним состоянием, которое может быть направлено на «создание волны».** Вот как это описывает английский оккультист Алистер Кроули: «Если маг будет провозглашать божественность своих идей достаточно настойчиво, они вспыхнут в нем и вокруг него и оживят талисманы. Таким образом, в определенной группе симпатических субстанций и сил возникнет живая вибрация с высоким потенциалом — и разойдется во все стороны, расширяясь и ослабевая, подобно кольцевым волнам от камня, брошенного в воду, пока волнение не уляжется. Подобно тому, как некая сверхценная идея, исходящая от горстки фанатиков, воспламеняет умы их соседей и постепенно заражает целую страну, действия мага порождают волнение, поскольку нарушают равновесие сил. **Он передает свою личную вибрацию, как радиопередатчик свою волну, — и приемник, настроенный на его частоту, непременно примет его сигнал**»[487].

## Что копал, в то и сам попал

«Теория проекции» (или перспективы), созданная психологами Корали Шевалье, Николя Бомароли и Жюли Грезес[488], также говорит о том, что каждый человек проектирует свое поведение, эмоции и чувства в прямой зависимости от реакций и действий других. Наша общая мысленная сонастройка определяет характер мысленных волн, получаемых от других, а также характер мыслей, исходящих от нас[489].

По данным руководителя лаборатории исследования природы человека Медицинской школы Гарвардского университета профессора Николаса Кристакиса, «ключевой фактор, определяющий наше здоровье, это здоровье окружающих»[490]. Любые искажения при передаче информации в информационных системах, частью которых мы являемся, неминуемо отражаются на состоянии нашего здоровья. Обычно это избыточный или недостаточный вес, артериальная гипертония или пониженное давление, язвенная болезнь или проблемы с суставами и щитовидной железой, преждевременное старение, нарушения активности

*«И как хотите, чтобы с вами поступали люди, так и вы поступайте с ними».*

*Лк. 6:31*

женской или мужской половой системы, нарушения гормональной регуляции и иммунитета в целом, а также, безусловно, тревожность и депрессии.

Возьмем состояние гнева. В этом состоянии лицо человека, его действия говорят о готовности к агрессии. Будучи свидетелем этого, другой человек начинает испытывать соответствующий перечень негативных эмоций, таких как страх, ответная агрессия, ярость, а следовательно, у него повысится давление и возникнет риск инфаркта или инсульта[491].

Поэтому **избегание негативных и продуцирование позитивных эмоций — закон успешного выживания в обществе**[492]. Все, что происходит с

**Что посеешь, то и пожнешь**

нами, результат нашей настройки на определенную волну и сформированных в этом потоке ожиданий. Об этом говорил и советский психолог Дмитрий Узнадзе, открывший феномен установки — готовность субъекта к восприятию будущих событий и действиям на основании предыдущего опыта. Многочисленные опыты показали, что совершенно одинаковые предметы воспринимаются по-разному из-за того, что человек предваряет их различность предшествующим опытом. Например, в исследованиях Узнадзе испытуемому вкладывали в левую руку шар с меньшим объемом, а в правую — с большим. Установочная серия включала в себя 10–15 таких проб. После этого испытуемому вручали одинаковые по объему шары с заданием их сравнить. И он был по-прежнему уверен, что один шар тяжелее[493]. Таким образом, **восприятие и анализ информации происходят всегда через призму установки, избирательно наполняя картину мира человека теми эмоциями и сведениями, к которым он заранее подготовлен.**

Гнать негативную волну в современном мире со всеми его мессенджерами и твиттерами — очень рискованное занятие. При этом запустить можно самый аморальный процесс и даже получить сиюминутную выгоду или славу, но надо понимать, что **волна слов «уходи и не возвращайся» слушать не станет — три раза обогнет землю и плюнет вам в лицо.** И с по-

*«Не делай соседу того, что ненавистно тебе: в этом вся Тора. Остальное — пояснения; теперь иди и учись».*

*Гиллель Вавилонский*

явлением новых средств коммуникации она будет достигать своего прародителя все быстрее. Именно об этом в своей книге «Третья волна» писал американский философ и социолог конца XX века Элвин Тоффлер[494]. Волны, описанные Тоффлером, — это квантовые состояния, энергетический уровень и измерения реальности каждого из которых выше, чем был в предыдущем состоянии. **Скорость каждой волны в десять раз выше скорости предыдущей**; кроме того, каждая новая волна более тотальна — она изменяет большее количество людей и трансформирует концепцию человеческой природы и общества.

*По делам вору и мука*

**Действие закона волны не имеет срока давности**. Пример тому — истории жизни многих великих людей, которые получили заслуженную славу, пусть и после смерти. Например, Нико Пиросмани[495] начал писать свои картины на том единственном, что всегда было под рукой, — на простой клеенке, снятой со стола. Над ним посмеивались, считая полусумасшедшим, до конца жизни большую часть времени он жил в полной нищете, брал за работы сущие копейки, ночевал в подвалах. Слава пришла к Пиросмани уже после смерти[496]. Сейчас Нико Пиросмани — символ не только народного художника, народного искусства, но и самой Грузии.

Мир — это замкнутая система. **Закон причинно-следственной связи действует везде и всегда —** такие размышления очень сильно помогают жить. И конкретному человеку, и обществу в целом.

*Око за око, зуб за зуб*

«Под действием этого закона каждый человек в действительности господин своей судьбы, сам себе дает награду, сам себя наказывает. Этот закон говорит, что все мысли, все слова, все действия отражаются в будущем на жизни человека, и не в виде награды или наказания, как обыкновенно понимают эту идею, но как неизбежный результат, следующий за своей причиной»[497]. Например, вот как этот закон проявляется в Южной Корее, с бешеной скоростью прогрессирующей стране, в которой на конфуцианство, исторически вошедшее в мировоззрение людей, достаточно недавно наложился протестантизм. В эпидемию гриппа граждане по собственной иници-

*«Поступай так, чтобы максима твоей воли могла бы быть всеобщим законом».*

*Иммануил Кант*

ативе и на собственные деньги покупают в аптеке защитные повязки-маски и раздают их на остановках и входах в родные конторы. Притом в первую очередь маски надевают те, кто заболел, или считающие, что уже заразились. Знаете, как они при этом рассуждают? «Нам будет стыдно, если коллеги заболеют и слягут, а наша фирма и наша страна получит от этого ущерб». Такое отношение отдельных людей сливается в мощную волну общественной ответственности, которая дает чувство защиты и уверенности каждому.

**Волны, меняющие нашу жизнь, берут начало в нас самих — в наших эмоциях, помыслах, устремлениях.** И во власти каждого — стать источником волны, привносящей в мир положительную энергию, которая обязательно вернется к нам обратно.

**Использованные символические образы**

<u>Карта Karmalogic:</u>
пишущий человек (прообраз первого действия, создающего волну),
голубь (символ вестника, порождающего центр волны).
<u>Пиктограмма Karmalogic:</u>
перо в чернильнице.

ВЫ МОЖЕТЕ ПРИСОЕДИНИТЬСЯ К ОБСУЖДЕНИЮ ЗАКОНА «ВОЛНА» И СЛУЧАЕВ, ЕГО ПОДТВЕРЖДАЮЩИХ, НА САЙТЕ ПРОЕКТА KARMALOGIC.NET. ДЛЯ ЭТОГО ПРОСКАНИРУЙТЕ РАСПОЛОЖЕННЫЙ В КОНЦЕ СТРАНИЦЫ QR-КОД С ПОМОЩЬЮ ВАШЕГО СМАРТФОНА, И ВЫ ПОПАДЕТЕ НА СТРАНИЦУ ОБСУЖДЕНИЯ ДАННОГО ЗАКОНА.

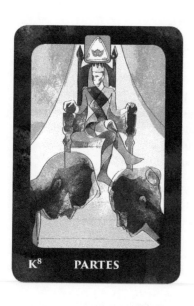

# Сутра Карма

## РОЛЬ
### Если хотим занять какую-то роль в мире, нужно просто начать вести себя так, словно это уже произошло

*Становимся хозяевами своей судьбы*

Если солдат в ходе повседневной службы будет поступать так, как поступил бы, например, генерал (выходить за рамки своей ответственности, отвечать за большее), то постепенно мир заметит это и поможет ему дорасти до генерала. Женщина, которая держится с достоинством королевы, привлечет внимание короля. Своим поведением мы способны притянуть ту социальную функцию, которая связана с этим поведением.

В конечном итоге человеческое общество складывается и организуется в процессе повседневных практик составляющих его индивидов. Практики эти в значительной степени сводятся к выполнению определенных социальных функций и к следованию неким поведенческим моделям. «Весь мир — театр. В нем женщины, мужчины — все актеры», — сказал Шекспир[498]. В этом театре каждый может довольствоваться ролью, предназначенной ему происхождением или другими, не зависящими от его воли детерминантами. А может попытаться изменить свою судьбу, разорвать круг не зависящих от него предопределений и стать тем, кем он сам захочет.

В обществе человек может занимать любое положение — от дна до самой вершины. Конечно, никто не хочет быть на дне и желание взобраться повыше — вполне естественное и понятное. Все ищут заветный путь, рецепт, способ, который бы помог это сделать. Кто-то считает, что для этого необходимо заработать много денег. Некоторые убеждены, что деньги не главное, а необходимо признание и уважение других людей. Третьи уверены, что успеха можно добиться, только поступая хорошо и правильно. Инструментов для достижения цели может быть много, но главное — кто этим инструментом пользуется.

Мальчики в детстве очень часто играют в машинки и хотят быть водителями или гонщиками. Они изображают переключение передач, давят на газ или тормоз, гудят, сигналят, используя при этом любой подручный материал: крышку от кастрюли в качестве руля, подушки вместо педалей газа и тормоза и т.п. В своем воображении они едут на настоящих машинах, и их движения почти ничем не отличаются от движений водителя. **Детское сознание работает просто: «я хочу быть = я есть».** Игра в имитацию — самый простой способ для ребенка стать тем, кем он хочет.

А почему нам, взрослым, не воспользоваться этим же способом? Зададимся целью стать другими и сыграем роль, как будто мы уже ими стали. Начнем культивировать в себе новые черты характера, разработаем новые правила, научимся реагировать и вести себя по-другому. И тогда в нас проснутся иные способности и навыки, которые можно будет дальше развивать и использовать в жизни. Все, что для этого нужно, — экспериментировать, погружаться в новые состояния и постигать разнообразный опыт, раз уж нам дана такая возможность, с помощью мозга, тела, ума, ощущать и выбирать то, что хочешь[499].

*«Боб Дилан существовал всегда — еще до моего рождения. Я играю эту роль потому, что, вероятно, лучше всего подхожу для нее».*

*Боб Дилан*

Конечно, играть роль и быть тем, кого играешь, не одно и то же. **Но если мы вживемся в ту роль, которую для себя выбрали, будем последовательны и поступательны в своем движении вперед, мы сможем стать теми, кем хотим.** Не стоит ждать, пока судьба пошлет благоприятный шанс. Мы сами будем выбирать свой путь, своим поведением указывая всем окружающим, кто мы есть на самом деле. Тогда реальность вынуждена будет принять нас такими, какими мы себя ей представляем.

*«Себя найти куда трудней, чем друга или сто рублей».*

*Арсений Тарковский*

Что же такое роль? Согласно версии психолога Анны-Мари Рошеблав-Спенль, «роль является моделью поведения с определенным, характерным для нее набором норм, обязанностей, требований, действий, совершаемых человеком. Роль представляет собой ориентацию, видение человеком своей системы ценностей и позиции в социуме»[500]. Каждый из нас исполняет определенные роли, и окружающие нас люди воспринимают и реагируют на нас в зависимости от этого. Роль всегда служит выражением идентичности.

Психологи выделяют несколько типов ролей[501].

А) Предписанная нам роль. Она характеризуется системой ожиданий и предположений, исходящих от общества, по отношению к человеку, занимающему определенный статус (позицию). Также существует перечень ожиданий, касающихся поведения человека, по отношению к людям, занимающим иной статус. Например, обществом предполагается, что домохозяйка должна заботиться о детях, доме, семейном бюджете. Большинство людей воспринимает именно ее таким образом.

Б) Субъективная роль. Здесь речь идет о предположениях и ожиданиях, которые сам исполнитель роли считает естественными для своего поведения и статуса в ситуациях общения с другими. Иногда эта роль называется «восприятием роли». Субъективная роль наполняется самим человеком в зависимости от его видения себя в определенном контексте.

В) Роль, приведенная в действие. Название говорит само за себя. Приведение в действие означает демонстрируемое (внешнее) поведение человека в ситуациях общения с другими людьми. Человек выполняет действия, определенные своей ролью.

Понятно, что только поступков и слов недостаточно. Нужно, чтобы наши эмоции и мысли соответствовали той роли, которую мы выбрали.

Информация распространяется от человека к человеку в виде волновых пакетов информации. Поэтому волновую природу наших взаимодействий можно объяснить законами волновой физики. Основные последствия вытекают из законов распространения и рассеяния волн[502]. **Излучая волны**

**уверенности и целеустремленности, мы можем передать другим людям свое видение реальности.** И чем больше мы уверены в себе, тем скорее окружающие поверят в это.

Известный немецкий философ и социолог конца XIX — начала XX века Георг Зиммель утверждал, что каждый человек является участником многих социальных групп и в каждой группе он мало чем отличается от остальных ее членов. Но в своей совокупности те социальные группы, в которые мы входим, формируют такую совокупность социальных связей, которая характерна, скорее всего, только для одного человека: «…каждому индивиду ввиду его качеств указано определенное место в его социальной среде… это идеально принадлежащее ему место также и в действительности имеется в социальном целом»[503].

Достаточно обратить внимание на такую социальную группу, как семья, и мы сразу становимся практически неповторимыми, несмотря на то что во всех остальных социальных группах мы почти без проблем легко заменимы — как сотрудники, как избиратели или, например, как болельщики какой-нибудь спортивной команды.

При этом Зиммель понимал, что человек далеко не всегда готов принять уготованное ему место в социальной среде или же ему не всегда дают его занять. Сколько раз можно наблюдать такую картину: хотя некая должность, семейный или другой социальный статус явно делают успешным и счастливым только определенного человека, всегда найдется кто-то (а возможно, даже не один), кому со стороны кажется, что он на этом месте будет успешнее. **Далеко не каждый умеет прочувствовать специфику именно своей роли.** И тогда появляются неуспешные и недовольные собой и окружающими люди — и социальная гармония нарушается. Зиммель пишет: «…общественная жизнь, как таковая, основывается на предпосылке о принципиальной гармонии между индивидом и социальным целым, хотя это отнюдь не препятствует резким диссонансам этической и эвдемонической жизни»[504].

*«Сара Бернар превосходно играет роль великой актрисы».*

*Бернард Шоу*

Позже идеи Зиммеля развил известный американский философ и социальный психолог начала XX века Джордж Герберт Мид[505], родоначальник теории символического интеракционизма; он утверждал, что наши социальные статусы определяются неповторимой совокупностью и неповторимым исполнением определенных социальных ролей. Среди его учеников стоит выделить автора концепции транзактного анализа Эрика Берна. По его мнению, все мы в своей жизни неосознанно реализуем сценарий своей жизни, созданный (как правило, тоже стихийно) нашими родителями[506].

*«Будь самим собой».*

*Иоганн Вольфганг фон Гёте*

**Человеку, в отличие от животных, присуще опережающее отражение, которое обеспечивает возможность предвидеть и прогнозировать ход развития событий.** Это свойство человеческого мозга позволило развиться качественно новому способу адаптации к различным факторам окружающей среды, формирования более совершенных приспособительных реакций и стратегий выживания в мире. С помощью воображения (одна из форм психического отражения) человеческий мозг способен предвосхищать будущее. На основе полученных позитивных либо же негативных эмоций и понимания о том, что это всего лишь доля предстоящего наслаждения или негативного воздействия, формируется мотивация, которая и предопределяет последующее поведение. Животные, будучи менее развитыми, чем человек, являются всего лишь рабами своего зрительного поля. Только человек может выходить за рамки непосредственно воспринятой им информации. Такой механизм опережающего отражения действительности (или антиципации) впервые был описан физиологом, создателем теории функциональных систем, академиком АН СССР П. К. Анохиным и назван им акцептором действия[507].

*Видна птица по полету*

Еще в 30-е годы XX века П. К. Анохин, ученик Н. П. Павлова, поставил вопрос: каким образом организм, как совокупность отдельных органов и систем выполняет свои задачи, каким образом он достигает положительных для организма целей? И он предложил свою концепцию, которая получила название теории функциональных систем. В настоящее время, по мнению ряда физиологов, она является ведущей теорией, объясняющей принципы нервной регуляции и управления в живых системах в целом. Согласно этой теории в организме имеется управляющее устройство (по терминологии П. К. Анохина — «центральная архитектура»), которое управляет многими органами или системами, входящими в данную функциональную систему и работающими ради получения определенного конкретного результата действия, а точнее, положительного приспособительного результата. Согласно Анохину, функциональные системы возникают всякий раз в зависимости от необходимости выполнения какой-то определенной задачи. В данном случае о результате говорят как о системообразующем факторе[508].

Наше внутреннее желание занять какую-то роль или место в этом мире основано на наших социальных потребностях, которые являются системообразующим фактором. Когда мы начинаем вести себя так, как будто это уже произошло, наш мозг начинает отрабатывать новые программы, сопоставляет прошлый опыт с нынешним и в итоге генерирует наиболее подходящую программу дальнейших действий. **Для того чтобы стать хозяином своей судьбы, нужно предвосхищать и действовать с позиции того образа и роли, которую мы хотим играть в своей жизни.** Новый образ и соответствующая ему функциональная система, которая формируется в нашей голове, влияют на наше дальнейшее поведение.

*«Я и садовник, я же и цветок».*

*Осип Мандельштам*

В течение жизни человек примеряет множество ролей и масок, ежедневно перевоплощаясь во все новые и новые образы. Например, любящий и заботливый муж и отец дома становится на работе строгим и требовательным начальником, а вечером среди друзей — хорошим и интересным собеседником. Наши роли отличаются по степени важности и длительности их жизни. В некоторые мы облачаемся на пять минут, другие не снимаем всю жизнь. Такой пожизненной ролью в исламе является роль истинно правоверного мусульманина. Проживая ее, верующий достигает довольства Аллаха и познает истину.

*Назвался груздем — полезай в кузовок*

Образцом для подражания мусульман в их жизненном пути служит посланник Аллаха — пророк Мухаммад. В исламе высоко оцениваются присущие ему качества — доброта, справедливость, благородство, добродетельность, преданность Всевышнему. Жизнь пророка, его слова и поступки досконально изучены, поэтому мусульманам предписывается подражать его опыту не только в сложных жизненных ситуациях, но и в мелких бытовых вопросах. Подобное следование и подражание позволит мусульманину достичь определенной глубины веры, погрузиться в религиозный опыт пророка.

Одновременно с этим ислам призывает мусульман прекратить общение с теми, кто отклоняет их от истинной религии: «Дает вам Аллах запрет о тех, которые сражались с вами за религию, и изгнали вас из ваших жилищ, и помогали вашему изгнанию, чтобы вы не брали их в друзья. А кто возьмет их в друзья, те — нечестивые» (Коран 60:9). Аллах предоставляет человеку разные возможности, но сам человек выбирает и присваивает то, что ему кажется верным.

*«Стремление порисоваться иногда толкает нас на поступки благороднее нас самих».*

Оскар Уайльд

Чтобы не сходить с выбранного пути, мусульманину **важно соблюдать накладываемые его ролью обязательства. Это не только заставит самого человека поверить в истинность того, что он делает, но и «внушит» другим новое восприятие человека.** Окружающие, оценив человека в новом образе, изменят свое отношение к нему, оно будет сообразно с его ролью. Вряд ли кто-то пригласит мусульманку в платке посидеть в бар вечером или в ночной клуб со стриптизом — ночью. Платок, как атрибут роли, обязывает девушку соблюдать определенные рамки и границы.

Среди всего богатства христианской мысли следующее высказывание хорошо иллюстрирует закон: «Любовь, конечно, выше всего. Если ты находишь, что в тебе нет любви, а желаешь ее иметь, то делай дела любви, хотя сначала без любви. Господь увидит твое желание и старание и вложит в сердце твое любовь»[509]. Бог, как центр христианского мировоззрения, призывает каждого подняться на более высокий уровень по сравнению с тем, какую роль в этом мире человек занимает к настоящему моменту. Главная и высочайшая цель судьбы христианина — обожение, соединение человека с Богом (2 Петр. 1:4). Для этого «Бог стал Человеком, чтобы человек стал богом», — говорил великий мыслитель Афанасий Александрийский (IV век)[510]. Однако же, пока человек не стал «причастником божественного естества (природы)», он должен брать пример с Богочеловека Христа, чувствовать, как Тот себя вел, и пытаться быть на Него похожим: «Подражайте мне, как я Христу» (апостол Павел) (1 Кор. 4:1–21). Христиане хотят быть богоподобны, а Он говорит нам: «Я — Господь Бог ваш: освящайтесь и будьте святы, ибо Я свят» (Лев. 11:44), «будьте совершенны, как совершен Отец ваш Небесный» (Мф. 5:48). То есть ведите себя так, как будто вы уже боги, и тем самым достигнете желаемой цели обожения.

По мнению израильского каббалиста, основателя и руководителя международной академии каббалы «Бней Барух» Михаэля Лайтмана, социальные роли необходимы обществу для сохранения общественного мира и координации действий индивидов. Социальные роли можно обнаружить даже в

*Плох тот солдат, который не хочет стать генералом*

волчьей стае. «Характер отношений в стае альтруистичен, — пишет М. Лайтман — То есть каждое животное подчиняет свои личные интересы интересам всего „коллектива“. При иных взаимоотношениях стая как единый организм существовать не может. Ранг животного зависит от уровня развития психики, а не только от физических данных. Ведь, как известно, выживает не столько самый сильный, сколько самый умный. А вожаку приходится организовывать охоту (у волков групповой загонный тип охоты, требующий хорошей организации), принимать решения о разделе добычи. Поэтому в стае царят мир и покой. Младшие слушаются старших и чувствуют себя абсолютно защищенными, а старшие несут бремя ответственности за всех»[511]. **Важно исполнять ту роль, которая не только окажется полезной самому индивиду, но, исполняя которую, он сможет принести наибольшую пользу своему сообществу.**

Наиболее консервативно к выбору социальной роли человека в обществе относятся представители индуизма. Известно, что переход из одной группы в другую в традиционном индийском обществе был затруднен. Но для правоверного индуса двери

*«Сначала человек играет роль, а потом роль играет человека».*

*Владимир Леви*

в высшие касты или варны не были закрыты герметично. Возможность оставалась. Ведь варна человека зависит прежде всего от накопленного душой опыта, от того, какой отрезок эволюции пройден в предыдущих воплощениях. Само слово «варна» переводится как «цвет» и первоначально обозначало цвет ауры или энергетического тела человека, по которому и можно было определить основные устремления души, пришедшей в этот мир: «Брахман [представляется существом] белого цвета, кшатрий — красного цвета, вайшья — желтого цвета, шудра — черного цвета» (Ваджрасучика-упанишада)[512].

В ведическом обществе варна первоначально не определялась по родителям. Новорожденного приносили к брахману, и тот, обладая тонким видением, смотрел на цвет ауры, оценивал уровень развития души и, соответственно, делал выводы о том, какие уроки ей нужно здесь получить, в рамках какой варны этому человеку нужно искать свое место в жизни. Если и не сразу, то в другом воплощении человек мог родиться тем, кем он заслуживал сообразно качеству прожитых прежних жизней[513].

Все люди без исключения играют в обществе самые разные роли, которые определены моделями поведения, процессами взаимодействия между людьми, их восприятием друг друга.

«Прикинься гением, и ты им станешь», — говорил один из самых экстравагантных художников XX века, Сальвадор Дали[514].

*Что позволено Юпитеру, не позволено быку* В 1929 году двадцатипятилетний каталонец Сальвадор Дали приехал с Луисом Бонюэлем в Париж и был введен в среду сюрреалистов Хуаном Миро. Молодой Дали был воодушевлен идеями иррационального, интуитивного, параноического искусства и своим сюрреалистическим творчеством декларировал агрессивное проникновение в бессознательное. Очень удачным оказался и союз художника со своей музой на всю жизнь — Галой. Именно она подкрепляла его имидж сумасшедшего гения и вела переговоры с дилерами и галереями, взвинчивая цены на произведения мужа. Дали стал первым столь масштабным и заметным представителем модернистского китча, массового варианта интеллектуального искусства. Он был обречен на успех. Роль гения оказалась сыграна прекрасно.

**Роли приводятся в действие только в моменты общения с окружающими.** Они являются способом трансляции другим нашего характера, темперамента и позиции в обществе. Поскольку многие роли ясно обозначены в социуме, система предположений и ожиданий по отношению к человеку, который ее исполняет, достаточно предсказуема. Принимая это во внимание, можно эффективно подойти к выбору своей роли, которую нам будет приятно исполнять. Люди вокруг, видя наше поведение и реакции, логично вписывающиеся в эту роль, обязательно начнут считывать наш посыл и будут относиться к нам как к уже обладающим определенной позицией. Если система ценностей, поведение и ожидания, ассоциированные с этой ролью, впишутся в структуру нашей личности, мы сможем влиять на отношения с другими людьми и происходящее вокруг.

*Во чужом пиру похмелье горше*

Роли, которые мы исполняем, несут в себе наши надежды, желания, потребности. **Позволим обществу воспринимать себя так, как мы этого желаем,** покажем людям нашу позицию, и реальные перемены не заставят себя ждать.

### Использованные символические образы

Карта Karmalogic:
арлекин на троне (символ роли и слова «роль»).
Пиктограмма Karmalogic:
маска (геральдический символ арлекина).

ВЫ МОЖЕТЕ ПРИСОЕДИНИТЬСЯ
К ОБСУЖДЕНИЮ ЗАКОНА «РОЛЬ» И СЛУЧАЕВ,
ЕГО ПОДТВЕРЖДАЮЩИХ, НА САЙТЕ ПРОЕКТА
KARMALOGIC.NET. ДЛЯ ЭТОГО ПРОСКАНИРУЙТЕ
РАСПОЛОЖЕННЫЙ В КОНЦЕ СТРАНИЦЫ
QR-КОД С ПОМОЩЬЮ ВАШЕГО СМАРТФОНА,
И ВЫ ПОПАДЕТЕ НА СТРАНИЦУ ОБСУЖДЕНИЯ
ДАННОГО ЗАКОНА.

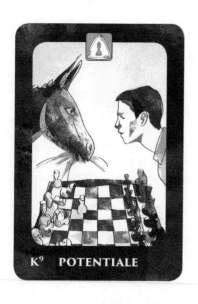

K⁹ **POTENTIALE**

# Сутра Карма

## ПОТЕНЦИАЛ
### Добиваемся такого состояния вещей, чтобы благоприятный исход не мог не произойти

*Ищем потенциал, заложенный в сложившейся конфигурации событий, а не боремся с ней*

Как добиться своей цели? Можно идти напролом, круша все на своем пути. Это европейский взгляд на механизм достижения цели, очень энергетически затратный. А можно использовать текущую ситуацию и заложенный в ней потенциал таким образом, чтобы то, чего бы мы хотели бы достичь, не могло не произойти. Например, если мы хотим каких-то отношений, то сначала необходимо понять, что надо сделать, чтобы мимо нас не прошли, нас заметили. Не стоит активно тянуть человека в свою сторону. Достаточно просто организовать такое положение вещей, чтобы нужные люди сами потянулись к нам. Это восточный подход.

*Глупый киснет, а умный все промыслит*

Есть хороший пример, показывающий, чем отличаются восточное и западное мировоззрения и мышления. Представим себе, что вон в том углу сидит человек и нам необходимо, чтобы он пересел в другой и просидел там несколько часов. Что делает европеец, когда перед ним ставят эту задачу? Он сразу же начинает прикидывать вес человека, то, сколько усилий понадобится, чтобы его перетащить (а вдруг он будет сопротивляться?), и как его зафиксировать в новом положении. А как поступит в этой ситуации представитель восточного мировоззрения? Например, так: он внимательно проанализирует текущую ситуацию и поймет, что здесь холодно. И холодно всем — и ему, и этому человеку. Поэтому он наберет дров, разведет огонь в нужном углу, там станет тепло, и человек сам придет и проведет столько времени, сколько он этот огонь будет поддерживать.

*«Человек — унылое животное, которое впустую растрачивает свой потенциал. Я сажусь в набитый автобус, смотрю на людей — и я несчастен, потому что чувствую: они все почему-то неправильные. Не потому, что у них Бога нет, не потому, что трезвые, — с ними что-то другое не так. Чтобы вырваться на свободу, нужна поистине дерзкая, изобретательная душа».*

*Чарльз Буковски*

Еще Сунь–цзы говорил: «Надо создать такое состояние вещей, чтобы благоприятный тебе исход не мог не произойти». В физике системы с большим количеством частиц и связей описывают с помощью уравнения состояния, учитывающего множество параметров — температуру, давление, объем, химический потенциал и т.п.[515]. Соответственно, изменяя состояние отдельных параметров, можно изменить общее состояние системы. Для этого нужно знать зависимость отдельных параметров друг от друга и влияние, которое они оказывают на систему. В обществе действуют те же законы — гораздо эффективнее создать нужную конфигурацию, которая сама запустит необходимые нам процессы (т. е. изменить причину происходящего), чем бороться с последствиями работы конфигурации, не соответствующей нашим целям.

**Предпочтение эволюции, а не революции заложено в самой природе.** Всему органическому миру свойственно стремление добиваться осуществления своих фундаментальных естественных целей — выживания и размножения. Достижение этих целей происходит различными способами. Эволюция является одним из таких способов творения, формирования и защиты живых существ, и в качестве базы для эволюционных реконструкций была выбрана нервная система. Нервная система представляет собой гипотетическое зеркало поведения и реальных возможностей животных. Однако это не только зеркало, но и структурная основа всего поведения. Для нервной системы характерны относи-

*Нечего ругать кошку, когда сыр съеден*

**Подали горчицу после ужина** тельно медленные структурные изменения, которые не могли происходить вне специфических условий. Под такими условиями подразумевается некая среда, где могли бы потребоваться необычные органы чувств или глубокий ассоциативный анализ необычных условий[516]. Проанализировав неврологические закономерности эволюции, можно сделать вывод, что она не боролась с предыдущей или новообразованной конфигурацией, а искала потенциал, заложенный в ней. Все многообразие животного мира и их приспособительные реакции являются тому подтверждением.

**Задвигать засов после кражи коровы бесполезно** Человеку присущи более разнообразные формы потребностей, нежели просто выживание и размножение. Мы постоянно пребываем в поиске смысла своего существования и ставим перед собой все новые и новые цели. Однако мало кто осознает, что процесс успешной реализации потребностей во многом зависит от индивидуальных особенностей человека, в частности конфигурации его мозга. Исследования в области физиологии человека показали, что индивидуальные типологические особенности человека определяются функциональной асимметрией головного мозга — преобладающей активностью правого либо левого полушария[517].

**Привел лошадь ковать, когда кузня сгорела** С помощью множества экспериментов было установлено, что интегративная деятельность каждого полушария имеет свою специфику. Левое полушарие функционально связано с использованием вербальных символов, логикой и анализом, а правое — с перцепцией зрительных, пространственных, кинестетических стимулов, с восприятием музыки, что было обозначено, соответственно, как «пропозиционное» и «оппозиционное» мышление[518]. Этот факт был отмечен еще И. П. Павловым, который в зависимости от преобладающих свойств полушарий или их сбалансированности выделил два типа высшей нервной деятельности, характерных для человека, — мыслительный и художественный. Люди с преобладающим правым полушарием относятся к художественному типу. Для них характерна яркость зрительных и слуховых восприятий картины мира (к их числу относятся большей частью художники и музыканты). Люди с преобладающим левым полушарием отличаются способностями к логическим построениям и отвлеченному мышлению (ученые, философы). Большая часть же человечества составляет так называемый смешанный тип, среди которых можно найти представителей и мыслительного, и художественного типа, но без яркой выраженности. Существует и четвертый типологический вариант — те редкие представители общества, которые имеют особое выраженное развитие одновременно обоих полушарий. Сюда И. П. Павлов относил гениальных личностей типа Леонардо да Винчи, способных одновременно и к художественному, и к научному творчеству[519].

*После дождя плащ не надевают*

Таким образом, не стоит бороться с конфигурацией нашего мозга и идти против природы, заставляя себя работать с цифрами, если наше призвание — музыка или литература. **Намного эффективней выявить и использовать тот потенциал, который в нас заложен.** Французский мыслитель Пьер Бурдье назвал этот потенциал символическим капиталом. По его мнению, это та сила, которой обладают наши знания и навыки, когда мы находим правильную сферу для их применения[520].

Важность изучения и использования потенциала, заложенного в той или иной конфигурации, понимал и знаменитый немецкий философ и идеолог Карл Маркс, которому приписывают идею структурной детерминации[521]. Суть ее в том, что каждое событие имеет своей причиной не другое единичное событие, а всю совокупность социальных событий, которая возможна лишь в своей взаимосвязи, то есть общество как система является причиной отдельных событий. Маркс видел зависимость отдельных экономических явлений от функционирования целой экономической системы капитализма[522]. В своей политической теории он также считал, что невозможно достичь качественных изменений условий жизни рабочего человека только путем отдельных социальных уступок, таких как повышение зарплаты, сокращение рабочего дня и т.п. По его мнению, изменить положение рабочего можно было, лишь

*После бури за буркой не бегают*

*«Человек получает то, чего активно не приемлет, потому что излучает мысленную энергию на частоте своей неприязни, а вдобавок еще создает избыточный потенциал. Жизнь часто соединяет вместе людей совершенно разных, которые, казалось бы, совсем друг другу не подходят. Так равновесные силы, сталкивая людей с противоположными потенциалами, стремятся их погасить».*

Вадим Зеланд

изменив всю социальную структуру — и базис (экономические отношения), и надстройку (политику, культуру, право, мораль и т.п.). Это и стало обоснованием теории революции — менять нужно всю систему, по частям ее изменить невозможно[523].

Идея структурной детерминации приобрела свои четкие очертания в философии структурализма (в этом плане показательны работы Луи Альтюссера[524]), которая возникла в послевоенной Франции во многом как переосмысление марксизма. Однако подлинное развитие идея структурной детерминации получила в работах французского философа-антрополога и этнолога Клода Леви-Строса[525]. Впрочем, в структурализме идея Маркса о структурной детерминации приобрела фаталистический характер — мы не способны повлиять на структуры, наоборот, они всецело определяют наше поведение. Даже у Маркса человек способен был становиться творцом истории, опираясь на знание социальных структур. **Человек должен использовать потенциал, заложенный в социальной структуре, иначе сам по себе он не реализуется.**

Немецкий философ и социолог Георг Зиммель также утверждал, что целое доминирует над частями в социальной жизни: «…общество оказывается неким космосом, который, правда, необозримо многообразен в своем бытии и движении, но в котором каждая точка сохраняет свою определенность лишь при неизменности структуры целого»[526]. Другими словами, мы можем использовать различные ресурсы и возможности общества, получая при этом некие гарантии стабильности, изначально заложенные в идее человеческого социума. **Опираясь на эту гармонию целого, можно достигать и внутренней гармонии.**

Об этом говорят и мировые религии. Согласно исламу, Аллах создал человека из ничего и наделил его по Своей Милости множеством разных даров и превознес над многими творениями, сделав человека Своим наместником на земле. Со временем люди разделились на довольных и благодарных Аллаху и неблагодарных, ненасытных. **«Благодарные люди» ценят то, что у них есть. Они умеют использовать свои дары сообразно возможностям и устраивать свою жизнь в гармонии,** понимая, что Всевышний благословил их тем, что им сейчас необходимо. Благодарное сердце вызывает довольство

*«Мое богатство — в уверенности, что я смогу увидеть и использовать на благо потенциал любой ситуации. За каждой грозовой тучей меня ожидает радуга».*

Брэд Дженсен

и благословение Аллаха, оно видит и откликается на знамения своего Господа. Поэтому благодарные верующие достигают успеха: «Если возблагодарите, Я умножу вам» (Коран 14:7). Благодарный человек осознает, что всякое благо исходит от Творца Неба и Земли. Непонимающие, напротив, не видят знамений Аллаха, не понимают, что им следует делать и в каком направлении двигаться. Их одолевают сомнения, печаль и разочарование жизнью, недовольство тем, чем их наделил Аллах. В результате такие люди не ценят то, что имеют, и не благодарят Всевышнего за дарованные им блага и милость. О них говорится в следующем хадисе: «Если бы у кого-то из сынов Адама было две долины, заполненные стадами, то он пожелал бы третью» (Муслим 1048). Такие люди ненасытны и хотят все больше и больше. Проявляя неблагодарность, они вызывают немилость Аллаха, за которой следует наказание: «...если будете неблагодарны... Поистине, наказание Мое — сильно!» (Коран 14:7). Талантливый человек, любимчик Аллаха, умеет использовать то, что у него в данный момент имеется, достигая при этом красоты и совершенства. В приведенном в начале хадисе говорится о том, что следует радоваться тому, что есть, и пользоваться каждым даром в свое время.

Согласно христианскому вероучению, сразу после грехопадения первых людей жизнь на Земле приобрела искривленный и уродливый характер (Гал. 3:24). Но Бог не стал уничтожать мир как черновик и создавать его заново, а стал действо

*Заплетать косы, когда волосы вылезли*

вать, исходя из текущей ситуации, используя в качестве проводника божественной воли и инструмента исправления сложившейся конфигурации, знамения, силы природы, ангелов и даже животных. Он озвучил Адаму и Еве символическое пророчество о будущем пришествии в мир Спа сителя, который должен избавить людей от власти дьявола. Путь к рождению Христа-спасителя был долог, и, собственно, весь Ветхий Завет с его драмами, кровавыми трагедиями, страшными бедствиями и подвигами веры, как говорит апостол Павел, «был для нас детоводителем (*нянькой*) ко Христу»[527]. Бог использовал «любой подручный материал», любую ситуацию и человеческую судьбу, дабы направить человечество к заветной цели и исполнению Его, Бога, замысла о человечестве[528].

*И во всех сложных ситуациях важно помнить: у толковой головы сто рук*

Для каббалистов важным потенциалом для развития личности является коллективный разум, формируемый современными средствами коммуникации, которые связывают воедино индивидуальные сознания и обогащают каждое из них знаниями коллективного бессознательного. Более того, Михаэль Лайтман считает, что именно каббала в будущем поможет управлять этим потенциалом для пользы всего человечества. «В итоге исследования общечеловеческого интеллекта мир придет к пониманию необходимости полного взаимодействия всех людей в единой системе и раскроет эту систему нашей связи — и тогда для понимания этой системы связи им понадобится каббала, как наука об общей сети управления всей природой. Эта сеть управления и есть система высших миров, т. е. сил связи, которую мы изучаем в науке каббала»[529]. Другими словами, **воздействуя на коллективный разум, можно менять социальный контекст в нужном ключе и направлять сознание каждого человека в конструктивное русло самосовершенствования**.

*Рыть колодец, когда загорится дом*

Реализация потенциала, заложенного в мире и человеке, очень важный момент в буддизме, недаром притча гласит, что «вскоре после Просветления у Будды было видение, в котором человечество предстало перед ним как множество цветов лотоса. Некоторые лотосы были все еще скрыты под слоем грязи, другие уже пробивались сквозь нее, а третьи находились в поре цветения. Другими словами, он понял, что все люди имеют возможность реализовать свой потенциал, и некоторым для этого требуется лишь небольшая помощь. Поэтому Будда решил передавать учение, и все содержание буддизма можно рассматривать как попытку воплотить в реальность это видение — помочь всем людям вырастить в себе цветок Просветления»[530].

**Потенциал — это не только то, что в нас изначально заложено, это еще и наше стремление к развитию**[531], набор способностей, помогающих нам эволюционировать и направлять свои усилия в сторону новых задач и функций[532]. Каждому человеку дан такой определенный набор способностей, который позволяет нам развиваться дальше в зависимости от наших желаний и це-

> *«Человек боится смерти тем больше, чем меньше он по-настоящему проживает свою жизнь и чем больше его нереализованный потенциал».*
>
> *Ирвин Ялом*

лей. Потенциал личности включает в себя несколько важных элементов: мотивацию, способность к обучению, качества, способствующие общению между людьми, а также имеющиеся знания и опыт[533]. Данная конфигурация качеств делает возможным «осуществление человеком деятельности в относительной свободе от заданных условий этой деятельности — как внешних, так и внутренних»[534]. Еще Гегель писал: «Обстоятельства и мотивы господствуют над человеком лишь в той мере, в какой он сам позволяет им это»[535]. Иными словами, **человек на основе своего потенциала способен НЕ позволять обстоятельствам господствовать над ним**.

Д. А. Леонтьев пишет: «Личность — это не природный объект, это то, что человек в процессе индивидуального развития сам из себя делает»[536]. Каждый на основе своих внутренних критериев и

> *Трость нужна до того, как упал*

ориентиров может эффективно действовать даже на фоне внешнего давления и постоянно меняющихся условий. Принимая во внимание заложенную в человеке функцию учиться и обогащать свой опыт, становится очевидным, что мы все время изменяемся, растем и развиваемся в своих возможностях. И мы уже не только адаптируемся к внешним обстоятельствам, но и знаем способы, как создавать необходимые условия на основе своего потенциала. У каждого есть свобода выбирать, использовать ли свои внутренние ресурсы для саморазвития и достижения желаемого или же позволить внешним обстоятельствам управлять нашей жизнью.

**Использованные символические образы**

Карта Karmalogic:
шахматная доска (символизирует место осуществления своего потенциала в миниатюре, символ слова «потенциал»).
Пиктограмма Karmalogic:
шахматная фигура.

ВЫ МОЖЕТЕ ПРИСОЕДИНИТЬСЯ К ОБСУЖДЕНИЮ ЗАКОНА «ПОТЕНЦИАЛ» И СЛУЧАЕВ, ЕГО ПОДТВЕРЖДАЮЩИХ, НА САЙТЕ ПРОЕКТА KARMALOGIC.NET. ДЛЯ ЭТОГО ПРОСКАНИРУЙТЕ РАСПОЛОЖЕННЫЙ В КОНЦЕ СТРАНИЦЫ QR-КОД С ПОМОЩЬЮ ВАШЕГО СМАРТФОНА, И ВЫ ПОПАДЕТЕ НА СТРАНИЦУ ОБСУЖДЕНИЯ ДАННОГО ЗАКОНА.

ЕСЛИ ВЫ ХОТИТЕ ПРЕДЛОЖИТЬ
НОВОЕ ПРАВИЛО В СУТРУ
«КАРМА», ТО, ИСПОЛЬЗУЯ
УКАЗАННЫЙ НИЖЕ QR-КОД,
ВЫ СМОЖЕТЕ ПОПАСТЬ НА
СООТВЕТСТВУЮЩУЮ СТРАНИЦУ
САЙТА KARMALOGIC.NET
(ПРОСТО ПРОСКАНИРУЙТЕ ЕГО
С ПОМОЩЬЮ ВАШЕГО
СМАРТФОНА).

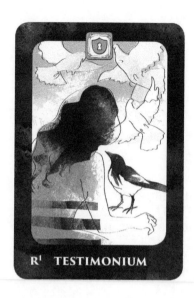

R¹ TESTIMONIUM

## Сутра Отношения

### СВИДЕТЕЛЬ
### Избегаем быть свидетелями негативных поступков других людей

*Окружающие боятся и часто стараются наказать тех, кто много знает о них*

Кого люди больше всего боятся и ненавидят? Не тех, кто поступил с ними плохо, а тех, кто был свидетелем их неприличных, дурных, подлых или корыстных поступков. Люди так устроены, что, если их обидели, это досадно, горько, но факт есть факт, дело свершившееся, и со временем они склонны отпустить ситуацию. А вот тех, кто знает об их проступках, они не прощают, им зачастую мстят и даже уничтожают.

*Тому виднее, у кого нос длиннее*

Есть уголовная статистика преступлений, совершенных по определенным мотивам, согласно которой существует закономерность — если произошло убийство бизнесмена, то первым подозреваемым является тот, кому этот бизнесмен дал в долг. Убивают не должников — их, наоборот, берегут. Убивают тех, кто одолжил. Как только деньги переданы, со следующей секунды должник начинает ненавидеть кредитора и желать ему зла... Это происходит потому, что человек, берущий в долг, проситель, и в своих глазах он выглядит жалко. Кредитор же для него — это тот человек, который не только видит его унижение, но и способствует ему, является, по мнению должника, его первопричиной. Ну как его не возненавидеть...

Еще Никколо Макиавелли в своем трактате «Государь»[537] рекомендовал правителям уничтожать в первую очередь тех, кто помогал им взойти на престол. Путь к власти редко бывает чистым, а они знали будущего правителя слабым и никому не известным.

Таким образом, закон «Свидетель» несет важный посыл — где бы мы ни работали, с кем бы мы ни сталкивались, постараемся не знать лишнего, ведь ничего хорошего нам это не принесет. **Лучше избегать ситуаций, где мы узнаем ненужную нам информацию — это опасно.**

Человек порой очень быстро забывает хорошее, но до конца жизни помнит плохое. Негатив как заноза сидит в нашей душе. Психологи считают, что это вполне закономерно. Человеческий мозг сильнее реагирует на негатив, нежели на благоприятные известия. В одном из своих экспериментов профессор психологии Джон Кочиоппо показывал людям картинки с разными изображениями с целью вызвать у них эмоции: позитивные (фото улыбающегося ребенка, красивый торт), негативные (фото мертвого животного, изувеченное лицо), нейтральные (например, фото фена или тарелки). Во время демонстрации этих фотографий он наблюдал и фиксировал электрическую активность коры головного мозга. Оказалось, что человеческий мозг сильнее всего реагирует на негативную информацию[538]. Именно поэтому люди, которые стали свидетелями тяжелых событий, часто получают психологическую травму на всю жизнь[539].

> *«Безумно оставлять своего мертвеца и идти плакать над чужим мертвецом. Кто чувствует тяжесть своих грехов, тот не смотрит на грехи ближнего своего».*
>
> *Св. Евангелие от Матфея с толкованием Святых Отцов*

Принципиальной мишенью и источником стресс-реакции являются высшие корковые и лимбические нейронные цепи, которые управляют путями осознания, обучения, памяти, оценки и интерпретации внешней информации. Доказано, что хронический психосоциальный стресс может приводить к когнитивным[540] и эмоциональным[541] нарушениям, а также к увеличению склонности к потреблению психостимуляторов[542]. Это справедливо для любого живого организма. Ярким примером может служить срыв условно-рефлекторной деятельности у некоторых лабораторных собак Института экспериментальной медицины во время наводнения в Ленинграде

(1924). В последующие после наводнения дни у собак исчезли все положительные условные рефлексы. Лишь постепенно их условно-рефлекторная деятельность стала восстанавливаться и в той или иной степени вернулась к прежнему состоянию[543].

Поэтому очень часто люди, чтобы избежать лишнего стресса, стараются не замечать негативных событий и поступков других людей. Что это — равнодушие, страх или защитная реакция? Представим ситуацию — случилась авария. Кто-то пострадал. Как всегда, появятся зеваки, которые просто будут стоять и смотреть. Кто-то вызовет «скорую». Кто-то сам попытается помочь. Но большинство поспешит прочь. Люди чувствуют, что это знание не принесет им ничего хорошего. **Когда происходит что-то плохое, на информационном уровне все окружающие чувствуют боль и дискомфорт.** Ведь поступки, а также слова и мысли оставляют след на «поверхности реальности», и этот след распространяется как волна[544].

*«Никогда не выходи навстречу неприятностям. Сиди спокойно, и девять из десяти неприятностей просто не дойдут до тебя».*

*Джон Калвин Кулидж*

Представители мистических течений тоже уверены, что наблюдать чьи-то страдания или раскрывать чужие тайны — это опасное занятие. Главное правило оккультных наук: **сторонись тайн, если к ним не готов и не знаешь, как их использовать.** Раньше тайные сообщества оберегали свои знания как зеницу ока от посторонних. Позже традиция хранения тайны перешла в масонские школы, которые оказали свое влияние на формирование мистических орденов. Тайными, в частности, являлись практическое применение магии и изучение ритуалов, которые соответствуют определенному уровню посвящения. Подразумевается, **что раскрытие тайного инициатического ритуала или предательство инициатических тайн караются кармическими силами.** Раскрывший эти тайны подвергает себя большой опасности. По сути, человек карает себя сам, ведь тот, кто чрезмерно болтлив и не обладает добродетелью молчания, имеет определенный психотип, который так или иначе привлечет к нему проблемы, что вполне можно назвать вмешательством кармических сил.

Если обратиться к уникальному духовному опыту христианских подвижников, который с IV–V веков передавался с помощью особого жанра христианской аскетической литературы под названием «патерик», то про отноше-

ние к чужим негативным поступкам там сказано
так: «Авва Антоний, проникая в глубину судеб Божиих, вопросил, говоря: Господи! Почему одни немного живут и умирают, а другие живут до глубокой
старости? Почему одни бедны, а другие живут богато? Почему нечестивые богатеют, а благочестивые
бедны? Тогда был к нему глас, глаголющий: Антоний! Себе внимай! То — суды Божии, и тебе нет
пользы знать их»[545]. А в одной из христианских притч хорошо показано, как
знание чужих грехов смущает нас и ввергает в искушение осуждать и множить гордыню: «Однажды было собрание в скиту. Братия говорили о грехо-
падении брата. Но авва Пиор молчал. Потом, встав, он вышел и, взяв мешок, наполнил его песком и нес за спиною. Насыпав также немного песку в
корзину, нес ее перед собою. Отцы спрашивали его: что бы это значило? Он
отвечал: этот мешок, в котором много песку, означает мои грехи, их много,
но я оставил их позади себя, потому что я не раскаиваюсь в них; а вот это —
немногие грехи брата моего, они пред глазами моими, и я смущаюсь ими,
осуждая брата. Но не следовало бы так делать! А лучше бы мне свои грехи
носить перед собою, скорбеть о них и умолять Бога о помиловании себя. Отцы, выслушав сие, сказали: поистине — это есть путь спасения!»[546].

«Не утешайся
согрешением брата, —
чтобы и о твоем грехе
не порадовались
бесы и люди».

*Св. Евангелие
от Матфея
с толкованием
Святых Отцов*

Избыточные знания во все времена считались
лишним грузом. «Многие премудрости — многие печали», — говорил царь Соломон. Еще тоньше и ин-
тересней об этом судили буддисты. В чисто буддистском мирном духе они не стращали человека, взы-
скующего «лишних» знаний, но деликатно намекали, что они в любом случае не пойдут впрок. Об этом говорится в одной из притч о Будде: «Однажды, когда Будда сидел под деревом, к нему пришел великий философ. Будда
был тогда уже очень старым, и в течение нескольких месяцев он должен был
уйти. Великий философ спросил у Будды: „Сказали ли вы уже все, что знали?“ Будда взял в руку несколько сухих листьев и спросил философа: „Как
вы думаете, сколько листьев у меня в руке? Больше ли их, чем сухих листьев
в этом лесу?“ Весь лес был полон сухих листьев; ветер дул повсюду, и сухие
листья создавали много шума и много музыки. Философ посмотрел и сказал: „Что за вопрос вы задаете? Как вы можете иметь больше листьев в ру-

**Чужие пороки
у нас на глазах,
наши —
за спиной**

ке? У вас их несколько, самое большое — дюжина, а в лесу их — миллионы" И Будда ответил: „То, что я сказал, это только несколько листьев в моей руке. А то, что я не сказал, это все сухие листья в этом лесу". Философ воскликнул: „Тогда еще один вопрос! Почему вы не сказали всего этого?" Будда ответил: „Потому что это не поможет Вам. **Даже если бы я хотел сказать это, оно не может быть сказано. Вы должны пережить — и тогда узнаете это.** Оно идет через переживание, через существование"»[547].

*«Тот, кто в жизни неразумен и ведет себя как лжец, Кто сберечь не может тайны — погибает наконец».*

*Шота Руставели*

Толкователи каббалы (религиозно-мистического и эзотерического учения в иудаизме) тоже полагают, что не каждому дано понять сакральное знание. Со Средних веков существует убеждение, что постичь тайную суть каббалы могут только те, кто тщательно и долго изучал Тору, так как в основе каббалистического учения — тайный код, заложенный в древней книге. И именно этот код позволяет управлять мирозданием, людьми и социальными процессами. Поэтому предавать такие знания в руки неподготовленных людей просто опасно. Обучение каббале в наше время проходит по книгам, написанным на протяжении многих веков. Считается, что каждая последующая книга как бы является ключом к предыдущей. Каждая из книг за столетия обросла таким количеством легенд, что сейчас уже сложно сказать, откуда появился первоисточник одного из основополагающих текстов «Сефер Йецира». Многие из тех, кто сейчас берется за изучение каббалы, рассчитывают на то, что каббала откроет некие тайные знания, которые помогут лучше устроиться в жизни и получить всевозможные блага. Однако тайные знания надежно защищены естественными барьерами. Если бы начинающие каббалисты знали, скольких неофитов увлечение тайным знанием увлекло в бездну, то трижды бы подумали, стоит ли обременять свой разум изучением магических формул. **Знание обладает большой силой. Но на что будет направлена эта сила — известно одному Богу. Играть с ним — все равно что развлекаться радиоактивными изотопами. Знающий извлечет из них силу, а незнающий — смерть.** Только посвященные в тонкости иудаизма и Торы смогут глубоко понять смысл каббалы[548].

Путь духовного совершенства сложен для человека, на этом пути его подстерегает множество препятствий, связанных с его человеческой сущностью. В Коране говорится: «И не следуй за тем, о чем у тебя нет знания: ведь слух, зрение, сердце — все они будут об этом спрошены» (Коран 17:36). В человеческой сущности — нафсе содержатся все отрицательные качества человеческой души: страх, гнев, ненависть, злоба, высокомерие, похоть, ложь

*«Любопытство — это такая возлюбленная, ради которой ее рабы пойдут на любую жертву».*

*Уильям Фолкнер*

и др. В противоположность нафсу существует «дух» — «рух», помогающий человеку на его духовном пути к совершенству. Поэтому человек, вставший на путь борьбы со своим нафсом, возрастает духовно. Несовершенному человеку очень сложно обуздать страсти и побороть нафс, поэтому он совершает ошибки, грешит, не всегда даже осознавая это. Наиболее греховными для человека оказываются деяния, которые он совершает, заведомо зная об их греховности. В этом случае, осознавая свое несовершенство, человек злится на людей, ставших свидетелями его проступков. **Видя проступки других, мы напоминаем им об их несовершенстве.** Если случайный свидетель оказывается не в силах повлиять на ситуацию, изменить ее к лучшему, то лучшим для него оказывается ее не заметить. Так можно защитить себя от злости и агрессии со стороны «грешника» и от осуждения его.

Дело в том, желание быть непогрешимым — обратная сторона гордыни. В этом парадокс религии, которая учит смирению и в то же время требует бес-

*Не тычь носа в чужое просо*

компромиссной борьбы с греховностью. Выдающийся французский философ-моралист Франсуа де Ларошфуко утверждал: «Все мы обладаем достаточной долей христианского терпения, чтобы переносить даже самые тяжелые страдания других людей»[549]. Вся европейская культура и современные европейские ценности унаследовали этот парадокс — готовность к помощи другим сочетается с нетерпимостью к вторжению в нашу частную жизнь. Находясь в рамках этой парадигмы, **проще делать вид, что не замечаешь проблем другого человека, чем пытаться помочь ему без его просьбы об этом.**

Само осознание того, что кто-то знает тебя не таким, каким ты хочешь казаться людям, является труднопереносимым. **Сокровенные тайны, спрятанные в глубины сознания, ставшие вдруг известными посторонним, делают нас уязвимыми.** Особенно опасно быть хранителем тайны властителей, людей могущественных. Так случилось с наиболее близкими друзьями

Александра Македонского. Так не единожды случалось и с хранителями тайн могущественных римских правителей во времена упадка Римской империи, когда к власти часто приходили люди, совершенно этого недостойные.

*«Не внимай пустому слуху, не давай руки твоей нечестивому, чтоб быть свидетелем неправды».*

*Исх. 23:1*

После скоропостижной кончины доблестного Марка Аврелия Кара высшая власть оказалась в руках его непутевого сына Карина. Слабохарактерный и жестокий, он не имел ни личных талантов, ни надежных помощников для управления огромной державой. Сознание своего ничтожества, а еще больше того, что об этом знают его школьные товарищи, побудило его следовать непреложному закону: устраняй всех, кто знает о твоем недостойном прошлом, о совершенных тобою дурных поступках! «И вот, — свидетельствует современник, — у него мало-помалу возникла всепоглощающая ненависть к каждому, кто напоминал о его недавнем прошлом». Император изгоняет или наказывает смертью ближайших друзей и советников, но с особенной злобою преследует он своих школьных товарищей. Их место с неизбежностью заняли проходимцы всех мастей, на злоупотребления которых император охотно закрывал глаза.

Очень хорошо этот кармический закон выражен в простой, но очень емкой поговорке: «Любопытной Варваре нос оторвали». Народная мудрость давным-давно подметила негативные последствия привычки совать нос не в свои дела. Особенно если эти дела малопривлекательны с точки зрения морали.

Восточная пословица о трех мудрых обезьянах: «Ничего не вижу, ничего не слышу, ничего никому не скажу» — предлагает активный метод защиты от зла. Смысл этого выражения в том, что **если мы не видим зла, не слышим о зле и ничего не говорим о нем, то мы защищены от него.**

Мотив расплаты за свидетельство чужого греха прекрасно проиллюстрирован в средневековом эпосе «Тристан и Изольда»[550].

Тристан и Изольда давно были влюблены друг в друга, но по долгу чести Тристан вынужден был привезти из Ирландии Изольду в жены королю Марку, своему дяде и благодетелю. Провожая дочь в Корнуэльс, мать Изольды дала ей волшебный напиток, который бы зажег в будущих супругах огонь вечной любви. Следить за сосудом с любовным зельем она поручила служанке Бранжьене. Когда Тристан и Изольда плыли на корабле, случилась большая жара, и герои утолили жажду волшебным зельем. Бранжьена не уследила за ними. А Тристана и Изольду сразила безумная страсть.

Король Марк тоже влюбился в Изольду, как только ее увидел, безо всякого зелья, — она была прекрасна. Сразу же сыграли свадьбу. Хотя и горела в Тристане вечная любовь, но он не мог нарушить данное королю обещание, слово рыцаря было священным.

Предстояла первая брачная ночь, а невеста уже потеряла целомудрие. По тем временам это было немыслимым позором.

Дабы король не заметил провинности Изольды, Гувернал (друг Тристана) придумал сделать так, чтобы первую ночь тот провел с Бранжьеной, которая была девственна. Когда король Марк вошел в опочивальню, Изольда задула свечи, объяснив это старинным ирландским обычаем, и в темноте уступила свое место служанке. И король не догадался о подмене и ничего не заметил.

*Меньше знаешь, крепче спишь*

«Марк любит Изольду великой любовью, а она не любит его, ибо всем сердцем предана Тристану. И обходится с ним ласково лишь затем, чтобы не заподозрил он ни ее, ни Тристана, и чтобы скрыть от него их любовь.

И боится одной лишь Бранжьены, которая может ее выдать; и думает, что, будь Бранжьена мертва, некого ей было бы опасаться. И потому призывает она к себе двух рабов, привезенных из Ирландии, и приказывает им:

— Отведите Бранжьену в лес и убейте ее, ибо она повинна предо мной в том, что спала с королем.

И те отвечают, что исполнят ее повеление».

Когда же слуги спросили в лесу у Бранжьены, за что госпожа ее так наказывает, Бранжьена сказала, что виновата лишь в том, что одолжила госпоже свою целую сорочку для брачной ночи, потому что Изольда свою, белую как снег, случайно разорвала на море. Бранжьена добавила, что она все равно любит свою госпожу и будет ей всегда благодарна.

*«Трое могут сохранить секрет, если двое из них мертвы».*

*Бенджамин Франклин*

Эта история не закончилась трагедией. Слуги не поняли символического значения сказанного и решили, что за такой пустяк наказывать девушку слишком жестоко. И отпустили ее, омочив свои мечи в кровь собаки, что была с ними, и вернулись к Изольде. Изольда раскаялась в своем поступке, и слуги, увидев печаль хозяйки, привели Бранжьену к госпоже. Благодаря своей преданности из «лишнего свидетеля» Бранжьена снова превратилась в близкого и любимого друга. Но какова цена такого прощения!

**Люди не любят свидетелей собственных неудач и ошибок.** Да и нам самим неприятно общаться с теми, кто сталкивался с нами в неприглядных ситуациях. Уж очень не хочется постоянно видеть напоминание о том, как мы ошибались. Так не будем же лишний раз вторгаться в чужое пространство и нарушать границы, которые защищают нас от опасной и вредной информации. И свои секреты тоже лучше не открывать посторонним. Для их же блага.

### Использованные символические образы

Карта Karmalogic:
девушка, кормящая птиц (символ слова «свидетель»).

Пиктограмма Karmalogic:
замочная скважина (геральдический символ подглядывания и дознания тайн).

ВЫ МОЖЕТЕ ПРИСОЕДИНИТЬСЯ К ОБСУЖДЕНИЮ ЗАКОНА «СВИДЕТЕЛЬ» И СЛУЧАЕВ, ЕГО ПОДТВЕРЖДАЮЩИХ, НА САЙТЕ ПРОЕКТА KARMALOGIC.NET. ДЛЯ ЭТОГО ПРОСКАНИРУЙТЕ РАСПОЛОЖЕННЫЙ В КОНЦЕ СТРАНИЦЫ QR-КОД С ПОМОЩЬЮ ВАШЕГО СМАРТФОНА, И ВЫ ПОПАДЕТЕ НА СТРАНИЦУ ОБСУЖДЕНИЯ ДАННОГО ЗАКОНА.

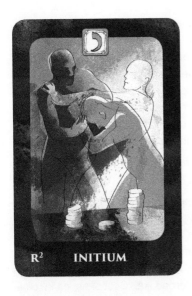

## Сутра Отношения

### НАЧАЛО
### Начиная что-то, лучше договориться обо всем «на берегу»

*Одинаковое видение ответственности, ролей, преимуществ, шансов, рисков, прибылей и убытков способно предотвратить много проблем*

Совместный бизнес люди обычно начинают с обсуждения, как они будут делить прибыль. А хорошо бы вначале договориться, как делить убытки. Пусть основной капитал компании составляет 100 тысяч долларов, мы свой вклад — ресурсы, знания, опыт, связи — оцениваем в 20 тысяч долларов и, соответственно, получаем 20 % этой компании. И наша будущая прибыль будет составлять 20 %. При хорошем раскладе. Но представим, что бизнес не пошел и компания разорилась, накопились долги, кредиторы стоят под дверью… В этом случае мы, как владельцы 20 %-ного пакета акций, должны будем внести в кассу компании эти 20 тысяч. И вот это надо с самого начала понимать.

Затевая любое важное предприятие — будь то бизнес или брак, — нужно договориться обо всем с самого начала. Как правило, конфликты в семье и войны внутри корпорации происходят от того, что люди что-то недоговорили, что-то не обсудили, что-то не дописали «на берегу».

Даже если партнеры дружат с детсада, вначале им нужно сесть и очень четко прописать, кто что в проект приносит — деньги, связи, интеллектуальную собственность, — как в процентах оценить это участие и кто сколько

***Вначале всякое*** должен будет заплатить, если дело не выгорит.
***дело строго*** К бизнес-проекту «семья» это тоже относится.
**Практика показывает, что заключившие брачный контракт семьи существуют дольше и живут счастливее.** С одной стороны, строить личные отношения по договору — это жестко. С другой — есть мнение, что даже детей стоит воспитывать по контрактной модели. Предполагается, что если ребенок будет получать карманные деньги не просто так, а за выполненную работу, то из него вырастает обязательный человек, с которым приятно иметь дело. А попутно и предпринимательская жилка разовьется.

*«Тот, кто нарушает договор, освобождает от всякого обязательства другую сторону».*

*П. Буаст*

Все дела, которые с самого начала обсуждены и с негативной, и с позитивной стороны, имеют больше перспектив и дают людям дополнительную мотивацию. «**Bonum initium est dimidium facti. Хорошее начало, как известно, половина дела**», — гласит латинская поговорка. Особенно если речь идет о всякого рода коллективных, общественных предприятиях. Здесь очень важно с самого начала определиться с ролями, функциями каждого субъекта, его правами и обязанностями, зонами ответственности, оговорить риски.

В европейской традиции началом такого договорного подхода можно считать первые колонизационные проекты древних эллинов, когда свободолюбивые граждане античных полисов предпринимали экспедиции в дальние пределы Средиземноморья и Причерноморья. Торговля с отдаленными колониями и народами периферии античной цивилизации сопровождалась созданием своего рода первых акционерных обществ, участники которых оговаривали риски и выгоды от совместных предприятий.

***Мал почин,*** Во времена Средневековья прообразами акци-
***да дорог*** онерных объединений были различные товарищества и торговые гильдии. Из таких товариществ (особенно морских) развились в начале XVII в. Голландская и Английская Ост-Индская компании; они-то и стали прототипами корпораций Нового и Новейшего времени[551]. Отличительными чертами Английской Ост-Индской компании были развитая система корпоративного управления и оговорен-

ные права и обязанности акционеров. Учреждались ежегодные ординарные собрания участников, где все решения принимались большинством голосов акционеров. Причем к голосованию допускались лишь те, кто владел акциями не менее одного года, и общая сумма этих акций соответствовала установленному лимиту.

При всех существующих негативных оценках Ост-Индской компании[552] и определения ее как орудия британского империализма в колониальной им-

**Почин всего дороже**

перии следует отметить колоссальную роль, которую она сыграла в организации и развитии корпоративных предприятий, создании принципов их управления и самоуправления. А начиналось все с договоренностей о совместной деятельности, определивших более чем два с половиной века назад основные роли и обязанности.

Зависимость общей выгоды от согласованности действий прекрасно иллюстрирует исследование Элинор Остром, лауреата Нобелевской премии по экономике (2009) за выявление закономерностей совместного пользования общими ресурса-

*«Договоры существуют для того, чтобы их выполнял более слабый».*

*К. Чапек*

ми[553]. Например, использование общинного поля для выпаса скота может быть проигрышным, если каждый из общинников будет пытаться тайком выкосить себе сена побольше, не учитывая интересов других. Как легко догадаться, очень скоро это поле станет непригодным для выпаса вообще. Такие ситуации, в которых человек самостоятельно должен отказаться от моментального удовлетворения части своих личных интересов ради коллектива с тем, чтобы со временем получить отсроченную выгоду, называют решением социальной дилеммы.

Предварительные договоренности также снимают большинство негативных человеческих факторов, возникающих в конфликтных ситуациях. Очень часто мы конфликтуем с нашими компаньо-

**Уговорец — делу родной брат**

нами и партнерами, ошибочно полагая, что те люди, которых мы считаем близкими, всегда и во всем будут автоматически с нами соглашаться и поступать согласно нашим предположениям[554]. Но это далеко не так. **Поэтому в любом деле один из залогов успеха — умение договариваться на**

*«Развитие передовых обществ всегда шло по пути от господства статуса к господству договора».*

*Генри Мейн*

**старте**: узнать, что хочет партнер, и самому уметь четко сформулировать свое видение ситуации и пожелания, быть конкретным[555].

По мнению психолога Вальтера Райтмана, попытка выявить и проанализировать изначальные характеристики, цели и задачи сторон, а также трудности, которые могут встретиться на пути, способна намного облегчить достижение консенсуса, выявить потенциальные проблемы и избежать их в будущем[556]. Джеймс Грино, создатель работ о путях решения проблем, пишет, что именно способность человека находить несколько возможных вариантов решений и поэтапный разбор ситуации с разбиванием глобального на более мелкие части, делают процесс обсуждения эффективным. Среди множества разных вариантов, предложенных сторонами, обязательно отыщутся схожие, что и будет способствовать выработке единого курса[557].

*Раз хорошо не начнется, хорошо и не кончится*

На примере животного мира также можно наблюдать, как заложенные генетические программы повиновения и взаимодействия ориентируют его членов на совместную выработку правил и законов сосуществования[558]. Наука о поведении животных — этология — обнаружила глубокое сходство социальной организации стадных животных и человеческого общества. Сообщества человека и животных организованы по иерархическому принципу. В результате формирования отношений «доминирование — подчинение» взаимное социальное возбуждение сменяется устойчивой и жизнеспособной поведенческой структурой[559]. Всякий раз, когда люди попадают в новую для себя обстановку или же объединяются в группу для выполнения определенных задач и целей, формируется новая иерархия и новая система договоренностей, где каждый выполняет свою роль и несет определенную ответственность. **Правила — это гарант выживания популяции.** Без них заложенные в нас врожденные программы поведения, такие как конкуренция и желание доминировать, всегда будут способствовать рассогласованию в действиях, что, несомненно, отразится на результате.

В традиционных обществах регулятором и сводом правил становилась религия. Например, в Коране **с целью оградить людей от возникновения** конфликтных ситуаций запрещено нарушать обещания и договоры: «...исполняйте верно договоры: ведь о договоре спросят» (Коран 17:34). Если человек нарушает договор, то есть совершает греховное, запрещенное исламом деяние, это приводит к плохим последствиям, и человек лишается благословения: «Аллах не устраивает дела распутных!» (Коран 10:81).

*Смелое начало — не хуже победы*

Любая договоренность, как начало некоторого нового дела, требует в исламе благословения Аллаха для его успешного исполнения. Поэтому мусульмане любое дело начинают со слов «бисмиллах», что с арабского переводится как «с именем Аллаха». Этими словами человек, с одной стороны, запрашивает божественного благословения, а с другой — призывает Всевышнего в свидетели взятых обязательств. То есть участники договора несут ответственность не только друг перед другом, но прежде всего перед Аллахом.

*Уговор лучше денег: о чем уговоришься, о том после не бранишься*

В христианстве заветы и заповеди есть не что иное, как договор людей с Богом. Через ангелов, пророков и своего сына Иисуса Христа Господь заключил договор с человеком: последний берет на себя обязательство исполнять Божественные заветы, а взамен получает возможность войти в Царствие Небесное.

В Библии существует упоминания о семи таких договорах. Первый договор был заключен Богом с Адамом и Евой (Быт. 1:28–31; 2:16–17). Однако люди его нарушили, за что были изгнаны из Эдема. Так был совершен первородный грех. В дальнейшем люди не переставали грешить. Тогда Бог решил расторгнуть договор с людьми и устроил потоп, от которого спасся только праведник Ной со своими сыновьями. С ними Бог заключил второй договор (Быт. 9:1).Третий договор Бог заключил с Авраамом (Быт. 12:1-3), четвертый — с Моисеем, когда дал ему на горе Синай десять заповедей (Исх. 20:1-17) и разъяснение законов жизни богоизбранного еврейского народа. Пятый договор был заключен с царем Давидом (2Цар. 23:5). Шестой был заключен между Богом и гражданско-храмовой общиной в послеплен-

*Бери полу: бей рука об руку!*

ный период в 458—457 до н.э. (Неем. 9:38). В Новом Завете говорится о седьмом договоре Бога с человечеством через крестную жертву Иисуса Христа. Суть этого договора излагает Иисус в Нагорной проповеди (Мф. 5,6,7).

*Слово — закон, держись за него, как за кол*

Но есть еще отдельный договор, который заключают те, кто решил посвятить свою жизнь Богу, — монахи. Изначальное понимание условий, на которые подвизаются послушники, желающие принять постриг, крайне важный момент в христианском монашестве. Положение о монашествующих и монастырях Православной церкви, описывающее формальные вехи желающего встать на монашеский путь, гласит: «Кандидат к принятию пострига в мантию должен осознавать важность монашеских обетов. Игумен должен разъяснять кандидатам к постригу смысл и значение монашеского пострижения: «Егда же прииде время пострижения, настоятель, призвав хотящих пострищися, объясняет им обеты монашеские в пострижении; и по пострижении — какие брани и скорби от навета вражия будут, и како противостояти им и побеждати я. Принимающему малую схиму следует сознавать, что постриг предполагает сугубое смирение и покаяние, признание себя в монастыре наименьшим и „всем рабом", и не приводит к привилегированному положению в обители»[560]. Особое место в данном повествовании занимают пункты о последствиях: «Канонические прещения (наказания) в отношении лиц, оставляющих монашество», — дабы христианин осознавал с самого начала свою ответственность и риски.

*Кто в деле, тот и в ответе*

*«Устный договор не стоит бумаги, на которой он написан».*

*Сэмюэль Голдвин*

Одним из религиозных учений, впервые провозгласившим принцип общественного договора как основы государства, является буддизм. Согласно буддийской концепции власти, царь не только правитель, но и посредник и регулятор социального порядка. Если он несправедлив, он приносит несчастье своим подданным. Монарх, который не следует Дхарме и не соблюдает высшие нравственные нормы, ведет страну к разорению. В этом случае он теряет право на власть и народ вправе свергнуть его или убить[561].

Этим буддийская концепция царской власти принципиально отличается от древнеиндийской концепции «бога-царя». Буддистский взгляд ставит под вопрос законность власти, утверждает ее фактическую зависимость от морально-нравственных законов, а юридически ставит эту власть

*«Всякое соглашение между ложью и правдой всегда делается в ущерб самой истине».*

*Ж. Масильон*

под контроль сангхи как хранителя и толкователя морально-нравственных законов. Кроме того, если в брахманизме сословия представляют собой божественные установления, выражающие сакральный миропорядок, то в буддизме они суть результат своеобразного «общественного договора». Кроме того, буддизм не принимает доктрину божественности сословно-кастовой системы и ее исключительную ориентацию на светскую царскую власть. Интересно, что все крупные общеиндийские империи домусульманского периода (государства Маурьев и Гуптов) были или буддийскими, или покровительствовавшими буддизму. Брах-

*Сказано — сделано*

манской идее «божественного царя» (дэва раджа) буддизм противопоставил идею царя, правящего на основе Дхармы, принципов буддийского учения (дхарма раджа). Прошло более тысячи лет после исчезновения буддизма в Индии, и теперь он возвращается в страну своего происхождения как важный компонент дипломатии «мягкой силы» официального Дели. География распространения буддизма, растущая популярность и репутация мирной религии делают его эффективным инструментом «мягкой силы» и дружественных соглашений, побуждая некоторые азиатские страны, такие как Китай, Япония и Южная Корея, использовать его в своей политике[562].

Особое ритуальное значение имеет договор и в иудаизме. Например, ктуба, еврейский брачный договор, неотъемлемая часть традиционного еврейского брака. В нем перечисляются такие обязанности мужа по отношению к жене, как предоставление

*Напишешь пером — не вырубишь и топором*

еды, одежды, исполнение супружеских обязанностей, а также обязанность выплатить определенную сумму денег в случае развода. В древности раввины настаивали на том, чтобы пара, вступающая в брак, заключала ктубу с целью защиты интересов жены. Она служила заменой восходящих к би-

*Давши слово,
крепись,
а не давши,
держись*

блейским временам вдовьей части или выкупа, которые жених при заключении брака выплачивал невесте или ее родителям. Ктуба стала механизмом, согласно которому денежная сумма, причитающаяся жене (вдовья часть), выплачивалась на случай прекращения брака в результате смерти мужа или развода. Ктуба, записанная на специальном бланке, называемом Штар Ктуба, подписывается двумя свидетелями и обычно зачитывается вслух под хупой во время заключения брака и хранится в доме как реликвия[563].

*Vorrede macht
keine Nachrede
(Предварительная
договоренность
избавляет
от попреков
в дальнейшем)*

**Очень часто недооценка рисков на начальном этапе может стоить всего, что было заработано долгим трудом.** Успешный предприниматель, миллионер, а к тому же еще и филантроп, помогающий людям выпутаться из сложных финансовых ситуаций, Дэйв Рэмси пережил умопомрачительный взлет, заработав свои первые миллионы в двадцать шесть лет. А затем все потерял, оказавшись в ловушке подписанных им же самим банковских обязательств[564].

Сам он вспоминает об этом так: «Из-за глупой самоуверенности я выстроил карточный домик, хотя считал его несокрушимым замком». Основная ошибка состояла именно в неверной оценке рисков от сотрудничества с банками. «Большинство кредитов нам выдали с условием, что банк имеет право в любой момент потребовать погашения долга и мы должны расплатиться в течение 90 дней». Банкротство оказалось единственным выходом из сложившейся ситуации.

*Не уговорясь
на берегу,
не пускайся
за реку*

Постепенно выбравшись из долговой ямы, он снова занялся недвижимостью. Но теперь к сделкам он подходит с полной ответственностью. С самого начала он предусматривает все риски, пытаясь свести их к нулю: «Находя выгодную сделку, я заключал предварительный контракт с оговоркой, что еще должен получить согласие партнера...» Очень скоро Рэмси снова стал миллионером, выстроив свое новое предприятие на ясном понимании ответственности, ролей, преимуществ, шансов, рисков, прибылей и убытков для всех его участников.

*«Преступление расторгает договоры, заключенные преступлением же».*

*Сенека*

Не только для бизнеса договор «на берегу» является залогом уверенности. Первая важная выставка импрессионистов состоялась в мае 1874 года в фотоателье Надара. Поначалу в ней приняли участие 30 художников, только что принявших пренебрежительную кличку «импрессионисты» (от названия картины Моне года «Восход солнца. Впечатление»)[565]. Потом их стало около двухсот. С самого начала в этой группе было много непроговоренного.

**Уговор — святое дело**

Они собрались, лишь руководствуясь своим чутьем нового и желанием писать картины по-другому. Но главной причиной распада импрессионистов было то, что каждый имел свою задачу и побудительную причину... Их несовместимость выявлялась от выставки к выставке все отчетливей, что служило причиной ревности, неуступчивости, несогласованных действий и вражды. Да и, в общем-то, неуспеха у зрителей тоже. Импрессионисты по-разному видели мир невзирая на одинаково

**В протоколе густо, а на деле пусто**

исповедуемую пленэрную манеру живописи. Сам же импрессионизм закончился в 1886 году, после последней выставки, отпустив в индивидуальное плавание всю группу художников, которые не сумели и не захотели договориться[566].

В древнерусском языке слова «начало» и «конец» были однокоренными. Значит ли это, что они означают нечто общее? Несомненно, это границы выхваченного события, встречи, общего дела... Неоспоримо и то, что каждое явление обладает единой структурой, и «сбой» хотя бы в одном из ее эле-

**Словами и туды и сюды, а делами никуды**

ментов угрожает «сбоем» и во всей системе. И особенно в самом начале дела, важность которого так точно определил испанский прозаик и философ XVII века Бальтасар Грасиан-и-Моралес: «Искусство начинать. Наобум действует глупость, все глупцы — храбрецы. В простоте своей они в начале дела не предвидят помех, зато в конце не горюют от неудач. Благоразумие приступает к делу с оглядкой; его лазутчики — Предвидение и Размышле-

*Полюбовного договора и патриарх не отнимет*

ние — разведывают путь, дабы двигаться беспрепятственно. Опрометчивость осуждена здравомыслием на провал, хотя иногда спасает Удача. Где опасаешься глубины, продвигайся осторожно: Проницательность нащупывает дно, Благоразумие ведет в гавань. Ныне в обхождении с людьми легко сесть на мель — почаще опускай лот»[567].

В американской народной сказке «Неудачное предложение»[568] приведен пример того, как важно внимательно рассматривать все факторы будущего предприятия, прежде чем заключать договор:

«Молодой янки пришел делать предложение дочке богатого фермера. Со своей любимой он уже раньше обо всем переговорил и явился теперь по всем правилам к отцу.

*Пустые слова — делу помеха*

Разговор для молодого Джонатана — так в шутку называют всех янки — был не из легких, и от волнения он стругал ножичком трость, которую держал в руках. Старик фермер слушал молодого человека и внимательно следил за его движениями. Тот строгал, строгал трость, пока от нее одни стружки на полу не остались. И отец сказал:

*Быть по-сказанному, как по писаному*

— Что ж, молодой человек, я вижу, вы и состоятельны, и в обычаях строги, и хороши собой, но дочь мою я за вас все-таки не отдам. Если б вы выстрогали что дельное из своей трости, вы бы получили мою дочь. А вы просто извели ее. Точно так же вы пустите на ветер и свое состояние по крупице, пока ничего от него не останется, и ваша семья впадет в нужду. Я точно прочитал ваш характер. Вот вам и мой ответ».

*На словах как на органах, а на деле — пустая волынка*

**Наша жизнь такова, какой мы ее воспринимаем.** По-английски звучит короче: Perception is reality. Это понял еще Марк Аврелий, говоря, что мы ориентируемся на субъективное восприятие реальности и часто сидим в плену иллюзий. Придумываем себе мир, а когда реальность вдруг пробивается сквозь пелену фантазий, очень расстраиваемся. Те, в чьем представлении о будущем больше здравого смысла, довольны своей жизнью. Их не выбивает из седла тот факт, что в браке все не как в сказке и в бизнесе доходы поделили совсем не так, как мечталось. Ну да, не все трезвомыслящие люди высоко летают, но они реже падают и меньше

*Well begun is half done. — Доброе начало — полдела откачало*

теряют. Зачем питать ложные надежды, если можно опираться на здравый смысл? **Не испытывать разочарования и не мучиться из-за неоправданных ожиданий контракт помогает лучше любого аутотренинга.** К чему нам лишние неожиданности и недомолвки в отношениях с партнерами и супругами? Предоставим урегулировать это договору, а себе оставим только радость от достижения совместных целей.

### Использованные символические образы

Карта Karmalogic:
стол с монетами (символизирует раздел прибыли).
Пиктограмма Karmalogic:
рог овна (символ бескомпромиссности).

ВЫ МОЖЕТЕ ПРИСОЕДИНИТЬСЯ
К ОБСУЖДЕНИЮ ЗАКОНА «НАЧАЛО» И СЛУЧАЕВ,
ЕГО ПОДТВЕРЖДАЮЩИХ, НА САЙТЕ ПРОЕКТА
KARMALOGIC.NET. ДЛЯ ЭТОГО ПРОСКАНИРУЙТЕ
РАСПОЛОЖЕННЫЙ В КОНЦЕ СТРАНИЦЫ
QR-КОД С ПОМОЩЬЮ ВАШЕГО СМАРТФОНА,
И ВЫ ПОПАДЕТЕ НА СТРАНИЦУ ОБСУЖДЕНИЯ
ДАННОГО ЗАКОНА.

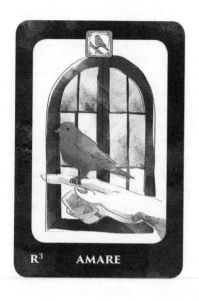

R³  AMARE

# Сутра Отношения

## ЛЮБОВЬ
### Люди любят не тех, кто заботится о них, а тех, в кого сами вложили время, труд, деньги и заботу

*Позволяем себя любить и сами вкладываемся в любовь*

Это закон отношений — мы любим тех, в кого что-то вложили, чем-то важным пожертвовали: временем, усилиями, энергией, деньгами, другими ресурсами. Это касается всех видов отношений — супружеских, родственных, дружеских. Например, как ни странно, но в браке больше дорожат теми супругами, о которых надо заботиться — несмотря на поздний час встречать в аэропорту, готовить ранний завтрак и тому подобное. Потому что, если не встречать, не добиваться, не жертвовать чем-то (от материального до нематериального), не будет ощущения ценности отношений. Люди любят тех, в кого вложили, а не тех, кто вложил в них.

Те, кто заботится, отдает или помогает, чувствуют себя лучше, увереннее, активнее, приобретают более высокую самооценку. Результаты исследований, проведенных психологами Н. Вайнстайн и Р. Районом, показали, что дарение оказывает сильнейший эффект на того, кто дарит[569]. «Именно дающий чувствует себя более преданным объекту своих вложений», — отмечают исследователи Шон Хоран и Мелани Бут-Баттерфилд[570].

Это явление можно объяснить феноменом «невозвратных издержек», понесенных в прошлом, которые нельзя изменить ни настоящими, ни будущими действиями. Эти издержки, в свою очередь, «порождают склонность сильнее вовлекаться и испытывать большую привязанность к чему-либо или кому-либо в результате вложенных в это времени, денег и усилий»[571]. Другими словами, мы начинаем ценить что-то или кого-то больше, когда сами вложились и изрядно потрудились, чтобы добиться его.

Психотерапевт Карл Расбалт считает, что существуют разные виды таких вкладов (инвестиций) в отношения: например, общие друзья, приобретенное совместное имущество и такие ресурсы, как деньги, время и усилия. Расбалт определяет вложения как все то, что человек вкладывает во взаимоотношения и что с их разрывом может быть утрачено. По его наблюдениям, **чем больше человек вложил в отношения, тем менее вероятно, что он из них выйдет**[572]. Таким образом, совершенно

*«Подлинная сущность любви состоит в том, чтобы отказаться от сознания самого себя, забыть себя в другом „я" и, однако, в этом исчезновении и забвении впервые обрести самого себя и обладать собою».*

*Георг Гегель*

очевидно, что, если мы отдаем, вкладываем в нашего избранника свою энергию, время, деньги и заботу, мы привязываемся к нему сильнее и начинаем ценить его больше. С другой стороны, если мы сами хотим, чтобы наш партнер дорожил нами, необходимо позволять ему вкладывать в нас и учиться принимать его дары.

Часто мы отказываемся принимать подарки, ошибочно полагая, что только самоотверженность и постоянная забота о партнере способны вызвать благодарность и любовь. К несчастью, такие надежды остаются неоправданными. Объект всеобъемлющей заботы и любви не испытывает особой благодарности и недостаточно предан нам и нашим взаимоотношениям. Поэтому **роль вечного донора неблагодарна**! Лучше позволить нашему партнеру тоже делать для нас что-то приятное и вкладываться в отношения. Нужно не бояться просить что-то взамен и озвучивать свои ожидания. Наша щедрость обязательно вызовет в партнере ответные эмоции, если он будет чувствовать, что у него есть возможность ответить тем же. Такая схема позволит нам «выплачивать долги» друг другу, укрепляя обоюдную привязанность и верность[573].

Примером ценности вложений является и родительская любовь. В животном мире именно родительская забота обеспечивает выживание вида.

Разные формы заботы о потомстве являются прогрессивным эволюционным приобретением, обеспечивающим более гибкое приспособление растущего организма к условиям его жизни в постнатальном онтогенезе[574].

Однако забота о детенышах влечет за собой и растущее противоречие между потребностями родительской особи и ее потомства. Затрачивая время и энергию на уход за детенышами, родитель увеличивает их приспособленность в ущерб своей собственной. Именно поэтому забота о потомстве считается одной из форм альтруистического поведения[575].

*«Слово „любовь" означает две разные вещи: просто любовь, то есть страсть, и милосердие».*

*Сомерсет Моэм*

О том, что чувствуют животные и что является для них движущей силой заботы о потомстве, мы можем только догадываться. В человеческом обществе эти формы проявления альтруистического поведения чаще всего объясняются одним словом — любовь. **Любовь — это очень энергоемкий процесс, требующий большой затраты энергии.** Однако природа никогда не тратит энергию впустую. Любовь помогает виду выжить и стать более устойчивым. Родительская забота — это тоже одна из форм альтруизма, так как родитель снижает свою собственную приспособленность, затрачивая время и энергию на выращивание потомства. И природа заинтересована именно в такой форме поведения или проявления заботы, делая родительскую любовь одним из самых сильных чувств в жизни человека.

Говорят, что родительская любовь подобно золотому мячу, летящему в одном направлении. И только тогда, когда дети сами становятся родителями, они бросают этот золотой мяч своим потомкам. О такой любви рассказывается в ингушской народной сказке «Отец и сын»[576]: «Как-то старик, его сын и внук пошли на покос. День был жаркий, и нещадно палило солнце. Мальчик был без шапки, и солнце могло напечь ему голову. Тогда его отец снял свою шапку и надел на мальчика, а сам остался с непокрытой головою. Тут старик снял свою шапку и натянул ее на голову своего сына».

Известный французский философ-экзистенциалист середины и второй половины XX века Жан-Поль Сартр писал о том, что **в другом человеке, которого мы любим, подсознательно мы хотим видеть самих себя —**

**все лучшее, чего нам не хватает самим.** В своей книге «Бытие и ничто» раздел, посвященный отношениям влюбленных, Сартр называет «Любовь, язык и мазохизм»[577]. Язык не способен по-настоящему выразить любовь именно потому, что мы сами себе, как правило, не признаемся и не можем осознать до конца, за что мы любим. Любовь эгоистична — в другом мы любим себя, а не того другого, каким он есть на самом деле. Именно поэтому мы готовы на такие жертвы, легко становимся в любви мазохистами — из-за избыточной любви к себе.

Сартр не оригинален в этих рассуждениях. Знаменитый французский писатель Марсель Пруст описал любовь утонченного аристократа Свана к

*Где любовь, там и забота*

женщине полусвета, которая не отличалась ни особой красотой, ни изяществом[578]. По мнению Пруста, Сван любил свой образ, свое видение этой женщины, а не ее, такую, как она была на самом деле. Впрочем, вопрос о том, что есть «на самом деле», вопрос философский. Для нас реальнее всего то, во что мы верим сами. Особенно если мы видим свое превосходство над другими, как аристократ Сван, — такой человек будет больше верить своему восприятию мира, а не мнению других людей.

В восточной поэме о влюбленных Меджнуне и Лейле сказано, что только Меджнун видит красоту Лейлы — очевидно, не потому, что Лейла некрасива, а потому, что только взгляд влюбленного на самом деле делает ее красивой. А Лейла, как и каж-

*«Смысл жизни имеет лишь жизнь, прожитая ради других».*

*Альберт Эйнштейн*

дая женщина, расцветает от любви, у нее «загорается» взгляд, появляется живость движений, грациозность. И наоборот, кажется дурнушкой, когда ее не любят[579].

В прекрасных словах молитвы святого Франциска Ассизского выражены чувства любви, стремящейся к высшему наслаждению — самоотдаче: «Помоги мне, Господи, не столько искать утешения, сколько самому утешать. Не столько искать понимания, сколько самому понимать. Не столько искать любви, сколько самому любить. Ибо воистину, кто отдает — тот получает. Кто забывает себя — вновь себя обретает. Кто прощает — тому прощается. Кто умирает — тот возрождается в Вечной жизни»[580].

Христианство усматривало в любви сущность Бога, который есть Любовь и Сам любит всех. Эту же главную заповедь Он оставляет человеку. Речь идет именно об особой божественной любви «агапэ», не похожей ни на чувственный «эрос», ни на дружбу «филия» — жертвенной, все покрывающей любви к ближнему.

**Добрые чувства — соседи любви**

Согласно христианскому вероучению, человек есть образ Божий: «В человеке я вижу тайну богословия»[581]. Именно забота и любовь к другим людям, по образу божественной, заповедана христианину. **Человек постепенно роднится с теми, о ком пеклось сердце и тревожилась душа**: «Дети мои, для которых я снова в муках рождения, доколе не изобразится в вас Христос!» (Гал. 4:19), — говорит апостол Павел своим ученикам, ставшим ему поистине родными и любимыми во время наставления и обучения их. И в подтверждение закона Любви, сколько упреков и расстроенных фраз непонятого родителя передает Господь своему непокорному народу, забывающему о заботе Бога: «Так говорит Господь: Ради вас Я пошлю воинов в Вавилон и сокрушу их, превратив халдеев в беглецов… Вот, Я делаю новое! Оно уже происходит — неужели не понимаете? Я путь пролагаю в пустыне, и реки — в земле безводной… Но ты, Иаков, не призывал Меня, ты устал от Меня, Израиль, ты обременял Меня своими грехами и утомлял беззакониями» (Ис. 43:14–24). И несмотря на то что избранный народ так часто отходил от заповедей Господа, Бог не перестал любить его, потому что не может Отец отречься от своего дитя, в которое вложил столько любви.

*«Мы любим того, о ком заботимся».*

*Антуан Сент-Экзюпери*

В исламе наивысшим проявлением любви считается любовь к Аллаху. Это совершенная любовь. Вкладываясь и делая все, чтобы вызвать довольство Аллаха, мусульманин делает благо прежде всего себе. Ведь то, что кажется жертвами и вложениями, на самом деле источник силы и развития самого человека.

Верующий, любящий Аллаха, любит все от Него исходящее — все, что даруется человеку в его жизни. Любое проявление любви в жизни — результат и плоды совершенной любви к Всевышнему. Мусульмане верят, что любовь к Аллаху измеряется в степени покорности и преданности верующего Творцу (Коран 42:23). То есть, стремясь достичь довольства Аллаха, человек доверяет Ему и следует Его предписаниям и закону. Готовность полностью посвятить свою жизнь служению Аллаху свидетельствует о совершенной любви человека к Богу. Такая любовь является основой «имана», то есть истинной веры. Если вспомнить исламских пророков и других праведных людей, то все они посвятили свою жизнь служению Аллаха. Совершая благие деяния, они обретали довольство Аллаха и приближались к Нему. Поэтому, **чем больше мусульманин совершает благих деяний, стремясь угодить Аллаху, тем больше он Его любит.**

*«Забота о людях, однажды вошедшая в сердце человека, превратится в настоящее сокровище...»*

*Бенджамин Джонсон*

Любовь — это способность ощутить себя единым целым с другими людьми, считается в иудаизме[582]. Когда человек рождается, ему кажется, что он находится в центре мира, весь мир принадлежит ему и нет никого в мире, кроме него. Подрастая, он постепенно начинает понимать, что кроме него есть в этом мире еще люди, у которых есть собственная жизнь, собственные мысли, собственные чувства. Но поскольку человек никогда в своей жизни, даже прожив все 120 лет, не почувствует переживаний и боли других людей, не подумает «их мыслями», единственная возможность для него понять других людей — через себя. У человека, который любит свою семью, Я равняется всей его семье. А у того, кто любит всех жителей своего города, Я растет и «охватывает» всех земляков. У того же, кто любит всех людей земного шара, Я «охватывает» весь мир. Такой человек чувствует, что он сам и все люди мира — единое целое. Согласно иудаизму, это то, что хочет Творец, когда повелевает: «Возлюби ближнего как самого себя» (Ваикра 19:18). Каждый еврей должен ощутить всех остальных евреев частью самого себя. Именно поэтому сказано «как самого себя» — ощутить их частью себя.

*Любящих и Бог любит*

Мы всегда отождествляем себя с тем, кто нам приятен. Интересно, что слово «любовь» на арамейском языке — рахамим, что обозначает также «милосердие». К кому мы милосердны? К тому, на чье место можем себя поставить, и поэтому мы его любим.

Но есть еще один путь возлюбить ближнего. На этот путь намекает само слово ahava — «любовь». Корень этого слова hav, что на арамейском языке означает «дай». **Природа человека такова, что, когда он «вкладывает» во что-то, он привязывается к этому и чувствует, что это — часть его самого.** Именно поэтому иудейские мудрецы говорили, что небольшой урожай, который человек сам взрастил, ему гораздо дороже, чем значительно больший урожай, над которым он не трудился. Когда мы даем что-либо ближнему, «вкладываем» в него, мы ощущаем его частью самих себя и поэтому можем его полюбить. Например, чем больше муж и жена находятся вместе, чем больше они «вкладывают» в построение настоящей связи и единства, тем больше их любовь друг к другу.

*«В жизни есть только одно несомненное счастье — жить для другого».*

*Лев Толстой*

Для Будды и буддистов любовь — это тонкая смесь радости и сострадания. Этот духовный подход предполагает, что мы будем жертвовать нашими властными и эгоистическими стремлениями подчинить себе объект любви. Для буддиста любить означает с радостью и уважением признавать другого человека и при этом быть достаточно мудрым, чтобы не препятствовать росту и развитию любимого. Будда напоминает в своих текстах: чтобы любить кого-то, мы должны наблюдать за ним и знать, что делает его счастливым.

Но самая важная и сложная вещь — это невозмутимость и свобода в паре. И многим из нас это сложно принять. Буддизм говорит о том, что нам нужно пересмотреть многие свои привычки, искоренить чувство собственничества, ревность и властность, чтобы сделать своего партнера счастливым. Это очень значимое вложение, но со временем оно обязательно оправдает себя[583].

## Кого люблю, того дарю

**Любовь возникает как самое свободное и непредсказуемое выражение глубин личности**; ее нельзя принудительно ни вызвать, ни преодолеть. Это и является причиной многих драм и переживаний, потому что это чувство не знает социальных, сословных, возрастных и прочих ограничений. Русский император Петр Великий женился исключительно по любви. Его женой стала простая лифляндская крестьянка Марта Скавронская[584].

Император, имевший возможность выбирать жену среди знатнейших принцесс Европы, вознес бедную неграмотную крестьянку до небес. Петр сослал свою первую жену Евдокию в дальний монастырь, а сам женился на новой подруге. Марту крестили в православие, и она стала Екатериной Алексеевной.

Но возлюбленная императора отплатила за любовь изменой. Она влюбилась в камергера Виллима Монса и не сочла нужным сдерживать себя в своем увлечении. Дело открылось. Петр был вне себя от ярости. Он велел казнить Монса. Камергера обезглавили, а голову заспиртовали в банке. Что же великий император сделал с неверной супругой? Почти ничего. Он предъявил ей голову любовника и две недели с ней не разговаривал. Вот и все. Затем она была венчана императорской короной и стала не просто женой императора, а императрицей.

> *«Плохо, если о тебе некому заботиться. Еще хуже, если не о ком заботиться тебе».*
>
> *Станислав Ежи Лец*

Сложно сказать, добилась бы Марта таких успехов, если бы сама по-настоящему любила мужа? Навряд ли. Но она обладала гораздо более важным талантом: она умела позволять себя любить[585].

«Истина любви состоит в том, чтобы отказаться от сознания самого себя, любить себя в другом и, однако, в этом исчезновении и забвении впервые обрести самого себя и овладеть самим собою»[586] —

> *Любить тяжело, не любить — тяжелее того*

так просто и емко сформулировал Гегель. Духовные законы предполагают полную самоотдачу человека в любви, ведь он тогда находится в высоких и тонких вибрациях Вселенной, он ею храним. Нет ничего такого, что любящий не захотел бы отдать тому, кого он любит.

Мы любим именно того, в кого вложили заботу, время, труд и энергию. И это даже не потому, что это чувство столь иррационально. Просто, вкладывая все самое дорогое для нас в другого, мы обретаем самих себя, становимся сами собою — в другом, через радость самоотдачи. И такая отдача себя приносит любящему необыкновенное, высочайшее счастье и успокоение...

**Использованные символические образы**

Карта Karmalogic:
канарейка (символ любви и высшего счастья
в отношениях), девушка, ухаживающая за канарейкой
(символ слова «любовь»).
Пиктограмма Karmalogic:
канарейка.

ВЫ МОЖЕТЕ ПРИСОЕДИНИТЬСЯ
К ОБСУЖДЕНИЮ ЗАКОНА «ЛЮБОВЬ» И СЛУЧАЕВ,
ЕГО ПОДТВЕРЖДАЮЩИХ, НА САЙТЕ ПРОЕКТА
KARMALOGIC.NET. ДЛЯ ЭТОГО ПРОСКАНИРУЙТЕ
РАСПОЛОЖЕННЫЙ В КОНЦЕ СТРАНИЦЫ
QR-КОД С ПОМОЩЬЮ ВАШЕГО СМАРТФОНА,
И ВЫ ПОПАДЕТЕ НА СТРАНИЦУ ОБСУЖДЕНИЯ
ДАННОГО ЗАКОНА.

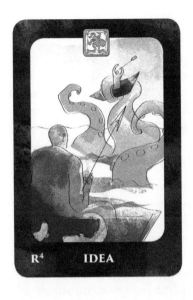

R⁴     IDEA

## Сутра Отношения

### ПРЕДСТАВЛЕНИЕ
### С нами будет происходить то, что мы в своих представлениях желаем другим

*Создавая картину будущего, наш мозг может запутаться — кому мы это пожелали*

Бессознательное так устроено, что, когда мы желаем что-то другому человеку и визуализируем эту картину, оно проецирует ее на нас. Представляя чьи-то несчастья — аварии, болезни, катастрофы, прочие ужасы, — мы программируем не нашего недруга, а себя. Впрочем, это касается и хороших пожеланий — бессознательное не понимает, кому они адресованы, и получившийся образ начинает управлять уже нашим поведением и нашей судьбой. Бессознательное просто увидело картинку и начало выстраивать путь к ее реализации.

Мы часто не задумываемся о том, что в своих мыслях желаем другим, и, походя гневаясь, шипим «ах, чтоб тебя»... Так мы накрываем себя колпаком из негативных эмоций, отравляясь его же содержи-

*Посеявший ветер пожнет бурю*

мым. Мысли и представления, наполненные ненавистью и злобой, приносят огромный вред нашему эмоциональному состоянию, подрывают душевное и физическое здоровье и способность радоваться жизни.

По наблюдениям психотерапевта Кристофа Андре, носители недобрых мыслей часто страдают сердечно-сосудистыми заболеваниями, язвой же-

*«Каждая ваша мысль становится росчерком в книге вашей жизни».*

Джон Локк

## За худые слова слетит и голова

*«Кто не отвечает гневом на гнев, спасает обоих — и себя, и другого».*

Лама Оле Нидал

## Не рой другому яму — сам в нее попадешь

*«Другому пожелаешь — себе получишь».*

Преподобный Корнилий Крыпецкий

## Сказанное слово — пущенная стрела

*«Возлюби ближнего твоего, как самого себя».*

Марк. 12:31

## Как аукнется, так и откликнется

лудка, мигренями, депрессиями т. д.[587]. А Марк Вашон, французский психолог, считает, что людям впору прописывать любовь, чтобы вылечить ангину; хорошую дозу радости, чтобы затормозить развитие рака; спокойствие для снижения артериального давления; красоту, чтобы победить депрессию. Ведь правильные мысли провоцируют в нас положительные эмоции, которые, в свою очередь, откликаются в нашем физическом теле[588].

Когда мы выполняем какое-то действие, в нашем мозге активизируются соответствующие участки, отвечающие за выполнение данной задачи. Одно из первых удивительных открытий, сделанных с помощью томографии мозга, состояло в том, что активность того же характера наблюдается и в тех случаях, когда мы только готовимся совершить действие или просто представляем себе, что совершаем его. Это же происходит, когда мы наблюдаем за действиями других[589]. Всякий раз, когда мы думаем или желаем что-то другому человеку, в нашей голове формируется связь между определенными нейронами, программируется и задается программа для реализации данного замысла. Как только человеческий мозг почувствует наиболее благоприятные условия для ее запуска, она обязательно себя проявит. И, пожелав кому-то споткнуться, мы с большой долей вероятности сделаем это сами.

Что же происходит, когда наши слова или мысли дошли до адресата? Негативные пожелания воспринимаются как агрессия. На сознательном уровне человек ощутит чувство тревоги и дискомфорта, которые он может связать с нами. А на информационном уровне наша агрессия получит ответ — волновой пакет, структурой похожий на наше пожелание. Это как волна, отразившаяся от препятствия и начавшая двигаться в обратном направлении[590]. В этом случае мы получим все те же негативные ощущения, что и адресат.

Обычаи многих народов, зафиксированные этнографами, ставят настоящие заградительные заслоны для негативной, разрушающей общество энергии. Требование благих помыслов прописано в различных религиозно-этических системах древности.

Будда утверждал в концепции восьмеричного пути, что для правильных действий важно иметь правильные воззрения[591]. Законы кармы неминуемо умножают и распространяют — в том числе на нас самих — любые наши действия и поступки. Будем думать о добре и совершать добрые поступки — будем получать в ответ добро, причем неважно от кого: это будет ответ мироздания, которое зеркально отобразит наши воздействия на него, какими бы малыми они ни казались при сравнении себя и Вселенной. Точно так же и наши злые мысли и поступки в той или иной форме обязательно вернутся к нам самим, но направленные уже против нас.

Подобные этические максимы нашли свое обоснование и в философии. Так, для последователя античного стоицизма Сенеки «...разбойник бывает таковым еще прежде, чем осквернит руки, потому что он уже вооружился на убийство и имеет желание грабить и убивать. В поступке порок только находит свое применение и проявление, а не начало. Начинается же все из замысла и расположения, из представления»[592]. Значит, не просто «не поступай» неподобающе по отношению к другому, но даже и не

*«Люби ближнего, как самого себя; ибо, любя ближнего, любишь себя и, ненавидя ближнего, прежде всего делаешь вред себе, прежде всего ненавидишь свою душу».*

Иоанн Кронштадтский

## Стрела, посланная тобой в другого, облетит земной шар и вонзится тебе в спину

*«Люби ближнего твоего, как самого себя».*

*Рим. 13:9*

## Слово не имеет крыльев, но облетает мир

*«Поднимаясь в гору, не бей ногами тех, кого обойдешь по пути. Ты их еще встретишь, когда будешь спускаться».*

*Лао-цзы*

## Что посеешь, то и пожнешь

*«Если ты хочешь, чтобы вокруг тебя были хорошие, добрые люди, — попробуй относиться к ним внимательно, ласково, вежливо — увидишь, что все станут лучше. Все в жизни зависит от тебя самого, поверь мне».*

*Максим Горький*

*«Что желаешь для другого, сам получишь слово в слово».*

*Детская считалка*

пожелай этого в мыслях своих, не представляй себе сладостную картину собственного торжества за счет унижения другого, за счет нанесения ему вреда… «Что ты другим, того же от других ты жди, — напутствует Луцилия Сенека[593]. — И не думай, будто кто-нибудь стал счастливым через чужое несчастье».

Для Блаженного Августина, не так уж и далеко по времени отстоящего от Сенеки и высоко ценившего нравственные идеалы стоицизма, основой «золотого правила этики» является отличие истинной любви к Богу от любви неистинной. «Первая направлена на общину, вторая замкнута в своем я»; «первая хочет ближнему того, чего она сама хочет, вторая хочет ближнего подчинить себе». Каждая из них имеет последователей среди людей, каждая обосновывает среди них собственное свое царствие: первая — царство добра, вторая — царство зла[594]. Каждый волен выбирать, к которому из них он принадлежит, и проявляется этот выбор именно в пожелании ближнему того же, чего и себе желаешь, как, собственно, и предписывается в Евангелиях: «Итак, во всем как хотите, чтобы с вами поступали люди, так поступайте и вы с ними; ибо в этом закон и пророки» (Мф. 7:12). Еще отчетливее в этом отношении требование Святого Писания: «Никто из вас да не мыслит в сердце своем зла против ближнего своего» (Зах. 8:17).

*«Мы находим в жизни только то, что сами вкладываем в нее».*

*Ральф Уолдо Эмерсон*

От Августина наставление это перейдет едва ли не во все теологические и сугубо философские доктрины Средневековья, Нового (да отчасти и Новейшего) времени. И один из самых глубоких философов XIX века, Владимир Соловьев, этому вопросу посвятил даже и специальный труд, в одной из глав которого проследил путь добра через историю человечества[595].

Наши мысли и чувства являются для нас единственной объективной реальностью. Отношения в семье и на работе, цели, желания, а значит, и жизненный курс в большей степени определяются нашими внутренними посылами, нежели объективной ситуацией. И конструируем свою индивидуальную реальность мы, в основном ориентируясь на свои представления и ощущения. Знаменитый немецкий философ первой половины XIX века Артур Шопенгауэр написал книгу под названием «Мир как воля и представление»[596], в которой говорил о том, что наши представления о мире являются самодостаточными и не менее реальными, чем материальный мир. Эти идеи Шопенгауэра подготовили почву для концепций американских теоретиков, которые сформулировали термин «повестка дня» — то, что ежедневно конструирует нашу социальную реальность. Американский писатель и журналист Уолтер Липпман в своей известной работе «Общественное мнение» утверждал, что часто люди создают социальную реальность, которой не было раньше: «То, как люди представляют себе мир, определяет в данный конкретный момент, что они будут делать»[597]. Этот момент еще раньше был сформулирован американским социальным психологом начала XX века Уильямом Томасом в его знаменитой теореме Томаса: «Если люди определяют ситуации как реальные, то они реальны по своим последствиям»[598].

> *«Итак во всем, как хотите, чтобы с вами поступали люди, так поступайте и вы с ними, ибо в этом закон и пророки»*
>
> *Матф. 7:12*

## Слово ранит сильнее штыка

«Другому пожелаешь — себе получишь», — говорил Преподобный Корнилий[599]. Придавая первостепенное значение глубинным мотивам и поступкам, Бог-сердцеведец говорит в Библии: «Никто из вас да не мыслит в сердце своем зла против ближнего своего, и ложной клятвы не любите, ибо все это Я ненавижу» (Зах. 8:17). Наоборот, он заповедует «возлюбить ближнего своего как самого себя» (Мф. 22:39), ибо «во всем, как хотите, чтобы с вами поступали люди, так поступайте и вы с ними» (Мф. 7:12). Принцип отзеркаливания, действующий на невидимом духовном уровне, проговаривается в Библии достаточно четко: «Прости ближнему твоему обиду, и тогда по молитве твоей отпустятся грехи твои» (Сирах); «Молитесь друг за друга, чтобы исцелиться» (Иак. 5:16).

> *«Жизнь — это большой ксерокс, который воспроизводит только то, что в него вложишь».*
>
> *Анатолий Некрасов*

*«Пчела, вонзив стальное жало, не знает, что она пропала... Так и глупцы, пуская яд, не понимают, что творят».*

Омар Хайям

### Не мути водою — случится черпать

*«Как только ты начинаешь искать хорошее и плохое в своих близких, в твоем сердце открывается дыра, через которую входит зломыслие. Если ты испытываешь других, соревнуешься с ними, критикуешь их, это приводит к твоему ослаблению и поражению».*

Морихэй Уэсиба

### Не плюй в колодезь — случится напиться

*«Чем больше любви, мудрости, красоты, доброты вы откроете в самом себе, тем больше вы заметите их в окружающем мире».*

Мать Тереза

О реальном «притягивании» к себе того, о чем ты вожделеешь (неважно — себе или ближнему), говорил и Антоний Великий, раннехристианский подвижник и пустынник, основатель отшельнического монашества: «Бог благ и только благое творит, вредить же никому не вредит, пребывая всегда одинаковым; а мы, когда бываем добры, то вступаем в общение с Богом — по сходству с Ним, а когда становимся злыми, то отделяемся от Бога — по несходству с Ним. Живя добродетельно, мы бываем Божиими, а делаясь злыми, становимся отверженными от Него; а сие не то значит, чтобы Он гнев имел на нас, но то, что грехи наши не попускают Богу воссиять в нас, с демонами же мучителями соединяют»[600].

Согласно иудаизму, злые мысли, направленные на другого человека, являются своеобразной формой проклятия. А оно дает лазейку для ответного зла, впуская темные силы в жизнь проклинающего. Так что лучше избегать негатива в отношении других — для собственной безопасности. Однако иудаизм дифференцирует злые мысли на заслуженные и незаслуженные, тем самым оправдывая проклятия, которые выполняют функцию воздаяния. Например, в ответ на вопрос о допустимости злых пожеланий в отношении другого раввин Бен-Цион Зильбер отвечает: «Талмуд говорит, чтобы человек не передавал Богу свои претензии к другому человеку, если он может найти суд на земле. Ответ на ваш вопрос зависит от того, можете вы найти суд на земле или нет...»[601] Для иудаизма очень важна причина, за что именно один человек проклинает и желает плохого другому. Если эти гневные слова — плод злобы и раздражительности человека, то его слова не сбудутся: «Как воробей вспорхнет, как ласточка улетит, так незаслуженное проклятие не сбудется» (Притчи 26:2) — или ударят по самому проклинающему. Но когда причина, по которой человек проклинает, справедлива, и, кроме этого, на воздаяние не осталось надежды, злые пожелания обладают мощной карающей силой. Но все же еврейские мудрецы рекомендуют уповать на Божественное возмездие и на земной суд — это более безопасно, для души человека, чем проклятия, которые все равно отравляют не только врага, но и того, кто эти проклятия произносит.

*«Из всех наук, которые человек должен знать, главная наука есть наука о том, как жить, делая как можно меньше зла, как можно больше добра».*

*Лев Толстой*

Чаще всего о законе воздаяния мы вспоминаем, когда слышим «беды на человека свалились, потому что он поступил с другим человеком точно так же». Реже мы обнаруживаем этот закон в своей жизни — свои ошибки признавать сложно, легче судить других. «Кто творил благое, то для самого себя, а кто творил злое, тоже против себя, и твой Господь не обидчик для рабов», — говорится в Коране. Ислам призывает не просто поступать с другими хорошо, говорить о других доброе, но даже думать о них только хорошее и позитивное. «Остерегайтесь плохо думать о людях, ибо дурные мысли — это самые лживые слова, и не разузнавайте, не шпионьте, не соперничайте друг с другом, не завидуйте друг другу, откажитесь от взаимной ненависти, не поворачивайтесь друг к другу спиной и будьте рабами Аллаха и братьями»[602]. Мусульмане верят, что все помыслы и намерения в отношении других возвращаются как бумеранг: «И воздаянием зла — зло, подобное ему. Но кто простит и уладит — награда его у Аллаха. Он ведь не любит несправедливых!» (Коран 42:40).

## Чего себе не хочешь, того и другому не твори

*«Каждый из нас видит мир в соответствии со степенью своего совершенства. Ничего не принимай на свой счет. Все, что люди говорят или делают, — это проекция их собственной реальности. Если вы выработаете в себе иммунитет к чужим взглядам и мнениям, то избежите бесполезных страданий».*

*Мигель Руис*

Коран призывает верующих остерегаться многих мыслей, потому что «некоторые мысли — грех!» (Коран, 49:12). Думая о других плохо, человек грешит, а за грехом всегда следует наказание. Человек, поступающий с другими плохо, то есть

*«Если ты зажжешь лампу для кого-то, это осветит и твой путь тоже».*

Будда

## От слова спасение и от слова гибель

нарушающий закон Аллаха, считается маловерным или даже неверующим. В хадисе пророка говорится: «Не уверует никто из вас до тех пор, пока не пожелает своему брату того же, чего желает самому себе»[603].

Согласно исламу, важно научиться любить не только тех людей, которые делают добро, но также и тех, которые, как кажется на первый взгляд, совершают зло по отношению к нам. Добро, которое человек будет желать другим, обязательно к нему вернется, точно так же, как и зло. Прекрасно это выразил светоч исламской поэзии Омар Хайям в своем известном стихотворении:

Не зли других и сам не злись,

Мы гости в этом бренном мире,

И если что не так, смирись,

Будь поумнее, улыбнись,

Холодной думай головой,

Ведь в мире все закономерно:

ЗЛО, ИЗЛУЧЕННОЕ ТОБОЙ,

К ТЕБЕ ВЕРНЕТСЯ НЕПРЕМЕННО!

Не делай зла — вернется бумерангом,

Не плюй в колодец — будешь воду пить,

Не оскорбляй того, кто ниже рангом,

А вдруг придется что-нибудь просить.

Не предавай друзей, их не заменишь,

И не теряй любимых — не вернешь,

Не лги себе — со временем проверишь,

Что ложью сам себя ты предаешь[604].

Можно по-разному называть справедливость: высшим судом или законом бумеранга, но в том, что она существует и работает с четкостью часового механизма, люди знали с глубокой древности. Пословицы, поговорки, сказки работают как предупредительные знаки на долгом пути людей.

И хотя нам свойственно ошибаться и желать другим зла, никогда не поздно исправиться. Примером тому может служить латышская народная сказка «Дедов совет»:

«...В старину был в одном краю такой обычай: стариков, которые уже не могли себе хлеб зарабатывать, отводили в лес и оставляли там.

В те времена жил в этих краях один старичок, был у старика сын, и у сына тоже сынок. Стал сын старика примечать, что отец уже не тот работник, каким был прежде, что пора ему на тот свет отправляться. Заметив это, взял сын у сынишки санки, посадил на них своего старого отца и повез в лес. А внучек побежал следом за санками. Привез сын отца в лес, опрокинул санки и сказал:

— Лежи тут вместе с санками!

А сынишка, паренек смышленый, говорит:

— Нет, отец, не оставлю я здесь свои санки!

— На что тебе нужны такие плохонькие санки?

— А если у меня их не будет, тогда на чем свезу тебя в лес, когда состаришься и зачахнешь?»[605].

Эта сказка закончилась хорошо — отец понял, как его злые помыслы вернутся к нему через некоторое время, и забрал деда обратно домой.

Следование золотому правилу нравственности в этом бушующем, раздираемом человеческими страстями, неспокойном мире — дело непростое. Информационное поле, окружающее нас, соткано из наших же представлений и мыслительной энергии и программирует нас на заранее сформированные в сознании поступки.

*«Твой мир всегда соответствует чистоте твоей души. Делай вид, будто у тебя все в порядке. Ты удивишься, когда поймешь, насколько это эффективный метод. После того, как сумеешь обмануть себя, тебе вообще все на свете будет по плечу».*

*Макс Фрай*

## Каков привет, таков и ответ

*«Делайте всем людям то, что вы желали бы, чтобы вам делали люди, и не делайте другим того, чего вы не желали бы себе».*

*Коран*

*«Вы не можете совершать плохие поступки и при этом ждать улучшений в своей жизни».*

*Александр Хакимов/ Чайтанья Чандра Чаран Прабху*

*«Человек, который радуется счастью других людей, всегда будет счастлив сам».*

*Геше Джампа Тинлей*

*«Нельзя требовать от грязи, чтобы она не была грязью».*

*А. П. Чехов*

Человек, который генерирует плохие помыслы и поступки, рано или поздно сам окажется в центре негативных событий. Если мы постоянно излучаем негативные вибрации, они сливаются в поток, усиливают друг друга и в итоге материализуются.

Когда мы чувствуем злость и отрицательные эмоции, попробуем пожелать другому человеку что-то хорошее вместо проклятий. Так мы отпустим наш гнев, а добрые пожелания в конечном итоге вернутся к нам сторицей. Желая людям добра, мы сами себя подводим к тому, что в нашей жизни с каждым днем будет больше счастья и радости.

### Использованные символические образы

<u>Карта Karmalogic:</u>
осьминог (символ поглощения и эмоционального вовлечения).
<u>Пиктограмма Karmalogic:</u>
осьминог.

ВЫ МОЖЕТЕ ПРИСОЕДИНИТЬСЯ К ОБСУЖДЕНИЮ ЗАКОНА «ПРЕДСТАВЛЕНИЕ» И СЛУЧАЕВ, ЕГО ПОДТВЕРЖДАЮЩИХ, НА САЙТЕ ПРОЕКТА KARMALOGIC.NET. ДЛЯ ЭТОГО ПРОСКАНИРУЙТЕ РАСПОЛОЖЕННЫЙ В КОНЦЕ СТРАНИЦЫ QR-КОД С ПОМОЩЬЮ ВАШЕГО СМАРТФОНА, И ВЫ ПОПАДЕТЕ НА СТРАНИЦУ ОБСУЖДЕНИЯ ДАННОГО ЗАКОНА.

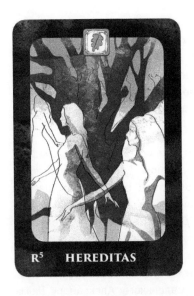

R⁵  HEREDITAS

## Сутра Отношения

### НАСЛЕДСТВО
### Лучшее наследство — научить своим примером, как быть счастливым

*Самое главное, что мы можем сделать для детей, — это самим быть счастливыми: дети будут следовать не нашим словам, но нашему примеру*

Вспомним знаменитый монолог Жванецкого: «Сынок, я не стал этим и не стал тем. Я передам тебе свой опыт». Если женщина отказывается от личной жизни, карьеры, увлечений ради ребенка, то рано или поздно она услышит: «Мать, а чего ты сама добилась, раз ты мне даешь советы?» Поэтому идеальная модель отношений «родители — дети» — это своим собственным примером показать детям, как стоит жить и как быть счастливыми. Тогда, во-первых, мы передадим им свое понимание счастья. Во-вторых, занимаясь собой, а не только детьми, мы двигаемся вперед, чего-то добиваемся в этой жизни и представляем гораздо больший интерес и авторитет для них. И тогда есть возможность сказать: «Я это прошел — учись на моем примере».

На самом деле детям не так уж много надо: нормальные условия для жизни и развития и счастливые родители рядом. И поэтому, кстати, «ради

*Каково семя, таково и племя*

ребенка» не стоит любыми способами сохранять семью. Пусть лучше дети видят спокойных, довольных жизнью родителей, живущих по отдельности, чем каждый день будут слушать, как ругаются мама и папа. Ведь потом они

**Дурные примеры заразительны**

это обязательно повторят уже в своей собственной жизни. А так у них перед глазами будет модель счастливой семьи, понимание того, как строить нормальные отношения, они будут ощущать любовь, принятие, уважение и поддержку. И не важно, что мы на словах будем внушать им, они неосознанно будут копировать наше поведение и наши стратегии достижения счастья.

> *«Дети сразу и непринужденно осваиваются со счастьем, ибо они сами по природе своей — радость и счастье».*
>
> *Виктор Гюго*

Например, никто не мог бы назвать Александра Дюма хорошим отцом. Его сын был рожден вне брака. Матерью стала простая белошвейка Катрина Лабе, в свидетельстве о рождении в графе «отец» у сына Дюма стоял прочерк. Несмотря на невысокое положение в обществе, Катрина Лабе была достойной, заботливой и любящей матерью. Ребенок рос в спокойной атмосфере небогатого, но аккуратного дома. Однако, когда маленькому Александру Дюма исполнилось семь лет, отец отобрал его у Катрин. Причем, отобрав мальчика у любящей матери, великий писатель отнюдь не взял его себе: он определил его жить в частный пансион.

> *«Все мы родом из детства».*
>
> *Антуан де Сент-Экзюпери*

Дюма не дал сыну ничего из того набора, который мы привычно связываем с образом хорошего отца: он не читал ему книжки на ночь и не сидел у его постели во время детских болезней. Он жил счастливой и насыщенной творческой жизнью. Работы Дюма-старшего насчитывают 100 000 страниц. Его книги переведены на сотни языков. До сих пор он остается самым читаемым французским писателем. В результате Дюма-сын по примеру отца стал писателем и тоже преуспел на этом поприще. Сын автора знаменитых «Трех мушкетеров» стал автором не менее знаменитой «Дамы с камелиями». В юности Дюма-сын больше любил мать, которой оставался предан до самой ее кончины. Но в зрелом возрасте Дюма осознал и роль отца, отдав дань отцовским вложениям: «Дорогой великий человек, наивный и добрый, ты поделился со мной своей славой, так же как делился деньгами, когда я был юн и ленив. Я счастлив, что наконец мне представился случай публично склониться перед тобой, воздать тебе почести на виду у всех и со всей сыновней любовью прижать тебя к груди перед лицом будущего…»[606] Дюма-отец дал своему сыну самое главное наследство: прожил счастливую и плодотворную жизнь. И Дюма-сын блестяще этим наследством распорядился.

«В случае, если родители не заботятся о себе, а пекутся только о детях, — пишет психолог Мюриель Дером, — их жизнь становится „относительной“, самооценка неуклонно падает, взаимоотношения чахнут»[607]. Такой подход может вылиться в

**Яблоко от яблони недалеко падает**

нервный срыв, депрессию и другие соматические заболевания. Более того, такие родители начинают косвенно перекладывать на детей ответственность за собственное благополучие и состоятельность. Классический пример: потомственные доктора хотят видеть свое чадо только в медицине. Выбор другого жизненного пути делает их глубоко несчастными, несмотря на то что ребенок грезит, например, музыкой или дизайном. В этой ситуации то, что призвано быть даром (любовь родителей), становится обузой для детей. Им очень трудно соответствовать требованиям семьи.

Люди так устроены, что дети биологически запрограммированы принимать наставничество от родителей, особенно если между ними есть крепкая эмоциональная связь. Счастливые, спокойные, любящие родители способны дать ребенку необходимую поддержку, стать для своих детей примером, которому сами они захотят следовать, и передать опыт, который поможет им в будущем.

О важности исследования опыта в его целостности одним из первых писал немецкий философ конца XIX — начала XX века Вильгельм Дильтей, утверждая, что его вообще невозможно подвести под какую-либо схему, его можно только описывать[608]. А для правильного описания наилучшим подспорьем Дильтей называл сопереживание опыту человека, буквально «вживание» в его чувства и мысли, попытку встать на его место, сымитировать.

*«Научить человека быть счастливым — нельзя, но воспитать его так, чтобы он был счастливым, можно».*

*Александр Пушкин*

«Имитация — основной охранитель вида», — говорил известный этолог, российский и советский физиолог Л. А. Орбели. Чаще всего имитация поведенческих и психических реакций происходит бессознательно, и особенно активно этот процесс идет в детстве, в тот период, когда формируется личность человека. Несмотря на то что культурная преемственность может действовать в обход биологической наследственности и приводить к очень быстрой эволюции, продукты культурной эволюции по-прежнему остаются объектом естественного отбора. Поэтому для выживания потомства наиболее ценным является передача собственного опыта, культуры, традиций, а не материального наследства[609].

*Каково дерево,
таков и клин;
каков батька,
таков и сын*

В психологии существует явление импринтинга (или запечатления) — закрепление в памяти признаков объектов при формировании или коррекции врожденных поведенческих актов. Запечатление осуществляется в строго определенном периоде жизни (обычно в детском и подростковом возрасте), и его последствия чаще всего необратимы. У животных такой импринтинг может повлиять на будущий выбор местообитания, ухаживание и общественное поведение особи[610]. Именно в детстве молодняк перенимает навыки от своих родителей. Так, например, белоголовая воробьиная овсянка запомнит песню своих родителей только в том случае, если услышит ее во время чувствительного периода своего развития между 10-ми и 50-ми сутками жизни. Если во время этого периода отдельные птенцы будут лишены возможности услышать песню своего вида, то в течение всей своей дальнейшей жизни они уже никогда не смогут научиться этой специфической мелодии.

*«Если люди говорят
плохое о твоих
детях — это значит,
они говорят плохое
о тебе».*

*Василий
Сухомлинский*

У некоторых животных поведение формируется на основе более сложного научения. Некоторые формы использования орудий распространяются по всей популяции приматов в результате подражательного научения. Так же, подражая действиям взрослого, молодые шимпанзе учатся строить гнездо. Если же родители почему-либо исчезнут, оставив изготовленное ими гнездо, молодое животное не сможет воспользоваться им как эталоном для овладения навыками строительства: цепь культурного наследования окажется безнадежно разорванной[611].

Часто важный опыт передают не только наши кровные родители, но и родители духовные, учителя, которых посылает нам жизнь. Американский философ и социальный психолог первой половины

*Каков корень,*
*таков*
*и отпрыск*

XX века Джордж Герберт Мид[612] утверждал, что мы перенимаем социальный опыт у «значимых других» всеми возможными способами, сознательно или неосознанно учась выполнять разные роли. Эту же ситуацию описывал Людвиг Витгенштейн в своей теории языковых игр[613]. Витгенштейн обратил внимание на то, что усвоить правила какой-либо игры можно по-разному, но всегда опираясь на поддержку группы, которая регламентирует приемлемые нормы поведения для каждой из ролей.

Во всех авраамических религиях (исламе, христианстве, иудаизме) дети воспринимаются как дар Божий, а воспитание — как способ привести ребенка к Богу. «Аллах дал вам из вас самих жен, и дал вам от ваших жен и детей и внуков и оделил вас благами», — говорится в Коране (Коран 16:72). Поэтому родителям предписывается заботиться о детях и делать их счастливыми (Коран 4:36). Семья играет ведущую роль в воспитании человека, становится для ребенка первой и главной школой, а родители — главными учителями. Поэтому так важно, чтобы в семье царила правильная духовная атмосфера, наполненная любовью, добром и заботой друг о друге. «Хорошее воспитание — это наилучшее наследство, которое можно оставить детям»[614].

Цель родителей-мусульман, в первую очередь, воспитать хороших мусульман, и только потом — хороших врачей, юристов и программистов. Правильное мусульманское воспитание считается в исламе формой поклонения Аллаху, что накладывает

*«Детям больше*
*нужен пример для*
*подражания,*
*чем критика».*

*Жозеф Жубер*

определенную ответственность на родителей. Выступая примером для своих детей, они сами должны стать хорошими мусульманами. Ребенок не будет прислушиваться к их словам, если их дела будут противоположным тому, что они говорят.

В православии действие закона наследства (воспитание детей своим примером) можно проиллюстрировать высказыванием преподобного Серафима Саровского[615]: «Стяжи сам дух святой — и тысячи вокруг тебя спасут-

*Оттого парень с лошади свалился, что отец криво посадил*

ся». Библейский мудрец, царь Соломон как-то изрек: «Наставь юношу при начале пути его: он не уклонится от него, когда и состарится» (Рим. 14:17). Христос внес в вопрос взаимоотношения с детьми новую идею: «Иисус, призвав дитя, поставил его посреди них и сказал: истинно говорю вам, если не обратитесь и не будете как дети, не войдете в Царство Небесное». Царствие Небесное, по Евангелию, это синоним райского состояния, то есть счастья (Фил. 4:13). Путь к достижению счастья, в данном месте Божественного откровения, — войти в «состояние детскости». «Господь требует уподобления детям, то есть не возвращения в детский возраст, как думаешь ты, но отречения от злобы, чтобы в нас была детская простота»[616]. Цель благочестивого христианина — и самому войти в счастье Царствия Небесного, и своих детей направить к этому счастью, парадоксальным образом обучаясь у детей же правильному настроению.

*«Все перемены должны начинаться с нас».*

*Лора Макхэм*

«Развитие духовных сил ребенка в раннем детстве не требует никаких усилий, если семья сама живет духовной жизнью, и с другой стороны — оно не почти невозможно, если семья духовно опустошена. Именно в христианской семье раскрывается с исключительной силой ее, „великая тайна“, по слову апостола Павла, тайна ее духовного пути как пути к Богу. Таинство брака, как его понимает православное сознание, есть не простое благословение или освящение семейной жизни, а раскрытие той духовной силы, которая всегда есть в браке, но которая без благодати не может действовать в семье. Христианская семья таит в себе благодать, которая неистощимо пребывает в браке и излучения которой проходят сквозь всю полноту семейных отношений. Отсюда, из этой силы благодати, неистощимо пребывающей в христианском браке, надо выводить все глубокое религиозное значение семьи в духовном созревании ребенка. Все, что уводит семейные отношения от этого духовного, благодатного начала, ослабляет и влияние семьи на религиозное созревание ребенка»[617].

Перефразируя преподобного Никодима Святогорца, счастливые родители-христиане «познаются не только от того, что говорят, но обнаружатся по делам своим. Дерево познается по плоду своему. Лучше молчать и быть, нежели говорить и не быть. Не в слове царство Божие, но в силе»[618].

В своем трактате «Традиции еврейского воспитания»[619] Рав Реувен Пятигорский пишет, что хороший родитель, успешный воспитатель, учитель — это в первую очередь хороший человек. А хорошим в рамках иудаизма назван тот, кто удовлетворяет

*Мать праведна — ограда каменна*

критерию: не делай никому того, чего не хочешь, чтобы делали тебе. Согласно Торе, никакого особого отношения к детям нет, есть отношение к людям — своим и чужим. Свои для родителей отличаются от чужих только степенью ответственности за их судьбы и врожденной привычкой их любить, что немаловажно.

Это фундаментальное правило можно сформулировать так: наш ребенок — такой же автономный и независимый человек, как все прочие люди, в частности такой же, как и мы, его родители. А поэтому мы ни в чем не можем нарушить его право на самовыражение. Все, что мы можем, только помочь ему в этом выборе. Как помочь? Щедро делясь своим опытом. Но ничего ему не навязывая. Ничего в нем не подавляя.

Ребенок — тот же взрослый. Просто он еще не вырос. Никакого пренебрежения ребенком, построенного только на том, что он маленький. Не будем говорить, какие качества мы хотим воспитывать в своих детях. Тора утверждает, что **мы всегда воспитаем в них то, чем обладаем сами, но не больше**. А поэтому все слова об ответственности, трудолюбии, аккуратности и честности останутся словами, если этих качеств нет в родителях.

*Родители трудолюбивы — и дети не ленивы*

Старшие могут декларировать глубокие истины, но, если они не подтверждаются личным примером, ребенок их не воспримет. Великий русский писатель Лев Николаевич Толстой, мудрый педагог, отец пятерых детей, писал: «Все нравственное воспитание детей сводится к доброму примеру. Живите хорошо или хоть старайтесь жить хорошо, и вы по мере вашего успеха в хорошей жизни хорошо воспитаете детей… Воспитание представляется сложным делом только до тех пор, пока мы хотим, не воспитывая

**Каковы сами, таковы и сани**

себя, воспитать своих детей или кого бы то ни было. Если же поймешь, что **воспитывать других мы можем только через себя**, то упраздняется вопрос о воспитании и остается один вопрос: как надо самому жить? Будь правдив даже по отношению к дитяти: исполняй обещание, иначе приучишь его ко лжи»[620].

**Кто без призора с колыбели, тот всю жизнь не при деле**

Учение Будды также содержит рекомендации по воспитанию детей. Будда рассказывает как об обязанностях родителей по отношению к детям, так и об обязанностях детей по отношению к родителям. Согласно традициям буддизма, родители для детей — неоспоримый пример для подражания. А дети должны быть достойными того, чтобы получить от родителей их наследство. В современных буддийских семьях родители предпочитают воспитывать детей на основе личных примеров и собственного поведения. Детей учат делиться и думать о других. Не ограждают детей от опыта, формирующего характер, а взрослый при этом является поддержкой и тылом. В настоящее время родители-буддисты не задаются целью сделать ребенка буддистом. Они предоставляют ему возможность выбора, возможность осознанно вступить на этот путь в зрелом возрасте. Главное, что стремятся сформировать родители в ребенке, это любовь ко всему живому и пониманию закона кармы. В этом случае у ребенка появляется представление, что любой его поступок вернется к нему в дальнейшем[621].

Эти педагогические максимы универсальны. Вот и в непальской народной сказке «Находчивый мальчик»[622] рассказывается о том, как важно родителям вовремя сеять семена добра и показывать пример своим детям:

**Что в детстве воспитаешь, на то в старости и обопрешься**

«Жил некогда старый человек по имени Даясинх. Были у него сын и внук. Сына звали Ништхурсинхом, а внука — Чалаксинхом. Исполнилось старику семьдесят лет, и умерла у него жена. Отдал он ключи от дома своей невестке. С той поры для почтенного Даясинха наступили тяжелые времена: новая хозяйка кормила его плохо, из комнаты его выгнала, и пришлось старику ночевать теперь в холодном подвале. Несчастного старика, только недавно бывшего хозяином своего дома и всего добра, ожидала жалкая участь.

Однажды старый Даясинх лежал на рваной циновке в подвале и думал о своей горькой доле. И вспомнилось ему то время, когда родился у него сын, как сиял он тогда от счастья и слезы радости текли по его щекам. Теперь он тоже проливал слезы, но это были слезы великого горя. Обидно стало старику, вскочил он, в гневе отшвырнул ногой циновку и принялся громко барабанить палкой по пустой бочке, что служила ему столом.

*Ворчанием наскучишь, примером научишь*

К великому счастью, в этот день его сын с невесткой уехали куда-то по делу и дома оказался только внук Чалаксинх, мальчик умный и сообразительный не по годам. Услышал он, как дед стучит палкой, сбежал вниз и спрашивает, за что дедушка Даясинх избивает невинную бочку.

„Ты хочешь знать, внучек, в чем провинилась бочка? Так вот слушай! Раньше твой дед ел рис, как и все люди, за столом, а теперь ему приходится в одиночестве хлебать жидкую похлебку, а миску

*Пороки ребенка — от его родни*

ставить на эту старую бочку. Вот я и вымещаю на ней свою обиду!.. Хоть ты, внучек, не будь таким жестоким, как твои родители!“

И старик опять заплакал. У Чалаксинха даже сердце заныло, так ему стало жалко деда. Он подумал, подумал и говорит: „Придется тебе, дедушка, побарабанить по пустой бочке еще раз, когда вернутся домой отец с матерью. Да не обижайся, что бы я ни сказал...“

Вернулись вечером домой сын с невесткой, тут старик, как и было условлено, начал громко стучать. „Эй, старая развалина! — закричал внук. — Не надоело тебе еще стучать по бочке! Чего тебе надо?“

„Я есть хочу!“ — отвечал ему из подвала дед.

„А, вот что! Да сдохни ты с голоду, только оставь в покое нашу бочку. Ведь она еще понадобится мне! Разобьешь ты ее, на чем же я буду кормить отца с матерью, когда они состарятся?“

Услыхал Ништхурсинх такие слова и призадумался: конечно, плохо относится он к своему отцу, а придет время, и сын последует этому дурному примеру. Не лучше ли добром заслужить себе добрую старость?

Говорят, с тех пор начал он заботиться о старом отце. Так маленький Чалаксинх научил родителей уму-разуму».

*Каковы дядьки, таковы и дитятки*

Для наших детей нет смысла в поучениях, нотациях и наказаниях. Только наш собственный пример имеет воспитательную силу, закладывая в душу ребенка те основы, которые потом составят каркас всей его жизни. Но пример — это не только красивые жесты и слова, которые мы демонстрируем при удобном случае. Это наш каждодневный быт, привычки, речь и интонации голоса, отношение к людям, работе, культуре… Эти, казалось бы, мелочи и являются главным воспитательным фактором. Своим детям мы всегда будем примером во всем хорошем и плохом, желаем того мы или не желаем.

Фундаментом благополучия является благосостояние — умение пребывать в состоянии любви к себе и к миру. Это состояние гармонии, счастья. Это умение делать в своей жизни все качественно: честно, чисто и красиво. И уверенность в том, что, какая бы ситуация ни возникла в реальности, мы разрешим ее красиво. У человека в благосостоянии нет зависимости от материального мира, наше состояние внутренней гармонии не зависит от наличия или отсутствия материальных благ. Возможно, у нас нет всего того, что мы хотели бы, но мы умеем быть благодарными за уже имеющееся.

Наши дети будут видеть, что благодарность — это умение дарить бескорыстно, без ожидания чего-либо взамен. А научившись дарить и отдавать, мы становимся благополучными, то есть готовыми получать блага от внешнего мира[623].

Это и есть наш урок и наше наследство для детей — быть деятельно счастливыми и благодарными судьбе. Хотим, чтобы наши дети были счастливы, — просто будем счастливы сами, закладывая ребенку программу полной, насыщенной и интересной жизни.

**Использованные символические образы**

Карта Karmalogic:
дуб (символ рода и наследственности).
Пиктограмма Karmalogic:
лист дуба.

ВЫ МОЖЕТЕ ПРИСОЕДИНИТЬСЯ
К ОБСУЖДЕНИЮ ЗАКОНА «НАСЛЕДСТВО»
И СЛУЧАЕВ, ЕГО ПОДТВЕРЖДАЮЩИХ, НА
САЙТЕ ПРОЕКТА KARMALOGIC.NET. ДЛЯ ЭТОГО
ПРОСКАНИРУЙТЕ РАСПОЛОЖЕННЫЙ В КОНЦЕ
СТРАНИЦЫ QR-КОД С ПОМОЩЬЮ ВАШЕГО
СМАРТФОНА, И ВЫ ПОПАДЕТЕ НА СТРАНИЦУ
ОБСУЖДЕНИЯ ДАННОГО ЗАКОНА.

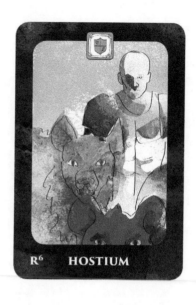

R⁶  HOSTIUM

## Сутра Отношения

## ВРАГ
## Держим союзников близко,
## а врагов — еще ближе

*Изучаем мотивы людей, которые рядом, и остерегаемся тех, чьи мотивы нам непонятны*

На Востоке говорят: «Близкий враг лучше, чем далекий друг». Если мы знаем своих врагов, мы понимаем, что от них ожидать и как вести себя с ними. Слепо же доверяя приятелям, можно получить удар в спину.

Психология описывает врагов как людей, нанесших существенный материальный или моральный ущерб, к которым сложилось выраженное негативное отношение[624]. Враг, которого мы не знаем, нас пугает. Страх идет от непонимания того, что может произойти. **Врага, которого мы не знаем и чьих мотивов не понимаем, мы склонны переоценивать.** Страх парализует нас и не даст выработать стратегию борьбы с врагом. Вспомним, как это бывает в триллерах: темный лес, соответствующая музыка, ожидание нападения из-за каждого угла. Но как только враг стал виден, мы начинаем действовать — убегать, прятаться, сопротивляться и т. д.

*«Дружба обыкновенно служит переходом от простого знакомства к вражде».*

*Василий Ключевский*

В девяностые годы прошлого века на рынке политического консалтинга стало опасно — слишком большие бюджеты и соответствующая конкуренция за них. И тогда мы с коллегами решили, что нам просто необходимо место для свободного общения вне зависимости от того, с какими кандидатами в данный момент мы работаем. И был создан клуб «Петрович» — как место встреч для представителей нашей индустрии, где можно было перекусить, поговорить, потанцевать. И вчерашние противники, которые раньше представлялись монстрами, а в ближайшем приближении оказались нормальными живыми людьми со своими ценностями, мотивами и интересами, сидели за соседними столами и спокойно общались. Мы стали понимать, от кого что можно ожидать и, соответственно, как строить взаимодействие и противостоять в случае конфликтов, которые, кстати, перешли из вооруженной плоскости во вполне мирную и конструктивную. Возможно, именно эта коммуникация и приближение спасли ситуацию. Поэтому **общение с врагом обязательно, чтобы больше знать о нем и понимать его мотивы.**

*«Фальшивых людей опаснее иметь друзьями, чем врагами».*

*Жан-Жак Руссо.*

При этом очень важно понимать и мотивы друзей — они внезапно могут оказаться врагами, как об этом прекрасно сказал Омар Хайям:

> В этом мире неверном не будь дураком:
>
> Полагаться не вздумай на тех, кто кругом,
>
> Трезвым оком взгляни на ближайшего друга —
>
> Друг, возможно, окажется злейшим врагом[625].

Те, кто кого мы считали друзьями, могут предать нас, если появляется конфликтный интерес. И бороться с такими врагами очень сложно — возможно, мы были чрезмерно открыты, и бывший друг знает все наши слабые места и при случае может нанести очень болезненный удар.

По мнению психологов, понятие «друг» может изменяться в зависимости от контекста[626]. В результате исследований было установлено, что число людей, которым мы действительно можем доверять, на самом деле очень небольшое — максимум пять человек, это так называемый ближний круг. Более того, в современном обществе это число неуклонно уменьшается. Однако обычно мы называем друзьями гораздо большее количество людей. Они часто представляются нам близкими

*Дружба дружбе рознь, а иную хоть брось*

людьми, союзниками, мы возлагаем на них определенные надежды, ожидания, надеемся на взаимность. Но необходимо помнить, что зачастую наши дружеские, а точнее, приятельские отношения недолговечны. Это связано с разными факторами.

*«То, что люди обыкновенно называют дружбой, в сущности, только союз, цель которого — обоюдное сохранение выгод и обмен добрыми услугами».*

*Франсуа де Ларошфуко*

Мы находим новых так называемых обыкновенных приятелей на работе, в спортклубе, на вечеринке у друзей. Такие отношения держатся на общих интересах и симпатии, а также на участии в общей компании. Как только наши интересы, работа, место проживания меняются, дружба обычно сходит на нет. В случае с более близкими друзьями ситуация немного иная. Мы больше доверяем друг другу, у нас гораздо больше общего. Причинами разрыва с ними чаще всего являются разница в интересах, дисбаланс во вкладе в отношения (время, усилия), проявления зависти или конкуренции или же выданный кому-то сокровенный секрет. Имеются еще и так называемые псевдодрузья. Этот тип «союзников» характеризуется нарушением (часто подсознательно) правил дружбы. Эти люди, обычно приятные в общении, однако их дружба быстропроходящая и эгоцентричная[627].

*«Лучше открытый враг, чем коварный друг».*

*Генрих Сенкевич*

Есть друзья «счастливых дней» и «несчастливых дней». Первые остаются с нами только при условии благоприятных обстоятельств и при малейшем намеке на проблемы испаряются. Вторые же сбегают, как только наша печаль закончилась, потому что только в этой ситуации они могут реализовываться как спасители. Мотивы расставания с такими друзьями абсолютно очевидны — когда меняются обстоятельства, им становится с нами неинтересно[628].

То же справедливо и для взаимоотношений в бизнесе. Необходимость продумывать и выстраивать стратегию действий на годы вперед диктует нам, что работать надо только с теми, чьи мотивы понятны. Возьмем команду из семи человек. Один попал в проект, потому что он школьный друг руководителя, они постоянно вместе и на одной волне. Другой пришел реализовать свою идею. Третьему нравится статусная должность, которую ему предложили. Четвертому важны деньги, он хочет много зарабатывать. Пятый — хороший менеджер, он умеет управлять процессами. А мотивы двух оставшихся неизвестны. И если перед умным руководителем стоит необходимость оптимизировать команду проекта, то именно их он и должен уволить в первую очередь. Потому что он знает, чем можно мотивировать и демотивировать первых пятерых, более того, он понимает, в каких ситуациях и при каких условиях он их потеряет. А значит, сможет предусмотреть и минимизировать возможные потери от их ухода. Теми, чьи мотивы известны, можно управлять, понимая, к какой информации их стоит допускать, а к какой — нет. Про тех же, чьи мотивы неясны, по факту неизвестно ничего — когда они предадут, предадут ли и чем это обернется.

*«Живи с людьми так, чтобы твои друзья не стали недругами, а недруги стали друзьями».*

*Пифагор*

С точки зрения биологии **конкуренция заложена в нашей природе**[629], она двигатель эволюции и прогресса в частности. Она побуждает к действию — поиску адекватных стратегий, которые могут обеспечить больший доступ к витальным ресурсам и, как следствие, лучшую выживаемость. Изучение мотивов потенциальных конкурентов дает нам возможность выработать и отработать правильную и адекватную программу своего поведения. Когда мы отслеживаем их действия в определенных ситуациях, мы можем как позаимствовать их стратегию, так и выработать на ее основе собственную. Именно поэтому полезно больше знать о своих врагах и держать их как можно ближе к себе.

Когда социальные животные, к числу которых относится и человек, с целью лучшей конкурентоспособности объединяются в группы, то доминирующая особь обычно имеет более развитый мозг и,

*Дружиться дружись, а за саблю держись!*

как следствие, больше приспособительных реакций и стратегий поведения[630]. Она заинтересована в том, чтобы другие особи не овладели ее приспособительными стратегиями. В свою очередь, для субдоминантов тоже важно, чтобы лидер не позаимствовал их новые стратегии, которые помогут им рано или поздно подняться на самый верх иерархии. Именно поэтому своих союзников лучше держать на дистанции. Им лучше не знать лишнего — это предупредит неприятности.

Конкуренция в человеческом обществе еще более жесткая. Поэтому **лучше не говорить лишнего, чтобы не горевать из-за того, что наш «друг» выдал всем важный секрет или использовал против нас.** Делясь многим с приятелями, мы рискуем приобрести не друга, а врага, способного нанести нам неожиданный удар, например, из корысти или чувства зависти[631].

*Дружба*
*от недружбы*
*близко живет*

Построение взаимоотношений с другими людьми очень похоже на выстраивание взаимоотношений между государствами — приоритетом для каждого являются его собственные интересы.

Как заявлял известный немецкий теоретик геополитики середины XX века Карл Шмитт, политика невозможна без разделения всех политических игроков на друзей и врагов[632]. В своей работе «Понятие политического» он утверждал, что в политике нельзя достичь успеха, если не научишься побеждать своих врагов.

*«Всегда легче*
*простить врага, чем*
*друга».*

*Вильям Блейк*

Лучше всего учиться отношению к врагам у китайцев — их цивилизация не только просуществовала не одно тысячелетие, но и сохранила преемственность в своей государственности практически на весь этот период. А все благодаря умению обращаться с врагами. Наиболее знаменитой «инструкцией» по взаимодействию с противниками является книга китайского философа Сунь-цзы «Искусство войны», в которой сказано: «Кто — еще до сражения — побеждает предварительным расчетом, у того шансов много; кто — еще до сражения — не побеждает расчетом, у того шансов мало»[633]. То есть залог победы — в знании противника.

*«Нет врага более*
*жестокого, чем*
*бывший друг».*

*Андре Моруа*

Судя по всему, по заветам китайцев действовал и величайший полководец древности Чингисхан. Созданная им империя была одним из крупнейших государств древности. Монгольская конница покорила множество стран и народов. В орбиту власти монгольских ханов были включены Китай, степные племена Центральной Азии, народы Восточной Европы. Как же удавалось Чингисхану и его наследникам держать под контролем огромную территорию?

По мнению историков, Чингизиды использовали целый комплекс мер. Но главный секрет был в том, что правители монголов строили свою политику, руководствуясь правилом: **«Держи друга близко, а врага — еще ближе».**

Какой бы народ, какую бы страну монголы ни захватывали, после показательного разгрома они приближали к себе наиболее влиятельных вождей из стана поверженного противника[634]. Первый ми-

*«Врагов имеет в мире всяк, Но от друзей спаси нас, Боже!»*

*Александр Пушкин*

нистр Чингисхана — Елюй Чуцай — был представителем одного из аристократических родов киданей — изначально злейших врагов монголов. Считается, что именно по его совету монголы прекратили поголовное истребление оседлого населения и стали использовать таланты покоренных народов для управления своей империей. А на Руси после тяжелейшего Батыева нашествия приближенным к Чингисхану стал самый боевой из русских князей XIII в. — Александр Невский[635].

Такая политика дала свои плоды: долгое время монгольская империя не знала серьезных восстаний. **Золотую Орду сгубили не враги, а вчерашние союзники** — наиболее ощутимый урон ей

*Залез в богатство — забыл и братство*

был нанесен среднеазиатским правителем эмиром Тимуром, который был ближайшим другом и покровителем хана Тохтамыша, который в то время правил Ордой. Хан Тохтамыш решил подчинить себе Тимура, но жестоко поплатился за это своей империей и жизнью. В борьбе за власть недавние друзья стали злейшими врагами, для которых единственным путем решения конфликта было полное уничтожение противника.

Жестокости и беспощадности правители всегда учатся у своих врагов. Так, во время Пунических войн аграрная, сильная своей сухопутной армией Римская республика терпела поражение за поражением от владеющего мощным военным флотом Карфагена.

Упрямство, стойкость, воинская доблесть, способность учиться у врага привело к тому, что после третьей войны с Карфагеном римляне стали

**С другом дружись, а как недруга берегись**

властителями мира. Они реорганизовали свою армию в несокрушимые легионы, выработали строгую дисциплину в обществе и в чрезвычайно короткий срок создали собственный флот. Тогда же римляне в ходе войны нашли себе союзников среди других народов Средиземноморья, переподчинив их и включив в свои границы Испанию, Грецию, Сицилию и Малую Азию.

Рим устоял, прошел у врага выучку, и стал сверхдержавой. А союзники? Рим вел себя с ними отстраненно, поддерживая исключительно деловые отношения.

Разумное отношение к врагам и друзьям важно не только в политике и бизнесе, но и в обычной жизни. Практически все религии мира призывают не только общаться и дружить с врагами, но даже любить их, что есть признак совершенства, высшей мудрости и знания тайн Вселенной.

**Вражда и дружба — братья**

**«Пусть все существа пребывают в состоянии невозмутимости за пределами привязанности к друзьям и ненависти к врагам»** — эта строка выражает одну из так называемых Четырех Безмерных Истин буддизма, или Брахамавихары. Тем не менее наше отношение не всегда соответствует этим истинам. Согласно буддизму, основываясь на ощущении своей отдельной от других личности, мы начинаем делить остальных людей на три категории: друзей, врагов и тех людей, чье существование и жизнедеятельность нам безразличны. Друзья для нас очень важны. И часто ради них мы готовы лгать, воровать и иногда убивать. Таким образом, друзья могут становиться некой причиной появления негативной кармы.

*«Противник, вскрывающий ваши ошибки, гораздо полезнее, чем друг, скрывающий их».*

*Леонардо да Винчи*

А вот враг для тех, кто ищет истину, не всегда зло, по мнению буддистов. В конфронтации с врагами мы можем видеть, как работает наш ум, каковы наши ограничения, чего мы могли бы не увидеть без этой вражды. Враждуя с другими, человек может увидеть, насколько стабильна его духовная практика. Вот почему в некоторых духовных учениях говорится, что найти врага подобно находке сокровища. Так что временами враги могут быть гораздо более ценными, чем друзья[636].

По мнению Далай-Ламы, польза врагов объясняется тем, что ненависть является огромным препятствием на пути развития в себе сострадания и, следовательно, достижения счастья. Если мы разовьем в себе терпимость по отношению к врагам, все станет гораздо проще — сострадание к другим возникнет естественным образом[637].

*«Все неприятности, которые ваш злейший враг может высказать вам в лицо, ничто по сравнению с тем, что ваши лучшие друзья говорят о вас за спиной».*

*Альфред де Мюссе*

Христос в Евангелии относительно врагов дает такой совет: «Вы слышали, что сказано: люби ближнего твоего и ненавидь врага твоего. А Я говорю вам: любите врагов ваших, благословляйте проклинающих вас, благотворите ненавидящим вас и молитесь за обижающих вас и гонящих вас» (Мф. 5:43–45). Пророчества Ветхого Завета указывают на то, что Богу было известно о предательстве Иуды заранее, но именно оно стало шагом к исполнению замысла спасения человечества (Пс. 40:10; Зах. 11:12–13). Евангельские отрывки дают сделать вывод, что Христос осознанно держал Иуду рядом: «Истинно говорю вам, один из вас, ядущий со Мною, предаст Меня» (Мк. 14:18), «Ибо знал Он предателя своего» (Ин. 13:11).

«Итак, будьте мудры, как змии» (Мф. 10:16), — говорит Христос ученикам, призывая их понимать и различать мотивы окружающих нас врагов и союзников. Христос осознанно говорил и делал вещи, провоцирующие окружающих на вопросы и проявление своих мотивов. Зная, что некоторые

*«Не будь у меня врагов, я не стал бы тем, кем стал. Но, слава богу, врагов хватало».*

*Сальвадор Дали*

его слушатели не готовы вместить его учение, он фактически отвадил их от Себя в тот момент: «Но есть из вас некоторые неверующие. Ибо Иисус от начала знал, кто суть неверующие и кто предаст Его... С этого времени многие из учеников Его отошли от Него и уже не ходили с Ним» (Ин. 6:64–66). А Он не побежал их возвращать назад — видимо, так было надо.

*«Дружба одного разумного человека дороже дружбы всех неразумных».*

*Демокрит*

**Испытания посылаются нам через разных людей.** Коран учит, что всех, кто встречается нам в течение жизни, можно разделить на тех, кто приближает нас к цели нашего духовного пути, и тех, кто отдаляет нас от Творца. Нам часто бывает сложно принять плохих и злых людей. Но если человек верующий, то религия учит воспринимать врагов как повод для совершенствования. «Мы испытываем вас злом и добром для искушения, и к Нам вы будете возвращены», — сказано в Коране (Коран 21:35). «Вот ухищряются против тебя те, которые не веруют, чтобы задержать тебя или умертвить, или изгнать. Они ухищряются, и ухищряется Аллах. А ведь Аллах — лучший из ухищряющихся!» (Коран 8:30). То есть с помощью таких людей проверяется доверие человека к Аллаху, а также его терпение. В результате противники человека превращаются в помощников на пути к Всевышнему и действительных союзников.

*Грозен враг за горами, а грознее за плечами*

При этом **зачастую препятствием для роста и развития становятся наши самые близкие люди.** Это происходит, когда семья становится настоящим идолом для человека, затмевая для верующего даже образ Аллаха: «Знайте, что ваши богатства и ваши дети — испытание и что у Аллаха — награда великая» (Коран 8:28). В окружении приятных и душевных людей нам непросто выйти из зоны комфорта и начать работать над собой. «О вы, которые уверовали! Поистине, среди ваших жен и ваших детей есть враги вам, берегитесь же их!» (Коран 64:14).

*Враг, стоящий впереди, лучше друга, стоящего позади*

Господь неоднократно напоминает, что испытания даются для духовного укрепления верующих, через испытания каждый человек вырастает духовно. Поэтому часто **те, кто казались нам врагами, при ближайшем рассмотрении становятся нашими учителями** и, наоборот, наши союзники превращаются в наших противников.

И в еврейской Библии, и в Талмуде, и в высказываниях мудрецов более поздних поколений иудаизм неоднократно призывает к любви ко всему человечеству. Однако иудаизм настаивает на том, что любовь к человечеству должна быть не «однородной», но «градуированной». Иудаизм предписывает любить ближних больше, чем дальних. Следует любить свою семью больше, чем других людей вокруг, а свой народ — больше, чем другие народы. Да, надо стараться помогать всем, но в первую очередь тем, кто ближе. Иудаизм учит человека строить свою любовь к окружающему миру иерархически: начиная от любви к себе и своей семье, постепенно расширять свою любовь до рамок своей общины, своего народа, всего человечества, всех живых существ, всего мира. При этом обязательным уровнем любви к ближнему — т. е. еврейской библейской заповедью — является любовь к каждому еврею, к еврейскому народу.

> *Плохой друг — что тень: в солнечный день не отвяжешься, в ненастный — не найдешь*

Что же касается призыва «любить врагов», то — с точки зрения иудаизма — здесь все определяется иерархией этой любви. Категорическим моральным требованием иудаизма является обязанность человека активными действиями защищать гонимых и обижаемых: «Не стой над кровью брата твоего» (Лев. 19:16), т. е. не будь безучастен, когда проливается кровь ближнего. И не важно — друг он тебе или враг.

> *Если хочешь потерять друга — одолжи ему денег*

Поэтому в вопросе о «любви к врагам» можно сформулировать подход иудаизма таким образом: **человек, активно противостоящий врагу, у которого при этом хватает душевных сил, продолжая воевать, любить «высшую духовную составляющую» его врага, это идеал для праведных людей**[638].

Если даже в Божественной канцелярии до конца не ясно, кто враг, а кто друг, то что говорить об отношении несовершенных людей? Редко встречается только черный или только белый цвет — между ними целая радуга. И дружба может оказаться хрупкой, как стекло, а вражда чему-то научить. Можно ли найти выход из таких противоречивых отношений, как дружба и вражда? Об этом же образно и ярко рассказывается в аварской народной сказке «Два волшебника»[639]:

*«Враги всегда говорят правду, друзья — никогда».*

*Цицерон*

«Жили-были два волшебника. Одного звали Дада, а другого — Бобо. У Дада был дар приумножать все хорошее, а у Бобо — уничтожать все злое.

Дада и Бобо не были знакомы лично. Зато давно ненавидели друг друга. Ведь у каждого из них не было такого таланта, как у другого, а это вызывало зависть.

И вот один богатый хозяин решил посадить на своей земле два сада и пригласил к себе двух волшебников. Уж какой-нибудь сад точно станет плодоносить, не у одного волшебника, так у другого. И оказались Дада и Бобо соседями.

*Услужливый дурак опаснее врага*

У Дада сад начал расти как на дрожжах, деревья просто ломились от прекрасных плодов: яблок и вишен, персиков и груш. Правда, почему-то рядом поднимались высокие сосны и кипарисы, совсем необычные в этих местах и совсем ненужные хозяину. А у Бобо все было пусто и голо.

И вот стали они подсматривать друг за другом. Дада потихоньку учился у Бобо бороться с дикими побегами, а Бобо наблюдал за тем, как сосед прикасается к семенам и саженцам...

И через год у хозяина оказалось целых два прекрасных сада! А Дада и Бобо помирились. Ведь каждый из них стал богаче на еще один талант! Вот что значит уметь учиться у соперника!»

Мы никогда заранее не знаем, кто окажется нашим врагом, а кто другом. Поэтому не будем слишком доверять сегодняшним союзникам и ненавидеть нынешних врагов. Ведь в каждый момент они могут поменяться ролями. Единственно, кого стоит избегать, — людей с неясными мотивами. Именно из такой «теплохладности», а не из открытого противостояния и рождаются самые тяжелые предательства. Будем осторожны с друзьями и внимательны к врагам, и мы обретем в их лице прекрасных проводников на пути к нашим целям.

### Использованные символические образы

Карта Karmalogic:
гиены (символ «не то друга, не то врага»).
Пиктограмма Karmalogic:
щит (символ самоограничения и закрытости).

ВЫ МОЖЕТЕ ПРИСОЕДИНИТЬСЯ
К ОБСУЖДЕНИЮ ЗАКОНА «ВРАГ» И СЛУЧАЕВ,
ЕГО ПОДТВЕРЖДАЮЩИХ, НА САЙТЕ ПРОЕКТА
KARMALOGIC.NET. ДЛЯ ЭТОГО ПРОСКАНИРУЙТЕ
РАСПОЛОЖЕННЫЙ В КОНЦЕ СТРАНИЦЫ
QR-КОД С ПОМОЩЬЮ ВАШЕГО СМАРТФОНА,
И ВЫ ПОПАДЕТЕ НА СТРАНИЦУ ОБСУЖДЕНИЯ
ДАННОГО ЗАКОНА.

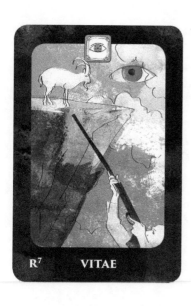

R⁷     **VITAE**

## Сутра Отношения

### ЖИЗНЬ
### Уважаем жизнь и жизненное пространство

*Свое личное пространство — защищаем, а чужое — принимаем с уважением*

Природа создала нас индивидуальными существами, дала две ноги, две руки и голову, чтобы этими ногами, руками и головой мы сами добивались своего счастья. У каждого из нас уникальный код ДНК. Если бы природа задумывала по-другому, люди размножались бы почкованием или делением. Но мы отдельные друг от друга существа, и каждому полагается собственное личное пространство. Чтобы установить границы между телами, мы надеваем одежду и вырабатываем правила этикета. Нельзя толкаться, дотрагиваться руками до лица, заглядывать в чужие окна, читать чужую переписку…

**Свободное от посторонних пространство нам нужно, чтобы создать там свой комфортный оазис,** который необходим личности для развития. Личные квадратные метры — в прямом и переносном смысле — работают как теплица, создают уникальный микроклимат, в котором вырастают не сорняки, как в открытом грунте, а редкие цветы. И как бы активно мир всеми доступными ему способами — задействуя Инстаграм, Фейсбук, бесконечные мессенджеры — ни пытался пробраться в наш парник и образ мыслей, будем его защищать. Иногда просто необходимо поставить блоки:

отключить телефон, спрятать сумку, отправить детей в детскую. Научимся отстаивать свое право раскладывать вещи в удобной именно нам последовательности, потому что она является отражением внутреннего порядка нашей личности. У нас там своя экология, где все взаимосвязано. **Что для непосвященных хаос, для нас — космическая гармония.**

Свое ближайшее окружение каждый тоже выстраивает на свой вкус. Друзья, приятели, подруги, эмоциональные знакомства — это интимно. Невежливо задавать про это вопросы и тем более давать досужие советы. Выхваченные из контекста обрывки переписки или разговора обязательно будут неправильно поняты, так что лучше заводить пароли. Но и другим мы тоже должны давать такое же право защищать свое личное пространство.

**Сохраняя дистанцию, мы выигрываем в отношениях.** Отдельные гардеробные, ванные комнаты, сейфы, карьеры и круги общения — все это укрепляет союз. В любой ситуации у человека сохраняется потребность в личном пространстве, даже у тех, кто это отрицает. Человек интуитивно, будучи еще ребенком, разделяет: вот здесь — это мое, а дальше — уже не мое.

*«Великая истина открылась мне. Я узнал: люди живут. А смысл их жизни в их доме. Дорога, ячменное поле, склон холма разговаривают по-разному с чужаком и с тем, кто здесь родился».*

*Антуан де Сент-Экзюпери*

Впервые феномен личного пространства был описан американским антропологом Эдвардом Холлом в 60-х годах ХХ века. Изучая функции, значения и особенности персонального пространства человека, которое он всегда оберегает при общении с другими людьми, он доказал, что определенную зону вокруг своего тела каждый из нас склонен рассматривать как продолжение самого себя. И готов ее защищать при вторжении извне[640].

Исследователи часто представляют личное пространство в виде воздушного шара, который все время меняет свой объем, поскольку некоторых людей человек подпускает ближе, а других предпочитает держать на расстоянии. Это позволяет регулировать степень нашей открытости собеседнику[641].

У человека существует несколько зон личного пространства.

1. Интимная (личная) зона составляет всего 15—45 см и предназначена для очень малого количества людей, для тех, кто близок нам, кого мы любим, очень хороших друзей и членов семьи.

2. Дружеская зона служит для друзей менее близких и приятелей. Она составляет от 45 см до 1 м 20 см.

3. Социальная зона составляет от 1 м 20 см до 3 м 50 см. Она предназначена для незнакомых людей или же для тех, с кем мы едва знакомы и еще не успели установить отношения.

4. Публичная зона используется для общения с группой людей, выступлений на публике. Она самая широкая — от 3 м 50 см и более[642].

Если человека длительное время лишать возможности здорового использования его личного пространства, то это вызывает колоссальный стресс и, как следствие, быстрый рост агрессивности, повышение уровня гормона стресса. В этой ситуации человек нуждается в срочной психофизической и эмоциональной разгрузке, что отражается на его отношениях с окружающими и часто выливается в открытые конфликты. Люди, лишенные личного пространства, стараются отодвинуть (в том числе физически) остальных людей от себя и во что бы то ни стало увеличить свое пространство, снижая тем самым уровень стресса[643].

*Приведи бог и собачке свою конуру*
Во многом потребность в личном пространстве можно объяснить наличием у каждого из нас биополя[644]. Когда в нашем личном пространстве появляется посторонний человек, оно противодействует вторжению, и мы чувствуем напряжение. В свою очередь, биополе нарушителя границ также страдает, получая негативную реакцию нашего поля[645].

О значимости психологического поля, которое создает наш индивидуальный микроклимат, говорил и основатель социальной психологии Курт Левин[646]. Наше личное поле претерпевает изменение из-за постоянного потока различных зарядов — положительных и негативных. Если мы постоянно попадаем в ситуации, где наше психологическое поле атакуется отрицательными зарядами, оно слабеет и становится «дырявым». Отсюда упадок сил, депрессии, апатия и психосоматические заболевания. Поэтому, если мы хотим сохранить целостность своего личного поля, подпускать близко людей и эмоции, приносящие нам негатив, не стоит. И наоборот, открывая границы для положительного потока, для всего, что приносит нам удовольствие, радость и счастье, мы подпитываем и укрепляем наше Я.

**Личное пространство и стремление освободиться от стрессового фактора, нарушающего границы, есть даже у животных.** В 1917 году И. П. Павлов и М. М. Убергриц описали безусловный рефлекс, выражающийся в том, что, встретив препятствие, животное старается освободиться от него. И. П. Павлов назвал данную реакцию «рефлексом свободы»[647]. В том случае, если закрыть границы от вторжения животное не может,

*«В любом браке есть границы, переступать которые нельзя. Стоит перешагнуть эту невидимую черту, сказать или сделать что-то, чего уже не вернешь, — и семье конец».*

*Эд Макбейн*

то, повинуясь инстинкту самосохранения, оно смиряется, и, таким образом, проявляется рефлекс рабства. Наиболее просто в лабораторных условиях рефлекс свободы демонстрируют следующим образом: животное руками фиксируют на одном месте. В ответ оно старается вырваться и защититься — это первая стадия рефлекса свободы. Но через некоторое время животное прекращает бесплодные попытки освободиться, ведущие только к потере сил, и затихает. Это вторая стадия нереализованного рефлекса свободы — рефлекс рабства. По мере продолжающегося ограничения свободы закономерно происходит дальнейшая адаптация поведения (и у животных, и у человека) к обстоятельствам, изменить которые они не в силах. Начинается соучастие, и это — третья стадия рефлекса свободы. На этой стадии происходит не только активное торможение рефлекса свободы, проявляющееся в смирении и вынужденном подчинении роковым обстоятельствам, но и патологическая адаптация к ранее неприемлемым обстоятельствам. Такой тип поведения приводит, с одной стороны, к закреплению патологической ситуации, но, с другой стороны, может перерасти в четвертую стадию рефлекса — освобождение. **Если фактического освобождения от рабства не происходит, организм получает свободу от давления по-другому — он просто погибает[648].** Можно провести аналогии и в социальной сфере. Например, речь может идти о руководителе-диктаторе, который выдавливает из сотрудников последние силы, контролирует все их время и чрезмерно вмешивается в их личное пространство. Сначала они сопротивляются, затем менее сильная часть смиряется с издевательствами и оскорблениями. Чем дольше сотрудник находится в таком рабском состоянии, тем большие изменения происходят в его психике в сторону деградации не только его психоэмоционального, но и физического здоровья.

*«Во всем есть черта, за которую перейти опасно; ибо, раз переступив, воротиться назад невозможно».*

*Федор Достоевский*

По представлениям канадского эндокринолога Ганса Селье[649], ресурс сопротивления организма небеспределен, поэтому, когда надпочечники уже не могут вырабатывать гормоны стресса, «стадия резистентности» стресса переходит в «стадию истощения», далее наступает смерть. Платой за чрезмерную или неправильную адаптацию к ситуации нарушения личного пространства могут быть психические и психосоматические болезни. А для кого-то этот постоянный непреодолимый стресс может закончиться инфарктом или онкологией[650].

**Стремление к обособлению личного пространства существовало на всех этапах развития человечества.** В условиях максимально открытой личной жизни всех членов рода, племени, общины определение личного и сокровенного сопровождалось различными знаками. Например, у эскимосов водруженное над юртой лассо являлось очевидным предупреждением всякой попытки нарушить личное пространство человека, занимающегося в это время любовью в обозначенной юрте.

*«Хороший игрок видит границу в любой игре».*

*Оскар Уайльд*

Следующим шагом в ограничении личного пространства у древних народов стала защита личности родовой элиты — вождей (царей), жрецов (шаманов), знати в целом: «Личность жрецов, храмы и их имущество были строжайшими табу, т. е. считались не только священными, но и строжайше неприкосновенными»[651]. И только со временем подобное табуирование личного пространства распространилось на всех членов рода, на всех общинников, превратившись в конечном итоге в твердые законы, стоящие на страже личного пространства и имущества. **Особенно жестко карало малейшее посягательство на чужую территорию древнее законодательство.** В Древней Греции — это законы Драконта, предусматривающие жесточайшие наказания вплоть до смерти за малейшее нарушение прав собственности и неприкосновенности личности человека, а в Древнем Риме — не менее знаменитые и не менее суровые Законы Двенадцати таблиц.

Требование соблюдения чужих границ воспитывалось в Европе веками. «Наша свобода заканчивается там, где начинается свобода другого человека» — эта крылатая фраза, которая сегодня являет собой главную демократическую ценность, прозвучала еще в XIII веке. Высказывание принадлежит одному из французских депутатов, оппонент которого в суде, размахивая руками, задел кончик его носа: **«Ваша свобода размахивать руками заканчивается там, где начинается свобода чужого носа»**[652]. А во вступлении к Конституции Франции 1891 года под названием «Декларация прав человека и негражданина» мы уже встречаем такую формулировку: «Свобода — это возможность делать все, что не приносит вреда другому»[653].

*Своя хатка —
родная матка*

В наиболее полной мере право защищать свое личное пространство реализовалось в англосаксонском законодательстве. Внимание к интересам отдельной личности, защита ее от произвола властей проявились уже в Великой хартии вольности (1215)[654]. Именно с этого момента человечество начинает утверждать поистине великий принцип подчинения всяких властей нормам действующего права, вплоть до признания за населением права на вооруженное противодействие в случае несоблюдения этого принципа.

*Свой уголок —
свой простор*

Одним из следующих шагов в направлении защиты жизненного пространства простого человека в Англии стало законодательное оформление так называемой Доктрины крепости (1604), которая защищала неприкосновенность жилища от любого несанкционированного законом проникновения с правом на защиту, вплоть до вооруженного отпора. Именно тогда появляется всем известное выражение: **«Мой дом — моя крепость»**.

И наконец, долгий путь к защите личного пространства в англосаксонском праве увенчивается знаменитым «Хабеас корпус акт» от 1679 года. «Habeas corpus — ты можешь иметь тело (неприкосновенным)» — это категорическое требование законности всех процессуальных действий при задержании подозреваемого.

Хабеас корпус — формула, четко ограничивающая границы личного пространства, преступить которое не дозволено никому, — не единожды обыгрывается в литературе. Отстаивая интересы подзащитных, герои детективов Чейза, Стаута или, скажем, Чандлера то и дело упоминают сакраментальное: «Хабеас корпус», — и этого оказывается достаточным, чтобы унять рвение чрезмерно ретивых полицейских.

Как это делает, например, блистательный Ниро Вульф, когда осаживает комиссара Кремера, не только осмелившегося нарушить личное пространство знаменитого детектива, но и угрожавшего ему и его помощнику Арчи Гудвину:

«— Вы — беспардонный лжец! — раздраженно заявил Вульфу Кремер.

Подбородок Вульфа вздернулся вверх как минимум на восемь дюймов.

— Мистер Кремер, — сказал он холодно, — я устал от вашего визита. Мистер Гудвин не выкинул вас отсюда, когда вы только вошли, поэтому я предлагаю вам самому уйти, не дожидаясь приглашения. Пределы ваших прав и возможностей вы знаете так же хорошо, как и я.

Он отодвинул кресло от стола и поднялся.

— Если вы утверждаете, что я лгу, докажите это. Но если ваши действия и в дальнейшем будут подобны тем, какие вы себе позволяли сегодня, когда ворвались ко мне в дом во время еды, я буду врать вам и днем, и ночью… Ну, а коли бы вы ОСМЕЛИЛИСЬ — а мне показалось, что у вас было такое намерение, — задержать Гудвина в качестве свидетеля, то вот бы где вы поучились искусству вранья! И я не стал бы добиваться его освобождения под залог, нет, я бы допек вас при помощи „хабеас корпус акт“! Вы бы незамедлительно получили предписание о представлении арестованного в суд для рассмотрения законности его ареста!»[655].

Завершение этой сцены — вполне закономерно с точки зрения англосаксонской практики защиты личного пространства человека. Бравый инспектор ретировался.

В обществе, где неприкосновенность жилища, защита личного пространства и самой жизни являются непреложным законом, по-другому и быть не могло. И не только в пределах действия норм англосаксонского права, но и во всем цивилизованном мире.

Сегодня мы живем в мире открытых границ; переезжая из одной страны в другую, путешественник иной раз не может понять, миновал он уже рубеж или еще нет. **Но и люди, и государства стараются сохранить свою идентичность**, подчеркнуть свои национальные особенности. И общий принцип жизни человека как существа общественного предполагает сохранение — даже при самых тоталитарных системах — некую степень индивидуальной свободы, некий минимум миниморум (самое меньшее) личного пространства.

*Уважаешь других — уважают и тебя*

**Каждый живущий на Земле человек уникален.** Один из самых деятельных гуманистов XX века, немецкий философ и врач, лауреат Нобелевской премии мира Альберт Швейцер определил главный принцип этики как «благоговение перед жизнью»[656].

Этот же принцип поддерживают все религии мира. В своих обращениях к последователям Далай-Лама XIV часто касается вопроса уважения чужой жизни: «Если в нас нет уважения и сострадания к ближним, то, даже если мы достигнем заоблачных высот богатства и знания, нашу жизнь нельзя будет назвать человеческой в полном смысле этого слова. Жить счастливо, причиняя минимальный вред другим живым существам, вот та жизнь, на которую имеет право каждый из нас и которая действительно стоит того, чтобы ее прожить»[657]. Ему же принадлежат и слова: «Следуйте вечным трем правилам: уважай себя, уважай других, не уходи от ответственности за свои действия»[658].

*В дружбе тоже знай границу*

Исламский правовед Абу Иса ат-Тирмизи писал: «Признаком хорошего исповедания ислама человеком является его отказ от того, что его не касается»[659]. Соблюдение границ личного пространства является частью мусульманского этикета, который призывает верующих придержи-

*«Чтобы существовать как личность, надо уметь провести границы и сказать чему-то „нет“».*

*Айрис Мердок*

ваться хороших манер и не вмешиваться в личные дела других людей. «Достаточно будет вреда тому человеку, который презирает своего брата в исламе. **Для каждого мусульманина неприкосновенными являются жизнь, кровь, имущество и честь другого мусульманина**»[660]. Верующий обязан уважать права других и остерегаться наносить другому вред словами или действиями: «Только Аллах знает, что для человека благо, а что вред». В исламе даже существует список «запретных деяний» (Коран 4:114), нарушающих личное пространство: выдавать чужие секреты, входить в чужой дом без стука, посвящать посторонних в тайны супружеской жизни.

Тора провозглашает братство всех людей и безусловное уважение к жизни другого человека. Эта идея покоится на двух основаниях: на единстве происхождения и на внутреннем устройстве человека. Во-первых, каждый человек происходит, согласно Торе, от Адама, а затем, после потопа, от Ноя, т. е. у всех людей в конечном итоге общие прародители. А во-вторых, все мы несем в себе образ Божий — «небесный ген», печать общего сыновства. Каждого человека рождают не только родители, но и Бог. Все люди — дети Божьи и поэтому братья совершенно независимо от национальных, расовых или религиозных различий.

*«Граница между немногими и массой проходит не между людьми, а внутри каждого человека».*

*Джон Фаулз*

Иудаизм придает отношениям братства и любви огромное значение. И Тора, и Талмуд, и комментарии позднейших еврейских мудрецов и мыслителей признают такие отношения как единственно достойные человека, созданного по образу Божьему. «Возлюби Бога» и «возлюби ближнего» — к этим двум неразрывно связанным заповедям и сводится по существу весь иудаизм. Однако братские отношения между людьми не факт, а только задача, стоящая и перед конкретным человеком, и перед всем человечеством[661]. И путем к достижению данной цели является **уважение чужой жизни — такого же творения Господа, как и наша собственная жизнь.**

Об уважении личных границ говорит и христианство. Известнейшая заповедь Христа: «Возлюби ближнего твоего, как самого себя» (Мф. 22:37–40) —

закладывает в нас уважение перед чужой свободой и волей. «И так во всем, как хотите, чтобы с вами поступали люди, так поступайте и вы с ними» (Мф.7:12). Эти евангельские заповеди учат видеть и принимать границы окружающих, если мы хотим

*Кто сам уважает, того и другие уважают*

по праву требовать уважения и к своим границам. **Чтобы иметь возможность распоряжаться своей жизнью и охранять личное пространство от вторжения, нужно точно так же беречь право других людей на приватность.**

Если мы любим и уважаем людей, которые говорят нам «нет», то и они в ответ станут уважать наше «нет». Свобода порождает свободу. «Где Дух Господень, там свобода» (2 Кор.3:17). Если мы принимаем свободу других, то и сами чувствуем себя свободными.

Даже в фольклоре и народных сказках отражена эта потребность в своем пространстве, которое дает нам подпитку и чувство защищенности. Например, об этом очень трогательно рассказывается в осетинской сказке «Человек и еж»:

«Некий человек поймал однажды ежа и поместил его в замок. Там ежа содержали в полном довольстве, ухаживали за ним, обходились с ним вежливо.

Так еж прожил в замке значительное время. И вот его спрашивают:

— Ну, еж, как ты себя чувствуешь? Хорошо ли тебе? Что желательно твоему сердцу?

А еж в ответ:

— Ничего мне не надо, кроме одного: возвратите меня под мой куст!»[662]

**Каждый человек нуждается в собственном жизненном пространстве.** Как правило, большинство из нас отождествляет это пространство с зоной комфорта: для одного — это свой дом, для другого — семья, для третьего — объятия любимого человека... Чтобы жить в гармонии с собой и продуктивно взаимодействовать с внешним миром — без нападений и капитуляций, — нужно не только определить свое личное пространство и территорию и уметь охранять их, но и уважать личное пространство других людей. Ведь персональное пространство — это тонкая материя, нарушив которую мы нанесем вред и себе и другому.

### Использованные символические образы

Карта Karmalogic:
око (символ Творца жизни).
Пиктограмма Karmalogic:
око.

ВЫ МОЖЕТЕ ПРИСОЕДИНИТЬСЯ
К ОБСУЖДЕНИЮ ЗАКОНА «ЖИЗНЬ» И СЛУЧАЕВ,
ЕГО ПОДТВЕРЖДАЮЩИХ, НА САЙТЕ ПРОЕКТА
KARMALOGIC.NET. ДЛЯ ЭТОГО ПРОСКАНИРУЙТЕ
РАСПОЛОЖЕННЫЙ В КОНЦЕ СТРАНИЦЫ
QR-КОД С ПОМОЩЬЮ ВАШЕГО СМАРТФОНА,
И ВЫ ПОПАДЕТЕ НА СТРАНИЦУ ОБСУЖДЕНИЯ
ДАННОГО ЗАКОНА.

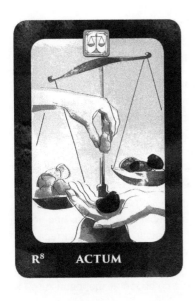

R⁸    ACTUM

# Сутра Отношения

## ПОСТУПОК
### Человек — это поступок, а отнюдь не слова

*Смотрим, как человек поступает, и сами поступаем с другими только так, как хотели бы, чтобы в такой же ситуации обошлись с нами*

Почти все мы, за редкими исключениями, с детства учимся пускать пыль в глаза, чтобы казаться хорошими, благородными, успешными. Только между «быть хорошим» и «казаться хорошим» есть одно очень важное отличие: «быть» опирается на реальные поступки, тогда как «казаться» — на красивые слова.

**Человек, который строит свой образ из слов, воздвигает замки на песке, которые рушатся в мгновение ока**, оборачиваясь своей противоположностью. Принять это разоблачение бывает так трудно, и мы моментально вытесняем реальность из сознания с помощью перекидывания ответственности на других. «Я ведь хороший, я не мог подумать (сказать, сделать) такое ужасное, в этом виноват не я, а...» — и дальше начинается поиск виновных.

Если мы поднимемся уровнем выше, то увидим, что точно так же есть государства, которые делают все то же самое, стремясь «казаться», а не «быть». Они вкладывают средства своих налогоплательщиков в популистские проекты в то время, как их базовые системы — образование, здравоохранение, реальный правопорядок — остаются изъеденными изнутри коррупцией, воровством и неэффективным управлением. А чтобы отвлечь внимание от того, что внутри разруха, гораздо проще показать пальцем на соседей и объявить: «Вот они — враги, диктаторы!»[663]

**На словах и так и сяк, а на деле никак**

Как говорил Спиноза: «То, что Петр говорит о Павле, больше говорит о Петре, чем о Павле». Людям свойственно подмечать в других то, что они пытаются скрыть в себе и боятся, что это заметят. Поэтому очень важно внимательно слушать, что говорит человек о других. **Склонность нашей психики приписывать другим наши негативные качества психологи называют проекцией.** Это своеобразный механизм психологической защиты, в результате которого внутреннее ошибочно воспринимается как приходящее извне[664]. Мы приписываем кому-то или чему-то внешнему собственные мысли, чувства, мотивы, черты характера. Не зря говорят, что больше всего чертей прячется в душах показных моралистов, ярые гомофобы часто оказываются латентными геями, а показные трезвенники нередко таким образом борются со своей нездоровой тягой к выпивке.

**По разговорам всюды́, а по делам никуды́**

Примером крайнего случая проекции, по мнению немецкого психиатра Фредерика Перлза[665], может служить паранойя, клинически характеризуемая наличием у пациента целой системы бреда. Параноик, как правило, оказывается в высшей степени агрессивной личностью: неспособный принять на себя ответственность за собственные иллюзии, желания и чувства, параноик приписывает их объектам или людям в своей среде. Его убежденность, что его преследуют, фактически является утверждением о том, что он хотел бы преследовать других. Но проекция существует и не в таких крайних формах. Например, любая стратегическая и творческая деятельность тоже требует навыков проекции. Писатель часто буквально вживляет себя в своих героев, становится ими на время работы над книгой. Но, в отличие от проецирующего невротика, он при этом не теряет представлений о самом себе и знает, где кончается он сам и начинаются его герои.

Планирование и предвосхищение, поиски и маневры при игре в шахматы также предполагают наблюдение и предположения относительно действий соперника. Когда шахматист продумывает свои действия на несколько ходов вперед, он делает ряд предположений об умственных процессах противника, как бы говоря: «На его месте я бы поступил вот так». Но он понимает, что это только его догадки, которые не обязательно будут соответствовать тому, что руководит поведением его противника. Это тоже здоровые проекции.

**Приписывание другим своих негативных сторон — защитный механизм, который позволяет человеку считать чужими собственные теневые стороны** (неприемлемые чувства, желания, мотивы, идеи и т.п.) и, как следствие, не чувствовать за них ответственность. Негативным следствием такой защиты является желание исправить внешний объект, на который спроецирован негатив, или вообще избавиться от него, чтобы таким образом избавиться от «вызванных им» чувств. При этом внешний объект может не иметь ничего общего с тем, что на него спроецировано. Любая охота на ведьм и травля определенной группы людей — это некая индульгенция для тех, кто таким способом борется со своими внутренними пороками и страхом обнаружить эту «червоточину» в себе.

Людям свойственно бояться своих слабостей и зарывать их поглубже, чтобы кто-нибудь посторонний ненароком не раскопал их и не выволок на всеобщее обозрение. Ведь это наш минус, думаем мы,

*Речи, как мед, а дела, как полынь*

наша ахиллесова пята, которую надо прятать. Но это не всегда так. **Нередко наши слабые места — это новые возможности к росту.** Если хорошая поговорка: «Посмотри на свои слабости и посмотри на то, что ты не любишь делать, — это и есть твой потенциал». Если мы чего-то не умеем делать или что-то делаем плохо — за этим может скрываться шанс для нашего развития. Поэтому не будем бояться злых языков и сами не будем пренебрежительно высказываться о слабых сторонах других людей. Ведь в какой-то момент слабость может переродиться в преимущество, а негативные эмоции и слава сплетника останутся со своим владельцем, отравляя ему жизнь.

На самом деле тех, кто склонен к пустому злословию и замене действия на пустые рассуждения, люди не любят. Не зря говорят «меньше слов, больше дела!» или же «легче сказать, чем сделать». Для перехода проекта из стадии «намерения» в стадию реализации одних слов не достаточно. **Человек зачастую многословен по причине неготовности к действию.** В политике, например, люди часто обещают, у них много проектов, но, к сожалению, нередко они остаются только словами и не воплощаются в реальность. Человек, который чувствует в себе тихую, несуетливую силу, не тратит зря времени на пустую болтовню или сплетни.

**От слова до дела сто перегонов**

В Ипатьевской летописи под 1249 г. рассказывается о князе Ростиславе Михайловиче, выступающем там в качестве отрицательного героя. Этот Ростислав, осаждая Ярославль, похвалялся, что если б знал, где в этот момент находятся его главные враги — Даниил и Василько Романовичи, — то выступил бы на них пусть даже всего с десятью воинами. Пока же местонахождение врагов было не ясно и пока мастера в его войске готовили осадные орудия, он решил поразвлечься военной потехой с польским воеводой Воршем: «Гогордящоу же ся емоу и створи игроу предъ градомъ, и сразивъшоуся емоу со Воршемь, и падеся под нимь конь, и вырази собе плече. И не на добро слоучися емоу знамение»[666]. Ирония летописца, отметившего непомерную гордость князя, понятна: пока Ростислав развлекался, Даниил и Василько узнали о готовящемся штурме города и сами выступили против него. Ростиславу представилась возможность подтвердить хвастливые слова делом. Однако неудача на турнире предрекала неудачу и в настоящем сражении — Ростислав не выдержал натиска и бежал с поля битвы.

**Не все годится, что говорится**

Однако было бы ошибкой полагать, что слово не имеет силы воздействия. **Слово тоже заставляет мир меняться. Оно способно ободрить, успокоить или же сильно ранить.** Жан-Поль Сартр как-то сказал: «Слова — это заряженные пистолеты»[667]. Недоброе слово о другом человеке создает слух, который способен очернить, испортить репутацию объекта обсуждения, произвести обманный эффект, придавая всему сказанному вид правды. Именно поэтому необходимо слушать других людей и анализировать то, что они говорят и на чем акцентируют свое внимание. Ибо общаться — значит передавать эмоции[668]. Когда один человек говорит о другом, он передает свои собственные чувства, свое личное отношение и ощущение, связанные с объектом беседы. Сигналы, которые мы посылаем социуму, всегда принимаются и интерпретируются, и в ответ мы получаем реакцию, достойную нашего поведения[669].

О том, что человек не является таким, каким он кажется или хочет казаться даже самому себе, говорили и философы — Поль Рикер, Карл Маркс и Фридрих Ницше, — которые заложили основания «философии подозрения»[670]. У людей всегда есть скрытые причины поступков, будь то подсознательные мотивы (как в теории Фрейда[671]), скрытый классовый интерес (согласно теории Маркса[672]) или же неявная воля к власти при видимой религиозности или других нарочитых проявлениях любви к ближнему (у Ницше[673]). Вся современная философия в таком случае предстает как попытка вскрыть спрятанную сущность человека и его поступков.

*Злые глаза добра не заметят*

Однако истинная мораль — не та, которую декларируют, а та, которой следуют в повседневной жизни, которую подтверждают наиболее распространенным типом поведения. Если исповедуются идеалы либерализма, демократии и терпимости, но на практике люди подвергаются гонениям за свои взгляды, цвет кожи, религиозные убеждения, то ни о какой демократии не может быть и речи[674].

Для того чтобы распознать природу человека, достаточно посмотреть на то, как он ведет себя в новой для него ситуации. В этом случае человек, как и животное, реализует одну из двух генетически детерминированных стратегий стрессорного поведения: «стресс льва» (борьба или бегство) и «стресс кролика» (затаивание)[675]. Присущий нам тип стрессорной реакции определяет наш психологический тип и темперамент, заложенные в нас генетически[676]. **Независимо от того, как мы себя позиционируем, что говорим и кем стараемся показаться, в стрессовой ситуации наша личность непременно проявится.**

**Во всех религиях пустословие — это слабость человеческая**, которая приводит к лени, гордыне, осуждению и многим другим грехам. И только деятельный образ жизни — ключ к самосовершенствованию. В Евангелии часто приводится сравнение деяния человеческого с плода-

*Не верь чужим речам, а верь своим глазам*

ми: «По плодам их узнаете их. Собирают ли с терновника виноград или с репейника смоквы? Так всякое дерево доброе приносит и плоды добрые, а худое дерево приносит и плоды худые» (Мф. 7:16–17). И далее: «Не всякий, говорящий Мне: „Господи! Господи!“, войдет в Царство Небесное, но исполняющий волю Отца Моего Небесного. Я никогда не знал вас; отойдите от Меня, делающие беззаконие» (Мф. 7:21–23). За словами может скрываться противоположное форме содержание, предупреждает апостол Павел: «Ибо такие люди служат не Господу нашему Иисусу Христу, а своему чреву, и ласкательством и красноречием обольщают сердца простодушных» (Рим. 16:18). В толковании посланий к римлянам Феофан Затворник отмечал, что у этих развратителей на языке все Господь, но они не Господу работают, а только именем Его прикрывают свое злоумие. Средство, какое они употребляют, — слова, приятные для слуха и льстящие сердцу. Благими словесы прельщают сердца незлобивых[677].

*Злая собака везде видит палку*

О том, как важно не ориентироваться на внешнее обличье, статус и речи человека, а судить только по делам его, говорил святой Афанасий Великий (IV век): «Если видишь, что имеет кто благоприличную наружность, не на то обращай внимание, облечен ли он в овечью шкуру, носит ли он имя пресвитера, или епископа, или диакона, или подвижника; но постарайся узнать дела его: целомудрен ли он, страннолюбив ли, милосерд ли, исполнен ли любви, пребывает ли в молитвах, терпелив ли? Если чрево ему — бог, и гортань его — ад, если страждет он сребролюбием, корчемствует благочестием, то оставь его. Это не пастырь сведущий, но волк хищный. Если о деревах умеешь заключать по плодам, какой они породы, какого вкуса и качества, то тем паче должен по делам заключать о христопродавцах, что, славясь своим благоговением, имеют они диавольскую душу»[678].

В буддизме злословие о ком-то воспринимается одновременно и как признак низости злословящего, и как возмездие оговоренному за его недобрые слова в прошлых жизнях. Например, один из учеников Будды был архатом, т. е. вышел из колеса перерождений и избавился от беспокоящих эмоций и состояний ума, приняв три набора обетов. Но люди продолжали говорить, что архат нарушал свои обеты, и приводили против него ложных свидетелей. Будда расстроился и сказал, что впредь не будет считать буддистом того, кто обвиняет его ученика с высоким постижением в нарушении обетов, и будет считать их угрозой буддизма. Другие спросили, почему архата критиковали. Будда ответил, что это случилось потому, что в прошлой жизни архат пустословил и был клеветником. Случившееся было следствием. И все равно, **тот кто критикует истинные или ложные недостатки других, сам накапливает отрицательную карму**.

Желая нравиться и получать одобрение людей, человек научился маскироваться и вести себя со всеми по-разному, скрывая свою истинную сущность. Тем не менее есть моменты, когда внутренний облик человека проступает наружу. Так, например, происходит, когда человек рассуждает о поведении и поступках других людей в их отсутствие. В исламе большое значение отводится намерениям и словам человека, однако приоритет над словами все же имеют его дела и поступки — они звучат громче и лучше отражают человеческую сущность. С точки зрения ислама Аллах творит человеческие поступки (как и поступки всех созданий, а создания их лишь себе присваивают): «Аллах создал вас и то, что вы делаете» (Коран 37:96). Это учение — не аллегория: «Действия людей сотворены Аллахом, но приобретены людьми»[679].

*Слову верь,
а дело проверь*

Но свобода воли заключается в том, что ислам дает своим последователям мотивацию поступков, основанную на вере в ответственность за все добро и зло, которое они совершат в этой жизни. Согласно исламу, тот, кто отрицает такую ответственность, не может считать себя верующим. Моральные нормы Корана предостерегают от дурных поступков для собственного блага человека, от его деградации и саморазрушения. В этом заключена высшая мудрость. «Он дарует мудрость кому захочет, а тот, кому дана мудрость, награжден великим благом» (Коран, 2:269). Сподвижник пророка Мухаммеда, Ибн-Зейд говорил: «Всякое слово, которое тебя увещевает,

*Не та хозяйка,
которая
говорит,
а та, которая
щи варит*

**В словах ретив, а в делах ленив** или призывает к совершению достойного, или удерживает от гадкого — это мудрость» (Коран, 6:5). Предписанием Корана, высшей нравственной целью является стремление заслужить любовь и благорасположение Бога. Поступки во имя Аллаха возвращаются благом для всех. «И то, что бывает для их сотоварищей, это не доходит до Аллаха, а то, что для Аллаха, то доходит до их сотоварищей...» (Коран, 6:137). Речь идет об ответственности человека перед Богом, ответственности каждого из людей за свои поступки. Мусульманин постоянно помнит это не только перед Аллахом, но и перед своей совестью и обществом в целом. Именно поэтому каждый поступок является отражением того, насколько крепка вера в человеке.

**Обязался языком, закрепи делом** В иудаизме добрые дела, которые несут в себе искушение похвалиться и рассказать всем о своем благородстве, специально носят такие названия, чтобы у благодетеля не было почвы для горделивых слов. Например, буквальный перевод слова *цдака* — «оказание справедливости», а вовсе не «милостыня». В слове «милостыня», у которого масса эквивалентов в других языках, есть оттенок хвастовства и одновременно эгоизма: дескать, бедняку этому я, в общем-то, ничего не должен, но я такой добрый, что оказываю ему «милость». В отличие от этого слово *цдака* в иврите отражает один из фундаментальных принципов иудаизма: все, что у меня есть, я получил от Всевышнего, на самом деле Он — подлинный хозяин моего достояния, и раз Он предписывает мне делиться с моим братом — я должен делать это с радостью. И не имеет никакого значения, соответствует это моей натуре или нет. И мотивов для хвалебных од в свой адрес становится гораздо меньше[680].

Моментов искушения не вести себя подобающим образом, а попробовать словчить, показать свое личное превосходство над другим, если он рангом ниже, и очернить его, если он рангом повыше, в нашей жизни встречается масса.

Французский философ Мишель Монтень писал в своих «Опытах» (гл. «О раскаянии»): «Мир порой считает настоящим чудом иных людей, в которых их жена или слуга не видят ничего замечательного»[681]. «Для камердинера нет великого человека» — так лаконично сказал Гёте в своих рассуждениях о Наполеоне. Речь шла о ничтожном повседневном окружении императора. И это чаще всего происходит «не потому, что Наполеон не великий человек, а потому, что это камердинер во всем ограничен»[682].

Смысл этого выражения в том, что **человек ограниченный не в состоянии оценить по достоинству великого человека**, а судит о нем по себе, по бездарности своей, в отсутствие дара представления и воображения…

А у великих людей даже маленькие поступки демонстрируют масштаб их личности. История знает тому немало примеров. Однажды королева Виктория была на дипломатическом приеме в Лондоне. Почетным гостем был африканский вождь. Все шло хорошо, пока не принесли обед. Каждому присутствующему подали чашу для омовения рук. Афри-

*Кто сам не имеет в сердце зла, тот всех принимает за добрых*

канец не знал, для чего предназначена эта вода, и… выпил все содержимое чаши. Сидевшие за столом графы и лорды стали перешептываться: они были шокированы. Но королева нашла выход из ситуации. Она последовала примеру гостя, а за ней и все придворные. Это был поистине благородный поступок, который позволил африканскому вождю избежать конфуза[683]. Выпить воду для мытья рук решился бы далеко не каждый человек и менее высокого происхождения. Но королева сделала это потому, что знала: эффект поступка многократно выше эффекта слов.

**Необдуманные суждения о других представляют нас такими, какие мы есть на самом деле**. И ужасно, если эти суждения будут исполнены зависти, равнодушного безразличия, непонимания, а то и низости… Вот это и будет картина нашей истинной нравственной несостоятельности. А следом наступит очередь и поступка — такого же неблаговидного, какими эгоцентричными и неблаговидными были и наши слова.

Поэтому надо держать под суровым контролем наши суждения и осуждения, держать в узде «помыслы», потому что они имеют обыкновения выливаться в поступки, о которых потом придется сожалеть.

**Использованные символические образы**

Карта Karmalogic:
весы (символ правосудия и правильного суждения).
Пиктограмма Karmalogic:
весы.

ВЫ МОЖЕТЕ ПРИСОЕДИНИТЬСЯ
К ОБСУЖДЕНИЮ ЗАКОНА «ПОСТУПОК»
И СЛУЧАЕВ, ЕГО ПОДТВЕРЖДАЮЩИХ, НА
САЙТЕ ПРОЕКТА KARMALOGIC.NET. ДЛЯ ЭТОГО
ПРОСКАНИРУЙТЕ РАСПОЛОЖЕННЫЙ В КОНЦЕ
СТРАНИЦЫ QR-КОД С ПОМОЩЬЮ ВАШЕГО
СМАРТФОНА, И ВЫ ПОПАДЕТЕ НА СТРАНИЦУ
ОБСУЖДЕНИЯ ДАННОГО ЗАКОНА.

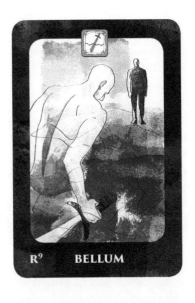

R⁹    **BELLUM**

# Сутра Отношения

## ВОЙНА
## Лучший бой — не начатый бой

*Начиная войну — готовь две могилы*

Любой конфликт приносит ущерб обеим сторонам. Есть хорошее разграничение между хитростью и мудростью. Хитрый всегда пытается выстроить ситуацию «win-lose» (победитель — проигравший), когда выигрывает только он, а все остальные проигрывают. А мудрый всегда сделает так, чтобы получилась ситуация «win-win» (победитель — победитель), потому что она гармонична: нет проигравших и нет необходимости в ответной реакции.

Однако мудрецы встречаются крайне редко. Может, поэтому в истории человечества только документально засвидетельствованных войн насчитывается более 15 000. «Война всех против всех» («bellum omnium contra omnes»), — сказал когда-то Томас Гоббс, подразумевая, что это естественное состояние людей, а мир — всего лишь краткая передышка между войнами.

Во многих традиционных обществах было засвидетельствовано стремление избежать неизбежные бедствия войны, при этом достигнув желаемого результата, Так, военный опыт Китая сохранил и обобщил в трактате «Искусство войны» Сунь-цзы, который утверждал, что «война — это великое дело для государства, это почва жизни и смерти, это путь существования и гибели».

*«Любая агрессия есть масштабные наступления на свои же грабли».*

Леонид Сухоруков

Согласно Сунь-цзы, главное для победы — не сражение. Лучший бой — это бой не начатый, ибо сказано: «…по правилам ведения войны наилучшее — сохранить государство противника в целости, на втором месте — сокрушить это государство. Наилучшее — сохранить армию противника в целости, на втором месте — разбить ее… Поэтому сто раз сразиться и сто раз победить — это не лучшее из лучшего; лучшее из лучшего — покорить чужую армию, не сражаясь». Сделать же это возможно только благодаря умелому расчету, изучению сильных и слабых сторон противника: «Самая лучшая война — разбить замыслы противника; на следующем месте — разбить его союзы; на следующем месте — разбить его войска».

## Много воевал, да все потерял

По мнению Сунь-цзы, лучше всегда быть готовым к возможному нападению и тем самым сделать его неприемлемым для врага: «Правило ведения войны заключается в том, чтобы не полагаться на то, что противник не придет, а полагаться на то, с чем я могу его встретить; не полагаться на то, что он не нападет, а полагаться на то, что я сделаю нападение на себя невозможным для него»[684].

Но не только китайцы прибегали к подобной тактике. Когда персидский царь Дарий I, решив прославить себя завоеваниями, направил свое войско в Скифию, скифы не приняли его приглашение к открытому сражению, отступая все дальше в бесконечные степные пространства, и в конечном счете победили. Дарий, так и не встретив врага, вынужден был отказаться от захватнических целей и возвращением войска засвидетельствовал свое фактическое поражение. Воевать по-скифски — значит уклоняться от прямого боя настолько, насколько это возможно, изматывать противника, психологически на него давить и тем самым готовить будущую победу.

История Рима тоже подтверждает эффективность этой военной стратегии. Когда Ганнибал во главе всей своей страшной силы пришел в Италию, мужества римлян оказалось недостаточно, чтобы его остановить. Первые же битвы показали преимущество Карфагена чуть ли не во всех отношениях. Легкая африканская кавалерия успешно маневрировала, внося сумятицу в боевые порядки римских легионов. Приведенные из жаркой Африки слоны — настоящая бронетехника античных времен — внушали ужас закаленным в боях воинам, и любое сражение могло оказаться решающим. Опрометчивые действия Гая Фламиния, принявшего бой при Тразименском озере, обернулись страшным бедствием для Рима — цвет его легионов, лучшие части его армии не выдержали натиска Ганнибала и почти все погибли. И тогда народное собрание назначило диктатора (в республиканском Риме диктатор был одной из должностей, хотя и чрезвычайной). Им стал Квинт Фабий Максим, получивший впоследствии прозвище Кунктатор. Переводится оно как «Медлитель», и Максим вполне его заслуживал. Понимая, что «лучший бой — бой не начатый», он сделал ставку на изматывание сил соперника. Предоставив Ганнибалу рассредоточивать силы по всей Италии, он медленно отступал, уклонялся от сражения, берег силы, сохранял армию, обучал набранных в спешке неопытных новобранцев[685].

> «Мы находим в природе человека три основные причины войны: во-первых, соперничество; во-вторых, недоверие; в-третьих, жажду славы».
>
> Томас Гоббс

Медлительность Квинта Фабия принесла свои плоды. В течение полугодичной его диктатуры удалось не только сберечь римскую армию. Это полугодие заложило основы будущих побед, стало настоящим военно-политическим поражением Ганнибала и переломом во всей так успешно для Карфагена начинавшейся войны[686]. Вторая Пуническая война закончилась решительной победой Рима, и победу эту в значительнейшей мере выиграл своим промедлением Квинт Фабий Максим.

Стратегия избегания ненужных конфликтов продуктивна в любой сфере. Например, животные, которые уходят от прямых столкновений, обычно получают эволюционное преимущество. Предположим, в популяции представлены два типа стратегий: стратегия ястреба — сражаться до гибели или ранения соперника, даже если есть риск получить ранение самому, и стратегия голубя — угроза и демонстрация силы наряду с избеганием серьезных конфликтов. В столкновении ястреба с ястребом

**Всякая ссора красна мировою**

каждый в среднем останется в проигрыше, поскольку, хотя и существует 50%-ная вероятность победы в данном столкновении, есть также и 50 % вероятности поражения. Когда голубь встречает голубя, каждый из них угрожает другому и выигрывает половину состязания без борьбы[687].

*«Помните, что я имею привычку или победить, или остаться на поле сражения!»*

*Наполеон I Бонапарт*

Агрессия заложена в природе живых существ как один из механизмов естественного отбора[688]. Так, знаменитый немецкий биолог и философ Конрад Лоренц, лауреат Нобелевской премии 1973 года по физиологии и медицине, утверждал, что в основе эволюции находится не межвидовая борьба, как следует из учения Чарльза Дарвина, а внутривидовая. Представители одного вида борются между собой гораздо жестче и более бескомпромиссно, ведь они полностью совпадают по тем ресурсам, которые им нужны для выживания, в отличие от других видов, которые пользуются иными ресурсами[689]. Например, в своем поведении с членами собственного сообщества крысы являются истинным образцом всех социальных добродетелей. Но они превращаются в беспощадных палачей, когда им приходится иметь дело с членом любого другого крысиного сообщества. Эта борьба не служит ни пространственному распределению, ни отбору сильнейших защитников семьи. Из этого биологического закона Лоренц выводит суждение и о неискоренимости конфликтов внутри человеческого общества.

*Соломенный мир лучше железной драки*

Пагубная агрессивность, которая сегодня как злое наследство сидит в крови у людей, является результатом внутривидового отбора, влиявшего на наших предков десятки тысяч лет на протяжении всего палеолита. Едва лишь люди продвинулись настолько, что, будучи вооружены, одеты и социально организованы, смогли в какой-то степени ограничить внешние опасности — голод, холод, нападения диких зверей, — как тотчас же в игру вступил пагубный внутривидовой отбор. Отныне движущим фактором отбора стала война.

Человек, расселяясь по земному шару, находится в постоянном конфликте со своими соседями. Причины этих конфликтов самые разные, а результат один — погибло и продолжает погибать множество людей, и по мере совершенствования человеческой цивилизации число жертв войны только возрастает.

Гуманисты всех веков уповали на осознание мировым сообществом высшей ценности человеческой жизни, на утверждение в мире этики благоговения перед жизнью. Еще на исходе Средневековья Эразм Роттердамский в своем трактате «Жалоба мира» провозглашал: мир — условие и даже источник человеческого благополучия, война — первопричина всех бед и зол, некий океан, поглощающий все без различия. Начиная войну (как, впрочем, и месть, согласно китайской мудрости), готовь две могилы. Ибо «Начать войну легко, а закончить трудно»[690].

Ироничный Жан-Жак Руссо мало верил в эту идею. По его мнению, «она была слишком хороша, чтобы быть принятой, ибо зло и злоупотребления, выгодные стольким людям, входят в жизнь сами собой, то же, что полезно обществу, внедряется только силой, так как частные интересы тому почти всегда противостоят»[691]. По его мнению, мир между народами можно установить, опираясь на силу и отстаивая национальные интересы.

*«От войны нельзя ждать никаких благ».*

*Вергилий*

По мнению Иммануила Канта, «великий зодчий, именуемый Природой», всем ходом исторического развития и военными бедствиями будет постепенно подводить людей к необходимости договориться о мире — той цели, к которой человечество неуклонно приближается. Из этого не следует, что человечество действительно ее достигнет; нам, однако же, следует поступать так, как будто она достигнута будет непременно[692].

Георг Вильгельм Фридрих Гегель считал историю человечества процессом постоянной борьбы противоположностей, в которой созидается новое качество. Без этой борьбы оно было бы невозможным. Исходя из этого, Гегель оправдывал национальные войны[693]. Философия устами Гегеля возвращается к римлянам с их формулой: sivis pacem para bellum — если хочешь мира, готовься к войне[694].

**С миром везде простор, с бранью везде теснота**

И все же, если войны неизбежны в обществе или между государствами, их вполне можно избегать в отношениях между людьми. Чем больше частных компромиссов, тем менее вероятны и масштабные войны. Дипломатия приходит на помощь там, где люди готовы договариваться, предпочитая мирными средствами добиваться желаемого. Война всегда расценивалась как последний довод, как ultima ratio, и к доводу этому взвешенные, трезвомыслящие личности прибегают только в крайнем случае.

Открытое противостояние, направленное на полное уничтожение соперника, и даже сакрализация процесса убийства часто приписывается религиозным конфликтам. Однако желание прикрыть меркантильные интересы высокими материями и обосновать захватнические войны «божественным возмездием» к истинной вере не имеет никакого отношения.

*«Затевающие войну сами попадают в свои сети».*

*Иоанн Дамаскин*

Ставший привычным за последние десять лет «военизированный» образ ислама, как правило, отвергается самими мусульманами, считающим ислам религией мира, любви и справедливости. «Джихад меча», газават — священная война мусульман за укрепление ислама — рассматривается как крайнее средство для вовлечения неверных в правильное поклонение. Преимуществом пользуются мирные средства проповеди. Если противник сдается, то война немедленно прекращается. Для мусульманина война — несомненное бедствие, крайнее средство, которого по возможности следует избегать.

*Худой мир лучше доброй ссоры*

Многие исламские богословы исходили из отрицания вооруженного насилия. Например, в XIX в. египтянин Мухаммад Абду пришел к выводу, что ислам должен распространяться не за счет насилия, а с помощью убеждения. Задача мусульман — достичь общественного благополучия на основе религиозной морали, а вовсе не борьба с неверными.

В конце XX в. муфтий Королевства Саудовская Аравия шейх Абдаль-Азиз ибн Абдуллаха ибн-База также склонялся к необходимости ухода от применения мер военного характера для решения проблем. В ответ на вопрос рядового мусульманина о возможности принять участие в джихаде богослов написал: «Великим джихадом станет для тебя забота о твоей матери. Не покидай ее и оказывай ей благодеяния».

Современный мусульманский философ, профессор Тегеранского университета Саид Хусейн Наср предложил своим единоверцам воспринимать джихад в контексте моральных конфликтов, а отнюдь не борьбы с неверными: «Джихад — это не просто защита или расширение исламских границ…

но постоянная внутренняя война против всего, что скрывает от человека правду и колеблет его равновесие».

Таким образом, ислам (как и христианство) переносит основной центр тяжести в жизни человека с попытки переустройства мира за счет насильственного перевоспитания окружающих людей на внутреннее самосовершенствование[695].

Война является физическим проявлением скрытого духовного недуга человечества — братоубийственной ненависти, первый пример которой мы видим в истории Каина и Авеля, когда после невинной гибели одного брата второй был проклят и,

*«Война превращает в диких зверей людей, рожденных, чтобы жить братьями».*

*Вольтер*

хоть физически не убит, душа его умерла (Быт. 4:3–12). Иисус прямо предупреждал: «Все, взявшие меч, мечом погибнут». «Мирись с соперником твоим скорее, пока ты еще на пути с ним, чтобы соперник не отдал тебя судье, а судья не отдал бы тебя слуге, и не ввергли бы тебя в темницу» (Мф. 5:25). «Если возможно с вашей стороны, будьте в мире со всеми людьми» (Рим. 12:18).

Христианство призывает не искать лишнего повода к войне и стремиться к миру: «Если найдешь вола врага твоего или осла его заблудившегося, приведи его к нему; если увидишь осла врага

## Мир строит, война разрушает

твоего упавшим под ношею своею, то не оставляй его; развьючь» (Исх. 23:4). «Блаженны миротворцы, ибо они будут наречены сынами Божиими» (Матф. 5:9). «Старайтесь иметь мир со всеми», — умоляет нас апостол Павел. «Не будь побежден злом, но побеждай зло добром» (Рим. 12:21).

В 13-м правиле Василия Великого (IV век) по отношению к воинам, пролившим кровь на войне, рекомендуется применять покаянное правило (епитимью), с отлучением от причастия на три года[696]. То есть даже на оборонительной войне убийство не перестает быть убийством и наносит душе воина некую рану, сродную той, что наносит смерть. Поэтому здесь мы можем говорить о действительно двух могилах: одна могила умершего, вторая могила образная, для того, кто не умер, но смертельно ранил свою душу отнятием жизни врага. Поэтому Святые Отцы призывают тех, кто может предотвратить столкновение, уничтожать поводы к войне, а не противников: «Так как войны

**Война — это большое болото: легко влезть, но трудно выбраться**

постоянно произрастают от корня грехов, то стражи законов и точные блюстители правосудия, обуздывая большую часть грехов, могут уничтожать и поводы к войне»[697]. «Хотя умерщвление неприятелей на войнах кажется делом законным и победителям воздвигаются памятники, возвещающие их заслуги, однако же, если разобрать тесное сродство между всеми людьми, то и оно <умерщвление> не невинно; почему Моисей предписал и убившему человека на войне пользоваться очищениями и кроплениями»[698].

> *«Война — это не подвиг. Война — болезнь. Вроде тифа».*
>
> Антуан де Сент-Экзюпери

В буддистском трактате «Дхаммапада» содержится следующее замечание: «Победа порождает ненависть, побежденный охвачен болью, счастливо живут мирные, отказавшись от побед и поражений»[699]. Иными словами, любой исход конфликта негативен по определению, поэтому его не стоит и начинать. В свете подобных образов и правил буддизм представляется почти пацифистской религией. При этом в сутре «Львиный рык миродержца» содержится следующее обращение Будды к правителю государства: «...ты должен обеспечить защиту, охрану и безопасность в своих владениях для воинов в армии, для знати и вассалов, для браминов и мирян, горожан и деревенских жителей, аскетов и жрецов, животных и птиц». Таким образом, необходимость армии вовсе не отрицалась — скорее, наоборот, она должна была стать инструментом защиты интересов и граждан буддистского государства. Да и служба в вооруженных силах не была включена в перечень неблаговидных средств заработка.

В этой связи весьма характерно появление на Востоке (в Японии, Таиланде и т. д.) сообщества воинов-монахов, исповедовавших буддизм. Эти люди активно участвовали в войнах и даже украшали свое оружие религиозными орнаментами, воспринимая свои действия в контексте самосовершенствования. Например, в XX веке тайский воин-монах Фра Экс, столкнувшись с непониманием его позиции со стороны американцев, пытался объяснить им, что видит свою задачу в «предотвращении социальных беспорядков» и «препятствовании людям оскорблять других», в том числе и силой оружия.

В итоге, пройдя через цепь конфликтов различного уровня, к середине прошлого столетия буддисты пришли к выводу, что для соблюдения основ собственной религии необходимо придерживаться следующих принципов:

> Взаимное уважение территориальной
>
> целостности и суверенитета.
>
> Ненападение.
>
> Невмешательство во внутренние дела.
>
> Равенство и взаимная выгода.
>
> Мирное сосуществование.

Именно благодаря этим достижениям и буддистской «философии прощения» буддизм систематизировал свою приверженность негативному взгляду на конфликты[700].

В традиции иудаизма одним из главных проповедников мира был раввин Нахманид (1194–1270), широко известный под именем Рамбам. В своих «Комментариях к Торе» он говорит о моральной ущербности войны, расшифровывая заповедь из Второзакония 23:9 («Когда пойдешь в поход против врагов твоих, берегись всего худого»): «Писание предостерегает [нас быть особенно осторожными] во времена повсеместного греха. Хорошо известно, что, когда толпы идут на войну, они едят непотребное, грабят, творят насилие, не стыдятся даже совершать прелюбодеяние и прочие отвратительные вещи, так что и честнейший из людей облекается в жестокость и злобу, когда выходит на битву с врагом. Поэтому Писание предостерегает: „берегись всего худого...“ ибо „Господь Бог твой ходит среди стана твоего“»[701].

Испанский богослов Исаак Арама (ок. 1420–1494), комментируя Второзаконие 20:10, приводит три причины, в силу которых перед началом военных действий следует попытаться заключить мирное соглашение:

a. надлежит следовать путями Господа, Который не желает смерти [людей] и разрушения мира, но прощает раскаивающихся;

b. мирное завоевание свидетельствует о силе и великодушии правителя;

c. исход войны в лучшем случае неизвестен, а в худшем — катастрофичен[702].

К сожалению, эти аксиомы то и дело опровергаются. Но современные проповедники пацифизма не устают призывать к отказу от войн и конфликтов. «Сегодня задача истинного пацифизма должна заключаться не столько в создании отталкивающего образа войны, сколько в понимании того, что, лишь познав другую красоту, мы сможем отказаться от той, которую нам всегда предлагала война. Создание другой красоты, быть может, единственный путь к настоящему миру. Мы должны показать, что в состоянии осветить мрак существования, не прибегая к военному огню. И придать вещам глубокий смысл, не вынося их на слепящий свет смерти. Мы должны научиться изменять свою жизнь, не отнимая ее у других, пускать в оборот деньги и богатства, не прибегая к насилию; находить свои этические ориентиры, не отправляясь искать их на пороге смерти; открывать самих себя в привычных местах и ситуациях, а не в траншеях; переживать самые невероятные эмоции, не стимулируя себя допингом войны и наркотиком маленьких повседневных жестокостей. Мы должны создать другую красоту»[703].

Об этой гармонии и тихой силе, которая лучше всякой агрессии держит соперников на расстоянии, рассказывает притча «Боевой петух»:

«Один государь решил завести себе боевого петуха. И поручил его тренировку живущему рядом мудрецу. Государю не терпелось испытать нового бойца на петушиных боях, и по истечении десяти дней он спросил мудреца:

— Готов ли петух к поединку?

— Еще нет. Ходит заносчиво, то и дело впадает в ярость, — ответил мудрец.

Прошло еще десять дней, и государь снова задал тот же вопрос.

— Пока нет, — ответил мудрец. — Он все еще бросается на каждую тень и на каждый звук.

Минуло еще десять дней, и царь вновь спросил о том же.

— Пока нет. Смотрит гневно и силу норовит показать.

Спустя десять дней государь вновь спросил о том же.

— Теперь готов, — ответил на этот раз мудрец. — Даже если рядом закричит другой петух, он не беспокоится. Посмотришь издали — словно из дерева вырезан. Жизненная сила в нем достигла завершенности. Другие петухи не смеют принять его вызов: едва завидят его, как тут же бегут прочь»[704].

Лучший бой — тот, которого не было. Любую войну, как пожар или болезнь, легче всего предотвратить в самом начале, пока из искры не возгорелось пламя. Причины, или, вернее, поводы, из-за которых начинаются войны, всегда несоизмеримы с их ужасающе разрушительными последствиями. Если бы люди умели вовремя остановиться, подумать, а не сразу вступать в открытое противостояние, круша на своем пути добрососедские отношения, благие цели и общие планы, наступила бы взлелеянная в мечтах человечества эра, когда «...перекуют мечи свои на орала, и копья свои — на серпы: не поднимет народ на народ меча, и не будут более учиться воевать» (Исаи. 2:4).

*Мир да лад — большой клад*

### Использованные символические образы

Карта Karmalogic:
меч, погруженный в озеро (символ грубой разрушающей воли, усмиряемой мудростью воды).
Пиктограмма Karmalogic:
меч в воде.

ВЫ МОЖЕТЕ ПРИСОЕДИНИТЬСЯ
К ОБСУЖДЕНИЮ ЗАКОНА «ВОЙНА» И СЛУЧАЕВ,
ЕГО ПОДТВЕРЖДАЮЩИХ, НА САЙТЕ ПРОЕКТА
KARMALOGIC.NET. ДЛЯ ЭТОГО ПРОСКАНИРУЙТЕ
РАСПОЛОЖЕННЫЙ В КОНЦЕ СТРАНИЦЫ
QR-КОД С ПОМОЩЬЮ ВАШЕГО СМАРТФОНА,
И ВЫ ПОПАДЕТЕ НА СТРАНИЦУ ОБСУЖДЕНИЯ
ДАННОГО ЗАКОНА.

ЕСЛИ ВЫ ХОТИТЕ ПРЕДЛОЖИТЬ
НОВОЕ ПРАВИЛО В СУТРУ
«ОТНОШЕНИЯ», ТО, ИСПОЛЬЗУЯ
УКАЗАННЫЙ НИЖЕ QR-КОД,
ВЫ СМОЖЕТЕ ПОПАСТЬ НА
СООТВЕТСТВУЮЩУЮ СТРАНИЦУ
САЙТА KARMALOGIC.NET
(ПРОСТО ПРОСКАНИРУЙТЕ
ЕГО С ПОМОЩЬЮ ВАШЕГО
СМАРТФОНА).

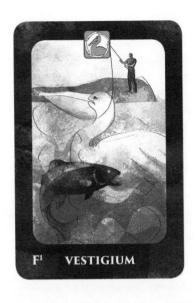

## Сутра Ресурс

### СЛЕД
### От тебя останется то, что ты отдал

*Мир оценивает нас не по тому, сколько мы берем, а по тому, сколько мы в этот мир отдаем*

F¹  **VESTIGIUM**

«Меня воротит от того, что люди говорят: „Тебе необходимо заниматься этим, чтобы рубить бабло"» — эти слова принадлежат Марку Цукербергу, основателю крупнейшей социальной сети в мире (к началу 2017 года в Facebook было зарегистрировано 1,8 млрд человек)[705]. Человек, стоящий во главе чуть ли не самого блестящего бизнес-проекта в истории человечества, один из богатейших людей планеты, говорит о том, что деньги в этой жизни не главное.

Тем более они не имеют смысла после смерти. Это очень хорошо понимают многие по-настоящему великие бизнесмены. В 2010 году создатель компании Microsoft Билл Гейтс выступил с предложением к миллиардерам Земли о передаче половины их состояния на благотворительную деятельность. Вместе со своей супругой он основал благотворительный фонд и за 15 лет вложил в него более 28 млрд долларов. «Огромное богатство идет рука об руку с большой ответственностью, обязательствами поделиться с обществом и обеспечить наилучшее распределение этих средств тем, кто в них нуждается», — объяснил свою позицию Билл Гейтс. Гейтса поддержал миллиардер и филантроп Уоррен Баффет. 83-летний «оракул из Омахи» когда-то заявил, что отдаст все свои средства на благотворительность только после смерти. Но в 2011 году Баффет передал 75 % своего состояния — около 37 млрд долларов — нескольким благотворительным организациям (и это стало самым большим пожертвованием в истории благотворительности). Марк Цукерберг, кстати, по итогам 2012 года, согласно рейтингу журнала Forbes, также вошел в пятерку самых щедрых людей мира[706].

**В современном менеджменте существует понятие «горизонт планирования».** Он бывает разный — кто-то планирует в рамках одного-двух дней, кто-то — на 1–2 года вперед. От горизонта планирования зависит уровень принимаемых решений. Например, те, кто создает стратегический бизнес, не думают в формате сегодняшнего дня — их задача смотреть на 50–100 лет вперед. Так, как мыслил Стив Джобс или как сейчас думает Элон Маск и все те, кто фактически влияет на развитие цивилизации. Таким образом получается, что горизонт мышления, горизонт планирования, масштаб поставленных целей человека определяют величину его вклада в развитие человечества. **И «стоимость» человека зависит не от количества им потребленного или контролируемого, а от того, сколько стоит дело, за которое он взял на себя ответственность, и от того, что останется после него, когда он уйдет.**

Это правило применимо и ко многим другим аспектам жизни. Например, что такое «стоимость» разговора — это количество времени, в течение которого этот разговор будет актуален. Например, разговор девушек, обсуждающих подругу, которая пришла в слишком коротком платье, — какова его стоимость? Девушка переоденется, и больше не о чем будет говорить. А диалоги Сократа, которым уже 2 с половиной тысячи лет, и поныне являются частью нашего культурного наследия, их до сих пор читают и изучают. Так вот: стоимость диалогов Сократа — 2500 лет. Как говорил Сервантес: «Всякого человека должно судить по его делам»[707].

От тебя останется то, что ты отдал, — этот закон хорошо знают люди искусства. Наследием больших художников обогащается сокровищница мирового духа в его абсолютном развитии и в конечной цели. Известное изречение Шота Руставели в поэме «Витязь в тигровой шкуре» гласит: «Что ты прячешь, то пропало; что отдал ты — то твое»[708]. Именно такая формула наиболее верна для человека, соблюдающего духовные законы.

Любимая жена основателя ислама Аиша, или, как ее еще называют, «Мать верующих», рассказывала, что однажды зарезали овцу и раздали нуждающимся все мясо, кроме лопатки. Пророк Мухаммад на это сказал: «Осталось навечно все, кроме лопатки». Говоря это, он хотел объяснить своим последователям, что израсходованное на богоугодные цели — это и есть настоящее богатство человека, которое остается у него и приносит ему пользу, а то, что он оставляет себе, напротив, уходит безвозвратно и теряется[709].

В 1500 году ведущий московский иконописец Дионисий был приглашен на север Руси расписать Ферапонтов монастырь. Выполненные в монастыре работы по фресковой росписи и главный иконостас собора Рождества Богородицы сохранились до наших дней. Но самое главное в этой истории то, что все работы по оформлению зданий монастыря художник взялся сделать бесплатно. Единственной желанной платой было оговорено... спасение души мастера молитвами насельников монастыря. «За спасение души» и был осуществлен этот удивительный подвиг — пример шедевральных предсмертных росписей в византийском стиле собора[710]. Подаренное мастером людям его творение легко и естественно пережило катастрофические времена гонений и войн и до сих пор живет.

«Награда за доброе дело — в самом его свершении» — так, кажется, сформулировал Ральф Эмерсон. Однако дело не только в свершении — на самом деле мы вполне можем рассчитывать на отдачу, но совсем другим способом, нежели тот, который изначально выглядел очевидным. **Скажем, отдавая деньги, мы можем получить награду с помощью других благ, эмоций, на другом энергетическом уровне.** Это очень хорошо описал Нилтон Бондер в «Каббале денег»[711]. Раввины, опираясь на теорию реинкарнации, отраженную в еврейских преданиях, объясняют, что все возвращается на круги своя и ко всем все вернется по закону возмездия. **Справедливость возвращается из другого измерения времени и реальности**... Все в мироздании происходит циклично, все возвращается, хотя продолжительность цикла порой так велика, что для живущих на земле людей он кажется

*«Верх щедрости — не только ничего не брать, но и отдавать свое, и отдавать не просто, но с великим усердием, даже при недостатке».*

*Иоанн Златоуст*

прямой линией. Каббала, обращая наше внимание на различные измерения реальности, говорит о четырех мирах. Миру ATZILUT (действие) соответствует материальная реальность, миру YETZIRAH (основание) — эмоциональная, миру BERIAH (сотворение) — духовная. Наконец, мир ASIYYAH (эманация) представляет собой связь с бесконечностью.

Эта схема, по мнению Бондера, помогает понять, как часто мы оказываемся в плену своих предубеждений, когда тяготеем к тому, чтобы сознательно замечать только циклы «получения», имеющие очень небольшой радиус возврата. В мире ATZILUT (функциональном) мы пользуемся логикой и больше всего беспокоимся, чтобы свести затраты к минимуму и получить прибыль как можно быстрее в наиболее короткие сроки.

В мире YETZIRAH (эмоциональном) у нас есть внутреннее сокровище, или наш потенциал, который обеспечивает наши нужды. Это измерение отражает время и возможности создания средств к жизни, ему ведомы все наши эмоции. В этом случае радиус цикла уже больше, но все-таки доступен для понимания.

В материальном мире мы работаем для того, чтобы сделать его богаче и благоустроеннее через tzedakhah (ответственное налогообложение), тем самым увеличивая nekhes (собственность). В мире эмоциональном инвестиции в gemilut hasadim (хорошие поступки) проявляются в добрых делах по отношению к другим.

### Доброе братство лучше богатства

В чем отличие gemilut hasadim от tzedakhah? Tzedakhah — имеет отношение к справедливости, и без tzedakhah заработанное нами содержит элемент воровства. Gemilut hasadim — акты милосердия, сострадания, благотворительности, которые отражают нашу заботу о благополучии других, нашу любовь к ближним, понимание того, что все мы равны перед Богом. Gemilut hasadim открывает перед нами двери эмоционального мира и способствует накоплению «сокровищ», которые доступны нам в любой момент, когда мы в них нуждаемся. В духовном мире (BERIAH) мы инвестируем в kedoshim tihiu (святость), в библейском понимании это означает, что мы все должны стремиться стать «священниками», подобно тому, как об этом говорится в Книге Левит[712].

Дипак Чопра, всемирно известный лидер в области психотелесной медицины (основанной на многовековой индийской традиции Аюрведы) называет закон дарения одним из основных законов мироздания и призывает всякий раз, когда мы с кем-нибудь имеем дело, что-нибудь отдавать. Это не обязательно должно быть что-то материальное, это могут быть цветы, комплимент, молитва. Дело в том, что функционирование Вселенной определяется динамикой обмена. **Дарение и получение — различные аспекты потока энергии во Вселенной.** Поскольку наше тело и наш разум находятся в состоянии постоянного динамического обмена с Вселенной, прекращение циркуляции этой энергии было бы подобно прекращению кровотока. Вот почему для того, чтобы в нашей жизни присутствовали богатство и изобилие, необходимо не только получать, но и отдавать[713].

Об этом же, пусть и несколько приземленно, рассуждает **Джо Витале, американский предприниматель, автор известных книг по самопомощи:** «...главный постулат гласит: чем больше вы отдаете, тем больше вы получаете. Что посеешь, то и пожнешь. Все это, конечно, хорошо, но я полагаю, что причина неверного толкования этого секрета может быть установлена с помощью простого анализа итога действия закона отдачи... **Намерения и мотивации важнее всего остального.** Это означает, что вам следует отдавать только тогда, когда вы будете отдавать с чувством радости. Если вы отдаете потому, что рассчитываете на этом подзаработать, вы лишаете смысла конечную цель. Ввести в заблуждение мироздание не так просто... Не тратьте свое время, отдавая в надежде получить проценты на ваше вложение. Господь — это не доля в акционерном капитале, которую вы продаете на бирже NASDAQ»[714].

*«Цель творчества — самоотдача».*

*Борис Пастернак*

Древняя мудрость гласит: «Делай добро и бросай его в реку». Это изречение базируется на индуистском учении о карме — воздаянии за добрые и злые поступки, которое приходит к нам не тогда, когда мы это запланировали, а когда для этого складываются космические обстоятельства. **Совершая добрые дела, мы улучшаем свою личную карму, то есть повышаем шансы того, что не только во всем мире добра станет больше, но и лично нам мир будет давать больше добра.**

*«Но открой ему руку твою и дай ему взаймы, смотря по его нужде, в чем он нуждается».*

*Втор. 15:8*

Европейская культура, впрочем, породила более инструментально-рациональное обоснование безвозмездных добрых дел. Один из семи знаменитых древнегреческих мудрецов, Питтак, утверждал: «Половина — больше целого!» И на это у него были все основания, ведь он опирался на свой жизненный опыт: «Питтак пользовался у митиленян великим почетом, и ему была вручена власть. Он располагал ею десять лет; а наведя порядок в государстве, он сложил ее и жил после этого еще десять лет. Митиленяне дали ему надел земли, а он посвятил его богам; земля эта доселе называется Питтаковой. А Сосикрат говорит, что он отделил себе от нее лишь малую часть»[715].

Этот пример показывает, что добрыми делами мы улучшаем не абстрактный космос, а свой собственный, окружающий нас жизненный мир. **Отдавать нужно без сожаления, не «отрывая от сердца», а легко, как подарок самому себе, воспринимая это как резерв, который мы создаем для себя на будущее.**

Ответ на вопрос, почему так важно для человека научиться отдавать, кроется в биологической природе живых существ. За тот краткий период биологической жизни, который отмерен природой, животные, как и растения, стремятся реализовать свои естественные цели — выживать и размножаться[716]. Эти фундаментальные процессы присущи всему органическому миру. На первый взгляд здесь мы сталкиваемся с эгоистической мотивацией, но в этих целях заложен глубокий смысл, который заключается в желании оставить что-то после себя. Жизнь не возникает просто для того, чтобы быть. Жизнь дарует новую жизнь. Истинное богатство, которым обладают все живые существа, в отличие от неживой природы, это гены. Передаваясь из поколения в поколение, порождая новую жизнь, именно гены делают живые существа поистине бессмертными. Таким образом, высший замысел биологической жизни заключается не в том, чтобы принимать, а в том, чтобы отдавать.

В отличие от человека животные не имеют сознания, тем не менее многим видам присуща способность создавать предметы материального мира на благо лучшей приспособляемости своих потомков (например, гнез-

*сутра: ресурс закон: след*

да, которые вьют птицы, чтобы откладывать в них яйца и высиживать птенцов). Многие животные отдают не только частицу своей генетической информации, но и свои силы, энергию и даже собственную жизнь другим. Этим самым они выполняют свое истинное биологическое призвание для достижения возложенных на них фундаментальных целей размножения и выживания для себя и потомков. Что касается человека, то он, в силу развитого мозга и наличия интеллекта, всячески пытается расширить этот список целей и оправдать свое существование чем-то более изящным и значимым. Однако это несет в себе угрозу отказа от выполнения фундаментальных биологических целей. Скорее всего, именно потому человек и является смертным, потому что решение в пользу отказа может быть вполне реальным. **Осознание того, что все мы смертны, заставляет людей отдавать свои силы на благо не только своих потомков, но и всего человечества.**

*«Вы, жившие на свете до меня, / Моя броня и кровная родня / От Алигьери до Скиапарелли, / Спасибо вам, вы хорошо горели»,* — писал поэт Арсений Тарковский, принимая в дар творческий неугасимый огонь своих предшественников[717].

В библейской книге «Деяния апостольские», рассказывающей о первой христианской общине, апостол Павел передает такие слова Христа, которых нет в Евангелии: «Блаженнее давать, нежели принимать» (Деян. 20:35). «Когда томимому голодом дают пищу, или дрожащему от холода теплую одежду: не чувствует ли он себя на то время счастливым? Но Господь уверяет нас, что в то же время блаженнее тот, кто дает. Где можно найти сие блаженство (счастье)? В Боголюбивом и человеколюбивом сердце. В чем состоит сие блаженство? В чувстве делаемого и сделанного добра, в свидетельстве совести, в исполнении в нас воли Божией, в радости о ближнем, нами обрадованном»[718].

*Даешь другому — приобретаешь себе*

С точки зрения христианства радоваться, отдавая, естественно еще и потому, что через это человек взращивает свою драгоценную душу. А это именно то богатство, которое, по слову Евангелия, «ни моль, ни ржа не истребляет и воры не подкапывают и не крадут» (Мф. 6:19–23), это все, что заберем мы с собой через порог смерти. По словам Василия Великого (IV век): «**На Последнем Суде, где Господь призывает к себе праведных, первое место занимает щедрый...** А необщительный и скупой прежде других грешников предастся огню»[719].

*«Истинно, истинно говорю вам: если пшеничное зерно, пав в землю, не умрет, то останется одно; а если умрет, то принесет много плода».*

*(Ин. 12:24)*

Как писал Иоанн Кассиан Римлянин (ок. 360–435 гг.), выдающийся богослов и теоретик монашеской жизни: «Подающий ради Бога тем самым почитает Его и дает Ему в долг, который будет уплачен если не в этой, то в будущей жизни, и получит награду за это, как за заслугу. Щедрость дающего блаженнее, нежели скудость принимающего, особенно та щедрость, которая подает не из денег, сбереженных по неверию или безнадежности (на Промысл Божий), и не из сокровищ, скрытых по скупости, но происходит от плода собственного труда и благочестного пота»[720].

Мысль о высшем воздаянии, Божественной награде красной нитью проходит и в исламе: «То, что у вас, иссякает, а то, что у Аллаха, остается. И воздадим Мы тем, которые терпели, награду их еще лучшим, чем то, что они делали. Кто совершил благое — муж или жена, — и он верующий, Мы оживим его жизнью благой и воздадим их награду им еще лучшим, чем то, что они делали» (Коран 16:98–99).

В мусульманской религии то, что мы отдаем другим — то есть дарим, жертвуем, — по сути, одна из форм милостыни. Согласно шариату существует два основных вида милостыни — обязательная и добровольная. Первая — *закят* — является обязательным годовым налогом в пользу бедных и нуждающихся[721]. Вторая — необязательная милостыня (*садака*), ее жертвуют мусульмане добровольно в пользу нуждающихся — бедняков, сирот, студентов, путешественников. *Садака* может выражаться как в материальном виде, когда мусульманин жертвует деньги, еду, одежду и прочие вещи, так и в нематериальном виде, когда мусульманин жертвует своим временем, силами, трудом.

Кроме того, *садакой* считается отказ мусульманина от чего-либо в пользу другого верующего ради довольства Аллаха. Эта наиболее ценная форма милостыни — когда верующий отдает другому не лишнее, а то, к чему он сам привязан и чем дорожит. В этом случае он проявляет такую степень любви к человеку (а в действительности к Всевышнему), которая превышает его любовь к себе. Более того, отдавая другому «свое родное», человек борется со своей привязанностью к материальным вещам, освобождаясь от зависимости.

Тем, кто жертвует своим имуществом и проявляет милосердие к другим, Аллах обещает вознаграждение в этом и последующем мирах. Чем больше мусульманин отдает, тем больше к нему возвращается. Когда он отдает добро, то и возвращается добро.

**Наиболее известные в исламе имена Аллаха — «Милостивый и Милосердный». Когда человек проявляет милость и милосердие к своим ближним, он проявляет лучшие качества Аллаха.**

В иудаизме давать *цдаку* (пожертвования) является одной из 613 заповедей, которые обязан соблюдать еврей. «И если обеднеет брат твой и придет в упадок у тебя, то поддержи его, пришелец ли он или поселенец, и будет он жить с тобою», — сказано в Торе[722]. Слово «*цдака*» происходит от ивритского «*цдек*» («справедливость»). Поделиться с нуждающимся — это с точки зрения иудаизма акт восстановления справедливости, то есть вещь обязательная. Давая *цдаку*, человек становится посредником между Богом и нуждающимся.

Отказ от всех мыслимых радостей земной жизни ради личного противостояния злу и страданиям людей демонстрирует судьба самого основателя буддизма, принца Сиддхартхи Гаутамы. Отречение — отказ от богатства и власти ради поиска истины и противодействия злу — составляет суть пятого из так называемых двенадцати подвигов Будды. Согласно преданию, под впечатлением встречи с нищим больным стариком и погребальной процессией принц задумался о причине неизбежности страданий, сопутствующих человеку и повторяющихся в череде перерождений. Чтобы узнать ответ на этот вопрос, он отказывается от богатства и власти, покидает дворец, семью и становится нищим отшельником. Став Буддой (буквально — Просветленным), основав

*«Огонь не гаснет от того, что от него зажгли другой».*

*Лукиан Самосатский*

новое этическое и религиозное учение, бывший принц оставил после себя на земле наследие, равного которому не имел в истории ни один отпрыск царских кровей[723].

В погоне за мирскою славой честолюбцы всех эпох и народов усеивали свой путь неисчислимыми злодействами, кровавыми войнами и разрушениями. Великие полководцы, вошедшие в историю завоевательными войнами, оставили после себя кроме славы стратегов еще и тысячи разрушенных судеб, Герострат — сожженный храм, а тираны новейших времен — прижизненные памятники себе, любимым...

Но памятники эти, как и слава их создателей, преходящие. В памяти людей останется только то, что ты отдал.

*«Давайте, и дастся вам».*

*Лук. 6:38*

От выдающегося русского художника Ивана Константиновича Айвазовского остались не только полотна, но и благоустроенный его трудами родной город — Феодосия. Влюбленный в Феодосию и в людей, ее населявших, художник чуть ли не все свои средства тратил на общественные нужды. Чтобы сограждане могли оценить преимущества научно-технического прогресса, Айвазовский подводит к городу железную дорогу, и не просто подводит, а ведет железнодорожные пути таким образом, чтобы проходящими поездами могли любоваться даже отдыхающие на морском побережье.

Искренне удрученный нехваткой питьевой воды — настоящим бедствием для жителей быстро растущего города, — он проводит в него из своего собственного имения водопровод. «Не будучи в силах, — читаем мы в его письме к местным властям, — далее оставаться свидетелем страшного бедствия, которое из года в год испытывает от безводья население родного города, я дарю ему в вечную собственность 50 000 ведер в сутки чистой воды...»[724].

В этом — весь Айвазовский. Он участвовал в строительстве морского порта, устроил в городе Музей древностей, в котором собрал памятники искусства античной эпохи, артефакты, обнаруженные при раскопках скифских курганов.

**Отдавая, не жди благодарности.** Этому закону великий художник и образцовый гражданин следовал всю свою жизнь. После него осталась не только слава непревзойденного мариниста. От него осталась сама Феодосия, осталась завещанная городу картинная галерея — вечный и непреходящий памятник Айвазовскому-меценату.

Выше мы приводили пример научно-естественного, биологического объяснения феномена стремления человека отдавать себя, свои силы, свои труды не только близким, но и незнакомым людям и даже всему человечеству. Психологическая наука не менее упорно, чем биология, пытается понять механизм функционирования в обществе идеи дарения и помощи окружающим. Как же работает этот принцип с психологической точки зрения?

Начнем с феномена дарения. Опубликованные в журнале «Science» итоги исследования психолога Лиз Данн и ее коллег доказывают, что чувство счастья растет, когда человек тратит больше не на себя самого, а на кого-то другого. В ходе исследований, в которых приняли участие около 600 человек, выяснилось, что трата денег на других приносит людям больше удовольствия, чем трата их на себя. Такая удивительная реакция была зафиксирована среди людей со всеми уровнями доходов. Другими словами, **даже те люди, у которых денег совсем немного, ощущают радость, когда тратят часть своего даже небольшого бюджета на других людей**[725].

МРТ-сканирование (магнитно-резонансная томография) показывает, например, что пожертвование денег на благотворительность ведет к активности в тех зонах головного мозга, которые обычно реагируют при получении удовольствия и вознаграждения[726]. Кстати, мнение, что просоциальное поведение делает человека счастливым, бытует еще со времен Древней Греции, когда Аристотель сказал, что смысл жизни состоит в том, чтобы достичь состояния счастья (eudaemonia). А эвдемонизм, согласно Аристотелю, это состояние, в которое человек впадает при проявлении своей морали и нравственности.

*Доброе дело
два века живет*

Поэтому неудивительно, что волонтерство, например, как безусловно высокоморальная деятельность, увеличивает удовольствие от жизни. Было обнаружено, что, чем чаще человек участвует в волонтерских проектах, тем больше он доволен своей жизнью. В ходе одного из экспериментов 1998 года группу волонтеров, собранную из немолодых пенсионеров, попросили делать массаж младенцам три раза в неделю в течение трех недель. Здоровье и психическое состояние участников проверили до начала эксперимента и после него. Результат оказался потрясающим. Пожилые волонтеры стали гораздо меньше нервничать, реже впадать в депрессию, показатели их физического здоровья улучшились, а уровень гормонов стресса упал[727].

**Вне зависимости от того, можем ли мы дать много или совсем мало, дарим ли мы материальные подарки или то, что невозможно измерить в денежном эквиваленте, удовольствие и ощущение счастья приносит само это действие.**

Конечно, человеческая жизнь стократно сложнее, чем это могут допустить упрощенные условия научного эксперимента. Иногда ради достижения и сохранения самой большой и полноценной формы счастья — любви — человек вынужден жертвовать жизнью. Именно об этом рассказывается в одной из албанских народных сказок:

*Деревья смотри в плодах, а людей смотри в делах*

«...Дервиш, который в свое время уберег маленького мальчика от болезни, обещал вернуться на его свадьбу. Дервиш сдержал обещание, но сказал жениху: „Я пришел не для того, чтобы пировать на свадьбе, а чтобы увести с собой твою душу. Так приказано мне Господом Богом". Юноша очень огорчился и сказал: „А не будет ли это большим грехом отнимать у человека жизнь в такой счастливый час?" Тогда дервиш ответил ему: „Я могу сделать для тебя еще одно доброе дело. Пойди к отцу с матерью и спроси их, не хочет ли кто-либо из них умереть вместо тебя? Если кто-то из них согласится, ты спасен". Но родители отказались. „Тогда предложи умереть за тебя твоей жене", — сказал дервиш. В это время молодая жена, как того требовал древний свадебный обычай, молча стояла в углу. Она слышала весь их разговор и, когда муж спросил ее: „Согласна ты умереть за меня?", молча приложила руку ко лбу, что означало согласие. На это дервиш ответил: „Твоя жена должна была прожить еще сорок четыре года. Теперь половину ее жизни получишь ты, а половина останется ей. Через двадцать два года вы умрете в один день и час".

После этого дервиш удалился. Ровно через двадцать два года, муж и жена скончались в один и тот же день и час, в одну и ту же минуту. Похоронили их рядом, и вырос на их могилах прекрасный розовый куст, на котором распустились пунцовые розы с чудесным ароматом. И все, кто видел эти алые розы, думал о муже и жене, об их любви и верности друг другу»[728].

От нас останется то, что мы отдали.

### Использованные символические образы

Карта Karmalogic:
пеликан (символ самопожертвования).
Пиктограмма Karmalogic:
пеликан.

ВЫ МОЖЕТЕ ПРИСОЕДИНИТЬСЯ
К ОБСУЖДЕНИЮ ЗАКОНА «СЛЕД» И СЛУЧАЕВ,
ЕГО ПОДТВЕРЖДАЮЩИХ, НА САЙТЕ ПРОЕКТА
KARMALOGIC.NET. ДЛЯ ЭТОГО ПРОСКАНИРУЙТЕ
РАСПОЛОЖЕННЫЙ В КОНЦЕ СТРАНИЦЫ
QR-КОД С ПОМОЩЬЮ ВАШЕГО СМАРТФОНА,
И ВЫ ПОПАДЕТЕ НА СТРАНИЦУ ОБСУЖДЕНИЯ
ДАННОГО ЗАКОНА.

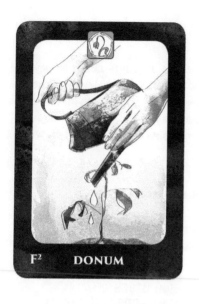

F² DONUM

# Сутра Ресурс

## ПОДАРОК
### Делясь с кем-то или давая в долг, отдаем столько, сколько готовы подарить

*Дарим и отдаем искренне, не ожидая ответного подарка, — это предупредит проблемы и конфликты и поможет больше радоваться жизни, когда вдруг что-то в любой форме вернется*

Как говорил Остап Бендер: «Пока в стране ходят денежные знаки, всегда будут люди, у которых их очень много». Но при этом всегда есть люди, у которых денег мало, а то и вовсе нет. «Пряников сладких всегда не хватает на всех», — пел Булат Окуджава. Чтобы «пряники» получить, добавим мы, люди обречены брать деньги в долг, а затем и отдавать долги.

В этом кроется не только рыночная, сугубо финансовая, но и моральная, даже и цивилизационная коллизия. **Необеспеченные реальными ресурсами долги превращаются в страшное бремя для человека.** Из невозвратных долгов родилось долговое рабство античных времен, долговые тюрьмы времен Средневековья и Нового времени. Кое-где долговое рабство и тюрьмы сохраняются и по сей день.

На самых ранних этапах истории цивилизации (а следовательно, и истории денег, поскольку одним из признаков цивилизованного общества часто называют наличие монеты) кредитор мог вполне законно распоряжаться не только свободой должника, но и самой его жизнью. Согласно римским Законам двенадцати таблиц[729] несостоятельного должника в установленный день можно было вывести на рыночную площадь, разру-

сутра: ресурс закон: подарок

бить его тело на части (по числу кредиторов) и тем самым удовлетворить ущерб заимодавцев. К счастью, те времена миновали. Но произошло это совсем не «само собой».

*«Каждый подарок, даже самый маленький, становится великим даром, если ты вручаешь его с любовью».*

*Джон Уолкот*

Едва ли не все революционные выступления во все исторические эпохи проходили под знаменем кассации долгов и запрещения долгового рабства как такового. Со временем долговое законодательство смягчилось, произвол кредитора-ростовщика ограничился не только специальными законами, но и нравственными предписаниями.

«И как же ты, ростовщик, войдешь в Царствие Господне, требуя возврата долга?» — вопрошали проповедники первого тысячелетия торжествующего христианства. Бессердечные заимодавцы не допускаются к таинствам, прах их запрещено предавать земле на христианских кладбищах.

## Не дорог подарок, дорога любовь

Жак де Витри — историк и монах, один из идейных вдохновителей пятого Крестового похода — рассказывал об одной из таких историй, случившейся около 1200 года. Друзья богатого и особенно злостного ростовщика пытались убедить священника похоронить умершего на церковном погосте. Священник поддался на их уговоры, но сказал: «Давайте положим его тело на осла и посмотрим, какова будет воля Божья и что Господь сделает с телом. Куда осел его повезет, будь то в церковь, на кладбище или еще куда, там я его и похороню». Тело положили на осла, который, не сворачивая ни направо, ни налево, повез его прямиком вон из города, туда, где вешают воров, и там так сильно столкнул с себя труп, что тот полетел в кучу испражнений под виселицей[730].

Такое неприятие одалживания с целью наживы — обычное умонастроение среди цивилизованных народов. В христианстве всячески поощряется милостыня — раздача жизненно важных ресурсов без всякой надежда на их возврат, без вознаграждения в жизни земной, ибо наградою для дающего будет Царствие Небесное. Бескорыстное дарение стало моральным ориентиром

*«Люди, которые не испытывают к себе любви, как правило, не умеют прощать».*

*Л. Хей*

европейской цивилизации. В русле этого ориентира было сформировано и понимание долговых отношений. Мудростью столетий выработано правило: **в долг давать следует лишь столько, сколько вы готовы подарить.**

*«Если подарок понравился, значит, ты отдал часть своей души».*

*Японская мудрость*

Если вглядеться в историю эволюции, станет очевидным факт, что наивысшего развития и совершенства достигли те организмы, у которых в большей степени укоренился поведенческий стереотип самопожертвования во имя повышения приспособляемости других особей своего вида. Такое поведение, при котором один индивид служит другому, не получая при этом выгоды, а иногда и рискуя собой, называется альтруизмом[731].

Парадокс того, что альтруизм можно найти почти во всех животных сообществах, был объяснен Уильямом Гамильтоном в теории родового отбора[732], благодаря чему впервые был сформулирован общий принцип, гласящий, что в процессе естественного отбора максимизируется не индивидуальная приспособленность, а совокупная (inclusive fitness).

*«Все человечество, собственно, делится на две категории: одни берут в долг, другие дают».*

*Ч. Лэм*

Другими словами, **приспособленность животного зависит не только от успеха его собственного размножения, но также и от успеха размножения его родственников.** Родовой отбор, или внутренняя согласованность, показывает, что особи внутри вида будут иметь наибольший успех в размножении, если станут помогать сородичам так, что выгода реципиента (получающего помощь) будет значительно превышать затраты/ущерб для донора. В этом случаи акты альтруизма (в том числе и родительская забота) способствуют выживанию родственников и тем самым сохранению альтруистических генотипов в генофонде.

Необходимое условие — способность выделять родственников из популяции особей того же вида. С позиции дарвиновского эволюционизма альтруистическое поведение можно также объяснить и групповым отбором, который способствует сохранению и развитию вида в целом. В отличие от родственного альтруизма, такой альтруизм дает преимущество всем носителям генов альтруистического поведения и при дележе пищи, и при совместной заботе о детенышах группы[733].

Альтруизм часто отмечается и при отсутствии близкого родства. Р. Л. Триверс, американский биолог, предположил, что в таких случаях проявляется взаимный альтруизм[734]. К примеру, бушмены племени кунг, живущие в пустыне Калахари, демонстрируют прекрасный пример важности взаимного альтруизма в общинах охотников и собирателей. Женщины добывают почти 60 % белка и углеводов, собирая овощи и фрукты. Мужчины тратят много времени, охотясь за дичью, в которой содержатся основные аминокислоты и минеральные вещества. Количество пищи сильно варьируется в разное время, и времена изобилия могут сменяться периодами лишений. Мужчины обычно охотятся парами, и если кто-либо возвращается с добычей, мясо делится между всеми членами группы. Те, кому повезло, снабжают пищей неудачников, понимая, что ситуация может измениться. Таким путем бушмены максимизируют шансы иметь мясную пищу и минимизируют число неудач. Считается, что взаимный **альтруизм сыграл важную роль в эволюции человека**[735].

Мы видим, что естественный отбор благоприятствует генам, которые обеспечивают проявление альтруистического поведения по отношению к другим особям. Проявляя заботу по отношению к другим и помогая им, мы тем самым способствуем сохранению нашего вида в целом.

Эти алгоритмы работают и на уровне глобальных системных взаимосвязей. Человек — часть физического мира, и на него распространяются все его законы. Если рассматривать человека как многокомпонентную систему[736], то все, что окружает этого человека, нужно воспринимать как части системы. Все компоненты системы тесно связаны с центром — человеком — и оказывают на него существенное влияние. Чем большую важность они для него имеют, тем более сильная связь между ними образуется.

> *«Если вы не можете прощать людей, вы не можете принимать свое богатство. Если ваша душа заполнена ненавистью, любовь не может найти в ней себе места. Вы должны избавиться от негативных чувств, которые пожирают вас и не дают вам покоя».*
>
> *Р. Гейдж*

> *«Каждый подарок от друга — это пожелание счастья».*
>
> *Ричард Бах*

Когда мы что-то передаем другому человеку — это может быть как подарок, так и нечто, что у нас попросили в долг, — нужно понимать, что это тоже составляющая нашей многокомпонентной системы. И если мы считаем этот предмет важным для себя, то он не может выйти за пределы нашей системы. Своим отношением мы накладываем дополнительную сильную связь и создаем своеобразный «информационный пакет», привязанный к этому предмету, что ведет к уменьшению количества степеней свободы нашей системы[737].

**Кума не мила, и гостинцы постылы**

Иными словами, если мы привязаны к тому, что отдаем, то оно даже в этой ситуации продолжает влиять на нас. Отдав эту вещь в другие руки, мы тем самым передаем и часть контроля (хотя и незначительную). Чтобы этого не происходило, необходимо воспринимать передачу как окончательное действие и не придавать подарку излишнего значения. Либо не отдавать вообще.

Обычно, давая что-то в долг, мы ожидаем, что эту вещь нам отдадут обратно. Этим мы тоже ограничиваем свою свободу, поскольку становимся зависимы от ситуации возврата, хотя и не хотим это признавать.

**Кто умеет дарить, тот умеет жить**

Поэтому, делая подарок (или давая в долг), необходимо быть внимательным: это всегда нужно делать от чистого сердца, не стоит вкладывать дополнительный информационный пакет, которым может стать, например, ожидание подарка в ответ. Любая дополнительная информация, любая мысль или возложенные надежды ведут к возникновению дополнительной связи между нами и этим предметом. И при попытке подарить ментально он продолжит принадлежать нам, а мы потеряем одну из ступеней свободы или частичку контроля над собой.

При этом, даже если сознательно не озвучивать дополнительный наложенный информационный пакет, он так или иначе дойдет до адресата. Соответственно, наш подарок могут не принять, передарить или просто выбросить. Но при этом он останется частью, которая связана с нами. Если это одноразовое событие, то это не так страшно. Но если это обыч-

ный наш метод дарить подарки и в год мы их дарим больше десятка или сотни, — негативные последствия начнут накапливаться. Иногда у человека собирается столько негатива, что он отказывается дарить подарки и начинает ненавидеть тех
людей, кого он уже «одарил». Человеку начинает
казаться, что его просто используют. Возникает
душевный дискомфорт. А причина проста: **он не умеет дарить подарки,
т.к. придает этому процессу слишком большую значимость**.

*«Каждый подарок,
даже самый
маленький, становится
великим даром,
если ты вручаешь его
с любовью».*

Джон Уолкот

Поэтому дарим всегда искренне, не надеясь на взаимность или еще
что-то дополнительное. Если и даем в долг, то сразу лучше воспринимать
это в качестве подарка, т. е. не ожидать возврата. Тогда мы сможем избежать негативных для себя эмоциональных и психологических последствий
и получим только положительные эмоции и благодарность.

Глубинный смысл подарка как информацион-
ного взаимодействия был сформулирован еще во
времена Античности. Выдающийся древнеримский
философ-стоик и государственный деятель Сенека

*Дать —
не устать, да
было бы что*

советовал не портить дружбу деньгами. Если мы хорошо относимся к человеку, то не должны одалживать ему слишком большие суммы, ведь этим
мы можем своего друга сделать врагом: «Малая ссуда делает человека
твоим должником, большая — врагом»[738]. Сенека обращал внимание на то,
что в деловой коммуникации мы всегда должны руководствоваться разумом, а не чувствами, но разумом моральным, а не циничным расчетом. **Мораль должна побеждать цинизм.**

Для Сенеки человек всегда одновременно является и целью, и средством. Если мы уважаем человека, то не должны его испытывать, не должны возлагать на него непосильную ношу долга.

Библия также не рекомендует поддаваться искушениям: «...не введи
нас во искушение» (Мф. 6:9—13). Главным искушением в деловых отношениях является не столько сама ссуда или нежелание ее возвращать, сколько убеждение человека в том, что он является ее собственником, тогда как
подлинным собственником всего в мире есть лишь Бог.

***Даровому коню в зубы не смотрят*** — Каббала выводит вопрос о долгах из сферы личных взаимоотношений. По мнению израильского каббалиста, основателя и руководителя международной академии каббалы «Бней Барух» Михаэля Лайтмана, общая обремененность общества долгами — признак надвигающегося мирового кризиса, который может привести к началу третьей мировой войны. «Долговое вымогательство погружает население в долговое рабство и закончится гибелью законности всей экономической системы. Прощение долгов — результат неспособности системы справляться с долгами, признание, что долг создавался мошенническими средствами. Вопрос только в том, будет ли такое прощение инициировано нами или нам придется смириться с ним поневоле», — говорит Лайтман[739].

***Лучше не дари, да после не кори!*** — Все известные религии прославляют одаривающих. Пророк Мухаммед благословлял мусульман дарить друг другу подарки. Их предназначение, как и везде в мире, в установлении добрых отношений между людьми. В одном из своих хадисов Мухаммед говорил: «Подарки усилят любовь между вами, а посему старайтесь это делать, дабы любить друг друга и укреплять между собою связь».

***Не тот богач, кто имя это носит, а кто взаймы не просит*** — Дети любят, когда им дарят подарки. Взрослея, люди обретают способность получать удовольствие и от процесса дарения. Старец Паисий Святогорец говорил, что тот, кто получает подарок, испытывает человеческую радость, а тот, кто дарит, божественную. «Каждый подарок, даже самый маленький, становится великим даром, если ты вручаешь его с любовью» (У. Уолкот). «Каждый подарок от друга — это пожелание счастья» (Р. Бах). «Если подарок понравился, значит, ты отдал часть своей души» (японская мудрость).

Пожалуй, самым знаменитым подарком в европейской (а вернее, в христианской) традиции является подарок, преподнесенный волхвами Иисусу-младенцу. Холодное, сугубо рассудочное «Do ut des» («Даю, чтоб и ты мне дал») молитвенной формулы практичных римлян сменяется здесь сердечным, бескорыстным дарением, как выражением любви, преданности. Золото, ладан и смирна, принесенные Балтазаром, Каспаром и Мельхиором к яслям в Вифлееме, открывают собой длинную череду рождественских подарков, без которых и Рождество не Рождество, и праздник не праздник.

Если мы посмотрим тексты Евангелия, то обнаружим там не только подтверждение закона безвозмездного дарения, но и его усиление: «Когда делаешь обед или ужин, не зови друзей твоих, ни братьев твоих, ни родственников твоих, ни соседей богатых, чтобы и они тебя когда не позвали, и не получил ты воздаяния. Но, когда делаешь пир, зови нищих, увечных, хромых, слепых, и блажен будешь, что они не могут воздать тебе, ибо воздастся тебе в воскресение праведных» (Лк. 14:12–14).

*Подарки любят отдарки*

Конечно, слова Христа вовсе не означают, что нам возбраняется угощать обедом родных и близких, но Господь призывает нас к большему — являть в отношении к другим людям такую любовь, которая выше земных расчетов. «Если любите любящих вас, какая вам за то благодарность? Ибо и грешники любящих их любят. И если делаете добро тем, которые вам делают добро, какая вам за то благодарность?

Ибо и грешники то же делают. И если взаймы даете тем, от которых надеетесь получить обратно, какая вам за то благодарность? Ибо и грешники дают взаймы грешникам, чтобы получить обратно столько же. Но вы любите врагов ваших, и благотворите, и взаймы давайте, не ожидая ничего; и будет вам награда великая, и будете сынами Всевышнего; ибо Он благ и к неблагодарным и злым. Итак, будьте милосерды, как и Отец ваш милосерд» (Лк. 6:32–36).

В известной буддистской притче есть такой эпизод: «Один бедняк однажды встретил Будду и спросил у него: «Будда, а почему я так беден?» — «Потому что ты не практикуешь щедрость, — ответил ему Будда». В буддизме щедрость («*дана*» на санскрите) считается одной из основополагающих добродетелей. Отдавая другим, человек отрывается от болезненной сосредоточенности на собственных желаниях, поэтому многие традиционные школы буддизма рассматривают взращивание щедрости необходимой первой ступенью пути к просветлению. Буддисты считают, что щедрость является фундаментом, на котором строится духовное сообщество, она очень заразительна: когда мы щедры, это высвобождает щедрость в других, что в

**И малый подарок не внаклад**

свою очередь, высвобождает все расширяющиеся круги щедрости[740]. При этом большое значение придается бескорыстию дара. Вот что об этом говорил Трунгпа Ринпоче, один из выдающихся знатоков тибетского буддизма XX века: «В некоторых поучениях [Бодхисатв] говорится, что, перед тем как отдать даже незначительную вещь, сначала нужно проверить состояние ума. Способен ли кто-нибудь из нас действительно что-то дать? Например, желая дать кому-либо еду, точно удостоверьтесь, что вы не чувствуете никакого сожаления. Потому что всегда можно отдать от чистого сердца — здесь важно намерение. Практикующим учение особенно нужно учитывать нюансы в проявлениях щедрости. И таким же образом следует проверить свою мотивацию, почему вы даете. Не даете ли вы оттого, что получаете или ожидаете чего-либо взамен? Или, может быть, вы даете потому, что это важный и влиятельный человек? Так, одну за другой, вы должны четко рассмотреть свои мысли и проверить их»[741].

*«Прощение — это дорога с двусторонним движением. Прощая кого-нибудь, мы прощаем в этот миг и самих себя».*

*Пауло Коэльо*

Традиция одаривания людей близких или совершенно чужих (в некоторых культурах и в определенных случаях даже и врагов) уходит своими корнями в историческое прошлое человечества. Народные предания, легенды, сказки и песни наполнены сообщениями о различных подарках: вине, гостинцах, дарах и подношениях самого разного характера. В казахской народной сказке судьба вознаградила щедрого паломника и наказала скупого. Подарив все свои припасы скупому, щедрый вынужден был заночевать в пещере. Пытаясь заглушить голод, он пожевал травинку, которая оказалась волшебной. И щедрый паломник получил умение понимать слова животных. Благодаря этому умению он излечил от слепоты дочь царя и нашел клад. Скупой позавидовал щедрому. Щедрый опять не стал жадничать и поделился знанием со скупым паломником. Но волшебное знание не принесло скупому счастья. В волшебной пещере его растерзали дикие звери[742]. **Народная мудрость учит: щедрость вознаграждается сторицей.**

Совершенно особым случаем на заре человечества являлось дарение в рамках так называемой престижной экономики[743]. В условиях родо-племенного строя господствовали эгалитаристские (от французского égalité — «равенство») принципы. Весь продукт, производимый благодаря соединенным усилиям общины, делился поровну между всеми ее членами. Когда же успехи в хозяйствовании привели к появлению избыточного продукта, делить поровну становилось все сложнее. Отдельные семьи стали выделяться среди прочих общинников, богатство их (всегда, разумеется, относительное) становилось все очевиднее, вступая в явное противоречие с уравнительными принципами того времени. Вот тогда-то и стал вводиться обычай раздачи излишков родственникам, сородичам и соплеменникам — в виде подарков или же в формах невозвратного, выражаясь в духе сегодняшнего дня, кредита. Давали искренне, не ожидая возврата, раздавали столько, сколько готовы были подарить.

Явление это было столь важным, что общество, в котором практиковалось подобное «невозвратное кредитование», некоторыми этнографами определяется как «общество первобытно-престижное»[744]. Примеров, подтверждающих такую практику, множество. Так, этнографическими экспедициями были зафиксированы раздачи циновок из тростника, раковин каури и прочих атрибутов богатства у народов Полинезии, Меланезии и Микронезии. Дарующий больше всех и славу приобретал наибольшую. Из них (равно как и из тех, кто более всего отличится во время военных походов или в отражении военной угрозы) впоследствии выросла местная, родовая и племенная знать, аристократия.

*Дар — не купля: не хаят, а хвалят*

Наверное, каждому знакома ситуация, когда кто-либо из друзей или родственников просил дать ему денег в долг. Это особенно актуально в период экономических невзгод, когда банковская система выдачи кредитов становится крайне жесткой и наименее лояльной к заемщикам. Как же повести себя в такой ситуации правильно? «Будьте честными с собой», — советуют психологи[745]. Не ожидайте ничего взамен. **Если вы решили сделать человеку подарок, сделайте это искренне, с добрым сердцем, ради этого момента.** Доказано, что, если люди делают друг другу подарки, тратят друг на друга время и деньги, они становятся счастливее и здоровее[746]. В случае если человек делает подарок с напряжением в душе,

*Дареного назад не берут*

ради того чтобы впоследствии получить что-то взамен, он рискует не дождаться своего счастья.

*Даровое лычко лучше купленного ремешка*

Арсений Тарковский написал когда-то: «Все на земле живет порукой круговой»[747]. **Если мы поступили согласно золотому этическому правилу, значит, мы поступили правильно в самом высоком смысле этого слова.** Акт доверия неминуемо вернется в час неприятностей и нужды, когда нам потребуется помощь. Необходимо верить, что нам даруют помощь, если мы сами давали помощь другим. Более того, необходимо относиться к самой жизни как дорогому подарку, и тогда благодарность вернется нам ответной благодатью.

### Использованные символические образы

Карта Karmalogic:
женщина, взаимодействующая с землей и увядающим растением (символ слова «подарок» — женщина дарит земле свое внимание и труд, но земля в данный момент не может ответить тем же).
Пиктограмма Karmalogic:
поникшее растение.

ВЫ МОЖЕТЕ ПРИСОЕДИНИТЬСЯ
К ОБСУЖДЕНИЮ ЗАКОНА «ПОДАРОК»
И СЛУЧАЕВ, ЕГО ПОДТВЕРЖДАЮЩИХ, НА
САЙТЕ ПРОЕКТА KARMALOGIC.NET. ДЛЯ ЭТОГО
ПРОСКАНИРУЙТЕ РАСПОЛОЖЕННЫЙ В КОНЦЕ
СТРАНИЦЫ QR-КОД С ПОМОЩЬЮ ВАШЕГО
СМАРТФОНА, И ВЫ ПОПАДЕТЕ НА СТРАНИЦУ
ОБСУЖДЕНИЯ ДАННОГО ЗАКОНА.

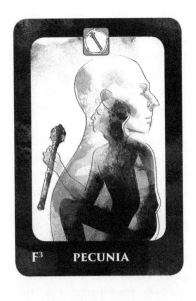

F³ **PECUNIA**

# Сутра Ресурс

## ДЕНЬГИ
## Чаще всего деньги платят за отказ от собственных целей

*Стремимся к тому, чтобы в процессе работы на других приобрести дополнительные ресурсы — опыт, знакомства и знания*

**Если мы не управляем своими целями, то ими управляет кто-то другой.** Не «никто», а именно «кто-то». **Часто мы получаем деньги за то, что идем к целям того, кто платит нам за отказ от собственных.** Вспомним известное выражение — «работать на дядю». Люди прибегают к нему, говоря о работе, которая отнимает время и силы, не приносит ни продвижения по службе, ни признания, ни серьезных денег, при этом вся выгода достается другому — этому самому условному «дяде». В современных условиях это обычно наш работодатель — владелец бизнеса или просто непосредственный начальник на службе: на заводе, в административном офисе, магазине или научном учреждении. Например, младший научный сотрудник может годами с утра

*Деньги под ногами не валяются*

до ночи проводить в лаборатории эксперименты, а все лавры — очередное звание, слава выдающегося ученого, прочие награды — достаются научному руководителю проекта.

Более того, когда мы работаем по найму, то нередко (не всегда, но как правило) работает принцип, изложенный еще в «Капитале» Маркса: собственник (владелец бизнеса) присваивает часть нашего труда, оплачивая, по сути, из полученной прибыли лишь часть нашего рабочего времени. Карл Маркс даже считал, что капитализм приведет к абсолютному обнищанию пролетариата, поскольку в условиях нехватки рабочих мест и концентрации средств производства в руках немногих капиталисты будут диктовать абсолютные условия на рынке труда, а уровень зарплаты будет соответствовать уровню затрат, необходимых лишь на чисто физическое воспроизводство рабочей силы —

*«С помощью денег можно сделать все, кроме человека».*

*Огюст Детеф*

минимальное питание, ночлег, одежду[748]. К счастью, экономическая реальность и социально-экономические тенденции оказались значительно более сложными и менее мрачными, чем это выглядело в первой половине XIX века. Но все же не следует забывать известное высказывание Джона Рокфеллера как раз про такие ситуации: «Кто весь день работает, тому некогда зарабатывать деньги». Это, кстати **весьма распространенное заблуждение, что большие деньги достаются только тяжким трудом. Если это утверждение заселo в нашей голове, мы всю жизнь будем выполнять тяжелую, черновую работу и получать за нее мизерную зарплату.** Чтобы начать зарабатывать больше, надо в первую очередь впустить эту мысль в свое сознание и включить свой ум для их зарабатывания[749].

*Деньги для человека, а не человек для денег*

Деньги — необходимый ресурс для достижения цели. Но они же и способны увести наш путь в сторону. **Если мы сами не знаем, куда идем и к чему стремимся, то будем просто впустую тратить свое время и силы на обслуживание целей других людей в обмен на деньги, как правило, небольшие.** Так в основном и происходит на рынке труда. И через какое-то время мы обнаружим, что то, о чем мы мечтали, то, к чему мы предрасположены, все так же далеко от нас, мы к нему не приблизились.

Что можно с этим сделать? Прислушиваться к себе, к своему бессознательному, к сигналам, которые посылает нам реальность. Это поможет нам совместить наши цели с непростыми условиями, в которых мы вынуждены их достигать.

Уклонение от собственной цели создает большой внутренний конфликт — конфликт наших действий с нашим бессознательным. **Если мы**

**долго идем не туда, куда стремится наше бессознательное, то оно будет пытаться остановить нас.** Сначала обычно с помощью сигналов нашему организму в виде сравнительно легких недомоганий: больного горла, простуды. Если это не поможет, то бессознательное будет влиять на нас физически — мы будем часто спотыкаться, ломать руки, ноги, будем опаздывать на поезд или самолет. Таким образом бессознательное будет пытаться удержать, не пустить туда, где нет наших ресурсов, целей, счастья. Но **если мы не прислушаемся и продолжим движение не в направлении нашей цели, то бессознательное может счесть жизнь бессмысленной и нас просто «выключит».** Поэтому следует остановиться и еще раз проанализировать, куда мы хотим прийти, куда идем сейчас, в какие двигающиеся потоки мы попали и куда они нас могут привести. Нередко эти потоки находятся во власти каких-то конкретных людей и соответствуют их целям. И мы ими можем воспользоваться. Например,

*«Я предпочел бы получать доход от 1 % усилий ста человек, чем от 100 % своих собственных усилий».*

*Джон Рокфеллер*

нам нужно в Новую Зеландию. Держа в голове конечную цель, мы нанимаемся гребцами на лодку, на которой другой человек плывет на остров Ява (нам по пути). С одной стороны, мы окажемся ближе к Новой Зеландии; с другой стороны, чему-то в процессе научимся: физически окрепнем, получим новые навыки, найдем единомышленников. Доплыв до Явы, ищем другого человека (другой поток), который плывет, например, в Австралию. Да, это снова не наша цель, но она помогает нам продвигаться в сторону нашей, ведь Австралия — это по пути в Новую Зеландию. И далее, уже в Австралии, мы опять находим союзников, которые помогают нам двигаться дальше.

Такова модель, позволяющая совместить необходимость зарабатывать на жизнь с возможностью накопления в процессе этого полезных нам ресурсов — опыта, квалификации, нужных связей, новых знаний, укрепления физической формы, наконец, — и приблизиться к нашей цели. **Научившись совмещать свои цели с целями других, используем их для продвижения к своей мечте.**

«Поистине счастлив тот, кому любимое занятие дает средства к жизни», — вскользь замечает профессор Хиггинс в пьесе Бернарда Шоу «Пигмалион»[750]. Сам писатель определял эту пьесу как «A Romance» — «Роман-фантазия» (в русском переводе П. Мелковой). И в самом деле, не так много людей в мире, для которых работа и не работа вовсе, а просто любимое занятие, хобби. Чаще всего «хлеб насущный» добывается тяжелым нелюбимым трудом, и в этой ежедневной безрадостной работе проходит вся человеческая жизнь. Но только от нас самих зависит, сможем ли мы в своем «черновом» труде приобрести бесценный опыт, который в дальнейшем позволит реализовать наш потенциал.

### По доходу и расход

В начале своей карьеры знаменитый флорентинец Никколо Макиавелли должен был посвятить всего себя плохо оплачиваемой и, в общем-то, неблагодарной службе[751]. Работа во Второй канцелярии, Коллегии десяти и магистратуре Синьории во Флорентийской республике отнимала много времени и сил. Но вместе с тем она открывала и новые возможности для одаренной, пытливой натуры. Со временем Макиавелли вошел в число доверенных лиц главы Республики, Великого гонфалоньера Флоренции Пьеро Содерини, привлекался к выполнению самых важных и деликатных дипломатических поручений. С ответственными миссиями он посещал дворы французского короля Людовика XII, герцога Романьи Чезаре Борджа, императора Священной Римской империи Максимилиана I, Святейший престол…

### На дырявый кошелек денег не наберешься

Приобретенные во время этой деятельности знания (дополненные изучением истории средневековой Флоренции и особенно истории античной) и стали отправной точкой для написания сочинений, которые принесут ему славу выдающегося деятеля, мыслителя, философа и писателя эпохи Возрождения[752]. Скучные, рутинные обязанности чиновника Макиавелли сумел конвертировать в надежный ресурс опыта, связей знаний и, конечно, денег.

Деньги в нашей жизни выполняют универсальную функцию — выступают посредником во всех сферах жизни человека. Даже там, где невозможно их использовать, люди пытаются оценить то, что не имеет цены. Извечные вопросы — сколько стоит любовь или жизнь?

Неудивительно, что все (или почти все) стараются зарабатывать деньги. Основной способ получить их — это поменять на свое время. Это единственный ресурс, который есть у каждого. **Мы меняем время на деньги, но можно ли назвать такой обмен равноценным?**

Вспомним закон сохранения энергии[753]. Он гласит, что энергия не появляется и не исчезает, а только превращается из одного вида в другие. Но мало кто знает, что есть определенные ограничения, которые накладывает этот закон. Прежде всего, для механической энергии закон сохранения не выполняется, если существуют силы трения[754]. Это значит, что кинетическую и потенциальную энергию можно преобразовать в тепловую в результате трения, но обратное преобразование невозможно.

Аналогично время и усилия отдельного человека можно превратить в деньги, а вот деньги не всегда помогут купить этому человеку то, что он хочет. **Время — это универсальный ресурс и тратить его нужно осторожно.**

Тратя все свое время на работу для пользы других людей, можно забыть о собственной цели. И в какой-то момент человек вдруг понимает, что все, он опоздал, своей цели ему уже не достичь. И даже накопленные к этому времени деньги не помогут исправить ситуацию. Обратного обмена не существует. Бездумная конвертация вашего времени и усилий в «просто деньги» не принесет ничего

*«Многие люди не задумываются о деньгах до тех пор, пока те не заканчиваются. Другие ведут себя также и со временем».*

Иоганн Вольфганг фон Гёте

хорошего. Поскольку деньги — это все же очень ограниченный ресурс и их возможности сильно переоценены. **Превратить время в деньги можно, превратить деньги во время — нельзя.**

В древних еврейских учениях пространство и время — прерогатива самого Бога, они принадлежат только ему. Поэтому каббалистская этика рассматривает время как ценнейший ресурс, приравнивая бессмысленную его трату к краже. Еврейские предания наглядно демонстрируют такой подход, например, в истории о реббе Ишмаэле и реббе Шимоне, которых вели на казнь в период преследования евреев при правлении императора Адриана. Реббе Шимон сказал реббе Ишмаэлю: «Учитель, сердце мое истекает кро-

**Деньги не в деньгах, а в делах**

вью, потому что я не знаю, за что меня хотят казнить». Реббе Ишмаэль ответил: «Неужели никогда в твоей жизни не случалось такого, что кто-то приходил к тебе за советом, а ты заставлял его ждать, пока закончишь свою трапезу или почистишь туфли, переоденешься? В Торе сказано: «...и если приходится красть...» Это сказано и о незначительных случаях, и о серьезных обстоятельствах». Реббе Шимон вздохнул: «Вы успокоили меня, мой учитель». В этой драматической ситуации раввины практически поставили знак равенства между неуважением ко времени другого и физическим насилием, угрожающим жизни. **Потеря такого ценного ресурса как время — более трагична, чем потеря собственности и денег**[755].

Вообще в Каббале учение о деньгах разработано весьма подробно. Для каббалистов деньги не имеют оценочной характеристики — они ни хорошие, ни плохие. Они, как и все в мире, созданы Богом. В Торе так и сказано: «леху ве титпарнесу зе ми зе» — «идите и зарабатывайте друг от друга». Важно — уметь ими правильно пользоваться и соотносить со своими жизненными целями[756].

> *«Зарплату платит не работодатель — он только распоряжается деньгами. Зарплату платит клиент».*
>
> *Генри Форд*

Разумное отношение к деньгам выработано и в исламе, где деньги, наряду с красивыми женщинами и властью, считаются главным искушением нашего мира. Поэтому деньги не должны становиться самоцелью для мусульманина, превращаться в идола: «Нет у Аллаха сотоварищей!» Когда деньги становятся идолом человека, жажда наживы приводит его к запретным деяниям (*харам*), таким как — азартные игры, воровство, продажа акций, ростовщичество и прочее. Ислам запрещает верующим такой род заработка, за ним последует наказание: «Вы будете испытаны и в ваших имуществах и в вас самих, и вы услышите от тех, кому даровано писание до вас, и от тех, кто был многобожником, много обиды» (Коран 3:186).

Тем не менее сами по себе деньги (и богатство) не осуждаются в исламе, однако верующим предписано тратить их на довольство Аллаха. Если он будет скупиться на пути Аллаха, с него будет спрошено в следующей жизни. **Смысл денег не в том, чтобы скопить их, как можно больше, а в том, чтобы их правильно вложить в последующую жизнь**.

У буддистов есть даже специальное божество, помогающее человеку в его хозяйственных делах, — это Дзамбала. Согласно учению буддистов, Дзамбала не всегда был богом. Но был возведен в ранг богов Брахмой за праведную жизнь. Дзамбалу называют богом богатства: деньги и божественная сила вполне могут идти рядом[757].

**Найти верную дорогу в отношении с деньгами непросто.** Лучше всего не изменять себе и всему тому, что составляет твою личность и душу: своим мечтам, своим целям, своим стремлениям, — ибо «какая польза человеку, если он приобретет весь мир, а душе своей повредит? или какой выкуп даст человек за душу свою?» (Мф. 16:26).

В Евангелии от Луки есть притча, которую Христос рассказывал своим ученикам. Господь говорит: «И Я говорю вам: приобретайте себе друзей *Денежки счет любят* богатством неправедным, чтобы они, когда обнищаете, приняли вас в вечные обители» (Лк. 16:1–9). Бог посылает нам сигнал: раз уж вы отказались от своих целей, приобретя это богатство, что бы под ним не подразумевалось, постарайтесь сделать так, чтоб уже эти новые ресурсы все равно употребить на свою главную цель (или цели).

*Денежки счет любят*

Знаменитый российский и советский хирург и, как ни парадоксально, архиепископ Русской православной церкви Лука Войно-Ясенецкий писал: «Господь и говорит нам: если у вас есть неправедное богатство, поступайте так, как поступил неверный домоправитель: употребите его на то, чтобы приобрести себе друзей, которые оправдают вас в жизни вечной, если вы употребите богатство на помощь им, на облегчение страданий и нищеты»[758].

*Деньги — хороший слуга, но плохой хозяин*

На чем основывается институт денег с точки зрения естественных наук? Если рассмотреть биологические основы денежного обращения, то ситуация выглядит достаточно просто. Все взаимоотношения между живыми организмами в конечном счете основаны на взаимной выгоде. Иногда проявление альтруистического, бескорыстного поведения можно рассматривать как некую форму эгоизма, определяемого соответствующими генами, поскольку копии этих генов, скорее всего, имеются у тех особей, по отношению к которым и проявляется альтруизм. В естественных условиях некоторые особи в определенных случаях при необходимости помогают друг другу, понимая, что им также не окажут в помощи. Так, один шимпанзе чешет другого, удаляя у него паразитов из недоступных для последнего мест, потому что потом вычесывать будут его.

**Вовремя поданная копейка дороже рубля**

Чтобы естественный отбор благоприятствовал взаимному альтруизму, все особи должны иметь достаточно эффективные возможности для обмена «услугами», включая узнавание друг друга, осознание своих обязанностей и наличие мотивов для взаимного альтруизма[759]. Например, Пэкер наблюдал, что, когда у самки павиана анубис (Papio anubis) наступает эструс (психофизиологическое состояние самок, предшествующее спариванию), самец образует с ней супружескую пару. Он постоянно держится возле нее, ожидая возможности спариться, и охраняет ее от посягательств других самцов. Однако иногда соперник может попросить помощи третьего самца в попытках добиться доступа к этой самке. Пока самец-помощник вызывает самца-супруга на схватку, самец-соперник пользуется расположением самки. Пэкер показал, что этот альтруизм самца-помощника часто бывает вознагражден. И те самцы, которые чаще всего оказывают помощь, чаще всего и получают ее[760].

*«Время — деньги».*

*Бенджамин Франклин*

Таким образом, мы видим, что живые организмы в процессе реализации своих потребностей очень часто прибегают к помощи других представителей своего рода, обмениваясь услугами — своего рода универсальной валютой. В конечном итоге это увеличивает приспособленность двух сторон, способствуя лучшему доступу к витальным ресурсам. В человеческом обществе такой универсальной валютой являются деньги. **Благодаря деньгам люди могут не только лучше реализовать свои базовые витальные потребности (еда, половой инстинкт), но и реализовать свои глубинно заложенные, так называемые идеальные потребности.**

Деньги выступают универсальным посредником не только в экономике, но и в социальных отношениях — постепенное нарастание этой тенденции проанализировал еще в 1900 году Георг Зиммель в своей «Философии денег»[761]. Деньги выражают ценность того, что вкладывает человек в товар при его производстве. Таким образом, если человек производит что-то по чужому заданию, он вкладывает не только свою ценность, но и ценность того, кто поставил перед ним определенную цель. Однако при этом субъективно человек воспринимает такое производство как изымание (как говорил Прудон, «кражу»[762]) у него ценности его труда, как отчуждение (Маркс[763]). Это, как правило, неуклонно ведет не только к демотивации человека труда, но и к все большей потере ценности, вкладываемой в товар. Таким образом, и исполнитель, и заказчик не получают желаемого в полной мере.

Другое дело, если человек реализует свой собственный проект или же работает в команде, которую он считает своей и участвует в коллективном труде. В таком случае начинает работать открытая еще Максом Вебером закономерность капитали-

*Давно занял грош на перевоз, да некуда ехать*

стического духа как духа предпринимательства — этот дух сам «находит», то есть привлекает к себе («притягивает»), деньги (инвестиции)[764]. «Дух предпринимательства» также исследовали известные немецкие экономисты и философы первой половины XX века Вернер Зомбарт (противопоставляя его ростовщичеству[765]) и Йозеф Шумпетер (связывая с ним циклы социально-экономического обновления[766]).

**Важно научиться правильно ставить цели.** Цели намечают путь к успеху. Они работают как карта, путеводитель к нему. Они помогают сфокусироваться на результате, а также определяют приоритеты и помогают человеку понять, что именно является важным на каждом этапе. Для достижения чего-либо необходимо вкладывать труд, нужно действовать, а не просто мечтать[767].

Увы, для многих это является только теорией. Часто люди быстро забрасывают начатое дело, чтобы поскорее избавиться от трудностей, которые, несомненно, попадаются на пути. Но после нескольких ситуаций такого рода, когда движение к цели было начато, а потом остановлено, человек смотрит назад и, анализируя прошлый опыт, убеждается в том, что отказ от целей был ошибкой и его настоящее могло бы быть гораздо успешнее.

Никогда нельзя надеяться прошагать к цели быстро и просто, даже если вы обладаете талантами и способностями. Каждое достижение требует труда. Кэлвин Кулидж, один из американских вице-президентов, сказал однажды: «**Ничто в этом мире не может заменить настойчивость.** Ни талант, так как уж очень часто встречаются неуспешные, но очень талантливые люди. Ни гений; выражение „непризнанный гений" уже стало устойчивым. Ни образование, потому что в обществе полно образованных неудачников. Настойчивость и решимость всесильны».

*«Тот, кто теряет деньги, теряет многое; тот, кто теряет друга, теряет намного больше; тот, кто теряет веру, теряет все».*

Элеонора Рузвельт

Человек — единственное существо в мире, способное искать и придавать жизни смысл. Определив область своих поисков, он ставит перед собой цель, которая, как маяк, освещает его нелегкий путь. «Чтобы привести в движение все свои силы, человеку нужно поместить впереди себя какую-нибудь благородную цель, способную его воодушевить», — сказал французский писатель, историк и филолог Жозеф Ренан[768]. А французский писатель и философ эпохи Возрождения, автор книги «Опыты» Мишель де Монтень писал: «Душа, не имеющая заранее установленной цели, обрекает себя на гибель; как говорится, кто везде, тот нигде»[769]. **«Ковыляющий по прямой дороге опередит бегущего, который сбился с пути»** — эти слова принадлежат Фрэнсису Бэкону, английскому философу[770].

Что же мешает человеку придерживаться верного пути? Много испытаний и соблазнов разворачиваются перед его взором. Например, одно из самых распространенных искушений, как сейчас, так и в давние времена, — деньги. **Деньги могут дать свободу, но могут стать ловушкой.** «Ловушка» так обильно подслащена, что редкая сильная душа способна ее избежать. Забываются идеалы, и кратковременная радость обладания затмевает свет маяка. Хорошо, если у человека появляются интересы, которые помогают ему по-новому взглянуть на свою жизнь, хорошо, если он готов учиться, развиваться, получать опыт...

Именно так случилось с героем курдской народной сказки «Хорошая работа».

«Кавар был доблестным воином. Когда победно закончилась война на горной границе, он поспешил вернуться домой — там ждала его невеста

Нарине. Она была черноока, подвижна, трудолюбива. Кавар всей душой любил ее, мечтал, как дружно и весело они будут жить вместе, как нарожают много детишек.

Все так бы и случилось, если бы по пути домой ему не встретились несколько богатых, красиво одетых людей.

— Куда путь держишь, добрый воин? — спросили они.

— Домой спешу — невеста ждет.

— А не подождет ли она еще немножко? У нас для тебя есть работа хорошая. Денег много заплатим, вернешься достойно, дом построишь...

— Что за работа такая?

— Пойдем с нами, увидишь...

Ну, и не удержался Кавар. Кому же не хочется невесту порадовать? Тем более что он сам мечтал построить себе дом, да был слишком беден.

Пошел с ними. Привели его красиво одетые люди в незнакомый аул. Показали ему один роскошный дом, не дом, а прямо дворец.

— Нравится? — спрашивают.

А Кавар просто онемел от изумления — не видел он никогда такой красоты.

— Значит, нравится, раз ты молчишь. Вот построишь еще один такой же для моего сына, — сказал старший, — и заработаешь много.

Бедный воин повесил голову. Вот это работа так работа! Как же с ней справиться? Хотел было отказаться, но, посмотрев на грозные лица хозяев, понял, что не уйти ему от них.

Долго ли, коротко ли, но Кавар справился со строительством. Ох, и тяжело ему было! Он нанимал работников, сам строгал, пилил доски, носил камни; да всякий знает, какая это морока — дом строить... Зато за это время он много чему научился, можно даже сказать, что стал мастером.

Не обманули его хозяева, заплатили, как обещали.

> *Деньги потерял — ничего не потерял; время потерял — многое потерял; здоровье потерял — все потерял*

Но когда он вернулся в родной аул, узнал, что его возлюбленная Нарине уже замуж вышла за другого. Запечалился сильно Кавар. Не знал, как жить дальше. Правда, взял себя в руки — он же был настоящим воином! — и за дело! Деньги у него были, да и мастерство он приобрел в дальних краях, и решил он себе тоже дом строить. Пока работал, и печаль его покинула. А как увидели соседи, какую красоту он сотворил, изумились немало!

К тому времени у одного из приятелей Кавара подросла дочка. Хоть и не такая красавица, как Нарине, но очень милая и славная девушка по имени Сендрина. Посватался к ней Кавар и получил согласие.

И жили они долго и счастливо. Правда, вздыхал часто по вечерам Кавар по своей неверной невесте Нарине — она ведь никогда не забывается, первая любовь...»[771].

Эта история о том, что не в деньгах счастье. Но с деньгами оно возможно. Так уж заведено, что за работу платят деньги. Деньги — это универсальный, символический метод экономического взаиморасчета, и никакая утопия этот символический обмен не в силах отменить, даже в необозримом будущем. Мир, являющийся нам в ощущениях, все-таки материален. Что-то материальное все равно будет оставаться в качестве платы за квалификацию, опыт, компетентность, потраченное время и произведенный труд.

Что могли знать о деньгах за свои работы великие художники прошлого Боттичелли, Рембрандт, Караваджо, Ван Гог, Сезанн и многие другие? Только ли повинуясь желанию заработать большие деньги, эти художники творили свои шедевры, не только на холсте, но прежде всего в области духа? Ван Гог, например, выплеснул на холсты такую энергию, что ей и сейчас далеко до полураспада... Но великие мастера содрогнулись бы от изумления, узнав уровень цен на свои произведения на современных аукционах.

Мир денег всегда — это одновременно и мир парадоксов, потому что он изначально построен на условностях и парадоксах. А процесс зарабатывания этих самых денег должен происходить параллельно — как сложный и разветвленный процесс познания мира, познания опыта других людей, приобретения сакральных связей с целым миром и накопления уникального опыта взросления души.

### Использованные символические образы

Карта Karmalogic:
скипетр (символ цели и воли за определенную плату; обладающий скипетром владеет собственными целями).
Пиктограмма Karmalogic:
скипетр.

ВЫ МОЖЕТЕ ПРИСОЕДИНИТЬСЯ
К ОБСУЖДЕНИЮ ЗАКОНА «ДЕНЬГИ» И СЛУЧАЕВ,
ЕГО ПОДТВЕРЖДАЮЩИХ, НА САЙТЕ ПРОЕКТА
KARMALOGIC.NET. ДЛЯ ЭТОГО ПРОСКАНИРУЙТЕ
РАСПОЛОЖЕННЫЙ В КОНЦЕ СТРАНИЦЫ
QR-КОД С ПОМОЩЬЮ ВАШЕГО СМАРТФОНА,
И ВЫ ПОПАДЕТЕ НА СТРАНИЦУ ОБСУЖДЕНИЯ
ДАННОГО ЗАКОНА.

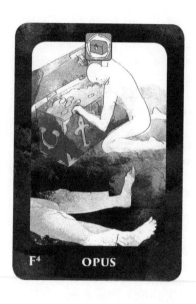

F⁴     OPUS

# Сутра Ресурс

## ТРУД
## Нам принадлежит лишь то, что реально заработано трудом, временем, знаниями, заботой

*Все, что возьмем сверх этого, уйдет*

Ранним январским утром 1848 года, прогуливаясь вдоль берега реки, плотник Джеймс Маршалл заметил разбросанные на песке блестящие желтые камешки. Это были... золотые самородки. Плотник показал их своему работодателю, владельцу лесопилки Джону Саттеру, и проверка азотной кислотой подтвердила, что в руках у них находится золото высшей пробы. Саттер приказал не сообщать об этом открытии рабочим лесопилки, но все же «коммерческую тайну» сохранить не удалось. Так началась история знаменитой калифорнийской «золотой лихорадки», которая продлилась более семи лет. Как только новость об обнаружении богатых месторождений золота распространилась, около 300 тысяч человек прибыло в Калифорнию из других штатов США и из-за рубежа. Знаменательно, однако, что первооткрывателям калифорнийского «эльдорадо» вся эта история счастья не принесла. Хлынувшие сюда за легкой добычей золотоискатели силой захватили принадлежавшие Джону Саттеру земли, сожгли ферму, убили одного из его сыновей, а другого довели до самоубийства. В течение 20 лет, вплоть до самой смерти, Саттер пытался найти справедливость в судах, возбудив

*«Важно не имущество, которое мы имеем, а способность создать это имущество».*

*Ричард Фейнман*

более 15 тысяч исков к своим обидчикам, но так ничего и не добился. Плотник Маршалл спился и также умер в одиночестве и бедности. У него не осталось денег даже на дешевый гроб.

Подобные истории без хеппи-энда были характерны на самом деле для большинства старателей, заразившихся калифорнийской или какой-либо другой из многочисленных «золотых лихорадок» XIX века. Даже намыв миллионы на реках, они не

*Трудовая денежка плотно лежит, чужая ребром торчит*

могли справиться со своими страстями. Салуны, бордели, казино — сфера услуг знала, как вытащить деньги из их карманов. Писатель Брет Гарт, прославившийся описанием быта старателей, рассказывал о человеке, который, выгодно продав свой участок, за один день проиграл в казино Сан-Франциско полмиллиона долларов. Свидетели золотой лихорадки в Австралии в своих мемуарах делились воспоминаниями о персонажах, которые в местных кабаках прикуривали трубки от пятифунтовых купюр (это как пятитысячная в нашей реальности) и платили извозчикам горстями золотого песка[772].

Или возьмем людей, которые выиграли в лотерею. Согласно статистике, никто из них в итоге не смог повысить уровень жизни и все, довольно быстро промотав свалившиеся с неба деньги, вернулись к своему «разбитому корыту». Потому что они

*«Аллах разрешил торговлю и запретил рост».*

*Коран 2:275*

эти деньги не заработали. И хорошо еще, если уйдет только то, что несправедливо пришло. Иногда попытка взять больше, чем заслужено, приводит к тому, что у человека не просто все отберут, но судьба еще ударит больно в каких-то других сферах — семье, дружбе, карьере — за попытку присвоить незаработанное.

Если пообщаться с бизнесменами, как российскими, так и иностранными, т. е. людьми, чьей главной профессиональной целью является получение прибыли, можно услышать от них — в разных вариациях — один и тот же тезис: **«Для собственного потребления можно взять лишь то, что заработал сам»**. Многочисленные истории и реальные судьбы доказывают, что любая попытка присвоить найденное (например, деньги) или взять за работу значительно больше ее цены на рынке приведет к тому, что судьба

**Неправедно пришло, неправедно и ушло**

не мытьем, так катаньем нечестно нажитое заберет. И если вдруг мы выиграем в лотерею или найдем клад, это значит, что в данный момент финансы свыше решено распределить через нас. **Если мы чувствуем, что получили что-то сверх того, что заслужили и заработали, вот эту дельту мы и должны отдать.** Не обратно, но кому-то. Именно мы по каким-то причинам выбраны, чтобы перераспределить чудом свалившиеся деньги и установить таким образом космическую гармонию в своем маленьком мире: поддержать нуждающихся, перечислить в благотворительный фонд или социальный приют или как-то иначе. Ведь еще в Книге притчей Соломоновых говорилось: «Иной сыплет щедро, и ему еще прибавляется; а другой сверх меры бережлив, и однако же беднеет» (Прит. 11:24). Например, когда в лихие девяностые случались шальные гонорары, я деньги, полученные на выборах сверх реально заработанного, без сожаления отдавал в созданный мною фонд, который выплачивал именные стипендии многообещающим студентам сибирских вузов.

*«Бескорыстие — одна из самых похвальных добродетелей, порождающих славу добрую».*

*Сервантес*

Не случайно некоторые **мировые религии (ислам, раннее христианство) изначально крайне отрицательно относились к ростовщичеству, рассматривая его как незаслуженное, незаконное обогащение.** В Коране так прямо и говорится: «Аллах разрешил торговлю и запретил рост» (Коран 2:275). В связи с этим мусульмане в процессе вхождения своих стран в экономическую систему западного капитализма были вынуждены создавать собственные банки, работающие по принципам мусульманского права — шариата. Считается, что современные исламские банки работают на беспроцентной основе. Согласно постулатам Корана, ростовщичеством заниматься запрещено ввиду того, что без собственного труда и применения своих способностей не принято просто так получать деньги. При этом невозврат кредитов в исламских банках близок к нулю, так как тяжесть долгового обязательства, по убеждениям мусульман, связана с Судным днем и потребует ответа перед Господом. Правоверные мусульмане по этой причине всегда, при любых обстоятельствах, стараются вернуть долг. Богатые мусульманские страны, ориентируясь на шариатские нормы, вкладывают свои нефтяные (и прочие сырьевые и не только) поступления в специальные социальные и инвестиционные направления, тем самым улучшая жизнь своих граждан и общий бизнес-климат в государстве[773].

Стремление к легким деньгам в исламе осуждается, зато труд расценивается как форма поклонения Аллаху: «Скажи: о народ Мой, творите по вашей возможности! Я творю, и вы узнаете, к кому придет наказание, унижая его, и над кем пребудет наказание вечное» (Коран 39:39–40). Считается, что главная цель труда — достижение довольства Аллаха. В этом случае труд человека будет благословлен и удостоится награды в обоих мирах. Ислам предписывает своим последователям трудиться и зарабатывать на пропитание любым разрешенным способом, для этого Всевышний подчинил человеку землю: «Он — тот, который сделал вам землю покорной, ходите же по ее раменам и питайтесь от Его удела...» (Коран 67:15).

> *«Иной сыплет щедро, и ему еще прибавляется; а другой сверх меры бережлив, и однако же беднеет».*
>
> *Прит. 11:24*

Близкое в чем-то понимание труда было выработано протестантизмом. Согласно теории выдающегося немецкого социолога и экономиста Макса Вебера особая протестантская трудовая этика стала даже одним из основных исторических факторов, который породил современный капитализм. Характерная черта протестантских обществ — **ведение коммерции не только ради увеличения личного потребления, но и в качестве добродетельного вида деятельности**. Труд и профессия стали отождествляться в протестантизме с Божественным призванием. У Лютера, одного из основателей протестантизма, выполнение долга в рамках мирской профессии рассматривается как наивысшая задача нравственной жизни человека. С точки зрения Лютера, монашеский образ жизни не только бессмыслен для оправдания перед Богом, но и являет собой лишь порождение эгоизма и холодного равнодушия, пренебрегающего мирскими обязанностями человека. Мирская же деятельность, напротив, характеризуется им как проявление христианской любви к ближнему.

## Худом нажитое добра не сотворит

Вебер особо подчеркивал аскетизм предпринимателей-протестантов, многим из которых были чужды показная роскошь и упоение властью и которые рассматривали богатство лишь как свидетельство хорошо исполнен-

*«Когда нам платят за
благородный поступок,
его у нас отнимают».*

*Н. Шамфор*

ного долга перед Богом. Критерием полезности профессиональной деятельности для них стала доходность: «Если Бог укажет вам этот путь, следуя которому вы можете, без ущерба для души своей и не вредя другим, законным способом заработать больше, чем на каком-либо ином пути, и вы отвергаете это и избираете менее доходный путь, то вы тем самым препятствуете одной из целей вашего призвания, вы отказываетесь быть управляющим Бога и принимать дары Его для того, чтобы иметь возможность употребить их на благо Ему, когда Он того пожелает. Не для утех плоти и грешных радостей, но для Бога следует вам трудиться и богатеть».

При этом Вебер подчеркивал, что **так называемое стремление к наживе», стремление к наибольшей денежной выгоде само по себе ничего общего не имеет с «правильным» капитализмом.** В противоположность протестантам, «предприниматели» и «спекулянты» традиционного общества стремились минимизировать собственные трудовые усилия и предпочитали наиболее простые виды заработка, например путем установления монополии или особых отношений с властями. Тем самым они стремились получать прибыль, основанную не на собственном труде и степени своего реального вклада в общественное благо, а за счет привилегированного, паразитического, по сути, положения[774].

*Неправедное
богатство
прахом пойдет*

В идеале труд человека должен оцениваться согласно тем усилиям, что он приложил. Но в реальной жизни мы сталкиваемся с отклонением от справедливого распределения награды. Человек подчас получает блага, которые не заработал. И неважно, использовал ли он для этого свои способности или просто случай помог, но возникает несоответствие между усилиями и вознаграждением.

И оказывается, что закон справедливости, или, в другой интерпретации, «закон сохранения энергии», в этом случае нарушается. Такое возможно из-за явления флуктуации. В квантовой механике флуктуация — это отклонение от среднего значения случайной величины, характеризующей систему из большого числа хаотично взаимодействующих частиц[775]. Для оценки состояния неупорядоченности (или хаоса) в физике пользуются термином

«энтропия». В общем случае энтропия системы сохраняется. Поэтому избавиться от флуктуаций в
сложных системах практически невозможно[776]. Чем
сложнее система, тем большей энтропией она об-

*Нажитое
грехом не
устроит дом*

ладает, поэтому переход из равновесного состояния в неравновесное будет
происходить с большей вероятностью. **В неравновесном состоянии системы происходит локальное отклонение от закона сохранения энергии.** Но флуктуация имеет очень интересное свойство: чем она больше —
тем время ее жизни меньше[777]. Иными словами, переходя на уровень человеческих взаимоотношений — если вы выиграли миллион без труда, то вы
его потеряете в течение года, а то и быстрее. А если сумма выигрыша гораздо меньше, этот процесс может растянуться на годы — соответственно
скорость перехода в равновесное состояние будет намного меньше.

Критерием вознаграждения, которое мы получаем, служат наши усилия и вложенный труд. **Если
мы получим нечто больше, чем заслужили — а
такое достаточно часто происходит в нашем
сложном мире, — лучше воспринимать это как
подарок судьбы и быть готовым его отдать.** Ча-

*«Я твердо убежден
в том, что всякий труд
должен получать
справедливое
вознаграждение».*

*Франклин Рузвельт*

сто незаслуженные блага быстро теряют своего владельца — это Вселенная пытается вернуться к закону сохранения. Стоит помнить, что, чем больше награда, не подтвержденная нашим трудом, тем больше вероятность
все это потерять. Если же неожиданные подарки судьбы остаются у нас навсегда, то, не исключено, эти подарки — не случайное нарушение закона
справедливости, а наоборот — мы по справедливости получили вознаграждение. Наши поступки, мысли и жизненная позиция повлияли на распределение. **Закон справедливости работает — не сразу и моментально, но
работает.** Но лучше не брать больше, чем мы заслужили, потому что тогда
мы можем и потерять намного больше, чем получили.

Жизнь круче любого сценария — есть фантастические сюжеты наказа-
ний за несоблюдение простых, казалось бы, правил. Взял лишнее — попал
в аварию и ровно столько же заплатил за ремонт машины. Обманул клиен-
та — сломал ногу и потратил ту же сумму на лечение. Многие люди считают это расплатой — обязательной, как на кассе в супермаркете.

*«Бережливость может считаться дочерью благоразумия, сестрою умеренности и матерью свободы».*

*С. Смайлс*

Например, наследство — все равно что найденный на дороге кошелек. С точки зрения кармической справедливости это чужие деньги. Стинг сказал, что своим шестерым детям ничего из трехсот миллионов не оставит, потому что не они их заработали. Логика понятна: если они получат эти миллионы, то не смогут ими распорядиться — судьба отберет, да еще и накажет. А он хочет дать детям возможность прожить свою жизнь, а не рыдать над промотанным отцовским наследством. Примерно то же самое заявили миллиардер Уоррен Баффетт, основатель eBay Пьер Омидьяр, Билл Гейтс из Microsoft, режиссер Джордж Лукас, композитор Эндрю Ллойд Уэббер. Баффетт свое суровое решение не поленился аргументировать: «**Детям следует оставить столько денег, чтобы они могли делать все что угодно, но не могли ничего не делать**»[778].

*«Вам не платят за час. Вам платят за ту ценность, что вы создаете за этот час».*

*Джим Рон*

Некоторые вещи в этом мире можно «заработать» лишь духовным трудом, все попытки перепрыгнуть или зайти другим путем — чреваты. Христианство иллюстрирует действие данного закона лучше всего через реалии духовно-нравственного типа: «Симон же, увидев, что через возложение рук Апостольских подается Дух Святый, принес им деньги, говоря: дайте и мне власть сию, чтобы тот, на кого я возложу руки, получал Духа Святаго. Но Петр сказал ему: серебро твое, да будет в погибель с тобою, потому что ты помыслил дар Божий получить за деньги» (Деян. 8: 17–22). Во времена первых поколений христиан Господь раздавал чрезвычайные дары Духа Святого очень многим, так как нужно было проповедовать Евангелие всем народам, основывать новые христианские общины. Главное было, чтобы человек соответствовал определенным требованиям, находился в нужном состоянии, которое просто так не появляется, а только через духовный труд, заботу о ближнем, знания духовных реалий, длительную работу над собой.

Описанный поступок Симона получил название «грех симонии», относительно которого в древней христианской церкви было выработано следующее наказание: «Находя незаконным священный сан, полученный за деньги, правило не считает достаточным наказанием для симонита извержение его из сана, потому что в таком случае от виновника отнималось бы только то, что ему и не могло принадлежать по закону, а самое злодеяние оставалось бы без наказания, — правило предписывает также отлучить его и от церковного общения, т. е. налагает двойное наказание: извержение

*Даровое —
на ветер,
трудовое —
в сок да
в корень*

из сана и отлучение от церкви»[779]. То есть если христианин получал священный сан нечестным, обходным путем, то за это у него отнимался не только сан, но и само членство в Церкви.

Будда считал труд важной стороной жизни и верил, что работу следует выполнять в соответствии с буддийскими взглядами, называя это «правильными средствами к существованию». Он указывал, что **большинство способов добывать средства к существованию честные, но, если в их основе лежит мошенничество или алчность, они перестают быть таковыми.** Любая работа, которая соответствует буддийскому пути, является правильным средством к существованию. А еще лучше, по мнению буддистов, если ваша работа приносит пользу окружающему миру[780].

В иудаизме созидательная деятельность — неотъемлемая часть службы Всевышнему в этом мире. Мишна (первый письменный текст, содержащий в себе основополагающие религиозные предписания ортодоксального иудаизма) призывает евреев

*Неправая
нажива —
детям не
разжива*

«любить труд», а Мидраш (раздел Устной Торы, которая входит в еврейскую традицию наряду с Торой Письменной), даже утверждает, что лень и безделье приводят к ранней смерти. Важно подчеркнуть, что по закону иудаизма одна из обязанностей родителей — дать детям профессию: «Тот, кто не учит сына своего профессии, как будто учит его грабить» (Кидушин, 29:1). По Талмуду, ребенок, не получивший должного образования и неспособный заработать себе на кусок хлеба, будет вынужден либо пойти по преступному пути, либо всю жизнь зависеть от материальной поддержки окружающих. Ни то ни другое не приветствуется мудрецами.

Тем не менее — с точки зрения еврейского вероучения — более обеспеченные члены общины должны помогать менее обеспеченным. Все евреи обязаны отдавать по крайней мере десятую часть своего заработка на благотворительность. На самом деле, иудаизм утверждает, что эта десятая часть и не принадлежит человеку. Она лишь оказывается у него в руках, с тем чтобы он решил, на какой вид благотворительности направить эти деньги. **Оставить все заработанное себе означает, фактически, ограбить бедных**.

*Легко заработаешь — быстро и проживаешь*

Каждому знакома ситуация, когда нам досталось нечто бесплатное (например, бесплатный подарок). Если мы этот подарок случайно забыли в магазине или по дороге домой потеряли, то, скорее всего, недолго будем (если вообще будем) горевать по этому поводу. Среди первых аргументов, которые придут нам в голову: «Ну, он же мне все равно бесплатно достался» или « Я бы все равно такой бы не выбрал» и т. д. Рассмотрим другой пример: мы договорились с другом о бесплатных уроках игры на гитаре. Но долго ли мы будем мотивированы прилежно их посещать? Как правило, то, за что человек не платит, не является для него приоритетом. Ведь всегда проще пожертвовать бесплатным уроком в пользу чего-то более ценного. Более того, не обремененный материальной обязанностью человек чувствует себя абсолютно свободным от ответственности. Ему не о чем сожалеть, ведь вклада практически не было.

*«Справедливость заключается в том, чтобы воздать каждому свое».*

*Цицерон*

Человек, которому что-то досталось просто так, легко, без усилий, в первую очередь, не может адекватно оценить важность приобретенного. Ему кажется, что все ему доставшееся было создано так же просто. Отсутствие объективной оценки не позволяет правильно распорядиться этим. Очень легкие или нечестные приобретения зачастую недолговечны, поскольку мы к ним попросту не готовы. Мы не знаем, чего именно стоило достижение такого результата и какие шаги предпринимать в будущем для сохранения всего полученного. Ведь приобретение или достижение безусловно требует вклада времени, сил и знаний[781].

Получая награду за свой труд, человек ориентируется на внутреннее чувство справедливости. Если же он нарушает меру, выходит за рамки честного обмена, высшая справедливость «возвращает» его на место, забирая излишки неправедно полученного. И даже не для того, чтобы «отомстить» человеку, а чтобы помочь ему оставаться в поле праведности, под защитой Высших Сил, регулирующих баланс во Вселенной.

*Неправедное как пришло, так и ушло, а праведная денежка век кормит*

Народная мудрость, выраженная в сказках, пословицах, поговорках, очень остро и точно ориентировала людей на справедливое, честное отношение к деньгам, предупреждая о негативных последствиях нарушения закона меры. «Неправедное как пришло, так и ушло, а праведная денежка век кормит», — гласит русская народная пословица. Об этом же рассказывает нам грузинская народная сказка «Заработанный рубль»:

«Жил на свете кузнец. И был у него сын, да такой лентяй, что во всем свете не сыскать ему другого в пару. Ни одного медяка не заработал он за всю свою жизнь, хоть и прожил без малого двадцать лет.

Сам здоровый, сильный, а другого дела знать не знает — только ест, пьет да на лежанке валяется. Так и жил он на отцовском хлебе.

Да вот пришло время — состарился отец, не под силу стало ему молот в руках держать.

Слег старик, чует — смерть близка. Позвал он тут сына и говорит ему:

— Уж не знаю, в кого ты такой ленивый уродился. Я всю свою жизнь с работой дружен был, своими руками все хозяйство нажил, а ты даже рубля заработать не можешь.

— Ну, рубль-то заработать невелико дело, — говорит сын.

— Что ж, пойди заработай, — говорит отец. — Заработаешь рубль — все свое хозяйство оставлю тебе в наследство, не заработаешь — гвоздя ржавого после меня не получишь.

Что тут делать? Хочется ленивому наследство получить, а работать лень. Шуточное ли дело — целый рубль заработать, когда он сроду и медяка не нажил?

А спорить с отцом тоже не станешь: уж отец как скажет, так на том и стоит. Отцовское слово — точно гора каменная. Каменную гору не сдвинуть, отцовское слово не изменить.

Ну, а у матери сердце жалостливое. Ведь какой ни на есть, а все-таки родной сын! Вот и говорит она ему:

— Слушай, сынок, дам я тебе рубль, ты пойди погуляй до вечера, а вечером придешь, будто с работы, и отдашь отцу деньги.

Лень сыну шевельнуться, да делать нечего — надо идти. Взял он у матери рубль, взял бурдюк с вином, сыру и пошел себе в горы. Целый день ел, пил, на траве лежал, птиц в небе считал, а вечером пришел домой, подал отцу рубль и говорит:

— Вот, отец, возьми. Нелегко мне этот рубль достался, спину разогнуть не могу, так наработался.

Взял отец рубль, повертел, повертел, со всех сторон осмотрел, с ладони на ладонь перебросил да и кинул в огонь.

— Нет, — говорит, — не ты этот рубль заработал.

Сын только плечами пожал: „Не веришь — не надо“ — и пошел спать.

Спит лентяй сладким сном, а мать никак заснуть не может. Видит она, что не обмануть старика.

На другое утро разбудила она сына и говорит:

— Вот что, сынок, хочешь не хочешь, а надо тебе и вправду поработать. Отца, сам понимаешь, не перехитришь, а слово отцовское, сам знаешь, не изменить.

Нечего делать, пришлось лентяю послушаться. Целую неделю работал он на совесть: кому что принесет, кому в чем подсобит. Пришел к отцу и высыпал перед ним полную пригоршню монет. Перебросил старик монеты с руки на руку, послушал, как они звенят, а потом и говорит:

— Нет, сынок, опять ты меня обманываешь. Не ты эти деньги заработал. — Сгреб все монеты и кинул в огонь.

Не стерпел тут сын. Бросился он к очагу, голыми руками угли разгребает, из самого огня медяки выхватывает.

— Да что же это такое! — плачет. — Я целую неделю спины не разгибал, с раннего утра до поздней ночи на работе надрывался, а ты мои деньги в огонь, точно мусор, бросаешь!

Посмотрел на него отец и говорит:

— Вот теперь я верю, что ты сам этот рубль заработал. Чужих денег тебе не жалко было, чужие деньги дешево стоят, а свои трудом дались, вот ты их и пожалел. Так-то, сынок. Помни мои слова: будешь работать — и деньги будут, и все у тебя будет. А не будешь работать, так и чужие деньги тебе не помогут. Чужому рублю грош цена.

Тут завещал отец сыну все свое имущество, а сам ушел туда, откуда никто не возвращается.

Да будут долгими — в труде и богатстве — ваши дни»[782].

Трудно удержать то, что нам не принадлежало и не может принадлежать: наносное, чужое, избыточное. И подобное случается не только с людьми, но и целыми народами, цивилизациями. Варварские народы, которые ворвались в Римскую империю, грабили ее богатства долго и беспощадно.

*Щедрость — это качество души, а не показатель доходов*

Ценности искусства были им чужды, храмы и статуи уничтожались просто забавы ради. Общественные формы жизни были забыты, производство пресеклось. На римском форуме, слышавшем речи Цицерона и Марка Аврелия, теперь паслись коровы. В разделенной Европе началось строительство хищных замков всевозможных феодалов, возникли укрепленные толстыми стенами монастыри. Все воевали со всеми, в крови создавались и дробились германские королевства. Европа стремительно скатилась в первобытную, родо-племенную дикость, заглохли всякое производство, торговля, первоклассные римские дороги пришли в запустение... И вслед за этим в когда-то цветущие провинции Римской империи пришли нищета, голод, необразованность, эпидемии, усобицы, войны. То вслед награбленному золоту пришли темные века, которые растянулись на тысячелетие. Такое впечатление, что захваченные богатства проваливаются куда-то в землю, не осчастливив, не поддержав, не обеспечив никого,

*За трудовую копейку бейся, нетрудовой копейки бойся*

а, наоборот, развратив и обременив душу и погубив их в конечном счете. И государственный золотой запас, и тонкости искусства, и прочие цивилизационные ценности уже не работают в варварской, более чем примитивной системе ценностей, не имея прежнего, с усилиями многих поколений выработанного культурно-исторического содержания[783].

*«Давайте, и дастся вам».*

*Луки 6:38*

Деньги — это энергия. Даже физики, полюбив наконец теорию относительности, признали, что энергия бывает отрицательной, а общественное сознание, которое мыслит категориями дебет/кредит, в этом никогда и не сомневалось. Так что в обратную сторону закон «не брать сверх заработанного» тоже работает: если не возьмем свое, а тем более если отдадим другим, судьба найдет способ отблагодарить.

**Использованные символические образы**

Карта Karmalogic:
сундук (символ материальных благ).
Пиктограмма Karmalogic:
сундук.

ВЫ МОЖЕТЕ ПРИСОЕДИНИТЬСЯ
К ОБСУЖДЕНИЮ ЗАКОНА «ТРУД» И СЛУЧАЕВ,
ЕГО ПОДТВЕРЖДАЮЩИХ, НА САЙТЕ ПРОЕКТА
KARMALOGIC.NET. ДЛЯ ЭТОГО ПРОСКАНИРУЙТЕ
РАСПОЛОЖЕННЫЙ В КОНЦЕ СТРАНИЦЫ
QR-КОД С ПОМОЩЬЮ ВАШЕГО СМАРТФОНА,
И ВЫ ПОПАДЕТЕ НА СТРАНИЦУ ОБСУЖДЕНИЯ
ДАННОГО ЗАКОНА.

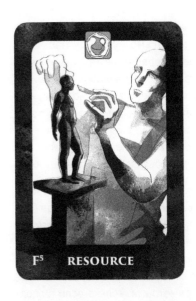

## Сутра Ресурс

### РЕСУРС
### Все внутренние ресурсы, которые нам действительно нужны, у нас чаще всего уже есть

*Организм так устроен, что желание нового выбора появляется, когда он способен при определенных условиях это желание реализовать*

В теории и практике нейролингвистического программирования (НЛП) важным этапом анализа является рефлексия по поводу внешних и внутренних ресурсов личности[784]. Несколько упрощая, можно сказать, что **внешние ресурсы — это материальные ценности, социальные статусы и социальные связи. К внутренним ресурсам относят, прежде всего, умения, убеждения, знания, психологические состояния и т.п.**

Наши внутренние ресурсы можно сравнить с потенциальной энергией (понятием, знакомым нам из физики). Как известно, потенциальная энергия — это сила возможного взаимодействия физических тел[785]. До поры до времени она скрыта, никак не проявляет себя для внешнего наблюдения. Но если взаимодействие наступает, потенциальная энергия преобразуется в кинетическую — энергию движения. Подобно этому **любая личность имеет свою «внутреннюю потенциальную энергию», которая при столкновении с какой-либо новой задачей высвобождает наши ресурсы и бросает их на ее решение.** От состояния относительного покоя человек переходит к состоянию движения и саморазвития.

Таким образом, мы можем этого не замечать, но на самом деле **все внутренние ресурсы, которые нам действительно нужны, у нас чаще всего уже есть.** И жизнь, как правило, ставит перед нами те задачи, которые мы в силах решить. Например, к созданию семьи человек становится готов тогда, когда уже сформировался не только сексуально, но и физически и умственно для того, чтобы зарабатывать, защищать, уметь выстраивать отношения с партнером. Задачи другого (более высокого) уровня мирозданием нам не предлагаются до тех пор, пока мы не прошли через необходимую череду испытаний, которые подвели бы нас к иным масштабам.

*«Когда вы научитесь удерживать свой разум в настоящем, не обращая внимания на прошлое и будущее, вы наверняка откроете в себе внутренние ресурсы, позволяющие справиться с тем, что вас волнует».*

*Чак Норрис*

Это как в спорте, где действует жесткая система отбора на соревнования разного уровня: для состязаний на городском уровне необходимо бегать с одной скоростью, на чемпионатах национального уровня — с другой, к международным соревнованиям получают доступ спортсмены с совершенно иными скоростными параметрами. Только если в спорте решения о допуске атлета к тому или новому уровню спортивных баталий принимают тренеры и спорткомитеты, то в целом для представителей человеческого рода на онтологическом уровне подобные фильтры ставят кармические закономерности, управляющие мирозданием.

Кого-то, впрочем, эти фильтры навсегда оставляют на определенном уровне задач. Испытания и трудности как раз и нужны для того, чтобы отсечь тех, кто не способен пойти дальше. Например, в бизнесе — это те, кто не справился с управлением большими деньгами и большими компаниями (с огромным количеством людей и соответствующими оборотами), разорился и не смог подняться. Зато «выжившие» — кто выстоял и прошел на следующий уровень — получают бонус и идут дальше. Любопытно, что, как показали последние исследования в сфере менеджмента, в принципе управлять большим количеством процессов способны далеко не все. Эта особенность, оказывается, предопределена чисто физиологически. Поэтому современные кадровые технологии диктуют отказ от поголовного обучения сотрудников для перехода на следующий уровень решения задач, оказавшегося неэффективным. Оказалось, что проще и дешевле находить на рынке труда людей, способных одновременно контролировать существенный набор процессов, и просто доучивать их в соответствии с конкретной спецификой. Вспомним повесть-притчу Ричарда Баха «Чайка по имени Джонатан Ливингстон», где рассказывается о чайке, учившейся искусству сверхбыстрого полета, которая однажды встретила двух сияющих чаек, которые забирают в «более совершенную реальность» — на Небеса, в следующий, лучший мир, достижимый через собственное самосовершенствование. Когда же Джонатан попытался увлечь на другой уровень небес остальных чаек, последовать за ним смогли лишь избранные, а остальная стая осталась на прежнем уровне[786].

Таким образом, **мы подходим к новому типу отношений или задач тогда, когда к ним ресурсно готовы.** И речь в данном случае не идет о внешних ресурсах. Наличие большого объема последних как раз часто создает иллюзию того, что человек готов к выходу на новый уровень, но в итоге он не справляется.

«Иногда человек получает внешние ресурсы, еще не имея внутренних, — обращает внимание на эту важную проблему психолог Марина Комиссарова, — и это подобно лишь внешней декорации, которая в любой момент может осыпаться. В этом трагедия, например, некоторых детей из очень обеспеченных семей, которые, не развив еще собственную личность, получили авансом множество социальных опор. В этом случае попадание в ловушку болезненной зависимости, апатии или депрессии намного более вероятно, чем в случае с тем молодым человеком, который, не имея достаточных социальных ресурсов, вынужден их зарабатывать сам и в процессе автоматически формирует внутренние ресурсы, поскольку второе подобно мышцам личности, вырастающим в результате нагрузки»[787].

*Глаза боятся, а руки делают*

Известный немецкий философ XX века Карл Ясперс рассматривал человека как существо, всегда открытое к изменениям[788]. В отличие от животных, которые зависят от окружающей среды, человек сам создает свою среду обитания, он неисчерпаем в своих творческих возможностях, и в этом главный его ресурс.

И все же как быть человеку, у которого в существующих социально-экономических отношениях или просто в силу стечения жизненных обстоятельств ограниченные внешние ресурсы, даже если он супертворческая личность? Католическая церковь опиралась в своем социальном учении на принцип субсидиарности[789], который позже положили в основу своей идеологии социал-демократы[790], а в современной философии он представлен в работах Отфрида Геффе[791].

Принцип этот заключается в том, что человек должен максимально стремиться достичь нужного ему сначала собственными усилиями, и только в тех случаях, когда сложившаяся ситуация в самом деле превышает его возможности, должна подключаться внешняя (высшая) сила — Бог, государство или какая-то иная. Эта высшая сила и забирает у одних лишнее, а другим предоставляет недостающее.

*«Вера в себя способна творить такие же чудеса, как и вера в Господа Бога».*

*Оноре де Бальзак*

Впрочем, на индивидуальном уровне многие задачи можно уже начать решать с помощью правильного использования своих внутренних ресурсов, почти не прибегая к внешним. Так, например, если молодой человек хочет подойти к красивой девушке и познакомиться, для этого не обязательно иметь деньги. Для избавления от вредных привычек в первую очередь нужна сила воли. И для определения своих будущих целей и способов их достижения внешние ресурсы и средства также не нужны. **Конечно, для решения более глобальных задач они становятся необходимы, но и тут допустимо начать с малого. С помощью своего «первоначального капитала» — имеющихся внутренних ресурсов — добиться получения каких-то внешних, а уже с их помощью получить доступ к более масштабным внутренним и так далее[792].**

В этом и состоит суть процесса пошагового повышения уровня задач, которые перед нами ставит жизнь. Так, например, разносчик газет, браконьер, матрос, фабричный рабочий, гладильщик и кочегар Джон Гриффит Чейни (будущий великий писатель Джек Лондон) начал свою литературную карьеру отнюдь не с написания больших повестей и романов, а с небольшого очерка «Тайфун у берегов Японии», за который он получил первую премию одной из газет Сан-Франциско и в котором он использовал свои

впечатления матроса промысловой шхуны[793]. Вообще биография Джека Лондона, выходца из низов,
со всеми ее перипетиями (участие в «золотой лихо-
радке» на Аляске, арест за бродяжничество, нео-

*Не так страшен
черт, как его
малюют*

конченная учеба в университете и пр.) и впоследствии славой всемирно
признанного писателя, словно призвана служить примером того, насколько
успех человека зависит от его способности к использованию своих внутренних ресурсов в кризисных жизненных обстоятельствах. **На самом деле каждый человек наделен множеством талантов и способностей, которые пока просто спят.** Следует разбудить их новым опытом — постараться выйти из комфортного, но замкнутого круга.

Например, одним из важных внутренних ресурсов и конкурентных преимуществ является хорошая память. Наверняка каждый из нас хотел бы
иметь такую память, чтобы запоминать учебники, курсы, языки и прочую
важную для нас информацию быстро и максимально надолго. Многие думают, что таким «особенным» гением нужно быть от рождения. Оказывается, что нет! Ученые из Университета Радбоуда (Нидерланды) опубликовали
в журнале Neuron результаты исследований, согласно которым после
40 дней ежедневных 30-минутных тренировок с использованием стратеги-
ческого метода улучшения памяти участники эксперимента более чем уд-
воили объем запоминаемой информации, называя вместо начальных 26
слов в списке из 72 целых 62. И спустя четыре месяца без продолжения
тренировок показатели запоминания остались высокими[794].

Понятно, что одно дело — проходить обучение по специальным мето-
дикам под контролем специалистов. Но есть множество простых и эффек-
тивных методик, доступных каждому. Например, исследователи выяснили,
что созерцание природных пейзажей, хотя бы нарисованных, позволяет
улучшить показатели кратковременной памяти на 20 %. Если нам повезло
жить или учиться неподалеку от живописного местечка, следует начать регулярные пешие прогулки туда, чтобы дать мозгу передышку. А если мы
живем в «центре города большого, где травинки не растет», можно открыть
разворот глянцевого журнала с фотографиями заповедных мест[795].

Не только человеческие личности, но и целые общества, цивилизации
подчиняются закономерностям раскрытия своего внутреннего потенциала

в попытке разрешить кризисы, которые ставит перед ними жизнь, или, если угодно, исторический промысел. Наиболее последовательно этот феномен осмыслил английский историк и философ XX века Арнольд Дж. Тойнби в своей концепции закона вызова и ответа (англ. Challenge and Response). Историческая ситуация или природные факторы, по мнению Тойнби, ставят перед каждой локальной цивилизацией фундаментальную проблему («вызов»). Дальнейшее развитие общества определяется выбором варианта решения («ответом»). Тойнби считает, что адекватный ответ, который задействует все существующие ресурсы, не только решает проблему, но и выводит общество на новый уровень развития.

*«Никто не знает, каковы его силы, пока их не использует».*

*Иоганн Вольфганг фон Гёте*

В качестве эмпирического подкрепления своей теории Тойнби рассматривает возникновение ряда цивилизаций. Так, египетская цивилизация возникла как реакция на иссушение земель на афразийской территории. Ответ тех, кто положил начало этой цивилизации, был двойным: они переместились в долину Нила и превратили своим динамическим актом гиблые болота в благодатные земли. Западная же цивилизация в Северной Америке в XVII веке формировалась под воздействием стимула новых земель и стимула религиозной дискриминации пуритан-колонистов. Для Тойнби важно было показать, что **выбор вариантов ответа является свободным, что у истории нет жесткой предопределенности.** При этом философ утверждал, что история — это Божественная творческая сила в движении. Все это указывает на кармический характер закономерностей, открытых английским историком и философом[796].

Теоретические построения Тойнби принято относить к так называемым концепциям локальных цивилизаций. Данное историософское направление (к которому относятся также такие мыслители, как О. Шпенглер и Н. Я. Данилевский) рассматривает развитие человеческих обществ по аналогии с основными стадиями в развитии биологических организмов. И действительно, **в сфере биологии мы наблюдаем схожие закономерности, помогающие нам понять механизмы раскрытия ресурсного потенциала в человеке.**

Одним из основополагающих качеств живой материи является адаптация и приспособление к условиям существования. Оно настолько всеобъемлюще, что отождествляется с самим понятием жизни. Начиная с рождения организм внезапно попадает в совершенно новые для себя условия и вынужден приспособить к ним деятельность всех своих органов и систем. В дальнейшем в ходе индивидуального развития факторы, действующие на организм, непрерывно видоизменяются, порой приобретая необычайную силу или необычайный характер, что требует постоянных функциональных перестроек. Под адаптацией обычно понимают все виды врожденной и приобретенной приспособительной деятельности человека, которые обеспечиваются определенными физиологическими реакциями, происходящими на клеточном, органном, системном и организменном уровнях.

Приспособительно-адаптивное поведение живых организмов включает в себя бегство от неблагоприятного раздражителя, пассивное подчинение ему или активное противодействие за счет развития специфических адаптивных реакций. В животном мире эти три формы приспособления, которые можно наблюдать на разных уровнях организации всех животных организмов, включая человека, обеспечиваются благодаря взаимодействию врожденных и приобретенных (выработанных) способов и механизмов адаптации.

Так, к примеру, некоторые животные благодаря врожденным биологическим программам «уходят» от холода, прячась в теплые норы, либо же впадают в сонное состояние до наступления теплых дней. Другие животные, в том числе и человек, реагируют на холод сложным балансированием теплопродукции и теплоотдачи, добиваясь стабильной температуры своего тела при низкой температуре окружающей среды. Последний активный тип адаптации, сопряженный с развитием специфических и неспецифических реакций, проходит по одинаковому отлаженному принципу в ответ не только на холод, но и другие неблагоприятные факторы окружающей среды. Его биологический смысл заключается в установлении и поддержании гомеостаза, позволяющего существовать в измененной внешней среде. Регуляторные механизмы, которые обеспечивают поддержание гомеостаза, имеются в организме с рождения и включаются тог-

*«Ресурсы требуют постоянного взаимодействия со средой, постоянного развития и обновления».*

*Марина Комиссарова*

да, когда действительно ему нужны. Как только окружающая среда изменяется или изменяются какие-либо существенные ее компоненты, организм корректирует и некоторые константы своих функций. Гомеостаз при этом перестраивается на новый уровень, более адекватный для конкретных условий, что и служит основой адаптации[797].

**Адаптация происходит через приспособительное изменение метаболизма и поддержание его на таком уровне, который бы соответствовал и был наиболее адекватным новым измененным условиям.** Таким образом, процесс приспособления организма к общеприродным (климатогеографическим, производственным, социальным и

*Не боги горшки обжигают*

т. д.) условиям с использованием имеющихся внутренних ресурсов представляет собой универсальное явление[798]. Для человека, в отличие от более примитивных биологических организмов, на нынешней стадии развития цивилизации важнейшей частью внутренних ресурсов являются уже не физические характеристики, а свойственные ему таланты, способности, интересы и желания, присущее ему видение мира. **В человеке природой заложена функция умножения внутренних способностей, он может развиваться, направлять свои усилия на достижение целей.**

Однако проблемой для многих людей становится то, что, имея массу талантов и способностей, они не могут (или боятся) их в себе разглядеть, забывая известную истину: «Не боги горшки обжигают».

**Специалисты настаивают на том, что в каждом из нас есть потенциал, который пока дремлет**[799]. Как же узнать о нем и высвободить? Прежде всего, необходимо принимать во внимание то, что наши ресурсы могут активизироваться самостоятельно в определенных условиях. Часто люди даже не подозревают, какими способностями обладают. Вся наша жизнь, каждая ситуация, происходящая с нами, влияет на нас, видоизменяет наше сознание и может выявить наш скрытый потенциал. Наверняка каждый произносил хотя бы раз в жизни фразу: «Я сам от себя такого не ожидал» или «Я даже не понял, как у меня получилось». В определенный момент наши способности приходят в состояние максимальной готовности и раскрываются.

Мы живем в социуме, окруженные стереотипами, и зачастую наша повседневная деятельность не меняет своей сути годами. Мы обрастаем привычками, как мидии водорослями. Мы привыкаем ожидать чего-то ординарного как от себя, так и от окружающих, полагая, что все наши ресурсы имеют определенный лимит. Однако последние научные открытия свидетельствуют о том, что наши способности могут проявить себя гораздо богаче и ярче, чем мы думаем. Профессор психологии, доктор Элен Лангер с коллегами провели интересный эксперимент. Во время обыкновенной проверки зрения люди, как правило, начинают испытывать сложности с прочтением по-

> *«Если ваши друзья обладают такой же уверенностью в себе, как и вы, это исключает возникновение зависти или ревности к вашим успехам».*
>
> Дональд Трамп

следней трети таблицы, т.к. именно там расположены самые маленькие буквы. В своем исследовании Лангер предложила людям измененную таблицу. Сверху располагались буквы, соответствующие по размеру средней части обычной таблицы, под ними — буквы меньшего размера (того, что используется в оригинальной таблице в последней трети). Поскольку люди были уверены, что уж первые две трети таблицы они смогут достаточно сносно прочитать, они без особых усилий справились с более мелким шрифтом в экспериментальной таблице Э. Лангер (в ситуации, когда он был перемещен выше по сравнению с оригиналом), даже не подозревая об этом. Их уверенность в своих возможностях помогла их скрытым способностям проявиться[800].

**Для христианина Царство Божие «внутри него», вера в Бога и есть тот глобальный внутренний ресурс, который дает ему силы для всех жизненных** свершений. Евангелист Лука так передает нам этот важный пункт учения Христа: «Царствие Божие внутрь вас есть» (Лука 17:21). Иоанн Златоуст (IV век) как бы в рифму повторяет: *«Найди дверь внутренней горницы души твоей, и ты увидишь, что это дверь в Царство Небесное»*[801]. Се бо царствие Божие внутрь вас есть, говорит Господь. И не только оно внутри нас, но ради этого оно приходит и более наглядно, уничтожая всякое начало, власть и силу (вражию); но это относится **только к тем**, которые жительствуют **по Богу и богоугодно** проводят жизнь. Итак, поскольку Царствие Божие и приблизилось, и в нас есть, ради чего и приходит, то делами покаяния, сделаем себя достойными его»[802].

Особенно ярко мотив опоры на внутренний ресурс веры в Бога в повседневной жизни проявился в кальвинизме с его доктриной «двойного предопределения», согласно которой Бог избрал одних людей к спасению, а других — к погибели. Успех в профессиональной деятельности — это признак богобоязненности в кальвинизме, он является самоценностью, а не средством достижения материальных благ, и служит для кальвинистов признаком грядущего спасения[803].

*Руки не протянешь, так и ложки с полки не достанешь* В учении каббалы представление о первостепенной важности внутренних ресурсов доведено до известной степени логического конца посредством понятия *кли (келим* — в множественном числе). «Келим, — пишет израильский каббалист Михаэль Лайтман, — это наши желания, намерения, мысли. Это так называемые *моха ве либа* — разум и сердце, все свойства человека. Сейчас во мне властвует эгоизм, злое начало, и я воспринимаю реальность только в поглощении, только в использовании ближнего. Поэтому я чувствую, что все якобы находится вне меня. Но если я начну понимать, что видимое вне меня является лишь проявлением моих свойств на фоне высшего света, то, исправив свои свойства, уподобив и приблизив их к высшему свету, отдаче и любви, я почувствую вечную, совершенную и прекрасную реальность»[804]. «Говоря каббалистическим языком, для распознавания внешнего объекта требуется внутреннее *кли*. По сути же, *келим* не просто распознают внешнюю реальность — они создают ее! Не существует ничего, что можно назвать внешним миром. Есть желания — келим, которые создают внешний мир в соответствии со своими собственными формами. Вне нас существует только абстрактная форма — неосязаемый, непостижимый Творец. **Мы формируем свой мир, строя собственные инструменты восприятия — наши келим**»[805].

Специалисты отмечают огромный педагогический потенциал, заложенный в буддизме, позволяющий раскрыть внутренние ресурсы личности. Утверждается, что в современных условиях в буддизме совершен резкий поворот от сложившихся традиций избегания, отстранения от мира. Напротив, в центре становится идея самовоспитания, саморазвития, что стимулирует формирование волевых, нравственных качеств человека, раскрывает перспективы перед личностью, формирует веру в свои силы: «Я творец своей судьбы, я смогу достичь просветления как Будда». Это раскрепощает человека. Психологические практики буддизма в этом смысле совпадают с принципом гуманистической психологии, гласящим, что наиболее полно развить себя, раскрыть и реализовать свою сущность человек может прежде всего изнутри. Извне этому можно только помочь (если создать необходимые условия) или помешать (если их нарушить).

Одна из основных психолого-педагогических практик духовно-нравственного воспитания, которым следует буддизм, — медитация: глубокие раздумья над своими поступками, чувствами и мыслями. Это глубочайший, беспристрастный анализ своей деятельности. Во всех буддийских практиках присутствует одно главное положение: никто, кроме нас самих, не может быть всемогущим защитником, никто, кроме нас самих, не сможет преодолеть наши проблемы и страдания[806].

Огромный духовный потенциал в этом смысле заложен и в мусульманской традиции. В Коране сказано: «Просите помощи у Аллаха и терпите! Ведь земля принадлежит Аллаху: Он дает ее в наследие, кому пожелает из Своих рабов...» (Коран, 7:128). Следовательно, если Творец в какой-то момент одарил человека внешними ресурсами, необходимыми для исполнения какой-то возложенной миссии, то, вероятнее всего, необходимые внутренние ресурсы у него уже имеются. Некоторые упускают предоставленный шанс, боясь не справиться и забывая, что Всевышний открывает перед человеком возможности только после того, как человек обрел внутреннюю готовность для осуществления определенного дела: «Поистине, Мы ведь всякую вещь сотворили по мере!» (Коран 54:49). Всевышний не дает мусульманину сверх того, что тот способен унести и за что готов взять ответственность.

> *«Человек лишь там чего-то добивается, где он сам верит в свои силы».*
>
> *Людвиг Фейербах*

Основная проблема людей с так называемым слабым характером состоит в том, что в силу определенных обстоятельств — внешних или внутренних — они решили, что у них дефицит ресурсов и их не хватает для достижения цели. Соответственно, такие личности попадают в ловушку мнимой клетки — они сами для себя воздают рамки, за которые даже не пытаются выйти.

**Да, многим людям для реализации всех своих амбициозных мечтаний действительно может не хватать внешних ресурсов, но часто для достижения конкретной цели вполне достаточно ресурсов внутренних, для этого надо только попытаться найти альтернативные пути решения задачи.** «С моей точки, зрения, сегодня происходит кризис человеческих ресурсов, — говорит Кен Робинсон, специалист в области инноваций, креативности и человеческих ресурсов. — Под этим понимаю серьезную проблему — большинство людей не представляют себе, на что они способны, не знают, в чем на самом деле состоят их таланты, каковы их возможности. И многие поэтому заключают, что у них вообще нет никаких талантов. Мое же глубочайшее убеждение состоит в том, что мы все рождены с талантами и способностями. Если вы человек, это у вас в крови. Я убежден, что **наиболее важное отличие человеческого существа от всех прочих — это сила воображения**» [807].

*Не замоча руки не умоешься*  «Все трудности для человека состоят в том, что интуитивно он осознает свои скрытые ресурсы, но не отваживается воспользоваться ими», — отметил Карлос Кастанеда. **Психологи советуют не бояться перемен.** Ведь перемены помогают эволюционировать, выявлять спящие в нас таланты[808]. В ситуациях, когда человек решается на что-то для него необычное, он ощущает себя обновленным, его самооценка повышается. Чувство радостного удивления от открытий нового себя служит наградой.

Есть закономерность: если нам что-то очень интересно, важно, актуально, привлекательно, мы обязательно сделаем это: и время найдется, и возможности, и даже деньги... **Стоит только сильно захотеть.** Это только по закону здравого смысла «из ничего и получается ничего», а по закону чуда «из ничего получается что-то хорошее». Вселенная сама придет на помощь человеку, искренне стремящемуся к заветной цели, — важно в это верить.

**Нужен внешний толчок, вызов, чтобы мы смогли осознать и задействовать наш «спящий» потенциал.**

### Использованные символические образы

Карта Karmalogic:
фигурка человека
(символизирует, что человек полон ресурсов,
с помощью которых творит).
Пиктограмма Karmalogic:
кувшин (символ творения).

ВЫ МОЖЕТЕ ПРИСОЕДИНИТЬСЯ
К ОБСУЖДЕНИЮ ЗАКОНА «РЕСУРС» И СЛУЧАЕВ,
ЕГО ПОДТВЕРЖДАЮЩИХ, НА САЙТЕ ПРОЕКТА
KARMALOGIC.NET. ДЛЯ ЭТОГО ПРОСКАНИРУЙТЕ
РАСПОЛОЖЕННЫЙ В КОНЦЕ СТРАНИЦЫ
QR-КОД С ПОМОЩЬЮ ВАШЕГО СМАРТФОНА,
И ВЫ ПОПАДЕТЕ НА СТРАНИЦУ ОБСУЖДЕНИЯ
ДАННОГО ЗАКОНА.

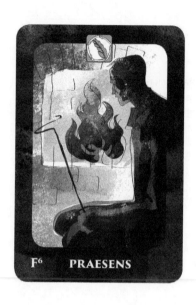

F⁶    PRAESENS

# Сутра Ресурс

## НАСТОЯЩЕЕ
### Выигрывает тот, кто живет настоящим — здесь и сейчас

*Выигрывает тот, кто хочет быть, а не иметь; жить, а не готовиться к жизни*

«Вот когда я вырасту, тогда начнется настоящая жизнь» — подобную фразу в разных вариациях мы слышим чуть ли не каждый день от людей, собирающихся жить полной жизнью, когда наступят желаемые обстоятельства. А сегодня — это так, черновик, подготовка к светлому будущему. Но вся ловушка в том, что светлого будущего нет. Есть только наше настоящее, которое мы сами делаем ярким и прекрасным или серым и унылым. Если мы не умеем ценить то, что есть, вряд ли сумеем сделать это с тем, что будет.

Синдром отложенной жизни — болезнь современной цивилизации. Умы многих людей живут далеко в будущем (или в прошлом). Двадцать лет трудясь без отпуска, не уделяя толком внимания своему здоровью, отношениям с близкими людьми и духовному развитию, человек к 40–50 годам получает не очень хорошо функционирующее тело, еще хуже функционирующие отношения и глубочайший внутренний кризис.

Все это происходит, потому что мы не привыкли вообще хоть сколько-нибудь задумываться о смысле жизни. Бежим как белки в колесе, добиваемся надуманных результатов, создаем привлекательный внешний облик, не сильно заботясь о том, что внутри. Живем мечтами о будущем, при этом не умеем извлекать уроки из настоящего.

Если мы что-то на самом деле хотим получить, начать нужно с того, чтобы максимально извлечь пользу из сегодняшних жизненных обстоятельств. Не нужно откладывать жизнь на завтра, она слишком быстротечна. Принять свое вчера, размышлять о завтра — но жить в сегодня. Жить настолько полной жизнью, насколько возможно в вашей сегодняшней реальности[809].

Знаменитый немецкий философ Эрих Фромм написал целую книгу под названием «Иметь или быть»[810], в которой противопоставил два способа жизни, один из которых стихийно или сознательно человек делает для себя главным: творчество или

> *«Слово „завтра" придумано для людей нерешительных и для детей».*
>
> *Иван Тургенев*

накопительство. В работе, любви, отношениях с другими и во всех своих действиях мы либо стараемся искать и создавать что-то новое, либо пытаемся удержать что-то добытое нами или случайно доставшееся ранее. В своей работе Фромм развил идеи Карла Маркса (об отчуждении — себя, своего труда)[811] и Зигмунда Фрейда (о закрытом и открытом типах социального поведения, которые имеют свои сексуальные аналоги)[812].

Выдающийся древнеримский философ-стоик и государственный деятель Сенека давал своему другу такой совет: «Удержишь в руках сегодняшний день — меньше будешь зависеть от завтрашнего. Не то, пока будешь откладывать, вся жизнь и промчится»[813]. Он утверждал, что важна не длительность жизни, а полнота каждого прожитого дня. А она заключается в том, что с нами происходит повседневно, точнее, в том, чем мы повседневно ее наполняем. **Глупо сожалеть о том, чего нет, разумно радоваться тому, что есть.**

Бенджамин Франклин, один из отцов-основателей США, чей портрет попал на купюру в 100 долларов, является автором знаменитого девиза: «Время — деньги», гласящего, что дороже времени (жизни) у нас ничего нет. Этот принцип анализирует в философском, культурологическом и социологическом ключе Макс Вебер в своей знаменитой работе «Протестант-

*«Разве солнце светит мне сегодня для того, чтобы я раздумывал о вчерашнем дне?»*

*Фридрих Шиллер*

ская этика и "дух капитализма"»[814]. Бережное отношение к нашей жизни, к ее наполнению смыслом, продуктивным трудом привлекает к нам больше возможностей — денежных, личностных, институциональных.

Сегодня часто можно услышать «сколько стоит ваше время?», «наше время — ваши деньги» и другие, ставшие крылатыми выражениями. В нашем обществе многое измеряется деньгами, не составляет исключение и время. Иное понимание времени свойственно религиозным традициям. Так, в исламе человеческая жизнь, то есть время человека на земле, принадлежит Аллаху. Время даруется человеку для совершения благих деяний и укрепление его веры (*иман*) — от этого зависит его участь после смерти. Если человек проживает жизнь в соответствии с предназначением, уготованным Всевышним, то человек достигает довольства Аллаха.

*«В жизни каждая минута таит в себе чудо и вечную юность».*

*Альбер Камю*

Ислам призывает верующих спешить в совершении благих деяний и, более того, опережать друг друга в их совершении. Ничего не упустить человеку поможет внимательное отношение к настоящему моменту. Однако это не всегда удается, зачастую человек впустую растрачивает настоящее, застревая мыслями в прошлом или будущем. Такая зацикленность указывает на неспособность жить в настоящем, влиять на свою жизнь. **Вчера — уже история, которую не вернуть, завтра — скрытая тайна, а сегодня — настоящее, дарованное человеку как ценный подарок.** Человек может повлиять на свое будущее только через правильное проживание настоящего. В Коране сказано: «Бойтесь Аллаха, и пусть душа посмотрит, что она уготовала раньше на завтра» (Коран 59:18). Поэтому самое правильное для человека — просить у Аллаха руководства на жизненном пути и делать то, что он делает максимально хорошо, доверив Творцу свое будущее. Верующий тревожится о будущем, если не уверен в истинности и правильности избранного пути.

Евангелие от Матфея передает такие слова Христа: «Итак, не заботьтесь о завтрашнем дне, ибо завтрашний сам будет заботиться о своем: довольно для каждого дня своей заботы» (Мф. 6:34). Скитский патерик (описание жизни и высказываний египетских монахов V–VI веков) со ссылкой на авторитет старца Пимена так разъясняет этот отрывок: «Не малодушествуй, говоря: что будет завтра? Лучше думай и ежедневно говори о том, что сегодня, что в настоящий день и час, и начинай делать нужное для себя, почитая дело Божие главным делом. Помни, что неумеренная забота о завтрашнем дне осуетит тебя»[815].

Св. Василий Великий (IV век) тоже высказывался о трепетном отношении к настоящему: «Не должно допускать, чтобы солнце заходило в гневе брата; иначе ночь может разлучить обоих, и оставить им

*Прошлому не кайся: скоро состаришься*

неизбежное осуждение в день суда. Не должно отлагать времени своего исправления; потому что и будущий день не верен для нас: многие, замыслив многое, не дожили до завтрашнего дня»[816].

Необходимость сознательно относиться к настоящему проповедовал и Иоанн Златоуст: «Не откладывай до завтра: этому завтра никогда нет конца»; «Напоминай себе каждый день, что „ныне“ в наших руках, а „завтра“ в руках Божиих и что Давший тебе утро не связал Себя чрез то обещанием, что даст и вечер. Потому отнюдь не слушай диавола, когда он будет тебе нашептывать: отдай мне „ныне“, а Богу отдашь „завтра“. Нет, нет; все часы жизни твоей проводи так, чтоб это было благоугодно Богу, содержи в мысли, что после настоящего часа не будет тебе дано другого и что за каждую минуту сего часа ты должен будешь отдать самый подробный отчет. Помни, что цены нет тому времени, которое ты имеешь в руках своих, и что если попусту потратишь его, придет час, когда взыщешь его и не обретешь»[817].

Проводить настоящее следует в радости — в первом послании к Фессалоникийцам апостол Павел пишет своим ученикам: «Всегда радуйтесь»

*Завтрашнему дню не верь!*

(1Фес. 5:16); в другом письме «Радуйтесь всегда в Господе; и еще говорю: радуйтесь» (Фил. 4:4), ибо никакие обстоятельства, «ни высота, ни глубина, ни другая какая тварь не может отлучить нас от любви Божией во Христе Иисусе, Господе нашем» (Рим. 8:39).

*«Жизнь это то, что происходит с тобой, когда ты занят построением других планов».*

*Джон Леннон*

**Жить настоящим — это значит жить всеми максимальными возможностями настоящего.** Прошлое не должно влиять на планы человека, живущего настоящим. Оно сковывает его свободу и замедляет развитие, ставит его в тупиковые положения. Рефлексирующее сознание, которое всегда находится в этом прошлом, цепляется за прошлое, доигрывает заранее проигрышные положения и комбинации, не находя к ним должного, новаторского подхода. Энергия угасает, когда память лелеет только былые победы или, еще хуже, былые драмы и кризисы. Но необходимо сохранить в себе и использовать в настоящем наступательную энергию былых достижений и приобретенную мудрость от былых поражений.

Способность к абстрактному мышлению порой играет с человеком дурную шутку: мешает нам жить настоящим, отрывает его от той реальности, которой мы заняты непосредственно сейчас, и превращает его действия в неэффективные.

Вот несколько типичных жалоб, в которых многие из нас узнают и себя:

«Когда я собираюсь высказать свою идею начальству, я думаю о том, что подумает начальник обо мне, уместно ли говорить о том и об этом, всплывают прошлые неудачи, посещают мысли о том, что будет, если идея не понравится, что делать дальше...» В итоге — снижается мотивация, появляется общее разочарование в себе и падает самооценка, что еще больше углубляет страхи перед разговором с начальством.

«Когда я попадаю в новую компанию, я пытаюсь представить себе, что мне нужно сделать и сказать, чтобы понравиться людям. Я переживаю о том, что будет, если повторится та ситуация, когда на прошлый Новый год я чувствовал себя в компании лишним, пытаюсь анализировать, что я сделал не так....». Итог — человек снова ощущает себя лишним, его самооценке наносится очередной урон, отчаяние и разочарование поглощают его вместо положительных эмоций.

Чем характерны все эти ситуации? Человек находится где угодно, только не в настоящем: в прошлых ситуациях, в мечтах и планах на будущее, в фантазиях (то есть вообще в абстрактно существующей реальности), в различных предположениях «а вдруг?»…

Беда в том, что акцент на такой способ восприятия мира в большинстве из нас воспитывают наши родители и наша культура. Скольким из нас в детстве и юности говорили: «Думай головой, пытайся предвидеть последствия!» — и приводили примеры собственного или чужого, чаще негативного, опыта.

Сама по себе эта мысль не так уж плоха. Там, где можно подумать над имеющейся информацией, прикинуть шансы, оценить разумно свои возможности и реакции других участников ситуации — это нужно сделать. Но вся проблема в том, что все имеет предел. Ни один, даже самый совершенный аналитический инструмент не может учесть все переменные этого мира. Ни один человек не в состоянии предсказать все последствия. Ни одно действие с учетом всех возможных включений реальности не поддается стопроцентному прогнозированию.

А жить настоящим — значит постоянно открывать для себя что-то новое. Более того, если мы открыты изменениям реальности, то мы можем себе гарантировать, что все будет как-то иначе. По-старому будет только тогда, когда мы сами ожидаем привычного, пусть и неприятного, поворота событий и тем самым программируем себя на него[818].

Буддисты утверждают, что **настоящее прекрасно**. Надо согласиться, что сегодняшний день снова дает нам шанс к пониманию, приобретению, сохранению нашего драгоценного личностного опыта. Полюбить настоящий день — это благодарить жизнь за то, что день нам снова дан. «Сейчас» — это момент безвременья, это вечность. Вся наша жизнь складывается из «сейчас», и только

*«Это — народ, который уже прошел; ему — то, что он приобрел, и вам — то, что вы приобрели, и вас не спросят о том, что делали они».*

*Коран 2:141*

осознание и правильное распоряжение настоящим моментом — наш шанс идти по верному Срединному пути. Согласно учению Будды, **мы есть то, что мы думаем.** Материальность мысли никто не отменял. И если у человека дурные, злые мысли сегодня, он получит их реализацию завтра. Если же человек говорит и действует, руководствуясь светлыми намерениями, то он всегда будет счастлив. Лучше заполнять свой мозг «правильными», хорошими мыслями. Иначе плохие мысли и намерения разрушат нас. Где живет гармония? Только внутри нас. И ключ к ней в ежеминутном ощущении радости жизни[819].

Нельзя надеяться на неопределенное будущее, слишком пренебрегая возможностями настоящего. «Груз будущего, прибавленный к грузу прошлого, который вы взваливаете на себя в настоящем, заставляет спотыкаться на пути даже самых сильных» — так сказал Дейл Карнеги[820].

Жить настоящим — это возвышенная философия бытия. Это жизнь в необыкновенной полноте физических и духовных измерений, в их максимальном накале. Именно этот накал всех внутренних сил человека расширяет все лучшие возможности его будущего, придает им поистине блистательные возможности.

Вернуть себе осознанность каждого проживаемого момента бытия, «проснуться в реальности» — вот задача, которую ставят как духовные учителя-гуру прошлого, так и психотерапевты сегодняшнего дня. И все они рекомендуют использовать определенные техники[821].

*Техника 1* «Сбить себя с толку». Дадим себе задание в течение одного дня принимать пищу, держа основной прибор не той рукой, которой мы привыкли. В течение недели будем добираться до работы другим маршрутом. Будем делать любую привычную работу медленно, торжественно и аккуратно. Так, как будто бы мы несем в пустыне чашу с драгоценными каплями живой воды.

*Техника 2* «Контроль над речью». Ровно на один день исключим из своей речи слово «нет» и его заместитель «не». Попробуем обходиться другими языковыми средствами для пояснения своих мыслей. Пытаемся осознанно проносить утверждение «Я есть». Через какое-то время подключим к нему второе утверждение «Я могу». Эти утверждения-мантры должны произноситься осознанно, а не скороговоркой.

*Техника 3* «Осознанное чтение». Возьмем любой текст, прочтем его три раза. Первый раз — так, как мы обычно читаем про себя. Второй раз — так, как будто бы мы читаем его вслух другому человеку так, чтобы тот его понял. Третий раз прочтем текст так, как будто бы это зашифрованное послание, написанное лично для нас, с целью разрешить наши проблемы.

*Техника 4* «Осознанное дыхание». Пять минут в день уделим внимание тому, как мы дышим: какой по продолжительности вдох и выдох, что из них длится дольше?

— если вдох — мы больше вбираем, чем отдаем,

— если выдох — больше отдаем,

— если делаем паузу между вдохом и выдохом — это проявление недоверия.

Есть еще некоторые занятия, которые способствуют повышению осознанности:

— смотреть на рассвете на восходящее солнце — его свет очищает наше сознание — или провожать закат солнца (очень многие это делают интуитивно);

— петь! И слушать музыку! Приятная мелодия настраивает нас на гармоничный лад. А голосом мы настраиваем свой «инструмент» — и мысли приходят в порядок;

— рисовать абстракции, не думая ни о чем — так мы проявляем свои скрытые настроения, так можно освободиться от внутреннего напряжения, которое часто не замечаем.

Все эти техники ведут нас к осознанности себя в этом мире, обращают внимание на истинные ценности. Нахождение в моменте «здесь и сейчас» дает самое эффективное состояние для ре-

*А где тот хлеб, что вчера съели?*

акции на внешние события. Отсутствие внутренних диалогов и подобного создает дополнительную энергию для импульса действия.

**Живущий в настоящем — это необыкновенный реалист и необыкновенный идеалист одновременно.** Реалист — потому, что использует чистую реальность именно этого дня, его не иллюзорное, а «земное», конкретное «здесь и теперь», когда максимально используются отношения, положения, возможности, идеи. А идеалист потому, что нужно быть действительно открытым и преданным себе человеком, чтобы воспринимать настоящее, не цепляясь за прошлое и не боясь будущего.

*«Он сказал: "О Муса! Я избрал тебя пред людьми для Моих посланий и Моего слова. Бери же то, что Я дам тебе, и будь благодарным!"»*

*Коран 7:144*

В Талмуде сказано: «**Вся Тора говорит только о настоящем**»[822]. Желаемое, но скрытое называется тайной. Если человек читает Тору и чувствует, что там говорится о нем, считается, что он приступил к изучению тайной Торы (Торат анистар). По мере духовного продвижения он узнает, что именно сказано в Торе о нем, и Тора из тайной становится открытой, явной (Торат анигле). Вот почему в правилах чтения Торы так жестко оговорено полное погружение, абсолютное внимание и сосредоточение на процессе чтения священной книги. «Во время чтения Торы все присутствующие обязаны молчать и внимательно слушать. Есть обычай следить за чтением по отпечатанному типографским способом Хумашу (Пятикнижию). Вызванный к Торе и чтец обязаны стоять, чувствуя трепет, как будто они присутствуют при даровании Торы. Им нельзя даже опираться на что-нибудь (если этого не требует их физическое состояние). Остальные присутствующие, по букве Алахи, имеют право сидеть, приподнимаясь лишь тогда, когда вызванный к Торе произносит «Барху». Однако слушать чтение Торы стоя очень похвально. Во время чтения Торы запрещается выходить из синагоги без крайней необходимости. К тому, кто так поступает, наши мудрецы относят слова Торы «Ибо слово Б-га презрел он» (Бемидбар, 15:31)»[823]. Так иудаизм учит своих последователей **проживать важные моменты здесь и сейчас, вырабатывая способность максимально включаться в происходящее**.

Сегодня, во время всепоглощающего индивидуализма, люди способны сами выбирать, как строить свою жизнь, карьеру, развивать личные отношения. Казалось бы, ключ к радости жизни у них в руках. Однако для многих людей счастье все равно оказывается где-то далеко. Они недовольны своей жизнью. Им часто кажется, что ничто их не радует и им многого не хватает для счастья.

Как же с радостью относиться к вашему настоящему? Психологи рекомендуют проанализировать все то, чем мы обладаем уже сегодня. Например, интересная работа, хорошее образование, рядом с нами находится человек, которого мы любим и который любит нас, и т. д. Список может быть достаточно длинным. Составив его, мы поймем, что на самом деле обладаем настоящим богатством уже сегодня[824].

Следует оставить наше прошлое позади. Не копаться в ошибках, которые совершили когда-то. Это время ушло. Самобичевание или тоска по истекшему времени не приведут ни к чему хорошему, ведь то, что уже прошло, нельзя изменить. Надо сконцентрироваться на настоящем. Именно оно прокладывает путь к будущему.

Люди очень быстро привыкают к хорошим вещам — крыше над головой, хорошей работе, регулярной зарплате. Но счастье, опирающееся исключительно на внешние условия, не может длиться вечно. «Лоск» нового смывается очень быстро. В скором времени наши новые приобретения становятся обычными, не вызывающими столь бурную реакцию, как в самом начале. Их уже будет недостаточно, чтобы обеспечить душевный подъем на долгий период времени. Феномен гедонистической адаптации[825] не заставит себя ждать, и мы почувствуем, что новые покупки не производят прежнего эффекта.

Часто желание иметь что-то недоступное делает нас несчастными. Мы должны сконцентрироваться на настоящем и поставить новые, реальные цели. **Окружить себя тем, что нас действительно радует.** Любим музыку? Слушать любимые композиции почаще! Обожаем цветы? Поставим букетик на рабочий стол! Казалось бы, речь идет о простейших манипуляциях, но они возымеют свой эффект! Марта Вашингтон (первая леди США, жена первого президента США Джорджа Вашингтона) как-то сказала: «**Большая часть нашего счастья зависит от нашего характера, а не от обстоятельств**». Именно наше отношение и жизненный настрой играют важнейшую роль в восприятии всего, что с нами происходит[826].

*И маслена не навек достается. Не навек и святая неделя*

## Прожитого не пережить, а прошедшего не воротить

Человек, находящийся в отличном расположении духа, способен на многое. Эрих Фромм в своей книге «Иметь или быть?» писал: «Обладание относится к вещам — они стабильны и поддаются описанию; бытие же относится к человеческому опыту, который в принципе описать невозможно». «Предпосылками модуса бытия являются независимость, свобода и наличие критического разума. Основная характерная черта модуса бытия — это активность, но не внешняя — в смысле занятости, — а внутренняя, означающая продуктивное использование своих человеческих потенций. Быть активным — значит обновляться, расти, изливать свои чувства, любить, вырваться из рамок своего изолированного „я", испытывать глубокий интерес (к окружающему миру), страстно стремиться к чему-либо, отдавать»[827].

Быть — это значит жить полнокровно каждую минуту, не оглядываясь назад и не заглядывая далеко вперед. Великий Омар Хаям писал:

> Не оплакивай, смертный, вчерашних потерь,
>
> Дел сегодняшних завтрашней меркой не мерь,
>
> Ни былой, ни грядущей минуте не верь,
>
> Верь минуте текущей — будь счастлив теперь[828].

Принцип «здесь и сейчас» был сформулирован еще древними римлянами (на латыни он звучит как «Hic et Nunc»). Сенека сказал: «Глупо строить планы на всю жизнь, не будучи господином даже завтрашнего дня». Еще раньше греческий мудрец Пифагор говорил о том же: **Великая наука жить счастливо состоит в том, чтобы жить только в настоящем**.

Крылатое латинское выражение «Carpe diem», в дословном переводе: «Лови (каждый) день», принадлежащее Горацию, имеет свои аналоги в культуре многих народов. В мудрой японской притче «О чайной церемонии» также передана сущность этого неуловимого момента «здесь и сейчас»:

«Человек Суеты готовит прекрасную чайную церемонию в расчете на будущую похвалу, славу и почет. Его удел — слезы разочарования. Его труд напрасен.

Просветленный знает уже наперед, что его труд напрасен.

Однако он все равно готовит свою чайную церемонию — в расчете на скорое забвение, хулу и короткую людскую память.

Зачем же он это делает, чудак? Видите ли, ему нравится сам процесс открывания старинной жестяной банки. Он хочет наполнить свое ускользающее мгновение «здесь и сейчас» запахом высушенных цветов жасмина»[829].

А чем наполним это мгновение мы?

### Использованные символические образы

Карта Karmalogic:
дом с камином
(как исходная точка для будущих начинаний).
Пиктограмма Karmalogic:
колосья пшеницы
(символ умеренного достатка).

ВЫ МОЖЕТЕ ПРИСОЕДИНИТЬСЯ
К ОБСУЖДЕНИЮ ЗАКОНА «НАСТОЯЩЕЕ»
И СЛУЧАЕВ, ЕГО ПОДТВЕРЖДАЮЩИХ, НА
САЙТЕ ПРОЕКТА KARMALOGIC.NET. ДЛЯ ЭТОГО
ПРОСКАНИРУЙТЕ РАСПОЛОЖЕННЫЙ В КОНЦЕ
СТРАНИЦЫ QR-КОД С ПОМОЩЬЮ ВАШЕГО
СМАРТФОНА, И ВЫ ПОПАДЕТЕ НА СТРАНИЦУ
ОБСУЖДЕНИЯ ДАННОГО ЗАКОНА.

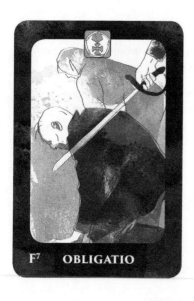

**F⁷ OBLIGATIO**

# Сутра Ресурс

## ОБЯЗАТЕЛЬСТВО
### Никто никому ничего не должен, пока мы сами так не решаем

*Нам следует осторожнее давать обещания и брать обязательства — и выполнять только те, что осознанно взяли на себя сами*

В 1966 году инвестиционный аналитик Гарри Браун написал в качестве подарка на Рождество своей 9-летней дочери замечательное письмо. В нем он попытался объяснить девочке, что **ничего в этом мире** — даже любовь — **нельзя воспринимать как должное**:

«Я подарю тебе одну простую правду, которую мне пришлось усваивать много лет. Если ты поймешь ее сейчас, ты обогатишь свою жизнь сотнями разных способов, и это оградит тебя от массы проблем в будущем.

Так вот: тебе никто ничего не должен.

Это значит, что никто не живет для тебя, дитя мое. Никто не обязан тебя любить. Никто не должен тебя уважать. Когда люди что-то делают для тебя, это происходит только потому, что они сами хотят это сделать. Но вовсе не потому, что они тебе должны.

В тот момент, когда ты это поймешь, ты не будешь разочарована. Другие не обязаны делиться с тобой собственностью, чувствами или мыслями. А уж если они это сделают, то только потому, что ты это заработала.

И тогда ты сможешь гордиться любовью, которую ты заслужила, и искренним уважением друзей. Но никогда нельзя принимать все это как должное. Если ты это сделаешь — ты всех этих людей потеряешь. Они не „твои по праву". Добиваться их и „зарабатывать" их надо каждый день.

Никто тебе ничего не должен»[830].

В нейролингвистическом программировании (НЛП) считается, что слово «должен» разрушает нашу психику. Дело в том, что в этом слове не заложено четкого понимания — кому, сколько, до каких пор и почему мы должны? Это типичная структура так называемой милтон-модели языка[831], предполагающей использование искусной расплывчатости выражений. Суть ее состоит в том, чтобы формулировать фразы, звучащие весьма определенно, но на самом деле достаточно общие для того, чтобы спровоцировать нас на заполнение представленного «пустого пространства» своими уникальными внутренними переживаниями. Выходом этой ситуации является замена утверждения «должен» на вопрос «а что, если не?». Например, если вместо «я должен сделать то-то», мы спросим «а что будет, если я этого не сделаю?», то сможем понять реальный смысл, риски и возможные последствия этого действия. Когда мы понимаем, чем реально рискуем и какие плюсы и выгоды можем получить, сразу возникает, вместо категоричного требования «должен» переход в поливариантную модель: «Я могу поступить так, а могу — иначе». Мы делаем осознанный выбор, с четким и ясным пониманием того, что может произойти в результате выбора того или иного варианта.

Казалось бы, как просто и очевидно, но как часто мы слышим, что мы что-то должны? А как часто мы сами утверждаем, что нам кто-то что-то должен? Постоянно — в любых ситуациях, начиная

*«Хорошо быть взрослым. Никому ничего не должен».*

*Доктор Хаус*

от восприятия брака и рабочих отношений, когда нам кажется, что семейный или бизнес-партнер обязаны удовлетворять наши потребности, и заканчивая рассуждениями о моральном, родительском, гражданском и других видах долга. Главное в такой ситуации, как воспринимаются такие заявления. Человек может согласиться с требованием. А может и отказаться, тем самым отрицая свою причастность.

Если рассматривать человека как многокомпонентную систему[832], нужно воспринимать все, что окружает его, как части этой системы. Все компоненты системы тесно связаны с центром — человеком, а также существенно влияют на него. Чем большую важность они для него имеют, тем более сильная связь между ними образуется. Появление дополнительных связей в системе ведет к уменьшению количества степеней свободы[833].

Двусторонние связи, которые образуются при общении с другими людьми, формируются под влиянием внешних по отношению к системе факторов. Но главным из них все равно остается человек, как центр системы. Если образовавшаяся связь не важна и человек не придает ей значения, тогда она не может быть устойчивой и со временем исчезает.

Таким образом, обязательства перед другими людьми возможны только тогда, когда сам человек верит в их важность. В связи с этим возможны несколько вариантов развития событий.

*Не всякому Андрейке в долг давай копейки*

Если человек всегда признает наложенные на него обязательства, он превращается в зависимую от других людей систему. Такой человек убежден, что не имеет права отказываться от обязательств — вследствие воспитания или жизненной позиции. Ничего хорошего это ему не приносит, количество дополнительных связей в его системе увеличивается, а количество степеней свободы, соответственно, уменьшается независимо от него. Для таких людей характерны часто меняющаяся самооценка, причем чаще в сторону ее занижения, нелюбовь к себе, иногда вплоть до ненависти, часто возникающее чувство вины. Они склонны пытаться подавлять свой гнев, что нередко приводит к вспышкам неконтролируемой агрессии. Зависимые люди испытывают выраженные трудности в общении с другими людьми и в интимной жизни, они замкнуты и депрессивны, у них повышен риск возникновения психосоматических заболеваний.

Следующий вариант — человек просто не признает никаких обязательств, несмотря на объективные обстоятельства. Он не хочет брать на себя ответственность, пытаясь таким образом стать независимым. Но такое поведение довольно однобоко и далеко не всегда соответствует реальному положению вещей.

И последняя, самая гармоничная ситуация. **Человек вполне сознательно понимает, что главным в процессе принятия решения всегда будет он.** Поэтому всякая связь, возникающая при общении, должна пройти сознательное и объективное подтверждение его личности. Тем самым человек сам определяет, когда и кому он должен, основываясь только на собственных потребностях. Он самостоятелен при принятии своих решений.

Первым шагом к формированию самостоятельного, свободного человека может стать понимание того, «что никто никому ничего не должен». **Свободный, самостоятельный человек делает что-то для другого, исходя из своего желания и не ожидая чего-либо в ответ.** Соответственно, самостоятельные люди воспринимают действия другого по отношению к ним как подарок, а не как долг или обязанность.

Наиболее универсальную постановку вопроса долженствования можно найти в работе знаменитого австрийского, а затем британского философа сэра Карла Поппера в его труде «Открытое общество и его враги»[834]. В разделе «Договор и природа» Поппер проводит жесткое различие между законами природы и нормами социальной жизни — **законы природы невозможно нарушить, тогда как соблюдение человеческих законов носит в основе договорный характер**. В свою очередь, все социальные нормы человеческого поведения являются договорами лишь рамочно, а в каждом конкретном случае каждый человек сам для себя решает, принимает он ту или другую социальную норму как правило своего поведения или нет.

В значительной степени Поппер развил в этом положении классическое учение знаменитого немецкого философа второй половины XVIII века Иммануила Канта о практическом разуме[835], который руководствуется исключительно волевыми и разумно обоснованными решениями (хотя человек может и не пользоваться своим разумом по своему собственному попустительству[836]). Для Канта лишь наша собственная совесть, которая опирается на веру в бессмертную душу и желание достичь вечной жизни, способна противостоять любым обстоятельствам и отметать любые условия, категорически настаивая на собственном решении как максиме своей воли. Категорический императив Канта, который обосновывает моральный характер наших поступков, звучит так: «Всегда поступай так, чтобы максима твоей воли могла стать основой всеобщего законодательства»[837].

Известный современный немецкий философ Юрген Хабермас добавил еще одно условие для принятия нами решений — они должны быть согласованы с другими людьми. Он разработал теорию делиберативной демократии, то есть демократии аргументированного диалога при принятии решений[838].

*Не всякий прут*
*по приказу*
*гнут*

Согласно христианским источникам, все самые важные поступки в своей жизни человек должен совершить сознательно, по своему свободному произволению, в соответствии со свободной волей, которой одарил его Творец: «Если человек сотворен по образу блаженного и пресущественного Божества, а Божие естество по природе имеет способность свободного выбора и хотения, то, следовательно, и человек, как образ Его, по природе имеет способность свободного выбора и хотения»[839]. Преподобный Макарий Великий (IV век) говорил: «Видимые твари связаны каким-то неподвижным естеством; не могут они выйти из того состояния, в каком созданы, и не имеют воли. А ты создан по образу и подобию Божию. Как Бог свободен и творит, что хочет, так свободен и ты. По природе ты удобоизменчив»[840].

Каббала, в свою очередь, утверждает: Бог неизменен в своем отношении к людям[841]. Человек может либо сам уподобиться Творцу, и в этом случае его жизнь наладится, либо отдалиться от него. В этом случае жизнь его, скорее всего, ухудшится. Но в любом случае, направление движения каждый человек выбирает для себя сам.

**Долг может стать смыслом жизни, но может и уничтожить жизнь**. Для буддистов долгом как законом миропорядка пронизана вся Вселенная. Они именуют этот феномен дхармой. Человек должен жить согласно законом дхармы для своей же душевной и телесной пользы[842]. Этим дхармическое понятие обязательства отличается от европейского — оно гораздо менее обременительно и в то же время существенно лучше помогает человеку избежать внутренних конфликтов.

Когда человек принимает ислам, то есть придает себя Аллаху, он становится Его «рабом», одновременно с этим он полностью освобождается от прочих обязательств и правил материального мира, связанных с идолами его прежней жизни. С этого времени **мусульманин несет ответственность за совершаемые деяния только перед Аллахом**. Очень важно, что человек, вступающий на путь ислама, сам делает осознанный и свободный выбор: «Нет принуждения в религии» (Коран 2:256).

Кому и за что человек должен? Откуда появляются эти «долги»? Нужно ли их отдавать? Имеем ли мы право на свободу от обязательств?

Каждый день мы сталкиваемся с тем, что поступаем тем или иным образом, потому что чувствуем себя обязанными... Однако часто ли мы спрашиваем себя: а действительно ли мы должны это делать? Человек чувствует себя ответственным перед своими родителями, детьми, друзьями, коллегами по работе. Он набирает на себя множество больших и маленьких обязанностей, долгов и миссий, которые мешают ему жить, хотя нередко об этих обязательствах его никто не просил.

Например, в подобные ситуации часто попадают люди, взвалившие на себя огромный долг перед родителями. Примером могут служить многочисленные истории, когда уже взрослые дети живут под одной крышей с родителями, не имея своей

*«Никому ничего не одалживайте, кроме взаимной милости и любви».*

*Ф. Рабле*

собственной семьи и боясь оставить мать или отца в одиночестве. Зачастую при этом родители нещадно манипулируют своими детьми, повторяя им раз за разом, сколько сил было вложено в их воспитание, от чего им пришлось отказаться ради своих чад и т. д. А их взрослый «ребенок» не имеет достаточно смелости и энергии, чтобы совершить рывок и начать свою самостоятельную жизнь. Психотерапевт Николь Приер объясняет: «Стать взрослым обозначает, что мы не можем отплатить сполна нашим родителям за то, что они сделали для нас. Каждому родителю стоит помнить, что любовь, которую он испытывает к своему ребенку, дар, за который не нужно ждать награды. Родители одновременно дают ребенку жизнь и сами эту жизнь приобретают. Мы передаем жизнь. Поймите, что то, что мы не можем отдать нашим родителям, мы отдаем нашим детям, а они отдадут это своим»[843].

*Если много долга — плюнь, и вся недолга*

Таким образом, не только родители ответственны за навязывание долгов своим детям. Дети тоже ответственны за свой выбор. Самое грустное в описанных ситуациях — осознание, что такой долг не несет радости, что он украл счастье и продолжает портить жизнь. Не выигрывает никто. Родитель, живущий со своим взрослым, но одиноким ребенком, не будет чувствовать себя счастливым. Ведь трудно радоваться за ребенка, который очевидно страдает и лишен личного счастья.

Такого рода «долги» имеют место и на профессиональном поприще. Некоторые люди, чтобы не портить отношения в коллективе, отказываются от повышения, рассматривая его как отсутствие благодарности или предательство по отношению к тем, кто помог им на определенном карьерном этапе. Психологи утверждают, что в этом случае лучше показаться нелояльным, преодолеть свое чувство вины и продвинуться дальше. Ведь здесь речь не идет о предательстве или о неблагодарности. **Коллега, которому мы «обязаны всем», не является нашим хозяином.** Мы хорошо поработали вместе, теперь, видимо, настало время идти дальше, к новым горизонтам. Это может быть очень болезненно, но совершенно необходимо. В противном случае наш вымышленный «долг» может стоить нам карьерного роста или более захватывающих перспектив.

Бывает, что друзья встречаются по привычке, исходя из обязательств, предписанных правил, не имея уже почти ничего общего. Прервать такие «неинтересные» отношения сложно, но тоже необходимо, так как это единственный способ развиваться. «Нельзя превращать изначально радостные отношения в давящую обязанность. Мы не должны испытывать чувство долга перед друзьями, потому что общение с приятелями предполагает радостное общение, которого все ждут», — говорит психолог Серж Хефез[844].

Мысль, что на самом деле мы никому из наших друзей ничего не должны, позволит нам заменить оскудевшие в эмоциональном плане отношения на новые. Разрешим и им также найти более яркие эмоции, повернуться к другим людям. «У людей есть право быть самими собой, право разрешить себе быть теми, кем они являются», — пишет психотерапевт Жюль Бюро[845].

**Свои долги человек выбирает самостоятельно.** В человеческом мозге заложены врожденные программы бескорыстного поведения. Они являются неотъемлемой частью его духовной жизни и деятельности. Однако применять их или нет, зависит от самого человека. Ведь не менее важной составляющей человеческой личности является свобода выбора.

Согласно потребностно-информационной теории академика П. В. Симонова, «душа» и «духовность» человека — не в его словах, знании, эмоциях и должности, которую он занимает, а в индивидуально выраженной структуре двух фундаментальных потребностей личности: идеальной потребности познания и социальной потребности делать что-то «для других»[846]. У каждого эти потребности сформированы по-разному — так же, как и представления о том, что есть добро и что есть правда. Каждый сам принимает решение, когда проявить свою потребность «для других» и стать доброжелательным, способным к сочувствию, взаимопомощи, милосердию.

*«Наше уважение к общим правилам нравственности и есть собственно чувство долга».*

*А. Смит*

Вообще способность проявлять альтруистические чувства стала основой расцвета человеческой цивилизации. Человек ощущает смысл и цель своей жизни лишь тогда, когда сознает, что нужен другим. Сама по себе деятельность «для других» осуществляется без расчета на немедленное социальное вознаграждение, поскольку в человеке значительно больше духовного, чем бездуховного. Иначе мы не смогли бы эволюционировать от животных. Это заложено в потребностях человека, а они неистребимы. **Не стоит давить на человека и пытаться его принудить что-то сделать против его собственной воли.** Однако мы способны своим примером, добротой, бескорыстием и любовью вдохновить его и пробудить в нем потребность делать «для других».

**Понимание долга — это еще и вопрос свободы совести.** Общественная мораль, будучи условностью, навязывает изрядное количество правил и предписаний. Условности имеют, тем не менее, подвижные границы, меняясь вместе с духом времени. Жить в обществе и быть свободным от общества невозможно — эта истина общеизвестна. Но общественное устройство может быть и устаревшим, а мораль его — почти бесполезной и даже отягощающей в новых условиях. Сколько существует самых общих правил и требований, обязательных к исполнению в общеизвестном укладе жизни, известно всем. Подчас это настоящий лес и тьма, опутывающие волю и разум человека, угнетающие его интеллектуальную и эмоциональную независимость.

*«Кто берет в долг, приобретает печали».*

*Т. Тассо*

Поэтому со временем возникает потребность не только смены социально-экономических формаций, но и изменение соответствующего свода моральных правил, которые были четко обусловлены теми или иными необходимыми для выживания условиями и уже отжили свое. Меняются люди, экономика, геополитика. Революции — любые радикальные изменения — бывают не только в социально-политической или производственной сфере, но и в общественной. Если бы английские колонисты в Новом Свете остались добрыми роялистами, не появились бы на мировой карте Соединенные Штаты Америки. Верности королю жители британских колоний предпочли верность идеям свободы, равенства и братства.

Внутренние конфликты человека часто связаны с выбором между необходимостью и свободой. Но сама возможность выбора уже свидетельствует о тотальной свободе личности. Все мы помним фильм «Заводной апельсин» Стенли Кубрика, в начале которого нам отвратителен циничный и жестокий преступник, а в финале мы уже ненавидим тех, кто лишает его возможности самому решать, как себя вести. Абсолютный злодей тот, кто отбирает у человека право на выбор.

Кстати, часто самые благородные поступки люди совершают не из чувства долга, а по велению сердца, тогда как моральный долг подталкивает их на совершенно иные, подчас жестокие действия. Именно так — гуманно и искренне — поступил герой средневекового эпоса «Тристан и Изольда» король Марк. Пленившись красотой Изольды, возлюбленной своего племянника Тристана, король Марк взял ее в жены. Отношения в этом любовном треугольнике складывались трагически, ведь они противоречили всему укладу средневекового общества. Марк, уз-

*Удалому пану — долг по барабану*

нав о связи племянника со своей женой, велел, как требовал этого закон чести, казнить их, и только счастливые обстоятельства воспрепятствовали этому. Тристан и Изольда вынуждены были бежать и долго скрывались в лесу. В один из дней король нашел их в шалаше. Возлюбленные спали, и между ними лежал меч Тристана. В те времена эта ситуация означала чистоту отношений, ведь меч — символ защиты. Король Марк растрогался и повесил свою перчатку так, чтобы она закрывала глаза Изольды от солнечного света, и надел на палец жены свое кольцо. Когда беглецы проснулись, они сразу поняли, кто побывал в их убежище. Доброта и благородство короля ошеломили их. В один миг они осознали, какие мучения испытывает Марк, ведь самые любимые люди предают его. Посоветовавшись с отшельником, жившим в лесу, они приняли решение расстаться. Изольда написала супругу покаянное письмо, и тот согласился принять ее обратно. А Тристан отправился служить другому королю, исполнять свой рыцарский долг[847].

Но, может, мы все-таки должны кому-то и этот долг способен не сковывать нас, а, наоборот, окрылять и вдохновлять? Да, мы должны себе!

Мы должны любить, уважать и принимать себя.

Мы должны заботиться о своем теле и душе.

Мы должны расти и расширять горизонты.

Мы должны стремиться к своим мечтам и целям.

Мы должны быть собой, а не соответствовать чьим-то ожиданиям.

Мы должны уметь говорить «нет».

Мы должны понимать, для чего мы пришли в этот мир.

Ибо это позволяет нам быть уникальной личностью и проживать свою неповторимую жизнь.

### Использованные символические образы

Карта Karmalogic:
склонившиеся старик и старуха
(символ подчинения навязанным обязательствам).
Пиктограмма Karmalogic:
орден
(символ достижения в выполнении обязанностей).

ВЫ МОЖЕТЕ ПРИСОЕДИНИТЬСЯ
К ОБСУЖДЕНИЮ ЗАКОНА «ОБЯЗАТЕЛЬСТВО»
И СЛУЧАЕВ, ЕГО ПОДТВЕРЖДАЮЩИХ, НА САЙТЕ
ПРОЕКТА KARMALOGIC.NET. ДЛЯ ЭТОГО
ПРОСКАНИРУЙТЕ РАСПОЛОЖЕННЫЙ В КОНЦЕ
СТРАНИЦЫ QR-КОД С ПОМОЩЬЮ ВАШЕГО
СМАРТФОНА, И ВЫ ПОПАДЕТЕ НА СТРАНИЦУ
ОБСУЖДЕНИЯ ДАННОГО ЗАКОНА.

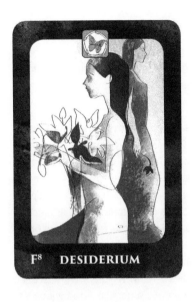

F⁸ DESIDERIUM

## Сутра Ресурс

### ЖЕЛАНИЕ
### Если все хорошо — значит, мы чего-то не знаем

*Желая чего-то, стоит помнить, что сопутствует желаемому*

Еще великий древнегреческий философ Эпикур советовал при выборе объекта желания сопоставлять удовольствия и страдания, которые мы получаем в результате его осуществления[848]. Это справедливо для всего, происходящего в нашем мире, — добро и зло всегда идут рука об руку. И в каждый конкретный момент одно из них более ярко выражено или же просто более значимо для нас.

Древние китайцы развили эту идею дальше — в знаменитой «Книге перемен» они обосновали мысль о неуклонном и постоянном переходе одного состояния дел в другое[849]. При этом полное благополучие — это мгновение полного отсутствия негатива, которое неизбежно сменяется длительной чередой постепенного ухудшения состояния дел вплоть до полного краха. Крах, в

*«Человек получит только то, к чему он стремился. Его устремления будут увидены, а затем он получит воздаяние сполна».*

*Коран 53:39-41*

свою очередь, также оказывается лишь мгновением, которое сменяет другая тенденция — к улучшению дел. Таким образом, полное благополучие и полный крах — лишь неуловимые мгновения между длительными циклами подъема и рецессии, которые последовательно сменяют друг друга.

Иллюстраций этому в истории человечества предостаточно. Одним из наиболее известных примеров является поведанная Геродотом история об обстоятельствах гибели тирана Поликрата.

*«Преступные желания — верх несчастья. Менее прискорбно не получать того, чего желаешь, чем достичь того, что преступно желать».*

*Цицерон*

Тиран (так назывался в античной Элладе правитель, захвативший единоличную власть) богатого и счастливого острова Самос считал и самого себя человеком счастливым: все у него есть и ничего ему не угрожает! Флот его плавал по всем морям. Войско его покоряло все города на суше. Афинский тиран Писистрат и египетский фараон Амасис были его друзьями и союзниками. Двор его блистал пышностью. И вот однажды Поликрат получил письмо от своего друга Амасиса. Фараон, знавший в жизни и удачи и невзгоды, писал Поликрату: «Друг, я рад твоему счастью. Но я помню, что судьба изменчива, а боги завистливы. И я боюсь, что чем безоблачней твое счастье, тем грознее будет потом твое несчастье. **Во всем нужна мера, и радости должны уравновешиваться печалями**. Поэтому послушайся моего совета: возьми то, что ты больше всего любишь, и откажись от него. Может быть, малой горестью ты отвратишь от себя большую беду».

Поликрат был тиран, но он помнил, что миром правит закон, а закон — это мера, и он понял, что друг его прав. У него был любимый изумрудный перстень в золотой оправе с печатью изумительной резьбы. Он надел этот перстень на палец, взошел на корабль и выплыл в открытое море. Здесь он снял перстень с пальца, взмахнул рукой и на глазах у спутников бросил его в волны.

Прошло несколько дней, и ко двору Поликрата пришел рыбак. «Я поймал рыбу небывалой величины и решил принести ее тебе в подарок, Поликрат!» Поликрат щедро одарил рыбака, а рыбу отправил на кухню. И вдруг раб, разрезавший рыбу, радостно вскрикнул: из живота рыбы сверкнул изумрудный перстень Поликрата. Он вернулся к своему хозяину.

Пораженный Поликрат написал об этом Амасису и получил такой ответ: «Друг, я вижу, что боги против тебя: они не принимают твоих жертв.

Малое несчастье тебя не постигло, поэтому жди большого. А я отныне порываю с тобой дружбу, чтобы не терзаться, видя, как будет страдать друг, которому я бессилен помочь».

Очень скоро счастье изменило Поликрату. Его коварно захватил в плен правивший в Сардах персидский наместник Оройт. Поликрат был казнен такой жестокой казнью, что греческие историки не решились ее описать. Труп его был распят на кресте[850].

Описанная история представляет собой, конечно, крайний случай чередования белой и черной полосы. Но необходимо помнить, что **за черной полосой всегда следует белая**. И даже сама смерть (самое горькое горе) порой может рассматриваться как момент освобождения от земных страданий (а значит, благое дело). Недаром по русской традиции об умершем говорят: «Отмучался».

Всегда стоит помнить, что ничего не происходит просто так и ничто не проходит бесследно. Во всем есть своя вторая сторона. Она бывает положительной, ведущей к процветанию и развитию, либо же отрицательной, ведущей к унынию и деградации.

Электрофизиологические эксперименты с использованием вживленных в мозг электродов позволили физиологам изучить процессы, связанные с формированием мотиваций, потребностей и эмоций, которые сопровождают их реализацию, т. е. субъективной оценки (по шкале: хорошо — плохо). Они подтвердили, что в головном мозге человека существует система негативного и позитивного подкрепления. Первая оберегает организм от опасных и вредных для здоровья факторов окружающей среды, которые нарушают и подрывают его адаптивные возможности. Вторая, наоборот, работает для вознаграждения организма за те поступки и действия, которые повышают его адаптивные возможности, удовлетворяют потребности и выявленные желания[851].

*Много желать — ничего не видать*

С развитием цивилизации человечество научилось посредством приема пищи и различных психоактивных веществ активировать систему позитивного подкрепления, получая удовольствие там, где о здоровье и речи не могло быть. К примеру, если принять какое-либо психотропное вещество, нарушается нейрохимия головного мозга. С одной стороны, это способно облегчить адаптацию организма к каким-то новым условиям; с другой — как следствие, может развиться аддитивное поведение или состояние зависимости, т.к. организму понравится это состояние легкости.

*«Нет стремления более естественного, чем стремление к знанию».*

Мишель де Монтень

Наиболее ярким подтверждением этого являются последствия, которые возникают при злоупотреблении алкоголем. Как и любое заболевание, развитие алкоголизма связано с определенными патобиологическими механизмами. Оно возникает и прогрессирует в результате сочетания средовых и генетических факторов[852]. Патологическое влечение к алкоголю обладает выраженными доминантными свойствами, преобладая над другими мотивациями в поведении человека. В результате этого алкоголь потребляется не столько ради чего-либо (развеселиться, расслабиться, убежать от проблем или набраться храбрости), сколько вопреки многим отрицательным последствиям, среди которых нарушение семейных, дружеских, трудовых и других социальных связей, конфликты с законом, признаки ухудшения здоровья, регулярно возникающие тягостные похмельные состояния. Возникшее временное состояние эйфории дает ощущение спокойствия и блаженства, формируя вокруг человека альтернативную реальность, в которой нет проблем и препятствий. Платой за это состояние является деградация и нарушение адаптации организма и личности к социальной среде. То же самое происходит и с другими видами зависимости, включая игровую, наркотическую и даже в определенной мере пищевую. **Если нам кажется, что все хорошо — это значит, мы чего-то не знаем**.

Часто то, что мы хотим сильней всего, кажется нам очень важным и необходимым, однако при этом **важно осознавать, какую цену мы заплатим за исполнение желаний**. И готовы ли мы ее заплатить. Человеческий мозг имеет способность очень быстро увлекаться тем, что приносит ему положительные эмоции и насыщенные яркие переживания. Наши цели зачастую увлекают нас в приятную игру, в которой, как мы полагаем, самим можно устанавливать правила. В погоне за реализацией заветных желаний мы зачастую забываем о мире, нас окружающем, и тех, кто рядом. Постепенно, все больше включаясь в эту игру, мы становимся ее пленниками и погружаемся в состояние, имеющее выраженные симптомы состояния зависимости. **Можно годами стремиться построить свой собственный дом, где будет достаточно места для всех дорогих нам людей, однако на пути к своей цели потерять их любовь и уважение, напрочь убив у них желание находиться рядом. Важно помнить, что текущие задачи не должны заслонять главные наши цели.**

Эта истина нашла свое отражение в развитых религиозных системах. Согласно исламу, земная жизнь — это подготовительный этап к последующей жизни: «Мирская жизнь — всего лишь игра и потеха, а последняя обитель — это настоящая жизнь. Если бы они только знали это!» (Коран 29:64). Ислам не запрещает следовать своим желаниям, но заставляет помнить, что отпущенное Аллахом время нужно использовать с максимальной пользой. Мусульмане исходят из того, что следует отсекать пустые разговоры, дела, мысли, не приближающие его к Аллаху: «Я ведь создал джиннов и людей, только чтобы они Мне поклонялись» (Коран 51:56). Поклонением является все, что увеличивает веру (*иман*) мусульманина и может выражаться не только в молитве, посте, чтении Корана и других книг, но также в служении другим людям, то есть в совершении добрых деяний. Исполнение мирских желаний не должно мешать тому, чтобы достойно подготовиться к встрече с Аллахом. С этим не следует откладывать, можно просто не успеть: «Ни один человек не знает, что он приобретет завтра, и ни один человек не знает, в какой земле он умрет» (Коран 31:34).

В исламе есть специальная молитва, с которой верующий обращается к Аллаху, которая называется «дуа». Дуа для исполнения желаний записана в Коране. Согласно традициям Аллах помогает тем, *Не все сбывается, чего желается* кто ему безраздельно предан. В исламе намного больше послушания и почтения, чем в иной религии. Когда читается дуа для исполнения желаний, то недопустимо «диктовать» свою волю высшим силам. Молитва в мусульманстве — это покорная просьба к Всевышнему о милости. Все в мире происходит по воле Аллаха, поэтому верующий не может высказать протеста, настаивать (мысленно) на желаемом результате. Таким образом, все, что предопределил ему Аллах, в том числе и все сопутствующие исполнению

*«Так как вы не можете делать все, что хотите, то желайте только того, что можете сделать».*

*Теренций*

желания последствия, вне зависимости от их направленности, мусульманину следует принимать с благодарностью и почтением

Если обратиться к христианскому вероучению, то поучительной окажется следующая евангельская история: «Тогда подошли к Нему сыновья Зеведеевы, Иаков и Иоанн, и сказали: Учитель! мы желаем, чтобы Ты сделал нам, о чем попросим. Он сказал им: что хотите, чтобы Я сделал вам? Они сказали Ему: дай нам сесть у Тебя, одному по правую сторону, а другому по левую в славе Твоей. Но Иисус сказал им: не знаете, чего просите. Можете ли пить чашу, которую Я пью, и креститься крещением, которым Я крещусь?» (Мк. 10:35–38). Иоанн Златоуст поясняет: «Видишь, как они не ведают, о чем просят, когда пытаются обсуждать с Ним венцы и воздаяния, главенство и почести, тогда как испытания даже еще не начались? Потому, говоря им „не знаете, чего просите" Иисус намекает, что они, добиваясь в такой момент главенства и высших почестей и желая явиться более славными и знаменитыми по сравнению с остальными, делают это в весьма неподходящее время. Ибо то был не час венцов и наград, но час испытаний и борений, трудов и пота, схваток и битв»[853]. И, получив желаемое, вместе с ним они получат все сопутствующие ему испытания и тревоги.

**У каждой медали есть своя обратная сторона**

В основе буддистского учения лежат четыре благородных канона. Во-первых, жизнь — это страдание и потому зло. **Какой человек скажет, что жизнь его счастлива и что у него все точно так, как ему хотелось бы, а не наоборот?** Во-вторых, причина человеческого страдания и несчастной жизни заключается в постоянном стремлении человека к чему-либо, которое понимается весьма широко и называется в буддизме жаждой. Человек всегда стремится к чему-то, чего-то хочет, имеет определенные желания и жаждет их реализовать. Круг его желаний всегда больше круга его возможностей. Поскольку возможности не совпадают с желаниями, мы увеличиваем свои возможности, совершенствуем себя, чтобы достичь желаемого, мы ставим перед собой цели и стремимся к ним, и потому вся наша жизнь — борьба и напряжение. Наши желания — это стремительно убегающий вдаль горизонт, а наша жизнь — постоянная погоня за неосуществимым и невозможным — оттого и является страданием, что мы изо всех сил хотим получить то, что получить не можем. Согласно третьему канону, преодолеть страдание возможно через устранение жажды, т. е. сужение круга желаний. Полное устранение собственных желаний — аскетизм — и является путем правильной жизни. Четвертый канон учения раскрывает этот путь или поясняет его. Чтобы достичь счастья, надо отказаться от постоянных стремлений к нему и, главное, не искать его там, где большинство людей пытается его найти, — в удовлетворении временных и суетных, пустых и призрачных материальных потребностей[854].

Тем не менее буддизм не оценивает все желания как плохие. Многие **желания здравы и необходимы.** Когда мы голодны, испытываем жажду или мерзнем, наши желания пищи, воды и тепла естественны и положительны. Наши желания

*Желающего судьба ведет, нежелающего — тащит*

дружбы, общества, красоты, творческой силы, продуктивного выхода нашей энергии также позитивны. Наконец, у нас, кажется, есть врожденное желание воплотить наш духовный потенциал, и без этого мы никогда не смогли бы расти и развиваться. Покончить со всеми желаниями — значило бы приговорить себя к жизни в застое[855]. Но всегда надо четко понимать ту стоимость, которую мы заплатим за реализацию наших желаний.

Автор известной книги об учении каббалы Михаэль Лайтман пишет: «Мысль является порождением желания. Поэтому **человек думает о том, к чему у него есть желание, и не думает о том, чего не желает.** Он не может по-другому — желания его направляют. Разум, мысль, все наши свойства направляются желанием»[856]. Тем самым очевидна необходимость огромного внимания к сфере желаний, от которых зависит вся наша жизнь. Ведь, исполняясь, желание тянет за собой целый шлейф последствий.

Сформировать более осознанное отношение к своим желаниям можно, прибегнув к некоторым элементам методов нейролингвистического программирования (НЛП). Чаще всего мы формулируем наши желания в терминах «я хочу… (любви, дома, денег)». Это типичная структура так называемой Милтон-модели языка, предполагающей использование «искусной

*«Без идеалов, то есть без определенных хоть сколько-нибудь желаний лучшего, никогда не может получиться никакой хорошей действительности».*

Федор Достоевский

расплывчатости» выражений[857]. Наша задача в контексте обсуждаемой темы состоит в том, чтобы избавить образы желаний от «искусной расплывчатости», мешающей нам увидеть, что будет стоять за реализацией поставленных целей в подробном и конкретном виде. Другими словами, следует от запроса «я хочу…» перейти к размышлению «а что будет, когда мое желание исполнится?». Что мы получим, когда произойдет то, чего мы так желаем? Это позволит нам приблизиться к пониманию того, что всему происходящему в нашей жизни сопутствует и хорошее, и плохое.

С точки зрения НЛП, мечтая об исполнении своих желаний, мы всегда находимся в этот момент в диссоциированном состоянии, т. е. видим себя как бы со стороны, просматривая некий фильм с нами в главной роли (в противовес ассоциированному состоянию — когда мы находимся внутри этого фильма и проживаем происходящее как бы «своими собственными глазами и телом»). Мы представляем себя на море, не задумываясь о том, что в воде встречаются морские ежи, на которых можно наступить, что на пляже может быть мусор и бутылочные осколки, а песок окажется очень обжигающим… Другими словами, **мы видим прекрасные розы, но не можем почувствовать, как больно колются их шипы.**

*«Желание — отец мысли».*

Уильям Шекспир

Когда мы мечтаем о чем-то, мы не думаем, что достижению нашей мечты могут сопутствовать какие-то потери. Например, успешная политическая деятельность часто приводит к утрате близких друзей. У успешного предпринимателя будет недоставать времени на семью, ему придется изменить свои привычки и лишиться многих своих увлечений. Исполнившаяся мечта построить свой дом обяжет заботиться о нем и тратить существенные средства на поддержание его в порядке. Таким образом, любая мечта — это не только те позитивные стороны, которые мы диссоциированно себе представляем, у всего есть своя оборотная сторона.

«Желание нас ослепляет, и мы часто обманываемся… — сказал французский писатель Ромен Роллан. И тут же добавил: — Но если бы мы отказались от желаний, вся жизнь была бы ошибкой». Случается, что человек не получает того, о чем так сильно мечтает. Не получается найти подходящую работу, обрести свою единственную половинку, завести детей или накопить на дом. В таких ситуациях люди чувствуют себя несчастными и абсолютно беспомощными. Это ощущение разочарования только растет, когда человек начинает полагать, что все люди вокруг него являются наисчастливейшими обладателями всего того, о чем он так мечтает. Он начинает сравнивать, страдать еще больше и уверяется в том, что к нему судьба несправедлива и жизнь не удалась. В такие моменты неудовольствия от жизни человек все видит только в черно-белом цвете. Сам себе он представляется невероятно несчастным, лишенным абсолютно всего, а люди вокруг — имеющими все, наслаждающимися жизнью на все сто процентов. Чего этот человек не понимает — это того, что он видит исключительно негативные стороны своей жизни и совершенно забывает о том хорошем, что уже имеет. Его идея о мечте тоже однобока. Получение желаемого предстает только в положительном свете, ведь, по его представлению, у мечты не может быть ничего негативного!

Что же делать и как реагировать, если вам не удается достичь желаемого в период «черной полосы»? Психологи советуют в первую очередь поработать со своими желаниями. Жизнь, к большому *Всякая вещь имеет свою цену*
сожалению, совсем не похожа на большинство голливудских фильмов со счастливым концом. **Вполне вероятно, что наши желания не сбываются, потому что они оторваны от реальности.**

Возможно, стоит задуматься, действительно ли наша мечта является такой совершенной и необходимой или же нам стоит в ней что-то поменять. Готовы ли мы, проанализировав все внимательно, справиться со всеми последствиями реализовавшегося плана? Хватит ли у нас сил верно распорядиться достигнутым, не разочаровавшись?

Следует задуматься, если цена нашей цели слишком высока или сама цель оторвана от реальности. В этом случае лучшим вариантом будет пересмотреть наше отношение к ситуации и по возможности дать нашей цели более широкую формулировку. Конечно, в жизни очень много разочарований. Психологическая зрелость предполагает, что мы умеем справляться с разного рода ситуациями, быть гибкими. Как говорил Чарльз Дарвин, **выживает не самый сильный и не самый умный, а тот, кто способен меняться.**

Если не получается достичь желаемого, не стоит думать, что жизнь не удалась. Вероятно, нам это на самом деле было не особенно нужно в том виде, в котором ранее представлялось. Следует адаптировать наши желания к реальности, рассмотрев все позитивные и негативные стороны получения желаемого. **Может, наша нынешняя мечта не совсем то, чего мы на самом деле хотим?**

*Кто многого желает, тому и малого не видать*

Замечательную мысль по этому поводу высказал Оскар Уайльд: «В жизни бывают две настоящие трагедии: одна — когда не получаешь, того, чего хочешь, а вторая — когда получаешь». Дело в том, что мы живем в неизведанном мире, которым управляют не только детерминированные законы, здесь есть место и для случайностей, и импровизаций. Нити событий собираются в ткань прямо сейчас, и процесс этот рассчитан не только на настоящее, но и на будущее. Как у ковра, наряду с лицевым узором есть также и его изнанка, там, где гнездятся узелки, крепления и структуры лицевого узора.

Конкретный человек — это уникальная целостность, где в индивидуальном личностном опыте достаточно трудно дифференцировать телесный, душевный и духовный уровни. Что мы знаем о человеке? Человек — это загадка Сфинкса.

*Желание — не укор*

Современная философская ситуация характеризуется кризисом традиционной проблемы человека, который обусловлен признанием невозможности создания целостной модели человека. Одним из лозунгов философии постмодернизма стала идея «смерти субъекта», растворения человека в витальных, технических, семантических и других процессах[858].

Возможно, такая концепция недостаточна, и кризис может быть преодолен на следующем витке познаний о человеке, но грозная тенденция непознаваемости бытия и будущего прослеживается.

И все же путешествие необходимо. Людей всегда манят новые и новые горизонты, открытия, загадки. Homo sapiens — человек разумный — не может не думать, а мысли находятся в постоянном движении.

Как же разобраться: чего можно хотеть, чего нельзя? Ориентируемся на чувство меры; сверяем свои наблюдения с мыслями великих людей; заглядываем в сокровищницу народной мудрости, давным-давно открывшей законы духовной жизни. «Лишнего пожелаешь — последнее потеряешь», — гласит русская народная поговорка[859]. А японская пословица с горечью резюмирует простую, но так часто забываемую истину: «Мешок желания не имеет дна».

Людям нравится загадывать желания и мечтать об их исполнении. И очень мало кто задумывается о том, как важно правильно их формулировать и что иногда можно сильно пожалеть, если они все-таки сбудутся. Ведь у любого желания есть обратная сторона. «Мы редко до конца понимаем, чего мы в действительности хотим», — говорил Франсуа де Ларошфуко.

Эзотерики считают, что наши желания исполнятся, если мы их правильно оформим. Во-первых, желание необходимо написать, причем в настоящем времени и без использования частицы «не» и отрицательных слов. Во-вторых, оно должно *Любишь кататься, люби и саночки возить* иметь время исполнения (в разумных пределах, конечно). В-третьих, желание должно быть описано подробно и эмоционально. В завершение необходимо смиренно попросить помощи Высших Сил. Если вы верите в Бога — помолитесь об исполнении желания. Если вы атеист — придумайте свою фразу-оберег. И последнее — не зацикливайтесь на своем желании, но идите навстречу своей мечте. Действуйте продуманно, разумно, и желание обязательно исполнится[860].

Также можно воспользоваться рекомендациями психологов. Вот несколько из них. Желание на момент «заказа» должно быть одно. Желание не должно быть условием выполнения других желаний. Желание должно вызывать у нас только чувства, а не мысли о новых желаниях. Желание должно быть «экологичным», т. е. в результате его никто не должен пострадать. Желание должно касаться только вас, а не третьих лиц. Желать надо по-максимуму, т. е. чем больше желаешь, тем больше получаешь[861].

**Всегда существует равновесие между правами и обязанностями, между плюсами и минусами.** Если мы получили что-то положительное,

## Желай по силе, тянись по достатку

мы должны быть готовы принять и что-то негативное. Или по-другому — мы должны быть готовы к тому, что каждое наше исполненное желание обязательно повлечет за собой расплату тем или иным ресурсом. Если мы получили то, что хотели, то не стоит удивляться, что за это потом придется рассчитаться. И счет судьба может выставить нам в неожиданной форме. Это может быть наше свободное время, деньги и даже здоровье.

Когда расчет происходит до получения желаемого, тогда мы можем до определенной степени контролировать этот процесс. Но если счет выставлен за уже реализованное желание, тогда вариант оплаты чаще всего может быть только один — выбирать, чем платить, не получится. Поэтому перед тем как что-то страстно пожелать, хорошо подумаем: если наше желание исполнится, что оно за собой повлечет?

**Использованные символические образы**

Карта Karmalogic:
две девушки, одна — обладающая достатком, вторая — удачливая в любви.
Пиктограмма Karmalogic:
бабочка (символ желания).

ВЫ МОЖЕТЕ ПРИСОЕДИНИТЬСЯ К ОБСУЖДЕНИЮ ЗАКОНА «ЖЕЛАНИЕ» И СЛУЧАЕВ, ЕГО ПОДТВЕРЖДАЮЩИХ, НА САЙТЕ ПРОЕКТА KARMALOGIC.NET. ДЛЯ ЭТОГО ПРОСКАНИРУЙТЕ РАСПОЛОЖЕННЫЙ В КОНЦЕ СТРАНИЦЫ QR-КОД С ПОМОЩЬЮ ВАШЕГО СМАРТФОНА, И ВЫ ПОПАДЕТЕ НА СТРАНИЦУ ОБСУЖДЕНИЯ ДАННОГО ЗАКОНА.

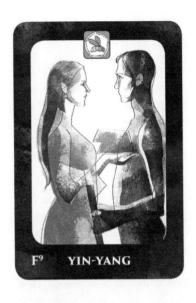

F⁹ YIN-YANG

# Сутра Ресурс

## ИНЬ-ЯН
### Мужчину делает женщина

*Природа создала двуполый мир относительно недавно, предназначив мужчине быть инструментом оптимизации и защиты главного процесса, продолжающего живое, — в женщине, заложив в нее смысл, программы и энергию жизни*

Помните анекдот? Заезжают Билл и Хиллари Клинтон на бензоколонку и узнают в заправщике своего университетского приятеля. Билл говорит жене: «Сколько лет прошло, а ведь когда-то он тебе нравился. Представляешь, что было бы, если бы ты продолжила встречаться с ним, а не со мной?» На что Хиллари отвечает: «Отлично представляю: президентом был бы он, а не ты». Если без шуток, то все действительно так: **именно женщина во многом определяет будущее мужчины, его амбиции, его судьбу. Задача мужчины — найти женщину, которая поставит — себе, не ему! — очень высокую планку. Задача женщины — найти мужчину, который до этой планки допрыгнет.** У евреев — древнего и мудрого народа — национальность не случайно определяется по женской линии, Каббала такие вещи все очень хорошо понимает.

Мужчина и женщина дополняют друг друга не только анатомически. На самом деле в каждом человеке есть и мужское, и женское. Чем более мужествен мужчина, тем более женственную женщину он ищет. Статус, успех и деньги — они заложены в женской энергетике. Ролями в принципе можно и поменяться: если в женщине много мужских сил, она будет искать себе вдохновляющего женственного спутника, что тоже случается. **Чем больше в нем «янского», тем более «иньскую» он ищет ее.** И наоборот.

Согласно древнекитайской философии, бесконечное стремление к гармонии всего на земле сущего имеет глубинную основу в гармонии инь и ян. Гармония эта управляет миром, не позволяет решительно перевесить ни одному из основополагающих начал. Из непреодолимого влечения к этой гармонии рождается всепобеждающая любовь. Так случилось и с султаном Османской империи Сулейманом I, известным еще и как Сулейман Великолепный.

*Жена не сбережет, так мужу и подавно не сберечь*

В те времена, когда империя Османов уже превратилась в сверхдержаву и в ее границах была заключена чуть ли не вся Юго-Восточная Европа, большая часть североафриканского побережья, Ближнего и Среднего Востока, — в те жестокие времена султаны не отличались сентиментальностью. Твердое, активное, мужское янское начало преобладало в каждом из них. Для мягкого, женского инь, уравновешивающего ян, оставалось не так много пространства. Но даже в нем, в этом пространстве, безраздельно доминировало мужское ян. Любовь была заключена в гарем, и милость султана вполне могла закончиться для наложницы в лучшем случае шелковым шнурком, а в самом страшном — кожаным мешком: несчастную, помещенную в него вместе со змеею и разъяренной кошкой, топили в водах Босфора.

Сулейман I не был исключением из общего правила. Пассионарный и активный, воинственный и, вполне в духе эпохи, безжалостно жестокий, он расслаблялся под влиянием неодолимого инь только с официальными наложницами, в своем гареме.

*Без жены — что без рук*

Цельная, янская натура Сулеймана влекла его к инь. Хорошо образованный, с отменным художественным вкусом, он готов был встретить настоящую любовь, и такой любовью стала для него Роксолана. Анастасия Лисовская, дочь священника из украинского Рогатина, была захвачена во время одного из татарских набегов и подарена (не продана!) впоследствии Сулейману. Веселая, смешливая, красивая, но при этом еще и образованная (все

сутра: ресурс закон: инь-ян

свое свободное время она проводила в великолеп-
ной библиотеке султанского дворца), она безраздельно завладеет сердцем великого султана, станет для него единственной любовью (случай ред-
чайший для практики гарема), лучшим другом и советчиком. И наконец,
женой — законной супругой: на глазах всего двора, на глазах изумленных
послов европейских держав Сулейман взошел на престол вместе со своей
любимой Хюррем Хасеки-султан, со своей «смешливой госпожой»!

*«Женщина сама
выбирает мужчину,
который ее выбирает».*

*Поль Жеральди*

Гармония инь и ян, воцарившаяся во дворце султана, изменила жизнь
всей Османской империи. Под влиянием Роксоланы и зачастую под ее руководством воздвигались великолепные дворцы и мечети, строились боль-
ницы, столовые и приюты для бедных, медресе и начальные школы, фонта-
ны и даже женский базар!

Энергия, высвободившаяся в результате слияния инь и ян, преобрази-
ла страну. Двор султана блистал уже не только роскошью — он стал при-
бежищем наук и искусств, а вся Османская империя переживала век своего наивысшего расцвета. Блестящий век. Великолепный век...

Психолог Рой Бомейстер говорит, что мужчины более склонны впадать
в крайности. Именно они ответственны за львиную долю самых жестоких и
ужасных поступков в этом мире, однако в то же самое время они способны
быть невероятно щедрыми и жертвенными. Поскольку в женщине больше
баланса, именно она помогает склонить мужчину в сторону добра и самоот-
верженности[862].

В знаменитой китайской «Книге перемен»[863]
приводится множество примеров того, что все в мире состоит из двух взаимно дополняющих начал —

### Без жены
### дом — содом

светлого и темного (всем известный китайский символ круга, разделенного
волнистой линией на белую и черную части, причем внутри черной находится маленький белый кружок, а внутри белой — черный), неба и земли,
правителя и народа, мужчины (ян) и женщины (инь). Таким образом, одно
без другого невозможно — мужчина без женщины и женщина без мужчины, он создает ее, она — его.

В философии и практиках даосов эти отношения мужчины и женщины имеют не только символическое, но и буквальное понимание: как **для мужского здоровья важен регулярный секс с женщиной, так и для женщины и ее здоровья важен регулярный секс с мужчиной**[864].

*«Не насладится муж, когда жене не любо наслажденье».*

*Аристофан*

Близкие позиции занимали и европейские философы, однако при этом были более изобретательны. В своем знаменитом диалоге «Пир»[865] древнегреческий мыслитель Платон, рассуждая о природе любви, подробно излагает историю о людях как неполных существах: когда-то люди были андрогинами, то есть в переводе с греческого мужчино-женщинами (то есть мужчина и женщина были одним существом), но в какой-то печальный момент распались на две половинки, которые теперь ищут друг друга в этом несовершенном мире.

## Три друга: отец, да мать, да верная жена

Непростые отношения мужчины и женщины представлены в жизни и творчестве знаменитого немецкого философа Фридриха Ницше. В молодости он заразился сифилисом (в результате чего в конце жизни и потерял разум), поэтому к большинству женщин относился довольно нелицеприятно. Ему принадлежат слова: «Ты идешь к женщинам? Возьми с собой плетку!»[866]. Но тот же Ницше боготворил выдающихся женщин — у него была глубокая духовная близость со знаменитой Лу Саломе, русской по происхождению, которая стала автором одного из первых феминистических текстов[867].

*«Забудь покой, кто вздумал править женщиной».*

*Публий*

Отношения мужчины и женщины всегда обратимы — если один пытается унизить другого, получает это унижение возвратно. Униженная «половинка» тебя — это униженное целое, а значит, и твое собственное унижение. Точно так же и **возвышение своей «половинки» возвышает тебя самого**. Несправедливость, содеянная в отношении своей «половинки», человеку вернется. Причем не обязательно воздаяние придет от обиженной «половинки», оно может настигнуть человека и в отношениях с другими, совсем посторонними людьми. Начинаясь с отношений «инь-ян» («женщина-мужчина»), гармония или дисгармония распространяется на весь мир общения человека.

У высокоорганизованных животных, в особенности у млекопитающих, к которым относится и человек, существует разделение на мужских и женских особей. При этом пропорциональная зависимость интенсивности воспроизводства коррелирует только с количеством самок. В результате у ученых возникли вопросы, с одной стороны, о биологическом смысле существования двух полов, а с другой — о целесообразности равного представительства и количества самцов по сравнению с самками. У подавляющего числа млекопитающих и многих других позвоночных самцы составляют половину от общего количества особей в популяции[868].

*«Даже суровость любимой женщины полна бесконечного очарования, которого мы не находим в самые счастливые для нас минуты в других женщинах».*

*Стендаль*

Известный этолог Трайверс ввел такое понятие, как родительский вклад. Он определяется как любой вклад родительской особи в отдельного потомка, который увеличивает его шансы на выживание и, следовательно, его репродуктивный успех[869].

Чуть позже Мэйнард Смит, английский эволюционный биолог и генетик, пришел к выводу, что оптимальное поведение одного родителя зависит от поведения другого[870]. Особенно это выражено, если соотношение полов составляет один к одному

**Почитай отца и мать, а жену — впятеро**

и если период размножения происходит в одинаковое для всех членов популяции время. Все дело в том, что **на воспроизводство и выращивание потомков самки тратят значительно больше энергии, чем самцы**. Это в большей мере способствует уменьшению их способности выжить и продолжить размножение в будущем. Скорее всего, стратегия самца, при которой груз родительской заботы перемещается на самку, в какой-то момент уступила стратегии самки. Ген, который способствовал увеличению родительского вклада самца, очевидно, больше распространился в популяции. В дальнейшем эволюция еще не раз благоприятствовала стратегиям самок, и, как следствие, человеческий женский организм стал более стабильным, пластичным и приспособленным к постоянно меняющимся условиям существования. **Женский пол, по сравнению с мужским, имеет малую генетическую изменчивость и высокую адаптивность**. Кро-

*«Хорошая женщина,
выходя замуж,
обещает счастье,
дурная — ждет его».*

Василий Ключевский

ме того, в ответ на действие измененных воздействий среды существования у женских особей более пластичны соматические и психические признаки. Женщины лучше выполняют задания, которые связаны с операторской деятельностью, у них лучше развиты моторика и сенсомоторная интеграция — лучшая согласованность движений с получаемой зрительной информацией. Однако это превосходство проявляется только в условиях с очень низким уровнем стресса. При этом мужские особи являются более устойчивыми к стрессу, чем женские, и сохраняют способность к принятию решений в стрессовых ситуациях.

## От хорошей жены раньше смеха весело

В природе ничего не существует просто так. Все закономерно и на уровне со здравым смыслом, многие вещи имеют логический и целесообразный скрытый подтекст. За свое присутствие на земле в равном количестве с женщинами мужчины должны быть благодарны, прежде всего, женщине. В стремлении разделить родительский вклад именно женщина выбирает себе спутника жизни, оценивая при этом его потенциальные возможности. В дальнейшем именно женщина способствует мобилизации в мужчине его скрытых резервов и способностей, благодаря которым он сможет обеспечить для нее более комфортные и менее стрессовые условия существования. Имея более стабильный организм и более пластичное поведение, женщина всегда сможет указать и направить мужчину на правильную дорогу и в нужное энергетическое русло, делая его лучше, чем он есть.

*«Меркою достоинства
женщины может быть
мужчина, которого она
любит».*

Виссарион Белинский

Каталонский художник Сальвадор Дали, конечно, был забавен и талантлив, но не более того, до того судьбоносного, решающего знакомства с Галиной Дьяконовой, которая тогда еще была женой его друга, поэта Поля Элюара. Именно она вдохновляла Элюара на пронзительные по художественной силе стихи. Сальвадор был потрясен образом Гала, испытав сокрушительное по силе чувство влюбленности. Женщина изменила в художнике всё, став страстью и даже целью всей его жизни. Муза и жена стала вдохновлять художника-сюрреалиста, внушать ему чудесные изобразительные ходы, а главное — взяла в свои руки неподъемную для фантазера-художника рекламную, менеджерскую и коммерческую часть успеха. Дали стал немыслимо богат, прославился своими картинами во всем мире, его выставки проходили с оглушительным успехом.

> *«Женщина священна; женщина, которую любишь, священна вдвойне».*
>
> *Александр Дюма-отец*

И все это благодаря Гала, с таким содержательным, истинно художественным смыслом вошедшей в его жизнь. Она модель и действующее лицо на значительном количестве его холстов, говорящих о прекрасном, мистическом, головокружительном и пугающе-подсознательном в человеке. До предела обостренное чувство художника к Гала не оставило художника до конца жизни. Да так, что в завещании Сальвадор пожелал, чтобы их похоронили рядом, прорезав в боковине гробов отверстие для руки, протянутой к музе и великой по духу жене[871].

Самая первая библейская книга Бытие, а затем и сам Христос в Евангелии от Матфея говорят об одном из базовых библейских архетипов: «Оставит человек отца и мать и прилепится к жене своей, и будут два одною плотью» (Быт. 2:24; Мф. 19:5). Заметим: **не женщина «оставляет» и «прилепляется», а муж.** Согласно Библии, влияние женщины на мужчин и на мир велико и даже решающе.

> *Мужчина — голова, а женщина — шея. Куда шея повернет, туда голова и смотрит*

Вспомним начало библейского повествования и главнейшую религиозную катастрофу, зафиксированную в Священном Писании: при посредстве женщины вошло растление в человеческую природу (Ева дает Адаму запретный плод) (Быт. 3:1–7). Но однако же и спасение человечества происходит при посредстве женщины — Спаситель явился в мир благодаря подвигу веры Девы Марии (Лк. 1:26).

Век феминизма оказал огромное влияние на общество. Подверглись пересмотру традиционные гендерные роли, типы поведения мужчин и женщин, как в обществе, так и в семье. На место нежной и женственной барышни пришла уверенная и успешная бизнесвумен, активно конкурирующая с представителями противоположного пола. Поставленный под сомнение вопрос о сильном поле сказался на семейных отношениях и ценностях. Это по-разному повлияло на разные семьи.

*«Любви женщины следует более бояться, чем ненависти мужчины. Это яд, тем более опасный, что он приятен».*

*Сократ*

**В исламе исполнению супружеских ролей уделяется очень большое внимание.** Посмотришь на одну семью — она, что называется, идет в гору: экономическая стабильность, счастьем, радостью и гармонией наполнен дом, сильный и успешный муж, красивая и любящая жена. Взглянешь на вторую семью, а в ней все наоборот — постоянный разлад и конфликты, муж — «Обломов», не стремящийся покорять никаких вершин, кроме дивана, жена всегда недовольная и истеричная, да и в материальном плане никакой стабильности. Отчего так? На свадебных фотографиях обе семьи одинаково счастливы, а сейчас вторую как будто подменили. Понаблюдав, замечаешь порой, что первая мусульманская семья придерживается традиционных семейных ценностей. Муж — глава семьи, надежный и уверенный защитник, его жена — настоящая опора и надежный тыл для него, очень любящая и заботливая.

*Добрая жена хозяйству научает, а злая от дома отлучает*

Прежде взросление происходило раньше, мужчина вступал в брак, имея за спиной немалый жизненный опыт. И мы привыкли ожидать от мужчины сильного и закаленного духа, мужественности, смелости, уверенности и некоторой зрелости и самостоятельности. Но далеко не все женихи доросли до такого образа. Супруги воспитывают друг друга: жена — мужа, муж — жену. Поэтому благополучие в этой семье потребовало длительной и кропотливой работы обоих и стало возможным благодаря доверию и уважению обоих супругов. **Жена для мужа может стать опорой и поддержкой,** помочь ему стать успешной, преуспевающей личностью, как произошло в первой счастливой семье, где жена поддерживала и вдохновляла мужа. **Чтобы мужчина ощущал себя главой, женщина должна ему это деликатно внушать** (даже если реалии не таковы). Либо жена может сломать его, превратив в несчастного, неуверенного в себе и закомплексованного неудачника как это случилось со второй семьей, где жена мужа на протяжении долгих лет пилила из-за низкой зарплаты. В одном из хадисов (исторических свидетельств о высказываниях и поступках основателя ислама, пророка Мухаммада) раскрывается важность поддержки женой своего супруга: «Если муж вернулся домой в неважном расположении духа из-за неприятностей и забот, тяготящих его, и получил радостный прием, успокоение и поддержку жены, то такая жена получает награду как за половину джихада»[872].

Для счастья семьи важна гармония, которая наступает, когда супруги перестают воспринимать себя отдельными субъектами, а чувствуют частью единого целого, половинками полноты и целостности. Мужская и женская половинки будут постепенно сливаться друг с другом, образуя полноту и целостность: «Из Его знамений — что Он создал для вас из вас самих жен, чтобы вы жили с ними, устроил между вами любовь и милость» (Коран 4:34).

*«Женщинам дарована богами // Столь пагубная власть над лучшими мужами! // И жены слабые, бессмертных теша взгляд, // Над сильными, увы, и смелыми царят!»*

*Пьер Корнель*

**Иудаизм издревле определяет брак как идеальное состояние человеческого бытия.** Мужчина без жены или женщина без мужа рассматриваются еврейским обществом как неполноценные личности[873]. Талмуд утверждает: «Тот, кто живет без жены, не знает добра и пребывает без радости, благословения, помощи и искупления грехов». Показательно, что в обязанности женщины по отношению к мужу входят не только те, что имеют чисто материальные аспекты (секс, рождение детей, домашние дела). Женщина должна быть помощником мужа во всем. **Если мужчина пренебрегает духовной составляющей жизни, она должна помочь ему обрести место среди изучающих Тору.** В книге Брейшит женщина названа «эзер кенегдо» — «помощник, который стоит напротив него». Мудрецы разъясняют, что одно из основных значений этого понятия заключается в том, что, если муж привержен изучению Торы, женщина становится его помощником, а если он устраняется от учения и начинает терять духовный уровень, она становится «против него». Мудрецы считают, что это зависит не от желания женщины, а определено самой природой вещей: женщина дополняет мужчину и содержит в себе все, что недостает ему как в физическом, так и в духовном мире.

*«Существует поговорка, что самая красивая женщина не может дать больше, чем имеет. Это кругом неверно: она дает мужчине решительно все, что он от нее ждет, ибо в отношениях такого рода цену получаемому назначает воображение».*

*Шамфор*

*Не хвали жену телом, а хвали делом!* Само название брака в еврейской традиции необычно: кидушин («освящение»). «Человек должен оставить своих отца и мать и прилепиться к жене», — говорит Тора. Следует отметить, что «прилепиться» к своей паре — это обязанность мужчины, а не женщины. Женщина несет в себе колоссальный потенциал, который мужчина призван раскрыть. Ее духовные силы находят свое выражение через достижения мужчины. Поэтому мудрецы Талмуда говорят: **«Если ты хочешь узнать, кто муж, посмотри на жену»**[874].

Особый взгляд на взаимоотношения мужчины и женщины имеет место в буддизме. Говоря о происхождении человечества, основатель его Сиддхартха Гаутама Будда указывал, что изначально люди не были сексуально дифференцированы. Только позже, когда появилось разделение труда во время сбора урожая риса, появилось различие полов. Возможно, поэтому состояние нирваны может быть обретено одинаково и мужчинами, и женщинами. Сам Будда пришел к выводу, что пол не имеет никакого значения на пути к просветлению. Женщина, посвятившая себя обретению святости, никоим образом не может рассматриваться как менее полноценная, чем мужчина-святой. Поэтому Будда даже согласился на основание ордена монахинь, что противоречило социальным порядкам Индии в ту эпоху, когда он жил (VI в. до н.э.).

*Клад да жена — на счастливого* В соответствии с учением Будды не существует практического различия между полами. **Мужчина и женщина равны в своей зависимости друг от друга, которую они должны преодолеть. Они имеют одинаковые права и обязанности в своем партнерстве**[875]. Для мирян, не ощущающих в себе силы встать на путь монашества и вступающих в браки, Будда сформулировал социальные этические нормы, обращаясь к молодому домохозяину по имени Силья. В проповеди, записанной под названием «Сигалавада Сутта», Будда указывал на большое значение семейных отношений, считая, что они могут стать для человека источником как огромного счастья, так и большого страдания. Среди пяти обязанностей, который Будда вменял мужу, есть не только, например, обеспечение жены украшениями, но и обязанность передавать ей полномочия[876].

сутра: ресурс закон: инь-ян

Показательно, что в буддизме основа всего сущего считается женским началом — по причине женской способности давать рождение. Буддистский мастер медитации Трунгпа Ринпоче писал: «Мудрая женщина является проводником, помогающим проникнуть мужскому лучику света в самые глубины материи. Она как линза, которая может рассеивать слишком жесткий луч, смягчать его сияние, а может, наоборот, собирать, концентрировать лучик мужского света для более тонкой и точной работы. Можно сказать, что женщина — это клеточка тела Изначального Божества. Она интуитивна и чувствительна. Мужчина — искра Божественного Разума, стремящегося осознать свое тело»[877].

*С доброй женой горе — полгоря, а радость вдвойне*

«Мужчину делает женщина», — гласит корсиканская пословица. С давних времен мужчины многое были готовы сделать ради своих женщин. Они совершали самые немыслимые подвиги, были готовы отдать даже жизнь за своих любимых. Поэтому вопрос о влиянии, которое женщина оказывает на мужчину, всегда был очень актуален, и недавние психологические изыскания раскрывают новые его аспекты.

Например, профессор Майкл Дал и его коллеги в своем исследовании установили, что **самого присутствия женщины может быть достаточно, чтобы направить мужчину в направлении щедрости**. Команда профессора изучала склонность зажиточных мужчин к щедрости и заботе о других, а также то, что именно подпитывает эти чувства. Вместо того чтобы рассматривать благотворительные взносы на общей основе, исследователи решили изучить, почему некоторые мужчины на руководящих постах платят своим работникам больше, чем их коллеги-директора. Команда профессора проанализировала выплаты работникам в 10 000 датских компаниях в течение 10 лет. Они обнаружили очень интересный факт: некоторые мужчины-руководители начинали платить своим сотрудникам меньше после того, как становились отцами. В среднем, после появления у такого руководителя ребенка он начинал платить на 100 $ в год меньше каждому сотруднику. Когда исследователи рассмотрели полученные результаты более внимательно, они увиде-

*«...Когда бы не Елена, // Что Троя вам одна, ахейские мужи?»*

*Осип Мандельштам*

**Добрую жену взять — ни скуки, ни горя не знать**

ли, что разница в выплатах персоналу напрямую зависела от пола новорожденного. Уменьшение выплат происходило только в тех случаях, когда у руководителей рождались сыновья. При появлении у начальника дочери выплаты не изменялись. Ученые сделали логический вывод, что дочери делают своих отцов мягче, пробуждают в них склонность к заботе и большему вниманию к окружающим[878].

В результате других исследований, проведенных в Соединенных Штатах и в Великобритании, было выявлено, что законодатели, имеющие дочерей, голосуют более либерально[879].

Конечно, такие изменения в мужчинах происходят не только под влиянием дочерей, но и женщин в целом. В одном британском исследовании было зафиксировано, что чем женщина привлекательнее, тем чаще мужчина ради нее совершает хорошие поступки. Если мужчина знает, что за ним наблюдает представительница противоположного пола, он будет более щедрым и заботливым к другим, чего не наблюдается, если за ним никто не наблюдает или же наблюдатель — мужчина[880].

**Законною женою будь доволен и одною**

Влияние матери и жены на его благотворительную деятельность признает и Билл Гейтс. В середине своего пути к позиции самого богатого человека Гейтс отказывался от предложений создать благотворительную организацию. Однако уже через год он поменял свое мнение, а через три года занял третью позицию в списке «Форбс» как один из самых щедрых благотворителей в Америке. Интересно, но именно в этот период у него родилась дочь. Гейтс говорит, что именно его мать Мэри и жена Мелинда стали катализаторами этих перемен. «Моя мать всегда настаивала на том, что я должен делать больше для других», — признается он. На обедах, организованных им и Уорреном Бафеттом для миллиардеров, для того чтобы обсудить благотворительность, Гейтс всегда настаивал на важности присутствия жен этих богатых людей. Он абсолютно уверен, что именно они направляют своих мужчин на путь помощи и заботы.

Психологи полагают, что смешанные группы в школах также благотворно влияют на воспитание мальчиков. В дополнение к знаниям предметов они учатся у девочек помогать другим и заботиться об

*Женина ласка супругу силу дает*

окружающих. Это повышает вероятность того, что, когда эти мальчики вырастут и станут успешными мужчинами, они будут более похожи на Билла Гейтса, чем на Скруджа.

Часто говорят, что за каждым великим мужчиной стоит великая женщина. Может, даже правильнее сказать, что великая женщина идет впереди великого мужчины. И если он достаточно мудр, то обязательно последует за ней.

### Использованные символические образы

Карта Karmalogic:
мужчина и женщина (символ слова «Инь-Ян»).
Пиктограмма Karmalogic:
пчела (символ женщины).

ВЫ МОЖЕТЕ ПРИСОЕДИНИТЬСЯ
К ОБСУЖДЕНИЮ ЗАКОНА «ИНЬ-ЯН»
И СЛУЧАЕВ, ЕГО ПОДТВЕРЖДАЮЩИХ, НА
САЙТЕ ПРОЕКТА KARMALOGIC.NET. ДЛЯ ЭТОГО
ПРОСКАНИРУЙТЕ РАСПОЛОЖЕННЫЙ В КОНЦЕ
СТРАНИЦЫ QR-КОД С ПОМОЩЬЮ ВАШЕГО
СМАРТФОНА, И ВЫ ПОПАДЕТЕ НА СТРАНИЦУ
ОБСУЖДЕНИЯ ДАННОГО ЗАКОНА.

ЕСЛИ ВЫ ХОТИТЕ ПРЕДЛОЖИТЬ
НОВОЕ ПРАВИЛО В СУТРУ
«РЕСУРС», ТО, ИСПОЛЬЗУЯ
УКАЗАННЫЙ НИЖЕ QR-КОД,
ВЫ СМОЖЕТЕ ПОПАСТЬ НА
СООТВЕТСТВУЮЩУЮ СТРАНИЦУ
САЙТА KARMALOGIC.NET
(ПРОСТО ПРОСКАНИРУЙТЕ
ЕГО С ПОМОЩЬЮ ВАШЕГО
СМАРТФОНА).

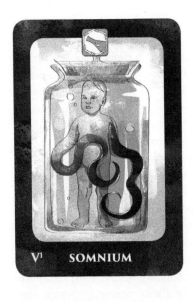

V¹ SOMNIUM

# Сутра Слово

## МЕЧТА
### Говорим о мечте как о предрешенном

*Погружаемся в мечту, пытаемся представить, что она уже сбылась, запоминаем это ощущение, смотрим на сегодня с высоты уже достигнутой мечты*

Французский писатель Анатоль Франс однажды заметил: «Мечта могущественнее реальности. И может ли быть иначе, если сама она высшая реальность? Она душа сущего».

Это очень важно — **относиться к своей мечте как к чему-то реальному, осязаемому и даже уже предрешенному**. На пути к достижению нами жизненных целей часто стоят очень серьезные препятствия. Многое зависит от наших личных способностей, многое — от тех ресурсов, которыми мы обладаем. И все же очень часто тайна успеха или неуспеха конкретных людей несводима к чисто «бухгалтерским» подсчетам и инвентаризации объективных факторов личных биографий. Из истории известно, как часто умные и талантливые проигрывали гораздо менее блестящим на первый взгляд натурам, а богатые и знатные становились частью свиты выходцев «из низов». В этом всегда есть своего рода магия: мы видим результат, но как он достигнут — точно не знаем. Слишком много обстоятельств, внешних сил и причинно-следственных связей участвует в этом, но несомненно, что **внутренняя уверенность в предрешенности нашей мечты служит смазкой, которая обеспечивает успешную работу механизма судьбы.**

*«Мечты обо всем, чего бы вы могли добиться в жизни, — это важный элемент позитивной жизни. Позвольте вашему воображению свободно блуждать и создавать мир».*

Альберт Эйнштейн

В середине XVIII века на острове Корсика в не очень богатой и не очень знатной семье родился мальчик. Его отец служил по судебному ведомству. Мать была привлекательной, но совершенно необразованной женщиной. Бог благословил корсиканское семейство тринадцатью детьми. Чадолюбивые итальянцы почитают это за счастье, но это означало и то, что значительного наследства ни одному из детей ждать не приходилось. Не сулила судьба ничего хорошего и юному Наполеоне Буонапарте, который ко всем прочим напастям с детства страдал сухим кашлем. Врачи подозревали чахотку. Родители смотрели на него с жалостью — из их тринадцати детей выжило только семь. Но у мальчика была важная способность, которой были лишены многие его товарищи. Он умел мечтать. Забравшись в маленькую комнатку под черепичной крышей, он погружался в чтение. Перед мысленным взором Наполеоне проходили великие полководцы и мыслители древности, грохотали битвы, благородные рыцари совершали подвиги в честь прекрасных дам. Неизменным участником этих фантазий был и сам Наполеоне: в мечтах он видел себя окруженным славой, богатством и почестями. Горячая корсиканская кровь бурлила — он всем сердцем желал, чтобы мечты стали реальностью. Позже, став императором французов и королем Италии, самым прославленным полководцем в новой европейской истории, мужем прекрасной Жозефины де Богарне, Наполеон I Бонапарт вспоминал, что впервые прочитал «Новую Элоизу» Руссо в возрасте девяти лет. Мечты маленького корсиканского мальчика были настолько ярки и сильны, что их энергия сделала слабого ребенка сильным мужчиной, воином и полководцем. Путь Наполеона не был усеян лепестками роз. Несколько раз судьба ставила его на край гибели. Но мечта как путеводная звезда вела его, не оставляя в самые трудные минуты. В историю он вошел как великий император. А начиналось все с детской мечты в маленькой комнате под черепичной крышей корсиканского дома[881].

«Мечта — крылья, не знающие усталости», — гласит казахская поговорка. Человек вполне способен сам себя запрограммировать, но только не на абстрактный успех, а на конкретную цель. Мечтают все, но не одинаково. Лоуренсу Аравийскому приписывают такие слова: «Те, кто по ночам грезит на пыльных чердаках своего ума, просыпаются днем и обнаруживают, что все это было тщетой; но те, кто мечтает днем… могут проживать свою мечту с открытыми глазами, воплощая ее». **Важна Мечта, а не мечтания.** Для этого нужны две вещи: представлять отчетливо себе образ будущего и позитивно относиться к миру. Одно без другого не сработает. Но если правильно сформулировать установку, она, как елка, организует все навешанные на нее разнообразные игрушки, пылившиеся без нее по темным углам. Соберет в единый движущий механизм все наши знания, способности и умения.

Для успеха очень важно создание образа цели. Это работает не только для глобальных задач всей жизни, но и в обыденной реальности. Так устроен мозг человека, что он сам выстраивает цепочку дей- *Уверенность гору с места сдвинет*

ствий для достижения той цели, к которой человек в данный момент стремится. Например, когда мы бежим по пересеченной местности, то не смотрим под ноги и в небо, а фокусируем взгляд на каком-то определенном расстоянии перед собой. И наш мозг так координирует движение рук и ног, чтобы мы могли в нужный момент перепрыгнуть или переступить возникающие препятствия. Всю программу наших действий он выстраивает под тот образ цели, которую мы стремимся реализовать. Куда нужно смотреть, когда забиваем гвоздь? В точку на стене, где этот гвоздь должен торчать. Мы можем потратить огромное количество времени на математические формулы расчета траектории молотка, учитывать длину рукоятки и диаметр шляпки и т. д. Но в результате наш мозг все сделает сам — рассчитает все за нас, нужно лишь смотреть на цель — ту точку на стене, куда должен быть вбит гвоздь.

При достижении мечты (или стратегической жизненной цели) происходит все то же самое, но только в еще более сложном и, конечно, более ве- *Кто хочет, тот и может*

роятностном виде. И здесь мы вступаем в область сложных отношений «настоящего», «прошлого» и «будущего». Когда мы что-то представляем четко и ярко, как нечто уже предрешенное, то оказываемся способны его объективно оценить, потому что в нашем представлении оно как будто уже есть, уже существует. Вспомним этот знаменитый подход — «взгляд из будущего», который предложили создатели нейролингвистического программирования (НЛП) Дж. Гриндер и Р. Бэндлер. Согласно нему, мы, проекти-

*«Воображение —
это все.
Это предварительный
просмотр будущих
событий».*

Альберт Эйнштейн

руя свою деятельность, сначала мысленно переносимся в точку судьбы, о которой мечтаем, чтобы посмотреть на себя со стороны, осмотреться вокруг, проанализировать все плюсы и минусы этого будущего положения. После этого следует взглянуть из этого гипотетического будущего на сегодняшний день и составить перечень тех действий, которые надо совершить для того, чтобы это будущее получить. Точнее, что мы «уже сделали», чтобы его получить, как будто бы мы уже находимся в этой точке. И с этой программой действий потом вернуться в настоящее время.

Попытку дать универсальное, естественно-научное объяснение феномену мечты (с учетом ограниченных возможностей современной науки) попытались участники исследовательского проекта «Секрет» (нашумевшего фильма и одноименной книги о механизмах личного успеха и личностного роста). В их интерпретации кармический закон мечты описывается с помощью закона притяжения, понимаемого, конечно, не только как физический, но и как глобальный, метафизический закон.

*Жить без
мечты — жизнь
бесцельную
вести
(казахская
поговорка)*

«Закон притяжения гласит: подобное притягивает подобное, — утверждает руководитель проекта Ронда Берн. — Это значит, что, **когда мы думаем о чем-нибудь, мы притягиваем к себе подобные мысли.** Мысли действуют как магниты, они имеют определенную частоту. Когда мы думаем, наши мысли летят во Вселенную и магнетически притягивают подобное им — все, что находится на той же частоте. Что бы ни было послано в мир, оно возвращается к своему источнику — к нам. Мы — передающая станция в человеческом теле, своими мыслями мы транслируем определенную частоту. Если мы хотим что-то изменить в нашей жизни, следует настроиться на другую частоту, изменив мысли. Наши текущие мысли творят вашу будущую жизнь. То, о чем мы думаем больше всего, на чем сильнее всего сосредоточиваемся, появится в нашей жизни. Наши мысли становятся реальностью»[882]. Не об этом ли писал Пауло Коэльо в своем знаменитом романе «Алхимик»: «Когда ты желаешь чего-нибудь очень сильно, вся Вселенная помогает тебе достигнуть этого»[883]?

Специалист по квантовой физике, лектор, лауреат Американской национальной книжной премии Фред Алан Вулф утверждает: «Речь идет не о том, чтобы выдавать желаемое за действительное или путать фантазии и бред с реальностью. Речь о другом, более глубоком, фундаментальном понимании. **Квантовая физика действительно приближается к этому открытию. Она говорит, что вы не можете представить или понять Вселенную, не включая в нее собственный разум, и что разум действительно придает форму всему, что он воспринимает»**[884].

Согласно положениям квантовой физики есть ненулевая вероятность нахождения элементарной частицы в любой части пространства. Взаимодействие частиц между собой можно описать с помощью понятия волновой функции[885] (для макротел ситуация на современном уровне развития науки

*«Легче всего осуществимы те мечты, в которых не сомневаются».*

Александр Дюма-отец

усложняется тем, эта функция должна состоять из совокупности волновых функций всех элементарных частиц, из которых состоят макротела). Своими мыслями мы можем повлиять на нашу «волновую функцию», которая описывает взаимодействие с другими людьми и иными объектами окружающего мира. Таким образом мы увеличиваем вероятность реализации того будущего, которое желательно для нас.

**Существует два основных приема создания образа мечты (цели): визуализация и вербализация. На самом деле, конечно, это две стороны одной медали.**

«Визуализация — это метод, которому обучали все великие наставники и лидеры, в том числе и те, кто живет в наше время», — пишет Ронда Берн. Визуализация обладает таким могуществом, потому что присутствующие в нашем сознании образы мощно фокусируют мысли и вызывают столь же

*«Блажен живущий иногда в будущем; блажен живущий в мечтании».*

Александр Радищев

сильные чувства. Мечтая о яхте, можно, например, повесить на стену картинку и представлять, как стоишь босиком на приятных тиковых досках и готовишься отдать швартовы. Таким нехитрым образом человек сам себя программирует, строит, мотивирует. Пусть смутное желание — это еще не мечта, но хорошо сформулированная мотивация может свернуть горы.

*Не думайте, что непроходим хребет; скажите, что он проходим, и вы перевалите*

«**Мы все обладаем большими силами и возможностями, чем осознаем, и визуализация — одна из величайших сил**», — говорит французская писательница Женевьев Бехренд. Известный бизнес-консультант Джон Ассараф рассказывает о таком своем личном опыте, подтверждающем эффективность визуализации.

«В 1995 году я сделал так называемую доску визуализации того, чего я хотел достичь или притянуть: например, часы, машину или подругу жизни, — и я вешал изображение своей мечты на эту доску. Каждый день я садился за рабочий стол, смотрел на эту доску и начинал визуализировать. Я действительно ощущал себя так, как будто все это у меня уже есть.

Потом я собрался переезжать, и мы оставили всю мебель и коробки на хранение на складе. За пять лет я переезжал три раза и в конце концов очутился в Калифорнии, купил этот дом, ремонтировал его в течение года, а потом привез вещи со склада. Однажды утром мой сын Кинан зашел ко мне в кабинет и прямо у двери наткнулся на одну из тех коробок, что простояли закрытыми в течение пяти лет.

— Что в этих коробках, папа? — спросил сын, а я ответил:

— Это мои доски визуализации... Я вырезаю или нахожу картинки и фотографии того, чего я хочу получить в жизни, и вешаю сюда.

...Я вскрыл коробку, и на одной из досок обнаружился дом, который я визуализировал пять лет назад. Я был совершенно потрясен, потому что мы теперь жили в этом доме. Не просто в похожем доме — я действительно купил дом своей мечты, отремонтировал его и даже не знал об этом»[886].

Второй метод — это вербализация. На самом деле, конечно, это (наряду с визуализацией) вторая стороны одной и той же медали — еще один способ четко смоделировать свою мечту как нечто уже свершившееся, уже существующее во Вселенной. **Мечту мы должны обозначить в конкретных словах. Если мы можем ее ясно выразить, значит, мы уже осмыслили желаемое, значит, на ментальном плане наша цель уже существует**[887].

Согласно современным философским представлениям, **язык — не только средство коммуникации, но и мощное орудие изменения социальной реальности**.

В теории речевых действий знаменитого британского философа второй половины XX века, одного из основателей аналитической философии Джона Остина сама речь рассматривается как совокупность и последовательность действий, а не просто как использование языка. При этом Остин выделяет некоторую часть речевых действий, как

*«Потому говорю вам: все, чего ни будете просить в молитве, верьте, что получите, — и будет вам».*

*Мк 11:24*

таких, которые не указывают на другие действия, но обозначают сами себя и сами по себе являются важным социальным действием. Например, клятва или пари. Остин назвал их перформативными, то есть такими, в которых их исполнение (англ. — performance) и создает их смысл и значение. Они приобретают свою силу именно благодаря их употреблению и в момент их произнесения определенным человеком. Тем самым Остин наделил речь силой созидания реальности[888]. Позже идею потенциала речи как созидателя социальной реальности в полной мере развил известный американский философ конца XX — начала XXI века Джон Серль, который написал ряд книг, посвященных этой проблеме: «Социальное конструирование реальности», «Рациональность в действии» и др.[889]

В социальной истории одним из наиболее ярких образцов вербализации, которая отразила необыкновенную силу убеждения и мобилизовала огромный общественный потенциал, считается знаменитая речь Мартина Лютера Кинга о необхо-

*Отвяжись, худая жизнь, привяжись, хорошая!*

димости преодоления расовой дискриминации в США, произнесенная в 1963 году для 300 тысяч американцев и начинавшаяся словами: «У меня есть мечта» (I have a dream…).

«У меня есть мечта. Эта мечта глубоко укоренена в Американской мечте.

Мы отказываемся верить, что банк справедливости обанкротился.

Я мечтаю, что однажды на красных холмах Джорджии сыновья бывших рабов и сыновья бывших рабовладельцев смогут сидеть вместе за братским столом.

У меня есть мечта, что четверо моих детей будут жить в стране, где о них будут судить не по цвету их кожи, а по тому, что они собой представляют.

Я мечтаю о том, что наступит день — и даже штат Миссисипи, изнемогающий от жары несправедливости и гнета, превратится в оазис свободы и справедливости.

Такова наша надежда».

Речь Лютера имела огромный общественный резонанс и стала одной из важнейших вех в общественно-политической борьбе за достижение расового равенства в США[890].

«Будущее принадлежит тем, кто верит в красоту своих мечтаний», — говорила Элеонора Рузвельт. Мечта зарождается как мысль, идея. Каким-то из мечтаний суждено сбыться, а какие-то умирают, не приняв реальную форму. Американский писатель и философ Ричард Бах утверждал: «Каждая мечта тебе дается вместе с силами, необходимыми для ее осуществления. Однако тебе, возможно, придется для этого потрудиться»[891]. Как же сделать так, чтобы мечта начала осуществляться?

*«Истинный ученый — это мечтатель, а кто им не является, тот называет себя практиком».*

*Оноре де Бальзак*

«Первым шагом может стать разговор о вашей мечте, например, с вашей семьей или лучшим и проверенным другом», — советует психолог Джошуа Бекер[892]. Чтобы мечта начала приобретать реальные очертания, ее необходимо облечь в форму. Пусть для начала этим физическим воплощением мечты в реальном мире станет звук. Конечно, этот первый шаг может показаться очень трудным. Человек боится услышать от окружающих, что его мечта, например, смешна. Также есть соблазн скрыть мечту из-за отсутствия уверенности, что все-таки получится довести дело до конца, — человек страшится оказаться в неловком положении проигравшего. Указанные страхи довольно сильны у большинства людей. Однако если мы взвесим все за и против, то убедимся, что рассказать о мечте нам гораздо выгоднее, чем ее таить.

Во-первых, рассказывая о мечте, мы напоминаем самим себе о своем желании. Во-вторых, мы привносим в нее упорядоченность и ясность. Если мы делимся своей мечтой с несколькими людьми, нам приходится повторять рассказ раз за разом, и совершенно естественным образом наш ход мыслей становится все конкретней и четче при каждом повторе. Более того, мы видим и чувствуем, какие именно реакции и эмоции вызывают у слушателей наши планы, и можем сделать выводы. Некоторые люди могут быть гораздо более компетентными в данном вопросе, поэтому способны нам эффективно помочь и советом и делом.

*«Когда ты желаешь чего-нибудь очень сильно, вся Вселенная помогает тебе достигнуть этого».*

*Пауло Коэльо*
*«Алхимик»*

В-третьих, делясь своими идеями и говоря о них с уверенностью в положительном результате, мы начинаем брать на себя ответственность и, как следствие, настраиваемся на реальные действия с большей решительностью. Одно дело — сесть тайком на диету и надеяться потерять 5 кг, и совершенно другое — огласить свое намерение. В последнем случае наши друзья и семья начинают в некотором смысле контролировать нас. Они задают вопросы о прогрессе, замечают достижения и подбадривают. Конечно, брать на себя ответственность всегда непросто, но очень часто именно она помогает в достижении желаемых результатов[893].

*Каждый, кто успешен, должен о чем-то мечтать*

Не менее любопытны биологические аспекты процесса «погружения в мечту», ее вербализации и визуализации. Миллионы лет эволюции наградили живые организмы способностью видеть, слышать, осязать, ощущать на вкус и запах предметы материального мира. Однако человек, в отличие от животных, характеризуется наибольшей степенью развития аналитико-синтетических процессов головного мозга.

Возникновение новых особенностей высшей нервной деятельности человека было связано с тем, что появилась новая система раздражителей в виде слов, которые обозначают разные явления и предметы окружающего мира. Согласно И. М. Сеченову, речь имеет огромное значение в процессах мышления[894]. Особенностью слова, как специфического раздражителя, является то, что это более сложный, чем просто звуковой, оптический

*Человеческие мечтания выше неба: стал императором — хочет стать бессмертным*

или кинестетический раздражитель. Благодаря речи в сознании человека могут возникать образы и звуки без участия соответствующих внешних реальных образов и звуков. Физиологически это проявляется в образовании мощной связи в коре больших полушарий между следом от слова и образом от обозначенного им явления или предмета. Из этих двух компонентов, тесно связанных между собой в единое целое, и складывается та динамическая структура коры больших полушарий головного мозга человека, которая приводится в действие и активируется словесными раздражителями. Фактически слово и непосредственный раздражитель становятся взаимно заменимыми в высшей нервной деятельности человека[895]. Каждый раз, когда мы воспроизводим образ своей мечты посредством слов и внутренней речи, мы закрепляем его в коре головного мозга и таким образом создаем субстрат для формирования программы ее реализации. **Говоря о мечте как о предрешенном и настоящем, мы моделируем ситуацию, когда наш разум снимает с нее ярлык новизны и находит наиболее подходящий механизм ее воплощения.**

Наличие сложных метафизических механизмов, позволяющих материализовывать желания и мечты, на интуитивном уровне было хорошо известно первобытным людям. Это интуитивное знание проявлялось в ранних формах религиозных верований, в частности в такой распространенной практике, как «охотничья магия». «...Применялась охотничья магия, с помощью которой призывали к большей результативности охоты, — писал Гордон Чайлд, британско-австралийский историк, один из ведущих археологов XX века. — Основные ее разновидности — имитация процесса охоты и принесение подношений перед небольшими фигурками животных или богини-матери, которые были вырезаны из камня или бивней мамонтов или вылеплены из глины»[896]. Во Франции были обнаружены глубокие пещеры с наскальными рисунками древних людей. Почти в полной темноте художники-маги рисовали или выбивали на стенах пещер изображения носорогов, мамонтов, бизонов, северных оленей, которых употребляли в пищу. Они верили, что, когда нарисованного бизона заклинают с помощью искусных мазков мастера, реальный зверь будет обязательно убит и съеден. Это магическое искусство было настолько значимым для верований эпохи верхнего палеолита, что художник-маг освобождался от обязательного участия в охоте, чтобы сконцентрироваться на более действенном обряде. Ему предназначалась собственная часть в ритуале охоты, он должен был

*«Мечты — не уход от действительности, а средство приблизиться к ней».*

*Сомерсет Моэм*

принимать участие в ее испытаниях и трудностях, так сказать, духовно. В традиционной культуре племен и народов, сохранивших первобытные формы социального устройства, также хорошо известны ритуальные танцы, в ходе которых их участники имитируют успешную охоту, как бы программируя себе охотничью удачу.

Магическая составляющая сохранилась и в монотеистических религиях — прежде всего, в таком феномене, как молитва. «И все, чего ни попросите в молитве с верою, получите», — говорится в Евангелии от Матфея (Мф. 21:22). Хотя здесь уже нет

## Нет ничего невыполнимого, надо только верить в себя

попытки визуализировать желаемое магическим перформансом, но внутренне, психологически человек обычно представляет желаемое — то, что он просит у Бога. Некоторые версии протестантизма, правда, радикально отвергли возможность магического воздействия на Высшие Силы (молитва у них выполняет другие функции — прославление Творца, выражение покорности Его воле), но для большинства христиан молитва-«прошение» по-прежнему является одним из важнейших аспектов веры. Впрочем, доктрина предопределения, ощущение избранности Богом, призвания (в том числе и профессионального), обязывающего верующего к прилежному исполнению своих социально-статусных ролей в мирской жизни, является не менее мощным визуализирующим фактором, который помогает протестантам достигать жизненного успеха, о чем писал в своем труде «Протестантская этика и дух капитализма» Макс Вебер[897].

С точки зрения ислама мечты как таковые не запрещены, ведь мы можем мечтать о духовном росте. Но, опять же, главное, чтобы такие мысли не отвлекали и не мешали человеку совершать реальные поступки, которые смогут принести пользу и в этой жизни, и в вечной[898]. Пророк Мухаммад говорил: «Если кто-либо из вас желает чего-то (мечтает о чем-то), то пусть не мелочится (пусть просит много), ведь он обращается с просьбой к Господу своему [к Творцу всего сущего, Господу миров, для Которого не составит ни малейшего труда материализовать любое желание просящего]» (Коран, 36:82).

*Плох тот солдат, который не мечтает стать генералом*

Но велика опасность, что если у человека не получается добиться своей мечты, он застревает в грезах и становится абсолютно беспомощным, ведь пустые мечты еще никому не приносили пользы. Он подобен голодающему, который представляет, как он пьет и ест, но на самом деле продолжает оставаться голодным и жаждущим. Мечты — это мысли, а мысли также могут быть как приносящими пользу, так и несущими откровенный вред. Мусульманин должен надеяться на милость Аллаха и просить в этом Его помощи, тогда и мечты сбудутся, причем те, которые полезны человеку и помогают ему на пути к Богу. Пророк Мухаммад говорил: «Если кто-либо из вас желает чего-то (мечтает о чем-то), то пусть [в первую очередь] посмотрит на то, что желает [присмотрится, подумает, насколько это ему нужно и насколько для него важно]. Поистине, он не знает, на что из своих желаний получит Божественное благословение»[899]. Ведь только Богу известно, какие мечты принесут нам пользу и должны реализоваться в нашей судьбе, а от каких желаний нас лучше уберечь.

Каббала, как методология достижения целей путем постижения высшего религиозного смысла, говорит о том, что можно создать формулу достижения желаемого, то есть приобретения счастья: Желать + Хотеть + Мочь = Иметь.

Если говорить об уровне Мечты, то и мечта имеет схожую формулу воплощения:

Мечтать = Желать –> Намереваться -> Действовать = Реализовывать.

Но при этом нужно не забывать, что у мечты по отношению к желанию другая пропорция содержания бесконечного и невидимого. Если желание мы сразу начинаем воплощать материальными и конкретными действиями, то мечта начинает реализовываться с тонких ментальных настроек визуализации. Поэтому Мечтать = Визуализировать мечту + Чувствовать мечту + Ощущать мечту, как свершившийся факт[900].

В отличие от иудаизма, христианства или ислама (признающих определенную ценность земной, человеческой истории как части глобального божественного проекта, Промысла), буддизм и индуизм в своих развитых теологических формах более последовательно проповедуют освобождение от страстей, отказ от материальных ценностей. Как известно, главная цель буддизма — достижение нирваны: прекращение страданий, которые причиняют желания человека, его страсти, его мечты, постижение шуньяты — высшего спокойствия пустоты. Индуисты, в свою очередь, утверждают, что Брахма присутствует во всем, следовательно, все — божественно. «Атман», или собственное «я», является одним целым с Брахмой, а любая реальность вне Брахмы — иллюзия. Поэтому духовная цель индуистов — стать единым целым с Брахмой, прекращая этим существование индивидуальности в ее иллюзорной форме. Эта свобода называется «мокша». Пока она не достигнута, по убеждению индуистов, они будут повторно перевоплощаться, чтобы иметь возможность работать над самореализацией в направлении истины (истина заключается в том, что существует лишь Брахма — и ничего больше). Перевоплощения человека определяются кармой, которая является принципом причины и следствия, управляемым природным балансом[901].

*«Живые — борются! // А живы только те, чье сердце предано возвышенной мечте».*

*Виктор Гюго*

Парадоксально, но, как мы видим, несмотря на установку на отказ от обычных человеческих мечтаний, обе эти религии дают глубоко последовательную концепцию единства всего сущего, что подтверждает обоснованность нашего подхода, состоящего в том, что мечты надо воспринимать как предрешенные, если мы хотим их исполнения. Если весь окружающий нас мир иллюзия, логично реализовать ту ее (иллюзии) версию, которая соответствует нашим сокровенным желаниям. «**То, что мы есть сегодня, это следствие наших вчерашних мыслей, а сегодняшние мысли создают завтрашнюю жизнь**. Жизнь — это порождение нашего разума», — говорил Будда.

Погружаемся в мечту, пытаемся представить, что она уже сбылась, запоминаем это ощущение. Люди, признающие мечту как высшую реальность, говорят о ней с верой и знают, что на тонком плане бытия она уже

*Человек без мечты — что птица без крыльев*

осуществлена. «Только человек, насыщенный верой в себя, осуществляет свою волю, прямо внедряя ее в жизнь», — сказал Максим Горький. Об этом же говорится в пословицах самых разных народов: «Уверенность гору с места сдвинет» (русская); «Не думайте, что непроходим хребет; скажите, что он проходим, и вы перевалите через него» (бурятская); «Нет ничего невыполнимого, надо только верить в себя» (удмуртская)[902].

*«Единственное, что разрушает мечты, это — компромисс».*

*Ричард Бах*

Писателю-романтику Виктору Гюго принадлежат отличные слова о том, как мечта становится реальностью: «Ничто так не способствует созданию будущего, как смелые мечты. Сегодня утопия, завтра — плоть и кровь». Он же по другому поводу сказал: **«Сгустите все мечтания — и вы получите действительность».** Это очень верно — «сгустить мечтания».

### Использованные символические образы

Карта Karmalogic:
колба с гомункулом (символ исполнения желаний, достижения желаемого результата).
Пиктограмма Karmalogic:
химическая колба

ВЫ МОЖЕТЕ ПРИСОЕДИНИТЬСЯ
К ОБСУЖДЕНИЮ ЗАКОНА «МЕЧТА» И СЛУЧАЕВ,
ЕГО ПОДТВЕРЖДАЮЩИХ, НА САЙТЕ ПРОЕКТА
KARMALOGIC.NET. ДЛЯ ЭТОГО ПРОСКАНИРУЙТЕ
РАСПОЛОЖЕННЫЙ В КОНЦЕ СТРАНИЦЫ
QR-КОД С ПОМОЩЬЮ ВАШЕГО СМАРТФОНА,
И ВЫ ПОПАДЕТЕ НА СТРАНИЦУ ОБСУЖДЕНИЯ
ДАННОГО ЗАКОНА.

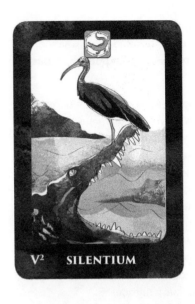

V² SILENTIUM

## Сутра Слово

### МОЛЧАНИЕ
### Молчим о том, что уже вот-вот, как нам кажется, произойдет

*Сказав, мы прерываем программу свершения*

«Молчание — алтарь осторожности», — говорил Грасиан Бальтасар, испанский писатель и философ XVI века и по совместительству иезуит. В главе, посвященной кармическому закону мечты, мы говорили, как важно для воплощения своих желаний представлять их как уже свершившиеся, а для этого визуализировать и вербализировать свои мечты, тем самым бессознательно программируя себя на их воплощение. Но есть очень важный нюанс. Делать это надо, когда мы еще далеки от получения желаемого. Именно тогда имеет смысл говорить: а у меня будет такой-то дом, а у меня будет такая-то яхта, а я буду жить там-то. Но **когда желаемое событие, от которого все зависит, вот-вот произойдет, об этом нужно молчать**.

Например, мы мечтаем о доме, и бессознательное будет помогать нам «вести» к мечте — мы заработаем деньги, найдем людей, которые создадут проект дома, тех, кто поможет его построить, и так

*«Молчание — алтарь осторожности».*

*Грасиан Бальтасар*

далее. Но за неделю, за день, за минуту до предполагаемого момента свершения об этом нужно молчать. Если произнести: «Все, я практически уже добился своей мечты», — то для подсознания это будет знаком, что всё уже свершилось и программу достижения можно закрывать. Поэтому **молчим о том, что уже вот-вот, как нам кажется, произойдет. Сказав, мы заблокируем механизм работы бессознательного, закроем программу свершения.**

*«Когда вы делитесь своими мечтами или ценностями с кем-то еще, вы теряете частичку себя, часть собственной силы».*

*Доминик Лоро*

По сути, именно об этом известная поговорка: «Не говори гоп, пока не перепрыгнешь». Если обратиться к происхождению этой крылатой фразы, выясняется, что она пришла из цирковой среды. Акробаты произносили слово «гоп» после того, как делали очередной трюк. Очевидно, что для них появление этого правила имело серьезное основание в виде собственного профессионального опыта. Да и народная мудрость, бытовавшая в древних магических практиках противодействия сглазу, а до нас дошедшая в виде ряда поговорок и пословиц, в значительной степени о том же. «Сглазить», согласно Толковому словарю Ожегова, это «предсказанием чего-нибудь хорошего накликать плохое»[903].

### Молчанье лучше пустого болтанья

Каждый раз, когда мы стремимся удовлетворить свою потребность либо желание, человеческий мозг выбирает и формирует наиболее энергетически выгодную, оптимальную программу реализации[904]. Благодаря отражающему восприятию и абстрактному мышлению мозг предвкушает те эмоции, которые могут возникнуть вследствие успешного исхода[905]. В результате мобилизуются внутренние резервы организма, которые нужны на разных этапах пути. Если наша цель связана с физической активностью — повышается тонус скелетной мускулатуры. В случае мыслительной активности посредством гормонов и биологически активных веществ повышаются активность и чувствительность нервных клеток мозга, обостряется восприятие органов чувств. Чем ближе к достижению цели, тем более выраженным является эффект. Организм как бы готовится вступить в финальный поединок и получить свою награду в виде мощного выброса гормонов радости, внутренних опиатов и других биологически активных веществ с положительным психотропным действием. Внутренняя энергия, которая вырывается из подсознания, проявляется в пристрастиях, сильных эмоциях, овладевающих разумом, мобилизующих его возможности в направлении реализации желания. Однако сама по себе мобилизация внутренних стремлений и сил является стрессовым фактором для организма и ведет к истощению его ресурсов[906]. Поскольку человек является биосоциальным существом, для него важным является признание со стороны других людей, что служит позитивным подкреплением наших действий. Поэтому при получении преждевременного одобрения мозг получает подтверждение, что цель достигнута, и прерывает программу ее реализации. На некоторое время организм переходит в более экономный режим работы, аккумулируя энергию для решения новых задач. Вот почему очень важно до последнего молчать о том, что, как нам кажется, вот-вот уже должно свершиться. Сказав, мы прерываем программу свершения и рискуем не достигнуть задуманного в самый последний момент.

> *«Человеку нужно два года, чтобы научиться говорить, и шестьдесят лет, чтобы научиться держать язык за зубами».*
>
> *Лион Фейхтвангер*

Молчание необходимо. Молчание накапливает внутреннюю энергию, не давая ей уйти в неизвестном направлении. Или, точнее говоря, раствориться во внешнем пространстве. Это самая распространенная, почти бытовая утечка энергии, всегда чреватая несбывшимися надеждами. Не зря говорится: «Слова — серебро, а молчание — золото». **Энергия близкого события не должна подвергаться риску потери вследствие разглашения и пустопорожнего бахвальства.**

Эту энергетическую особенность молчания прекрасно знали исихасты, монахи и богословы, практикующие молчание. Сам термин «исихазм» происходит от греческого слова, означающего спокойствие, тишину, молчание, мир. С обыденной точки зрения исихастская практика молчания приводит человека в состояние умиротворения. Однако многие практиковавшие сакральное молчание монахи утверждали, что получали возможность общения с ангельскими силами. Традиция исихазма продолжается в настоящее время во многих монастырях и исихастириях, в частности, на Афоне[907].

Поэт Федор Тютчев в своем знаменитом стихотворении «Silentium»[908] (молчание) сказал:

> Молчи, скрывайся и таи
>
> И чувства и мечты свои –
>
> Пускай в душевной глубине

Встают и заходят оне.

Безмолвно, как звезды в ночи, –

Любуйся ими и — молчи.


Мысль изреченная есть ложь.

Взрывая, возмутишь ключи, –

Питайся ими — и молчи.

**Важно молчать, храня тем самым естественное созревание собы-тия, его непроизносимую духовную сердцевину.** Не стоит подвергать важное событие риску в ущерб его объективной, безусловной и верной онтологической целостности. Молчание важно для художника, завершающего картину, политика в день голосования на выборах, писателя, подбирающего финал романа, женщины, ожидающей ребенка… Таинство совершается в тишине, с помощью тишины, где тишина тоже работает на дальнейшее совершение, а в том или ином праздном «многоглаголании несть спасения» (Мф. 6:7). Сказав об уже близком событии, мы прерываем программу достижения и мыслим его свершившимся, возможно, весьма преждевременно.

*«Люди учатся, как говорить, а главная наука — как и когда молчать».*

*Лев Толстой*

В буддизме, для которого отказ от слов является одной из составляющих важнейших духовных практик (медитация), бытует множество притч о молчании. В одной из них рассказывается, как однажды к Будде пришел человек и, коснувшись его ног, спросил, есть ли Бог. Будда посмотрел на него пристально и сказал: «Когда я был молод, я очень любил лошадей и различал четыре типа. Первый — самый тупой и упрямый: сколько ее ни бей, она все равно не будет слушаться. Второй тип: лошадь слушается, но только после удара. Есть и третий тип. Это лошади, которых не нужно бить. Ты просто показываешь ей хлыст, и этого достаточно. Еще существует четвертый тип лошадей, очень редкий. Им достаточно и тени хлыста».

Говоря это, Будда смотрел в лицо человеку. Затем он закрыл глаза и замолчал. Человек тоже закрыл глаза и погрузился в молчание. Потом Будда открыл глаза, а человек просидел в таком состоянии еще час. Лицо его было умиротворенным и светлым. Открыв глаза, человек коснулся ног Будды с глубокой признательностью, поблагодарил его и ушел.

Когда он вышел, ученик спросил Будду: «Он спрашивает о Боге, а ты говоришь о лошадях. Я видел, как он погрузился в глубокое молчание. Как будто он прожил с тобой много лет. Даже я никогда не знал такого молчания! Какое единение! Почему он так благодарил тебя?» Будда ответил: «Я гово-

*Хочешь рассмешить Бога — расскажи Ему о своих планах*

рил не о лошадях. Я говорил о Божественном. Но об этом нельзя говорить прямо. Когда я увидел, на какой лошади он приехал, я понял, что такую лошадь мог выбрать только истинный ценитель. Вот почему я заговорил о лошадях. Это был язык, который он мог понять, и он понял его. Он редкий человек. Ему было достаточно и тени хлыста. И когда я закрыл глаза, он понял, что о высшем говорить нельзя, о нем можно только молчать; и в этом молчании Оно познается. Это трансцедентальный опыт, и он находится за пределами ума»[909].

Исходные посылки буддизма отвергают практические желания и мечты как проявление иллюзорности этого мира, однако сама эта притча интересна тем, что указывает на наличие трансцендентного закона, позволяющего воздействовать на окружающую нас реальность, как бы мы ее ни трактовали, с помощью такой практики, как молчание.

Эти трансцендентные механизмы получили свое отражение и в монотеистических религиях. Евангелие описывает, как в приближении страстей Христовых некоторые апостолы оказались свидете-

*«Молчать — верить самому себе».*

*Альбер Камю*

лями сверхъестественного явления, однако Иисус предупредил их молчать до поры: «Когда же сходили они с горы, Он не велел никому рассказывать о том, что видели, доколе Сын Человеческий не воскреснет из мертвых» (Мк. 9:9–10). Программа спасения человечества была исполнена.

Боясь отпугнуть от себя благодать Божию и не достигнуть Царствия Божьего за порогом жизни, **христианские подвижники пресекали при своей жизни разговоры о своих добродетелях и духовных достижениях.** Один из таких эпизодов: «Преподобный Сисой Великий (V век) прожил в пустыне

**Чем меньше слов — тем больше дел**

шестьдесят лет. Когда он уже был при смерти, просветилось лицо его, как свет, и он сказал братии: «Ангелы пришли взять меня, но я молюсь им, дабы они оставили меня на короткое время, чтобы я мог покаяться". — "Тебе нет нужды в покаянии, отче", — сказали ему братия. На сие старец ответил: "Поистине я не знаю, сотворил ли я хоть начало покаяния моего". Но все братия знали, что он совершен в добродетелях»[910].

Труд Никодима Святогорца «Невидимая брань» предупреждает об одном из четырех искушений подвижника в час смертный: «Третье искушение в час смерти бывает искушение тщеславием и самоценением, внушающими уповать на себя самого и дела свои. Посему — как всегда, так наипаче в час смерти — отнюдь не допускай вниманию своему останавливаться на себе и своем и вдаваться в довольство собой и делами своими, хотя бы ты преуспевал в добродетелях паче всех святых»[911].

*«Молчание — великий друг, который никогда не изменит».*

*Конфуций*

Очень осторожное отношение к оглашению задуманных планов имеет место в исламе. Считается, что человеку необходимо не только научиться правильно говорить, но и овладеть искусством молчать. «Молчание — это мудрость. Но мало кто его соблюдает», — говорится в одном из хадисов[912]. Согласно сунне (мусульманскому преданию), пророк Мухаммад сказал однажды: **«Для успешного завершения задуманного дела, скрывайте это дело, ибо, поистине, у каждого обладателя блага есть (свой) завистник»**[913]. В Коране говорится: «Не говори ни о чем: "Я сделаю это завтра" — без того, что пожелает Аллах, и вспомни твоего Господа, когда ты забудешь, и скажи: "Может быть, выведет меня мой Господь к более близкому, чем это, по прямоте"» (Коран, 18:23—24).

**Не говори гоп, пока не перепрыгнешь**

В этих словах Аллах запрещает людям уверенно заявлять об их будущих планах и грядущем, не связав их с Его волей. Считается, что, нарушая этот запрет, человек претендует на знание сокровенного и сокрытого, то есть на то, что предопределено и ведомо только Аллаху. Поскольку все происходит по воле Всевышнего, человек, поступая таким образом, пытается уподобиться Аллаху, что является тяжелейшим грехом в исламе. Поэтому планы следует строить, осознавая, что все происходит в соответствии с предопределением Аллаха.

Особая ценность молчания признается в иудаизме. «Речь — производное физической оболочки человека, — объяснял раби Иегуда Лива, один из крупнейших комментаторов Торы и Талмуда, главный раввин Праги (XVI в.). — Молчание же позволяет взять верх нашей духовной сущности. Поскольку молчание — естественное состояние человеческой души, тишина позволяет духовной составляющий контролировать физическую…»[914].

«Все дни своей жизни я провел среди мудрых людей, — писал во II веке рабан Шимон бен Гамлиэль, глава Сангедрина (верховного суда), — и не нашел ничего лучшего, чем молчание» (Пиркей Авот 1: 17). В еще одном еврейском первоисточнике написано: «При многословии не миновать греха, сдерживающий уста свои — мудр»[915].

Известная пословица гласит: «Хочешь рассмешить Бога — расскажи Ему о своих планах». Возможно, «смех Бога» — **это тот фактор, который нарушает физический принцип равновесия, лежащий в основе не только природных явлений, но и наших жизненных стратегий**.

В механике равновесием называют состояние физической системы, когда ее характеристики со временем не меняются[916]. Существует три типа равновесия — устойчивое, неустойчивое и безразличное. Нас интересует в первую очередь неустойчивое, поскольку в этом случае возможны потеря равновесия и, как следствие, кардинальное изменение системы[917]. Процессы, происходящие в социальной системе, когда каждый человек взаимодействует с огромным количеством объектов, несут в себе высокую неопределенность из-за чрезвычайно большого количества обстоятельств. Поэтому определить результат можно только с помощью теории вероятности[918]. При ненулевой вероятности протекают процессы, которые способствуют позитивному завершению того, на что мы надеемся. Также существуют противоположные процессы — направленные на неудачу. **При динамическом равновесии этих процессов, любой посторонний фактор может поколебать его и привести к катастрофическому завершению сценария.**

*«Не рассказывай о том, что задумал: не бывает успеха у замысла, что открыт другому».*

*Народная мудрость*

*«Кто не умеет молчать, пока не настанет пора говорить и действовать, тот не настоящий человек».*

*Томас Карлейль*

**Таким посторонним фактором может стать даже преждевременное высказывание.** Именно поэтому в сложных случаях молчание — это разумная стратегия. Желательно ограничить круг факторов, которые могут негативно повлиять на предстоящее событие. Если процесс продолжается и вскоре будет завершен, не нужно подвергать его лишнему риску. **Даже вербальная информация может спровоцировать рост ненулевой вероятности неудачи.**

*Не забывай, где должно сказать, а где надо промолчать*

Исторические источники дают немало свидетельств пагубных последствий нарушения кармического закона молчания и преждевременной констатации победы. В житии «Димитрия Солунского» рассказывается история вождя славян Хацона, который в начале VII века вел набег на могущественную Византию. Война с наследниками римской военной науки была непростым делом. Тяжеловооруженная конница катафрактариев, фаланги скутатов и мощные крепостные стены защищали сокровища империи от северных варваров. Однако Хацона было трудно остановить. Он прошел с боями через богатые земли, совершил много славных побед и собрал большую добычу. Наконец перед взором «экзарха славян», как назвал Хацона византийский книжник, встал богатейший греческий город Фессалоники, который славяне именовали Солунью.

*На то у человека язык, чтобы уметь молчать*

Хацон умел брать греческие крепости. Правильная осада обычно заставляла греков сдаться. Но вождя снедало нетерпение. Может быть, решиться на штурм? Чтобы развеять сомнение, Хацон решил прибегнуть к гаданию. Он вопросил богов, удаться ли ему войти в город.

«Когда экзарх этих славян по имени Хацон по своему обычаю захотел узнать через гадание, сможет ли он войти в наш богохранимый город, ему было сказано, что можно войти, но не было раскрыто каким образом», — пишет византийский автор.

Обрадовавшись результату гадания, Хацон решил, что город уже гарантированно взят, сообщил об этом войску и повел воинов на штурм. Однако в битве славян в этот раз ждало поражение. А что же гадание? Оно исполнилось: Хацон в самом деле вошел в город. Но как пленник[919].

*Если ошибся дорогой, то можно вернуться; если ошибся словом, ничего нельзя сделать*

В 1933 г. исследовательница Вера Малер обнаружила, что, если человек объявлял о найденном решении какой-либо проблемы и получал признание и похвалу от окружающих, его мозг воспринимал это как что-то уже свершившееся, хотя на самом деле еще ничего не произошло. Таким образом, Малер установила, что признание своего решения, которое вы объявили окружающим, создает социальную реальность в мозге. Профессор психологии Питер Гольвитцер продолжил исследование этого феномена в 1982 году. В своей книге «Символическое самозаполнение» он исследовал концепцию социальной реальности и описал результаты четырех испытаний с участием 163 человек, которые дополнительно подтвердили эту теорию. Обнаружилось, что **участники тестирования, которые не разглашали своих ближайших планов, с большей вероятностью достигали поставленных целей, чем те, которые рассказывали о них и получали признание со стороны окружающих**[920].

Когда мы говорим о том, что должно случиться, это дает нам ощущение свершения. Наше подсознание воспринимает сказанное как сделанное. Наш образ в наших собственных глазах улучшается, мы становимся для самих себя успешнее, осо-

*Слово — серебро, молчание — золото*

бенно получив похвалу и внешнее одобрение. **Разговор удовлетворяет подсознание, в результате мозг уже не считает нужным быть столь же готовым к действию, ведь он уже свое получил.** Похожий тест показал, что успех в решении промежуточных задач при определенных обстоятельствах также ослабляет усилия для достижения следующих, более важных и комплексных целей. Это происходит по той же самой причине. Для человеческого подсознания достижение промежуточной цели уже воспринимается как нечто вполне достаточное[921].

*Умей сказать,
умей
и смолчать*

Таким образом, в тот момент, когда что-то важное для нас должно вот-вот произойти, когда нам осталось совершить последний рывок, лучше прекратить говорить об этом. Вербализация на этом этапе перекроет программу свершения. Да, в глазах общества, окружающих мы получим свои баллы, такую нужную и долгожданную положительную оценку. Однако подсознание будет демобилизовано, снизится мотивация действовать. Нас будет переполнять чувство гордости и радости, однако это ощущение быстротечно, и в скором времени мы рискуем ощутить горечь разочарования от того, что упустили момент, не сделав все, что требовалось. **В конце пути, когда наш план со дня на день должен осуществиться, лучше найти в себе силы не говорить о близком воплощении мечты и сконцентрировать энергию подсознания на достижении результата**[922].

### Использованные символические образы

Карта Karmalogic:
крокодил
(символ молчания).
Пиктограмма Karmalogic:
крокодил.

ВЫ МОЖЕТЕ ПРИСОЕДИНИТЬСЯ
К ОБСУЖДЕНИЮ ЗАКОНА «МОЛЧАНИЕ»
И СЛУЧАЕВ, ЕГО ПОДТВЕРЖДАЮЩИХ, НА САЙТЕ
ПРОЕКТА KARMALOGIC.NET. ДЛЯ ЭТОГО
ПРОСКАНИРУЙТЕ РАСПОЛОЖЕННЫЙ В КОНЦЕ
СТРАНИЦЫ QR-КОД С ПОМОЩЬЮ ВАШЕГО
СМАРТФОНА, И ВЫ ПОПАДЕТЕ НА СТРАНИЦУ
ОБСУЖДЕНИЯ ДАННОГО ЗАКОНА.

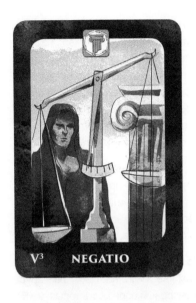

V³    **NEGATIO**

# Сутра Слово

## ОТРИЦАНИЕ
### Отказываемся от оператора «*не*»

*Отрицание существует
только в языке, но программирует
нас на то, что отрицается
или запрещается*

Что, если нас попросят НЕ думать о большой белой обезьяне? Следом предложат представить все что угодно, но только НЕ свой загранпаспорт? Или помечтать о подарке — каком угодно, но только НЕ о кольце с бриллиантами? Теперь посмотрим, что в этот момент творится у нас в голове. Там большая белая обезьяна мечется по комнате в поисках паспорта и посреди тревожной сцены сверкает на столе респектабельно оправленный ювелирами трехкаратник. Нас просили, чтобы всего этого там не было, а наш мозг, как будто назло, немедленно сделал все наоборот!

Впрочем, ничего удивительного. *Слово «не»* существует только во **второй сигнальной системе — языке. В бессознательном его нет.** Сначала у говорящего в правом полушарии появляется предсознательный, как его называл Фрейд, образ. Потом в левом полушарии этот образ превращается в слово, например, и он его произносит. Мы слышим — и в нашем левом полушарии, где размещается центр речи с базой данных, набор звуков становится словом. А правое полушарие раскодирует это слово в образ. Если в одной системе закодировано, то и раскодировано должно быть в той же системе. Система кодирования — это и есть язык.

*«А Я говорю вам:
но да будет слово
ваше «да, да», «нет,
нет»; а что сверх того,
то от лукавого».*

*Нагорная проповедь*

К сожалению, слово *«не»* по этой цепочке нормально передать невозможно. Например, нас попросили представить себе все, кроме паспорта. Но мозг так устроен, что не может представить себе «все». Даже «все, кроме паспорта» ни в какой образ не складывается. Поэтому мозг упрощает себе задачу: отбрасывает бессмысленные звуки и цепляется за единственное полноценное слово в повелительной речи — в результате мы представляем себе образ паспорта.

Все, что мы произносим — вслух или про себя, — программирует возникающие образы и поведение. Причем не только у слушателя, но и у самого говорящего. Потому что мозгу практически все равно, к кому мы обращаемся, — он просто выполняет задачу декодирования.

**В природе отсутствует отрицание. Мозг на бессознательном уровне не умеет работать с *«не»*,** и если мы говорим «не Х», то наш мозг реагирует на такое высказывание, как на Х, поскольку сенсорный образ есть только у Х[923].

*«Система очень
проста: никогда ничего
прямо не дозволять
и никогда ничего
прямо не запрещать».*

*Михаил Салтыков-
Щедрин*

«Не думай об этом!», «Да ты не переживай, ничего не произойдет!» Все эти утешения — изощренная форма садизма и мазохизма одновременно. Есть даже психологическая теория, что ребенок начинает сознательно врать только после того, как отлично умеющие это делать родители впервые спросят: «А ты не врешь?» До этого он невинно фантазировал, играл, а на грехопадение его сподвигли мама с папой, натолкнув на мысль, что врать можно с корыстной целью. Вот и напоминание «По газонам не ходить» на самом деле предлагает прогуляться по траве, а табличка «Не курить» напоминает, что сейчас самый подходящий момент для этого.

**Стоило бы объявить частое употребление речевой частицы *«не»* вредной привычкой и всячески от нее избавляться.** Она как красная кнопка, которую нажимать ни в коем случае нельзя: только кажется, что она запрещает, а на самом деле — программирует на действие.

Выходом из этого положения является представление противоположного образа или противоположного действия, но уже без слова *«не»*. **Мыс-**

лить лучше **позитивными, а не запретительными конструкциями** — например, «я не буду курить» лучше заменить на «я обязательно освобожусь от этой привычки». Иначе «*не*» будет нас дополнительно подталкивать на нежелательное действие.

Программировать себя можно только чем-то позитивным. В противном случае если попытаться перейти из одного состояния в другое, отрицая предыдущее и не имея при этом ясной и открытой цели, то получится, как в эпизоде встречи Алисы с Чеширским котом:

— *Скажите, пожалуйста, куда мне отсюда идти?*

— *Это во многом зависит от того, куда ты хочешь прийти?* — *сказал кот.*

— *Да мне почти все равно,* — *начала Алиса.*

— *Тогда все равно куда идти,* — *сказал Кот[924].*

**Если мы не представляем себе конечную цель, а всего лишь отрицаем то состояние, в котором находимся, то мы на него себя и программируем.** Если в обществе нет идеологии как некой целевой общественной модели, то попытки расстаться с прежним общественным или политическим строем приведут лишь к возвращению обратно. Лозунг «Все что угодно, только не это» отрицает прошлое, но не порождает будущее. Наша страна вот уже третье десятилетие никак не может определиться с тем, какое общество мы строим. Мы говорим: только не КПСС — и строим новые партии в полной аналогии с конструкцией КПСС.

Примеры бессмысленности и вредности негативного сценария решения проблем можно встретить и в американской истории. Представим обычную сцена из вестерна: ковбой заходит в салун, заказывает стаканчик виски. Что происходит потом,

*Ветер горы разрушает, слово народы поднимает*

можно не напоминать: стрельба, разбитая мебель, горы трупов — и все это под веселенькое бренчание тапера на разбитом пианино. Между тем самим американцам в начале прошлого века эти сценки перестали казаться забавными. Они решили бороться за искоренение алкоголя. За запрет выступили представители обеих главных американских партий: и демократы, и республиканцы. Все были настроены очень решительно. «Не производить! Не транспортировать! Не продавать!» Казалось, у алкоголя нет ни единого шанса.

## Не говори под руку

Однако запрет продержался только с 1920 по 1933 год, а потом был отменен. Почему? Все очень просто: эффективность его оказалась чрезвычайно низка. Да, учтенное потребление алкоголя снизилось в два раза. Зато неучтенное… Нетрудно догадаться, какой сладостью наполнился запретный плод. Алкоголь стали продавать из-под полы втридорога. На почве «сухого закона» поднялась и окрепла американская мафия, основной статьей дохода которой стала незаконная продажа алкоголя — бутлегерство. Алкоголь обрел ореол труднодоступного удовольствия. Если раньше пьянство ассоциировалось с времяпровождением низших классов, то теперь в первую очередь спивалась элита, ведь алкоголь стал дорогим удовольствием. Последствия того необдуманного запрета американцы пожинают по сей день. Бутлегерство ушло в прошлое. Но мафия-то осталась. Это убедительный пример того, как негативная программа дала прямо противоположный эффект[925].

> *«Разница между „могу" и „не могу", заключается всего в двух буквах. Эти две буквы определяют направление вашей жизни».*
>
> *Популярный статус в Facebook*

**Люди не имеют того, что хотят, по единственной причине: они больше думают о том, чего *не* хотят, чем о том, *что* хотят.** В обществе веками свирепствует эпидемия болезни более страшной, чем чума. Это эпидемия «не хочу». Люди думают, говорят, делают и направляют все свое внимание на то, чего они «не хотят». «Для закона притяжения не важно, считаете вы что-либо плохим или хорошим, хотите вы чего-либо или нет, — раскрывает суть происходящего Боб Дойл, создатель и руководитель программы „Богатство без пределов". — Закон лишь отвечает на ваши мысли. Следовательно, когда вы в ужасе взираете на кучу долгов, вы посылаете сигнал во Вселенную: „Из-за этих долгов я ужасно себя чувствую". Так вы подтверждаете для себя ужас. Вы чувствуете его на всех уровнях вашего бытия. И вы получите еще больше того же самого»[926].

Закон притяжения — это закон природы. Он беспристрастен и не различает добра и зла, он просто принимает наши мысли и возвращает их нам в виде переживаний и жизненных событий. Закон притяжения дает именно то, о чем мы думаем. В тот момент, когда мы сосредоточиваем свои мысли на том, чего хотим, и удерживаем фокус, мы призываем желаемое с помощью величайшей силы во Вселенной. Закон притяжения не берет в расчет «нет», «не» и любые другие отрицательные слова. Вот какой сигнал получает закон притяжения, когда мы произносим слова с отрицательной частицей:

Я не хочу пролить что-нибудь на этот костюм.

*«Я хочу пролить что-нибудь на этот костюм, и как можно больше».*

– Я не хочу плохую стрижку.

*«Я хочу плохую стрижку».*

– Я не хочу задерживаться.

*«Я хочу задержаться».*

– Я не хочу, чтобы этот человек грубил мне.

*«Я хочу, чтобы этот человек и другие люди грубили мне»*[927].

Очень точной иллюстрацией такого прочтения может послужить адыгейская народная сказка об одном слишком послушном мальчике...

«Жила-была в одном горном ауле вдова по имени Дахэжан. Единственной радостью женщины был ее любимый сынок Аледжук. Мальчик он был приветливый, добрый и очень послушный. Все, что мама ему говорила, он сразу же выполнял. „Принеси водички, сынок“, — просила она, и мальчик сразу же приносил. „Выйди погулять“, — и он шел гулять. „Обними мамочку!“ — и ребенок нежно обнимал ее своими ручонками. Она так его любила, что ничего ему не запрещала, ведь он был такой славный.

*«Когда запрещают ходить, пойти хочется еще сильнее».*

*Хладнокровный Ходзуки*

Однажды Дахэжан услышала от соседки, что в горах, недалеко от их аула, видели страшного медведя. Она сильно испугалась. И совсем забыла о том, что раньше никогда ничего не запрещала сыну, а со страху начала ему приказывать строгим голосом. Гулял Аледжук как-то около дома, а потом побежал по дорожке, сам не зная куда. Дахэжан бросилась за ним и

*«Когда в Поднебесной
много запретов, народ
беднеет».*

*Лао-цзы*

как закричит: „Не ходи далеко!" Ну, он услышал слово „далеко" и как пустился со всех ног в сторону леса! Хорошо, что Дахэжан его догнала. А потом, когда они гуляли около озера и мальчик подошел близко к его краю, Дахэжан с испугу громко сказала ему: „Не лезь в воду!" Ну, и понятное дело, Аледжук тут же залез в воду, правда, не очень глубоко. Однажды беда подступила совсем близко... Аледжук стоял около печи и внимательно изучал, что же там внутри так ярко светит. Дахэжан как бросится к нему: „Не подходи к огню!" А сын услышал: „К огню" — и протянул к нему руки. Сильно обжегся мальчик, плакал громко. Раны, конечно, залечили. А Дахэжан никак не могла понять, что же случилось с ее послушным мальчиком? А вы догадались?»[928]

## Не каждое слово — зеркало

В раннем детстве прямые словесные запреты взрослых оказывают максимально убедительное воздействие и ребенку не требуется развернутых обоснований. У животных так же, как и у ребенка, можно выработать условные рефлексы на слова (например, собака выполняет приказы хозяина). Но эти рефлексы являются реакциями на звуковой раздражитель, на сочетание звуков, а не на смысл слова, которое животное не понимает[929]. Для человека слово выполняет роль не просто условного раздражителя, как у животных, человек мыслит словами.

**Одной из функций речи является способность ее к внутреннему программированию нашего поведения,** осуществляемому с помощью внутренней речи, которая всегда получает ту или иную эмоциональную окраску[930]. Прежде чем человек примет решение в ответ на поступившую информацию, происходит ее обработка в анализирующих системах головного мозга. На основании полученной эмоции формируется соответственная программа поведения. Но наше активное отрицание чего-либо может послать противоположный по смыслу сигнал. Тревожность, которая сопровождает нежеланную ситуацию, способствует все большему программированию мозга на ее реализацию. Чем сильнее и яростней мы отрицаем что-либо, тем больше шансов, что все произойдет именно так. **Мозг моделирует негативную ситуацию так, как будто она уже произошла и сохраняет готовую программу в памяти.**

В знаменитой повести Леонида Соловьева о Ходже Насреддине, написанной на основе фольклорных рассказов среднеазиатских народов, упоминается история о невыполнимом задании, которое ставит Ходжа: ночь не спать, но при этом до утра не думать об отвратительной обезьяне с красным задом. Естественно, перед кем бы ни стояло это задание — эмиром бухарским, ростовщиком или другим персонажем, — никто не может его выполнить[931]. Частица «не» совершенно не препятствует тому, чтобы человек думал о том, что запрещают, наоборот, она только провоцирует постоянно возвращаться к размышлениям о причинах запрета и об объекте, который под него попал.

Вспомним ветхозаветный сюжет. Господь запрещает Адаму и Еве вкушать плоды только одного дерева во всем Эдемском саду, но именно запретный плод манил больше всех остальных, и в итоге Ева и сама не устояла, и Адаму предложила отведать плоды с Дерева познания добра и зла (Быт. 2:16–17, 3:1–6).

Оба примера указывают на одну и ту же закономерность: **отрицание программирует повышенный интерес к предмету отрицания.** Знаменитый немецкий философ конца XVII — начала XIX века Иоганн Готлиб Фихте утверждал, что в основе функционирования нашего сознания лежит диалектика перехода от тезиса к антитезису, а затем к синтезу, т. е. к возвращению к тезису, но уже через преодоление отрицания. Прежде всего, у него шла речь об утверждении Я через не-Я и овладением этим не-Я как чем-то своим. Таким образом, Фихте определил закономерность освоения человеком мира благодаря процедуре отрицания — таким образом наше сознание осуществляет экспансию во внешний мир[932]. Позже, в середине XX века, немецкий антрополог Гельмут Плесснер проанализировал эту закономерность как отличительную черту человека, которую он назвал эксцентричностью — вынесением своей сущности вовне того, чем мы уже обладаем, и стремлением стать тем, чем мы еще не есть[933].

*«Словом можно убить, словом можно спасти, Словом можно полки за собой повести».*

*Вадим Шефнер*

Однако нередки ситуации, когда мы действительно хотим избежать каких-то действий. Тогда лучше следовать стратегии суфизма (мистического движения в исламе), которая выражена в простой формуле: «**Для того**

**чтобы любить Бога, нет нужды ненавидеть дьявола».** Эту мысль приписывают одной из наиболее уважаемых женщин-суфий Рабии-эль-Адавийе: «Однажды Рабию спросили: „Ненавидишь ли ты дьявола?" — „Нет", — ответила она. „Почему же?" — спросили ее тогда. Она сказала: „Потому что любовь моя к Богу не оставляет мне время ненавидеть дьявола»[934].

*«Слова, которые вы постоянно выбираете, формируют вашу судьбу».*

*Энтони Роббинс*

Неверие во всемогущество Аллаха — грех в исламе, за которым следует наказание (Коран 4:153). То, что кажется невозможным человеку, оказывается возможным для Всемогущего Творца: «Поистине, Аллах мощен над всякой вещью!» (Коран 8:41). Человек, считающий что-то невозможным, не верит во всемогущество Всевышнего, он подобен другим слепцам. В Коране говорится: «И ты не выведешь на прямой путь слепых от их заблуждения. Ты заставишь слышать только тех, кто верует в Наши знамения, а они — предавшиеся» (Коран 27:81).

*«Если бы змей был запретным, Адам и его бы съел».*

*Марк Твен*

Чтобы поверить в исполнение невозможного и невероятного, надо всего лишь выйти за пределы собственных представлений, и тогда то, что еще вчера казалось невозможным, вдруг окажется окружающей реальностью. Но чтобы это случилось, важно довериться Аллаху, чтобы Он расширил человеческое сознание до нового понимание вещей. Сказав «да» и открываясь новым возможностям, человек получает новый опыт и подготавливает себя к решению новых задач.

Суть культуры во многом отражена в языке. Его структура закладывает определенную логику мышления, делая абсолютно непохожим восприятие одного и того же факта носителями разных языков. В иврите то, что переводится у нас как «не» и «нет», имеет массу оттенков, снимая скрытую программную возможность с частицы «не» и подчас отрицая не конкретное действие «не хочу курить», а субъект или объект действия — само курение или нас, как причастных к этом процессу[935].

Основная отрицательная частица –לֹא «ло» — может быть употреблена как отрицание фразы вообще. Несколько более сложно употребление частицы אֵין «эйн» или в ее полной форме אַיִן «айин», которая встречается очень редко, как правило, в литературной речи, подчеркивая, акцентируя отрицание. Употребление частицы «эйн» характерно для литературного языка. Это отрицание имени существительного или прилагательного, а также отрицание настоящего времени глагола. Частица אֵין «эйн» с древнейших времен служила для отрицания имени. И есть еще частица לֹא «аль», очень употребительная и практически незаменимая в самой обычной бытовой речи. Это не просто отрицательная частица, это — запретительная частица. Частица, которая говорит «нельзя», «не следует». Именно эта частица используется в Заповедях Моисея, придавая им не отрицательный характер, а запретительный, то есть утверждая «неубийство», «неворовство», «непрелюбодеяние»[936].

*«То, что сжимают,
расширяется.
То, что ослабляют,
укрепляется.
То, что уничтожают,
расцветает».*

*Лао-цзы*

Своеобразным смысловым аналогом оператора «не» в рамках христианского богословия, можно считать фигуру Антихриста (1Ин. 2:22): приставка ἀντί в греческом языке имеет два значения — «против» и «вместо». По отношению к Антихристу оба эти значения правомочны, потому что Антихрист, согласно церковному учению, есть, с одной стороны, противник Христа, «отрицатель», а с другой — тот, кто пытается поставить себя на место Христа[937]. На протяжении всей истории христианства находились группы людей, которые зацикливались на не-Христе — на страхе Антихриста, поиске знаков его присутствия в мире — забывая Христа. Апостолы же, наоборот, заповедовали совершенно четко: необходимо концентрироваться на «положительной программе». Например, апостол Павел пишет: «Я рассудил быть... не знающим ничего, кроме Иисуса Христа» (1 Кор. 2, 2). Не Антихриста надо искать, а Христа. Первоначальные христиане оттого и умели жить так радостно посреди гонений, что искали Христа, а не отслеживали происки врагов. Об этом свидетельствовал Климент Александрийский: «Для нас вся жизнь есть праздник. Мы признаем Бога существующим повсюду... **Радость составляет главную характеристическую черту церкви»**[938].

*Говорить
впустую —
стрелять
вхолостую*

Буддизм, как и иудаизм и «ветхозаветное» христианство, имеет свой набор заповедей «запретительного» характера: не лишать жизни любое существо, не красть, не совершать прелюбодейства, не лгать и не наговаривать на ближнего, не пустословить и не разводить сплетни и др. Однако в отличие от монотеистических религий, в которых заповеди получены от личностного

*«Ничто так не привлекает, как табличка "Вход воспрещен"».*

*Я. Джангирова*

Творца и имеют, по сути, характер договора (завета), 10 заповедей буддизма фактически являются клятвами бодхисаттв (просветленных существ). Другими словами, здесь действует несколько иная логика — соблюдение заповедей становится результатом внутреннего самосовершенствования и духовного очищения, а не внешних запретов. Недаром буддизм и некоторые другие восточные религии, ориентирующиеся на практики медитации, в общественном сознании воспринимаются как созерцательные, далекие от мирской суеты, способствующие более гармоничному образу жизни. Наши соотечественники-туристы замечают, что в странах с глубокой буддистской культурой — например, в Таиланде, где 94 % населения являются буддистами, — в этикете бытового общения тема запретов отмечена особой деликатностью и характеризуется максимальным уходом от запрещающих конструкций. То есть, даже если мы пойдем под воспрещающий знак, нам не скажут: уважаемый, туда нельзя, ты неправильно идешь. Нам скажут: лучше следуйте этой дорогой, она короче.

*«Так как никто не запрещал, то сразу расхотелось».*

*Михаил Мамчич*

Как часто мы просим наших близких прекратить чем-то заниматься, призываем НЕ делать чего-то, но именно в этот самый момент именно это и происходит. «Не порежься!», «Не трогай!», «Не подходи!» — говорим мы и наблюдаем, как адресат нашего призыва трогает, режется или подходит, чем злит и пугает нас, да и сам уже этому не рад. А мы, в свою очередь, произносим стандартную фразу: «Я же говорил(а)!», — получаем такой же стандартный ответ: «Я не так понял(а)!» или «Сам не знаю, как так вышло!».

**Для российской культуры проблема неэффективности запретительного посыла особенно актуальна еще и потому, что частица** *«не»* **в русском языке является неударной, что означает, что акцент ставится не на нее, а на соседствующее ключевое слово.** Часто эта частица упускается мозгом, поскольку сообщения, ее содержащие, имеют в себе мало сопутствующей информации. Звучит достаточно короткая команда или просьба, где все внимание забирают ключевые, несущие смысловую нагрузку слова[939].

**Частица** *«не»* **также игнорируется, если у человека отсутствует любая другая цель, кроме отрицания.** Например: «Не думай о завтрашнем дне!» При отсутствии другой, альтернативной цели он будет думать именно о запрещаемом. Подсознанию будет очень сложно отвлечься, и именно эта мысль поселится в вашей голове. В случае утверждений и настроек типа «Я не хочу болеть» подсознание вновь воспринимает только ключевое слово «болеть» и концентрируется на нем. Мозг анализирует смысловую нагрузку слова и воспринимает ее как своеобразную команду к действию. И наоборот, фразу «я желаю быть здоровым» люди воспринимают правильно, т.к. подсознание вновь концентрируется на смысле ключевого, главного для него слова «здоровый» и настраивается на дальнейшие действия. Специалисты полагают, что **при правильно поставленной, положительной установке (без частицы «не») эффективность ее выполнения увеличивается на 10–15 %,** т.к. в этом случае подсознанию не нужно тратить время и энергию на правильную интерпретацию сообщения[940].

### Использованные символические образы

Карта Karmalogic:
полуразрушенная греческая колонна
(символ последствий отрицания), мужчина в черной
одежде (символ слова «отрицание»).
Пиктограмма Karmalogic:
греческая колонна.

ВЫ МОЖЕТЕ ПРИСОЕДИНИТЬСЯ
К ОБСУЖДЕНИЮ ЗАКОНА «ОТРИЦАНИЕ»
И СЛУЧАЕВ, ЕГО ПОДТВЕРЖДАЮЩИХ, НА
САЙТЕ ПРОЕКТА KARMALOGIC.NET. ДЛЯ ЭТОГО
ПРОСКАНИРУЙТЕ РАСПОЛОЖЕННЫЙ В КОНЦЕ
СТРАНИЦЫ QR-КОД С ПОМОЩЬЮ ВАШЕГО
СМАРТФОНА, И ВЫ ПОПАДЕТЕ НА СТРАНИЦУ
ОБСУЖДЕНИЯ ДАННОГО ЗАКОНА.

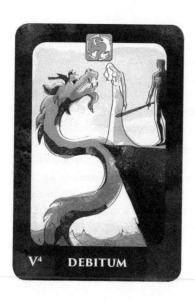

V⁴ DEBITUM

# Сутра Слово

## ДОЛГ
## Слово «должен» разрушает нашу психику, если нет понимания реальной платы

*Только осознание реальных последствий позволит совершать правильные действия, избегая разрушающего самогипноза долженствования*

Что принято понимать под долгом, помимо материального обязательства возместить одолженное? Долг — это идея общественного блага, которое держит в рамках всевозможные социальные связи. Это государственная служба, армия, производственная дисциплина. Долг — это добровольное моральное обязательство перед другими людьми, потребность человека в поступках более высоких, чем действия, направленные на удовлетворение чисто личных потребностей. Даже любовь предполагает определенное долженствование, беспокойство, заботу о ближнем, поддержку материальную или душевную.

Но при этом **долг может и должен вознаграждаться.** То чувство облегчения и даже наслаждения, которое приносит выполненный долг, ни с чем невозможно сравнить. Это как реализация глубинных мотиваций личности, как присутствие нравственного «закона внутри нас».

Если же при выполнении обязательств не появляется чувство удовлетворения или радости, это значит, что с нашим долженствованием не все в порядке. Может, мы ничего и не были должны, а это была одна лишь иллюзия долга. **Чувство долга может появиться от незнания, неверного решения, обмана.** В случае возникновения подобных сомнений такое иллюзорное представление о необходимости выполнения тех или иных обязательств нужно пересмотреть и отменить. Ложное представление о долге может разрушить личность и судьбу. Вот как расставание с ложным, внушенным чувством долга в контексте Первой мировой войны описывает Эрнест Хемингуэй в романе «Прощай, оружие!»:

«Гнев смыла река вместе с чувством долга. Впрочем, это чувство прошло еще тогда, когда рука карабинера ухватила меня за ворот. Мне хотелось снять с себя мундир, хоть я и не придавал особого значения внешней стороне дела. Я сорвал звездочки, но это было просто ради удобства. Это не было

*Должища, что печища: сколько ни клади дров, все мало*

вопросом чести. Я ни к кому не питал злобы. Просто я с этим покончил. Я желал им всяческой удачи. Среди них были и добрые, и храбрые, и выдержанные, и разумные, и они заслуживали удачи. Но меня больше это не касалось, и я хотел есть и перестать думать. Я должен перестать.

У меня была газета, но я не читал ее, потому что не хотел читать о войне. Я решил забыть про войну. Я заключил сепаратный мир. Я чувствовал себя отчаянно одиноким…

Война была где-то очень далеко. Может быть, никакой войны и не было. Здесь не было войны. Я вдруг понял, что она для меня кончилась. Но у меня не было чувства, что она действительно кончилась. У меня было такое чувство, как у школьника, который сбежал с уроков и думает о том, что сейчас происходит в школе»[941].

**Долг — это внутреннее, добровольное, самое личное побуждение человека, которое не должно быть навязано силой или извне.** Именно это имел в виду Иммануил Кант, формулируя свою концепцию категорического императива как верховного морального закона. «Две вещи наполняют душу всегда новым и все более сильным удивлением и благоговением, — писал знаменитый немецкий философ, — чем чаще и продолжительнее мы размышляем о них, — это звездное небо надо мной и моральный закон во мне»[942]. По мнению Канта, для человека моральный закон есть

*«У нас всех есть один якорь, с которого, если сам не захочешь, никогда не сорвешься: чувство долга».*

Иван Тургенев

императив, который повелевает категорически, поскольку человек имеет потребности и подвержен воздействию чувственных побуждений, а значит, способен к максимам, противоречащим моральному закону. Императив означает отношение человеческой воли к этому закону как обязательность, т. е. внутреннее разумное принуждение к нравственным поступкам. В этом и заключается понятие долга: «Долг есть необходимость действия из уважения к нравственному закону»[943]. Таким образом, по мысли философа, **нравственный закон, не зависящий от посторонних причин, единственно делает человека по-настоящему свободным**[944].

Знаменитый австрийский психиатр, философ и основатель психоанализа Зигмунд Фрейд связывал понятие долга с наличием в психике человека уровня «Сверх-Я» («Супер-Эго»). Оно представляет собой нашего внутреннего отца, который критично рассматривает все наши поступки и давит нормами морали и чувством вины[945]. Таким образом, личность воспринимает долг как внешнее насилие, которое может стать внутренним, но его репрессивная сущность от этого не меняется.

В ходе социализации человек учится получать удовольствие от выполнения долга, но для этого ему, по мнению Фрейда, необходимо сублимировать свои природные потребности, то есть перенаправить энергию либидо на социально значимые цели. В этом случае человек избегает невроза и получает пусть не животное, а специфически человеческое, но реальное удовлетворение. Это может быть эстетическое переживание в ходе художественного творчества (написания книги, создания картины), интеллектуальное наслаждение от сделанного научного открытия или радость от победы в спортивном соревновании. Другими словами, человеку **нужна реальная награда за выполнение долга, а не просто подчинение репрессивной социальной власти как выполнение абстрактного «надо»**.

Похожую точку зрения развивает американский экономист Мансур Олсон, излагая логику организации коллективных действий[946]. Пока каждый отдельный член коллектива не увидит своей индивидуальной выгоды в общем деле, он будет скорее следовать индивидуальной, а не коллективной программе действий. **Никакого абстрактного долга перед коллективом**

**не существует** — этот долг должен приобретать вполне материальную выгоду. Только тогда он становится значимым для индивида, а сам индивид не за страх, а за совесть будет идентифицировать себя с коллективом и стремиться к достижению общих целей, которые будут вполне конкретно в чем-то совпадать с его личными.

Критику абстрактной коллективности последовательно осуществляли представители австрийской школы политэкономии[947], которые подводили под свои экономические расчеты философскую

*Коли взято давно, так и забыто оно*

основу, начиная с Леопольда фон Мизеса и заканчивая Фридрихом фон Хаеком, который системно критиковал социализм как абстрактный коллективизм[948].

С точки зрения представителей этой школы, только **рыночные механизмы** (отвечающие за формирование цен и распределение ресурсов) **способны установить, как должен действовать человек — не только в экономической сфере, но и в других областях жизни**. Такой методологический индивидуализм и даже субъективизм являются одним из классических оснований современного политического либерализма.

В философии радикальную критику формального понимания долга осуществил известный немецкий философ и основатель философской антропологии Макс Шелер в своей классической работе «Формализм в этике и материальная этика ценностей»[949], в которой, в частности, указывал на невозможность обоснования понятия долга без обращения к содержанию, то есть к предмету долженствования.

Немецкий философ Фридрих Ницше писал: «Человек может выдержать любое «что», если у него есть достаточно большое „зачем"»[950]. В случае,

*Отдано взаймы, так подожди!*

если человек слышит слово «должен» и не имеет объяснения, не понимает, зачем он это должен делать, какова цена его бездействия, что он «получит» в результате своего действия, он начинает негодовать, злиться, впадать в депрессию и терять радость жизни. Именно поэтому люди, сковавшие себя иллюзиями долга, живут в постоянном стрессе. На самом деле **в массе «долгов» есть и те, которые мы берем на себя абсолютно напрасно**, от

*«Творческая личность подчиняется иному, более высокому закону, чем закон простого долга. Для того, кто призван совершить великое деяние, осуществить открытие или подвиг, двигающий вперед все человечество, — для того подлинной родиной является уже не его отечество, а его деяние. Он ощущает себя ответственным в конечном счете только перед одной инстанцией — перед той задачей, которую ему предназначено решить, и он скорее позволит себе презреть государственные и временные интересы, чем то внутреннее обязательство, которое возложили на него его особая судьба, особое дарование».*

*С. Цвейг*

которых мы можем с легкостью избавиться, если более внимательно рассмотрим последствия их невыполнения.

Христианство, как и любая религия, накладывает на верующего определенные и существенные обязательства, но при этом величайшая награда — любовь Бога — уже дана верующим без всяких обязательств. «...Бог Свою любовь к нам доказывает тем, что Христос умер за нас, когда мы были еще грешниками», — писал апостол Павел (Рим. 5: 8). «Ибо так возлюбил Бог мир, что отдал Сына Своего Единородного, дабы всякий, верующий в Него, не погиб, но имел жизнь вечную», — говорится в Евангелии от Иоанна (Ин.3:16). Таким образом, уже в самом следовании христианским заповедям содержится награда — Божья любовь («Бог есть любовь») и обещанное Царствие Небесное. Искренняя любовь к Богу как внутренняя потребность человека, а не исполнение формальных религиозных правил является сутью христианства.

Совершенно новый взгляд на взаимоотношения Бога и людей, освобождающий его учеников от ложного чувства долга, привнес в своей проповеди апостолам Христос: «Я уже не называю вас рабами, ибо раб не знает, что делает господин его; но Я назвал вас друзьями, потому что сказал вам все, что слышал от Отца Моего» (Ин.15:15). Раб — тот, кто должен, не рассуждая и не расспрашивая, исполнять приказ своего повелителя, дружба — совершенно иное. «Так как преимущественным знаком дружбы считается то, когда сообщаются тайны»[951], так Господь раскрывает логику Бытия, показывает тайны духовной жизни, тем самым освобождая человека от рабства «долженствованию» и приказов между человеком и Богом: «Итак, братия, мы дети не рабы, но свободной» (Гал. 4:31). А это, в свою очередь, модель взаимоотношений людей между собой.

Точно так же можно сказать, что через весь Новый Завет проходит квинтэссенция учения Христа в виде фразы, также намекающей на аккуратное отношение к слову «должен»: «Ибо весь закон в одном слове заключается: люби ближнего твоего, как самого себя» (Гал. 5:14). «Не оставайтесь должными никому ничем, кроме взаимной любви; ибо любящий другого исполнил закон», — пишет апостол Павел (Рим. 13:8). Если и употреблять «должен», то только по отношению к себе: «Я должен (проповедовать) и еллинам и варварам, мудрецам и невеждам» (Рим. 1:14), не «мне должен кто-то», а «я должен, потому что осознаю для себя благость этого долга». Однако чтобы не понимать понятие «должен» превратно, апостол уточняет: «Вы куплены дорогою ценою; не делайтесь рабами человеков» (1Кор. 7:23). Нередко в семьях верующим является лишь один из супругов, и он стремится чуть ли не насильно сделать верующим свою вторую половинку, апеллируя к понятию «должен», «долг». Однако христианство заблаговременно, устами апостола Павла, предусмотрело этот момент и подчеркивается вредность подобных мыслей, ибо «неверующий муж освящается женою верующею, и жена неверующая освящается мужем верующим» (1Кор. 7:14). То есть думай о своем духовном пути, своей душе — через это твой супруг естественно проникнется духовностью.

Искренность, подлинность чувств в отношениях с Богом является фундаментальным положением и для ислама. В Коране тридцать семь раз упоминаются «лицемеры», которые только для вида принимают ислам[952]. «Среди людей есть такие, которые говорят: мы уверовали в Аллаха и в последний день. Однако они суть неверующие. Они пытаются обмануть Аллаха и верующих, но обманывают только самих себя и не осознают этого» (Коран 2:8–13). Одним из пяти столпов Ислама является *шахада* — свидетельство веры, в котором отражены признание монотеизма («нет Бога, кроме Аллаха») и пророческой миссии основателя ислама («Мухаммад — Посланник Его»). Человек становится мусульманином, когда осознанно и ответственно произносит слова *шахады*. Этими словами человек соглашается предать всю свою жизнь Аллаху, то есть стать мусульманином, предавшим жизнь Всевышнему. После произнесения этого свидетельства главным мерилом в его жизни должно стать довольство Творца.

*Долг —
не спорю,
отдам не скоро,
а станешь
напирать —
и век не видать*

> «Долг повелевает нам делать то, что справедливо и честно, и запрещает нам делать то, что несправедливо и нечестно».
>
> С. Смайлс

При этом ислам придает огромное значение вознаграждению верующих за исполнение долга перед Аллахом — настолько огромное, что в Коране, например, дается очень подробное и реалистическое изображение рая. Коранический Рай — это тенистые сады с многочисленными источниками, каналами и прудами. Праведники пребывают там в садах «темно-зеленых», «там — реки из воды не портящейся, и реки из молока, вкус которого не меняется, и реки из вина, приятного для пьющих, и реки из меду очищенного». Обитатели рая возлежат на «ложах расшитых», на «коврах разостланных», «опираясь на ложа, подкладка которых из парчи». «На них одеяния зеленые из сундуса и парчи, и украшены они ожерельями из серебра». «Не увидят они там ни солнца, ни мороза, близка над ними тень». Они питаются «плодами из тех, что они выберут, и мясом птиц из тех, что пожелают» и т. д. Основные наслаждения в исламском раю — прохлада, покой, роскошные одежды, приятные еда и питье, вечно молодые супруги из райских дев и из собственных жен, которые станут девственными и вечно молодыми. Возраст всех обитателей рая, согласно послекораническому преданию, 33 года[953].

> Что ж, дружок, когда должок? — Да за мною

Особенно важны были эти конкретные, чувственные образы райского блаженства для вдохновения воинов джихада — преимущественно неискушенных кочевников — в период великих арабских завоеваний VII–VIII вв., в ходе которых ислам распространился на обширные пространства Ближнего Востока и Северной Африки и было создано новое огромное государство Арабский халифат.

Иудейские правоведы выработали оригинальное учение о природе долга. По их мнению, необходимость выполнять (платить) свой долг имеет не только гражданско-правовую, но и морально-нравственную основу. Для правоверного иудея в долге всегда есть смысл — это выполнение древнего завета между Богом и человеком. Известный израильский правовед Моше Зильберг писал: «Понятие обязанности, долга в еврейском законодательстве не исчерпывается и не суживается возможностью гражданской реализации права кредитора, а основывается в немалой степени на религиозной и этической обязанности погашения долга должником. Здесь находят свое выражение этические основы еврейского права, которые накладывают свой отпечаток различными путями на особый характер еврейского учения об обязанностях»[954]. Поэтому из еврейской среды всегда выходили успешные банкиры: долги не угнетали их, они понимали их смысл и умели с ними работать.

Интересно тему морального долга трактует буддизм. Как ни парадоксально, **деяния, совершенные из чувства долга, буддисты не считают настоящими**. Буддийская этика заключается в

*Стар долг, да кто ж его помнит?*

намерении, в выражении и развитии позитивных состояний ума, а не только в том, что мы придерживаемся буквально установленных правил. Это не настоящая щедрость, если мы даем из чувства долга или потому, что мы «должны»[955].

Человеческая каждодневная жизнь переполнена долженствованиями. Наше обыкновенное расписание диктует нам, что делать, с кем встречаться, куда идти. Дни расписаны вплоть до минут. Одним людям такая активная деятельность и скорость приносят массу негативных эмоций. Они мечутся в стрессе, без капли радости и удовольствия от того, чем занимаются[956].

Зато другим такой стиль жизни в радость, он задает некоторый темп, в котором они «бегут» по жизни без остановок. В чем же разница между этими двумя группами людей? Первая группа влачит непосильное бремя долга, который никто у них в

*Не таранти, дорогой, ныне год не такой: займы градом выбило*

общем-то и не требует. Зачастую они во всем видят долги и обязательства и, к большому сожалению, не понимают, кому и почему они должны. Их дни превращены в бесконечную череду дел, которые они ненавидят исполнять, отчего и страдают.

А вторая категория людей относится к своим обязанностям легко, поскольку они действительно могут приносить им настоящую радость, и если вы спросите у них, зачем они это делают, то услышите абсолютно четкий ответ. Такие **«счастливые» исполнители очень ясно понимают, ради че-**

**го они все это делают** (что получают взамен)**, они крайне рационально подходят к своим обязательствам.** Конечно, нельзя исключать и тот факт, что им на самом деле может очень нравиться их деятельность, и это удовольствие тоже своего рода плата. Ведь интерес и любовь способны быть колоссально сильными драйверами. По словам психолога Барбары Фредриксон, любовь к своему делу и позитивные эмоции способны «расширять горизонты и помогать строить»[957].

Рассмотрим пример Микеланджело. Отец знаменитого художника страстно желал, чтобы его сын стал купцом, чтобы он торговал шелком и был опорой для семьи. Он видел именно в этом пути финансовую и статусную стабильность и искренне считал, что его сын «должен» слушаться отца и «должен» исполнить его волю. Однако, к счастью для всей мировой культуры, Микеланджело свой «долг» перед семьей не выполнил, несмотря на побои отца, когда тот заставал своего сына рисующим.

*Пиши долг на стенку, а не покажется — пиши на дверь, получай с притолоки*

**Долг существовал только лишь в понимании семьи художника, ему же самому он приносил исключительно неприятности.** Торговая деятельность была абсолютно не интересна гению, а побои отца приносили душевную и физическую боль. Однако Микеланджело выстоял. Любовь к искусству позволила ему преодолеть все преграды. Навязываемый долг для него самого долгом не был. Если бы отец смог изменить путь своего сына, это была бы в первую очередь огромная потеря для мировой культуры. Да и для самого Микеланджело, по всей вероятности, это стало бы извечным источником нелюбви и переживаний.

За всю свою творческую жизнь Микеланджело создал множество гениальных произведений. Работы у него было предостаточно, долг тоже имел место быть. Он был связан обязательствами перед своими заказчиками, но в этом случае его безграничная любовь к своему делу и **понимание того, зачем он это делает**, придавали ему невероятную трудоспособность.

По мнению специалистов, осознанный подход к долгу, который заключается в том, чтобы сформировать понимание, зачем мы это делаем, а также провести анализ последствий в случае неисполнения, поможет нам из-

бирательнее относиться к нашим «долгам». Переоценка обязательств, которые мы на себя берем,
поможет нам сберечь физические и душевные си-
лы. **Необходимо помнить, что долг становится нашим только в том
случае, если мы сами на него согласились.** Необходимо правильно расставлять приоритеты и отказываться от тех вещей, которые нам не важны.
Главные вопросы: «Зачем?» и «Что произойдет, если я этого не сделаю?».
Ответив на них, мы сможем понять реальную цену своих долгов.

*Кому должен —
всем прощаю*

### Использованные символические образы

Карта Karmalogic:
дракон
(символ разрушения психики),
служитель культа
(символ слова «долг»).
Пиктограмма Karmalogic:
дракон.

ВЫ МОЖЕТЕ ПРИСОЕДИНИТЬСЯ
К ОБСУЖДЕНИЮ ЗАКОНА «ДОЛГ» И СЛУЧАЕВ,
ЕГО ПОДТВЕРЖДАЮЩИХ, НА САЙТЕ ПРОЕКТА
KARMALOGIC.NET. ДЛЯ ЭТОГО ПРОСКАНИРУЙТЕ
РАСПОЛОЖЕННЫЙ В КОНЦЕ СТРАНИЦЫ
QR-КОД С ПОМОЩЬЮ ВАШЕГО СМАРТФОНА,
И ВЫ ПОПАДЕТЕ НА СТРАНИЦУ ОБСУЖДЕНИЯ
ДАННОГО ЗАКОНА.

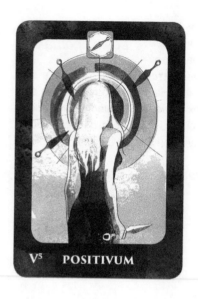

V⁵    **POSITIVUM**

## Сутра Слово

### ПОЗИТИВНОСТЬ
### Говорим о других позитивно
### или не говорим вообще

*Говорим, представляя, что те,*
*о ком мы говорим, рядом и слышат;*
*в современном мире это, на самом*
*деле, уже практически так и есть*

**Говорим о других позитивно или не говорим вообще. Говорим так, словно люди, ставшие предметом обсуждения, слышат наш разговор.** Недаром сказано в Евангелии: «Нет ничего тайного, что не сделалось бы явным, и ничего не бывает потаенного, что не вышло бы наружу» (Мк. 4:22). Всегда так было, а сейчас в особенности. Мы же прекрасно понимаем, как устроен современный мир. Люди в социальных сетях и мессенджерах общаются больше, чем наяву, и в какой-то момент теряют контроль над собой. Начинают верить, что они в режиме инкогнито, а их при этом видно лучше, чем когда бы то ни было.

*Как аукнется,*
*так и*
*откликнется*

Нередко политики или звезды попадают в скандалы, когда их частная жизнь или тайные финансовые или другие операции становятся достоянием общественности. Сейчас достаточно иметь мобильный телефон, чтобы записать на диктофон или видео любое событие. Завтра будет только хуже. Или лучше — в зависимости от взгляда на вещи. В современной демократической Англии сбывается предсказание из тоталитарной антиутопии Джорджа Оруэлла о вездесущем, всевидящем, за всеми следящем Большом Брате. Каждый человек совершенно легально находится под наблюдением стационарных уличных видеокамер — у банков, магазинов, подъездов, на перекрестках дорог и т. д. Согласно одному из исследований, сегодня средний житель Лондона попадает в объектив видеокамер до 300 раз в сутки[958]. В Голливуде недавно был снят сериал «Person of interest» («Подозреваемый» или же «В поле зрения») — там, согласно сюжету, специальная компьютерная программа могла подключаться по Интернету к любым видеокамерам и была способна идентифицировать по биометрическим данным любого человека.

Впрочем, современные средства коммуникации и электронные гаджеты лишь усиливают издавна существующую закономерность, которую выражает старая пословица: **«Все тайное становится явным»**. Если друг не дышит нам в затылок в прямом смысле слова, это не значит, что он не делает этого в переносном. Вот мы разоткровенничались с, казалось бы, очень близким человеком, а кто сказал, что у него нет своего интереса, серьезно конкурирующего с нашим? Если мы в лоб назвали его «земляным червяком», он это запомнит. Если мы сказали, что наш общий знакомый — «земляной червяк», собеседник может передать это общему знакомому. Так что не ругаем никого, ни присутствующих, ни отсутствующих.

> *«Грехи других судить вы так усердно рветесь, / Начните со своих и до чужих не доберетесь».*
>
> Уильям Шекспир
> *«Генрих VI»*

Конечно, бывают ситуации, когда молчать нет уже никаких сил. В этом случае вместо «ты поступил неправильно» лучше поговорить о себе и попробовать выразить словами свои чувства, свою реакцию на поступок собеседника. Только собеседника, потому что об отсутствующих — как о покойниках: или хорошо, или ничего. Кстати, именно так звучит полный латинский текст этой поговорки — древние римляне говорили: «De mortuis et absentibus nihil nisi bene — **О мертвых или отсутствующих ничего, кроме хорошего**»[959].

*Не мути воду — случится черпать*

**Этикет вообще гораздо полезнее искренности**. Художник Энди Уорхол сказал: «I think everybody should like everybody (Каждый должен любить каждого)». Друзей мы и так любим. А вот когда случается столкновение ин-

*Других не суди,*
*на себя*
*погляди!*
*Обери сперва*
*с себя репьи*

тересов — например, начинается конкуренция на работе, — многие срываются. Неприятных любить умеют только самые продвинутые. Но мы и не должны быть святее папы Римского. Когда не получается любить по-настоящему, имитируем. Для таких случаев на Востоке есть хорошая поговорка: **«Держитесь подальше от друзей, поближе к врагам».** Стратегически это очень выгодная позиция: **вблизи человека хорошо видно, мы его понимаем и можем просчитать его действия. Мудрый руководитель каждого сотрудника будет награждать по заслугам, но особо откровенничать не станет ни с кем.** Известно же, что лучшие друзья — самые сложные враги.

*«Если вы судите*
*кого-либо,*
*то у вас не остается*
*времени его любить».*

*Мать Тереза*

Для собственной же безопасности лучше держать дистанцию, сохранять зону приватности. Не болтаем лишнего — ни в постели, ни в рамках корпоративного братания. Мир и раньше был тесен, но теперь он окончательное превращается в университетское общежитие или снятую в складчину квартиру из «Теории Большого взрыва». Прозрачнее, кажется, уже некуда, но движение в этом направлении еще не закончено. Предположим, мы сейчас жалуемся соседу номер один на соседа номер два, с которым у нас сложные отношения. Пока мы воздерживались от критики, они были просто сложными. Но тот факт, что мы раскрыли рот, сделает эти отношения необратимыми — все, что вы скажете, может быть использовано против вас. Собеседник теперь сможет использовать нашу откровенность в собственных интересах — например, карьерных или коммерческих.

*«Кто верит в Аллаха*
*и Судный день, пусть*
*говорит благое или*
*молчит».*

*аль-Бухари*

Возможен, впрочем, и бескорыстный вариант — разболтают ради красного словца. Нет смысла просить хранить тайну. Нет смысла говорить двадцать раз: «Это только между нами». **Клятвы выпадают из памяти, запоминается только факт, история, сплетня, которые потом можно пересказать — из коммерческих соображений или ради развлечения.** То, что это тайна, важно только для нас.

В жизни очень выигрывают те, кто все время представляет себе, что объект обсуждения сидит рядом и слушает. Потому что на самом-то деле так и происходит. И ему очень интересны «песни» про него, любимого, — люди обожают слушать про себя в чужом или в собственном исполнении.

*«Если тебе вдруг захочется осудить кого-то, вспомни, что не все люди на свете обладают теми преимуществами, которыми обладал ты».*

*Фрэнсис Скотт Фицджеральд*
*«Великий Гэтсби»*

Дипломаты не говорят гадости еще по одной причине — хотят спрятать свои страхи и слабости. «Слова Павла о Петре говорят нам больше о Павле, чем о Петре», — говорил Спиноза. Все, что мы говорим о ком-то третьем, может быть отнесено на наш счет. Нас слушают, видят наше лицо, слышат слово «жадина» и намертво, навсегда ставят знак равенства.

Изданием Journal of Personality and Social Psychology в 2010 году были опубликованы результаты исследования, которое под руководством профессора Дустина Вуда, декана психологии Уэйк-Форестского университета, провели Питер Хармс из Университета Небраски и Симин Вазир из Вашингтонского университета. В опросе, проведенном учеными, добровольцы должны были оценить негативные и позитивные черты трех человек. И выяснилось, что основываясь на их показаниях можно было весьма точно охарактеризовать самих опрошен-

*Свинья скажет борову, а боров всему городу*

ных, причем не только их психическое здоровье, но и их взгляды на жизнь и то, как их воспринимают другие люди. Как выяснили ученые, **способность человека описывать другого в позитивных тонах является одним из индикаторов развития положительных качеств у самого человека. А вот преобладание негативных оценок указывает на антисоциальное поведение и нарциссизм опрошенного.** По словам Вуда, большинство негативных черт характера обнаружилось именно у людей, обращавших внимание на плохие стороны характера у других[960]. «Для камердинера не существует великого человека, — как-то сказал Гёте. — И не потому, что Наполеон не великий человек! А потому, что он всего лишь у Наполеона камердинер»[961]. Хотим ли мы уподобиться камердинеру?

Благодаря так называемым зеркальным нейронам человеческого мозга любое наше слово или действие имеют зеркальное отражение в

*Стрела, посланная тобой в другого, облетит земной шар и вонзится тебе в спину*

поступках других людей[962]. Когда мы выказываем негатив по отношению к кому-либо, мы провоцируем ответную агрессию. Она может быть явной или неявной, причем второе зачастую по последствиям бывает хуже первого. Например, если вербальная агрессия, оскорбление были направлены на подчиненных, последние, скорее всего, побоятся ответить тем же, но их внутренний протест проявится в недобросовестно проделанной работе. И мы получим убытки — в деньгах, времени, репутации.

Важно еще и то, что любые наши поступки рано или поздно закрепляют неосознанные автоматические реакции. Если мы постоянно проявляем вербальную агрессию, она становится элементом нашего динамического стереотипа, переходит в автоматический режим, когда мозг больше не тратит ресурсы на обдумывание. К примеру, если мы в течение одного-двух месяцев будем готовить новое блюдо по одному и тому же рецепту, то очень скоро мы перестанем думать, как его приготовить, и начнем делать все неосознанно, по большей мере автоматически. То же самое происходит с привычкой проявлять негативные эмоции. Всякий раз, когда мы к этому прибегаем, наш мозг автоматизирует эту реакцию и переводит ее на уровень подсознания. **Если мы привыкли злословить о человеке за его спиной, рано или поздно мы выразим ему свое отношение прямо в глаза со всеми вытекающим последствиями для бизнеса или же личных отношений[963].**

*«Вынь прежде бревно из твоего глаза — и тогда увидишь, как вынуть сучок из глаза брата твоего».*

*Матф. 7:5*

По статистике 90 % всех ссор и конфликтов происходит из-за того, что мы о ком-то говорим плохо. «Тот, кто живет в стеклянном доме, не должен бы бросаться камнями в других», — сказал писатель Роберт Стивенсон[964]. Волна негатива порождает ответную волну. Волновую природу наших положительных или отрицательных действий можно объяснить законами волновой физики[965]. Основные последствия вытекают из законов распространения и рассеяния волн[966]. Наши негативные высказывания все равно дойдут до тех, о ком мы говорим. Чем ближе нам человек, тем (при прочих равных) сильнее будет действие его ответной негативной реакции.

Кроме прагматичных соображений, есть еще и чисто этический аргумент против привычки перемывать косточки. При непосредственном общении замечание в свой адрес человек имеет возмож-

*С уха на ухо, а слышно с угла на угол*

ность парировать — шуткой или более серьезным аргументом. Отсутствующий полностью беззащитен: ни слова в ответ, ни жеста. Но это не означает, что недоброе слово не дойдет до него. Люди связаны между собой не только в «зоне видимости» — таинственные нити родства, дружбы, любви или ненависти пронизывают весь мир людей.

**Слова обладают мощной силой, они не исчезают, они словно разносятся в воздухе.** «Лес видит, а поле слышит», «С уха на ухо, а слышно с угла на угол», «Свинья скажет борову, а боров — всему городу», «Знала б наседка, узнает и соседка» — народные пословицы ярко отражают эту простую истину[967]. Очень выразительно иллюстрирует ее и античный миф про царя Мидаса.

Как известно, фригийский царь Мидас за свое предпочтение музыкальных талантов лесного бога Пана, был наказан покровителем искусств Аполлоном. «У того, кто предпочитает мелодии Пана моей кифаре, должны быть другие уши», — сказал Аполлон и превратил уши Мидаса в ослиные. С тех пор царь не расставался с повязкой, которой он покрыл

*«Если хочешь узнать человека, не слушай, что о нем говорят другие, лучше послушай, что он говорит о других».*

*Вуди Аллен*

голову, и никто из смертных не видел его ушей. За исключением слуги, который стриг царю волосы, бороду и усы. Под страхом смерти Мидас запретил ему разглашать страшную тайну. Но брадобрей был так болтлив, что тайна, доверенная царем, очень тяготила его. Он прямо-таки изнывал от желания сообщить ее хоть кому-нибудь. Наконец он не выдержал: побежал на берег реки, выкопал в земле ямку и, низко наклонившись над ней, прошептал: «У царя Мидаса ослиные уши!» И тотчас же поспешно засыпал ямку землей. Вскоре на том месте, где была эта ямка, вырос камыш. Один пастух, проходя мимо со своим стадом, сорвал камышинку и сделал из нее дудочку. Когда он подул в нее, дудочка вдруг заиграла: «У царя Мидаса ослиные уши!..»[968]

Элеонора Рузвельт сказала: **«Великие умы обсуждают идеи. Средние умы обсуждают события. Слабые умы обсуждают людей».** Люди

*«Если люди плюют тебе в спину, значит, ты впереди».*

*Конфуций*

постоянно участвуют в беседах, которые касаются отсутствующих при разговоре коллег, друзей или родственников. Дэвид Вильямс, один из успешных предпринимателей, поставил задачу выяснить, какой урон приносят организации обсуждения за спиной у коллег. Основной вывод, к которому пришла команда исследователей: **сплетни и злословие разрушают доверие и отношения в коллективе, нет ничего более деструктивного для организации, чем подобные вещи**. Практически гарантировано, что нелицеприятные высказывания рано или поздно дойдут до обсуждаемого члена коллектива и вызовут соответствующую негативную реакцию. Невозможно создать слаженно работающую команду, когда люди в ней друг другу не доверяют и ставят под сомнение действия друг друга[969].

*«Зачем осуждать других людей? Думай о себе почаще. Каждая овечка будет подвешена за свой хвостик. Что тебе до других хвостиков?»*

*Матрона Московская*

Все ли мы идеальны? Конечно нет! Мы можем сделать что-то лучше сегодня, чем вчера или, наоборот, что-то хуже, чем какое-то время назад. Поэтому, **когда наш коллега совершает ошибку, имеет смысл не осуждать его в разговорах с остальными сотрудниками, а предложить свою помощь**. Жизнь — довольно сложная штука. Мы никогда не можем стопроцентно знать, что произойдет на следующий день. Как будет складываться наша личная и профессиональная жизнь. Не придется ли нам завтра иметь дело и зависеть от тех, кого мы сегодня так легкомысленно обсуждали и критиковали?

### Недоброе слово больней огня жжет

Бывает, что мы невольно присутствуем при разговорах, в которых перемывают косточки третьим лицам. Злословят другие, а мы молчим. Но, как говорится, «молчание — знак согласия». Именно так истолкуют наше «деликатное» молчание объекты критики, когда информация дойдет до них. Впрочем, с огромной степенью вероятности про наше молчание как раз не узнают. **Детали при «испорченных телефонах» стираются, останется главное — состав участников беседы за глаза и о чем именно говорили.** Объект перемывания косточек всегда может нас спросить: если ты был не согласен, то почему потом ко мне не пришел, не рассказал? Если же мы расскажем человеку о том, как и кто его критиковал, то, в свою очередь, наживем врагов среди участников беседы. Куда ни кинь, всюду клин. Но что же можно сделать в таких случаях?

Лаура Зигман, психолог, в ситуациях, когда вокруг нас «заваривается» такая негативная беседа, советует или сразу же ретироваться, или, если это невозможно, высказать сочувствие обсуждаемому лицу, найти его положительные качества и обратить на них внимание присутствующих[970].

*Что посеешь, то и пожнешь*

**Есть разные способы социальной коммуникации: можно принижать других, можно подниматься самому. Когда мы говорим про человека хорошо, мы сами поднимаемся в его глазах.** В этом есть смысл — восхищаться, хвалить даже тех, с кем нам непросто. Если, конечно, есть за что. Это выравнивает отношения, создает для них плодородный слой почвы.

**Любовь к ближнему — абсолютная нравственная заповедь, декларируемая всеми мировыми религиями.** «В начале было слово» — это не только высокая фраза из Евангелия, но и несомненная истина для межличностных отношений. Все равно потом все узнается, проявится и прояснится, как бы мы ни старались: «Да откроются помышления многих сердец», — сказано в Евангелии (Лк. 2:35).

*«Осуждение другого всегда неверно. Потому что никто никогда не может знать, что происходило и происходит в душе того, кого осуждаешь».*

*Лев Толстой*

Ибо Господь невидимо всегда рядом, и не только слышит, но и видит все: «Но Господь сказал Самуилу: ...Я смотрю не так, как смотрит человек; ибо человек смотрит на лицо, а Господь смотрит на сердце» (1 Цар. 16:7). Согласно христианским представлениям всех нас ждет суд в конце времен (2 Кор. 5:10), на котором откроются все тайные и скрытые вещи. «Говорю же вам, что за всякое праздное слово, какое скажут люди, дадут они ответ в день суда: ибо от слов своих оправдаешься, и от слов своих осудишься», — говорится в Евангелии (Мф. 12:36–37). «Внезапно Судия придет, и дела каждого обнаружатся»[971] — это лишь одна сторона вопроса. Важным фактором является непосредственное влияние произнесенных слов на самого их автора: «И, призвав народ, сказал им: слушайте и разумейте! **Не то, что входит в уста, оскверняет человека, но то, что выходит из уст, оскверняет человека**» (Мф. 15:10). То есть еще до Страшного суда наступают автоматические последствия сказанных слов.

**Не злословь о ближнем, чтобы не услышать такого, чему сам не порадуешься**

Великие старцы в православных монастырях особенно следили за своей речью, а именно за соблазном осуждения ближнего своего брата. «За каждое твое слово Господь приведет тебя на Суд» — это монашеское правило, которое тогда соблюдается, когда каждое слово имеет в глазах его произносящего божественный статус. «Если заглянешь в свое сердце, то увидишь настоящий толкучий рынок: столько пребывает в нем различных помыслов и осуждений, и наиболее пустых. Посему гораздо полезнее зреть свои согрешения, а не других» (старец Оптинский Антоний Путилов). Вот так, не суди ближнего своего, замкни в устах свое осуждение. И потому так часто уединение и молчание становится у монаха высшей, подвижнической, абсолютной добродетелью[972].

*«Сегодня, вместо того чтобы искать в людях плохое, я предлагаю вам замечать в них лишь самое хорошее».*

*Робин Шарма*

В иудаизме была даже выработана специальная терминология для обозначения запрещенных Торой негативных высказываний о человеке. Во-первых, есть запрет на сплетни — «рахилут». Это когда про человека говорят неправду, его так или иначе порочащую. Во-вторых, запрещено злословить — «лашон ара». В отличие от сплетен, здесь речь идет о правде, но, тем не менее, порочащей данного человека. Лашон ара, «плохой язык», злословие — слова, сказанные одним человеком другому, причиняющие вред третьему лицу. Еврейские мудрецы указывают, что тот, кто нарушает запрет на «плохой язык», нарушает тем самым не одну заповедь Торы, а сразу 31! Известный раввин Реувен Пятигорский пишет на этот счет: «Запрещены слова, наносящие урон честному имени другого человека (даже если вы потом говорите, что вас неправильно поняли). Запрещены любые разговоры, которые приводят к страданиям другого человека (моральным, финансовым, физическим и пр.). Даже если эти слова правдивы! Даже если они высказаны в шутливом тоне. Они же запрещены, даже если в конце концов никакого ущерба не будет (например, вы знаете, что тот, кому вы их говорите, ничего не передаст). Запрещено слушать такие разговоры. Тот, кто их слушает, а тем более тот, кто их принимает к сведению, является таким же нарушителем, как и тот, кто их ведет. Не говорите о другом человеке: «Только послушай, что он сделал!»; «Послушай, какой он человек (неумный, жадный и пр.)»; «Послушай, как он соблюдает Тору (от него по субботам пахнет табаком и пр.)». Автор, правда, делает оговорку, что если от информации зависит состояние того, кто спрашивает о конкретном человеке, то можно сказать о нем правду. Но без преувеличений и без личных оценок качеств обсуждаемого[973].

Раввины специально обсуждают вопрос: можно ли говорить лашон-ара, когда никто не слышит? Раби Хаим Виталь писал на этот счет: «Пустой разговор приводит ко многим нарушениям, потому что

*У кого желчь во рту, тому все горькое*

даже сидеть без дела это мошав-лейцим (праздное времяуничтожение), за что полагается немалое наказание. А тем более праздный, пустой разговор. А тем более запрещенные речи — лашон-ара, рехилут (особый вид еврейских сплетен), двусмысленные шутки (лайцанут)». Раби Яаков Сойфер задает новый вопрос: «Всевышнему все известно — мысли, слова и поступки каждого человека. И даже те слова, которые человек произносит, когда его никто из других людей не слышит. Почему же тогда „загрязняют рот“ лашон-ара и рехилут, когда человека никто не слышит?». И отвечает: **«Плохие слова оказывают отрицательное влияние на душу говорящего»**[974].

В исламе, как и в других религиях Писания — христианстве, иудаизме, — также огромное значение отводится слову. Через слово человек становится мусульманином и также через слово оказы-

*Чем сердце меньше, тем длиннее язык*

вается в числе неверных. Мусульмане верят, что Аллах наделил человека языком в первую очередь для поклонения[975], включающего в себя среди прочего такие речевые практики, как поминание Аллаха, чтение Корана, молитва. В отличие от благих слов, укрепляющих веру мусульманина, скверные и злые слова, напротив, погружают его в греховное состояние. **Человек, злословящий на другого, сравнивается в Коране с поедающим мясо покойного брата:** «Не обижайте самих себя и не называйте друг друга оскорбительными прозвищами. Разве понравится кому-либо из вас есть мясо своего покойного брата» (Коран 49:11–12). То есть злословящий человек уподобляется зверю, гиене, питающейся падалью. Нелицеприятные вещи допускается говорить другому только с целью его наставления и ограждения от греха. Согласно одному из хадисов, пророк Мухаммад сказал: «Кто верит в Аллаха и Судный день, пусть говорит благое или молчит»[976].

**Знала б наседка, узнает и соседка**

В буддизме две из десяти заповедей, сформулированных в древней Брахмаджала-сутре, имеют отношение к запрету на злословие: во-первых, «не лгать и не наговаривать на ближнего»; во-вторых — «не пустословить и не разводить сплетни». Десять заповедей являются одной из форм обетов бодхисаттвы и представляют собой своего рода моральный кодекс светских (не монашествующих) приверженцев буддизма в Китае[977].

**Не плюй в колодезь — случится напиться**

Опасность злословия и негативного отношения к другим людям получила отражение в фольклоре разных народов мира, прежде всего в народных пословицах и поговорках: «Не злословь о ближнем, чтобы не услышать такого, чему сам не порадуешься»; «Стрела, посланная тобой в другого, облетит земной шар и вонзится тебе в спину»; «Что посеешь, то и пожнешь»; «Как аукнется, так и откликнется»; «Не мути воду — случится черпать».

«Не плюй в колодезь — случится напиться» — с незапамятных времен народная мудрость демонстрирует глубокое понимание закона бумеранга. О том, что все возвращается — и плохое, и хорошее, — повествует и народная курдская сказка.

**Лес видит, а поле слышит**

«Трех товарищей в дороге застала ночь, и решили они завернуть в ближайшую деревню. Постучали в первый попавшийся дом. Радушно встретил их хозяин, да никак не поймет, кто же из них за старшего. Спросил одного: „Скажи на милость, кем вы приходитесь друг другу и кто из вас старший?"

„Эти двое — ослы, — ответил гость, — им со мной рядом сидеть не положено".

Через некоторое время хозяин спросил второго гостя: „Будь добр, скажи, кто из вас старший, чтобы я мог по достоинству одарить его".

„След моей ноги дороже их голов, — ответил гость, — они — собаки".

Наконец хозяин вызвал третьего: „Дорогой, не скажешь ли, кто у вас за старшего, я желал бы с ним побеседовать".

„Оба они умнее меня, и оба для меня старшие. Ты можешь побеседовать с любым из них“.

Хозяину понравился этот ответ: „Дорогой мой гость, прости, что я тебя задержал, а теперь прошу за стол“. И велел хозяин своим слугам: „Накройте три стола. На один положите сена, на другой — костей, а на третий — все, что полагается для дорогого гостя“.

Удивились гости. А хозяин говорит: „Ешьте, дорогие гости, не стесняйтесь. Кем вы сами представились, то вам и подано“»⁹⁷⁸.

Кармическая мораль сказки очевидна. **Если мы говорим о других плохо, мы вредим себе. Добрые слова о ближних наших обращаются нам во благо.**

*«Не судите человека, пока не поговорите с ним лично, потому что все, что вы слышите — слухи».*

Майкл Джексон

### Использованные символические образы

Карта Karmalogic:
метательные ножи (символизируют слова, которые можно «метнуть», не подумав, и ранить).
Пиктограмма Karmalogic:
метательный нож.

ВЫ МОЖЕТЕ ПРИСОЕДИНИТЬСЯ К ОБСУЖДЕНИЮ ЗАКОНА «ПОЗИТИВНОСТЬ» И СЛУЧАЕВ, ЕГО ПОДТВЕРЖДАЮЩИХ, НА САЙТЕ ПРОЕКТА KARMALOGIC.NET. ДЛЯ ЭТОГО ПРОСКАНИРУЙТЕ РАСПОЛОЖЕННЫЙ В КОНЦЕ СТРАНИЦЫ QR-КОД С ПОМОЩЬЮ ВАШЕГО СМАРТФОНА, И ВЫ ПОПАДЕТЕ НА СТРАНИЦУ ОБСУЖДЕНИЯ ДАННОГО ЗАКОНА.

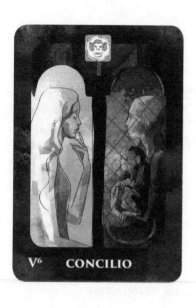

## Сутра Слово

### СОВЕТ
### Избегаем советовать
### или давать оценки

*Советуя — совершенно неоправданно берем на себя ненужную ответственность, оценивая — неправомерно берем на себя роль судьи*

«Посоветовал козлу баран, да и сам в беду попал» — так с несколько грубоватой прямотой народная русская пословица предостерегает от излишнего желания раздавать советы. Есть две основные причины, почему стоит избегать читать наставления окружающим или давать оценки ситуациям, которые нас прямо не касаются. Первая из них состоит в том, что, **раздавая советы и рекомендации, мы невольно примеряем на себя роль Бога, которому подвластны судьбы и конкретные дела людей.** Но Бог (по крайней мере, в монотеистических религиях) всеведущ и обладает неограниченными ресурсами для вмешательства, если что-то пойдет не так. А мы — нет. **Наши знания недостаточны, наши ресурсы небезграничны.**

Конечно, если мы входим в десятку топа самых богатых людей журнала «Форбс», это несколько облегчает дело, но тоже не во всех случаях жизни. Начнем с того, что, **советуя, мы при этом никогда не знаем до конца реального положения вещей в делах человека, которого поучаем.** Прежде всего потому, что человек обычно не склонен полностью раскрываться, осознанно происходит ли это или нет. Иногда мы просто очень разные с тем, которого стремимся «направить на путь истинный». Фактически мы даем рекомендацию, не понимая всего контекста. «Не навязывай никому того, чего хочешь для себя: вкусы различны», — говорил Бернард Шоу.

Вспомним ситуацию в романе Лермонтова «Герой нашего времени». Там некий офицер в чине капитана взял на себя роль наперсника корнета Грушницкого в его соперничестве с искушенным в интригах и любовных делах Печориным. Был разработан хитроумный план — вызвать Печорина на смертельную дуэль, в надежде, что тот струсит и хотя бы в последний момент попросит у Грушницкого прощения. Между тем сам корнет должен был оставаться в безопасности, поскольку пистолет Печорина придумали зарядить холостым патроном. Беда была только в том, что самодовольный капитан не до конца понимал натуру Грушницкого и совсем не понимал Печорина. Да и обстоятельства по воле случая сложились не в пользу интриганов. Поэтому в решающий момент, когда противники стояли на краю пропасти, все пошло не так, как задумывалось. Печорин разоблачил коварство противников и потребовал перезарядить пистолет, а в Грушницком взыграли остатки благородства, которых его советчик-капитан сам был начисто лишен.

> *«Тому, кто может отличить хороший совет от плохого, не нужны чужие советы».*
>
> Лоренс Питер

«Грушницкий стоял, опустив голову на грудь, смущенный и мрачный.

— Оставь их! — сказал он наконец капитану, который хотел вырвать пистолет мой из рук доктора... — Ведь ты сам знаешь, что они правы.

Напрасно капитан делал ему разные знаки — Грушницкий не хотел и смотреть.

Между тем доктор зарядил пистолет и подал мне. Увидев это, капитан плюнул и топнул ногой.

— Дурак же ты, братец, — сказал он, — пошлый дурак!.. Уж положился на меня, так слушайся во всем... Поделом же тебе! околевай себе, как муха...»

Так и случилось. «Когда дым рассеялся, Грушницкого на площадке не было. Только прах легким столбом еще вился на краю обрыва» — так завершает сцену дуэли Лермонтов[979].

Вторая причина, почему стоит избегать давать советы, заключается в следующем: выдав **человеку конкретные наставления, мы тем самым берем на себя ответственность за результат. То есть добровольно расширяем зону нашей ответственности без особой на то необходимости.**

*Решенного дела советом не поправишь*

Например, для риелторов или юристов задача давать консультации по рынку недвижимости или, например, гражданскому праву относится к их должностным обязанностям и входит в зону ответственности. И если они ошиблись, если профессиональный совет оказался не очень удачным, они понесут моральный и репутационный ущерб, а возможно, и финансовый, могут растерять часть клиентуры. Но это естественный процесс, такова жизнь — кто-то выигрывает, кто-то проигрывает. В конце концов, они за свою работу получают деньги, строят карьеру, а риски есть всегда. А теперь представим, что это мы по доброте душевной дали совет другу или просто хорошему знакомому купить уютную квартиру на самом верхнем этаже 20-этажного здания с замечательным видом на окрестности. Но если у купленной по нашему совету и прекрасной на первый взгляд квартиры начала протекать крыша, если дом, в котором она находится, вдруг дал трещину, то наш друг будет невольно винить нас, пусть даже мы физически и не могли предусмотреть эти обстоятельства. В результате мы будем испытывать угрызения совести вперемежку с ответной обидой, и наша крепкая дружба окажется под угрозой. А если это не друг, а, например, начальник? Дело может обернуться лишением премиальных бонусов, а то увольнением.

*«Все легко дают советы, но немногие берут за них ответственность».*

*Тацит*

**Не стоит без нужды выходить из зоны своей ответственности, своих прямых обязанностей.** Если уж даем советы, если без этого никак, то следует четко обозначить: вот, дружище, это мое мнение, но решать тебе, это твой выбор, твое решение, твоя личная ответственность. А профессиональная этика психологов вообще запрещает им давать своим пациентам категоричные советы по конкретным жизненным вопросам: например, устраиваться ли на работу, разводиться ли и жениться и т. п. Если психолог делает подобное, то ему самому пора на личную терапию — для ликвидации прижизненного нимба.

Древние греки, преклоняясь перед судьбой, не начинали ни одно дело, не посоветовавшись с богами. Обращаясь к оракулу или гадая по облакам, звездам, по движению воды или огня, они решали,

**Совет хорош, когда его спрашивают**

идти ли на войну, покупать ли дом, жениться ли. Но поскольку оракул обычно прямо не высказывался и его предсказания можно было трактовать по-разному, то, даже прибегая к помощи сакральных сил, человек был вынужден часть ответственности брать на себя. На необходимость думать своей головой, а не доверяться чужому мнению, с одной стороны, а также быть осторожным с раздачей советов, с другой, обращали внимание и писатели тех времен. «Говори мало, слушай много, а думай еще больше», — писал греческий трагик Эсхил. «Прежде чем сказать что-либо другим, скажи это себе», — советовал римский философ Сенека. «Мы все умны, когда дело идет о том, чтобы давать советы, но, когда надо избегать промахов, мы не более как дети», — утверждал греческий комедиограф Менандр.

В Древнем Китае к пониманию подобных истин шли своим путем. «Давай наставления только тому, кто ищет знаний, обнаружив свое невежество. Ока-

**Совет хорош вовремя**

зывай помощь только тому, кто не умеет внятно высказать свои заветные думы. Обучай только того, кто способен, узнав про один угол квадрата, представить себе остальные три» — эти слова приписывают Конфуцию.

Мир современного человека не настолько детерминирован, и ответственность за жизнь и поступки лежит, прежде всего, на самой личности. «С другом советуйся, да своего ума не теряй», — говорит азербайджанская пословица. Тем более

*«Между советом и приказом — только интонация».*

*Анатолий Брейтер*

что многие люди не любят чужого вмешательства в свои дела. «Ничего люди не принимают с таким отвращением, как советы», — утверждал один из деятелей английского Просвещения Джозеф Аддисон. «Дай мне совет, как избавиться от твоих советов», «Благодарю за совет, без которого я прожил сто лет», — вторят этой мысли русские пословицы.

**Давая или принимая совет, мы должны учитывать свободу другого человека и свою собственную.** «Соль и советы дают только тому, кто их

*«Совет —
информация,
сообщаемая
человеком, который не
может ею
воспользоваться,
человеку, который не
хочет ею
воспользоваться».*

*NN*

просит», — сообщает французская пословица, а русская еще более прямолинейна: «Не суй свой нос не в свой вопрос».

Некоторые люди думают, что, давая совет, они оказывают другому неоценимую помощь, и в этом часто ошибаются. «Все мы, когда здоровы, легко даем хорошие советы больным» (Теренций). «Не корми словами вместо хлеба» (Аристофан). Хорошее дело красноречивее всех наставлений способно реально помочь тому, кто в нем нуждается. «Один добрый пример лучше тысячи добрых советов» (узбекская пословица); «Советчиков много, а помощников нет» (русская пословица).

Что же заставляет людей вмешиваться в чужую жизнь и оценивать ее, принимая на себя роль судьи? Часто это собственные комплексы. Именно они толкают людей к различным способам доказать свою значимость, важность, полезность, став в позицию учителя или наставника. При этом забывается евангельская мудрость: «Не судите, да не судимы будете». Или как об этом говорится в пословицах: «Не суди других, да не осудишься от них», «Не указывай на чужой двор пальцем, не указали бы на твой двор вилами». Нужна большая осторожность с осуждением, потому что мы можем не знать истинного положения вещей.

*Посоветовал
козлу баран, да
и сам в беду
попал*

Еще в VI в. до н.э. в басне «Две сумы» древнегреческий поэт Эзоп рассказал, что Прометей, сотворив человека, повесил на него две сумы: с чужими грехами — спереди, со своими — сзади. Вот и не видит человек свои пороки, в то время как чужие — всегда перед глазами[980]. В Евангелии от Матфея об этом говорится так: «В своем глазу бревна не видит, а в чужом соринку разглядит» (Мф. 7:3). В народной мудрости отражается иногда и более жесткое отношение к незваным советчикам: «Занозу, шатающийся зуб и скверного советника лучше выдрать с корнем».

В философии принципа воздержания от суждений — по-гречески «эпохе» — придерживались представители античной школы скептицизма. Человек, который воздерживается от необоснованных суждений, по их мнению, не только сохраняет репутацию умного человека, но и не рискует совершить проступок на основании этих ненадежных, а возможно, и прямо ошибочных суждений[981].

В какой-то степени эту позицию развило христианство: «Не судите, да не судимы будете, ибо каким судом судите, таким будете судимы; и какою мерою мерите, такою и вам будут мерить» (Мф. 7:1–2). Вспомним также, что в защиту блудницы сказал Иисус: «Кто из вас без греха, первый брось в нее камень» (Ин. 8:7). Непростое отношение к стремлению советовать выказывали христианские подвижники. «Кто увещевает или подает совет гордому, — утверждал Антоний Великий, — тот походит на льющего воду в дырявый сосуд или на того, кто простирает речь к пролетающей птице»[982]. Ефрем Сирин констатировал: «Лукавый совет для приемлющих оный может стать смертоносным ядом».

> *«Тот, кто просит совета, глуп; тот, кто дает, самонадеян. Советовать можно лишь в деле, в котором сам собираешься участвовать».*
>
> *Иоганн Вольфганг фон Гёте*

## Всякий совет к разуму хорош

Живущий по установленным в обществе законам и сложившимся традициям человек привык оценивать свое поведение и поведение окружающих его людей. Зачастую не замечая собственных проблем и мелких грешков, человек занимается решением чужих «больших прегрешений». И еще полбеды, что в этот момент он нарушает границы чужого личного пространства. Хуже то, что он примеряет на себя роль судьи и провидца, знающего истину и видящего суть вещей.

То, что для одного благо, для другого — грех. В исламе, например, считается, что каждому Аллах уготовил свой путь, то есть свои добрые и плохие деяния. Человеческая сущность, влияющая на поведение человека, заставляет его ставить себя выше других. Особенно ярко это проявляется у людей, любящих давать советы и наставления другим. Поступая подобным образом, они показывают, что якобы лучше других познали истину, добро и зло. Но доподлинно об этом всем известно только Аллаху: «Поистине, у Аллаха ведение о часе; Он низводит дождь и знает, что в утробах, но не знает душа [человека], что она приобретет

> *«Хорошие советы я всегда передаю другим. Больше с ними делать нечего».*
>
> *Оскар Уайльд*

> «Те, кто дает советы, не сопровождая их примерами, походят на дорожные столбы, которые дорогу указывают, но сами по ней не ходят».
>
> *Антуан Ривароль*

завтра, и не знает душа, в какой земле умрет. Поистине, Аллах — ведущий, знающий!» (Коран 31:34).

Выступая советчиком и судьей других, человек примеряет на себя роль Всевышнего, а это большой грех в исламе, отход от истинного монотеизма: «Поистине, Аллах не прощает, чтобы Ему придавали сотоварищей» (Коран 4:116). Вместо того чтобы приставать к другим с советами, полагают мусульманские авторитеты, верующим следует обратить внимание прежде всего на себя и на свои грехи, подумать о том, как им следует исправить свою собственную жизнь. Часто бывает, что, осуждая других, люди склонны оправдывать любые свои грехи и проступки. Потому, прежде чем рассказывать об истине другим, человек должен сам научиться ходить в ней, спрятав свою гордыню и высокомерие.

## Советователей много, а помощников нет

Характерно, что в Средние века, в период расцвета шариата — исламского права, — авторитетные улемы (мусульманские богословы и правоведы) считали неблагодарным делом принимать от эмиров, султанов и халифов назначения на пост судей (кадиев). В мусульманской среде установилось двойственное отношение к судейской должности как таковой. С одной стороны, она, как дело божье, возвышает человека, сулит ему почет и уважение. Быть судьей — значит исполнять религиозный долг по отношению к общине верующих. С другой стороны, судейская должность вызывала у людей смятение и страх, а ее исполнение воспринимается ими как подлинное «испытание и бедствие». И дело было не только в тех искушениях, которым подвергался судья (взятки, подношения, возможность самоуправства), но и в том, что, приняв судейскую должность, человек вступал на опасный путь — он может допустить просчет в своих действиях, совершить неправый поступок (ибо только Аллах знает истину). За это его ожидало в «будущей жизни» суровое наказание. Многие выдающиеся улемы отказывались от предложения занять судейскую должность, подвергая себя риску подвергнуться гневу властителей (были случаи, когда их за это даже заточали в темницу, а не только лишали милостей). В Аль-Андалусе (мусульманской Испании) периода Кордовского халифата даже появился своего рода ритуал: несколько раз отказаться от должности кадия, прежде чем принять ее, считалось хорошим тоном. Такая тенденция к уклонению нашла обоснование прежде всего в хадисах, которые от имени пророка и авторитетных лиц раннего ислама предостерегали от занятия должностей, каким-либо образом связанных с применением власти, и грозили страшными карами тем, кто на это согласится. В частности, о судействе говорилось так: «Из трех судей двое попадут в ад, а один — в рай; если человек обладает знаниями и судит на основе того, что знает, то он попадает в рай; если человек невежествен и судит на основе невежества, то он попадает в ад»[983].

*«Давать советы всегда глупое занятие, но дать хороший совет — промах абсолютно непростительный».*

*Оскар Уайльд*

Буддизм с его философией иллюзорности мира довольно равнодушен к теме практических жизненных советов. Об этом хорошо говорится в одной из буддийских притч.

«Когда Будда стал просветленным, он подумал:

— Это невероятно. Значит, я с самого начала был просветленным, а все эти цепи и оковы были лишь сном!

Впоследствии, когда люди спрашивали его: „Что нам делать, чтобы избавиться от пороков?“ Будда неизменно отвечал: „Будьте сознающими, внесите в свою жизнь осознанность“.

Слушая его, Ананда, один из его учеников, спросил:

— Люди приходят к тебе с разными проблемами, а у тебя на все „недуги“ один рецепт.

Например, один человек спрашивает: „Как избавиться от гнева?“, ты ему отвечаешь: „Будь осознанным!“ Другой спрашивает: „Как избавиться от жадности?“, ты ему отвечаешь: „Будь осознанным!“ Третий спрашивает: „Как избавиться от обжорства?“, ему ты тоже советуешь: „Проявляй осознанность“. Как это понять?

Будда ответил:

— Их недуги отличаются друг от друга, как отличаются сны, которые снятся разным людям. Но если они все придут ко мне и спросят, я скажу им: „Начните осознавать! Пробудитесь!“[984].

*Каждый человек свой совет считает лучшим*

Люди часто пытаются научить других, как правильно жить. Вокруг полно тех, кто с превеликим удовольствием даст нам «ценный» совет. Одни расскажут, что, как и когда нам необходимо есть и пить, а другие — как и с кем выстраивать отношения. Однако, в то время как абсолютно каждый советчик полагает, что его совет будет услышан и приведен в действие, очень мало кто готов это в принципе делать. В большинстве случае, когда кто-либо пытается дать нам совет, разве мы не думаем в этот момент: «Боже, когда же он от меня отстанет? Почему он не займется своими делами?» Можно вежливо выслушать собеседника, однако на самом деле мы оба только потеряли время. «Мало кому нравятся советы, и меньше всех их любят те, кто больше в них нуждается», — заметил английский публицист и государственный деятель XVIII века Филип Честерфилд. Отвращение к навязанным советам — еще одна причина для того, чтобы с осторожностью относиться к вспыхивающему и в нас самих желанию посоветовать.

*Пусть бы у тебя было шестьдесят советников, все же советуйся сам с собой*

«...К советам прислушиваются крайне редко, а в некоторых случаях они и вовсе вызывают обратную реакцию», — пишет психолог Томас Плэнт. Одно из недавних исследований показало: что бы ни советовал человек, ни рекомендовал другим людям, первая реакция — защитная, вызывающая чувство неповиновения. Каждый из нас старается защитить свою личную свободу, свое право делать собственный выбор и принимать собственные решения. Именно это и служит главной причиной того, что чужие советы людей раздражают и обижают, поскольку они рассматривают их как неуважение и низкую оценку своих личных качеств[985].

Настаивая на своей новой диете, рекомендуя своим друзьям или родственникам поменять их стиль жизни и питания, мы рискуем их обидеть. **Наш совет может быть воспринят окружающими как негативная оценка их внешности, интеллекта, стиля жизни.** Люди начинают думать, что выглядят плохо в наших глазах, поэтому общение с нами для них автоматически становится стрессом. Они боятся вновь столкнуться с очередной дозой критики в свой адрес. Получается, что наши советы не приносят пользы ни нам, ни окружающим. Подчас человек не понимает, почему другие люди избегают общения с ним, а в реальности оказывается, что он просто постоянно обижает их, пытаясь навязать свою оценку и научить делать что-либо «правильно»[986].

Это довольно сложно — сдерживать свой «учительский» пыл. Нам нравится выражать свое мнение, при этом мы часто не обращаем внимания на то, интересует оно остальных или нет. Более того, **часто мы даем совет, основанный, например, не на статистике или исследованиях, а исключительно на нашем собственном опыте. Это может показаться правильным и достойным доверия, однако это опыт всего лишь одного человека, который может не подходить другим по разным причинам.** Специалисты считают, что **в своих советах люди настаивают на собственных ценностях. Ошибка состоит в том, что ценности собеседника в этот момент во внимание, как правило, не принимаются, что приводит к ответному раздражению**[987].

> *«Советы — как касторка: давать нетрудно, принимать неприятно».*
>
> *Генри Уилер Шоу*

Психологи рекомендуют не давать советы в тех ситуациях, когда нас о них не спрашивают. Желательно научиться останавливать себя в этот момент. Никто не идеален. Следует помнить, что в ответ наши ошибки и недочеты тоже могут подвергнуть критике и засыпать «ценными советами». Хотим ли мы этого? Не стоит провоцировать окружающих на «ответный удар» наставлениями[988].

> *Совет — хорошо, а дело — лучше*

Отдельная тема — как поступать, когда нас настоятельно просят дать совет? Понятно, что полностью избежать этого ни одному человеку в жизни не удастся, особенно если речь идет о дорогих и важных нам людях, которым мы реально можем помочь своими знаниями и опытом. Однако мы часто сталкиваемся с эгоистической позицией тех, кто, спрашивая совета, или просто ленится самостоятельно изучить вопрос, или стремится переложить на нас ответственность за свои действия.

> *«Дурной совет больше всего вредит советчику».*
>
> *Авл Геллий*

**Специалисты даже выделяют просьбы дать совет и рекомендации как отдельный способ манипуляции в служебных отношениях.** Сотрудник хочет, чтобы поставленная перед ним задача была выполнена, но при-

*С другом советуйся, да своего ума не теряй*

кладывать к этому сил не хочет или хочет, но по минимуму. Что он делает? Он приходит в кабинет своего руководителя и просит его дать совет, как выполнить то или иное задание. Если руководитель не понимает манипуляторного намерения такого сотрудника, то он дает свои советы и рекомендации. Сотрудник выходит из кабинета и выполняет их так, как понимает, но если вдруг результат оказывается неудачным, он всегда может сослаться на то, что просто выполнял рекомендации и указания руководства[989]. Ведь, как говорил писатель-афорист Анатолий Брейтер, «между советом и приказом — только интонация».

В подобных случаях следует четко расставить точки над i, сказав: «Я вижу, что задача непростая. Но я верю в ваши силы и способности. Если нужно, я буду рядом, но я знаю, что вам по силам справиться с задачей самому».

**Использованные символические образы**

Карта Karmalogic:
обезьянка (символ исковерканного слова и неправильно понятого совета).
Пиктограмма Karmalogic:
обезьянка.

ВЫ МОЖЕТЕ ПРИСОЕДИНИТЬСЯ К ОБСУЖДЕНИЮ ЗАКОНА «СОВЕТ» И СЛУЧАЕВ, ЕГО ПОДТВЕРЖДАЮЩИХ, НА САЙТЕ ПРОЕКТА KARMALOGIC.NET. ДЛЯ ЭТОГО ПРОСКАНИРУЙТЕ РАСПОЛОЖЕННЫЙ В КОНЦЕ СТРАНИЦЫ QR-КОД С ПОМОЩЬЮ ВАШЕГО СМАРТФОНА, И ВЫ ПОПАДЕТЕ НА СТРАНИЦУ ОБСУЖДЕНИЯ ДАННОГО ЗАКОНА.

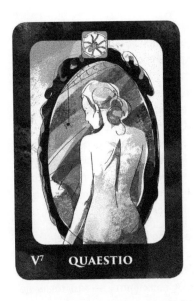

V⁷ QUAESTIO

# Сутра Слово

## ВОПРОС
## Прежде чем задать вопрос, стоит подумать — готовы ли мы к ответу

*Часто лишнее знание создает проблемы и расстройство именно нам, а иногда и делает нас опасными для других*

В одной из сказок «Тысячи и одной ночи» звучит такая фраза: «Не говори о том, что тебя не касается, — услышишь то, что тебе не понравится»[990]. Прежде чем задать вопрос, стоит задуматься, готовы ли мы узнать ответ. **Часто нам что-то не рассказывают не потому, что хотят обмануть или навредить, а потому, что понимают, что мы к ответу, который получим, еще не готовы.** Например, мы рассказываем малышам, что их принес аист или нашли в капусте, потому что понимаем, что они еще не готовы воспринять информацию о процессе деторождения (да и в этом возрасте она им просто пока неинтересна). Также и во взрослой жизни — бывает, что мы часто задаем вопросы, к ответам на которые сами еще не готовы. И нужны ли нам вообще эти ответы?

Говорят, что **в правильно поставленном вопросе содержится половина ответа. Но значит, верно и другое — вторая половина остается неизвестной**. А человек перед неизвестностью уязвим. Нужно иметь огромное мужество, чтобы смотреть ей в глаза. Не всегда люди готовы принять ее вызов. В неравновесной термодинамике и синергетике есть такой

*«Вопросы куда важнее ответов».*

*Кеви Андерсон*

*«...И кто умножает познания, умножает скорбь».*

*Ек. 1:18*

термин — «точка бифуркации». Он означает критическое состояние системы, при котором она становится неустойчивой относительно флуктуаций, и возникает неопределенность, станет ли состояние системы хаотическим или она перейдет на новый, более дифференцированный и высокий уровень упорядоченности. Обычно точка бифуркации имеет несколько веточек аттрактора (устойчивых режимов работы), по одному из которых пойдет система. Однако заранее невозможно предсказать, какой новый аттрактор займет система[991]. **Человек, ставящий необдуманный вопрос, подчас создает в своей жизни подобную «точку бифуркации», и ее итогом может стать или новый уровень отношений, карьеры, чего-то еще, или разрушение того, что достигнуто, хаос.**

*«Помните, тишина — иногда самый лучший ответ на вопросы».*

*Далай-Лама XIV*

Например, на вопрос «Повысят ли меня?» — есть два варианта ответа: да или нет. Если «да» — то мы и так это скоро узнаем, получив предложение о новой должности. А если «нет» — что тогда делать? Оставаться на том же месте или уходить в никуда? Мы готовы к такому повороту событий? Станет ли нам легче, если мы получим не устраивающий нас ответ на важный вопрос?

*«Спроси себя, счастлив ли ты, и ты перестанешь быть счастлив».*

*Джон Стюарт Милль*

**Некоторые вопросы — это попытка судьбы вывести нас из равновесия, и, если это случится, зачастую не только от нас зависит, упадем мы или нет.** Стоит ли рисковать и проверять свою готовность к неожиданным поворотам судьбы? Цена необдуманного вопроса может оказаться слишком высокой. Возможный ответ может глубоко ранить или просто сделает ситуацию более сложной. Не зря народная пословица предупреждает: «Наступишь на грабли (клюку) — получишь ответ!»

Человек любознателен по своей натуре. Он изучает, идет вперед, задает вопросы и все время ищет ответы и объяснения. Развитие современных технологий позволяет делать это легко и просто. Нескольких кликов достаточно для того, чтобы выяснить, где расположен тот или иной остров, кто автор новой песенки, застрявшей в голове, или какая завтра будет погода за окном. Все ответы находятся рядом, просто нужно взять! **Эта привычка**

**легких ответов на простые вопросы делает нас слишком легкомысленными, неосторожными в тех случаях, когда наши слова и поступки касаются сложных и тонких механизмов бытия.**

*«Задай правильный вопрос, и я обещаю: ответ, который ты ищешь, всплывет сам собой, когда придет время».*

*Робин Шарма «монах, который продал свой „феррари"»*

Одной из основных матриц в психоанализе с легкой руки его основателя Зигмунда Фрейда является древнегреческий миф о царе Эдипе (легший в основу сюжета драмы Софокла). Понимание эдипового комплекса в качестве ключевого фактора в образовании невротических заболеваний возникло у Фрейда в ходе самоанализа, который он провел после смерти своего отца[992]. Нас же в контексте темы «опасного вопроса» этот миф интересует не столько с психотерапевтической, сколько с онтологической точки зрения.

У фиванского царя Лая долгое время не было детей, и он обратился к оракулу, чтобы узнать, когда же наконец боги одарят его ребенком. То, что он услышал, привело его в ужас: оракул предрек,

*Тихое молчание — чем не ответ*

что у него родится сын, который его убьет. Лай после этого перестал прикасаться к жене. Но однажды она напоила его вином, и он забыл обо всем на свете. Когда сын родился, Лай приказал рабам убить его. Но они пожалели мальчика и отдали его в хорошую семью, где не было своих детей. Приемные родители относились к Эдипу как к родному. Однажды, когда Эдип уже был подростком, на пиру кто-то из гостей намекнул ему, что он приемный сын. Чтобы узнать, правда это или нет, юноша отправился к оракулу. И что же? Ответ, который он услышал, поверг его в глубочайшее смятение. Предсказание звучало так: ты убьешь своего отца и женишься на матери. Эдип очень любил родителей и, чтобы избежать страшного приговора судьбы, покинул свой дом. Он долго странствовал и однажды на своем пути встретил колесницу. Эдип шел пешком, а возница потребовал, чтобы молодой человек уступил дорогу. Завязалась драка, и в гневе Эдип убил всех, кто был в колеснице. Как оказалось позже, среди них был и родной отец Эдипа — царь Лай. Разгадав загадку Сфинкса о человеке и получив за это признание в Фивах, Эдип стал царем этого города. Тот, кто занимал место царя, имел право жениться на вдове умершего царя. Эдип не знал тогда, что Иокаста была его родной матерью. Когда много позже тайна раскрылась, Иокаста покончила собой, а Эдип выколол себе глаза[993]. Страшный, трагический финал, который стал эхом двух когда-то давно заданных слишком опасных вопросов.

## Жди ответа до лета

Принцип неопределенности — одна из теоретических основ квантовой физики. В нем утверждается, что в любой системе невозможно описать одновременно и с соответствующей точностью все видимые величины. Причина в том, что **использование любого измерительного инструмента оказывает влияние на измеряемый объект**, изменяет его — по крайней мере, частично. Инструментально познавать вещь — значит изменять ее. Так, например, измерить температуру воды — это значит, поместив в воду градусник, уже самим градусником пусть ненамного, но изменить ее. «Древо познания не есть древо истины» — так выразился великий романтик-мизантроп Байрон. Это та причина, по которой следует опасаться спрашивать о своем будущем у гадалок. **Инструментарий познания может изменить течение будущего, исказить или даже отменить его. Произнесенное предсказание может повлиять на то, что сбудется именно этот вариант будущего.** Люди мудрые избегают визитов к гадателям, всевозможных спиритических сеансов и прочих вульгарных вторжений досужими вопросами в течение судьбы.

Не случайно сказано в Екклесиасте: «Познания умножают скорбь» (Екк. 1: 18). В Священном Писании есть такие вопрошающие строки: «Скажи мне, Господи, кончину мою и число дней моих, какое оно, дабы я знал, какой век мой... И ныне чего ожидать мне, Господи? надежда моя — на Тебя» (Пс. 38:5–8). В тот момент Бог оставил без ответа это вопрошание, однако через века прозвучало четко и ясно: «Не ваше дело знать времена или сроки, которые Отец положил в Своей власти...» (Деян. 1:7). Ибо как говорит апостол Павел, **«все мне позволительно, но не все полезно»** (1 Кор. 6:12): знание ответа может навредить.

Получив ответы на несвоевременные вопросы, можно попасть под искушение воспользоваться ими во вред себе: «Еще многое имею сказать вам; но вы теперь не можете вместить» (Ин. 16:12–13). В Священном Писании сказано: «Посему они, сойдясь, спрашивали Его (Христа), говоря: не в сие ли время, Господи, восстановляешь Ты царство Израи-

*«Люди слышат только те вопросы, на которые в состоянии найти ответ».*

*Фридрих Ницше «Веселая наука»*

лю? Он же сказал им: не ваше дело знать времена или сроки, которые Отец положил в Своей власти» (Деян. 1:6–7). В другой ситуации апостолам Христа тоже было отказано в ответе: «Подходит к Симону Петру, и тот говорит Ему: Господи! Тебе ли умывать мои ноги? Иисус сказал ему: что Я делаю, теперь ты не знаешь, а уразумеешь после» (Ин. 13:6–7).

Вопрошание и расспросы о проступках людей тоже могут быть неожиданно опасны для человека. «Перестань любопытствовать о чужих пороках, чтоб естественным образом не растлился от сего благочестивый твой помысл»[994], — говорил Ефрем Сирин. «Не будь любопытен и не желай все видеть, чтобы не удержать тебе в сердце своем гноя страстей»[995], — проповедовал Василий Великий.

## На глупый вопрос — шальной ответ

**Желание видеть тайны духовного мира и получить видимые ответы на свои вопросы тоже может быть опасным:** «Ни поразительнейшие знамения, ни виде́ния грозные, ни виде́ния насладительнейшие не производят благотворного впе-

*«В тот самый миг, когда я нашел верные ответы, переменились все вопросы».*

*Пауло Коэльо «Мактуб»*

чатления на сердце, не доставляют ему спасения, если оно не направлено на путь спасения законом Божиим»[996]. Вся библейская книга Иова — это один сплошной вопрос человечества Богу. Господь отвечает только в конце книги, и лучше всего выразить ответ Божий строчками Св. Писания от пророка Исайи: «Мои мысли — не ваши мысли, а пути ваши — не Мои пути, возвещает Господь. Как небо выше земли, так Мои пути выше ваших путей, и Мои мысли выше ваших мыслей» (Ис. 55:8–9).

Какие-то ответы Бог приготовил к моменту пришествия в мир Спасителя, когда исполнилась «полнота времен» (Гал. 4:4), а какие-то вопросы останутся без ответа до конца света: «Теперь мы видим как бы сквозь ту-

*Семь дураков могут больше спрашивать, чем семьдесят умных отвечать*

склое стекло, гадательно, тогда же лицом к лицу; теперь знаю я отчасти, а тогда познаю, подобно как я познан» (1 Кор. 13:12).

Вся наша жизнь — бесконечная череда вопросов и ответов, которые мы задаем себе, другим, миру, Богу. Большая часть вопросов обращена к людям, однако, каким бы умным и образованным ни был человек, он не может ответить на все вопросы. В особенности это касается вопросов о смысле жизни, мироустройстве, добре и зле, будущем. Издавна ответы на эти вопросы человек искал в религии. Согласно исламу, всей полнотой знаний обладает только Аллах — «знающий, сведущий!» (Коран 49:13). Ему известно не только прошлое, настоящее и будущее, но также скрытое и тайное. Поэтому, прежде чем обращаться к Всеведающему с вопросами, следует хорошенько подумать, готовы ли мы не только услышать, а главное, исполнить данный ответ. **Незнающий человек не несет ответственности за совершаемые им грехи в отличие от знающего, но не исполняющего волю Аллаха.** Обладающий знанием человек несет всю полноту ответственности за совершаемые им деяния.

*«Желающий добиться успеха должен задавать правильные предварительные вопросы».*

*Аристотель*

Спрашивая что-либо у Аллаха, человеку следует запастись терпением в ожидании ответа. Посланник Аллаха сказал: «Каждому из вас будет дан ответ, если только не станет он торопить события и говорить: я обратился с мольбой к Аллаху, но не получил ответа»[997]. Для многих это непосильная ноша, часто из-за сомнения и недоверия человек стремится контролировать ситуацию и получить желаемое. Однако человеческие желания могут расходиться с уготованным Аллахом, ибо «Аллах знает, а вы не знаете!» (Коран 49:13).

*«Кто ни о чем не спрашивает, тому не солгут».*

*Альфред Теннисон*

Существует мнение, что древнейший буддизм, в особенности же основатель его Будда Шакьямуни, вопросами онтологии не интересовался и не занимался ими. В доказательство приводится отказ Будды от ответа на 14 знаменитых вопросов, которые не имеют ни положительных, ни отрицательных ответов[998]. Однако это вовсе не доказывает индифферентного отношения Будды к вопросу о реальном бытии, а, напротив, подтверждает, что он много думал об этом и смотрел на него с вполне определенной точки зрения.

Это так называемые безответные (или бесполезные) вопросы, авьяката, — метафизические вопросы, в ответ на которые Будда хранил «благородное молчание» или пояснял, почему отказывается отвечать на них:

1–4) Мир постоянен ли? Или нет? Или и то и другое? Или ни то, ни другое?

5–8) Мир ограничен ли (во времени)? Или нет? Или и то и другое? Или ни то, ни другое?

9–12) Существует ли Будда после смерти? Или нет? Или и то и другое? Или ни то, ни другое?

13–14) Жизнь и тело (личность) одно и то же? Или нет?[999]

На эти вопросы нельзя ответить, потому что «мир», «Будда» и «жизнь», как их понимает спрашивающий, не что иное, как «я», выраженное опосредованно. Под «миром» спрашивающий разумеет

*Спроси громом — ответят ливнем*

внешний мир как нечто независимое в отношении к эмпирическому «я», в самостоятельной, абсолютной реальности которого он не сомневается. Под «Буддой» спрашивающий разумеет «я» учителя Шакьямуни, т. е. его душу как нечто обособленное от переживаемого учителем мира. Точно так же он и «жизнь» понимает как нечто обособленное, что может быть тождественным с эмпирической личностью.

На вопросы авьяката Будда реагировал пятью различными формами: (1) формула умолчания, (2) прагматический аргумент: «не ведет к нирване», (3) логический аргумент: «нерелевантно», (4) логический аргумент: «не корректно» и (5) трансцен-

*Наступишь на клюку — получишь ответ*

дентный аргумент: «не имеет меры». И не нужно удивляться, что Будда не объяснял каждому любопытному, вопрошавшему его, своей критической точки зрения и своего отношения к вопросу о бытии. Не посвященный в философские теории все равно не понял бы его сразу. А слышать ответ тому, кто плохо понимает суть вопроса, даже вреднее, чем не задумываться над проблемой вообще[1000].

*«Да не о том думай,*
*что спросили, а о*
*том — для чего?*
*Догадаешься —*
*для чего, тогда*
*и поймешь, как надо*
*ответить».*

Максим Горький

Иногда человек не дожидается ответа на вопрос, потому что «не так спросил». Мы хотим услышать определенный ответ, но, не имея достаточной уверенности спросить прямо, начинаем выведывать исподволь, задавать наводящие вопросы. Ну и ответы получаем соответствующие — неконкретные и не про то.

Психолог Пэг О'Коннор описывает три этапа, которые проходит человек, сталкиваясь с вопросом: 1) ищет ответ; 2) определяет, что это ответ; 3) делает вывод, что это ДОЛЖНО БЫТЬ и есть ответ.

*«Суди о человеке*
*больше по его*
*вопросам, чем по его*
*ответам».*

Вольтер

О'Коннор говорит, что, на самом деле, есть большая разница между этапами два и три. Человек руководствуется своим опытом и своей интуицией при определении правильного ответа. **Зачастую люди видят только один правильный ответ и совершенно не догадываются о других существующих вариантах**. Возьмем простой бытовой пример: мы купили шкаф, который необходимо собрать. Отбросив в сторону инструкцию по сборке, мы выбираем две детали, которые должны подходить друг другу, пытаемся их скрепить очевидным на наш взгляд способом, но терпим фиаско. В конце концов мы сдаемся и ищем видео в Интернете или все-таки заглядываем в инструкцию и видим, что детали крепятся совершенно иначе. Мы удивлены, нам трудно признаться себе, что предлагаемый ответ лучше и правильнее нашего. Из этой банальной истории вытекают следующие выводы.

1. «Должно быть» в нашем представлении — это заранее сложившаяся идея о правильном решении, основанная на личном опыте.

2. Уверенность в том, что мы знаем уже верный ответ, не дает нам сразу рассмотреть другие варианты и решения и принять их с готовностью.

3. Человек все время пытается сделать так, чтобы мир вокруг соответствовал его представлениям. Именно поэтому он пытается сложить детали таким образом, каким, он считает, они должны быть сложены. Ожидаемый ответ должен совпадать с представлениями

о нем. Если этого не случается, его просто не услышат[1001].

Таким образом, **для того чтобы мы приняли какой-то ответ, мы должны дорасти до него.** На протяжении евангельской истории фарисеи и книжники многократно приступали к Христу и задавали Ему вопросы (Мф. 22:15, 16:1, 19:3) не с целью узнать ответ, а с целью подловить Его, но каждый раз ответы Христа не приводили их к желаемому результату. **Иисус давал те ответы, которые фарисеи не были готовы услышать и принять.**

Примером вопроса, на который нельзя ждать простого и исчерпывающего ответа, является в иудаизме вопрос об имени Бога. «И сказал Моше (пророк Моисей) Богу: вот, я приду к сынам Израиля и скажу им: Бог отцов ваших послал меня к вам. А скажут мне они: как Ему имя? Что сказать мне им?» На это Всевышний ему ответил: «...Я Сущий, Который пребудет. И сказал: так скажи сынам Израиля: Вечносущий (Йуд-Кей-Вав-Кей) послал меня к вам».

Объясняется в мидраше (Шмот Рабба 3): «Сказал рабби Аба бар-Мемель: сказал Всевышний Моше: Мое Имя ты хочешь узнать? По деяниям Моим называюсь Я. Иногда называюсь Богом Всемогущим (Кель Шакай), [иногда] Господом Воинств (а-Шем Цваот), [иногда] Богом (Элоким), [иногда] Йуд-Кей-Вав-Кей. Когда сужу Свои творения, Я называюсь Б-г; когда иду войной против преступающих, называюсь Господом

*Не задавай вопросов — не услышишь лжи (английская поговорка)*

Воинств; а когда взыскиваю за грехи человека, называюсь Богом Всемогущим. А когда милую Мой мир, Я называюсь а-Шем, потому что это Имя означает только качество милосердия, как сказано: а-Шем, а-Шем, Бог жалостливый и милосердный. По деяниям Моим называюсь Я».

Из этого мидраша следует, что у Всевышнего нет названия, потому что имя — это выражение сущности, а сущность Бога мы постигнуть не можем, как сказал пророк Элиягу в молитве: «Владыка миров... Ты Высший над всеми высшими, Непостижимый из всех непостижимых, мысль неспособна постичь Тебя» (Тикуней Зоар 17:1). И Имена Бога — это лишь название тех проявлений, посредством которых мы узнаем Его.

*«Можно ответить на любой вопрос, если вопрос задан правильно».*

*Платон*

Австрийский поэт Райнер Мария Рильке в «Письме к молодому поэту» писал: «...я хотел бы просить вас, сударь мой, набраться терпения по отношению ко всему неразрешенному в вашей душе и постараться полюбить сами вопросы, словно это запертые комнаты или же книги, написанные на весьма чуждом вам языке. Не ищите теперь же ответов на вопросы, которые не могут быть вам даны, поскольку вы не в состоянии их изжить. А ведь дело в том, чтобы все пережить. Итак, пока что живите вопросами. Быть может, постепенно, сами не заметив этого, в один прекрасный день вы вживетесь в ответ»[1002].

Бережное, осторожное отношение к вопросам, которые мы задаем окружающим и близким, обществу, Богу, — это то, чем никогда не стоит пренебрегать.

### Использованные символические образы

Карта Karmalogic:
паук (символизирует страх узнать ответ),
отражение в зеркале (символ слова «вопрос»).
Пиктограмма Karmalogic:
паук.

ВЫ МОЖЕТЕ ПРИСОЕДИНИТЬСЯ
К ОБСУЖДЕНИЮ ЗАКОНА «ВОПРОС» И СЛУЧАЕВ,
ЕГО ПОДТВЕРЖДАЮЩИХ, НА САЙТЕ ПРОЕКТА
KARMALOGIC.NET. ДЛЯ ЭТОГО ПРОСКАНИРУЙТЕ
РАСПОЛОЖЕННЫЙ В КОНЦЕ СТРАНИЦЫ
QR-КОД С ПОМОЩЬЮ ВАШЕГО СМАРТФОНА,
И ВЫ ПОПАДЕТЕ НА СТРАНИЦУ ОБСУЖДЕНИЯ
ДАННОГО ЗАКОНА.

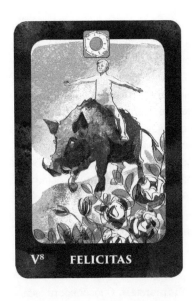

V⁸  FELICITAS

# Сутра Слово

## СЧАСТЬЕ
## Мыслим позитивно, мечтаем о своем образе счастья каждый день

*Счастлив тот, кто умеет мечтать,
а также отпускать и забывать негатив*

В соответствии с американской Декларацией независимости все люди имеют «право на жизнь, свободу и стремление к счастью»[1003]. Конечно, что такое счастье, каждый понимает по-своему. Но если человек счастлив, это всегда чувствуется, и неважно, кто перед нами — бездомный бродяга или миллионер, обычный обыватель или поп-звезда. Как говорится в первых строчках «Анны Карениной»: это несчастливые семьи (да и люди) несчастливы по-своему, а если у человека все хорошо, мы уже при первом взгляде на него это понимаем.

Что объединяет всех счастливых людей? Хорошее настроение, улыбка на лице, положительные эмоции, позитивный взгляд на жизнь — эти и еще много других признаков, по которым мы узнаем счастье. А что мешает нам быть счастливыми?

Человек сам создает свой индивидуальный мир. Он полностью зависит от наших поступков, мыслей, чувств и эмоций. Все они падают в копилку будущей кармы, формируя наше счастье или несчастье.

«Счастье не зависит от внешних условий. Оно зависит от условий внутренних», — утверждал Дейл Карнеги. Наш российский «карнеги», литера-

*«Если когда-нибудь, гоняясь за счастьем, вы найдете его, вы, подобно старухе, искавшей свои очки, обнаружите, что счастье было все время у вас на носу».*

Бернард Шоу

турная маска Козьма Прутков сформулировал это на сто лет раньше и еще лаконичнее: «Если хочешь быть счастливым, будь им». Само ощущение полупустого (пессимист) или наполовину полного (оптимист) стакана связно с тем, что значения «плохо» и «хорошо» — плавающие: миллионер не так радуется новому «мерседесу», как радуется нищий найденному яблоку. По воспоминаниям австрийского психиатра, бывшего узника нацистского концлагеря Виктора Франкла, даже в концлагере, при всем ужасе того существования, у заключенных были моменты радости[1004]. Наш организм даже в самых тяжелейших условиях жизни способен найти баланс между абсолютным счастьем и абсолютным несчастьем. Можно быть счастливым и в больничной постели. В конце концов, всех нас ждет общий конец, просто кто-то зацикливается на плохом, а кто-то просто рад новому солнечному дню.

**Реальность — это то, что мы себе представляем.** Способность забывать и прощать негатив приводит к тому, что нам становится легче и спокойнее жить. В очень большой степени на ощущение счастья влияет гормональный фон человека, а именно — уровень серотонина и эндорфинов в организме. Кстати, его можно повысить, например, с помощью вегетативных практик, как это делают йоги. Они повышают уровень серотонина, постоянно вызывая у себя галлюцинации, — это развивает серотониновую систему мозга.

*Дурак спит, а счастье у него в головах лежит*

Известный испанский нейрофизиолог Х. Дельгадо утверждал: **«Счастье человека — понятие относительное, зависящее в равной мере как от окружающей нас действительности, так и от того, как мы ее интерпретируем.** Понимание психических механизмов облегчит поиски счастья и уменьшит ненужные страдания людей»[1005]. С точки зрения биологии, одной из характеристик счастья может быть состояние, при котором у человека или животного имеются средства и механизмы для удовлетворения всех потребностей организма (либо большая их часть уже удовлетворена). В процессе индивидуального развития и жизнедеятельности потребности у человека возникают, дополняются либо сменяются одни другими. В итоге у каждого возникает свой личный образ счастья, т. е. та ситуация, когда все потребности будут удовлетворены. Для одних счастье символизируют материальные блага, для других — свобода от социального давления, для третьих — осознание своей пользы обществу. Так или иначе, все эти желания вытекают из заложенных в нас потребностей. Именно они являются той побудительной силой, которая приводит нас в действие.

На основе потребности формируется мотивация. В самом первом приближении, мотивация, согласно определению академика П. В. Симонова, это механизм активации памяти о способах удов-

*«Если хочешь быть счастливым, будь им».*

Козьма Прутков

летворения потребности[1006]. Удовлетворение любой существующей в организме потребности всегда сопровождается эмоцией. Эмоции являются регулирующим механизмом, который способствует извлечению из памяти сведений об имеющихся в организме ресурсах для удовлетворения потребности. Несовпадение или неполное совпадение результата с ожидаемым вызывает недовольство, которое побуждает животное или человека либо применить другой алгоритм решения, либо внести изменения в программу своих действий. Но **если полученный результат совпал с ожидаемым, возникают положительные эмоции, которые становятся сигналом для закрепления нового фиксированного комплекса действий в памяти**[1007].

Знаменитый американский психолог конца XIX — начала XX века, один из основателей философии прагматизма Уильям Джемс обосновал концепцию, согласно которой **есть обратная связь между привычными действиями и эмоциями,**

*Кто за счастье берется, тому оно и достается*

**которые их вызывают**[1008]. Так, например, если вера побуждает людей совершать регулярные ежедневные молитвы, то повторение этих молитв усиливает веру человека или даже способно настроить неверующего человека на религиозное восприятие мира и облегчить принятие им веры. Отсюда, кстати, и знаменитый американский совет «keep smiling», т. е. всегда улыбайся: если человек в хорошем настроении, всегда улыбается, тогда, сознательно настраиваясь на улыбку, ты создаешь себе хорошее настроение невзирая на обстоятельства.

*«Мы считаем самоочевидными следующие истины: что все люди сотворены равными; что они наделены своим Создателем определенными неотчуждаемыми правами, среди которых право на жизнь, свободу и стремление к счастью».*

*Декларация независимости (США).*

В классической философии понятие позитивного имеет два дополнительных смысла, кроме общеупотребимого. Они помогают лучше понять, как работает закономерность, зафиксированная Джемсом.

Гегель назвал одну из своих ранних работ «О позитивности христианской религии»[1009], сообразно с главной идеей — христианство является позитивным в смысле его сознательной принудительности, т. е. «позитивности», которую религиозный дух проявляет по отношению к изменчивым жизненным обстоятельствам, в отличие от религии естественной, которая подстраивается под эти обстоятельства. Христианство позитивно меняет человека по готовому образцу, тогда как естественная религия допускает избыточную вариативность. То есть **позитивность является сознательно достигаемым качеством, которое требует дисциплины и волевых усилий при достижении ценности, в которую мы верим.**

### Наше счастье в наших руках

Другое понимание позитивности предложил французский философ первой половины XIX века, основатель социологии (он предложил сам термин «социология») Огюст Конт, который под позитивностью понимал подтвержденность теории фактами. Термин «позитивный» он применял к знаниям и четко разделял позитивные, то есть эмпирически подтвержденные, подлинные знания и знания, не подтвержденные опытом, а следовательно, с точки зрения науки сомнительные — например метафизические и религиозные[1010].

Как видно, это два почти противоположных понимания позитивности, однако общим является то, что позитивность утверждается благодаря человеческим действиям: или же вопреки фактам, или опираясь на них, человек выстраивает свой мир уверенности. Главное — человек не идет на поводу у обстоятельств, не ищет невозможного, а расширяет поле своих возможностей.

сутра: слово закон: счастье

Историки французской школы «Анналов» утверждали, что, несмотря на трудные жизненные условия, человек эпохи Средневековья был не менее счастлив, чем наш современник[1011]. Средневековый человек трепетал перед Богом, дьяволом, чумой, неурожаем и гневом сеньора. Средняя продолжительность жизни тогда была в два раза меньше современной, питание во много раз хуже, а медицина для обычного горожанина и вовсе была недоступна. Но люди жили, любили, рожали детей, совершали великие открытия и одерживали славные победы. Как им это удавалось?

Один из механизмов психологической устойчивости средневекового общества раскрыл великий русский историк и литературовед Михаил Бахтин, разработавший концепцию смеховой или карнавальной культуры. Возможность погрузиться в ат-

*За счастьем человек бежит, а оно у его ног лежит*

мосферу счастья средневековому человеку давал карнавал — безудержный праздник, разрывавший череду серых будней. Через карнавальный смех шло освобождение: «Карнавальный смех, во-первых, всенароден (всенародность, как мы говорили уже, принадлежит к самой природе карнавала), смеются все, это — смех на миру; во-вторых, он универсален, он направлен на все и на всех (в том числе и на самих участников карнавала), весь мир представляется смешным, воспринимается и постигается в своем смеховом аспекте, в своей веселой относительности; в-третьих, наконец, этот смех амбивалентен: он веселый, ликующий и — одновременно — насмешливый, высмеивающий, он и отрицает и утверждает, и хоронит и возрождает. Таков карнавальный смех», — писал Михаил Бахтин[1012].

Из безудержного карнавального веселья, в котором «низ» и «верх» меняются местами, человек выходил обновленным. Заряжался позитивом, принимал реальность, смирялся с неизбежным и обретал силы жить дальше. Феномен карнавальной,

*«Большинство людей счастливы настолько, насколько они решили быть счастливыми».*

*Линкольн*

смеховой культуры Бахтин раскрывает, анализируя, прежде всего, «Гаргантюа и Пантагрюэля» — самый, пожалуй, смешной роман позднего Средневековья. Роман повествует о похождениях двух великанов-обжор. Много места в нем уделяется грубоватому юмору, связанному с человеческим телом, едой, непристойностями и бранью. Между тем жизнь самого Рабле,

*Счастья ключи
в своих руках
ищи*

автора романа, тоже может служить примером преодоления карнавальным смехом трудностей бытия.
С детского возраста он жил в монастыре. В монастыре вырос, в монастыре учился. Монастырская
братия с неодобрением относилась к его научным изысканиям. Сатириче-
ский роман молодого гуманиста был одновременно и вызовом церковному
консерватизму, и прощанием с тяжелой юностью.

Примечательно, что, как утверждают специалисты, смеховая культура
русского народа традиционно отличалась от западноевропейской. Кстати,
возможно, именно этим объясняется и наше сегодняшнее, заметно менее
позитивное, чем у иностранцев, отношение к действительности.

*«Если вы хотите вести
счастливую жизнь, вы
должны быть
привязаны к цели, а не
к людям или к вещам».*

*Альберт Эйнштейн*

На Руси также существовали (частично еще со-
хранившиеся в памяти народной традиционной
культуры) обычаи, связанные со смехом и карнава-
лом, — Святки, Масленица, ночь на Ивана Купала,
скоморошеские праздники и многие другие. Однако
в православии, в отличие от католицизма, не было
ничего похожего на официальное разрешение смеха. Русская карнаваль-
ная традиция воспринималась как серьезное нарушение церковной морали, и после праздничных бесчинств требовалось очищение. «Домострой»
запрещал смеяться и играть с ребенком. Если католичество старалось
укротить смех, приручить его, то православие резко его запрещало; отсюда родилась характерная черта русского народа: смеяться, когда нельзя.
Православный идеал аскетичности и послушания отвергал то, что давал
такой смех — свободу, господство материально-телесного. В некоторое
противоречие с этим вступали такие национальные черты, как свободо-
любие, безудержность, стремление к преодолению преград. Поэтому смеху
на Руси с древних времен и до наших дней отводилось особое место, именно он разрешал это противоречие внутри русской души.

В рамках исследований смеховой культуры ученые отмечают «психотерапевтическую» роль традиционной русской частушки. Вот к каким выводам они приходят, анализируя частушки, зафиксированные в ходе фольклорно-этнографических экспедиций в русских деревнях еще в первой половине XX века: «При соотнесении репертуара частушек с личностью ин-

форманта нами была отмечена взаимосвязь характера частушек с само-оценкой и отношением к миру... У разных людей, живущих в одной деревне, одинакового возраста, которые вместе переживали объективные трудности жизни, характер репертуара различен именно в зависимости от отношения к миру...»

Исследователи приводят примеры частушек разного типа. В первом случае:

> Бедна я, бедна я,
>
> Бедной уродилася.
>
> Кабы я была стеколышком —
>
> Давно уже разбилася.

Во втором случае характер частушек оказался другой:

> Пейте, девушки, вино,
>
> Да сорок градусов оно.
>
> Холостого, что женато, —
>
> Нам любить-то все равно.

> Мне не все о горе плакать,
>
> Не все о нем тужить,
>
> Надо маленькую долечку
>
> На радость отложить.

Первый случай — это иллюстрация тяжелой жизни, но так как для это-го используется комический жанр, то оценка горестного в смеховой форме помогает существовать в данности, воспринимая ее такой, какая она есть. Во втором случае частушка призвана попытаться обозначить что-то пози-тивное в происходящем через желание видеть все более радостно, чем оно есть на самом деле. **Весело смотришь на мир — веселым он и ка-жется**[1013].

«Счастья ключи в своих руках ищи», — учит русская пословица. Где живет счастье? За далекими горами или в сердце человека? Приходит ли

*«Часто случается, что человек считает счастье далеким от себя, а оно неслышными шагами уже пришло к нему».*

*Боккаччо*

оно само или его нужно искать? Люди по-разному отвечают на этот вопрос, но он всегда для них предельно важен. Счастье — волшебное свойство самой жизни, ее суть, ее музыка. Поговорки русского народа много говорят об этом: «Счастливый — что калач в меду»; «Не родись ни умен, ни красив, а родись счастлив»; «Счастье дороже богатырства, ума, богатства»... Не секрет, что судьба не всегда улыбается человеку, но даже «в горе — счастье ищи». Некоторые люди его просто не замечают: «Дурак спит, а счастье у него в головах лежит»; «За счастьем человек бежит, а оно у его ног лежит».

Кто-то лишь мечтает о счастье, а кто-то умеет радоваться тому, что есть. «Есть цветы — радуйся цветам, нет цветов — радуйся бутонам» — это уже вьетнамская пословица. «Когда тепло, не мечтай о завтрашнем тепле; когда счастлив, не мечтай о будущем счастье», — гласит монгольская народная мудрость.

## Счастье в нас, а не вокруг да около

Это особый талант — видеть счастье, но его можно развивать и приумножать. Как об этом говорится в притче о пчеле и мухе знаменитого афонского монаха, старца Паисия Святогорца: «Бедняжка муха только и думает о грязных канавах, а пчелка знает, где растет лилия, где — ирис, а где — гиацинт. И люди так же. Одни похожи на пчелку и во всем любят находить что-то хорошее, другие — на муху, и во всем они стремятся увидеть только дурное»[1014]. А на кого хотим быть похожими мы?

Негативно настроенные люди страсть как любят сваливать все свои неприятности на судьбу и в обиде спрашивать: «Нешто я у бога теленка украл, что меня все обходят?»; «За что обнесли меня чарой зелена вина?». «Таков наш рок, что вилами в бок», — жалуются они. Это о них сказано: «На бедного Макара и шишки валятся», «На него словно наслано».

Как бы ни отличались представления разных народов о путях к счастью, основной акцент в пословицах, поговорках и сказках делается на том, что «всякий счастья своего кузнец»: «Счастье в нас, а не вокруг да около»;

«Кто за счастье берется, тому оно и достается»; «Счастье не птица: само не прилетит»

Но в то же время народная мудрость предупреждает: «Счастье — не лошадь: не везет по прямой дорожке»; «Легко найти счастье, а потерять и того легче»; «Нового счастья ищи, а старого не теряй»; «От счастья не бегут, счастье догоняют».

Для того и дан человеку разум, чтобы уметь распознать и удержать свое счастье: «Счастье без ума — дырявая сума»; «Счастье велико, да ума мало».

По доброму рассуждению можно избежать и ненужных жалоб, и негативных мыслей, мешающих воспринимать мир светло и радостно: «Что о том тужить, чего нельзя воротить», «Сбыл беду, как соседову жену».

И конечно же нужна простая вера в то, что счастье будет к нам благосклонно: «Счастье придет и на печи найдет»; «Чего душа желала, то Бог и дал»; «Пошло дело, словно вприсядочку»; «Клад да жена — на счастливого»[1015].

Что бы мы ни делали, где бы мы ни находились, куда бы ни стремились, внутри нас работает некий индикатор, который определяет наше истинное состояние, а именно: счастливы мы сейчас или нет? То ли мы делаем, а туда ли идем? Во многом это объективное ощущение, как состояние физических

*Не родись ни умен, ни красив, а родись счастлив*

параметров, но одновременно состояние внутреннее, интимное, даже физиологическое. Это подлинное самоощущение личности (счастлив я или несчастлив) указывает на правильное направление движения, жизненного пути, предначертания, дела, судьбы. Это состояние высокого духа в полноте физических и душевных сил, почти божественное, которое древние называли «акме».

«К счастью можно прийти двумя путями. Первый путь — внешний. Приобретая лучшее жилище, лучшую одежду, более приятных друзей, мы можем в той или иной степени обрести счастье и удовлетворение. Второй путь — это путь духовного развития, и он позволяет достичь счастья вну-

*Кому счастье служит, тот ни о чем не тужит*

треннего. Однако эти два подхода не равноценны. Внешнее счастье без внутреннего не может длиться долго. Если жизнь рисуется вам в черных красках, если вашему сердцу чего-то недостает, вы не будете счастливы, какой бы роскошью себя бы ни окружили. Но **если вы достигли внутреннего спокойствия, то можете обрести счастье даже и в самых трудных условиях**», — учит духовный лидер последователей тибетского буддизма Далай-Лама XIV[1016].

*«Счастлив тот, кто считает себя счастливым».*

*Генри Филдинг*

Счастливых людей не так уж много, и они, в общем-то, не похожи на остальных. Они будто светятся, их сила дает возможность побыть счастливыми и другим. Они выделяются в каждом роде деятельности — среди монахов, политиков, художников, воспитателей, бизнесменов... Почему это происходит? Возможно, потому что эти люди умеют абстрагироваться от утробного эгоизма, готового поглотить заурядного, «невозделанного» человека. Их умение — забывать плохое, игнорировать зло и прощать. Не зря сказано: «...и прости прегрешения наши, как и мы прощаем должникам нашим». Этот закон работает, он очищает душу, придает ей новые силы, позволяет идти вперед.

**Счастливо живут те, кто работает душой во имя своего счастья.** Счастлив учитель, наблюдающий рост знаний своих учеников, счастлив садовник, дождавшийся плодов посаженного дерева, счастлив художник, приступающий к картине, счастлив философ, развивающий свою мысль, счастлива мать, сажающая дитя на колени. Счастлив тот, кто генерирует вокруг себя счастье, кому доступен этот необыкновенный источник энергии.

*Что о том тужить, чего нельзя воротить*

**«Причина радости обыкновенно лежит не столько в природе обстоятельств, сколько в разуме людей... многие, изобилуя богатством, считают жизнь невыносимой, а другие, живя в крайней бедности, всегда остаются радостнее всех»**, — говорил Иоанн Златоуст[1017]. Именно заботой о счастье своих слушателей объясняется то, как Христос выстроил Нагорную проповедь: первыми пунктами стали заповеди блаженств (счастья), исполняя которые человек может соединиться с источником этого счастья (Мф. 5:3). Правильный настрой и размышление об образе настоящего счастья — важнейший залог его достижения: «Счастьем привыкли называть нечто внешнее... Но оно не во вне, а в нас, в состоянии духа отрадном, радостном, благорастворенном»[1018], «Если угодно Господу и не пагубно для человека, то дается и внешнее счастье»[1019]. В целом христианам заповедано «непрестанно молиться» (1Фес. 5:17), однако здесь подразумевается не столько чтение молитв, сколько общий настрой. Молитва — это ведь обращение к Богу, источнику жизни и настоящего счастья. Учение о непрестанной молитве, значит, есть учение о регулярном размышлении о счастье, путях его достижения.

Один из известных христианских подвижников, Иоанн Кронштадтский давал такой совет новоначальным инокам: «Монахи, монахи! Не оглядывайтесь назад! Помните жену Лотову!»[1020]. «Помните жену Лотову» — это один из предупреждающих знаков: все, что произошло с ней, описано в 19-й главе Книги Бытие; условием достижения заветной цели (спасения) было не оглядываться назад, отпускать прошлую жизнь. Жена Лота не смогла выполнить это условие. «Не увлекайся воспоминанием сделанных тобою проступков, дабы не возобновились в тебе грехи твои»[1021], «Не обращай в уме своем грехов, некогда совершенных тобой, чтоб они опять не возобновились. Будь уверен, что они прощены тебе в то время, как ты предал себя Богу и покаянию, и нимало в том не сомневайся»[1022], — говорил Антоний Великий (IV век).

*Счастье дороже богатырства, ума, богатства*

В исламской традиции в одном из хадисов передаются такие слова пророка Мухаммада: «Удивительно положение верующего! Ведь все происходящее с ним — это благо... Если его постигнет радость, он возблагодарит, и это становится благом для него. И даже если его постигнет вред, он терпит, и это становится благом для него»[1023]. Этот хадис учит воспринимать жизнь позитивно, видеть во всем происходящем положительную сторону.

*Счастливый — что калач в меду*

С точки зрения каббалы **счастье — это ощущение вечности и совершенства творения и себя в нем.** «Потому что именно это — состояние нашего корня, из которого мы развились, а что находится в корне, воспринимается нами как самое желательное и совершенное наполнение, как счастье»[1024].

**Счастье не в воздухе вьется, а руками достается**

«Есть три ловушки, ворующие счастье: сожаление о прошлом, тревога за будущее и неблагодарность за настоящее»[1025], — утверждал Ошо, представитель неоиндуизма и выдающийся мистик XX века. В свою очередь, психологами в ходе научных исследований была обнаружена удивительная закономерность: **благодарность за то, чем мы обладаем, делает нас удовлетворенным вашей жизнью.**

Оптимизм — замечательная черта, которая полезна для каждого из нас. Если мы проанализируем все, чем уже обладаем, за что именно можем быть благодарны, то почувствуем себя счастливее. Такую мысль высказывает психолог Дэн Джилберт. В своих исследованиях он отслеживал эмоциональное состояние людей, измеряя их ощущение счастья. Результаты четко показали, что человеку гораздо больше нравится и привлекает то, что он уже имеет, чем то, что ему не принадлежит. Именно поэтому и важно понять, чем именно мы уже обладаем. При понимании этого наше эмоциональное ощущение улучшится автоматически, наш мозг сам сделает за нас остальную работу[1026].

**Счастье не птица: само не прилетит**

Уинстон Черчилль однажды заявил: «**Пессимист видит трудности в каждой возможности; оптимист видит возможность в каждой трудности**»[1027]. Оптимисты и пессимисты по-разному подходят к поставленным перед ними задачам. Оптимист полагает, что трудности на его пути временные и с ними можно совладать[1028]. Он не зацикливается на предыдущих негативных событиях, постоянно прокручивая их в голове, а делает выводы из случившегося и активно применяет полученный опыт.

Давно доказано также, что позитивное мышление укрепляет иммунитет, препятствует появлению хронических заболеваний, помогает людям справиться с неприятностями. Положительно настроенный человек получает больше поддержки в обществе, менее подвержен стрессу, гораздо реже впадает в депрессию[1029]. Трудно не согласиться со словами Лопе де Веги: «Надежда на счастье, пусть даже обманчивая, никогда не причиняет человеку зла, потому что она облегчает жизнь»[1030]. В этой логике мы в любом случае оказываемся в выигрыше.

### Использованные символические образы

Карта Karmalogic:
мальчик, катающийся на диком кабане
(символизирует подчинение негативных проявлений разуму).
Пиктограмма Karmalogic:
солнце (один из символов счастья).

ВЫ МОЖЕТЕ ПРИСОЕДИНИТЬСЯ
К ОБСУЖДЕНИЮ ЗАКОНА «СЧАСТЬЕ»
И СЛУЧАЕВ, ЕГО ПОДТВЕРЖДАЮЩИХ, НА
САЙТЕ ПРОЕКТА KARMALOGIC.NET. ДЛЯ ЭТОГО
ПРОСКАНИРУЙТЕ РАСПОЛОЖЕННЫЙ В КОНЦЕ
СТРАНИЦЫ QR-КОД С ПОМОЩЬЮ ВАШЕГО
СМАРТФОНА, И ВЫ ПОПАДЕТЕ НА СТРАНИЦУ
ОБСУЖДЕНИЯ ДАННОГО ЗАКОНА.

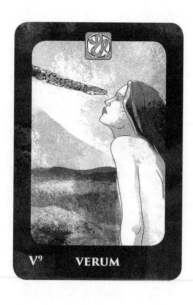

V⁹  VERUM

# Сутра Слово

## ПРАВДА
## Зачем обманывать, если есть столько способов сказать правду

*А ложь всегда всплывет*

Мир так устроен, особенно современный мир, что практически вся информация есть в открытом доступе. Поэтому столь многое зависит от правильно подобранной формулировки, а содержание становится вторичным. Рубить неприглядную правду чаще всего невыгодно никому — это оборачивается проблемами и для того, о ком говорят, и для того, кто выдает эту правду в нетактичной, грубой форме. Но и ложь в современном мире очень быстро вскрывается. Поэтому сегодня куда проще отказаться от вранья, не бросаться громкими заявлениями, претендующими на истину в последней инстанции, а просто находить мягкие формулировки для жесткой правды или недоговаривать информацию, если для окружающих она явно лишняя.

*Правда силу родит*
В повседневной жизни мы постоянно вынуждены делать выбор между правдой и ложью. Правда часто бывает неприятной, сложной и даже невыносимой, а ложь подчас кажется простой и привлекательной. Но, несмотря на это, **психологи советуют избегать лжи в отношениях.** Почему?

Психотерапевт Тибо Меррис пишет: «Помните, что ваши отношения базируются на ценностях и доверии. Конечно же без правды доверия не существует». Правда помогает построить прочные связи, позволяет отношениям быть настоящими[1031].

*«Скрыть правду там, где это нужно, и благоразумно и непредосудительно, тогда как солгать в любом случае и низко и глупо».*

*Филипп Дормер Стенхоп Честерфилд*

По мнению психолога Нэнси Колье, даже нелицеприятная правда лучше, чем ложь: «Если ваш друг или партнер не услышал вас, то в этом случае гибнут не ваши отношения, а иллюзия этих отношений, которую вы для себя создали. Когда вы говорите правду о том, чего вы ожидаете, признаетесь в ваших потребностях и получаете ту или иную реакцию, это помогает понять, насколько ваши отношения реальны. Это выявляет, что и до какой степени вы и ваш друг или партнер готовы вкладывать в отношения»[1032]. В любом случае, участники отношений в определенный момент устанут от обмана и недоговоренностей и проявят себя в настоящем свете. Зачем же тратить время на притворство?

Ложь имеет обыкновение распространяться очень быстро и доходить до того, кого оболгали[1033], по принципу снежного кома обрастая дополнительными подробностями. И каждая наша неточность

*Правда прямо идет, а с нею не разминешься*

может предстать злостной клеветой. А потом ложь всегда оборачивается против своего создателя. Например, в дикой природе высокоорганизованные животные способны определять и наказывать «обманщиков», которые, не давая ничего взамен, пользуются чужой помощью. Таких животных исключают из сообщества и не помогают им. Особенно часто такое наказание применяется в маленьких группах (стаях и прайдах), потому как паразитическое поведение одной особи приводит к снижению потенциала выживаемости всей группы[1034].

Ученые уверены, что **во всех нас генетически заложено чувство справедливости и мы изначально негативно воспринимаем ложь** и насто-

*Правда всегда побеждает*

раживаемся, когда замечаем признаки обмана. Можно сказать, что в нас встроен своеобразный детектор лжи, который определяет обманщика, ведь очень часто его выдают характерные движения и физические прояв-

*Засыпь правду золотом, затопчи ее в грязь, а она все наружу выйдет*

ления[1035]. По каким же признакам можно определить, что нам врут?

**Когда человек говорит неправду, ему нужно убедиться, что его слушают и ему верят.** Поэтому периодически он будет смотреть на собеседника для обратной связи. Если ему покажется, что ложь проходит, он успокоится и продолжит. Если же у жертвы появятся признаки сомнения, обманщик начнет убеждать, нервничать. Как известно, во время стресса (а ложь — это стресс) весь организм начинает испытывать недостаток влаги. Лжец чаще начинает моргать, увлажняя глаза, облизывать губы, десны, чесать в носу, постоянно пить воду. Часто бывает полезным отследить, куда направлен взгляд собеседника во время разговора. Когда человек придумывает и говорит неправду, он будет задействовать воображение, то есть обращаться к образам будущего. Поэтому его взгляд будет направлен вправо и вверх, а не в влево и вниз, куда мы смотрим, вспоминая реальные факты из прошлого. Можно наблюдать за дыханием — во время стресса оно становится менее глубоким. В результате человеку не хватает воздуха, и он может начать «глотать» окончания слов.

*«Правда — самое ценное из того, что у нас есть, будем же расходовать ее бережно».*

*Марк Твен*

Не всегда обман имеет целью нанести вред другому человеку. **Очень часто ложь — результат недоверия к собеседнику.** А это, в свою очередь, является или проявлением собственной лени и нежелания разбираться в вопросе, или признаком неуважения («Да не поймет все равно…») либо объясняется неправильной стратегией коммуникации. В любом случае лжи можно легко избежать.

*Что лживо, то и гнило*

Если мы доверяем человеку, но почему-то не хотим ему прямо рассказать что-то (не время, не место, посторонние мешают и т.п.), можно намекнуть, сказать часть правды, перевести разговор на другую тему. Известный немецкий социолог и философ второй половины XX века, один из авторов теории социальных систем Николас Луман рассматривал коммуникацию как основу социальной жизни[1036]. Основной принцип коммуникации выражается в том, что система всегда достигает поставленной цели — за счет подбора функциональных замен. И если коммуникация развивается из-за лжи или даже слишком прямолинейной, неудобной правды, следует найти более подходящие слова и формулировки, которые помогут достигнуть цели общения.

*Правда стара, да не умирает: ложь помоложе, да недолго поживает*

**Правда — это определенный способ восприятия и обоснования наших убеждений.** А ложь — это не только признак невысокого мнения о собеседнике и его умственных качествах, но и признак неуверенности в себе — уверенный человек всегда ищет возможность привлечь на свою сторону, а не спрятаться.

Знаменитый немецкий философ второй половины XIX века Фридрих Ницше утверждал, что уважающий себя человек, претендующий стать Сверхчеловеком, всегда должен быть честен перед самим собой[1037]. А привычка лгать другим и обманывать их отнюдь этому не способствует.

К сожалению, **признавая ценность правды, общество при этом стимулирует людей лгать.** Например, детей учат говорить правду. Поначалу малыши прилежно слушаются, но, получая наказания за свою честность, понимают, что говорить правду невыгодно, и начинают лгать. Ребенок говорит

*«Не доставляют пользы сокровища неправедные, правда же избавляет от смерти».*

*Иов. 20:20*

рит неправду только из страха перед взрослыми. Ведь это может оттянуть наказание и скрыть совершенный вред. Но в этом зачаточном, поначалу безобидном детском способе избежать родительского гнева кроются базовые проблемы общества взрослых — конформизм, коррупция, грубая пропаганда[1038]…

Проблема правды и лжи является важным фактором политической жизни общества, его исторического развития. Вспомним историю почти моментального по меркам истории — в течение нескольких лет — распада Советского Союза и краха возглавлявшейся им

*Доброе дело — правду говорить смело*

«мировой системы социализма». А ведь еще в середине 80-х казалось, что политический строй советской сверхдержавы монолитен и стабилен. Даже экономические проблемы социалистической экономики сами по себе не

*Даже о правде следует умолчать, если она принесет несчастье*

могли быть тем единственным фактором, который привел бы к крушению системы: в целом уровень жизни советских людей был достаточно высоким, военная мощь державы была неоспорима. Но была одна вполне очевидная проблема — население перестало верить в идеологию, с помощью которой семь десятилетий управлялась страна. Социалистический строй объявлялся передовым и экономическим прогрессивным, а буржуазный Запад — «загнивающим». И люди верили. Верили ровно до тех пор, пока сами не выезжали с какой-нибудь счастливой оказией в «заграницу». Они видели там переполненные продуктами магазины, уютные домики, хорошие дороги. Один «путешественник» рассказывал об этом десяти гражданам, нигде не бывавшим, те десять — уже сотне, и дальше — в геометрической прогрессии. Получалось, что те серьезные жертвы и ограничения, которые накладывал социалистический строй на население (цензура, ограниченность выезда за рубеж, дефицит товаров при военизированной экономике и пр.), были бессмысленны. В результате вера в социализм рухнула как карточный домик. Слишком очевидным стало несоответствие государственной пропаганды с реальностью. Большая ложь привела к глобальной геополитической катастрофе.

*«Какой смысл лгать, если того же результата можно добиться, тщательно дозируя правду?»*

*У. Форстер*

В отличие от политических идеологий **религии выступают за то, чтобы говорить правду, ибо ложь и лжесвидетельство разъедают не только общество, но и души отдельных людей.** В Евангелии от Луки говорится: «Ибо нет ничего тайного, что не сделалось бы явным, ни сокровенного, что не сделалось бы известным и не обнаружилось бы» (Лк. 8:17). Христос говорил: «Блаженны все делающие правду: они не погибнут вовек. Правда имеет путь прямой, а неправда — кривой. Но ты ходи путем прямым, а кривой оставь. Кривой путь не ровен, имеет множество преткновений, скалист и тернист, и ведет к погибели тех, которые ходят по нему. А те, которые следуют прямому пути, ходят ровно и без претыкания, потому что он не скалист и не тернист»[1039].

Нагорная проповедь говорит о тех, кто избирает путь правды, предрекая им вечную жизнь: «Блаженны алчущие и жаждущие правды, ибо они на

*Двух правд не бывает*

сытятся. Блаженны изгнанные за правду, ибо их есть Царство Небесное» (Матф. 5:10). Св. Василий Великий (IV век) так вдохновлял стоять на пути правды: «Но, хотя бы пришлось противоречить всем людям или за прекрасное навлечь на себя бесславие и опасности, и в таком случае не должно решаться на извращение правильно дознанного»[1040].

Конечно, христианин призван все делать с любовью к ближнему, в том числе и говорить правду, следует выбирать наиболее подходящую форму и время, иначе **«если кто и справедливо употребит злоречие, то правда его исполнена неправды»**[1041].

*Правдивое слово не бывает приятным, а приятное — правдивым*

«Господь, преподав многие заповеди о любви, повелел искать правды Божией; ибо знал, что она матерь любви»[1042]. «Писаный закон, страхом удерживая от неправды, приучает к правде; со временем же навык в сем порождает правдолюбивое расположение, от коего пребывает твердое к добру настроение, наводящее забвение предшествовавшей порочности»[1043]. Но говорить правду нужно сообразуясь со словами Господа: «...будьте мудры, как змеи, и просты, как голуби» (Мф. 10:16), употребляя мудрость и искренность для донесения того, что мы хотим сообщить собеседнику.

В буддизме все злодеяния берут начало из неблагих умственных корней. Какие-то связаны с действием, например убийство, воровство, разврат, какие-то — с мыслями: алчность, недоброжелательство, неправильные воззрения, а четы

*Правда — что шило, в мешке не утаишь*

ре из них связаны с речью. И самые тяжкие из них — ложь, клевета и сплетни. Все эти проступки ведут к рождению в низших мирах. Если же происходит рождение в человеческом мире, то **кармическими плодами лжи являются грубость со стороны других людей, ложные обвинения, недоверие, получение физически непривлекательного облика.** Плодами сплетен и клеветы является потеря друзей без видимой причины.

**Как ни хитри, а правды не перехитришь**

Только в единственном случае ложь для буддиста может быть положительным деянием — когда она применяется ради спасения жизни. Если убийца ищет жертву и спрашивает, где находится этот человек, указать ему неверное направление — благородный поступок, который приводит к улучшению кармы[1044].

**Лучше горькая правда, чем сладкая ложь**

Одной из самых терпимых ко лжи религий является иудаизм, но только если это ложь во спасение. В Торе сказано: «Отдаляйся ото лжи» (Шмот 23:7). И хотя в этом отрывке говорится о законах еврейского суда (бейт-дин) и лжесвидетельстве, однако, по мнению некоторых комментаторов, призыв обращен ко всем людям и повелевает отдалиться и оградить себя ото лжи и неправды.

**Держись за правду, будут за тебя держаться все добрые люди**

Завет нарушается, даже если при разговоре человек искажает только незначительные детали, что превращает его речь в «смесь» истинного и ложного, или даже если то, что он говорит, всего лишь выглядит как неправда. Однако в некоторых случаях во имя благих целей допускается корректировать сообщаемую информацию. Так, в Вавилонском Талмуде, в трактате Ктубот, обсуждается вопрос о том, как следует хвалить и прославлять невесту перед женихом на свадебном пиршестве. Мудрецы школы Шамая говорят: хвалить можно только те качества невесты, которые действительно существуют. То есть нельзя прославлять ее за несуществующие качества, поскольку лгать запрещено: например, сварливую невесту можно хвалить за ум, хозяйственность, но не за характер. Мудрецы школы Илеля идут дальше и говорят: любая невеста красива и добродетельна, ведь в глазах самого жениха она действительно прекрасна и добродетельна. И это не ложь, а отражение правды другого человека.

Еврейские мудрецы учат, что нужно стараться говорить приятные вещи людям и хвалить их за их хорошие качества, даже если у них подобных качеств пока нет. Такие слова пробуждают и закрепляют в человеке стремление приобрести эти качества гораздо быстрее.

Также разрешается искажать некоторые вещи или придумывать истории, для того чтобы успокоить другого человека в тяжелую минуту.

Разрешается изменять информацию, когда хотят сообщить человеку о смерти близких или о других тяжелых событиях.

Разрешается брать вину на себя для того, чтобы спасти от позора другого человека.

*Говори правдивое и приятное, не говори правдивого, но неприятного, не говори приятного, но неправдивого*

Разрешается обманывать человека, пытающегося обмануть нас.

Разрешается обманывать, когда речь идет о вещах, угрожающих здоровью человека, и тем более когда речь идет о вопросах жизни и смерти.

Но это крайние меры. И если есть способ достичь цели иным способом или неточная информация может повредить другим людям, необходимо избегать говорить неправду[1045].

Согласно исламу, лжец нарушает предписанное Аллахом. Он сбивается с прямого пути и теряет руководство Аллаха; попав в число грешников, он блуждает во тьме невежества и теряет способность отличить истину от тьмы. «Вера раба не будет правдивой, пока его сердце не станет правдивым. А сердце не станет таковым, пока язык раба не освободится ото лжи»[1046]. Первая ложь порождает вторую, третью, а со временем входит в привычку, превращаясь в жизненную норму. «**Человек продолжает лгать и усердствует во лжи, пока не будет записан у Аллаха как лжец**»[1047].

*«Ложь — это окольный путь, ведущий нас к истине через заднюю дверь».*

*Мишель де Монтень*

Желая выставить себя в лучшем свете среди людей, такой человек нарушает предписания Корана, тем самым выказывая недоверие к Богу: «Ведь только ложь измышляют те, которые не веруют в знамения Аллаха, и они-то — лжецы» (Коран 16:105). Крайним проявлением лжи является лицемерие, когда за возвышенными мотивами и человеколюбивыми целями скрываются безнравственные эгоистические поступки. Лицемерие считается тяжелейшим гре-

*Во сне проговорился — наяву поплатился*

хом в исламе: «Воистину, Аллах не ведет прямым путем того, кто расточительствует и лжет» (Коран 40:28).

*Ложь в правду рядилась, да о правду и разбилась*

Лживость и лицемерие — качества порочной личности — противопоставляются в Коране правдивости и искренности, свойственным праведному человеку (Коран 33:24). Как правдивость, так и лицемерие отражают духовное состояние человека. Стремление к правдивости в душе, словах и делах требуют предельной твердости и бесстрашия в отношении лжи и фальши. Ложь приводит человека к плохим делам и поступкам, лишает чести и достоинства. При этом в исламе существуют условия, при которых ложь допускается. Так называемая такийя, то есть ложь во благо, возможна, чтобы примирить людей. Однако даже такийя требует последующего покаяния. Потому что любая ложь всегда обнаруживается и не проходит бесследно для человека.

*«Если вы говорите только правду, вам не нужно ни о чем помнить».*

*Марк Твен*

В фольклоре тема правды и лжи поднимается очень часто, причем народная мудрость, воплощенная в сказках и былинах, говорит о том, что обман всегда ударит по тому, кто пытался с его помощью получить для себя выгоду. Вот и в афганской сказке «Мудрый судья» мы видим, как глупо и жалко выглядит тот, кто хочет нажиться на другом с помощью лжи.

*Коли с правдой, так не один*

«Один юноша, уезжая в дальние страны, принес старику сто рупий. Отдал он их ему на хранение и уехал. Много ли, мало ли времени прошло — неизвестно. Но когда юноша вернулся на родину и попросил старика вернуть ему сто рупий, тот со злым смехом ответил:

„Твоя наивность радует шакалов. Я не брал у тебя никаких денег. Ступай своей дорогой!“

Юноша совсем было растерялся, но добрые люди научили его. „Пойди, говорят, к судье и пожалуйся на хитрого старика!“ Так юноша и поступил.

Судья вызвал к себе старика и спрашивает: „Брал ты деньги у юноши, который сидит прямо перед тобой?" Заплакал старик, упал на колени, взмолился: „Великий аллах видит, не брал я никаких денег! Неужто я буду лгать с моей седой бородой?!"

Затем судья спросил юношу: „А у тебя есть свидетели?" Юноша отрицательно покачал головой. „Хорошо. А где ты давал старику деньги?" — „Да под одним деревом". — „Пойди к тому дереву и скажи, что я вызываю его на допрос".

Грустно поплелся юноша к дереву, а старик, затаив в бороде улыбку, остался его ждать.

Прошло с полчаса. Взглянул судья на солнце и спрашивает старика: „Ну как, дошел он до того дерева?" — „Нет еще", — смиренно ответил старик.

*У лжи короткие ноги*

Прошел еще час. „Ну, а теперь пришел он к дереву?" — спросил судья. „Пришел", — ответил старик. „Так, так", — улыбнулся судья.

Наконец, юноша вернулся и грустно сказал: „Дерево не пошло со мной, о мудрый судья". — „Дерево приходило, о, честный юноша!" — возразил судья. „Как приходило? — воскликнул старик. — Почему я его не видел? Или у меня глаз нет?" На это судья ему ответил так:

„Глаза у тебя есть. Но помнишь, я спросил тебя, дошел ли юноша до дерева, и ты мне сказал «нет»?" Старик кивнул головой. „А помнишь, я спросил тебя, возвращается ли юноша, и ты сказал «да»? Если ты не брал денег под тем деревом, то как же ты мог знать, где оно и как долго до него идти?!"

Злобно плюнул старик на землю, вытащил из кармана сто рупий и бросил их к ногам юноши»[1048].

Правда и ложь — категории сложные и неоднозначные. Мы осуждаем тех, кто лжет злонамеренно, извлекая пользу из обмана других. При этом ложь во благо, которая спасает и защищает

*Вранье не споро — попутает скоро*

наших ближних, считается благородным поступком. В деликатном вопросе, касающемся правды, также существует огромное количество нюан-

*Соврешь —
не помрешь,
да вперед
не поверят*

сов. Честность и искренность — благо, резкость и навязывание своей истины — вред. Поэтому в первую очередь нужно помнить, что наши слова — способ проявить доброту, участие и внимание. **Не так важно, что именно мы говорим, главное — как.** Всегда необходимо искать подходящий момент для разговора и правильно формулировать то, что мы хотим сказать. Если правда резка и неприятна, необходимо найти максимально безболезненный способ. И конечно, перед тем как сказать «правду», проанализируем, правда ли это на самом деле и не распространяем ли мы слухи. Ведь **правда — это продукт восприятия, а оно часто искажено нашим личным опытом, оценкой происходящего, мировоззрением.** Так что один и тот же факт будет абсолютной правдой для нас, но может показаться тотальной ложью для нашего собеседника[1049]. Поэтому столь **важно подбирать тактичные формулировки и не навязывать свою правду тем, кто не желает ее знать.**

**Использованные символические образы**

Карта Karmalogic:
змея (символ лжи).
Пиктограмма Karmalogic:
змея.

ВЫ МОЖЕТЕ ПРИСОЕДИНИТЬСЯ
К ОБСУЖДЕНИЮ ЗАКОНА «ПРАВДА» И СЛУЧАЕВ,
ЕГО ПОДТВЕРЖДАЮЩИХ, НА САЙТЕ ПРОЕКТА
KARMALOGIC.NET. ДЛЯ ЭТОГО ПРОСКАНИРУЙТЕ
РАСПОЛОЖЕННЫЙ В КОНЦЕ СТРАНИЦЫ
QR-КОД С ПОМОЩЬЮ ВАШЕГО СМАРТФОНА,
И ВЫ ПОПАДЕТЕ НА СТРАНИЦУ ОБСУЖДЕНИЯ
ДАННОГО ЗАКОНА.

ЕСЛИ ВЫ ХОТИТЕ ПРЕДЛОЖИТЬ
НОВОЕ ПРАВИЛО В СУТРУ
«СЛОВО», ТО, ИСПОЛЬЗУЯ
УКАЗАННЫЙ НИЖЕ QR-КОД,
ВЫ СМОЖЕТЕ ПОПАСТЬ НА
СООТВЕТСТВУЮЩУЮ СТРАНИЦУ
САЙТА KARMALOGIC.NET
(ПРОСТО ПРОСКАНИРУЙТЕ
ЕГО С ПОМОЩЬЮ ВАШЕГО
СМАРТФОНА).

ЕСЛИ ВЫ ХОТИТЕ ПРЕДЛОЖИТЬ
НОВОЕ ПРАВИЛО, НО НЕ
УВЕРЕНЫ, В КАКУЮ СУТРУ ЕГО
НАДО ПОМЕСТИТЬ, ВЫ МОЖЕТЕ
ОТМЕТИТЬ ЕГО НА САЙТЕ ПРОЕКТА
KARMALOGIC.NET КАК «ПРАВИЛО
ВНЕ СУТРЫ». ДЛЯ ЭТОГО
ИСПОЛЬЗУЙТЕ УКАЗАННЫЙ НИЖЕ
QR-КОД (ПРОСТО ПРОСКАНИРУЙТЕ
ЕГО С ПОМОЩЬЮ ВАШЕГО
СМАРТФОНА).

# ПРИЛОЖЕНИЯ

**Приложение 1**

# ТАБЛИЦА АСТРОЛОГИЧЕСКИХ
# И ОККУЛЬТНЫХ СИМВОЛОВ

| ЗАКОН | ЗОДИАК | КАМНИ | ПЛАНЕТЫ | ОСНОВНЫЕ СИМВОЛЫ | ЦВЕТ |
|---|---|---|---|---|---|
| **Выбор** *Выбор* | Близнецы | Александрит, турмалин | Меркурий | Двуликий Янус | Оранжевый |
| **Цель** *Выбор* | Стрелец | Гиацинт | Юпитер | Бесенок с мешком | Насыщенный фиолетовый |
| **Возможность** *Выбор* | Овен | Рубин | Марс | Лошадиная голова | Красный |
| **Знак** *Выбор* | Рыбы | Звездчатый рубин | Нептун | Крест | Чистый нежно-голубой |
| **Шанс** *Выбор* | Стрелец | Аметист, сапфир | Юпитер | Голова орла | Насыщенный фиолетовый |
| **Сомнение** *Выбор* | Рак | Янтарь | Луна | Разбитый меч | Янтарный |
| **Свобода** *Выбор* | Близнецы | Огненный опал | Меркурий | Связка ключей | Желтый |
| **Беспорядок** *Выбор* | Водолей | Искусственное стекло | Уран | Костер | Фиолетовый |
| **Смерть** *Выбор* | Скорпион | Змеевик | Плутон | Часы | Зеленовато-голубой |

| | | | | |
|---|---|---|---|---|
| **Новое** *Действие* | Овен | Рубин | Марс | Чаша | Красный |
| **Другое** *Действие* | Овен | Рубин | Марс | Символ сульфура | Красный |
| **Красота** *Действие* | Стрелец | Гиацинт | Юпитер | Перья | Насыщенный фиолетовый |
| **Задача** *Действие* | Стрелец | Гиацинт | Юпитер | Молния | Насыщенный фиолетовый |
| **Битва** *Действие* | Овен | Рубин | Марс | Арбалет | Красный |
| **Табу** *Действие* | Рыбы | Жемчуг | Нептун | Краб | Малиновый |
| **Нормальность** *Действие* | Близнецы | Опал, агат | Меркурий | Книга | Желтый |
| **Важность** *Действие* | Лев | Кошачий глаз | Солнце | Перо павлина | Зеленовато-желтый |
| **Способность** *Действие* | Дева | Перидот | Меркурий | Мишень | Желтовато-зеленый |
| **Готовность** *Карма* | Водолей | Искусственное стекло | Уран | Астрологический знак Водолея | Фиолетовый |
| **Дно** *Карма* | Рыбы | Жемчуг | Нептун | Лист лилии | Малиновый |
| **Мудрость** *Карма* | Водолей | Искусственное стекло | Уран | Телескоп | Фиолетовый |
| **Учитель** *Карма* | Лев | Хризолит | Солнце | Зеркало | Оранжевый |

| Поток *Карма* | Рак | Лунный камень, хрусталь | Луна | Полумесяц | Голубой |
|---|---|---|---|---|---|
| Осознанность *Карма* | Овен | Рубин | Марс | Факел | Красный |
| Волна *Карма* | Близнецы | Опал, агат | Меркурий | Перо и чернильница | Желтый |
| Роль *Карма* | Водолей | Алмаз | Уран | Маска | Белое сияние |
| Потенциал *Карма* | Весы | Изумруд | Венера | Шахматная фигура | Изумрудно-зеленый |
| Свидетель *Отношения* | Рыбы | Жемчуг | Нептун | Замочная скважина | Малиновый |
| Начало *Отношения* | Овен | Рубин | Марс | Рог овна | Красный |
| Любовь *Отношения* | Телец | Бирюза | Венера | Канарейка | Изумрудно-зеленый |
| Представление *Отношения* | Рыбы | Звездчатый рубин | Нептун | Осьминог | Чистый нежно-голубой |
| Наследство *Отношения* | Лев | Желтый алмаз | Солнце | Лист дуба | Золотой, оранжевый |
| Враг *Отношения* | Рыбы | Жемчуг | Нептун | Щит | Малиновый |
| Жизнь *Отношения* | Козерог | Черный алмаз | Сатурн | Око | Индиго |
| Поступок *Отношения* | Весы | Изумруд | Венера | Весы | Изумрудно-зеленый |

| | | | | | |
|---|---|---|---|---|---|
| **Война**<br>*Отношения* | Овен | Рубин | Марс | Меч в воде | Оранжевый |
| **След**<br>*Ресурс* | Рак | Янтарь | Луна | Пеликан | Янтарный |
| **Подарок**<br>*Ресурс* | Дева | Перидот | Меркурий | Поникшее растение | Желтовато-зеленый |
| **Деньги**<br>*Ресурс* | Дева | Перидот | Меркурий | Скипетр | Желтовато-зеленый |
| **Труд**<br>*Ресурс* | Телец | Топаз | Венера | Сундук | Красно-оранжевый |
| **Ресурс**<br>*Ресурс* | Дева | Перидот | Меркурий | Кувшин | Желтовато-зеленый |
| **Настоящее**<br>*Ресурс* | Дева | Перидот | Меркурий | Колосья пшеницы | Желтовато-зеленый |
| **Обязательство**<br>*Ресурс* | Скорпион | Змеевик | Плутон | Орден | Зеленовато-голубой |
| **Желание**<br>*Ресурс* | Лев | Топаз, желтый алмаз | Солнце | Бабочка | Чистый розовый |
| **Инь-ян**<br>*Ресурс* | Рак | Лунный камень, хрусталь | Луна | Пчела | Голубой |
| **Мечта**<br>*Слово* | Водолей | Искусственное стекло | Уран | Химическая колба | Фиолетовый |
| **Молчание**<br>*Слово* | Рыбы | Жемчуг | Нептун | Крокодил | Малиновый |
| **Отрицание**<br>*Слово* | Весы | Изумруд | Венера | Греческая колонна | Изумрудно-зеленый |

| | | | | |
|---|---|---|---|---|
| **Долг** *Слово* | Козерог | Черный алмаз | Сатурн | Дракон | Индиго |
| **Позитив-ность** *Слово* | Стрелец | Гиацинт | Юпитер | Метательный нож | Голубой |
| **Совет** *Слово* | Близнецы | Опал, агат | Меркурий | Обезьянка | Желтый |
| **Вопрос** *Слово* | Рыбы | Жемчуг | Нептун | Паук | Малиновый |
| **Счастье** *Слово* | Лев | Желтый алмаз, топаз | Солнце | Солнце | Чистый розовый |
| **Правда** *Слово* | Скорпион | Змеевик | Плутон | Змея | Зеленовато-голубой |

Все цветовые соответствия и соответствия камней определены с помощью авторитетных астрологических и оккультных источников:

1. 777. Каббала Алистера Кроули. — Ланселот, 2016.

2. Ллевеллин Джордж. Астрология от А до Я. — СПб.: «Будущее земли», 2008.

3. Кроули Алистер. Таро Тота. — Ганга, 2016; Банцхаф Хайо. Энциклопедия арканов Таро Кроули. Полная интерпретация карт. — СПб.: ИГ «Весь», 2014.

**Приложение 2**

# ПИКТОГРАММЫ ЗАКОНОВ
# KARMALOGIC

| Сутра латинское / русское название | Пиктограмма закона | Индекс закона | Ключ закона латинское / русское название |
|---|---|---|---|
| | | О1 | **ELECTIO** ВЫБОР |
| | | О2 | **PROPOSITUM** ЦЕЛЬ |
| **OPTIO** ВЫБОР | | О3 | **OCCASIONEM** ВОЗМОЖНОСТЬ |
| | | О4 | **SIGNUM** ЗНАК |
| | | О5 | **FORTUNA** ШАНС |
| | | О6 | **DUBIUM** СОМНЕНИЕ |

| Максима | Нота |
|---|---|
| Бессознательное всегда выбирает лучший вариант из имеющихся | Выигрывают те, у кого больше степеней свободы и вариантов |
| Если мы не управляем своими целями, то ими управляет кто-то другой | Только постоянное видение цели дает шанс прийти туда, куда нужно именно нам |
| Лучше сделать и жалеть, чем не сделать и жалеть | В современном мире выигрывают те, кто легок на подъем и сразу старается реализовать новые возможности и безумные на первый взгляд идеи |
| Бессознательное будет удерживать нас от ошибочных решений и действий любыми способами | Развиваем интуицию, прислушиваемся к сигналам изнутри и обращаем внимание на знаки |
| Выигрывают те, кто дает случаю шанс | Случайный шанс как маловероятное событие — это развилка новой линии судьбы; высоковероятное событие — это один из пунктов реализации уже выбранной линии |
| Если решение принято, то смотрим уже только вперед | Сомневаемся и думаем только до принятия решения, после этого действуем с полной уверенностью, отказавшись от сожалений и не возвращаясь назад |

| | | | |
|---|---|---|---|
| | | O7 | **LIBERTAS**<br>СВОБОДА |
| | | O8 | **CIBUM**<br>БЕСПОРЯДОК |
| | | O9 | **MORTEM**<br>СМЕРТЬ |
| | | A1 | **NOVUS**<br>НОВОЕ |
| | | A2 | **ALIUS**<br>ДРУГОЕ |
| **ACTIO**<br>ДЕЙСТВИЕ | | A3 | **PULCHRITUDO**<br>КРАСОТА |
| | | A4 | **PROBLEMA**<br>ЗАДАЧА |
| | | A5 | **PROELIUM**<br>БИТВА |
| | | A6 | **UIOLARE ET FRANGERE**<br>**MORSU**<br>ТАБУ |

| | |
|---|---|
| Разумный эгоизм оправдан | Боремся за свое счастье и свободу выбора, иначе зачем мы родились |
| Беспорядок притягивает неприятности | У каждого свой порядок в голове и в вещах, он помогает организовать мысли и действия. Отсутствие такой организации позволяет хаосу мира нарушить наши планы |
| Советуемся со своей смертью | Действуя сегодня, поступаем так, как будто этот день последний |
| Пытаемся делать даже то, что не умеем; осваиваем то, что не знаем; ищем там, где никто не искал | Природа идет путем проб и ошибок, наука развивается с помощью экспериментов, — пытаться и ошибаться, делая не так, как другие, можно! |
| Если будем делать так, как всегда, то и получим то, что всегда получали | Учимся меняться, ищем новые для себя пути |
| Стараемся все делать хорошо и красиво, тогда это начнет нравиться | Даже самое неприятное дело можно полюбить, сделав его хотя бы раз хорошо |
| Ставим новые задачи до достижения имеющихся | Отсутствие мотивации обычно объясняют ленью, а дальний горизонт планирования продляет жизнь |
| Обязательно будет место для собственной битвы | Даже надеясь на чужую помощь, всегда готовимся к собственному поединку |
| Есть вещи, о которых просто не надо думать | Наше воображение может сделать нас счастливыми в трудностях и несчастными даже в лучшие времена |

| | | A7 | **NORMALITATIS** НОРМАЛЬНОСТЬ |
|---|---|---|---|
| | | A8 | **MOMENTI** ВАЖНОСТЬ |
| | | A9 | **FACULTATEM** СПОСОБНОСТЬ |
| | | K1 | **PARATUS** ГОТОВНОСТЬ |
| | | K2 | **SOLUM** ДНО |
| **KARMA** КАРМА | | K3 | **SAPIENTIAE** МУДРОСТЬ |
| | | K4 | **PRAECEPTORE** УЧИТЕЛЬ |
| | | K5 | **AMNIS** ПОТОК |
| | | K6 | **CONSCIENTIA** ОСОЗНАННОСТЬ |

| | |
|---|---|
| Лучше быть нормальным, чем правильным | Желание понравиться и угодить всем часто уводит нас от собственного счастья |
| Отказываемся от собственной важности | Самоирония — обязательное свойство интеллигентного человека, ведь самые нелепые действия часто осуществляются с очень умным выражением лица |
| Наши способности раскроются, когда будут действительно нужны | Так устроен мозг, что обеспечивает ресурсами только те функции организма, которые действительно востребованы реальной жизнью |
| Наши мечты исполнятся не раньше, чем мы к этому окажемся готовы | Так судьба защищает нас |
| Перед взлетом судьба проводит нас через дно | Так судьба проверяет и отсеивает |
| Есть вещи, которые изменить невозможно, это стоит просто принять. Есть вещи, которые можно изменить и стоит прямо сейчас начать это делать | Мудрость — отличить первые от вторых |
| Находим своего учителя | Научив, он передаст тебя другому учителю |
| Двигаемся в потоке | Так быстрее и результативнее |
| Свобода — это способность хотеть то, что хочешь на самом деле | Это лучший путь к здоровью, счастью и гармонии |

| | | | |
|---|---|---|---|
| | | **K7** | **FLUCTUS**<br>ВОЛНА |
| | | **K8** | **PARTES**<br>РОЛЬ |
| | | **K9** | **POTENTIALE**<br>ПОТЕНЦИАЛ |
| | | **R1** | **TESTIMONIUM**<br>СВИДЕТЕЛЬ |
| | | R2 | **INITIUM**<br>НАЧАЛО |
| **RELATIONES**<br>ОТНОШЕНИЯ | | **R3** | **AMARE**<br>ЛЮБОВЬ |
| | | **R4** | **IDEA**<br>ПРЕДСТАВЛЕНИЕ |
| | | **R5** | **HEREDITAS**<br>НАСЛЕДСТВО |
| | | **R6** | **HOSTIUM**<br>ВРАГ |

| | |
|---|---|
| Мы сами создаем волны и с их помощью влияем на мир вокруг | На нас постоянно влияют только волны, созданные другими, но и инициированные нами самими |
| Если хотим занять какую-то роль в мире, нужно просто начать вести себя так, словно это уже произошло | Становимся хозяевами своей судьбы |
| Добиваемся такого состояния вещей, чтобы благоприятный исход не мог не произойти | Ищем потенциал, заложенный в сложившейся конфигурации событий, а не боремся с ней |
| Избегаем быть свидетелями негативных поступков других людей | Окружающие боятся и часто стараются наказать тех, кто много знает о них |
| Начиная что-то, лучше договориться обо всем «на берегу» | Одинаковое видение ответственности, ролей, преимуществ, шансов, рисков, прибылей и убытков способно предотвратить много проблем |
| Люди любят не тех, кто заботится о них, а тех, в кого сами вложили время, труд, деньги и заботу | Позволяем себя любить и сами вкладываемся в любовь |
| С нами будет происходить то, что мы в своих представлениях желаем другим | Создавая картину будущего, наш мозг может запутаться — кому мы это пожелали? |
| Лучшее наследство — научить своим примером как быть счастливым | Самое главное, что мы можем сделать для детей, это самим быть счастливыми: дети будут следовать не нашим словам, но нашему примеру |
| Держим союзников близко, а врагов — еще ближе | Изучаем мотивы людей, которые рядом, и остерегаемся тех, чьи мотивы нам непонятны |

| | | R7 | **VITAE** ЖИЗНЬ |
|---|---|---|---|
| | | R8 | **ACTUM** ПОСТУПОК |
| | | R9 | **BELLUM** ВОЙНА |
| | | F1 | **VESTIGIUM** СЛЕД |
| | | F2 | **DONUM** ПОДАРОК |
| **FACULTAS** РЕСУРС | | F3 | **PECUNIA** ДЕНЬГИ |
| | | F4 | **OPUS** ТРУД |
| | | F5 | **RESOURCE** РЕСУРС |
| | | F6 | **PRAESENS** НАСТОЯЩЕЕ |

| | |
|---|---|
| Уважаем жизнь и жизненное пространство | Свое личное пространство защищаем, а чужое — принимаем с уважением |
| Человек — это поступок, а отнюдь не слова | Смотрим, как человек поступает, и сами поступаем с другими только так, как хотели бы, чтобы в такой же ситуации обошлись с нами |
| Лучший бой — не начатый бой | Начиная войну, готовь две могилы |
| От тебя останется то, что ты отдал | Мир оценивает нас не по тому, сколько мы берем, а по тому, сколько мы в этот мир отдаем |
| Делясь с кем-то или давая в долг, отдаем столько, сколько готовы подарить | Дарим и отдаем искренне, не ожидая ответного подарка, — это предупредит проблемы и конфликты и поможет больше радоваться жизни, когда вдруг что-то в любой форме вернется |
| Чаще всего деньги платят за отказ от собственных целей | Стремимся к тому, чтобы в процессе работы на других приобрести дополнительные ресурсы — опыт, знакомства и знания |
| Нам принадлежит лишь то, что реально заработано трудом, временем, знаниями, заботой | Все, что возьмем сверх этого, уйдет |
| Все внутренние ресурсы, которые нам действительно нужны, у нас чаще всего уже есть | Организм так устроен, что желание нового выбора появляется, когда он способен при определенных условиях это желание реализовать |
| Выигрывает тот, кто живет настоящим — здесь и сейчас | Выигрывает тот, кто хочет быть, а не иметь; жить, а не готовиться к жизни |

| | | | |
|---|---|---|---|
| | | **F7** | **OBLIGATIO**<br>ОБЯЗАТЕЛЬСТВО |
| | | **F8** | **DESIDERIUM**<br>ЖЕЛАНИЕ |
| | | **F9** | **YIN-YANG**<br>ИНЬ-ЯН |
| **VERBUM**<br>СЛОВО | | **V1** | **SOMNIUM**<br>МЕЧТА |
| | | **V2** | **SILENTIUM**<br>МОЛЧАНИЕ |
| | | **V3** | **NEGATIO**<br>ОТРИЦАНИЕ |
| | | **V4** | **DEBITUM**<br>ДОЛГ |
| | | **V5** | **POSITIVUM**<br>ПОЗИТИВНОСТЬ |
| | | **V6** | **CONCILIO**<br>СОВЕТ |

| | |
|---|---|
| Никто никому ничего не должен — пока мы сами так не решаем | Нам следует осторожнее давать обещания и брать обязательства — и выполнять только те, что осознанно взяли на себя сами |
| Если все хорошо — значит, мы чего-то не знаем | Желая чего-то, стоит помнить, что сопутствует желаемому |
| Мужчину делает женщина | Природа создала двуполый мир относительно недавно, предназначив мужчине быть инструментом оптимизации и защиты главного процесса, продолжающего живое, — в женщине, заложив в нее смысл, программы и энергию жизни |
| Говорим о мечте как о предрешенном | Погружаемся в мечту, пытаемся представить, что она уже сбылась, запоминаем это ощущение, смотрим на сегодня с высоты уже достигнутой мечты |
| Молчим о том, что уже вот-вот, как нам кажется, произойдет | Сказав, мы прерываем программу свершения |
| Отказывается от оператора «не» | Отрицание существует только в языке, но программирует нас на то, что отрицается или запрещается |
| Слово «должен» разрушает нашу психику, если нет понимания реальной платы | Только осознание реальных последствий позволит совершать правильные действия, избегая разрушающего самогипноза долженствования |
| Говорим о других позитивно или не говорим вообще | Говорим, представляя, что те, о ком мы говорим, рядом и слышат; в современном мире это на самом деле уже практически так и есть |
| Избегаем советовать или давать оценки | Советуя, совершенно неоправданно берем на себя ненужную ответственность; оценивая, неправомерно берем на себя роль судьи |

| | | | |
|---|---|---|---|
| | | **V7** | **QUAESTIO**<br>ВОПРОС |
| | | **V8** | **FELICITAS**<br>СЧАСТЬЕ |
| | | **V9** | **VERUM**<br>ПРАВДА |

| Прежде чем задать вопрос, стоит подумать — готовы ли мы к ответу? | Часто лишнее знание создает проблемы и расстройство именно нам, а иногда и делает нас опасными для других |
|---|---|
| Мыслим позитивно, мечтаем о своем образе счастья каждый день | Счастлив тот, кто умеет мечтать, а также отпускать и забывать негатив |
| Зачем обманывать, если есть столько способов сказать правду? | А ложь всегда всплывет |

# ПОЛНОЕ ОПИСАНИЕ СИМВОЛИЧЕСКОЙ СИСТЕМЫ ЗАКОНОВ KARMALOGIC

## Сутра Выбор (Optio)

### 01. ВЫБОР
### Бессознательное всегда выбирает лучший вариант из имеющихся

Выигрывают те, у кого больше степеней свободы и вариантов.

**Символы: двуликий монумент (символ выбора).**

**Пиктограмма: геральдический символ в виде двух сросшихся голов (символ двуликого Януса).**

Мужчина в белой одежде стоит перед огромным монументом, который изображен в виде двух голов, торчащих из земли. Одна голова белая, другая черная, при этом головы неотделимы друг от друга. На черной голове сидит белый голубь.

**Мужчина в белой одежде.** Белая одежда символизирует чистоту сознания и вдумчивое рассуждение о том, куда двигаться дальше и что выбрать. Сам мужчина символизирует вопрошающего, который ищет подсказку в символах.

**Белый голубь.** Белый голубь символизирует Святой Дух и душу, а значит, и бессознательное. Он сидит на черной статуе — одна из сторон выбора. Голубь (как бессознательное) подсказывает мужчине, куда двигаться далее, какой путь будет лучше для него.

**Двухголовый монумент.** Символ двуликого Януса, бога выбора и начала пути. Он также бог первозданного Хаоса, из которого появился порядок, поэтому ему самому неведомо, к чему приведет тот или другой путь. В данном случае он говорит о том, что, возможно, оба варианта являются привлекательными, с точки зрения мужчины, а бессознательное (в виде голубя) помогает ему сделать правильный выбор.

## 02. ЦЕЛЬ
### Если мы не управляем своими целями, то ими управляет кто-то другой

Только постоянное видение цели дает шанс прийти туда, куда нужно именно нам.

**Символы: посохи, один бьет другой (это действие символизирует подавление воли; посох — огненный символ устремления к цели).**

**Пиктограмма: бесенок с мешком (символ зависимости архетипа Стрельца).**

Зимний пейзаж. Мужчина в богатых пурпурных одеждах своим посохом разбивает посох изо льда, находящийся в руках другого мужчины, одетого в простую одежду. Рядом с мужчиной в пурпурной одежде пробегает бесенок с пурпурным мешком, из которого вываливаются монетки.

**Мужчина в пурпурной одежде.** Юпитерианский архетип, проявляемый управляемым Юпитером астрологическим знаком Стрельца, отвечающим за формулирование целей. Это самодостаточный, но фанатичный реализатор своей воли, который добивается цели, несмотря ни на что. Стрелец — это знак правителя, знак светской власти. В данном контексте он символизирует подчинение окружающих (в лице мужчины в простой одежде).

**Посохи.** Первый посох создан из традиционных материалов, он символизирует огонь, волю и, соответственно, достижение цели. Второй посох создан из замерзшей воды, что указывает на активность воли лишь в определенном случае, характер самой воли пассивен, ведь он сделан из материала, противоположного огню. Этот ледяной посох — посох слабой воли, его обладателю свойственно быть у кого-то в подчинении.

**Бесенок с мешком.** Символизирует зависимость архетипа Стрельца: несмотря на все свои качества, целеустремленность, Стрелец (или мужчина в пурпурной одежде) в формулировании и достижении своих целей зависим от материальных благ или обстоятельств. Поэтому, если все-таки кто-то хочет достичь цели, ему следует позаботиться об истинной самодостаточности.

## 03. ВОЗМОЖНОСТЬ
### Лучше сделать и жалеть, чем не сделать и жалеть

В современном мире выигрывают те, кто легок на подъем и сразу старается реализовать новые возможности и безумные на первый взгляд идеи.

**Символы: лошадь (символ слепой энергии, способной осуществить возможность).**

**Пиктограмма: лошадиная голова.**

Двухколесная колесница, запряженная лошадьми. Около колесницы сидит колесничий, пьет из кубка, рядом с ним воткнутое в землю копье.

**Колесница.** Здесь важен не столько символ самой колесницы, который в данном контексте означает основу Вселенной, сколько символ колес, значение которого — слепая фортуна и возможность. Нужно торопиться использовать эту возможность, иначе в самый неподходящий момент фортуна отвернется, и желанный колоссальный выигрыш превратится в крах надежд и большую неудачу.

**Лошади.** Лошади символизируют слепую прану, жизненную энергию, которая может принимать любой вид — от чего-то абстрактного и малоизученного до всем знакомой электрической, физической и пр. энергии, ведь энергия перетекает из одного состояния в другое и никуда не исчезает. Т. к. лошади две, это символизирует необходимость выбора применения энергии или вообще отказ от действия, если повозка стоит.

**Колесничий пьет из кубка.** Мотивация рождается из эмоций, символ которых — вода. Вообще вода символизирует любые проявления эмоций — от черной меланхолии, хандры, подавленности, безнадежности до счастья и искренней радости. Кубок с водой здесь несет двойственный символизм — как демотивирующих эмоций, порождающих в будущем сожаление, так и, наоборот, мотивирующих.

**Воткнутое в землю копье.** Копье — проявление воинственной воли, готовой идти сквозь любые преграды, но в данном случае эта воля реализовала себя в покое земли. Но в любой момент она может быть вновь задействована, например, в управлении лошадьми (энергией).

## 04. ЗНАК
### Бессознательное будет удерживать нас от ошибочных решений и действий любыми способами

Развиваем интуицию, прислушиваемся к сигналам изнутри и обращаем внимание на знаки.

**Символы: яблоня и яблоки, ворона и голубь (как варианты возможного будущего).**

**Пиктограмма: геральдический крест (символ распутья — выбора дальнейшего пути согласно знакам).**

Девушка в белой одежде стоит на распутье двух дорог, чуть дальше за дорогой двое детей играют с камзолом, каждый засунул руку в один из рукавов. Рядом с одной из дорог, идущих от распутья, ворона гонится за голубем, рядом с другой мужчина собирает яблоки.

**Девушка в белой одежде.** Символ женской восприимчивости и чистоты, также — в данном случае — интуиции, позволяющий считывать и интерпретировать знаки. Бессознательное всегда пробует достучаться до сознания при помощи знаков, главное — не блокировать его. Все увиденное ею на картине — это знаки в виде обычных повседневных предметов и действий. Главное — успокоиться, расслабиться и попробовать их распознать. Все, происходящее возле разных дорог, подсказывает, что будет ждать ее при выборе того или другого пути. Это чтение между строк.

**Перекресток.** Вдоль дорог, идущих от перекрестка, собрались знаки, символизируемые образами повседневной активности. Эти дороги можно как воспринимать в прямом смысле, так и трактовать как некий выбор, идущий в сознании девушки.

**Дети, играющие с камзолом.** Один из символов астрологического знака Близнецов, который связан с двуликим Янусом. Это начало пути, дальнейшее развитие которого будет зависеть от выбора, который будет сделан, при этом варианты выбора все равно будут нераздельно связаны между собой.

**Ворона гонится за голубем.** В жизни вороны действительно иногда охотятся на голубей, но символически это может означать вероятность подпасть под чье-то дурное влияние. В опасности будет не только душа (символ которой голубь), но и сама личность в целом — по чьей-то манипулятивной прихоти, ведь ворона (или ворон) — это, помимо прочего, символ мудрости и интеллекта, а значит, и возможной манипуляции.

**Мужчина собирает яблоки.** Яблоня и яблоки — символ любви. В данном случае они символизируют отношения (созревшие яблоки), готовность как вступить в отношения, так и получить первичные знаки внимания.

## 05. ШАНС
### Выигрывают те, кто дает случаю шанс

Случайный шанс как маловероятное событие — это развилка новой линии судьбы, высоковероятное событие — это один из пунктов реализации уже выбранной линии.

**Символы: орел (символ фортуны), колесо, попавшее в ров рядом с сундуком (символ слова «шанс»).**

**Пиктограмма: голова орла.**

Разбитая колесница — одно из ее колес попало в небольшой ров. Во рву виден открытый сундук с драгоценностями. На сундуке сидит белоголовый орлан.

**Колесница.** Символизирует основу и — в данном контексте — выбранный путь, о котором идет речь в законе, — новый путь. Колесо — это образ колеса фортуны, одного из символов Юпитера, который дает шанс на выигрыш и сейчас привел к драгоценному кладу. Это символ выигрыша при выборе нового пути.

**Ров с сундуком.** Хоть он послужил причиной остановки колесницы, в конечном итоге эта авария способствовала обогащению с помощью сокровищ, подаренных землей. Земля — стихия пассивная, она указывает на то, что сокровища ждали нового владельца, надо было лишь выбрать нужную дорогу. Тем не менее это не закономерность, это шанс, ведь колесо могло не провалиться...

**Белоголовый орлан.** Знак силы и фортуны, один из символов Юпитера, олицетворяет шанс и большую удачу, выигрыш.

## 06. СОМНЕНИЕ
### Если решение принято, то смотрим уже только вперед

Сомневаемся и думаем только до принятия решения, после этого действуем с полной уверенностью, отказавшись от сожалений и не возвращаясь назад.

**Символы: руины (символ прошлого), цветущий город (символ будущего).**

**Пиктограмма: разбитый меч (символ сомнения).**

Мужчина с тростью идет по дороге. Позади него — разрушенная древняя башня, на которой видны остатки решеток, разбитый старый меч. Впереди него — цветущий город, полный красоты и жизни.

**Мужчина с тростью.** Трость в его руках — это символ воли и уверенности в своих действиях и ассоциируется с выбранным путем как инструмент, помогающий при ходьбе. Трость символически заменила брошенный позади сломанный меч сомнения как более подходящий инструмент.

**Разбитый меч.** Меч — это воздушный символ интеллекта и мысли, но разбитый меч обычно символизирует страх и сомнения. Он бесполезен, и единственное, что с ним можно сделать, — это оставить его позади.

**Разрушенная башня с решетками.** Символ прошлого, пусть и комфортабельной, но тюрьмы. Только после ее разрушения пришло осознание того, что она была тюрьмой и что свобода намного слаще. Это также символ того, что если принято решение, то не стоит сомневаться и пытаться вернуться к прошлому.

**Цветущий город.** Это неизведанное будущее, оно может быть каким угодно, возможно и там не все будет светло и красочно, но предыдущий этап пройден, получен определенный жизненный опыт, и надо идти вперед.

## 07. СВОБОДА
### Разумный эгоизм оправдан

Боремся за свое счастье и свободу выбора, иначе зачем мы родились?

**Символы: змеи (символ знания, подвижности мысли, коммуникации).**

**Пиктограмма: связка ключей (символ свободы).**

Молодой парень в желтой одежде держит в одной руке двух золотистых змей, на поясе у него висит связка ключей, позади него — дом, где двери и окна закрыты решетками, сквозь которые протянуты руки.

**Парень в желтой одежде.** Это воплощение Меркурия, на что указывает соответствующая атрибутика в виде двух золотистых змей в его руке. Боги меркурианской природы ответственны за свободу передвижения, свободу в информационном пространстве и свободу общения. Поэтому в данном контексте этот посланник богов служит символом свободы.

**Золотистые змеи.** Они символизируют знание, подвижность мысли, коммуникацию, а также отвечают за силу и власть знаний.

**Связка ключей.** Символ освобождения, который прямо намекает, что оно напрямую связано с теми символами, к которым обычно стремятся ради достижения свободы — свободой информации, передвижения и общения. Также не следует забывать про знания и интеллект, ведь зачастую современное рабство связано именно с незнанием, тьмой глупости, невежеством.

**Руки из решеток.** Символизируют тех, кто стремится к свободе. На бессознательном уровне все хотят быть свободными, но мало кто задумывается о том, как этого достичь. Эти руки стремятся к Меркурию и символизируют первые шаги к свободному существованию.

## 08. БЕСПОРЯДОК
### Беспорядок притягивает неприятности

У каждого свой порядок в голове и в вещах, он помогает организовать мысли и действия. Отсутствие такой организации позволяет хаосу мира нарушить наши планы.

**Символы: костер (символизирует беспорядок).**

**Пиктограмма: костер.**

В центре картины разрушенные весы, рядом стоят люди в звериных шкурах, в костре горит черный баннер с белым астрологическим символом Сатурна, небо затянуто свинцовыми тучами, вокруг руины.

**Разрушенные весы.** Символ отсутствия интереса к достижению равновесия и гармонии, полное отрицание, ведущее к первородному Хаосу.

**Костер.** В сочетании со сжигаемым баннером Сатурна — символ огня и воли в его самом низменном и опасном проявлении. Это чрезмерная и радикальная воля, направленная на разрушение устоявшихся законов Вселенной (символизируемых Сатурном). Она крушит все на своем пути без разбора, без различения добра и зла.

**Сжигаемый баннер с символом Сатурна.** Цвета баннера традиционны для архетипа Сатурна. Обычно считается, что Сатурн и Марс — планеты и архетипы с преимущественно негативной составляющей. Сатурн — это суровость и закон, Марс, в своем традиционном проявлении, — чрезмерная воля, стремящаяся к войне и разрушению. Но одновременно Марс — это воля, без которой весь бы мир остановился, а Сатурн — порядок, кристаллизующий мир и законы, без которых Вселенная просто распалась бы на мелкие составляющие, и так до бесконечности.

**Люди в звериных шкурах и руины.** Символизируют выбор беспорядка как нового направления эволюции, что привело к деградации и возврату в первобытное состояние.

## 09. СМЕРТЬ
### Советуемся со своей смертью

Действуя сегодня, поступаем так, как будто этот день последний.

**Символы: темная луна, мертвые ветви дерева (символы слова «смерть»).**

**Пиктограмма: часы (символ Хроноса, Сатурна).**

Сад, яркие звезды, темная луна (которая во многих традициях считается символом времени смерти). Счастливые парень и девушка, которые держатся за руки (символ сексуального контакта). Одежда у парня оранжевая, у девушки — красная (основные цвета Марса, в данном случае означающие жизнь). В саду также есть декоративные солнечные часы (символ бога Хроноса или Сатурна, одним из проявлений которого является Хмурый Жнец, тот, кто по традициям является людям в предсмертный час). Декоративные деревья пострижены под символ инь-ян (дополнительное указание на постоянный танец жизни и смерти). Все это освещает светильник, подвешенный на мертвой ветке (символ неугасающего огня души, искры жизни).

**Луна.** В темной своей фазе у многих народностей ассоциировалась со смертью и миром мертвых. Убывающая луна издревле считалась символом старения и увядания, а темная луна — самой символической смертью.

**Парень и девушка, которые держатся за руки.** Символизируют сексуальный контакт — самое близкое физическое расстояние, на которое можно подпустить другого человека, тем самым продемонстрировав ему его избранность и ценность. Сексуальный контакт несет два образа: жизни (внешнее проявление) и смерти (внутреннее проявление, так как оргазм сродни предсмертному вздоху). В мистических течениях считается, что при умирании и в последнем вздохе высвобождается энергия той же физиологической природы, что и при оргазме. Близость концепций смерти и секса в оккультизме объясняла целесообразность кровавых жертвоприношений, во время которых из живого существа высвобождается огромная волна энергии, которая потом направлялась на определенную ритуалом цель. Позже в западной оккультной традиции эта концепция привела к отказу от кровавых ритуалов древности и дала начало развитию сексуальной магии.

**Деревья, подстриженные под символ инь-ян.** Также указывают на секс и танец жизни и смерти.

**Цветовая гамма одежд парня и девушки.** Эти цвета указывают на жизнь: оранжевый — огонь, воля, порождающее движение; красный — сама жизнь, цвет желания и вожделения.

**Декоративные часы.** Символизируют бога Хроноса (или Сатурна). В оккультизме Хронос, помимо прочего, ассоциируется со старостью, а также со знаменитым Хмурым Жнецом («смерть с косой»).

**Светильник на мертвой ветке.** Символ зарождающейся жизни, надежды, возвращения из загробного мира, божественной части души человека, которая бессмертна. Сопоставим с факелом — одним из атрибутов богини Гекаты, при этом сама Геката олицетворяет богиню смерти, перерождения и рождения, также она является проводницей душ.

## Сутра Действие (Actio)

### А1. НОВОЕ
### Пытаемся делать даже то, что не умеем; осваиваем то, что не знаем; ищем там, где никто не искал

Природа идет путем проб и ошибок, наука развивается с помощью экспериментов, — пытаться и ошибаться, делая не так, как другие, можно!

**Символы: яма (символ слова «новое» — открытие в непредсказуемом и безжизненном месте), бьющая из нее струя воды (символ, обозначающий мудрость).**

**Пиктограмма: чаша (символ получения новой информации и мудрости).**

Пустыня, посреди пустыни мужчина копает яму, из которой струей бьет вода, сбоку от мужчины огромная чаша. Рядом с ямой лежат два скелета, в руке у одного фляга, у другого — книга.

**Пустыня.** Символ безжизненного места, находящегося вне времени, в котором перемешаны новое и старое. Также это символ духовного одиночества и аскезы, то есть ситуации, когда человек остается сам с собой, наедине со своим Высшим Я, благодаря чему получает возможность открыть гения внутри себя. Также это образ места, «где никто не искал».

**Мужчина, копающий яму.** Символ того самого аскета, взыскующего новых знаний и мудрости. Он — новичок, дерзнувший на авантюру, может обрести то, что искал, а может погибнуть.

**Яма.** В данном контексте это символ какого-то изменения в пустыне, символически задающий начало времени. Яма — это погружение в глубины своего подсознания, в глубины прошлого (ведь часто новое — это хорошо забытое старое), в настоящее или будущее.

**Струя воды.** Символ, означающий хоть не само знание, но мудрость. Уникальное и гениальное открытие, совершенное в столь неподходящем месте, в котором мало кому придет в голову искать источник воды — мудрости. Но мудрость может скрываться где угодно, вне зависимости от чего-либо, в том числе и от «ландшафта».

**Чаша.** В данном случае чаша символизирует собирание и хранение мудрости, новых знаний.

**Скелеты.** Скелет с флягой — образ погибшего жаждущего, скелет с книгой — образ погибшего знающего. Они символизируют то, что вожделение и знания не всегда дают возможность обрести что-либо. Важно помимо сиюминутного хотения или сухого теоретического знания пестовать в себе удачу, которая в итоге приведет к успеху.

## A2. ДРУГОЕ
### Если будем делать так, как всегда, то и получим то, что всегда получали

Учимся меняться, ищем новые для себя пути.

**Символы: ворота и лорд, выезжающий из ворот (выход за стены замка во внешний мир ради новых побед — символ слова «другое»).**

**Пиктограмма: геральдический символ сульфура (алхимический принцип воли и устремления к совершенству).**

Лорд в красных одеждах едет на коне, на одежде нарисован символ сульфура (алхимический принцип воли и устремления к совершенству). На лорде баранья шкура с рогами, что дает отсылку к зодиакальному знаку Овна (знак первопроходца, который означает достижение новых высот). Лорд с рыжими волосами и бородой, что вместе с красным цветом одежды указывает на марсианскую натуру (Марс — планета желания и устремления к поставленной цели). Конь черного цвета в данном случае сам по себе означает жизненную силу, прану, которую нужно подчинить и направить в нужную сторону. В руке лорда кистень, непроизвольно направленный в сторону движения, при этом на кистене в виде навершия золотистая голова барана (знак Овна).

Лорд движется к открытым воротам крепости с намерением выйти наружу. Впереди лорда идут два копейщика, одетых в шлемы «шапель», бригантины красного цвета (доспех из пластин, наклепанных под суконную или стеганую льняную основу), сегментные рукавицы и наплечники, что также указывает на марсианскую природу (ведь железо — металл Марса). На бригантинах копейщиков изображены эмблемы в виде двухголового орла (в алхимии — символ совершенства). В руках копья, слегка наклоненные в сторону ворот. Копья — это символ воли, готовой пройти через любые препятствия, воинственное устремление. Позади этой процессии в луже грязи лежит пузатый пьяница в лохмотьях темно-зеленого цвета, и над ним, играясь, прыгает дворовая собака (собирательный образ царящего в крепости застоя, лени и инерции, нежелания меняться и что-либо менять вокруг).

**Бараньи атрибуты.** Отсылка к знаку зодиака Овен (символ призыва к новым свершениям). Самореализация овна — быть первооткрывателем, лидером, побеждать себя.

**Лорд и копейщики.** Лорд олицетворяет марсианскую натуру и имеет отсылку к аркану Таро «Император». Овен является домом Марса, поэтому эти символы взаимодополняющие, т.к. Марс также отвечает за волю. Цвета одежды лорда и процессии, а также рыжий цвет волос и бороды, род войск (пикинеры — пешие копейщики) — все это атрибуты Марса. В то время как лорд здесь центральная фигура, копейщики скорее представляют собой элементы, не личности. Они олицетворяют того самого двуглавого орла, изображенного на их эмблемах, и сопровождают лорда за ворота, в новый мир. Они — образ желания нового, символ как марсианской воли, так и силы, помогающей постигать себя.

**Двуглавый орел**: Один из символов шумерской культуры, который позже стал символом Восточной Римской империи, и всегда ассоциировался с властью. В алхимии есть процесс работы с элементом ради получения его совершенной формы, для этого берется изначально грязный элемент, который символически включает в себя соль, меркурий и сульфур. Далее соль отделяется от меркурия и сульфура, очищается, вновь с ними соединяется и доводится до нужного алхимику состояния (белой или красной тинктуры). Сам процесс имеет множество образов, одним из которых является двуглавый орел. Он бывает белого или красного цвета, эти символы идентичны ввиду двуглавости самого орла, в то же время белый орел означает соль, а красный — сульфур. Первый инертен, второй инерции задает динамику. Двуглавость самого орла означает разделение двух элементов, их очищение и доведение до совершенства, впоследствии — объединение. Двуглавость символизирует изменение через познание себя и выход на высший уровень. Каждая голова видит свое отражение и тем самым становится совершенной.

**Конь.** Символ неуправляемой жизненной силы.

**Ворота.** Открытые ворота подразумевают, что лорд находится в закрытом пространстве и для того, чтобы произошло что-то новое, следует двигаться к миру за пределами замка. Направленность копий пикинеров и кистеня лорда в сторону выхода указывает на осуществление их воли.

**Пьяница в грязи и собака.** В данной картине — символ аркана Таро «Императрица», уравновешивающего аркан «Император» в лице лорда. Концепция «Императрицы» — нетронутая мать-природа, концепция «Императора» — цивилизация и застройка, эксплуатация природы. Пьяница — отсылка к культу Диониса, который ассоциируется с культом природы, по этой причине пьяница не должен выглядеть тоскливо, ведь культ Диониса — это культ веселья и экстаза, а впоследствии еще творчества. Пьяница полулежит — символизирует отсутствие какой-либо воли. Он лежит в грязи (дополнение к образу ворот), ограничивая себя в росте и делая одно и то же, однажды можешь очутиться в болоте. Собака — символ преданности и верности, в том числе в христианской культуре, но это также атрибут Артемиды, Богини молодой луны и охоты, одной из богинь природы.

## A3. КРАСОТА
### Стараемся все делать хорошо и красиво, тогда это начнет нравиться

Даже самое неприятное дело можно полюбить, сделав его хотя бы раз хорошо.

**Символы: канатоходец (слово «красота» здесь означает искусство канатоходца, как и любое другое искусство, доведенное до мастерства).**

**Пиктограмма: перья (геральдический символ образования, науки, ума, стремления к познанию).**

Канатоходец на канате застыл в позе «петуха» (цигун), что в данном случае указывает на асану и мастерство нахождения в асане. В руках у него перья, на голове сидит обезьяна — эти два символа означают мысли и контроль над мыслями. Он находится на некоторой высоте, взгляд зрители направлен снизу вверх (восхищение мастерством). Одежда канатоходца в желтых и фиолетовых цветах, что указывает на меркурианскую природу. Меркурий, в свою очередь, знак мастерства, также отвечает за мысли и мыслительные процессы.

**Канатоходец.** Будучи центральной фигурой, он служит западным символом йога (циркачи сродни факирам). Он стоит в позе «петуха» (цигуна), и хотя эта поза не подразумевает долгого нахождения, к ней также применимы критерии мастерства и удобства, так же как и к хождению по канату. Одежда и ее цвет — атрибут самого Меркурия, а Меркурий — это владыка мыслей и других ментальных процессов, ведь, именно укротив и успокоив мысли, канатоходец достиг своего мастерства.

**Обезьяна на голове**. Образ обезьяны иногда символизирует беспорядочность мыслей. Именно мысли, вернее их беспорядочность, заставляют человека лениться. Обезьяна, будучи символом беспорядочности мыслей, сидит спокойно на голове. Она подчинена и дрессирована (а значит, и мысли под контролем).

**Перья**. Перья — это символ, идентичный магическому кинжалу (жезлу), это, прежде всего, инструмент воли, но в отличие от жезла это символ направленности мысли в определенную точку. Перья в расставленных руках символизируют ментальную направленность в целях сохранения равновесия.

**Зрители**. Образ мастерства, соответствует знаку Льва (отвечает за притягивание людей). Человек, не ставший мастером в чем-то, не ставший звездой, мало кому интересен. Зрители — это подтверждение мастерства.

## A4. ЗАДАЧА
### Ставим новые задачи до достижения имеющихся

Отсутствие мотивации обычно объясняют ленью, а дальний горизонт планирования продляет жизнь.

**Символы: молния (один из символов воли в контексте многозадачности), дерево (символ слова «задача»).**

**Пиктограмма: молния.**

Молния попала в старое дерево, рядом с деревом идет полный мужчина с мешком золота на поясе (образ купца).

**Дерево.** В данном контексте является символом задачи как конечная точка, куда попала молния.

**Молния.** Молния — символ воли в контексте многозадачности, ведь она движется путем наименьшего сопротивления. Ее символизм сродни символизму жезла — воля и огонь, воля и активное начало, активное устремление. Молния всегда достигает своей цели, т.к. не ставит перед собой невыполнимых задач. Молния — это атрибут богов юпитерианской природы, таких как Мардук, Зевс, Юпитер (богов-царей мира богов). В мифологии эти боги купались в достатке, вседозволенности и роскоши, но добились они этого благодаря преодолению и выполнению тех задач, которые были на них возложены. Молния означает выполнение многозадачности самым приемлемым способом и символизирует архетип, отвечающий за это.

**Купец.** Символ самого юпитерианского божества. Юпитер награждает усердных и делает их такими же влиятельными в человеческом мире, каким сам он является в мире божественном. Олицетворение Юпитера в данном случае — зажиточный купец (но не торговец), который является символом меркурианской природы. Юпитер и Меркурий — две противоположности. Меркурий в данном случае символизирует молодость, задор и начало пути к успеху, Юпитер же — зрелость, зажиточность и достижение успеха. Купец зажиточен и беззаботен, может позволить себе расслабиться, правда, ему уже недостает тех свойств и той молодости, данной Меркурием, и детской радости от выполнения новых задач и достижения новых высот.

## А5. БИТВА
### Обязательно будет место для собственной битвы

Даже надеясь на чужую помощь, всегда готовимся к собственному поединку.

**Символы: скрещенные арбалет и копье, клюющиеся орел и ворон (символ слова «битва»).**

**Пиктограмма: арбалет.**

В небе бьются орел и ворон, под ними стоят два охотника. Один охотник хочет выстрелить из арбалета, второй бьет по арбалету копьем, пытаясь его остановить.

**Орел и ворон.** Орел символизирует благие качества и светлую сторону, принцип «добро должно быть с кулаками», благородство. Ворон же в данном случае символизирует подлого агрессора, зачинщика конфликта. Сражение этих птиц символизирует битву добра и зла, правого с неправым. Если есть битва, значит, всегда есть провокатор, агрессор, злая сторона, ведь изначально воля человека может существовать в гармонии с волей и интересами других людей, а битва — это следствие злого умысла. Но следует учитывать, что иногда злой умысел заложен в самом существе, его осуществляющем, в его природе... Как говорится в знаменитой басне: «Ты виноват уж тем, что хочется мне кушать...», — и за это нельзя винить. Единственное правильное решение — стремиться к тому, чтобы быть всегда сильным, быть готовым к битве, ведь агрессор всегда выбирает слабого.

**Охотники со скрещенным оружием.** Изначально непонятно, в кого хочет выстрелить охотник — в орла или ворона, — но суть в том, что человеку не стоит встревать в чужой конфликт. Помощь какой-либо стороне боя должна рождаться из благородных побуждений. Благородный, рассудительный и вменяемый человек не должен вмешиваться в конфликт равных, но должен быть готов вступиться за друга в неравном бою.

## А6. ТАБУ
### Есть вещи, о которых просто не надо думать

Наше воображение может сделать нас счастливыми в трудностях и несчастными даже в лучшие времена.

**Символы: человек, закопанный по горло в песок (символ нарушения табу).**

**Пиктограмма: краб (символ скрытности и сохранности).**

В центре картины человек, по горло закопанный в песок. Видно, что это происходит на берегу моря — песок после отлива, везде лужицы воды, водоросли, большие крабы. Человека пытают откопать руками два монаха.

**Человек, закопанный по горло в песок.** Это символ нарушения табу. Табу — это не глупые ограничения человека в его удовольствиях, радостях жизни, праве выбора и других человеческих правах и ценностях. Это то, что оберегает человека от стресса и стрессовых ситуаций, которые могут быть пережиты, но также могут вселить в человека апатию и уныние, что, в свою очередь, ведет к медленной гибели. Нарушать табу могут позволить себе лишь очень сильные люди, ведь подобные нарушения зачастую несут в себе серьезные испытания и последствия.

**Пляж после отлива.** Это образ уныния. Вода символизирует эмоции, в которых можно захлебнуться и которые могут похоронить под своей толщей, символ флегматизма. Земля, в которую закопан человек, символ меланхолической скованности.

**Краб.** Изначально символ краба несет негативный подтекст, но в данном случае он отсылает к знаку зодиака Рак и к одному из главных качеств этого знака — заботе и сохранности. Этот знак зодиака, часто изображаемый в виде краба, изначально, в египетской традиции, символизировался скарабеем. Скарабей бережно хранит солнце и несет его на себе, а солнце обычно выступает в качестве символа человеческого Высшего Я. Таким образом, краб-скарабей символически несет и скрывает от человека его самого, его истинную суть и натуру. Для неподготовленного человека познание Высшего Я должно быть табуировано, иначе, неготовый к познанию самого себя, он будет претерпевать тяжкие испытания, связанные с неприятными открытиями в течение этого процесса.

**Монахи.** В ситуациях меланхолии и депрессии часто приходится руководствоваться мудростью и опытом знающего человека, который поможет подняться и стать на ноги. Монахи здесь выступают в качестве символа компетентной помощи извне. Кроме того, кто, как не монах, мудр и знает, что табу — не бездумное следование ему как догме, а понимание его сути и смысла.

## А7. НОРМАЛЬНОСТЬ
### Лучше быть нормальным, чем правильным

Желание понравиться и угодить всем часто уводит нас от собственного счастья.

**Символы: падающие рыбы (символ того, что живущих по правилам судьба испытывает их же оружием).**

**Пиктограмма: книга (символ правил и законов).**

Старик в судейской мантии и парике стоит у прилавка с рыбой. В руке он держит книгу с нарисованным на переплете астрологическим знаком козерога. Один из ящиков с рыбой опрокидывается на него, он этим очень недоволен. Поодаль видны прохожие в повседневной одежде, которые не обращают внимания на происходящее.

**Мужчина в одежде судьи.** Это образ правильности. Образ человека, который живет строго по уставам и правилам и не приемлет хаоса и беспорядка. Также это образ Сатурна — божества, отвечающего за законы и их исполнение. Помимо внешнего вида на это также указывает возраст мужчины, ведь старость — это тоже атрибут Сатурна. В данном случае это символ того, что этот мужчина поступает согласно по правилам везде, даже там, где это не совсем уместно.

**Книга со знаком козерога на переплете.** Законы и правила, согласно которым живет мужчина в судейской мантии. Знак козерога — это тоже одно из проявлений Сатурна, который одновременно символизирует любовь к жизни и ее проявлениям, саму жизнь и в то же время правильность, суровость, жизнь согласно догматам. В то же время козерог или козел с рыбьим хвостом в качестве прообраза имеет мужчину с рыбьим хвостом — бога Дагона. Дагон — это верховный бог, которого также отождествляли с Кроносом, неумолимым богом времени. Таким образом, связь Сатурна и козерога является не только астрологической, но и культурно-мифологической.

**Рыба.** Это также символ правильности, имеющий отсылку к Дагону, так как рыба — это атрибут этого божества. Рыба живет в воде, и нарушение этого правила ведет к ее смерти. На картине рыба опрокидывается на мантию мужчины-судьи, что символизирует то, что он, живущий по правилам, не готов к хаосу, внезапности и непредсказуемости, несмотря на то что эти явления, так же как и порядок, являются частью этого мира и их при всем желании нельзя исключить и стереть с лица земли. С этим нужно сосуществовать, ведь нормальность — это равновесие между порядком и хаосом, адекватность действий в каждой ситуации, исходя из ее субъективности. Также это символ того, что и живущих по правилам судьба испытывает их же оружием.

**Прохожие.** Всему свое место и свое время. Это символ нормальных людей, одевшихся к месту, как образ людей, живущих согласно тенденции жизни.

## А8. ВАЖНОСТЬ
### Отказываемся от собственной важности

Самоирония — обязательное свойство интеллигентного человека, ведь самые нелепые действия часто осуществляются с очень умным выражением лица.

**Символы: павлин (символ важности и одновременно самоиронии).**

**Пиктограмма: перо павлина.**

Вязкая земля. В центре картины — лорд в красивых бело-красных одеждах, увешанный золотом, но при этом весь измазанный в грязи. На заднем плане белый конь, также увязший в грязи, рядом с лордом лежат две свиньи, на одной из них сидит павлин.

**Вязкая земля.** Символизм земли, как одной из стихий, всегда связан с материальным миром и отношениями с ним. В данном случае земля символизирует преуспевание в материальном мире, жизненный успех. Земля вязкая — символически это означает замедление продвижения в материальных делах из-за эмоциональной неуравновешенности (земля, смешанная с водой, — материальное с эмоциональным). Важность — это и есть та самая эмоциональная составляющая, вопросы к самому себе, создающие неуравновешенный эмоциональный фон, например «Что будут думать окружающие, если я где-то покажусь слабым или некомпетентным?» и тому подобное. Окружающие соответственно реагируют на таких людей, они выглядят закрыто, с ними сложно иметь дела, и они сами от этого страдают.

**Белый конь, увязший в грязи.** Символ потери жизненной силы, которая изображается в виде коня и потери вообще, как таковой. Из-за собственной важности человек создает для себя множество преград, требующих бессмысленной траты времени и нервов.

**Лорд в богатом наряде, в грязи.** Символ важности и неуместности.

**Свиньи.** Символ отсутствия важности. Образ свиньи зачастую несет негативный подтекст, связанный иногда с неуважением к самому себе, несмотря на все-таки существующие позитивные трактовки. В данном контексте этот символ говорит о том, что не стоит быть важным, но в то же время необходимо себя уважать, во всем должно быть равновесие.

**Павлин.** Символ самоиронии и равновесия. Павлин тщеславен и важен, но, сидя на свинье, он одновременно символизирует победу над неуважением к себе и умеренную важность.

## А9. СПОСОБНОСТЬ
### Наши способности раскроются, когда будут действительно нужны

Так устроен мозг, что обеспечивает ресурсами только те функции организма, которые действительно востребованы реальной жизнью.

**Символы: лук и стрелы (классический символ способностей), мишень с хаотично торчащими стрелами (символизирует необходимость приложения усилий для раскрытия способностей).**

**Пиктограмма: мишень.**

На картине изображен молодой человек в белой тунике. На груди у него изображен орел сине-зеленого цвета. В одной руке он держит лук, в другой — стрелы. Рядом видны две мишени, в которых в хаотичном порядке торчат стрелы.

**Лук и стрелы.** Это один из символов направленной воли и концентрации на одном объекте, тех качеств, которые открывают способности. Также лук — это символ медитации, направленности мысли, связанной с концентрацией в одной точке, а стрелы символизируют способности. Лук — это желание и действие, так как в природе способности не раскрываются сами по себе, должны осуществиться действия, направленные на их раскрытие, сознательные или неосознанные.

**Человек в белой тунике.** У него завязаны глаза, его взгляд направлен внутрь, он закрыт от внешнего мира. Все это для того, чтобы услышать голос, идущий изнутри, из бессознательного, голос его сущности, позволяющий раскрыть способности. Его белая туника указывает на чистоту разума и помыслов. Орел на тунике — это один из символов Скорпиона, знака, отвечающего, помимо прочего, за смерть и перерождение, победу над материальным, трансформацию. Раскрытие способностей — это всегда победа над собой и материальным, преобразование личности.

**Мишени с торчащими стрелами.** Нельзя просто заявить, что у нас есть какие-то способности, их нужно тренировать и активно применять, проверять на практике, так как в противном случае это пустые слова. Если действительно существующие способности не развивать, они атрофируются. Хаотично торчащие стрелы символизируют, что сразу все идеальным быть не может. Способности как вид мастерства нужно оттачивать.

## СУТРА КАРМА (Karma)

### К1. ГОТОВНОСТЬ
#### Наши мечты исполнятся не раньше, чем мы к этому окажемся готовы

Так судьба защищает нас.

**Символы: мальчик (символизирующий Высшее Я), а также исполнительница желаний в виде женщины, льющей на него воду из кувшина.**

**Пиктограмма: наклоненный кувшин с льющейся из него водой (астрологический знак Водолея).**

Мальчик со светом солнца в солнечном сплетении, в белой одежде символизирует Высшее Я и стадию алхимической готовности, зовущейся «альбедо», или готовности к преобразованию и исполнению желания. Он стоит в лужице, и с его ног стекает грязь — символ окончания алхимической стадии «нигредо» или стадии очищения. Над ним стоит женщина с кувшином и льет на мальчика воду, ее одежда сливается со звездным небом — это образ знака Водолея и богини звездного неба, которая является исполнительницей желаний, приводящей людей к их звезде.

**Мальчик.** Мальчик в белой одежде символизирует вторую стадию алхимического делания «альбедо». В то время как первая стадия алхимического процесса «нигредо» символизирует изначальный грязный элемент, гниение, разложение, неготовность стать золотом, вторая стадия «альбедо» символизирует очищенный первородный элемент, который можно обратить в золото, то есть означает готовность к преобразованию. Этой же задаче отвечает белая одежда, в противовес своей противоположности — черной одежде и черному цвету «нигредо». Мальчик или юноша (принц) в оккультном символизме означает реинкарнирующее сознание, внутреннего ребенка, Истинное Я и активную творческую силу. Солнце в солнечном сплетении также символизирует «Я», отождествляется с Высшим Я, Даймоном, Ангелом-Хранителем, тем, кем человек является на самом деле.

**Черная лужа.** Мальчик стоит в черной жидкости, возможно, эта жидкость еще стекает с ног — это символ готовности, он только очистился от грязи «нигредо» и готов принять исполнение своего желания.

**Женщина с кувшином.** Само желание символизируется астрологическим знаком Водолея. Этот знак зодиака соотносится с арканом Таро «Звезда» в правильных и классических колодах, построенных на западной оккультной традиции. Сам аркан «Звезда», помимо прочего, имеет значение исполнения желания. Мальчика обливает женщина со светлыми волосами из амфоры — это прямая отсылка к аркану «Звезды» и, помимо исполнения желания, символ окончательного очищения. Вода, льющаяся на мальчика, — «желанное свалилось из рук исполнительницы желаний как снег на голову». Светлые волосы — один из атрибутов женщины-Водолея (в астрологии знаки зодиака на асценденте влияют на внешность). Почему женщина, а не мужчина? Женщина — это богиня Нут, богиня, на чьем теле покоится множество звезд. Мужчина-Водолей обычно символизирует новую струю в жизни. Изначально Водолей — это знак новаторства в науке, знак протеста и попирания консервативных ценностей, поэтому в данном случае архетип Водолея обозначен как узкопрофильный в контексте исполнительницы сокровенных желаний.

## К2. ДНО
### Перед взлетом судьба проводит нас через дно

Так судьба проверяет и отсеивает.

**Символы: юноша на листе лилии (лилия как символ интуиции), болото с крокодилами (символизирующее слово «дно»).**

**Пиктограмма: лист лилии.**

Юноша в зеленой одежде (символизирует Высшее Я читателя) опоясан мечом (меч — как символ той части интеллекта, которая помогает преодолевать жизненные препятствия). Юноша плывет на листе лилии, лилия — одно из растений подлунного мира и Луны и здесь является символом интуиции. Когда тьма окутывает все вокруг, мало надеяться на меч, следует также надеяться на интуицию. Из воды выглядывают головы крокодилов — крокодилы символизируют силы судьбы, посланные в качестве кары или испытаний.

Это классический символизм мифов про солнце (Ра, каждый день спускающийся на своей ладье в подземный мир; миф о сезонах года «спуск Иштар в преисподнюю»). В этих мифах перед экзальтацией силы Солнца (планеты, отвечающей за Высшее Я) Солнце или представители Солнца имели дело с представителями подземных миров, которые при неосторожности могли их уничтожить. Это мотив аркана Кроули «Луна», который, помимо прочего, означает «испытание темнотой»: человек сталкивается со сложным периодом в жизни, который может закончиться крахом, если он поступит неправильно, а поступать правильно сложно. Необходимо собрать все личные ресурсы и продумывать каждый шаг.

**Юноша.** Здесь юноша (принц) — это изображение Высшего Я, ведь именно Высшее Я посредством своей мудрости помогает человеку преодолеть все трудности и наделяет его силой пройти испытания. Зеленая одежда (цвет молодой травы) символизирует полное доверие силам природы, а в данном случае — доверие силам судьбы как внешним, независимым обстоятельствам.

**Меч**. Юноша опоясан мечом — меч в западной традиции не только магический инструмент разрушения преград, но также инструмент, символизирующий силу интеллекта. Меч предполагает активное действие в случае необходимости. Не стоит полагаться лишь на судьбу, ведь в конечном итоге судьбу творим мы сами.

**Лист лилии**. Юноша плывет на листе лилии. Лилия в данном случае отсылает к богине луны и подлунного мира, такой как Персефона. Персефона же является одним из ликов Гекаты — богини, отвечающей за переселение душ, рождение и смерть. Лист лилии плывет по опасному болоту, но к награде, уготованной судьбой. Сможет ли принц устоять на этом листе лилии и не быть съеденным крокодилами, зависит от него самого. Также лист лилии здесь символизирует интуицию.

**Крокодилы**. Крокодилы символически связаны с египетской богиней Амат, пожирательницей душ грешников, которую изображали с головой крокодила. Пока принц, плывущий на лилии, не стал «грешником», ему нечего бояться. Если же он вдруг где-то согрешил, у него есть шанс отбиться мечом (с помощью мудрости и интеллекта) от карающих сил судьбы либо быть съеденным ими. Общая картина отсылается также к египетскому богу Гарпократу — богу восходящего солнца и молчания. Атрибутом Гарпократа является крокодил, на спине которого он плывет, но, т.к. Гарпократ — невинный молчаливый ребенок, крокодил его не трогает.

### К3. МУДРОСТЬ
### ЕСТЬ ВЕЩИ, КОТОРЫЕ ИЗМЕНИТЬ НЕВОЗМОЖНО, — ЭТО СТОИТ ПРОСТО ПРИНЯТЬ. ЕСТЬ ВЕЩИ, КОТОРЫЕ МОЖНО ИЗМЕНИТЬ, — И СТОИТ ПРЯМО СЕЙЧАС НАЧАТЬ ЭТО ДЕЛАТЬ

Мудрость — отличить первые от вторых.

**Символы: старец (символ слова «мудрость»).**

**Пиктограмма: телескоп (символизирует предусмотрительность и дальновидность).**

Все происходит осенью, идет ливень. Центральная фигура — старец с седой бородой прикрывается от дождя (в данном случае является символом Провидения) зонтом из вощеного полотна (песчаного цвета). В руке у него хрустальный шар, на который он смотрит во время ходьбы, на плече — телескоп (эти два символа означают предусмотрительность и дальновидность). Старец одет в длинные черные одежды (которые символизируют скрытность, ведь мудрость зачастую скрыта от чужих глаз). Навстречу ему идет пара зевак в потрепанной одежде, насквозь промокших, с очень мокрыми волосами, они смеются над старцем, тыча на него пальцем. Это символ профанации и поверхностности как противоположность мудрости.

**Старец с седой бородой.** Это один из ассоциативных символов, который возникает при слове «мудрость». В понимании людей старость означает жизненный опыт, а опыт — это мудрость. Также мудрость ассоциируется с приверженностью к чему-то духовному (на что указывает борода). Также, помимо символа зрелости, борода ассоциируется с человеком, приближенным к богу, зрелые боги во многих культурах изображались с бородой. Это именно старец, т.к. мужская мудрость больше завязана на логике, на взаимодействии вещей в природе, она полна рассудка. Женская мудрость имеет несколько другое направление — правильное распознавание сигналов чувств и своей интуиции, со стороны она кажется непредсказуемой и хаотичной. В идеале человек, желающий стать мудрым, должен овладеть и мужской, и женской мудростью. Но этот закон относится именно к типу мужской мудрости: не «почувствовать нужный момент и сделать», а просто «сделать, понимая, что это принесет плоды в будущем, и это логично!».

**Зонтик.** Это исторический символ, передающий всю уникальность и суть закона. Во времена Ренессанса зонты использовали только с целью защиты от солнца. Укрываться от дождя зонтом было одновременно и безумием в глазах прохожих, и нестандартным применением, опередившим свое время, верхом прагматизма, а все названное, начиная от безумия и до прагматизма, свойства мудрости.

**Хрустальный шар.** Символ интуиции и предвидения прошлого, настоящего и будущего, уравновешивающий рациональный образ старца. Мудрость должна быть гибкой и не полагаться в полной мере лишь на рациональное мышление.

**Телескоп** — символ дальновидности и просчета исходя из дальновидности.

**Черная одежда старца.** Черный цвет одежды помимо прочего означает скрытность и сакральность. Мудрость на самом деле лежит на поверхности, в природе, образах, книгах, словах собеседника, но для того, чтоб ее увидеть, понять и постичь, нужно снять черную повязку со своих глаз. Пока человек не обретет должного понимания, мудрость будет иметь вид черного пятна, как одежда старца.

**Смеющиеся зеваки.** Этот образ дополняет сказанное о черном цвете одежды. Они смеются над тем, что спустя пару столетий станет обыденностью, более того, в наше время больше удивления может вызвать использование зонтика в качестве защиты от солнца! Мудрость ходит под руку с безумием. Что на самом деле перед вами — мудрость или безумие — можно лишь проверить на опыте, порою личном.

## К4. УЧИТЕЛЬ
### Находим своего учителя

Научив, он передаст тебя другому учителю.

**Символы: юноша (символ Высшего Я, отвечающего и за учителя внутри себя, и за ту часть души, которая способна обучаться) и отражение в воде (так как настоящий учитель — ты сам).**

**Пиктограмма: зеркало (символизирует самопознание).**

Юноша смотрит на свое отражение в воде (это означает, что на самом деле учитель — он сам) после того, как бросил камень в воду (что указывает на причину отсутствия новых знаний — опять же он сам). Отражение размыто из-за волн (что является символом суеты и беспокойства, мешающих увидеть учителя).

**Юноша.** Символ Высшего Я человека, которое, в сущности, является самым великим учителем из доступных. Даже если человек не верит в концепцию Высшего Я или относится к ней скептически либо не понимает ее, этот образ является образом самого человека. Вполне закономерно, что учителем изначально является сам человек, а внешний учитель лишь тот, кто помогает обрести знания. Ищущему знания нужно прямое устремление к знаниям, желание к получению знаний, но все это базируется на способности к пониманию новых знаний и развитию должного уровня понимания — вот почему учителем является, прежде всего, сам человек.

**Камень, брошенный в воду и делающий отражение размытым.** Это символ рассеянности, а также недостаточности теоретических знаний. Знания нужно проверять на практике, дабы взрастить новый уровень понимания, а иначе это выльется в бесконечный поиск учителей.

**Размытое отражение.** В данном случае оно символизирует слабость, отсутствие прямых вопросов и слепоту. Отражение используется как образ и совет «взгляни на себя» — в той или другой интерпретации. В данном случае это совет усмирить беспорядочность мыслей и сконцентрироваться на желании того, что хочешь получить в качестве знаний. Как только волны успокоятся, учитель сам появится в отражении.

## К5. ПОТОК
### Двигаемся в потоке

Так быстрее и результативнее.

**Символы: Луна (как светило, более очевидно и ощутимо управляющее потоками).**

**Пиктограмма: полумесяц.**

Девушка в белой одежде стоит перед костром (в данном случае означает жертвенность и молитвы) и простирает руки к полной луне. Девушку заливают лунные лучи, которые символизируют связи между земным миром и луной, по бокам стоят плакучие ивы, которые являются деревьями луны и дополняют основную концепцию картины.

**Девушка и костер.** Выбран образ девушки, а не мужчины, по причине восприимчивости и податливости женского начала. Девушка — жрица Луны, воспринимающая ее влияние и живущая в согласии с ней. Костер — ритуальный, это оккультный образ молитвы, возносимой на высшие планы. Уникальность любого костра в том, что костер — это расщепление грубой материи на самую тончайшую субстанцию, на уголь и «эфир», на пыль, которая потом воплотится в другой материальный объект по воле «потока». Это одна из связей, формирующих поток. Не только внешние источники контактируют с человеком, но и человек посредством своей молитвы или же с помощью таких объектов, как благовония и жертвенный костер, может контактировать с Вселенной, переводя грубую энергию материи в ее более тонкую форму.

**Луна.** Это главный символ потоков. На ход человеческой жизни влияет множество факторов, но луна — важнейший из них. Это небесное тело является прообразом других влияний, которым подвергается земля и жители, ее населяющие. При этом потоки, создаваемые луной, нестабильны, ибо статичное равновесие — это отсутствие жизни. Символ слова «Поток» — лунные лучи как образ того, посредством чего луна управляет процессами на земле.

## К6. ОСОЗНАННОСТЬ
### Свобода — это способность хотеть то, что хочешь на самом деле

Это лучший путь к здоровью, счастью и гармонии.

**Символы: муравей и человеческий «муравейник» (символ прожигания жизни, житейской суеты).**

**Пиктограмма: факел (символ желания и свободы).**

Ночь. Мужчина в красно-оранжевой одежде, символизирующей желание, держит факел (также символизирует желание и свободу) и смотрит на муравейник — образ суетливой жизни. Из муравейника торчат ржавые оковы (символ рабства), давно брошенные и ставшие частью конструкции муравейника.

**Мужская фигура.** Символ активного желания, на что также указывают и огненные тона его одежды.

**Факел.** С давних времен факел символизировал желание, так же как сам огонь и всякого рода скипетры. В более позднее время символизм факела претерпел трансформацию — во время Французской революции он получил новое значение: тьма рабства рассеивается под светом факела свободы. Подобное толкование встречалось и в легенде о Прометее, ведь именно Прометей защищал людей от произвола богов, подарив им свободу в виде огня.

**Муравейник.** Образ муравья в основном связан с такими положительными качествами, как усердие и трудолюбие. Вместе с тем встречаются и противоположные толкования (особенно в восточной культуре), когда муравьи символизируют прожигание жизни и житейскую суетливость. В данном случае муравейник является противоположным образом по отношению к мужчине с факелом, который свободен и волен хотеть то, что хочет на самом деле. Муравьи же, с одной стороны, меняют свой мир к лучшему, но здесь они символизируют людей, не знающих свои желания, реализующихся внешне, но не внутренне.

**Оковы.** Символ, дополняющий и развивающий образ муравейника как символ рабства. Также он говорит о том, что всегда есть возможность сбросить с себя оковы.

## К7. ВОЛНА
### Мы сами создаем волны и с их помощью влияем на мир вокруг

На нас постоянно влияют только волны — не созданные другими, но и инициированные нами самими.

**Символы: пишущий человек** (прообраз первого действия, создающего волну), **голубь** (символ вестника, порождающего центр волны).

**Пиктограмма: перо в чернильнице.**

За письменным столом сидит мужчина и что-то пишет (символ порождения волны). Стол помимо письменных принадлежностей (перья и чернила) завален книгами (символ знаний и мудрости). Позади мужчины небольшая клетка с голубями, символизирующими вестников и исполнителей волны. На стене висит баннер фиолетового цвета с желтым знаком кадуцея как атрибут Меркурия, вестника богов.

**Пишущий мужчина.** Прежде чем превратиться в волну, любая идея должна быть структурирована и выражена. Волна начинается с мысли, которая либо реализуется непосредственно, либо описывается. Письмо символизирует действие, уже способное при определенных обстоятельствах породить волну. Письмо — это самое очевидное выражение невидимой мысли и идеи, ведь самые лучшие идеи сначала записываются, это сакральный процесс творения мира, поэтому пишущий мужчина символизирует мысль, идею и одновременно ее описание, осуществление.

**Книги.** Мир — это сплошные волны, порождающие одна другую. Книги описывают изначальные осуществленные идеи. Прежде чем спроецировать свою волю, писатель неизбежно становится порождением чьей-то воли. Следует понимать, что книги всего лишь символ знаний и мудрости. Знания и мудрость не могут быть ограничены лишь книгами, они скорее означают уже порожденные идеи, которые могут стать частью опыта каждого человека.

**Клетка с голубями.** Почтовые голуби как символы вестников. Мало написать письмо — его следует доставить адресату. Даже если записать какую-либо идею, маловероятно, что она станет волной без последнего волевого усилия к обнародованию идеи. Голуби также символизируют волю, влияющую на мир, в той или иной степени.

**Баннер с кадуцеем.** Это символ Бога, покровительствующего всему процессу формирования мира. Сказано, что при рождении Вселенной «сначала было слово», а слово — символ этого Бога. Меркурий (Гермес) — вестник богов, мысль, облекшаяся в форму, коммуникация. Без него мир был бы слишком спокойным, до саморазрушения и самозабвения, как спокойная гладь воды без волн превращается в застоявшееся болото.

## K8. РОЛЬ
### Если хотим занять какую-то роль в мире, нужно просто начать вести себя так, словно это уже произошло

Становимся хозяевами своей судьбы.

**Символы: арлекин на троне (символ роли и слова «роль»).**

**Пиктограмма: маска (геральдический символ арлекина).**

В центре стоит трон, на котором восседает юноша в маске и одежде арлекина, колпак арлекина брошен под трон (символ обретения себя через принятие новой роли). На его голове сияет корона, в правой руке золотой скипетр — это два символа власти. По обеим сторонам трона стоят мужчина и женщина в богатых одеждах, кланяющиеся сидящему на троне арлекину (символ признания).

**Арлекин.** Это символ дурака и простака, фигурирующий во многих легендах Европы. Ничего не осознающий дурак живет в неведении, но по стечению обстоятельств становится героем, способным пройти через множество трудностей. В Таро аркан «Дурак» означает непроявленное начало чего-либо, начало пути, и этот «Дурак» в конечном итоге может оказаться кем угодно, как актер, примеряющий маски, или как Бог, который одновременно является всей Вселенной и потому может предстать в каком угодно обличье и в какой угодно роли. Это легенда про Парцифаля, одного из рыцарей круглого стола и хранителя Грааля, который в начале жизни был глуп и наивен и даже не знал своего имени. По стечению судьбы и по зову сердца он стал рыцарем, хоть мать его всячески отговаривала, опасаясь, что Парцифаля постигнет участь отца, то есть гибель. Так, играя роль рыцаря, Парцифаль стал тем, кем он является по праву рождения.

**Брошенный колпак и надетая корона, скипетр в руках.** Это символы смены роли. Отказ от атрибутов прошлого и принятие роли настоящего.

**Мужчина и женщина, которые кланяются.** Для вживания в свою роль и полного перевоплощения, а соответственно, обретения себя недостаточно лишь играть, нужно стать и быть признанным. А признание можно обрести, только доказав свое соответствие роли на деле.

## К9. ПОТЕНЦИАЛ
### Добиваемся такого состояния вещей, чтобы благоприятный исход не мог не произойти

Ищем потенциал, заложенный в сложившейся конфигурации событий, а не боремся с ней.

**Символы: шахматная доска (символизирует место осуществления своего потенциала в миниатюре, символ слова «потенциал»).**

**Пиктограмма: шахматная фигура.**

Действие происходит на открытом воздухе. Молодой мужчина сидит за деревянной шахматной доской, которая является миниатюрной Вселенной, фигурки на его стороне стоят ровно, что указывает на принятие правил игры. Напротив стоит жующий сено осел (символ глупости и упертости), на чьей стороне фигурки расположены кое-как, частично повалены, что указывает на неприятие правил игры.

**Мужчина.** Он в данном случае — рассудительная сторона, противопоставленная ослу. Уникальность человека как биологического организма — в настоящей свободе воли, которая может быть направлена на подавление животного начала. Некоторые животные обладают незаурядными способностями, порой превышающими человеческие, но животное руководимо своим бессознательным, что сводит весь его потенциал на нет.

**Шахматная доска с фигурками.** Шахматная доска — это миниатюра Вселенной или, согласно другому толкованию, нашей жизни. Мы скованы определенными рамками и правилами игры. Чтоб победить, можно использовать ум, хитрость, мудрость, даже попытаться обмануть оппонента. Но мы не можем выйти за эти рамки, не можем просто разбросать фигурки и отринуть правила, ведь это безумие. Шахматная партия — это символическое соревнование. Можно быть ниже или слабее оппонента физически, иметь более низкое социальное положение, но, используя сложившуюся конфигурацию, можно «доказать правоту» и победить, не борясь с ней, а изучая и используя.

**Осел.** Осел — традиционный символ глупости и упертости — используется здесь как противоположность рассудительного человека.

# СУТРА ОТНОШЕНИЯ (Relationes)

## R1. СВИДЕТЕЛЬ
### Избегаем быть свидетелями негативных поступков других людей

Окружающие боятся и часто стараются наказать тех, кто много знает о них.

**Символы: девушка, кормящая птиц (символ слова «свидетель»).**

**Пиктограмма: замочная скважина (геральдический символ подглядывания и дознания тайн).**

Девушка на скамейке в саду кидает крошки хлеба (символически это означает «отдать что-то в пользу кого-то», провокация общения), перед ней стоит сорока с гордым и важным видом. Сорока символизирует изгоя и в данной картине является отражением девушки. На картине видны улетающие голуби (символ светскости, общения). И девушка осталась наедине с оклеветанным, но гордым и умным изгоем птичьего мира...

**Девушка.** Девушка символизирует воспринимающую фигуру, она свидетель, а не деятель дурных поступков, и просто может узнать что-то лишнее, оказавшись не в том месте и не в то время.

**Голуби.** Девушка кормила голубей, но тут прилетела сорока, и голуби (символ светскости, мира, любви и в то же время символ поверхностности и пугливости, чистоты), не вытерпев такого соседства, ретировались.

**Сорока.** Символ как благой, так и дурной вести, символ наблюдателя, она видит и знает все, она сообщала жителям Средневековья о приближении к дому опасного зверя или постороннего лица, например вора. Одновременно сорока символизирует изгоя. Репутация у сороки неоднозначная, в Средние века ей приписывали связь с дьяволом.

## R2. НАЧАЛО
### Начиная что-то, лучше договориться обо всем «на берегу»

Одинаковое видение ответственности, ролей, преимуществ, шансов, рисков, прибылей и убытков способно предотвратить много проблем.

**Символы: стол с монетами (символизирует раздел прибыли).**

**Пиктограмма: рог овна (символ бескомпромиссности).**

Стол с несколькими столбиками монет, расположенными поодаль друг от друга, в середине стола одна монета (символ прибыли и спора за последнюю монету). Видны трое дерущихся палками мужчин (символ конфликта), позади стена со шкурой овна, которая обращена рогами вниз (символ бескомпромиссности).

**Стол с монетами.** Фактический символ прибыли, полученной ввиду совместной работы. Последнее, что осталось сделать, — поделить прибыль согласно договоренностям.

**Трое мужчин, дерущихся на палках.** Символизируют отсутствие договоренности. Здесь символически важны скорее не они сами, а палки, которыми они дерутся. Палка — это воля, а драка — три воли, которые, пересекаясь, пытаются одна другую подавить. Это не обязательно физическая драка, это скорее попытка доказать свою правоту в данной ситуации, так как в итоге победит сторона с самой сильной волей.

**Шкура овна на стене.** Овен предстает в его теневом символизме — как символ упертости и бескомпромиссности, даже в том случае, когда игра не стоит свеч. Вспыльчивый норов, который неразумен, может погубить будущее сотрудничество.

## R3. ЛЮБОВЬ
### Люди любят не тех, кто заботится о них, а тех, в кого сами вложили время, труд, деньги и заботу

Позволяем себя любить и сами вкладываемся в любовь.

**Символы: канарейка (символ любви и высшего счастья в отношениях), девушка, ухаживающая за канарейкой (символ слова «любовь»).**

**Пиктограмма: канарейка.**

Девушка в белой одежде кормит канарейку, сидящую у нее на руке (это одновременно и символ любви, и действие любви, прописанное в законе). На заднем плане расположено окно, за которым видна ограда дома (символизирует отстраненность от внешнего мира), а за оградой — две играющие собаки (символизируют поверхностные отношения, блуд).

**Девушка в белой одежде кормит канарейку.** Символизирует любовь. Белая одежда означает чистоту, искренность и естественность намерений.

**Канарейка.** Эта птица символизирует тот самый центр удовольствия и счастья в любовных отношениях, искренность и светлость чувств, идеальные любовные отношения.

**Ограда.** Отношения в той или иной субъективной степени ограничивают нас от внешнего мира, эти ограничения создают обстановку для внутреннего развития и являются символом опоры, которую ищут партнеры друг в друге. Это искусственное ограничение, ведь ограда — это не клетка, ее можно преодолеть (как любое препятствие). Тем не менее это ограничение необходимое (как составляющая архетипа Сатурна), оно задает форму и дает основу для всего сущего.

**Две собаки.** Это образ, противоположный основной картине. Хотя собака зачастую является символом, несущим благое значение, но когда их две — этот образ символизирует блуд и беспорядочные связи. Люди часто пытаются как-либо оправдать свои поступки, боясь быть честными, если не с обществом, то хотя бы с самими собой. Возможно, как в таковом, в блуде нет ничего дурного, но когда у человека нет разделения на настоящие чувства и на блуд, он превращает свою жизнь в сфере личных отношений в хаос, за последствия которого будет отвечать только он сам. То, что собаки находятся за забором, означает, что блуд и любовь — это разные явления.

## R4. ПРЕДСТАВЛЕНИЕ
### С нами будет происходить то, что мы в своих представлениях желаем другим

Создавая картину будущего, наш мозг может запутаться — кому мы это пожелали.

**Символы: осьминог (символ поглощения и эмоционального вовлечения).**

**Пиктограмма: осьминог.**

Гладь воды, на воде две небольшие лодки, в каждой — по человеку. Одну лодку обхватили щупальца огромного осьминога, и мужчина, находящийся на ней, в панике — лодка вот-вот перевернется. На другой лодке мужчина с гарпуном в руках сидит и спокойно наблюдает за происходящим, но он не видит, что позади него на лодке тоже видны щупальца осьминога.

**Гладь воды.** Вода, как одна из основных стихий, имеет богатый символизм, в том числе она символизирует подсознательные процессы и эмоции, как возникающие вследствие мысли, так и являющиеся первопричиной мысли.

**Гигантский осьминог.** В данном случае это символ, утверждающий способность воды — эмоции — поглощать и утаскивать за собой. Осьминог — символ Кракена, морского чудовища, образ разрушительного явления чрезмерной эмоциональности, вне зависимости от того, положительные это эмоции или отрицательные. Эмоции в своем нездоровом проявлении сковывают и убивают.

**Мужчины в лодках.** Символизируют реальные явления и реальные ситуации. Один из мужчин находится в беде, а другой способен помочь (на что указывает гарпун в его руке), но предпочитает просто сидеть и наблюдать. Картина рассказывает о том, что представления мужчины с гарпуном осуществились, но он еще не видит того, что и сам находится в опасности.

## R5. НАСЛЕДСТВО
### Лучшее наследство — научить своим примером как быть счастливым

Самое главное, что мы можем сделать для детей, это самим быть счастливыми: дети будут следовать не нашим словам, но нашему примеру.

**Символы: дуб (символ рода и наследственности).**

**Пиктограмма: лист дуба.**

В центре картины на фоне большого солнечного диска стоит старый дуб, вокруг дуба девушки в белых одеждах водят хоровод.

**Дуб.** Традиционный символ богатого родословия, семейного древа и рода, а потому сопряжен с символом наследства как связи потомков с предками. Дуб расцветает в срединном мире (мире живых), уходя корнями в мир нижний (царство умерших предков), поэтому в символической форме является связующим звеном между мертвыми и живыми.

**Солнце.** Огромный солнечный диск — это символ самозачинающегося, возрождающегося и умирающего бога, который одновременно обладает как самостью (тот, кто рождается и умирает циклично, — одна личность), так и отличием отца от сына (каждый год уникален, как и каждый отец зачинает новую личность). Солнце — символ того, что дети являются продолжением их родителей и в то же время это индивидуальности, отдельные от них. Также солнце символизирует счастье и следование истинному предназначению, а это то, что родители должны поддерживать в детях.

**Девушки в хороводе.** Хоровод — это отсылка к древнему празднику весны. Весной, в период весеннего равноденствия, бог рождается от богини, летом в период солнцестояния он становится мужчиной и зачинает себя в богине, чтоб возродиться следующей весной. В период осеннего равноденствия отмечается смерть бога и его спуск в загробный мир. В дни зимнего солнцестояния бог-Солнце развивается в утробе богини, чтоб возродиться весной. Эти праздники отмечались повсеместно в большом количестве различных культур и народов и с приходом христианства не исчезли, лишь преобразились.

## R6. ВРАГ
### Держим союзников близко, а врагов — еще ближе

Изучаем мотивы людей, которые рядом, и остерегаемся тех, чьи мотивы нам непонятны.

**Символы: гиены (неоднозначный символ не то друга, не то врага или врага, с которым можно контактировать и подпускать к себе).**

**Пиктограмма: щит (символ самоограничения и закрытости).**

В центре картины мужчина, полностью закованный в железные доспехи, рыцарь, в одной руке у него круглый щит, в другой — моргенштерн. С ним рядом идут две гиены.

**Доспехи и щит.** Помимо символа рыцарства и отваги, они также являются символом самоограничения, закрытости от внешнего мира и воинственности по отношению к нему. Человек в доспехах и со щитом — символ того, кто к себе просто так никого не подпускает.

**Моргенштерн.** Само по себе оружие непрактичное, но легкое в изготовлении, использовалось скорее для запугивания, не для битвы. Не зря в современной поп-культуре им обычно вооружают злодеев, так как это один из символов страха и устрашения. В контексте картины это символ воли (как и другие виды кистеней, жезлов), направленный на удержание союзников поодаль.

**Гиены.** Словом «гиена» обычно обозначают грязного падальщика и пожирателя трупов, и традиционно это животное несет отрицательный, враждебный человеку символизм. Также считалось, что это животное обладает магической силой, которая может быть направлена на окружение гиены. В более позднее время гиена, несмотря на присущий ей негативный символизм, стала символом прозрения. Вообще гиена — хорошо приручаемое животное, способное стать верным другом. Таким образом, одновременно гиена — это символ алчности и враждебности (еще один аспект символа врага), но в то же время она — враг, охотно идущий на контакт.

## R7. ЖИЗНЬ
### Уважаем жизнь и жизненное пространство

Свое личное пространство защищаем, а чужое принимаем с уважением.

**Символы: око (символ Творца жизни).**

**Пиктограмма: око.**

На скалистом выступе гордо стоит горный козел, стоящие под скалой охотники направляют на него свои ружья, кто-то из них пытается взбираться наверх, но падает с большой высоты. За всем этим с небес наблюдает большое око.

**Козел.** В гностическом христианстве есть Бог Творец, которого называли Демиургом. Это тот бог, который сотворил всю жизнь на земле с ее радостями, страданиями и искушениями. В основном гностики считали Демиурга злым богом именно по причине существования в мире страдания. Они считали, что есть Бог выше Демиурга и Демиург похитил идеи изначального Бога, исковеркал их и породил физический мир. Символически это можно представить как противостояние духовного и материального мира, т.к. Демиург пленяет души в материальные тела, и единственный способ ускользнуть из этого плена, по мнению гностиков, это победа над Демиургом, то есть символическая победа над материальным миром. Демиург сопоставим с Кроносом и сатурнианскими божествами, суть которых творение, кристаллизация формы и работа с материальным миром. Если брать Сатурн как астрологическую составляющую, то он имеет два проявления — козерога и водолея. Козерог представляет две стихии — землю и огонь, землю формы, заточившую огонь жизни, поэтому символ козла, сопоставимого с козерогом и отсылающего к Демиургу, богу — создателю жизни, означает саму жизнь.

**Око.** Это традиционный символ Бога-создателя, или Демиурга, встречающийся во многих традициях.

**Охотники.** Они пытаются покуситься на жизнь козла, но именно поэтому кто-то из них погибает. Это закон природы с древних времен: когда покушаешься на чужую жизнь, будь готов сам умереть.

**Скала.** Так же один из символов Бога-Демиурга, в его ипостаси кристаллизирующего формы бога Сатурна. Горный козел как Дьявол «возвел свой трон» на труднодоступном выступе, чтоб любоваться с высоты на весь принадлежащий ему мир.

## R8. ПОСТУПОК
### Человек — это поступок, а отнюдь не слова

Смотрим, как человек поступает, и сами поступаем с другими только так, как хотели бы, чтобы в такой же ситуации обошлись с нами.

**Символы: весы (символ правосудия и правильного суждения).**

**Пиктограмма: весы.**

**Суд.** В центре стоят огромные весы, на чашах которых с одной стороны белые камни, с другой — черные. Позади весов стоит мужчина, всем видом напоминающий судью. К чашам с двух сторон выстроены очередью люди, у которых в руках камни для возложения на весы.

**Судья.** Сама картина символически воссоздает суд Осириса, а поэтому судья здесь выступает как прообраз самого Осириса. Судья — тот, кто уполномочен выносить решение о том, кем является человек, беспристрастно, опираясь на объективность в виде мнения большого количества людей.

**Весы.** В данном случае они выступают как символ правосудия и правильного суждения. Астрологический знак Весов отвечает за причинно-следственную связь как символ законов и последствий от взаимодействия с ними: любой поступок имеет награду или воздаяние.

**Люди, возлагающие камни.** Аналогичны богам-присяжным на суде Осириса или коллегии из 30 судей на суде фараона, от мнения которых зависит мнение верховного судьи. Это символ воздаяния за поступок: если ранее подсудимый не обошелся с этими символическими присяжными вопреки законам и нормам нравственности, бояться ему нечего. Если же он перед большинством из них грешен, ему придется отвечать за свои поступки, и единственное, чем подсудимый может себе помочь, — это загладить вину противоположными, по сути, деяниями либо принять воздаяние за свершенное (люди символизируют естественное правосудие за поступки и согласно карме).

## R9. ВОЙНА
### Лучший бой — не начатый бой

Начиная войну — готовь две могилы.

**Символы: меч, погруженный в озеро (символ грубой разрушающей воли, усмиряемой мудростью воды).**

**Пиктограмма: меч в воде.**

В центре картины неглубокое озеро. С одной стороны в нем по колено в воде стоит мужчина в красно-желтых одеждах, в руке у него крестообразный меч, погруженный в воду. Мужчина пытается идти, но видно, что он уже увяз, поэтому в попытке двинуться дальше он пробует опереться на меч. На противоположной стороне озера — другой мужчина, стоящий спокойно. Одежда у него синего цвета с темно-зелеными вставками. Он препоясан шпагой.

**Озеро.** В данном случае озеро предстает в виде символа мудрости, исходящей из глубины мыслительно-эмоционального процесса. Эта мудрость поглощает воинственное начало, представленное мужчиной с мечом.

**Мужчина с мечом.** Меч в его руке — символ воинственности и грубого аспекта воздушной стихии (разрушение преград). Сам мужчина олицетворяет темперамент холерика, на что указывают огненные цвета его одежды, он импульсивен и подвержен гневу, жаждет разрушать то, что ему неприятно и непонятно.

**Мужчина со шпагой.** Двойственный символ, одновременно олицетворяющий воинственное мужское начало (шпага) и мудрость; цвета его одежды символически сближают его с озером как символом мудрости, которая благодаря своей холодности поглощает любую волю, направленную против него. Шпага выступает скорее как символ интеллекта и говорит о том, что шпагой как разрушающим инструментом следует пользоваться лишь в крайнем случае.

# СУТРА РЕСУРС (Facultas)

## F1. СЛЕД
### От тебя останется то, что ты отдал

Мир оценивает нас не по тому, сколько мы берем, а по тому, сколько мы в этот мир отдаем.

**Символы: пеликан (символ самопожертвования, того, кто отдает себя ради роста своих птенцов).**

**Пиктограмма: пеликан.**

На поверхности моря плавает пеликан — главный символ самопожертвования, рядом с ним из воды выпрыгивает рыба, которая в данном случае символизирует необходимый ресурс. На заднем плане на берегу стоит рыбак и ловит рыбу — это тот, с кем пеликан делится материальными плодами озера. Само озеро символизирует бездонный источник всех ресурсов. Во многих мифах видимый мир вышел из воды вселенского океана.

**Пеликан.** Пеликан издревле считается символом самопожертвования и бескорыстия, т.к. считалось, что он кормит птенцов своей кровью (на самом деле — рыбой, спрятанной в перьях). Этот образ впоследствии закрепился сначала в религиозных течениях Европы, а затем в герметизме и масонстве. Символизирует стадию зрелого адепта, который может бескорыстно делиться знаниями с неофитами. В алхимии пеликан — образ готового философского камня, который «кормит птенцов», то есть превращает неблагородный металл, в частности свинец, в золото.

**Рыбак.** Образ рыбака дает отсылку к рыбарям-апостолам, а также к изначальным бескорыстным постулатам христианства, в частности к истинному бескорыстию, которого может достичь лишь святой.

**Рыба.** Рыба в данном случае служит символом ресурса, который безвозмездно отдает пеликан рыбаку, а рыбак пеликану.

## F2. ПОДАРОК
### Делясь с кем-то или давая в долг, отдаем столько, сколько готовы подарить

Дарим и отдаем искренне, не ожидая ответного подарка, — это предупредит проблемы и конфликты и поможет больше радоваться жизни, когда вдруг что-то в любой форме вернется.

**Символы: женщина, взаимодействующая с землей и увядающим растением (символ слова «подарок», женщина дарит земле свое внимание и труд, но земля в данный момент не может ответить тем же).**

**Пиктограмма: поникшее растение.**

Зима, время отсутствия какого-либо роста, жизнь замерла. В центре картины видна вспаханная земля, из которой торчат ростки мертвых и засохших растений как символ того, что земля вообще способна родить, но не в данный период времени. Над ростками склонилась женщина с черными волосами и в черной накидке, под накидкой виднеется зеленая одежда, что указывает на прообраз богини Деметры, носящей траур. Рядом с женщиной лежат грабли, она поливает мертвые растения водой из лейки — уход за землей, который не приносит результата.

**Женщина.** Образ богини Деметры, которая ходит в трауре по своей дочери Персефоне, похищенной богом Аидом. Ожидание возвращения Персефоны отравляет душу, как и ожидание возвращения одолженных денег. Хоть эта легенда указывает на мифическую причину смены времен года, на то, что земля, за которую отвечает Деметра, не будет плодородной до тех пор, пока нет рядом ее дочери Персефоны, в контексте данного закона это указывает на отравляющую привязанность и отравляющее ожидание.

## F3. ДЕНЬГИ
### Чаще всего деньги платят за отказ от собственных целей

Стремимся к тому, чтобы в процессе работы на других приобрести дополнительные ресурсы — опыт, знакомства и знания.

**Символы: скипетр (символ цели и воли за определенную плату, обладающий скипетром — владеет собственными целями).**

**Пиктограмма: скипетр.**

Основные персонажи — близнецы, молодые люди на вид лет двадцати, которые, по сути, являются одним лицом, но ввиду сделанных ими выборов это лицо раскрывает себя в разных обстоятельствах. Один из них преклонил колено и протягивает руки к другому, в руках, в открытых ладонях лежит скипетр — символ выбора приоритета денег над реализацией своей натуры. Этот близнец одет в фартук подмастерья серого цвета, под фартуком бордовая накидка, на его фоне — кузнечная мастерская с инструментами на открытом воздухе, что указывает на работу для кого-то. Вдалеке стоит и работает кузнец, крепкий мужчина с бородой, которому почтительно кланяются двое прохожих (это символ, уравновешивающий первого близнеца и говорящий о том, что ни в коем случае работа на кого-то не является чем-то, чего следует избегать, работа может быть призванием и служить раскрытию личности). Второй близнец выглядит благородно, счастливо и богато. Он одет в наряд золотистого цвета, у него красивый головной убор такого же цвета с пером (этот образ указывает на необходимость для каждого человека жить согласно своей индивидуальной природе и найти свое Высшее Я — единственную часть души человека, которой ведомы настоящие цели, а не сиюминутные желания).

**Близнецы.** В данном случае мы видим две личности, отражающие друг друга, символически являющиеся одним целым. Но один близнец выглядит измотанно и несчастно, он подчинен каким-то обязательствам; другой же, его противоположность, символизирует Высшее Я как истинную природу человека, следуя которой он достигает успеха (что выражено в его внешнем виде и одежде). Перо символизирует знание и интеллект как изначальный инструмент познания себя и последующего обретения успеха в самореализации. С точки зрения алхимии это два алхимических символа: свинец («черный принц») и золото. При определенных условиях «черный принц» имеет самые большие шансы очиститься и стать золотом. Символически первый близнец мог бы стать как второй, но он не следует своей истинной природе и следует чужим целям, которые идут вразрез с его индивидуальной природой. Это образ сломленного жизнью: «Я не буду делать то, для чего я предназначен, ибо это не приносит доход».

**Кузнец на заднем плане.** По сути, этот образ отсылает к известной басне об осле в львиной шкуре. Люди часто идут на поводу общепринятого в ущерб и на погибель своей собственной личности. Осел в львиной шкуре будет обнаружен другими львами и съеден, зато осел, смиренно идущий своим путем, достигнет всего. Так и этот кузнец не стремится к почести и богатству, но лишь следует своей природе, своей цели, поэтому он пользуется уважением людей, как и все мастера, осознавшие свою врожденную цель и природу.

**Скипетр.** Символизирует саму цель, желание и прежде всего волю. Первый близнец отдает второму свою волю, видимо, за плату. Здесь раскрывается такая сторона взаимодействий близнецов, как товарно-рыночные отношения, поэтому в данном контексте они уже не одно целое, а всего лишь покупатель и продавец услуги.

## F4. ТРУД
### Нам принадлежит лишь то, что реально заработано трудом, временем, знаниями, заботой

Все, что возьмем сверх этого, уйдет.

**Символы: сундук (символ материальных благ).**

**Пиктограмма: сундук.**

Пляж, на земле лежат убитые (символ жертв «танца жизни»), в центре — яма (символ врат сокровищницы земли), на краю которой стоит красивый большой полуоткрытый сундук, в котором видны сокровища (символ всех богатств земли, которые так ценят люди). Раненый мужчина пытается тянуть сундук за собой, но он не сдвигается ни на сантиметр (символ того, что каждый из сокровищницы земли может взять ровно по своим возможностям). Волны моря постепенно размывают песок, сундук проваливается обратно в яму, часть сокровищ вываливается из него (символ того, что судьба заберет лишнее).

**Убитые и выживший.** Они дрались за сокровища мира. Выживший, который пытается тащить сундук, победитель в этом бою, он устал и ранен, но его награда слишком велика для него. Единственное, что ему сейчас остается делать, это взять из сундука столько, сколько он может унести.

**Сундук**. Символизирует сокровища мира, материальные блага. Яма служит символом врат в подземный мир, который во многих мифах считается миром мрачным, но полным несметных богатств. Так, например, Аид в Древней Греции считался богом не только загробного мира, но и богатства, или алчные гномы, которые только тем и занимались, что искали золото и драгоценные камни. Сундук проваливается в яму, его сокровища возвращаются обратно в землю, чему помогает море, которое здесь является символом судьбы, которая все лишнее и отбирает.

## F5. РЕСУРС
### Все внутренние ресурсы, которые нам действительно нужны, у нас чаще всего уже есть

Организм так устроен, что желание нового выбора появляется, когда он способен при определенных условиях это желание реализовать.

**Символы: фигурка человека (символизирует, что человек полон ресурсов, с помощью которых творит).**

**Пиктограмма: кувшин (символ творения).**

Мужчина в одежде ремесленника лепит из глины фигурку человека. Рядом с ним стоит гончарное колесо, лежит груда глины и глиняный кувшин.

**Мужчина в одежде ремесленника.** Это прообраз творца человека по своему образу и подобию. Мотив о сотворении первого человека из глины пришел из древних мифов. В данном случае идет отсылка к мифу о титане

Прометее, который создал людей из глины, а богиня Афина вдохнула в них жизнь, причем оба эти божества, Прометей и Афина, имеют явную сатурнианскую природу. Прометей — творец формы, а Афина — души и способности мыслить. Позже Прометей передал людям огонь, что можно трактовать по-разному. Так, миф о Прометее очень похож на иудейский миф о творении человека, при этом Прометей одновременно был и Творцом, и змеем, правда, в его мифе вместо яблока — огонь, побудивший человечество развиваться.

**Фигурка человека.** Основной принцип, заложенный в этом символе, — закон о связи микрокосма и макрокосма, общности материи, из которой состоит все физическое. Эта фигурка — отражение человека и символ того, что сам он состоит из ресурсов, с помощью которых творит. Это касается и физического, и духовного плана. Это символ, утверждающий концепцию того, что душа — это частичка Единого Бога.

**Груда глины и гончарное колесо.** Глина — символ земли и ресурсов, колесо — это круг творения. Глина, единственная стихия, которая остается полностью пассивной во взаимодействии стихий, она лишь несет на себе отпечаток оставшихся трех. Земля, материя, ресурсы — они повсюду, и у человека есть в распоряжении остальные три стихии для того, чтобы творить из этого повсеместного ресурса все, что он захочет.

**Глиняный кувшин.** Это символ творения из тех ресурсов, которые у человека есть. Помимо очевидного — материи — в этой вазе заложены и менее очевидные ресурсы: интеллект (ведь вазу нужно было придумать), желание (желание творить, без которого ничего б не было) и непосредственно сам процесс творения, проявленный во взаимосвязи созидания и разрушения, а также отсечения лишнего…

## F6. НАСТОЯЩЕЕ
### Выигрывает тот, кто живет настоящим — здесь и сейчас

Выигрывает тот, кто хочет быть, а не иметь; жить, а не готовиться к жизни.

**Символы: дом с камином (как исходная точка для будущих начинаний).**

**Пиктограмма: колосья пшеницы (символ умеренного достатка).**

Изображен дом с камином. Престарелый мужчина в небогатой одежде сидит у камина и что-то поправляет в нем кочергой. В камине горит огонь, а в золе виднеются золотые монеты. Позади хозяина на столе лежит хлеб и колосья пшеницы, рядом стоит клетка с синицами.

**Дом с камином.** Это символ ограниченного защищенного пространства. Это исходная точка для будущих начинаний, которые легче начать осуществлять в своей обители.

**Золотые монеты в камине.** Это символ сбережений, а также вследствие прямого контакта с огнем, указывающим на активную волю, это символ получения дохода за счет творческих идей. Какое бы ни было настоящее, при желании его можно изменить в лучшую сторону.

**Синицы.** Это отсылка к крылатому выражению «лучше синица в рукаве, чем журавль в небе» — как благодарность тому, что имеешь. Нужно стремиться к улучшению своей жизни, но всегда надо помнить, что есть кто-то, кому сейчас намного хуже, чем нам.

**Колосья пшеницы.** Символ материального приобретения и материального урожая, который можно снова высеять и получить новый в большем количестве. Это один из атрибутов знака зодиака Девы, которая отвечает за прагматичное отношение ко всему, в том числе и к жизни. Также символ полного понимания и принятия жизненной ситуации и обстоятельств. Не углубление в эмоции, а умение ими управлять и менять все в жизни в лучшую сторону.

**Хозяин с кочергой.** Это символ труда. Он перемешивает золу, в которой видны монеты, — образно говоря, он трудится над материальным и получает от этого доход. Бедная одежда — символ того, что дела, возможно, идут не лучшим образом, но хозяин дома не отчаивается, а продолжает трудиться.

**Хлеб.** Символизирует материальный достаток и основу для материального достатка. Также это символ того минимального блага, которое необходимо для жизни и работы, — значит, все не так уж и плохо и не следует погружаться в хандру от возможных проблем.

## F7. ОБЯЗАТЕЛЬСТВО
### Никто никому ничего не должен, пока мы сами так не решаем

Нам следует осторожнее давать обещания и брать обязательства — и выполнять только те, что осознанно взяли на себя сами.

**Символы: склонившиеся старик и старуха (символ подчинения навязанным обязательствам).**

**Пиктограмма: орден (символ достижения в выполнении обязанностей).**

Солдаты в красных одеждах стоят в ряд, склонив обнаженные шпаги, у их ног простирается красная дорожка, по которой на коленях под шпагами ползут старик со старухой. В начале этой дорожки — молодой парень, который по ней идет, переступая через шпаги. За всем этим наблюдает офицер в красной одежде с огромным орденом на груди.

**Солдаты и офицер.** Это символ профессионального обязательства, символ армейского устава и иерархии. Кроме того, это образ архетипа Марса, он управляет человеческой волей, а также является богом войны, богом угнетения и подавления. В данном случае солдаты символизируют образ угнетающей силы. Они вооружены шпагами (указывают на ментальное угнетение, направленное на вызов страха).

**Орден на шее офицера.** Это символ того, что обязательства должны быть взяты на себя добровольно, поэтому здесь образ офицера (а не горожанина) как того, кто когда-то решил посвятить себя воинской жизни с ее тяготами. Этот орден и есть символ признания и награды за надлежащее выполнение обязательств.

**Красная дорожка.** Образ тернистого жизненного пути, полного страхов, образ навязанных обязательств, которые встречаются на жизненном пути. На тернистость этого пути указывает красный цвет дорожки (это острота природы Марса), но в то же время никаких шипов не видно, что говорит о том, что эта острота всего лишь иллюзия.

**Проползающие под шпагами старик со старухой.** Это люди, преодолевшие часть жизненного пути и имеющие богатый жизненный опыт, но их опыт — это подчинение. Они ползли по тернистому пути, подчиняясь навязанным им обязанностям, их старость может указывать на опыт, но не на истину, их видение жизни не единственное.

**Парень, переступающий через шпаги.** Это образ человека, который не боится отказа от ненужных обязательств, а потому никто ему ничего навязать не может.

## F8. ЖЕЛАНИЕ
### Если все хорошо, значит, мы чего-то не знаем

Желая чего-то, стоит помнить, что сопутствует желаемому.

**Символы: две девушки, одна — обладающая достатком, вторая — удачливая в любви.**

**Пиктограмма: бабочка (символ желания).**

На картине изображены две девушки, идущие друг от друга. Одна из девушек в богатой одежде, из рукавов у нее падают золотые монеты, в руке у нее одна увядшая лилия. Вторая девушка в поношенной, небогато выглядящей одежде, в руках у нее большой букет красивых и свежих лилий. Над ними летает большая бабочка.

**Девушка в богатой одежде с монетами и увядшей лилией.** Это собирательный образ богатства и достатка, но при отсутствии любви указывающий на то, что у всех есть свои проблемы, что деньги — это ресурс и основа для счастья и осуществления желаний, но не есть само счастье и не могут это счастье гарантировать. Лилия — это символ любви, даже вечной любви. В данном случае лилия увядшая, что указывает на отсутствие любви.

**Девушка в небогатой одежде с букетом лилий.** Иногда для счастья достаточно, когда тебя любят, а все остальное приложится потом — на это указывает второй образ девушки с букетом лилий, как образ любвеобильности и востребованности. Но наверняка этой девушке хотелось бы быть также и более состоятельной. В целом образы двух девушек символизируют то, что всегда чего-то будет не хватать, это нередко мучает, но в этом есть и прекрасное, ведь, когда человек перестает желать, он умирает.

**Бабочка.** Сама по себе бабочка имеет несколько другой символизм, чем желание, она означает прежде всего счастье, исходящее из души, ведь не внешние обстоятельства определяют его, а внутреннее мироощущение, которое зависит от самого человека и его видения мира. Тем не менее бабочка связана с желанием, т.к. она считается исполнителем желаний.

## F9. ИНЬ-ЯН
### Мужчину делает женщина

Природа создала двуполый мир относительно недавно, предназначив мужчине быть инструментом оптимизации и защиты главного процесса, продолжающего живое, — в женщине, заложив в нее смысл, программы и энергию жизни.

**Символы: мужчина и женщина (символ слова «инь-ян»).**

**Пиктограмма: пчела (символ женщины).**

Посреди картины стоят женщина и мужчина. Женщина с каштановыми волосами в зеленой накидке, вокруг нее летают пчелы, на груди у нее огромный амулет в виде пчелы, она дает мужчине золотые самородки; мужчина одет в одежду оранжевого цвета, на поясе у него топор, под ногами — нарубленные дрова.

**Пчелы и амулет в виде пчелы.** Пчела — универсальный женский символ. Она была атрибутом различных женских божеств, таких как Артемида, Венера, Персефона, Рея, а позже стала символом Девы Марии. Пчела также символизирует женственность и материнство, вселенскую матерь мира. Помимо всего вышеперечисленного, это символ первозданной природы.

**Женщина с золотым самородком.** Это не только символ женщины как таковой, а еще образ первозданной природы. На картине отражены отношения цивилизации (в лице мужчины) и природы (в лице женщины). Женщина-природа дает мужчине-цивилизации ресурсы для его проявления согласно его природе. Возможно, покажется, что он паразитирует на природе, только забирает и не отдает ничего взамен, но женщина-природа бесконечна, ведь космос — это также символ женщины... Такова цель женщины-природы — давать все ради того, чтоб мужчина раскрыл весь свой творческий потенциал, познал ее и себя. Золотой самородок в руках женщины — символ ресурсов.

**Мужчина с топором и дровами.** Это образ потребительской цивилизации. Цвет его одежды указывает на творческий потенциал, для реализации которого ему просто необходимы ресурсы. Поэтому он берет золотой самородок из рук женщины и с помощью своего орудия труда (топора) добывает еще ресурсы (дрова).

# СУТРА СЛОВО (Verbum)

## V1. МЕЧТА
### Говорим о мечте как о предрешенном

Погружаемся в мечту, пытаемся представить, что она уже сбылась, запоминаем это ощущение, смотрим на сегодня с высоты уже достигнутой мечты.

**Символы: колба с гомункулом (символ исполнения желаний, достижения желаемого результата).**

**Пиктограмма: химическая колба.**

Алхимическая лаборатория. В отдельно закупоренной большой колбе стоит ребенок со змеиными хвостами вместо рук, то есть гомункул, позади виден аппарат для экстрагирования, в нижней колбе которого виден папоротник, под этим аппаратом полыхает огонь.

**Гомункул в колбе.** Это символ исполнителя желаний, потустороннее существо, созданное с целью возвеличивания своего создателя и исполнения всех его желаний, также это символ завершенного алхимического процесса, достижения желанного результата и, несмотря на изначальную очевидную невозможность получить такой результат, символ исполнения невозможной мечты.

**Папоротник в аппарате для экстрагирования.** Сам по себе папоротник также связан с исполнением мечты или желания — например, поверья о волшебном цветке папоротника встречаются у нескольких народностей. В данном случае он помещен в установку, которую чаще всего используют алхимики. Главным катализатором исполнения мечты алхимика служат огонь и умение им управлять, символически огонь означает волевое устремление — недостаточно просто мечтать, мечте нужно предать материальный образ действия. Элемент в колбе (папоротник) должен пройти ряд изменений в течение алхимического процесса (расщепление на алхимические элементы, а потом воссоздание в новом образе) — это символизирует механизм достижения мечты. В конечном результате, если все задуманное было сделано правильно, из папоротника получится алхимический камень «растительного царства», обладающий свойствами папоротника (исполнителя мечты).

**Алхимическая лаборатория.** Алхимия внешняя подразумевает и внутреннюю алхимию. Считается, что исполнение заветной мечты путем применения на практике знаний алхимии возможно только вместе с преобразованием души. Алхимия практична в плане осуществления мечты, но не терпит низких человеческих качеств.

## V2. МОЛЧАНИЕ
### Молчим о том, что уже вот-вот, как нам кажется, произойдет

Сказав, мы прерываем программу свершения.

**Символы: крокодил (символ молчания).**

**Пиктограмма: крокодил.**

Ибис стоит на носу крокодила с открытой пастью.

**Ибис.** Это священная птица египетского бога Тота и символ меркурианской природы в целом — она отвечает за речь и за слово, за выражение себя в словах и на письме. В данном случае ибис одновременно уравновешивает символ крокодила и в то же время зависит от него, ведь крокодил может проглотить его, сделай он неправильное движение. Ибис на носу у крокодила — это символ именно того момента, когда нужно молчать и ничего не говорить, чтоб не быть проглоченным стражем молчания.

**Крокодил.** Это один из атрибутов бога Гарпократа — бога молчания, которого изображали в виде мальчика, плывущего на крокодиле, или мальчика, половина туловища которого крокодилья. Крокодил символизирует молчание и стража молчания. Крокодил — это символ первозданного хаоса и творца Вселенной. Он одновременно является и противоположностью Меркурия (как слова и звука), и его началом — это молчание, из которого произошло первое слово и первая вибрация, возвещающая начало Вселенной. Этот образ также меркурианский — как высшей октавы и божественного Творца изначальной Вселенной в ее невидимых и далеких планах. Крокодил — это полное бездействие до появления слова. Как только слово произнесено, благой принцип крокодила превращается в негативный, пытающийся уничтожить сказавшего его. Это первая появившаяся во Вселенной двойственность: слово — созидание, молчание — разрушение. Поэтому в мифах часто одного из главных персонажей, породивших мир, изображали в виде огромной и ужасной рептилии, как, например, шумерскую Богиню Тиамат. Крокодил — это первозданный Хаос, породивший Вселенную и ее порядок. Поэтому, чтобы не обернуть взгляд архетипа разрушения и хаоса на себя, нужно молчать.

## V3. ОТРИЦАНИЕ
### Отказывается от оператора «не»

Отрицание существует только в языке, но программирует нас на то, что отрицается или запрещается.

**Символы:** полуразрушенная греческая колонна (символ последствий отрицания), мужчина в черной одежде (символ слова «отрицание»).

**Пиктограмма: греческая колонна.**

Слева стоит мужчина в черной одежде, посередине расположены весы, одна из чаш которых, ближняя к мужчине, опущена вниз, справа лежит разбитая белая греческая колонна. Над весами — солнце, наполовину окутанное черным облаком.

**Весы.** В данном случае весы — символ неуравновешенности и однобокости. Они расположены в центре, тем самым указывая на центральный путь равновесия, который в принципе возможен. Но одна из чаш склонилась перед мужчиной в черном, который символизирует отрицание.

**Мужчина в черной одежде.** Он символизирует черную или негативную сторону Вселенной, суровость, отрицание, торжество отрицаемых и запрещаемых принципов.

**Разрушенная греческая колонна.** Это символ милосердия и принятия, противоположный мужчине в черной одежде. В данном случае идея, его представляющая, лежит поверженная и разбитая, означая кардинальный выбор в пользу одной стороны, что приводит к потере другой.

**Солнце, закрытое черным облаком.** Солнце символизирует человека и Я человека, жизнь в согласии с самим собой. Сущность человека — в равновесии, не соблюдая которое человек становится приверженцем какой-то одной идеи, либо «белой», либо «черной», что ведет к потере самого себя (затуманиванию самого образа солнца).

## V4. ДОЛГ
### Слово «должен» разрушает нашу психику, если нет понимания реальной платы

Только осознание реальных последствий позволит совершать правильные действия, избегая разрушающего самогипноза долженствования.

**Символы: дракон (символ разрушения психики), служитель культа (символ слова «долг»).**

**Пиктограмма: дракон.**

Бушующее море, над ним обрыв. На краю обрыва стоит девушка, а позади нее служитель культа в бело-черных одеждах с рисунком в виде символа Сатурна, направляющий меч в спину девушке. Из бушующего моря на девушку смотрит огромный морской дракон. За всем происходящим наблюдает толпа.

**Бушующее море.** Символ эмоционального и психического взрыва, эмоциональной нестабильности, которая является следствием многих причин, в том числе и подавления извне, вызванного чувством долга.

**Служители культа.** Символ Сатурна на одежде дает отсылку к архетипу Сатурна, отвечающему за структурированность. В данном случае он представлен в негативном образе фанатизма, заключенного в понятии долга, ведь, по сути, долг — это всего лишь иллюзия, которая больше страшна по форме, нежели по сути. Необходимо осознать иллюзорность долга, его неконструктивность, особенно если он негативно влияет на дальнейшую жизнь человека. Увидеть, что именно человек сам создал эту сатурнианскую структуру и владеет ею (а не она им). Меч, направленный в спину девушки, это символ ментального запугивания посредством слов и мыслей о долге, побуждающих море бушевать, а дракона — явиться.

**Девушка.** Символ жертвы и самопожертвования. Поддавшись на иллюзию, представленную в лице оккультного сообщества, она сама загоняет себя в ловушку на погибель, представленную в образе бушующего моря и дракона, появившегося из этого моря.

**Дракон.** Дракон — символ не только морского чудовища и эмоционального дисбаланса, он представляет собой образ эмоционального разрушения. Но сам по себе этот дракон не страшен для человека, он полностью зеркален его состоянию. Поэтому только человек через свою иллюзию или страх может принести себя ему в жертву (чего, кстати, сам дракон, как символ воды, не требует). Чтобы этого не произошло, следует осознать себя хозяином своих эмоций, своего внутреннего моря, в котором обитает дракон.

## V5. ПОЗИТИВНОСТЬ
### Говорим о других позитивно
### или не говорим вообще

Говорим, представляя, что те, о ком мы говорим, рядом и слышат; в современном мире это на самом деле уже практически так и есть.

**Символы: метательные ножи (символизируют слова, которые можно метнуть, не подумав, и ранить).**

**Пиктограмма: метательный нож.**

Девушка мечет ножи в огромную мишень, рядом с мишенью — стол с накидкой, из-под накидки виднеется чье-то лицо, на стену позади мишени падают тени, похожие на человеческие. Рядом с девушкой тоже стоит столик, на котором расположена ваза с розами.

**Девушка.** Женское начало в сочетании с ножами — это символ «жалящей» речи, полной эмоций и эмоциональных переживаний.

**Метательные ножи.** Ножи — это один из символов, связанных с воздушной стихией, в частности с мыслями и словами, которыми можно ранить окружающих. Но ножи — это инструмент нож, который может быть использован как во благо, так и во вред (и как символ, и как реальный физический предмет).

**Мишень.** Символ того, что всему есть свое место и свое предназначение — так и словам, добрым или злым, есть свое применение.

**Тени и часть лица под покрывалом.** Эти символы указывают на присутствие и одновременное отсутствие людей, окружающих девушку (образ выражения «стены имеют уши»).

**Букет роз.** Этот символ также связан со стихией воздуха и свойственными этой стихии ментальными качествами, мыслями и словами. Это ярко выраженный позитивный символ, несмотря на то что розы имеют шипы, которые символически также могут ранить.

## V6. СОВЕТ
### Избегаем советовать или давать оценки

Советуя — совершенно неоправданно берем на себя ненужную ответственность, оценивая — неправомерно берем на себя роль судьи.

**Символы: обезьянка (символ исковерканного слова и неправильно понятого совета).**

**Пиктограмма: обезьянка.**

Перед нами храмовая комната исповеди. В одной кабинке — девушка, в другой, где должен быть священник, мальчик с живой обезьяной на руках.

**Комната исповеди.** Это образ, указывающий на откровенный разговор и на место, где можно получить жизненно важные советы. По идее, в комнате должен сидеть священник — человек мудрый, с богатым жизненным опытом, который разбирается в проблемах души и тела, в вопросах психологии и духовного пути, — но сейчас здесь сидит ребенок с обезьянкой.

**Девушка.** Символизирует природную восприимчивость к полученным ответам, это образ женственности и природы, которой необходимы совет и опора.

**Мальчик.** Сам по себе ребенок мужского пола символически означает Высшее Я, изначально присутствующее у каждого человека и знающее ответы на все вопросы. Но в сочетании с образом обезьяны это символ некомпетентности и неопытности. Для того чтобы Высшее Я могло дать совет, его нужно раскрыть в себе, а язык Высшего Я бывает тускл и непонятен. И велика вероятность, что его советы будут не услышаны или не восприняты всерьез.

**Обезьянка.** «Слова — ложь, а понимание — тьма». Обезьянка — это меркурианский образ исковерканных слов, фраз и советов. Каждый, кто дает совет, говорит, исходя из своего жизненного опыта, языком с субъективно привычной смысловой нагрузкой. Чтобы совет был воспринят правильно, у слушателя должны быть адекватный жизненный опыт, а также трезвая оценка и восприятие, иначе совет будет исковеркан и воспринят неправильно. Советующий должен подобрать максимально простой язык для взыскующего советов, уловить его эмоциональные переживания, которые могут стать преградой для понимания. Обезьянка символизирует принцип, искажающий сущность и смысл слов собеседников.

## V7. ВОПРОС
### Прежде чем задать вопрос, стоит подумать, готовы ли мы к ответу

Часто лишнее знание создает проблемы и расстройство именно нам, а иногда и делает нас опасными для других.

**Символы: паук (символизирует страх узнать ответ), отражение в зеркале (как символ слова «вопрос»).**

**Пиктограмма: паук.**

Девушка смотрится в огромное зеркало, завешенное паутиной, перед ней на уровне глаз висит большой паук.

**Девушка.** Символизирует восприимчивость, женское любопытство и в то же время опасение.

**Паутина.** Это сокровенность и тайна, «завеса ночи», осмелившись приподнять которую можно получить разгадку и ответ на важный вопрос.

**Паук.** Символ страха и устрашения, обозначающий препятствие на пути к знанию. С одной стороны, этот символ враждебен человеку, но с другой, — паук — это одновременно знак мудрости и Божественного откровения, знак знания для тех, кто может смотреть в глаза страха и желает знать ответ, несмотря ни на что.

**Зеркало.** Преодолевший страх (паука) и приоткрывший завесу тайны (паутина) доказывает своим действием, что он хочет знать ответ, но в ответе он увидит лишь себя. Это означает, что человек, узнающий сложную правду, в первую очередь познает себя, ведь правда или ответ — это всего лишь информация, приобретающая позитивный или негативный окрас в восприятии самого человека. Сталкиваясь с проблемой, человек встречается с частью своей души, эмоционально воспринимающей эту проблему, и помимо самой внешней проблемы ему приходится бороться с самим собой.

## V8. СЧАСТЬЕ
### Мыслим позитивно, мечтаем о своем образе счастья каждый день

Счастлив тот, кто умеет мечтать, а также отпускать и забывать негатив.

**Символы: мальчик, катающийся на диком кабане (символизирует подчинение негативных проявлений разуму).**

**Пиктограмма: солнце (один из символов счастья).**

Светит ясное солнце, ребенок катается на диком кабане, рядом клумба с белыми нераспустившимися розами.

**Солнце.** Символ Высшего Я и духовного начала в каждом человеке, а вследствие этого и символ счастья, ведь счастье никоим образом не зависит от внешних источников, которым, бывает, придается чрезмерное значение. Счастье — это внутреннее раскрытие души самого человека, оно идет изнутри, а внешние источники могут послужить лишь вспомогательной почвой для него.

**Дикий кабан.** Это часто негативный символ, означающий алчность, гнев, вообще разрушительное начало, с которым сталкивается человек. На кабане катается мальчик, что символизирует подчинение этого негатива, а значит, при необходимости и его забвение. По сути это символ подчиненного разуму негатива, который более не способен вредить счастью.

**Мальчик.** Символ Высшего Я человека и его разумного начала. Этот символ в данном контексте сопоставим с символом солнца, одновременно он демонстрирует способность умственного начала подчинять негатив.

**Клумба с белыми розами.** Воздушный символ благих мыслей. Расцветая, эти розы приносят плоды — другие благие мысли и идеи, давая почву для реализации счастья в действии, ведь розы также связаны с символом солнца и творческого начала, за которое солнце отвечает.

## V9. ПРАВДА
### Зачем обманывать, если есть столько способов сказать правду

А ложь всегда всплывет.

**Символы: змея (символ лжи).**

**Пиктограмма: змея.**

Девушка в синей одежде, держащая в руках небольшую змею. У девушки спина в грязи, за ней волочится шлейф мух. Девушка идет к купели с водой.

**Девушка в синей одежде.** Синяя одежда в сочетании с женским образом — символ водной стихии, которая может быть воплощением всех благих женских качеств, но в то же время содержать ложь. Даже если этот символ трактовать как однозначно лживый, он подразумевает возможность измениться — никогда не поздно отказаться ото лжи и начать жить с чистого листа.

**Небольшая змея.** Змеи имеют богатый символизм, в том числе в зависимости от разновидности. Маленькие змеи обычно ядовитые, и именно этот образ имеет негативное толкование. Змеи — это символ, соотносимый одновременно с Солнцем и Меркурием (и тем самым с воздушной стихией). Поэтому они могут символизировать (в данном случае) лживые слова и ложь, которая жалит незаметно, и ее последствия становятся заметны лишь со временем. Тем не менее любая ложь рано или поздно становится известна.

**Спина в грязи и шлейф мух.** Это символ морального разложения, вызванного ложью, а также символ вредоносности самой лжи. Лживый человек разлагается морально, он начинает жить в искусственном мире, и хотя прежде всего ложь вредит окружающим, этот вред несопоставим с тем, который наносит себе человек сам. Мухи пришли из символики Египта, это демонический символ разносимого вокруг негативного воздействия.

**Купель с водой.** Всегда есть возможность очиститься и начать жить заново. Следует начать с себя, успокоить свои эмоции, нередко побуждающие ко лжи (символически это представлено спокойной гладью воды), перестать бояться и очиститься от прошлого.

# САМОРЕФЛЕКСИЯ — ГАДАНИЕ С КАРТАМИ KARMALOGIC

В отличие от карт Таро, карты Karmalogic (*не входят в комплект книги, будут изданы отдельно*) могут включать в себя сразу несколько символических элементов, поэтому при работе используется меньшее количество карт. В то время как карты Таро могут иметь некое «плавающее» (зависимое от ситуации, а иногда даже и от предпочтений гадающего, интуитивное или каббалистическое) толкование, карты Karmalogic имеют конкретное значение, подобно символам в скандинавских рунах или гексаграммам И-Цзин. Поэтому подход к работе с картами Karmalogic больше напоминает работу с рунами и гадание на И-Цзин – не по процессу, а согласно свойству самого предсказательного инструмента. Именно поэтому в раскладах не может быть большого количества карт. Даже наоборот — чем меньше карт будет выброшено при раскладе, тем лучше.

## Карта дня

Возьмите колоду карт Karmalogic и тасуйте ее до тех пор, пока не почувствуете, что хватит. Вытащите одну карту из колоды, найдите соответствующий ей закон. Это и будет актуальный для вас закон целого дня, которого сегодня следует особенно придерживаться в своих действиях.

## Ответ на вопрос

Держа колоду в руках, задайте интересующий вас вопрос, после чего начните тасовать колоду. Когда почувствуете, что хватит, достаньте из колоды одну карту — она и будет ответом на ваш вопрос. Прочтите толкование закона, соответствующего карте, затем в течение двух-трех минут попробуйте всмотреться в символы, изображенные на карте, стараясь не размышлять логически. Просто ощутите, что они хотят сказать вам в контексте вашего вопроса. Ответ обязательно придет.

## Расклад на выбор

Если у вас вопрос с несколькими возможными вариантами развития ситуации и нет понимания, какой путь выбрать, то в данном случае подойдет расклад на выбор. Мысленно задайте интересующий вас вопрос и пронумеруйте для себя два варианта выбора (*для примера мы рассматриваем вопрос с двумя вариантами ответа, при желании можно использовать этот расклад для большего количества вариантов*). Начните тасовать колоду и остановитесь, когда почувствуете, что хватит. Вытащите по очереди две карты, первая будет означать приоритетный закон для первого варианта, вторая – приоритетный закон для второго выбора. Положите первую карту перед собой, вторую – под первой. Дополнительно вытащите третью карту и разместите ее слева от двух предыдущих. Третья карта будет символизировать ваше настоящее, и, возможно, она поможет сделать правильный выбор, указав на закон, который стоит принять во внимание при выборе из существующих вариантов.

## Расклад на отношения

Расклад предназначен для того, чтоб охарактеризовать отношения. Предварительно следует решить, какая сторона (левая или правая) какому субъекту отношений будет соответствовать (*для примера мы рассматриваем ситуацию с двумя субъектами отношений, при желании можно использовать этот расклад для большего количества*). Далее необходимо задать интересующий вопрос в формулировке: «На что мне надо обратить внимание в своих отношениях с выбранным субъектом?» Затем начинайте тасовать колоду до тех пор, пока не появится ощущение, что хватит. Первая карта (положите ее слева) будет содержать рекомендацию по отношениям с первым субъектом, вторая карта (положите ее справа) – рекомендацию по отношениям со вторым субъектом. Также можно вытащить еще одну карту из колоды и расположить между двумя предыдущими – она символизирует закон, способный повлиять на отношения с обоими субъектами.

## САМОРЕФЛЕКСИЯ — ГАДАНИЕ С ПОМОЩЬЮ КУБИКА РУБИКА

При саморефлексии с помощью кубика Рубика каждый задаваемый вопрос рассматривается многогранно – во взаимодействии разных законов.

### Подготовка кубика

В комплекте есть 6 специальных карт с наклейками-пиктограммами (на каждой карте – 9 наклеек-пиктограмм одного цвета, относящихся к одной и той же сутре). Следует наклеить их на «окна» каждой из шести граней стандартного (57x57 мм) кубика (*не прилагается к комплекту книги*) таким образом, чтобы все пиктограммы, относящиеся к одной сутре, оказались на одной и той же грани кубика.

### Правила гадания

Каждая сторона кубика Рубика имеет 9 «окон», и в каждом из них изображена пиктограмма одного из 54 законов Karmalogic. По цвету и масти мы видим, к какой сутре относится тот или иной закон.

**Ответ на вопрос.** Сначала нужно четко сформулировать вопрос. После этого, продолжая думать о нем, необходимо в хаотичном порядке, не глядя, вращать грани кубика, пока не появится внутреннее ощущение, что хватит.

В гадании участвует та грань, которая оказалась верхней. Выпавшие на ней пиктограммы трактуются по отношению к заданному вопросу, исходя из текстов соответствующих им законов: «Как эти законы связаны с проблемой, стоящей за вопросом? Какие законы (из выпавших) я, возможно, нарушаю таким образом, что это привело к ситуации, вызвавшей заданный вопрос? Как в моей жизни взаимодействуют между собой выпавшие на верхней грани кубика законы?»

Сами вопросы не должны содержать точного календарного указания или требовать прямых ответов «да» или «нет».

**Расклад «на отношения»** предназначен для того, чтобы сформировать локус внимания на законах Karmalogic в контексте отношений с людьми. Следует заранее обозначить, какая боковая сторона кубика (левая и правая) кому из субъектов отношений будет соответствовать. Далее нужно задать интересующий вопрос. Следует вращать грани кубика до тех пор, пока не появится ощущение, что хватит.

Далее необходимо положить кубик перед собой. Левая боковая грань будет содержать перечень законов, соответствующих основным зонам внимания в отношениях с первым человеком, правая боковая грань – перечень законов и основные зоны внимания в отношениях со вторым человеком. На верхней грани будут располагаться законы, действие которых необходимо учитывать для осуществления приоритетного самоконтроля своего поведения независимо от других субъектов отношений. Передняя, смотрящая на вас, грань будет содержать законы, которые надо учитывать при взаимодействии первого субъекта со вторым, минуя вас. Дальняя от вас грань соответствует законам, с действием которых вы столкнетесь в будущем. На нижней грани будут располагаться законы, которые оказывают влияние на поведение сил, противодействующих вашим личным целям и мечтам.

**Приложение 5**

# ОБЩИЙ СПИСОК
# ИСПОЛЬЗОВАННОЙ ЛИТЕРАТУРЫ

## Введение

1. *Weber M.* The Sociology of Religion. — Boston: Beacon Press, 1971. — P. 270.

2. *Шпенглер О.* Закат Европы. Очерки морфологии мировой истории. — М.: Мысль, 1993. — С. 265.

3. *Сыркин А. Я.* Некоторые проблемы изучения упанишад. — М.: Наука, 1971. Упанишады — древнеиндийские трактаты религиозно-философского характера. Считается, что в Упанишадах изложена основная суть Вед, частью которых они являются. Упанишады также называют «веданта» (конец, завершение Вед), и они лежат в основе ведантического индуизма.

4. *Pratima Bowes.* The Hindu Religious Tradition — Allied Publishers 1976. — P. 54—80; Complete Works of Swami Vivekananda. — Vol. II. — 18th reprint, 1995. — P. 217—225; *Michaels A.* Hinduism: Past and Present. — Princeton, 1998. — P. 154— 156.

5. *Goyandaka J.* The Secret of Karmayoga. — Gorakhpur: Gita Press.

6. Великие верующие: Ньютон (http://maxpark.com/community/43/content/1498899).

7. *Поппер К. Р.* Открытое общество и его враги: в 2 т. — Т.1: Чары Платона. — М.: Феникс; Международный фонд «Культурная инициатива», 1992.

8. Там же. — С. 94.

9. *Конт О.* Дух позитивной философии: Слово о положительном мышлении. Пер. с фр. — М.: ЛИБРОКОМ, 2011.

10. *Фрейд З.* Психология бессознательного: сборник произведений. — М.: Просвещение, 1989; *Фрейд З.* Некоторые замечания относительно понятия бессознательного в психоанализе (1912) / *Фрейд З.* Психология бессознательного. — М.: Просвещение, 2006. — С. 25—38; *Фрейд З.* Бессознательное (1915) / *Фрейд З.* Психология бессознательного. — М.: Просвещение, 2006. — С. 129—186; *Фрейд А.* Психология «Я» и защитные механизмы. — М.: Педагогика-Пресс, 1993.

11. *Берн Р.* Тайна (The Secret). — М.: ЭКСМО, 2010.

12. *Бор Н.* Философия естествознания и культуры народов / Атомная физика и человеческое познание. — М.: Изд-во иностранной литературы, 1961. [Согласно изложенному

принципу, для полного описания квантовомеханических явлений необходимо применять два взаимоисключающих («дополнительных») набора классических понятий, совокупность которых дает исчерпывающую информацию об этих явлениях, как о целостных.]

## Глава первая

13. *Бойс М.* Зороастрийцы. Верования и обычаи. Пер. с англ. и прим. И. М. Стеблин-Каменского; 4-е изд., испр. и доп.— СПб.: Азбука-Классика; Петербургское востоковедение, 2003.

14. *Якобсон В. А.* Законы Хаммурапи как источник по истории древней Месопотамии. Автореферат на соискание степени доктора исторических наук / Ленинградское отделение Института востоковедения АН СССР. — Ленинград, 1988.

15. *Бердникова С. А.* Хрестоматия по истории — государства и права зарубежных стран. — Т. 1. — Красноярск, 2001.

16. *Прокопий Кесарийский.* Война с готами. — М.: Арктос, 1996.

17. *Тюняев А. А.* Законы Сварога (http://dazzle.ru/spec/zasvarog.shtml).

18. *Асов А. И.* Свято-русские Веды. Книга Коляды. — М.: Фаир-Пресс, 2004.

19. *Блюм Х.* Каббала и литературная критика // Таргум. Еврейское наследие в контексте мировой культуры. — Вып. 1, апрель — июнь 1990. — Иерусалим, М., 1990.

20. *Лайтман М.* Суть науки Каббала. — Т. 1. — М.: София, 2005.

21. *Сюкияйнен Л. Р.* Ислам: Энциклопедический словарь; отв. ред С. М. Прозоров. — М.: Наука,1991.

22. *Шершеневич Г. Ф.* Учебник русского гражданского права. — Т. 1. — § 4: История гражданского законодательства на Западе. — М.: Статут, 2005.

23. *Покровский И. А.* История Римского права. — М.: Статут, 2004.

24. *Пиляева В. В.* Римское частное право. — СПб.: Питер, 2002.

25. *Роллан Р.* Жизнь Микеланджело. — М.: ЭКСМО, 2006.

26. Даосизм // Большой Энциклопедический словарь. — М.: Большая Российская энциклопедия, 2000.

27. История восточной философии: Учебное пособие. — М.: ИФРАН, 1998.

28. *Лапина З. Г.* История религий. — М.: Высшая школа, 2005.

29. *Чанышев А. Н.* Философия Древнего мира: Учеб. для вузов.— М.: Высшая школа, 1999.

30. *Чаттерджи С., Датта Д.* Введение в индийскую философию. Пер. А. Радугина, Е. Тучинской, А. Романенко. — М.: Изд-во иностранной литературы, 1955.

31. *Кочергина В. А.* Санскритско-русский словарь; под ред. В. А. Кальянова. Приложение: *Зализняк А. А* Грамматический очерк санскрита; 2-е изд., испр. и доп. — М.: Русский язык, 1987.

32. *Альбедиль М. Ф.* Буддизм: религия без бога — М.: Вектор, 2013.

33. *Щербатской Ф. И.* Центральная концепция буддизма и значение термина дхарма / *Щербатской Ф. И.* Избранные труды по буддизму. — М.: Наука, 1988.

34. *Einstein A.* Religion and Science // New York Times Magazine. — 1930, November 9. — P.1—4.

35. What is Integral Spirituality? // Integral Spiritual Center. — 2005, December 26.

36. Боги, святилища, обряды Японии. Энциклопедия синто; отв. ред. А. Н. Мещеряков. — М.: РГГУ, 2010.

37. Мортен Хансен (*Morten Hansen*), профессор кафедры менеджмента Калифорнийского университета Беркли. Ранее преподавал в Гарвардской школе бизнеса и международной бизнес-школе *Insead* во Франции. Работал старшим консультантом компании *BCG* в Лондоне, Стокгольме и Сан-Франциско.

38. Джим Коллинз (*James C. «Jim» Collins III*), американский бизнес-консультант, писатель, исследователь. Автор и соавтор книг «Как гибнут великие и почему некоторые компании никогда не сдаются», «От хорошего к великому: почему некоторые компании совершают прорыв, а другие нет», «Построенные навечно», «Великие по собственному выбору» и др. Преподаватель Стэндфордского университета. Создатель лаборатории менеджмента, обучающей управленцев из частного и государственного сектора.

39. *Коллинз Дж., Хансен М.* Великие по собственному выбору. — М.: ООО «Манн, Иванов и Фербер», 2013 (http://www.rulit.me/books/velikie-po-sobstvennomu-vyboru-read-384274-1.html).

40. *Талеб Н. Н.* Антихрупкость. Как извлечь выгоду из хаоса; пер. с англ. Н. Караева. — М.: Азбука-Аттикус, 2014. — С. 118.

41. Там же. — С. 117.

42. *Дорофеев В., Костылева Т.* Принцип Абрамовича. Талант делать деньги. — М.: ИД «Коммерсантъ»; ЭКСМО, 2009.

43. Чукча шибко умный. В чем секрет Романа Абрамовича? // Московский комсомолец. — 2004, 28 мая.

44. Правила жизни Ли Куан Ю. www.esquire.ru/wil/lee-kuan-yew.

## Сутра Выбор Закон Выбор

45. *Гладуэлл М.* Озарение. Сила мгновенных решений. — М.: Альпина Паблишер, 2010.

46. *Фрейд З.* Бессознательное (1915) / *Фрейд З.* Психология бессознательного. — М.: Просвещение, 2006. — С. 129—186; *Бассин Ф. В.* Проблема «бессознательного» (о неосознаваемых формах высшей нервной деятельности). — М.: Медицина, 1968.

47.  *Агаджанян Н. А., Тель Л. З., Циркин В. И., Чеснокова С. А.* Физиология человека: Учебник; 4-е изд. — М.: Медицинская книга, Новгород: НГМА, 2003.

48.  *Фрит К.* Мозг и душа: Как нервная деятельность формирует наш внутренний мир; пер. с англ. П. Петрова. — М: Астрель: CORPUS, 2010.

49.  *Жуков Д. А.* Биология поведения: гуморальные механизмы.— СПб.: Речь, 2007.

50.  *Луман Н.* Социальные системы. Очерк общей теории; пер. с нем. И. Д. Газиева; под ред. Н. А. Головина. — СПб.: Наука, 2007.

51.  *Клаузевиц К.* О войне. — М.: Госвоениздат, 1934.

52.  *Тарле Е. В.* Наполеон / Тарле Е. В. Соч. в 12 т. — М.: Изд-во АН СССР, 1957—1962.

53.  *Фрейд З.* Психология бессознательного: сб. произведений; сост., науч. ред., авт. вступ. ст. М. Г. Ярошевский. — М.: Просвещение, 1990.

54.  *Парето В.* Компендиум по общей социологии; пер. с итал. А. А. Зотова. — М.: Изд. дом ГУ ВШЭ, 2008.

55.  *Крэнс Б.* Необходимо принять важное решение? Позвольте вашему подсознанию выбрать за вас [2013].

56.  *Филлипс К.* Как разнообразие делает нас умнее [2015].

57.  *Тернер К.* Разнообразие: лучшие решения и инновации. [2012].

58.  *Лосев А. Ф.* Демон // Мифы народов мира. — М.: Советская Энциклопедия, 1991. — С. 366.

59.  *Тютчев Ф. И.* Полн. собр. стихотворений. — Л.: Советский писатель, 1987.

60.  *Даль В. И.* Пословицы русского народа; в 2 т. — М.: Художественная литература, 1989. — Т. 1. — С.79.

61.  Реальный словарь классических древностей по Любкеру. Издание Общества классической филологии и педагогики. — СПб., 1885. — С. 282.

62.  *Бабичев Н. Т., Боровской Я. М.* Словарь латинских крылатых слов. — М.: Русский язык, 1988. — С. 52–53.

63.  Слово о полку Игореве / древнерусский текст; пер. Д. Лихачева, поэтические переложения Л. Дмитриева, В. Жуковского, Н. Заболоцкого; объяснительный перевод Д. Лихачева, комментарии. — М.: Художественная литература, 1987.

64.  Еврейские народные сказки. — М.: Художественная литература, 1991.

65.  Пословицы и поговорки народов мира. — М.: АСТ, Хранитель, Сова, 2008.

66.  *Абаева Л. Л., Андросов В. П., Бакаева Э. П.* и др. Буддизм: Словарь; под общ. ред. Н. Л. Жуковской, А. Н. Игнатовича, В. И. Корнева. — М.: Республика, 1992.

67.  *Торчинов Е. А.* Введение в буддологию. — СПб.: Амфора, 2005.

68.  Иоанн Златоуст (https://azbyka.ru/otechnik/prochee/sokrovishnitsa-duhovnoj-mudrosti/287).

69.  Мишлей 23:26 (https://toldot.ru/limud/library/ktuvim/mishlej/).

70.  *Вебер Б.* Древо возможного и другие истории / L'Arbre des possibles [2002].

## Сутра Выбор Закон Цель

71. *Адлер А.* Очерки по индивидуальной психологии. — М.: Когито-центр, 2002.

72. *Грот Я.* Пушкин. Его лицейские товарищи и наставники. — М.: Терра, 2015.

73. *Жакупов А.* SMART 2.0. Как ставить цели, которые работают. — Екатеринбург: Издательские решения, 2016.

74. *Панов М. М.* Оценка деятельности и система управления компанией на основе KPI. — М.: Инфра-М, 2013.

75. *Антоний Великий.* Наставления о доброй нравственности и святой жизни (http://www.odinblago.ru/dobrotolubie_1/sv_antony/nastavleniya_2).

76. *Александер Ф.* Психосоматическая медицина. Принципы и практическое применение; пер. с англ. С. Могилевского. — Москва: ЭКСМО-Пресс, 2002.

77. *Ландау Л. Д., Лифшиц Е. М.* Механика; 4-е изд., испр. — М.: Наука, 1988.

78. *Маслоу А.* Мотивация и личность. — СПб.: Питер, 2016.

79. *Москвин В. А., Москвина Н. В.* Межполушарные асимметрии и индивидуальные различия человека. — М.: Смысл, 2011.

80. *Тихомиров О. К.* Психология мышления: Учебное пособие. — М.: Изд-во Моск. ун-та, 1984.

81. *Фрит К.* Мозг и душа: Как нервная деятельность формирует наш внутренний мир; пер. с англ. П. Петрова. — М: Астрель: CORPUS, 2010.

82. *Вейк К.* Маленькие победы [2015].

83. *Эмебайл Т., Крамер С.* Принцип прогресса [2013].

84. *Хоуз Л.* Почему маленькие цели являются секретом достижения больших [2015].

85. *Базерман М.* Сумасшедшие цели и их побочные эффекты [2010].

86. *Вильямс Р.* Почему постановка целей не всегда работает? [2014].

87. *Торчинов Е. А.* О буддизме дзен / Религии мира: опыт запредельного. Психотехника и трансперсональные состояния; 4-е изд. — СПб.: Азбука-Классика, Петербургское востоковедение, 2007.

88. *Авва Дорофей.* О том, что должно проходить путь Божий разумно и внимательно (http://www.eparhia-saratov.ru/Content/Books/27/14.html).

89. *Антоний Великий.* Наставления о доброй нравственности и святой жизни (http://www.odinblago.ru/dobrotolubie_1/sv_antony/nastavleniya_2).

90. Философия хасидизма (http://chassidus.ru/philosophy/ginzburg/haatar_beivrit/yesodot/matchilim/tachlit_limud_kabbala.htm).

91. *Грейвс Р.* Мифы Древней Греции. — М.: Прогресс, 1992.

92. *Таранов П. С.* Мудрость трех тысячелетий. — М.: АСТ, 1998.

93. *Лондон Дж.* Мартин Иден: Роман. Рассказы; пер. с англ. — М.: Художественная литература, 1986.

94. *Энгельс Ф.* Происхождение семьи, частной собственности и государства. — СПб.: Азбука-Классика, 2009.

95. *Андреев А. Н.* Психика и сознание: два языка культуры. Кн. 1: Капли океана. — М.: Директ-медиа, 2014.

## Сутра Выбор Закон Возможность

96. *Толстой А. К.* Смерть Иоанна Грозного. — М.: Художественная литература, 1990.

97. *Публий Овидий Назон.* Любовные элегии. Метаморфозы. Скорбные элегии; пер. с лат. С. В. Шервинского. — М.: Художественная литература, 1983.

98. *Карнеги Д.* Как перестать беспокоиться и начать жить. — М.: Прогресс, 1989.

99. *Кемпфер Ф.* Основные положения квантовой механики. — М.: Мир, 1967.

100. *Блохинцев Д. И.* Принципиальные вопросы квантовой механики. — М.: Наука, 1966.

101. *Иоанн Златоуст.* Беседа 34 (http://www.agape-biblia.org/prpakety/zlatoust/Matf034a.htm).

102. *Василий Великий.* Симфония по творениям (https://azbyka.ru/otechnik/Vasilij_Velikij/simfonija-po-tvorenijam-svjatitelja-vasilija-velikogo/29).

103. *Бухари* [6596]. Сахих ал-Бухари. Соч. в 5 т. — Бейрут: аль-Мактаба аль-'асрийя, 1997. — Т. 4. — С. 2064.

104. *Лайтман М.* Страх упущенных возможностей. Новости — с каббалистом Михаэлем Лайтманом. 31 августа 2016 г. (http://www.kabbalah.info).

105. *Розен Стивен Дж.* Реинкарнация в мировых религиях. — М.: Философская книга, 2002.

106. *Ольдербург С.* Будда. Жизнь, деяния и мысли великого учителя. — М.: Центрполиграф, 2016.

107. *Гринберг М.* Психология сожаления [2012].

108. *Коллинз П.* Почему сожалеть о том, что совершил лучше, чем о том, чего не сделал [2013].

109. Там же.

110. *Гринберг М.* Психология сожаления [2012].

111. *Саммервилль Э.* Полюбите ваши сожаления [2014].

112. *Dubos R.* The Torch of Life: Continuity in Living Experience. — New York: Trident Press, Simon and Schuster, 1962. — P. 140.

113. *Дельгадо Х.* Мозг и сознание; пер. с англ. — М.: Мир, 1971.

114. *Жуков Д. А.* Биология поведения: гуморальные механизмы.— СПб.: Речь, 2007.

115. *Вазари Дж.* Жизнеописания наиболее знаменитых ваятелей и зодчих. — СПб.: Азбука-Классика, 2014.

116. Там же. — С. 1091.

117. *Борхес Х.-Л.* Собр. соч.: в 2 т. — СПб.: Амфора, 2000.

118. *Тарле Е. В.* Наполеон. / Тарле Е. В. Соч. в 12 томах. — М.: Изд-во АН СССР, 1957—1962.

## Сутра Выбор Закон Знак

119. *Гиббон Э.* История упадка и разрушения Великой Римской империи: Закат и падение Римской империи; в 7 т. ; пер. с англ. — М.: ТЕРРА — Книжный клуб, 2008. — Т. 2. — С. 196–197.

120. *Хинчин А. Я.* Математические основания статистической механики. — Изд-во: Регулярная и хаотическая динамика, 2003.

121. *Климонтович Ю. Л.* Статистическая теория открытых систем, в 3 т. Т. 3: Физика квантовых открытых систем. — М.: Янус-К, 2001.

122. *Симонов П. В.* Высшая нервная деятельность человека. Мотивационно-эмоциональные аспекты. — М.: Наука 1975.

123. Психоанализ. Популярная энциклопедия; сост., научн. ред. П. С. Гуревич. — М.: Олимп, 1998.

124. *Агаджанян Н. А., Тель Л. З., Циркин В. И., Чеснокова С. А.* Физиология человека: Учебник; 4-е изд. — М.: Медицинская книга, Новгород: НГМА, 2003.

125. *Дельгадо Х.* Мозг и сознание; пер. с англ. — М.: Мир, 1971.

126. *Жуков Д. А.* Биология поведения: гуморальные механизмы.— СПб.: Речь, 2007.

127. *Фрейд З.* Психопатология обыденной жизни; пер. с нем. Г. В. Барышниковой. — М.: АСТ, 2009.

128. *Океефе Дж.* Как наше подсознание руководит нашим выбором [2016].

129. *Сефер Йецира* (Книга созидания); пер. с др.-евр., арам. И. Р. Тантлевский; рец. М. Шнейдер. — М.; Иерусалим: Гешарим / Мосты культуры, 2000/5760. — С. 285—289.

130. *Рав Реувен Куклин.* Что говорит иудаизм о подсознании (https://toldot.ru/urava/ask/urava_5935.html).

131. *Абаева Л. Л., Андросов В. П., Бакаева Э. П.* и др. Буддизм: Словарь; под общ. ред. Н. Л. Жуковской, А. Н. Игнатовича, В. И. Корнева. — М.: Республика, 1992.

132. Греческо-русский словарь Вейсмана (http://txt.drevle.com/lib/gr-rus.veisman_1899.html).

133. Преподобный Нил Синайский. Слово подвижническое (https://azbyka.ru/otechnik/Nil_Sinajskij/slovo_podvijnicheskoe/).

134. Преподобный Исаак Сирин. Слова подвижнические (https://azbyka.ru/otechnik/Isaak_Sirin/slova-podvizhnicheskie/4).

135. Блаженный Августин. Исповедь. — М., 1998.

136. *Даль В. И.* Пословицы русского народа; в 2 т. — М.: Художественная литература, 1989. — Т. 1. — С. 385.

## Сутра Выбор Закон Шанс

137. *Лемуан Л.* Существует ли удача // Psychologies. — 2016. — № 6.

138. *Сикс А-И.* Почему удача неслучайна [2013].

139. *Лемуан Л.* Существует ли удача // Psychologie. — 2016. — № 6.

140. *Ваше Э.* Секреты удачливых людей [2015].

141. *Савельев С. В.* Происхождение мозга. — М.: Веди, 2005.

142. *Агаджанян Н. А., Тель Л. З., Циркин В. И., Чеснокова С. А.* Физиология человека: Учебник; 4-е изд. — М.: Медицинская книга; Новгород: НГМА, 2003.

143. *Кемпфер Ф.* Основные положения квантовой механики. — М.: Мир, 1967.

144. *Сивухин Д. В.* Общий курс физики. — Т. II: Термодинамика и молекулярная физика. — М.: Наука, 1979.

145. *Фукуяма Ф.* Конец истории? / Философия истории: Антология. — М.: Аспект-Пресс, 1995. — С. 290–310.

146. *Кимлика У.* Современная политическая философия: Введение. — М.: Изд. дом Гос. ун-та — Высшей школы экономики, 2010; *Тейлор Ч.* Мультикультурализм и «политика признания»; пер. с англ. — М.: Альтерпрес, 2004.

147. *Терборн Г.* Мультикультурные общества // Социологическое обозрение. — 2001. — Т 1. — № 1. — С. 50–67.

148. *Сорокин П.* Социальная и культурная динамика: Исследование изменений в больших системах искусства, истины, этики, права и общественных отношений; пер. с англ., комментарии и статья В. В. Сапова. — СПб.: РХГИ, 2000.

149. *Грейвс Р.* Мифы Древней Греции. — М.: Прогресс, 1992.

150. *Муратов П.* Образы Италии. — М., 1912; Тинторетто [Альбом]. — Киев, 2012; *Беккет В.* История живописи. — М.: АСТ, 2003.

151. *Успенская Е. Н.* Антропология индийской касты. — СПб.: Наука, 2010.

152. *Гамалиил I.* Православная энциклопедия (http://www.pravenc.ru/text/161604.html).

153. *Лайтман М.* Из урока по книге Зоар. (http://www.kabbalah.info/rus/content/view/frame70873?/rus/content/view/full/70873&main).

154. *Высоцкий В. С.* Своя колея. — Екатеринбург: У-Фактория, 2008.

## Сутра Выбор Закон Сомнение

155. *Утченко С.* Юлий Цезарь. — М.: Мысль, 1976.

156. *Моммсен Т.* Римская история. — М.,1887.

157. Барри Ш. Парадокс выбора: Конференция TED, 2012.

158. *Крэнс Б.* «Необходимо принять важное решение? Позвольте вашему подсознанию выбрать за вас» [2013].

159. *Тиррелл М.* «Как принимать решения» [2013]; *Дериан С.* Перестаньте прогнозировать: Советы по принятию решений [2016].

160. *Сингер Дж.* Как принять решение? [2016].

161. *Дельгадо Х.* Мозг и сознание; пер. с англ. — М.: Мир, 1971.

162. *Харченко П. Д., Чайченко Г. М.* Физиология высшей нервной деятельности. — Киев: Вища школа, 1977.

163. *Фрит К.* Мозг и душа: Как нервная деятельность формирует наш внутренний мир; пер. с англ. П. Петрова. — М.: Астрель: CORPUS, 2010.

164. *Бек У.* Общество риска: На пути к другому модерну; пер. с нем. В. Седельника и Н. Федоровой. — М.: Прогресс-Традиция, 2000.

165. *Гумбрехт Х. У.* Производство присутствия: Чего не может передать значение; пер. с англ. С. Зенкина. — М.: Новое литературное обозрение, 2006; *Гумбрехт Х. У.* Похвала красоте спорта; пер. с англ. — М.: Новое литературное обозрение, 2009.

166. Св. Ефрем Сирин (http://omsk-eparhiya.ru/orthodoxbasics/Osnovi/Efrem/EfremSir/Efr044.htm).

167. Житие апостола Фомы (https://azbyka.ru/days/sv-foma-didim-bliznec).

168. Буддизм: Четыре благородные истины. — М.: Эксмо-Пресс; Харьков: Фолио, 1999.

169. *Акива Татц.* Мир сомнения (https://toldot.ru/articles/articles_2106.html).

170. *Кун Н.* Легенды и мифы Древней Греции. — Харьков: Фолио, 2012.

## Сутра Выбор Закон Свобода

171. *Лариви М.* Завоевать свободу быть собой [2000]; *Шварц Б.* Выбор, свобода и автономия [2003]; *Ликерман А.* Настоящее значение свободы [2012].

172. *Джонсон Дж.* Свобода и контроль [2014].

173. *Руис М.* Четыре Соглашения. Книга Толтекской Мудрости (www.e-puzzle.ru).

174. *Лариви М.* Завоевать свободу быть собой [2000].

175. *Плэнт Т.* Этика и Эгоизм: много общего? [2014].

176. *Чернышевский Н.* Что делать? — М.: Художественная литература, 1969.

177. *Фуко М.* Герменевтика субъекта: Курс лекций, прочитанных в Коллеж де Франс в 1981/82 учебном году; пер. с фр. А. Г. Погоняйло. — СПб.: Наука, 2007.

178. *Рамачандран Вилейанур С.* Мозг рассказывает: Что делает нас людьми; пер. с англ. Е. Чепель.— М.: Карьера Пресс, 2015.

179. *Москвин В. А., Москвина Н. В.* Межполушарные асимметрии и индивидуальные различия человека. — М.: Смысл, 2011.

180. *Сковорода Г.* Избранные философские сочинения. — М.-Берлин: Директ-Медиа, 2015.

181. *Локк Дж.* Два трактата о правлении / Локк Дж. Соч. в 3 т. — Т. 3. — М.: Мысль, 1988.

182. *Ландау Л. Д., Лифшиц Е. М.* Теоретическая физика, 5-е изд. — М.: Физматлит, 2004. — Т. I: Механика.

183. *Сивухин Д. В.* Общий курс физики. — Т. I. Механика. § 22. Работа и кинетическая энергия. — М.: Наука, 1979. — С. 131; *Тарг С. М.* Потенциальная энергия // Физическая энциклопедия.— Т. 4. — М.: Большая Российская энциклопедия, 1994.

184. *Антоний Великий.* Наставления о доброй нравственности. (http://simvol-veri.ru/xp/antoniie-velikiie.-nastavleniya-o-dobroie-nravstvennosti-i-svyatoie-jizni.html).

185. *Торчинов Е. А.* Расцвет психотехники в буддизме. Школы дальневосточной буддийской традиции / Религии мира: опыт запредельного. Психотехника и трансперсональные состояния; 4-е изд. — СПб.: Азбука-Классика; Петербургское востоковедение, 2007.

186. *Пинхас Полонский.* Религиозное понимание свободы (http://www.machanaim.org/holidays/pesah/relig.htm).

187. Армянская народная сказка «Собака и волк» (http://l-skazki.ru/armyanskie/736-sobaka-i-volk.html).

188. *Кант И.* Ответ на вопрос: что такое просвещение / Кант И. Соч. в 6 т. — М.: Мысль, 1963—1966. — Т. 6. — С. 25—37.

## Сутра Выбор Закон Беспорядок

189. *Мацусита К.* Философия менеджмента; пер. с англ. — М.: Альпина Паблишер, 2016.

190. *Бурдье П.* Социология социального пространства; пер.с фр.; отв. ред. перевода Н. А. Шматко. — М.: Институт экспериментальной социологии; СПб.: Алетейя, 2007.

191. *Болтански Л., Тевено Л.* Критика и обоснование справедливости: Очерки социологии градов; пер. с фр. О. В. Ковеневой; науч. ред. перевода Н. Е. Копосов. — М.: Новое литературное обозрение, 2013.

192. *Ренчлер И., Херцбергер Б., Эпстайн Д.* и др. Красота и мозг. Биологические основы эстетики. — М.: Мир, 1995; *Липов А. Н.* Биологические истоки красоты / Эстетика. Вчера. Сегодня. Всегда. — М.: ИФРАН, 2008. — С. 207—233.

193. *Рамачандран Вилейанур С.* Мозг рассказывает: Что делает нас людьми; пер. с англ. Е. Чепель. — М.: Карьера Пресс, 2015.

194. Journal of Occupational & Environmental Medicine. — June 2016 — Vol. 58 — Is. 6 — P. 535—541.

195. *Гудро Дж.* Опасности неряшливого стола [2012].

196. *Картер Ш.* Почему беспорядок приносит стресс. — СПб., 2012.

197. Далай-лама XIV. Афоризмы (http://www.tamqui.com).

198. Симфония по трудам Григория Богослова (https://azbyka.ru/otechnik/Grigorij_Bogoslov/simfonija-po-tvorenijam-svjatitelja-grigorija-bogoslova/246).

199. *Ульянов А., Винокур И., Лайтман М.* Человек — маленький мир. Мастер-класс по воспитанию. — М.: Институт перспективных исследований, 2016.

200. *Ахромеева Т. С., Курдюмов С. П., Малинецкий Г. Г., Самарский А. А.* Нестационарные структуры и диффузионный хаос. — М.: Наука, 1992.

201. *Малинецкий Г. Г.* Хаос. Структуры. Вычислительный эксперимент. Введение в нелинейную динамику; 3-е изд. — М.: УРСС, 2001.

202. *Картер Ш.* Почему беспорядок приносит стресс. — СПб., 2012; *Чо М.* Как беспорядок влияет на сознание [2015].

203. *Гилберт М.* Эксперты поясняют, почему беспорядок опасен // Psychologische Geschichte. — 2014. — № 7. — P. 107.

204. Сказки Мадагаскара. — М.: Наука, 1965.

## Сутра Выбор Закон Смерть

205. Советы миллиардеров новым выпускникам // Forbes, 2012.

206. Брэгг П. С. Нервная сила. Лечение без лекарств. — М.: Траст-Пларибус, 1991.

207. *Агаджанян Н. А., Тель Л. З., Циркин В. И., Чеснокова С. А.* Физиология человека: Учебник; 4-е изд. — М.: Медицинская книга, Новгород: НГМА, 2003.

208. Там же.

209. *Квинт Гораций Флакк.* Оды. Эподы. Сатиры. Послания; пер. с лат., вступ. ст. М. Гаспарова. — М.: Художественная литература, 1970.

210. Диоген Лаэртский. О жизни, учениях и изречениях знаменитых философов; пер. с древнегр. — М.: Мысль, 1979. — С. 433.

211. *Луций Анней Сенека.* Нравственные письма к Луцилию; пер. с лат. С А Ошерова; отв. ред. М. Л. Гаспаров. — М.: Наука, 1977. — С. 5.

212. Симфония по творениям преподобного Ефрема Сирина (https://azbyka.ru/otechnik/ Efrem_Sirin/simfonija-po-tvorenijam-prepodobnogo-efrema-sirina/259).

213. Преподобный Исихий (https://azbyka.ru/otechnik/prochee/dobrotoljubie_tom_2/15).

214. Преподобный Нил Синайский (http://www.odinblago.ru/dobrotolubie_2/sv_nil/misli).

215. Митрополит Антоний Сурожский (http://www.mitras.ru/illness/ill_smert.htm).

216. *Абаева Л. Л., Андросов В. П., Бакаева Э. П.* и др. Буддизм: Словарь; под общ. ред. Н. Л. Жуковской, А. Н. Игнатовича, В. И. Корнева. — М.: Республика, 1992.

217. *Джейкобсон С.* Побеждая смерть. (http://ru.chabad.org/library/article_cdo/aid/2110120).

218. *Серкин В. П.* Хохот Шамана. — М.: АСТ, 2014.

219. *Джэрроу К.* Как прожить сегодняшний день, как будто он последний [2017]; *Тэн А.* Как по-настоящему прожить каждый день [2015].

220. *Братья Гримм.* Посланцы смерти. (http://www.grimmstories.com/language. php?grimm=177&l=ru&r=da).

221. *Клеман О.* Беседы с патриархом Афинагором. — М.: Жизнь с Богом, 1993.

## Сутра Действие Закон Новое

222. *Прутков К.* Сочинения Козьмы Пруткова / Прутков Козьма; Толстой Алексей Константинович; Жемчужников Алексей Михайлович; Жемчужников Александр Михайлович; Жемчужников Владимир Михайлович; вступ. ст. В. Скворзникова; Примеч. А. Баборенко. — М.: Художественная литература, 1976.

223. *Шлиман Г.* Илион. Город и страна троянцев. — М.: Центрполиграф, 2009.

224. *Дилтс Р.* Стратегии гениев (http://www.center-nlp.ru/library/s55/s61/e10.html).

225. *Велигорская Л.* Поль Гоген: необычная биография необычного человека (http://2queens. ru/Articles/Dom-Hudozhnikov-Klassika/Pol-Gogen-neobychnaya-biografiya-neobychnogo-cheloveka.aspx?ID=2624).

226. Биоинженерия: наука на стыке фантастики (http://www.13min.ru/nauka/bioinzheneriya-nauka-na-styke-fantastiki/).

227. *Гелен А.* О систематике антропологии / Проблема человека в западной философии; пер. А. Филиппова. — М.: Прогресс, 1988. — С. 152—201.

228. *Ницше Ф.* Воля к власти: Опыт переоценки всех ценностей / Ницше Ф. Избр. произведения в 3 т. — Т. 1.— М.: REFL-book, 1994.

229. Преподобный Макарий Египетский (http://www.verapravoslavnaya.ru/?Makarii_Velikii_duhovnaya_branmz).

230. *Ландау Л. Д., Лифшиц Е. М.* Теоретическая физика, 5-е изд. — М.: Физматлит, 2004. — Т. I: Механика.

231. Цель вне зоны комфорта (https://www.b17.ru/article/36529/).

232. Неофобия: причины, симптомы и методы лечения (http://fobiya.info/strah-situatsij/neofobiya).

233. *Бхагаван Шри Раджниш (Ошо).* Лекарство для души. — СПб., 1990.

234. *Свирский Е.* Тора и психология (https://toldot.ru/articles/articles_2039.html)

235. Сказки о мастерах и ремеслах. — М.: Редкая птица, 2015.

236. *Чин Нинь Чу.* Делай меньше, достигай большего. Секреты Мага Дождя (http://www.deir.org/libr/?go=book&id=641&p=16).

237. *Волкер Р.* Новые знания и здоровье // Time. — 2016. — № 12. — P. 23.

238. *Ликерман А.* Пробовать новое. Почему важно получать новый опыт. — М., 2010.

239. *Клиар Дж.* Разница между любителем и профи. — М., 2016.

## Сутра Действие Закон Другое

240. История iPad. Эволюция самых популярных планшетов (https://42.tut.by/419799); История создания iPhone // Интернет-журнал «Серый Волк» (http://www.mrwolf.ru; Кто придумал планшет. http://androidtab.ru/kto-pridumal-planshet); Изобретения Стива Джобса // Великие физики (http://www.phisiki.com/2012-02-28-10-51-54/100-isobreteniya-stiva-dghobsa).

241. Лучшие афоризмы всех времен и народов. — М.: Олма Медиа Групп, 2014.

242. *Таранов П. С.* Мудрость трех тысячелетий. — М.: АСТ, 1998.

243. *Ландау Л. Д., Лифшиц Е. М.* Механика. — 4-е изд., испр. — М.: Наука, 1988.

244. *Юм Д.* Трактат о человеческой природе, или Попытка применить основанный на опыте метод рассуждения к моральным предметам / Ю. Д. Соч. в 2 т. — М.: Мысль, 1966. — Т. 1. — С. 77–788.

245. *Луций Анней Сенека.* Нравственные письма к Луцилию; пер. с лат. С А Ошерова; отв. ред. М. Л. Гаспаров. — М.: Наука, 1977. — С. 122.

246. *Крушинский Л. В.* Формирование поведения животных в норме и патологии — М.: МГУ, 1960.

247. Твой путь изучения Торы. Еврейские ценности доступным языком (http://www.toramizion.ru).

248. *Массакрие М.* Страх перемен — сопротивление счастью. — М., 2013; *Котро Ж.* Повторение сценариев в жизни. — М., 2001.

249. Вдохновляющие цитаты о переменах (http://pro4itay.ru/vdohnovljajuschie-tsitaty-o-peremenah).

250. *Толле Э.* The Power of Now: Практика (http://rumagic.com/ru_zar/religion_self/tolle/0/j16.html).

251. И-Цзин. Древняя китайская «Книга перемен». — М.: ЭКСМО, 2010.

252. *Бер К.* Зачем меняться и как это делать? — М., 2002.

## Сутра Действие Закон Красота

253. *Луций Анней Сенека.* Нравственные письма к Луцилию; пер. с лат. С. А. Ошерова; отв. ред. М. Л. Гаспаров. — М.: Наука, 1977. — С. 23.

254. Там же. — С. 10.

255. *Кант И.* Критика способности суждения / Кант И. Соч. в 6 т. — М.: Мысль, 1963—1966. — Т. 5.

256. *Оболенский Л.* Физиологическое объяснение некоторых элементов красоты. — СПб.,1878. — С. 70.

257. *Нуйкин, А. А.* Биологическое и социальное в эстетических реакциях // Вопросы философии. — 1989. — № 7. — С. 83—99.

258. *Дарвин Ч.* Происхождение человека и половой отбор / Дарвин Ч. Соч. в 9 т. — М.: Изд-во АН СССР, 1935—1959. — Т. 5. — С. 626.

259. *Ренчлер И., Херцбергер Б., Эпстайн Д.* и др. Красота и мозг. Биологические основы эстетики. — М.: Мир, 1995; *Липов А. Н.* Биологические истоки красоты / Эстетика. Вчера. Сегодня. Всегда. — М.: ИФРАН, 2008. — С. 207—233.

260. Православная энциклопедия (http://www.pravenc.ru/text/178682.html).

261. Обманчива прелесть и суетна красота (http://www.imrey.org).

262. Махабхарата. — М.: Азбука, 2016.

263. *Симпкинс Ал., Симпкинс Ан.* Буддизм. — М.: София, 2006.

264. *Кроули А.* 777. Каббала Алистера Кроули. — Можайск, 2006; *Кроули А.* Книга О, или Книга Руки и Стрелы. — М., 2003. — С. 406 (https://crowley.vniz.net/O.html).

265. Гоэтия. С предисловием и комментариями Алистера Кроули. — М., 2009. — С. 55.

266. *Гращенков В.* Об искусстве Рафаэля / Рафаэль и его время. — М.: Наука, 1986.

267. *Плутарх.* Сравнительные жизнеописания, в 2 т. — М.: Наука, 1994. — Т. 1. — С. 95.

268. *Тахо-Годи А. А.* Греческая мифология. — М.: Искусство, 1989. — с. 227.

269. *Браун С.* Неврология красоты // Scientific American. — 2011. — № 5. — Р. 45—50.

## Сутра Действие Закон Задача

270. *Хоуз Л.* Почему мыслить более мелкими категориями является секретом к достижению больших целей // Forbes, 2012.

271. *Алордия Е.* Как достичь своих целей [2016].

272. *Ван Дейк Ш.* Как постановка целей приносит позитивные эмоции [2014].

273. *Hou R.* Attention processes in chronic fatigue syndrome: attentional bias for health-related threat and the role of attentional control // Behaviour Research and Therapy/ — 2014. — Vol. 52. — P. 9–16.

274. *Killeen P. R.* Absent without leave; a neuroenergetic theory of mind wandering // Frontiers in Psychology. — 2013. — Vol. 4. — P. 373.

275. *Ландау Л. Д., Лифшиц Е. М.* Механика; 4-е изд., испр. — М.: Наука, 1988. — Т. I: Теоретическая физика.

276. *Луман Н.* Социальные системы: Очерк общей теории; пер. с нем. И. Д. Газиева; под ред. Н. А. Головина. — СПб.: Наука, 2007.

277. *Москвин В. А., Москвина Н. В.* Межполушарные асимметрии и индивидуальные различия человека. — М.: Смысл, 2011; *Анохин П. К.* Системогенез как общая закономерность эволюционного процесса // Бюллетень экспериментальной биологии и медицины. — 1948. — № 8 (26). — С. 81—99.

278. *Золотарев В. А.* Великая Отечественная война 1941—1945: Военно-исторические очерки в 4 кн. — М.: Наука, 1999.

279. Карачаевские народные сказки. — М.: Наука, 1973.

280. По-арабски «шахада» звучит как «Ашхаду ан ля иляха илля Ллаху ва ашхаду анна Мухаммадан расулю Ллах». В переводе на русский язык это означает: «Свидетельствую, что нет Бога, кроме Аллаха, и еще свидетельствую, что Мухаммад — Посланник Аллаха».

281. *Мусхелишвили Н. Л., Шрейдер Ю. А.* Некоторые замечания к психологии молитвы: когнитивный аспект // Московский психотерапевтический журнал. — 1998. — №1. — С. 26.

282. *Плотникова Л. И.* Психология религии: Учебное пособие в 2 ч. — Чита: Забайкальский Гос. гум.-пед. ун-т, 2009. — Ч. 2. — С. 5.

283. *Преподобный Иоанн Кассиан Римлянин.* Добротолюбие. Общее очертание страстей и борьбы с ними (http://azbyka.ru/otechnik/prochee/dobrotoljubie_tom_2/5).

284. Там же.

285. *Абаева Л. Л., Андросов В. П., Бакаева Э. П.* и др. Буддизм: Словарь; под общ. ред. Н. Л. Жуковской, А. Н. Игнатовича, В. И. Корнева. — М.: Республика, 1992.

286. Писания Мишлей (Книга притчей Соломоновых) (https://toldot.ru/limud/library/ktuvim/mishlej/).

## **Сутра Действие** Закон Битва

287. Мандельштам О. Соч. в 2 т. — Т. 1: Стихотворения, переводы: сост. С. Аверинцев и П. Нерлер. — М.: Художественная литература, 1990.

288. *Тарковский А.* Избранное. — М.: Художественная литература, 1982. — С. 153.

289. *Лютер М.* Избранные произведения; пер. и коммент. К. С. Комарова, Ю. А. Голубкина, Ю. М. Кагана. — СПб.: Андреев и согласие, 1994.

290. *Вебер М.* Протестантская этика и «дух капитализма» / Вебер М. Избранные произведения; пер. с нем.; сост., общ. ред. и послесл. Ю. Н. Давыдова; предисл. П. П. Гайденко.— М.: Прогресс, 1990. — С. 44—306.

291. *Кант И.* Об изначально злом в человеческой природе / Кант И. Соч. в 6 т. — М.: Мысль, 1963—1966. — Т. 5. — С. 5—57.

292. *Ницше Ф.* Так говорил Заратустра / Соч. в 2 т. — Т. 2. — М.: Мысль, 1990.

293. *Селье Г.* На уровне целого организма. — М.: Наука, 1972; *Кокс Т.* Стресс. — М.: Медицина, 1981; *Аршавский И. А.* Физиологические маханизмы и закономерности индивидуального развития. — М.: Наука, 1982; *Тодоров И. Н., Тодоров Г. И.* Стресс, старение и их биохимическая коррекция; под ред. С. М. Алдошина. — М.: Наука, 2003.

294. *Асмус В.* Античная философия. — М.: Высшая школа, 1976.

295. *Рубин Д.* Причины, почему человек может положиться только на себя. — М., 2014.

296. *Хадсон П.* Почему вам нужно перестать зависеть от других. — М., 2016.

297. *Роэка Д.* Одна простая причина, почему мы не должны полагаться на других. [2016].

298. Книга Юдифь и ее интерпретация в еврейской традиции / Я-Тора. Еврейская библия и мир (http://ja-tora.com/kniga-yudif-i-ee-interpretaciya-v-evrejskoj-tradicii-e-levin/).

299. Невидимая брань: Гл. 3 (http://azbyka.ru/otechnik/Nikodim_Svjatogorets/nevidimaja-bran/).

300. Невидимая брань: Гл. 15 (http://azbyka.ru/otechnik/Nikodim_Svjatogorets/nevidimaja-bran/).

301. *Гогиберидзе Г. М.* Исламский толковый словарь. — Ростов-на-Дону: Феникс, 2009; Ислам: энциклопедический словарь; отв. ред. С. М. Прозоров. — М.: Наука; Главная редакция восточной литературы, 1991; Абу Иса Мухаммад ибн Иса ат-Тирмиз / Осман Нури Топбаш. Путь сердца. — М.: Изд. группа «Сад», 2010.

302. Муслим Джаннат / Осман Нури Топбаш. Путь сердца. — М.: Изд. группа «Сад», 2010. — С. 231.

303. *Алексеев. С. В.* Основы буддизма. — М., 1985. — С. 23.

304. *Тихонова Н. Е., Мареева С. В.* Средний класс: теория и реальность. — М.: Альфа-М, 2009.

## Сутра Действие Закон Табу

305. *Фаерстоун Л.* Как негативные мысли разрушают вашу жизнь [2014].

306. *Пэн К.* Несколько способов покончить с негативными мыслями [2016].

307. *Хартенек П.* Семь способов борьбы с вредными мыслями [2015].

308. *Мандельштам О.* Соч. в 2 т. — Том 1: Стихотворения, переводы; сост. С. Аверинцев и П. Нерлер. — М.: Художественная литература, 1990.

309. *Васильев В. А., Романовский Ю. М., Яхно В. Г.* Автоволновые процессы. — М.: Наука, 1987.

310. Колебания и бегущие волны в химических системах [Oscillations and traveling waves in chemical systems]; под ред. Р. Филда и М. Бургера. — М.: Мир, 1988.

311. *Фрейд З.* Тотем и табу; пер. с нем. — СПб.: Азбука-Классика, 2005.

312. *Сидоров П. И., Парняков А. В.* Введение в клиническую психологию, в 2 т. — М.: Академический Проект; Екатеринбург: Деловая книга, 2000.

313. *Вега Л.* де. Глупая для других, умная для себя. / Вега, Л. де. Избранные драматические произведения в 2 т. Т. 1. — М.: ТЕРРА, 1994.

314. *Шиманский Г. И.* Конспект по нравственному богословию (http://azbyka.ru/otechnik/Germogen_Shimanskij/konspekt-po-nravstvennomu-bogosloviyu/5_2).

315. Азбука веры. Прилог (http://azbyka.ru/prilog).

316. *Иоанн Кассиан Римлянин.* Писания к семи последним, посланным к Иовиниану и другим (http://azbyka.ru/otechnik/Ioann_Kassian_Rimljanin/pisaniya_k_drugim_semi/5_6).

317. Азбука веры. Развитие греха от мысли к делу (http://azbyka.ru/otechnik/Germogen_Shimanskij/konspekt-po-nravstvennomu-bogosloviyu/5_2).

318. *Шорх С.* Козленок в молоке матери? (http://vadymzhuravlov.blogspot.ru/2012/06/blog-post.html).

319. *Хиншун Я.* Древнекитайский философ Лао-цзы и его учение. — М.-Л.: Изд-во АН СССР, 1950.

320. Цитаты и высказывания о мечтах, мыслях и надеждах (http://www.omolody.ru/quotes_love/dreams.htm:).

## Сутра Действие Закон Нормальность

321. *Берн Э.* Игры, в которые играют люди. Люди, которые играют в игры; пер. с англ. А. Грузберга. — М.: ЭКСМО, 2014.

322. *Дюркгейм Э.* О разделении общественного труда. Метод социологии. — М.: Наука, 1991. — С. 411—527.

323. *Февр Л.* Бои за историю; пер. с фр. — М.: Наука, 1991; *Гуревич А. Я.* Исторический синтез и школа «Анналов». — М.: Индрик, 1993.

324. *Фуко М.* Надзирать и наказывать: Рождение тюрьмы; пер. с фр. В. Наумова; под ред. И. Борисовой. — М.: AdMarginem, 1999.

325. *Агаджанян Н. А., Тель Л. З., Циркин В. И., Чеснокова С. А.* Физиология человека: Учебник; 4-е изд. — М.: Медицинская книга, Новгород: НГМА, 2003; Физиология человека, в 3 т.; пер. с англ.; под ред. Р. Шмидта и Г. Тевса. — М.: Мир, 2005; *Агаджанян Н. А., Власова И. Г., Ермакова Н. В., Торшин В. И.* Основы физиологии человека: Учебник; 2-е изд., испр. — М.: Изд-во РУДН, 2003; *Костюк П. Г.* Физиология центральной нервной системы: Учебник; 2-е изд. — Киев: Вища школа, 1977.

326. Житие преподобного Макария Египетского (http://azbyka.ru/otechnik/Dmitrij_Rostovskij/zhitija-svjatykh/63)

327. Сахих Муслим 1401: Сборник хадисов Сахих Муслим. — Саудовская Аравия: Дар ал-Магиний, 1997. — С. 725.

328. Философия буддизма: Энциклопедия; редакционная коллегия: М. Т. Степанянц (отв. ред.), В. Г. Лысенко (зам. отв. ред.), С. М. Аникеева, Л. Б. Карелова, А. И. Кобзев, А. В. Никитин, А. А. Терентьев. — М.: Восточная литература; Ин-т философии РАН, 2011.

329. *Лайтман М.* Средний путь в воспитании детей // Телепрограмма «Последнее поколение» (эфир 9 июля 2015 г.) (http://www.kabbalah.info/rus/content/view/frame/152558?/rus/content/view/full/152558&main).

330. *Фердхэм А.* Когда все должно быть идеальным, может хоть что-то быть хорошим? — М., 2014.

331. *Можевска А.* Перфекционизм и продуктивностью. — М., 2015.

332. *О'Коннор П.* Перфекционизм ведет к ненависти к себе и окружающим. — М., 2015.

## Сутра Действие Закон Важность

333. *Кастанеда К.* Путешествие в Икстлан. — М.: София, 2016.

334. *Теофраст.* Характеры; пер., статья и примеч. Г. А. Стратановского. — М.; Л.: Наука, 1974.

335. *Платон.* Апология Сократа; пер. М. С. Соловьева / Платон. Соч. в 3 т. — М.: Мысль, 1968. — Т. 1. — С. 81—112.

336. *Ксенофонт.* Воспоминания о Сократе. — М.: Наука, 1993.

337. *Стивенсон Р. Л.* Странная история доктора Джекила и мистера Хайда. Повести и рассказы; пер. с англ. Н. Волжиной, И. Гуровой, Н. Дарузес и др. — СПб.: Азбука, 2015.

338. *Хинчин А. Я.* Математические основания статистической механики. — Изд-во: Регулярная и хаотическая динамика, 2003; *Ландау Л. Д., Лифшиц Е. М.* Теоретическая физика, 5-е изд. — М.: Физматлит, 2004. — Т. I: Механика.

339. *Эразм Роттердамский.* Похвала глупости; пер. с нидерл. — М.: Детская литература, 1983. — С. 16.

340. Символ веры (http://simvol-veri.ru/xp/antoniie-velikiie.-izrecheniya-svyatogo-antoniya-velikogo-i-skazaniya-o-nem.html).

341. В чем специфика юмора евреев Торы? (https://toldot.ru/urava/ask/urava_5472.html).

342. Чувство юмора и способность к самоиронии (http://www.svoboda.org/a/127205.html).

343. *Лихачев Д. С., Панченко А. М., Понырко Н. В.* Смех в Древней Руси. — Л.: Наука, 1984. — С. 72—153.

344. Двадцать четыре Насреддина; сост. и вступ. статья М. С. Харитонова. — М.: Наука, 1986.

345. *Паркс С.* Почему очень важно научиться смеяться над собой. — М., 2013.

346. *Халтивенгер Дж.* Почему способность смеяться над собой очень важна для счастливой жизни. — М., 2015.

347. *Бриггз С.* Интеллект и юмор: умные люди веселее? — М., 2015.

## Сутра Действие Закон Способность

348. *Ясперс К.* Общая психопатология; пер. с нем. — М.: Практика, 1997.

349. *Пико дела Мирандолла Дж.* Речи о достоинстве человека / Эстетика Ренессанса, в 2 т. — М., 1981. — Т.1. — С. 248—305.

350. *Ньюэлл А.* Солитоны в математике и физике. — М.: Мир, 1989.

351. *Борисов В. П.* Вакуум: от натурфилософии до диффузионного насоса. — М.: НПК «Интелвак», 2001; *Гриб А. А.* Проблема неинвариантности вакуума в квантовой теории поля. — М.: Атомиздат, 1978.

352. *Дельгадо Х.* Мозг и сознание; пер. с англ. — М.: Мир, 1971; *Коган А. Б.* Основы физиологи высшей нервной деятельности. — М.: Высшая школа, 1959.

353. *Счастный А. И.* Сложные формы поведения антропоидов. — Л.: Наука, 1972.

354. *Палмер Дж., Палмер Л.* Эволюционная психология. Секреты поведения Homosapiens. — СПб.: ПраймЕврознак, 2003.

355. *Манн Т.* Доктор Фаустус. — М.: Художественная литература, 1975.

356. Феофилакт Болгарский. Толкование на Евангелие (http://azbyka.ru/otechnik/Feofilakt_Bolgarskij/tolkovanie-na-evangelie-ot-matfeja/10).

357. Жития святых (http://azbyka.ru/otechnik/Dmitrij_Rostovskij/zhitija-svjatykh/)

358. Исидор Пелусиот (http://pda.ekzeget.ru/glava_tolk.php?kn=2kor&gl=12&tolk=%C8%F1%E8%E4%EE%F0%20%CF%E5%EB%F3%F1%E8%EE%F2%20%EF%F0%EF).

359. *Лайтман М.* Основы каббалы // Наука каббала. Международная академия каббалы (www.kabbalah.info).

360. Осознанное дыхание — дар внимания // Буддаяна. Путь Будды (http://buddhayana.ru).

361. *Атасой О.* Ваши мысли могут расширить рамки ваших способностей. — М., 2013.

362. *Браданбер К.* Вы — плацебо: выздороветь, изменяя свои мысли. — М., 2014.

363. *Лоре К.* Наши мысли способны менять наш мозг. — М., 2012.

## Сутра Карма Закон Готовность

364. *Ландау Л. Д., Лифшиц Е. М.* Теоретическая физика, 5-е изд. — М.: Физматлит, 2004. — Т. I: Механика.

365. *Сивухин Д. В.* Общий курс физики. — Т. I: Механика. § 22. Работа и кинетическая энергия.— М.: Наука, 1979.

366. *Razavy Mohsen.* Quantum Theory of Tunneling. — World Scientific, 2003. *Ландау Л. Д., Лифшиц Е. М.* Квантовая механика (нерелятивистская теория); 3-е изд., перераб. и доп. — М.: Наука, 1974.

367. *Костюк П. Г.* Физиология центральной нервной системы: Учебник; 2-е изд. — Киев: Вища школа, 1977.

368. *Агаджанян Н. А., Тель Л. З., Циркин В. И., Чеснокова С. А.* Физиология человека: Учебник; 4-е изд. — М.: Медицинская книга, Новгород: НГМА, 2003.

369. *Дьяченко М. И., Кандыбович Л. А.* Психологические проблемы готовности к деятельности. — Минск: БГУ, 1976.

370. *Торндайк Э.* Природа человека в социальных отношениях (Human nature and the social order; 1940).

371. *Малевич К.* Черный квадрат. — СПб., 2012.

372. *Герман М.* Модернизм. Искусство первой половины XX века. — СПб.: Азбука-Классика, 2003.

373. *Кордуэлл М.* Психология. А—Я. Словарь-справочник — М., 2002.

374. *Маслоу А.* Мотивация и личность; пер. с англ. — СПб.: Евразия, 1999.

375. *Спиноза Б.* Этика / Спиноза Б. Избранные произведения в 2 т. — М.: Политиздат, 1957. — Т. 1. — С. 359—618.

376. *Маркс К.* До критики політичної економії. Передмова. / Маркс К., Енгельс Ф. Твори: пер. з 2-го рос. вид. — К.: Держполітвидав УРСР, 1963. — Т. 13. — С. 5—9.

377. *Шелер М.* Положение человека в Космосе / Проблема человека в западной философии. — М.: Прогресс, 1988. — С. 31—95.

378. *Лао Цзы.* Дао дэ Цзин. — СПб.: Азбука-Классика, 2014.

379. *Авраам из Вормса.* Священная магия Абрамелина. — М.: Ганга, 2007.

380. *Кроули А.* Магия в теории и на практике. — М.: Ганга, 2009.

381. *Лысенко В. Г.* Карма / Новая философская энциклопедия; 2-е изд., испр. и допол. — М.: Мысль, 2010.

382. *Лайтман М.* Готовность любить (http://www.laitman.ru/group/69398.html).

383. Преподобных отцов Варсонофия и Иоанна руководство к духовной жизни в ответах на вопрошения учеников (http://www.rulit.me/books/prepodobnyh-otcov-varsonofiya-i-ioanna-rukovodstvo-k-duhovnoj-zhizni-v-otvetah-na-voprosheniya-uchen-read-443150-11.html).

384. Симфония по творениям преподобного Ефрема Сирина (http://azbyka.ru/otechnik/Efrem_Sirin/simfonija-po-tvorenijam-prepodobnogo-efrema-sirina/218).

385. Исаак Сирин о молитве (http://www.biblioteka3.ru/biblioteka/ignatiy_br/otechnik/txt18.html).

386. *Феофан Затворник.* Собр. писем. Вып. 5 (827) (О терпеливом упражнении в делании молитвы) (http://www.xpa-spb.ru/libr/Feofan-Zatvornik/sobranie-pisem-5-827.html).

387. *Преподобный Иоанн Лествичник.* Лествица, или Скрижали духовные (https://azbyka.ru/otechnik/Ioann_Lestvichnik/lestvitsa-ili-skrizhali-dukhovnye/31).

388. *Балакин В. Д.* Фридрих Барбаросса. — М.: Молодая гвардия, 2001.

389. *Грин А.* Ассоль / Грин А. Дикая роза. Алые паруса. Недотрога. — М.: Коктебель, 2007.

390. *Святитель Филарет Московский.* Мысли и изречения о дарах Божиих (http://azbyka.ru/otechnik/Filaret_Moskovskij/mysli-i-izrechenija/#0_5).

## Сутра Карма Закон Дно

391. *Берг Л. С.* Труды по теории эволюции. Л.: Наука, 1977; *Завадский К. М.* Вид и видообразование. — Л.: Наука, 1968.

392. *Майр Э.* Популяция, виды и эволюция. М.: Мир, 1974; *Гуляев Г. В.* Генетика.; 2-е изд., перераб. и доп. — М.: Колос, 1977.

393. *Ландау Л. Д., Лифшиц Е. М.* Теоретическая физика, 5-е изд. — М.: Физматлит, 2004. — Т. I: Механика.

394. *Сивухин Д. В.* Общий курс физики. — Т. I: Механика. § 22. Работа и кинетическая энергия. — М.: Наука, 1979. — С. 131.

395. *Ландау Л. Д., Лифшиц, Е. М.* Квантовая механика (нерелятивистская теория); 3-е изд., перераб. и доп. — М.: Наука, 1974.

396. *Ницше Ф.* Сумерки идолов, или Как философствуют молотом / Ницше Ф. Соч. в 2 т. — М.: Мысль, 1990. — Т. 2. — С. 556—630.

397. *Марк Аврелий Антонин.* Размышления; пер. с лат. — М.: Наука, 1985. — С. 27.

398. *Ницше Ф.* Так говорил Заратустра / Ницше Ф. Соч. в 2 т. — Т. 2. — М.: Мысль, 1990.

399. *Иоанн Златоуст.* Толкование на книгу Иова, Введение (http://www.odinblago.ru/sv_otci/ioann_zlatoust/13_3/11).

400. *Рав Арье Кацин.* Диалоги о насущном: На дне (https://toldot.ru/blogs/katzin/katzin_613.html).

401. *Лещенко Н. Ф.* Япония в эпоху Токугава. — М.: Крафт+, 2010.

402. *Ермакова Т. В., Островская Е. П.* Классический буддизм — СПб.: Петербургское востоковедение,1999.

403. *Тиксье Ж.* Хвала тоске [2012].

404. *Юнг К. Г.* Воспоминания, сновидения, размышления; пер.с нем. И. Булкиной. — Киев: AirLand, 1994.

405. *Кидвелл П.* Как выжила грусть [2008].

## Сутра Карма Закон Мудрость

406. *Степанова А. С.* Философия стоиков как феномен эллинистическо-римской культуры. — СПб.: Петрополис, 2012.

407. Этика стоицизма. Традиции и современность; под ред. А А Гусейнова. — М., 1991.

408. Софокл. Драмы; пер. с древнегр. Ф Ф Зелинского; отв. ред. М Л Гаспаров. — М.: Наука, 1990.

409. Биология, в 2 кн.: Учебник для медицинских специальностей вузов; под ред. В. Н Ярыгина, 5-е изд., испр. и доп. Кн. 1: Жизнь, гены, клетка, онтогенез, человек. — М.: Высшая школа, 2003; *Нуртазин С. Т., Всеволодов Э. Б.* Биология индивидуального развития. — Алматы, 2005.

410. *Шмальгаузен И. И.* Факторы эволюции. — М.: Наука, 1968.

411. *Петрюк П. Т., Иваничук О. П.* Психиатрия при нацизме: медицинские эксперименты на живых людях. // Психічне здоров'я. — 2011. — № 4. — С. 65—76.

412. *Голінська Э. Л.* Генетика. — Киев: Радянська школа, 1973; *Година Е. З., Миклашевская Н. Н.* Экология и рост: влияние факторов окружающей среды на процессы роста и полового созревания у человека / Рост и развитие детей и подростков. Итоги науки и техники. [Сер. Антропология]. — М.: ВИНИТИ, 1989. — Т. 3. — С. 77—134; *Павловский О. М.* Биологический возраст человека. — М.: Изд-во МГУ, 1987.

413. Священномученик Петр Дамаскин († XII в.). Сокровищница духовной мудрости. (http://azbyka.ru/otechnik/prochee/sokrovishnitsa-duhovnoj-mudrosti/267).

414. Древний патерик Антоний Великий. Гл. 10. О рассудительности. (http://www.eparhia-saratov.ru/Content/Books/99/12.html).

415. *Кьеркегор С.* Страх и трепет (http://www.vehi.net/kierkegor/kjerkegor.html).

416. Передано от Абу Хурайра у ат-Тирмизи [2318]. Ибн Маджах [3976].

417. Сборник хадисов Сахих ал-Бухари [6465]. — Дамаск: Хальбуни, Дар ибн касир, 2002. — С. 1609.

418. *Раввин Ноах Вайнберг.* Поиск мудрости (http://www.toramizion.ru/rus/blog/musar.-evrejskaya-etika/48-putej-k-mudrosti/poisk-mudrosti).

419. *Баева Л. Л., Андросов В. П., Бакаева Э. П. и др.* Праджняпарамита / *Абаева Л. Л., Андросов В. П., Бакаева Э. П. и др.* Буддизм: Словарь; под общ. ред. Н. Л. Жуковской, А. Н. Игнатовича, В. И. Корнева. — М.: Республика, 1992.

420. *Марк Аврелий.* Наедине с собой; пер. с греч., прим. С. Роговина. — М.: Алетейя; Новый Акрополь, 2000.

421. *Мари А.* Св. Августин и августинизм // Символ. — 1982, декабрь. http://www.odinblago.ru/sv_avgustin_avgustinizm

422. Словарь основных терминов по психологии развития и возрастной психологии. http://www.studmed.ru/view/slovar-osnovnyh-terminov-po-psihologii-razvitiya-i-vozrastnoy-psihologii_d5661ea206d.html; *Вебстер Дж.* Анализ шкалы мудрости [2003]; American Psychologist. — 2000, January.

## Сутра Карма Закон Учитель

423. Раскрытие души, опыт духовных учителей (http://www.aum.news/ezoterika/2389-raskrytie-dushi-opyt-duhovnyh-uchiteley).

424. *Смирнов С. И.* Духовный отец в Древней Восточной Церкви. — Православный Свято-Тихоновский богословский институт, 2003.

425. *Нидал О.* Учитель и ученик (http://www.buddhism.ru/uchitel-i-uchenik-lama-ole-nidal).

426. Мир Каббалы (http://www.kabbalah.info/rus/content/view/frame/68421?/rus/content/view/full/68421&main).

427. *Конфуций.* Суждения и беседы. — М.: Азбука, 2015.

428. *Луций Анней Сенека.* Нравственные письма к Луцилию; пер. с лат. С. А. Ошерова; отв. ред. М. Л. Гаспаров. — М.: Наука, 1977.

429. *Дарвин Ч.* Изменения животных и растений под влиянием одомашнивания / Полн. собр. соч. под ред. М. А. Мензбира. — М.; Л.: Госиздат, 1928. — Т. III. — Кн. 1. — Гл. IV. — С. 106–127.

430. *Hebb D. O.* The organization of behavior. — New York: Wiley, 1949.

431. *Denenberg V. H., Bell R. W.* Critical periods for the effects of infantile experience on adult learning // Science. — 1960. — Vol. 131. — P. 227—228; *Denenberg V. H.* The effects of early experience. / The behavior of domestic animals; ed. by E. G. Hafes. — Baltimor, 1962. — P. 109—138; *Denenberg V. H., Haltmeyer G. C.* Test of monotonicity hypothensis concerning infantile stimulation and emotional reactivity // Journal of Comparative and Physiological Psychology. — 1967. — Vol. 63. — № 3. — P. 394—396.

432. *Levine S.* Infantile experience and resistance to physiological stress. // Science. — 1957. — Vol. 126. — P. 405; *Ader R.* Effects of early experience on adult behavior, physiology and susceptibility to disease. / The postnatal development of phenotype. — Praha: Academia, 1970. — P. 161—172.

433. *Hunt H. F., Otis L. S.* Trans N. Y. // Proceedings of the National Academy of Sciences. — 1963. — Vol. 25. — P. 858; The postnatal development of phenotype. — Praha: Academia, 1970. — P. 123—132.

434. *Rozenzweig M. R.* Effect of heredity and environment on brain chemistry, brain anatomy and learning ability in the rat // Repr. Kansas Stud. Educ. — 1964. — Vol. 14. — № 3. — P. 3.

435. *Блум Ф., Лейзерсон А., Хофстедтер Л.,* Мозг, разум и поведение; пер. с англ. — М.: Мир, 1988.

436. *Ericson D. P., Ellett F. S.* Teacher Accountability and the Causal Theory of Teaching // Educational Theory. — 1987. — № 3 (37).

437. *Csibra G., Gergely G.* "Obsessed with goals": Functions and mechanisms of teleological interpretation of actions in humans // Acta Psychologica. — 2007. — Vol. 124. — № 1. — P. 60—78; *Dessus Ph.* Qu'est-ce que l'enseignement? Quelques conditions n´ecessaires et suffisantesde cette activit´e // Revue Fran ¸ caise de P´edagogie: INRP/ENS ´editions 2008. — P. 139–158; *Ericson D. P., Ellett F. S.* Teacher accountability and the causal theory of teaching // Educational Theory. — 1987. — Vol. 37. — № 3. — P. 277—293; *Мюнстерберг Г.* Психология и учитель (1910).

438. *Вазари Дж.* Жизнеописания наиболее знаменитых ваятелей и зодчих. — СПб.: Азбука-Классика, 2014.

## Сутра Карма Закон Поток

439. *Гумилев Л. Н.* География этноса в исторический период. — М.; Л.: Наука, 1990.

440. *Агаджанян Н. А. Двоеносов В. Г., Ермакова Н. В.* и др. Двигательная активность и здоровье. — Казань: Казанский гос. ун-т им. В. И. Ульянова-Ленина; *Меерсон Ф. З., Пшеничникова М. Г.* Адаптация к стрессовым ситуациям и физическим нагрузкам. — М.: Медицина, 1988.

441. *Balthazart J. Pröve E., Gilles R.* Hormones and Behaviour in Higher Vertebrates. — B. Springer-Verlag, 1983. — P. 118—136.

442. *Sinha R.* Chronic stress, drug use, and vulnerability to addiction // Annals of the New York Academy of Sciences. — 2008. — Vol. 1141. — P. 105—130; *Holsboer F.* Stress hormone regulation: biological roleand translation into therapy // Annual Review of Psychology. — 2010. — Vol. 61. — P. 81—109.

443. *Нейсбит Дж.* Мегатренды; пер. с англ. М. Б. Левина. — М.: АСТ-Ермак, 2003. [Термин «тренд» стал устойчивым и общеупотребимым в значительной степени благодаря книге «Мегатренды» американского философа и социолога Джона Нейсбита.]

444. *Сорокин П.* Социальная и культурная мобильность / Сорокин П. Человек. Цивилизация. Общество. — М.: Политиздат, 1992. — С. 297—424.

445. *Иванов Б. Н.* Мир физической гидродинамики: От проблем турбулентности до физики космоса. — М.: URSS, 2010.

446. *Иванов Б. А.* Основные идеи и направления буддизма / История религии, в 2 т.; под общ. ред. И. Н. Яблокова. — М.: Высшая школа, 2004. — Т. 2. — С. 9—11.

447. *Лайтман М.* Каббала. Вечное течение жизни (http://www.kabbalah.info/rus/content/view/frame/113653?/rus/content/view/full/113653&main).

448. *Лосев А. Ф.* История античной эстетики в 8 т. Т. V: Ранний эллинизм. — М.: Искусство, 1979.

449. *Годро К.* Влияние окружения на человека и социальное осуждение. — М., 2015.

450. *Перре Ж.* Ваше окружение влияет на ваш успех. — М., 2012.

## Сутра Карма Закон Осознанность

451. *Жуль Р.-В., Бовуа Ж.-Л.* Подчиниться в полной свободе. — М., 1998.

452. *Рейчлэк Дж.* Исследование свободы желания и ответственности. — М., 1983.

453. *Козелецкий Ю.* Человек многомерный. — Киев: Лыбедь. — С. 258, 365.

454. Рейчлэк Дж. Исследование свободы желания и ответственности. — М., 1983.

455. *Симонов П. В.* Информационная теория эмоций // Вопросы психологии. — 1964. — № 6.

456. *Ухтомский А. А.* Доминанта. — СПб.: Питер, 2002.

457. *Августин Аврелий.* Исповедь. [VIII. 19]. Цит. по: *Блаженный Августин.* Творения (Т. 1). Об истинной религии. — СПб.: Алетейя и К.; УЦИММ-Пресс. 1998. — С. 469—741.

458. *Кейнс Дж. М.* Общая теория занятости, процента и денег / Классика экономической мысли: Сочинения. — М.: ЭКСМО-Пресс, 2000. — С. 480—780.

459. *Делез Ж. Гваттари Ф.* Анти-Эдип: Капитализм и шизофрения; пер. с франц. и послесл. Д. Кралечкина; науч. ред. В. Кузнецов. — Екатеринбург: У-Фактория, 2007.

460. *Барт Р.* Избранные работы: Семиотика. Поэтика; Сост., общ. ред. и вступ. ст. Г. К. Косикова. — М.: Прогресс, 1989.

461. Magna est libertas posse non peccare; sed maxima libertas — non posse peccare (http://azbyka.ru/svoboda).

462. *Р-н Михаэль Кориц.* Чем ограничена свобода выбора? (http://ru.chabad.org/library/article_cdo/aid/2961139).

463. Буддаяна (http://buddhayana.ru/свобода.html).

464. Там же.

465. *Исайя Берлин.* Две концепции свободы (http://kant.narod.ru/berlin.htm#nazad1).

## **Сутра Карма** Закон Волна

466. *Аткинсон У. У.* Сила концентрации: 20 шагов к достижению успеха в любом деле. — М.: София, 2013.

467. *Паули В.* Общие принципы волновой механики. — М.: ОГИЗ, 1947.

468. *Блохинцев Д. И.* Принципиальные вопросы квантовой механики. — М.: Наука, 1966.

469. *Агаджанян Н. А., Власова И. Г., Ермакова Н. В., Торшин В. И.* Основы физиологии человека: Учебник; 2-е изд., испр. — М.: РУДН, 2005.

470. *Лебединский А. В.* Роль Гальвани и Вольта в истории физиологии / *Гальвани А., Вольта А.* Избранные работы о животном электричестве. — М.; Л., 1937.

471. *Костюк П. Г.* Физиология центральной нервной системы: Учебник; 2-е изд. — Киев: Вища школа, 1977.

472. *Rizzolatti G. Sinigaglia C.* Mirrors in the brain — how our minds share actions and emotions. — Oxford University Press, 2008.

473. *Ramachandran V. S., Oberman L. M.* Broken mirrors: a theory of autism. // Scientific American. — 2006. — № 5 (295). — P. 62—69; *Williams J. H. G.* Self-other relations in social development and autism: multiple roles for mirror neurons and other brain bases // Autism Research. — 2008. — № 1 (2). — P. 73—90; *Dinstein I., Thomas C., Behrmann M., Heeger D. J.* A mirror up to nature // Current Biology. — 2008. — № 1. (18). — P. 13—18.

474. PLOS ONE. — 2007. — Vol. 2. — № 7.

475. Буддизм: Четыре благородных истины. — М.: ЭКСМО-Пресс; Харьков: Фолио, 1999.

476. Сборник хадисов ал-Бухари [1]. — Дамаск: Хальбуни, Дар ибн касир, 2002. — С. 8.

477. Слова и мысли преподобного Серафима Саровского (http://www.serafimov-skit.ru/).

478. *Лосский В.* Мистическое богословие (http://azbyka.ru/otechnik/Vladimir_Losskij/ocherk-misticheskogo-bogoslovija-vostochnoj-tserkvi/5).

479. *Торчинов Е. А.* Расцвет психотехники в буддизме. Школы дальневосточной буддийской традиции / Религии мира: опыт запредельного. Психотехника и трансперсональные состояния; 4-е изд. — СПб.: Азбука-Классика; Петербургское востоковедение, 2007.

480. *Аткинсон У. У.* Закон Привлечения и сила мысли. — М.: София, 2008.

481. *Платон.* Соч. в 3 т. — Т. 3. Ч. 1: Государство. — М.: Мысль, 1971.

482. *Виллари П.* Джироламо Савонарола и его время. — М.: Астрель; АСТ, 2002.

483. *Туган-Барановский М. И.* Периодические промышленные кризисы. История английских кризисов. Общая теория кризисов. — М.: Наука, 1997.

484. *Кондратьев Н. Д.* Основные проблемы экономической статики и динамики: Предварительный эскиз. — М.: Наука, 1991; *Кондратьев Н. Д.* Большие циклы конъюнктуры и теория предвидения; сост. Ю. В. Яковец. — М.: Экономика, 2002.

485. Аткинсон У. Уок. Закон Привлечения и сила мысли. — М.: София, 2008.

486. *Хасон П.* Искусство колдовства. — М.: Телец, 1994.

487. *Кроули А.* Магия в теории и на практике. — М.: Ганга, 2009. — С. 174

488. *Шевалье К., Бомароли Н., Грезес Ж.* Понять действия, эмоции, состояния другого: психология [2010].

489. *Аткинсон У. У.* Закон Привлечения и сила мысли. — М.: София, 2008.

490. *Кристакис Н., Фаулер Д.* Связанные одной сетью: как на нас влияют люди, которых мы никогда не видели. — М.: ЮНАЙТЕД ПРЕСС, 2011.

491. *Berthoz A.* Multisensory control of movement. — Oxford University Press,1993.

492. *Berthoz A., Jorland G.* L'Empathie. — Odile Jacob, 2004.

493. *Узнадзе Д.* Психология установки. — СПб.: Питер, 2001.

494. *Тоффлер Э.* Третья; пер. с англ., науч. ред., автор предисл. П. С. Гуревич. — М.: АСТ, 1999.

495. *Бучачидзе Г.* Пиросмани, или Прогулка оленя. — Тбилиси, 1981.

496. *Герман М.* Модернизм. Искусство первой половины XX века. — СПб.: Азбука-Классика, 2003.

497. *Аткинсон У. У.* Закон Привлечения и сила мысли. — М.: София, 2008.

## Сутра Карма Закон Роль

498. *Шекспир У.* Как вам это понравится. Комедия в пяти действиях; пер. Т. Л. Щепкиной-Куперник / *Шекспир У.* Полн. собр. соч.: в 8 т. — М.; Л.: Academia, 1937. — Т. 1. — С. 239—360.

499. *Храброва Н.* Как поверить в свои силы: внутренняя правда (http://www.aum.news/novosti/2394-kak-poverit-v-svoi-sily-vnutrennyaya-pravda).

500. *Рошеблав-Спенль А.-М.* Понятие роли в социальной психологии. — Париж, 1969. — С. 24.

501. *Линтон Р.* Культурная основа личности. — DUNOD, 1999; *Коллантье Ф.* Концепции статуса и роли. — ARIAN initiatives, 2009.

502. *Паули В.* Общие принципы волновой механики. — М.: ОГИЗ, 1947; *Сивухин Д. В.* Общий курс физики. — Т. IV: Оптика. — М.: Физматлит, 2002.

503. *Зиммель Г.* Как возможно общество? / Зиммель Г. Избр. соч. в 2 т. — М.: Юрист, 1996. — Т. 2. — С. 509—528.

504. Там же. — С. 524.

505. *Мид Дж. Г.* Избранное; сост. и пер. с англ. В. Г. Николаева; отв. ред. Д В Ефременко. — М.: ИНИОН РАН, 2009.

506. *Берн Э.* Игры, в которые играют люди. Люди, которые играют в игры; пер. с англ. А. Грузберга. — М.: ЭКСМО, 2014.

507. *Москвин В. А., Москвина Н. В.* Межполушарные асимметрии и индивидуальные различия человека. — М.: Смысл, 2011.

508. *Анохин П. К.* Системогенез как общая закономерность эволюционного процесса // Бюллетень экспериментальной биологии и медицины. — 1948. — № 8 (26). — С. 81—99; *Анохин П. К.* Принципиальные вопросы общей теории функциональных систем. — М., 1971; *Агаджанян Н. А., Тель Л. З., Циркин В. И., Чеснокова С. А.* Физиология человека: Учебник; 4-е изд. — М.: Медицинская книга, Новгород: НГМА, 2003.

509. Симфония по творениям преподобного Амвросия, старца Оптинского (http://azbyka.ru/otechnik/Amvrosij_Optinskij/simfonija-po-tvorenijam-prepodobnogo-amvrosija-startsa-optinskogo/53).

510. Патрология. Период второй. Патристическая, или послениксейская, церковная литература. Афанасий Великий и Макарий Великий (http://www.portal-slovo.ru/theology/37832.php).

511. *Лайтман М.* Социальная структура волчьей стаи (http://www.laitman.ru/crisis/96498.html).

512. Упанишады; пер. и предисл. А. Я. Сыркина. — М.: Наука, 1967.

513. *Евдокимова О.* Варны — этапы на пути к совершенству (http://www.oum.ru/literature/raznoe/varni-etapi-na-puti-k-soverschenstvu/).

514. Сальвадор Дали. Дневник одного гения. — М.: Искусство, 1991.

## Сутра Карма Закон Потенциал

515. *Сивухин Д. В.* Общий курс физики. — Т. II: Термодинамика и молекулярная физика. — М.: Наука, 1979.

516. *Савельев С. В.* Происхождение мозга. — М.: Веди, 2005.

517. *Москвин В. А., Москвина Н. В.* Межполушарные асимметрии и индивидуальные различия человека. — М.: Смысл, 2011.

518. *Bogen J., DeZure R., Ten Houten W., Marsh J.* The other side of the brain: The A/P ratio // Bulletin of the Los Angeles Neurological Societies. — 1972. — № 37. — P. 49—61.

519. *Агаджанян Н. А., Тель Л. З., Циркин В. И., Чеснокова С. А.* Физиология человека: Учебник; 4-е изд. — М.: Медицинская книга, Новгород: НГМА, 2003.

520. *Бурдье П.* Социология социального пространства; пер. с фр.; отв. ред. перевода Н. А. Шматко. — М.: Институт экспериментальной социологии; СПб.: Алетейя, 2007.

521. *Леви-Стросс К.* Структурная антропология; пер. с фр.; под ред. и с примеч. Вяч. Вс. Иванова; отв. ред. Н. А. Бутинов и Вяч. Вс. Иванов. — М.: Наука, 1983.

522. *Маркс К.* Манифест коммунистической партии / Маркс К., Энгельс Ф. Соч., 2-е изд. — М.: Политиздат, 1975—1981. — Т. 4. — С. 419—459.

523. *Маркс К.* Капитал. Квинтэссенция всех томов «Капитала» в одной книге; сост. Ю. Борхардт. — М.: URSS, 2014.

524. *Альтюссер Л.* За Маркса; пер. с франц. А. В. Денежкина. — М.: Праксис, 2006.

525. *Ильенков Э. В.* Диалектика абстрактного и конкретного в «Капитале» Маркса. — М.: Изд-во АН СССР, 1959.

526. *Зиммель Г.* Как возможно общество? / Зиммель Г. Избр. соч. в 2 т. — М.: Юрист, 1996. — Т. 2. — с. 509—528.

527. *Прот. Олег Давыденков.* Догматическое богословие (http://azbyka.ru/otechnik/Oleg_Davydenkov/dogmaticheskoe-bogoslovie/8_1).

528. *Лосский В.* Смысл Ветхого Завета (https://www.sedmitza.ru/lib/text/431907/)

529. *Лайтман М.* Потенциал коллективного разума (http://www.kabbalah.info/rus/content/view/frame/121218)

530. Чему учит буддизм (http://buddhism-triratna.ru).

531. *Козлов Н.* Психологос. Энциклопедия практической психологии. — М.: ЭКСМО, 2015.

532. Словарь психологических терминов. — М., 2012.

533. *Морелль Д.* Взрослые с высоким потенциалом. — М., 2012.

534. Личностный потенциал: Структура и диагностика. — М.: Смысл, 2011. — С. 22, 25.

535. *Гегель Г. В. Ф.* Философская пропедевтика. — М., 1971.

536. Личностный потенциал: Структура и диагностика. — М.: Смысл, 2011.

## Сутра Отношения Закон Свидетель

537. *Макиавелли Н.* Государь. — М.: ЭКСМО, 2015.

538. *Марано Х. Э.* Склонность мозга к негативу // Psychology Today. — 2016.

539. *Holsboer F. Ising M., Holsboer F.* Stress hormone regulation: biological roleand translation into therapy // Annual Review of Psychology. — 2010. — Vol. 61. — P. 81—109; *Lazarus R. S.* Psychological stress and coping process. — N.Y.: McGrow-Hill, 1966; *Судаков К. В.* Системные механизмы эмоционального стресса. — М.: Медицина, 1981; *Дарвин Ч.* О выражении эмоций у человека и животных. / Дарвин Ч. Соч. в 9 т. — М.: АН СССР, 1935—1959. — Т. 5. С. 681—920.

540. *Johnson E. O., Kamilaris T. C., Chrousos G. P., Gold P. W.* Mechanisms of stress: a dynamic overview of hormonal and behavioral homeostasis // Neuroscience & Biobehavioral Reviews. — 1992. — Vol. 16. — № 2. — P. 115—130; *Lupien S. J., Lepage M.* Stress, memory, and the hippocampus: can't live with it, can't live without it // Behavioural brain research. — 2001. — № 1 (127). — P. 137—158.

541. *Blanchard D. C., Sakai R. R., McEwen B., Weiss S. M., Blanchard R. J.* Subordination stress: behavioral, brain, and neuroendocrine correlates // Behavioural brain research. — 1993. — № 1 (58). — P. 113—121.

542. *Miczek K. A., Mutschler N. H., Mizcek K.* Activational effects of social stress on IV cocaine self-administration in rats // Psychopharmacology. — 1996. — № 3 (128). — P. 256—264.

543. *Павлов И. П.* Полн. собр. соч. — Т IV. — М.: Изд-во АН СССР, 1951.

544. Колебания и бегущие волны в химических системах [Oscillations and traveling waves in chemical systems]; под ред. Р. Филда и М. Бургера. — М.: Мир, 1988.

545. Древний Патерик или достопамятные сказания о подвижничестве святых и блаженных отцев. Гл. 15 [о смиренномудрии], ст. 1 (http://pravbeseda.ru/library/?page=book&id=125).

546. Древний Патерик, или Достопамятные сказания о подвижничестве святых и блаженных отцев. Гл. 9 ст. 12 (http://pravbeseda.ru/library/index.php?page=book&id=110).

547. Притчи и философские рассказы (http://pritchi.castle.by/ras-2-57.html).

548. *Берг Йегуда.* Сила Каббалы. — М.: ЭКСМО, 2009.

549. *Ларошфуко Ф. де* Мемуары. Максимы. — Л.: Наука, 1971. — С. 152.

550. Легенда о Тристане и Изольде. — М.: Наука, 1976

## Сутра Отношения Закон Начало

551. *Фурсов К. А.* Держава-купец: отношения английской Ост-Индской компании с английским государством и индийскими патримониями. — М.: Товарищество научных изданий КМК, 2006.

552. *Маркс К.* Ост-Индская компания, ее история и результаты деятельности / Маркс К., Энгельс Ф. Соч., 2-е изд. — М.: Политиздат, 1975—1981. — Т. 9. — С. 151—160.

553. *Остром Э.* Управляя общим: эволюция институтов коллективной; пер. с англ. — М.: ИРИСЭН; Мысль, 2010.

554. Что делать до начала конфликта [Группа авторов для Penguin group, 2016].

555. *Козлов Н.* Психологос: Энциклопедия практической психологии. — М.: ЭКСМО, 2015.

556. *Радченко-Драйяр С.* Когнитивный подход к переговорам [2011].

557. *Greeno J.* Natures of Problem-Solving Abilities. In W. K. Estes (ed.) // Handbook of Learning and Cognitive Processes. — 1978. — Vol. 5: Human Information Processing. P. 239—270.

558. *Панов Е. Н.* Поведение животных и этологическая структура популяций. — М.: Либро-ком, 2010.

559. *Жуков Д. А.* Биология поведения: гуморальные механизмы.— СПб.: Речь, 2007; *Аршавский И. А.* Физиологические механизмы и закономерности индивидуального развития. — М.: Наука, 1982; *Гольцман М. Е.* Социальное доминирование и социальная стимуляция: Частные проблемы и общие принципы / Системные принципы и этологические подходы в изучении популяции. — Пущино: Изд. Научного центра биологических исследований в Пущине. 1984. — С. 108—134.

560. Положение о монашествующих и монастырях РПЦ (http://p2.patriarchia. ru/2014/06/23/1236148666/projekt_mon.pdf).

561. *Корнев В. И.* Буддизм и общество в странах Южной и Юго-Восточной Азии (https://webshus.ru/10644).

562. *Торчинов Е. А.* Введение в буддологию: Курс лекций. — СПб.: Санкт-Петербургское философское общество, 2000; *Рамачандран Вилейанур С.* Буддизм как средство налаживания международных связей: опыт Китая и Индии (http://russiancouncil.ru/inner/?id_4=4111#top-content).

563. Еврейская свадьба: законы и обычаи (http://sinagoga.jeps.ru/iudaizm/praktika-evrejskoj-zhizni/xupa/#hupa2/xupa/).

564. *Селлерс Б.* Forbes: от просчетов к прорывам. Тридцать уроков великих бизнес-лидеров. — М.: ЭКСМО, 2012.

565. *Герман М.* Импрессионизм: основоположники и последователи. — СПб.: Азбука-Классика, 2008.

566. Всеобщая история искусств, в 6 т. — М., Искусство, 1956—1966; *Бекетт В.* История живописи. — М.: АСТ, 2003.

567. Остроумие, или Искусство изощренного ума; пер. Е. Лысенко, стихи с испанского и португальского — П. Грушко / Испанская эстетика. Ренессанс. Барокко. Просвещение. — М.: Искусство, 1977.

568. Неудачное предложение (http://www.fairy-tales.su/narodnye/amerikanskie-skazki/493-neudachnoe-predlozhenie.html).

## Сутра Отношения Закон Любовь

569. *Weinstein N., Ryan R.* When helping helps: Autonomous motivation for pro-social behavior and its influence on well-being for the helper and recipient // Journal of Personal and Social Psychology. — 2010.

570. *Horan S. M., Booth-Butterfield M.* Investing in affection: An investigation of Affection Exchange Theory and relational qualities // Communication Quarterly. — 2010. — Vol. 58. — P. 394—413.

571. Intentional Jealousy-Evoking Behavior in Romantic Relationships as a Function of Received Partner Affection and Love Styles (https://www.researchgate.net/publication/233360762_Intentional_Jealousy-Evoking_Behavior_in_Romantic_Relationships_as_a_Function_of_Received_Partner_Affection_and_Love_Styles) [accessed Jul 21, 2017]; *Коулман М.* Невозвратные издержки и заинтересованность в свиданиях, назначенных онлайн // Current Psychology, 2009.

572. *Аронсон Э., Уилсон Т., Эйкерт Р.* Социальная психология. Психологические законы поведения человека в социуме — СПб.: Прайм-Еврознак, 2002.

573. *Николсон Д.* Заставьте их полюбить вас, принимая (не только отдавая) [2011].

574. *Дарвин Ч.* Происхождение видов путем естественного отбора / Дарвин Ч. Соч. в 9 т. — М.: АН СССР, 1935—1959. — Т. 3; *Фабри К. Э.* Основы зоопсихологии: Учебник для студентов высших учебных заведений, обучающихся по специальностям «Психология», «Биология», «Зоология» и «Физиология»; 3-е изд. — М.: Российское психологическое общество, 1999.

575. *Мак-Фарленд Д.* Поведение животных: Психобиология, этология и эволюция; пер. с англ. — М.: Мир, 1988; *Панов Е. Н.* Поведение животных и этологическая структура популяций. — М.: Либроком, 2010.

576. *Таранов П. С.* Мудрость трех тысячелетий. — М.: АСТ, 1998.

577. *Сартр Ж.-П.* Первичное отношение к другому: любовь, язык, мазохизм / Проблема человека в западной философии; сост. и послесл. П. С. Гуревича; общ. ред. Ю. Н. Попова. — М.: Прогресс, 1988. — С. 207— 228.

578. *Пруст М.* По направлению к Свану; пер. с фр. Н. Любимова / Пруст М. В поисках утраченного времени. — М.: Художественная литература, 1972.

579. *Низами Гянджеви.* Лейли и Меджнун. К 840-летию Низами Гянджеви; пер. с фарси, предисловие и комментарии Р. Алиева.— Баку: ЭЛМ, 1981.

580. *Гуасрат А.* Средневековые реформаторы: Арнольдисты. Вальденцы. Франциск Ассизский. Сегарелли. Дольчино. — М.: Либроком, 2012.

581. Св. Фотий Константинопольский (http://www.wco.ru/biblio/books/kur11/H08-T.htm).

582. *Куклин Р.* Что такое любовь в глазах еврейских мудрецов? (https://toldot.ru/urava/ask/urava_7434.html).

583. Что говорит буддизм о любви? (http://bc.marfeel.com/steptohealth.ru/chto-govorit-buddizm-o-lyubvi-4-vazhnyh-zhiznennyh-uroka/?marfeeltn=amp).

584. *Хоруженко О. И.* О происхождении императрицы Екатерины I / Европейские монархии в прошлом и настоящем. — М.: Алетейя, 2001. — С. 142— 146.

585. *Павленко Н. И.* Петр Первый. — М.: Молодая гвардия, 1975.

586. *Гегель Г. В. Ф.* Соч. в 14 т. М.; Л.: Соцэкгиз 1929— 1959. — Т.13.

## Сутра Отношения Закон Представление

587. *Кристоф А.* Что происходит, если желаешь зла другим // Psychologies. — 2009.

588. *Вашон М.* Мысли и стресс: влияние на сознание // Ментальное здоровье, 2015.

589. *Фрит К.* Мозг и душа: Как нервная деятельность формирует наш внутренний мир; пер. с англ. П. Петрова. — М.: Астрель: CORPUS, 2010

590. *Ландау Л. Д., Лифшиц Е. М.* Теоретическая физика. —6-е изд. — М.: Физматлит, 2015. — Т. VI: Гидродинамика.

591. *Лысенко В. Г.* Восьмеричный путь / Философия буддизма: Энциклопедия. — М.: Восточная литература; Ин-т философии РАН, 2011. — С. 228—229.

592. *Сенека.* О благодеяниях. — М.: ЭКСМО, 2016.

593. *Луций Анней Сенека.* Нравственные письма к Луцилию; пер. с лат. С. А. Ошерова; отв. ред. М. Л. Гаспаров. — М.: Наука, 1977. — С. 43.

594. *Гусейнов А. А.* Социальная природа нравственности. — М.: Изд-во МГУ, 1974. — С. 71—74.

595. *Соловьев В.* Оправдание добра. — М.: Институт русской цивилизации; Алгоритм, 2012.

596. *Шопенгауэр А.* Мир как воля и представление. / Шопенгауэр А. Собр. соч.: в 6 т. — М.: Терра — Книжный клуб; Республика, 1999.

597. *Липпман У.* Общественное мнение; пер. с англ. Т. В. Барчуновой; ред. перевода К. А. Левинсон, К. В. Петренко. — М.: Институт Фонда «Общественное мнение», 2004.

598. *Томас У., Знанецкий Ф.* Методологические заметки / Американская социологическая мысль; под ред. В. И. Добренькова. — М.: Изд-во МГУ, 1994. — С. 335—357.

599. Преподобный Корнилий Крыпецкий (http://azbyka.ru/days/sv-kornilij-krypeckij).

600. *Антоний Великий.* Наставления о доброй нравственности и святой жизни, в 170 гл.; Слово 150 (http://www.magister.msk.ru/library/bible/comment/antonv/antonv01.htm).

601. Когда можно просить Бога причинить зло другому? (https://toldot.ru/urava/ask/urava_1450.html).

602. Хадис 2563. Сборник хадисов Сахих Муслим. — Саудовская Аравия: Дар ал-Магиний, 1997. — С. 1386.

603. Хадис 45. Сборник хадисов Сахих Муслим. — Саудовская Аравия: Дар ал-Магиний, 1997. — С. 35.

604. *Омар Хайям.* Рубайат. — М.: Олма Медиа Групп, 2011.

605. Латышские народные сказки. — Рига: Зинатне, 1967.

## Сутра Отношения Закон Наследство

606. *Моруа А.* Три Дюма. — М.: Пресса, 1992.

607. *Дером М.* Счастливые родители — счастливые дети [2016].

608. *Дильтей В.* Введение в науки о духе. Опыт полагания основ для изучения общества и истории /Дильтей В. Собр. соч., в 6 т.; пер. с нем. В. В. Бибихина, Е. В. Малаховой, А. Г. Шевченко, Э. В. Семирадского; под ред. В. С. Малахова; комментарии Э. В. Семирадского — М.: Дом интеллектуальной книги, 2000. — Т. 1.

609. *Жуков Д. А.* Биология поведения: гуморальные механизмы.— СПб.: Речь, 2007.

610. *Фабри К. Э.* Основы зоопсихологии: Учебник для студентов высших учебных заведений, обучающихся по специальностям «Психология», «Биология», «Зоология» и «Физиология»; 3-е изд. — М.: Российское психологическое общество, 1999; *Мак-Фарленд Д.* Поведение животных: Психобиология, этология и эволюция. — М.: Мир, 1988.

611. *Аршавский И. А.* Физиологические механизмы и закономерности индивидуального развития. — М.: Наука, 1982; *Панов Е. Н.* Поведение животных и этологическая структура популяций. — М.: Либроком, 2010.

612. *Мид Дж. Г.* Разум, я и общество (Главы из книги) // Социальные и гуманитарные науки. Отечественная и зарубежная литература. Реферативный журнал. Серия 11: Социология. — 1997. — № 4. — С. 162—195.

613. *Витгенштейн Л.* Философские работы. Ч. 1; пер. с нем. — М.: Гнозис, 1991.

614. Мухаммад аль-Бухари. Сахих Аль-Бухари; пер. В. Нирша. — М.: УММА, 2003.

615. *Мотовилов Н. А.* Беседа с Серафимом Саровским о цели христианской жизни (1831). — М., 2000.

616. *Преподобный Исидор Пелусиот.* Письма (http://lib.pravmir.ru/library/readbook/940).

617. *Протоиерей Василий Зеньковский.* О религиозном воспитании в семье (http://azbyka.ru/deti/o-religioznom-vospitanii-v-seme-prot-vasilij-zenkovskij).

618. Толкование на Соборное послание Иакова брата Господня. Никодим Святогорец (http://ekzeget.ru/tolk.php?kn=iak&gl=2&st=14&id_tolk=233).

619. *Рав Реувен Пятигорский.* Традиции еврейского воспитания (https://toldot.ru/blogs/pyatigorsky/pyat_106.html).

620. *Толстой Л. Н.* Путь жизни. — М., 1993.

621. Воспитание детей в буддистских традициях (http://mirvsemye.ru/vospitaniye-detey-v-buddizme.php).

622. Непальские народные сказки. — М.: Наука, 1968.

623. *Лявенко Т.* Формула финансового благополучия (http://www.aum.news/psikhologiya/2634-formula-finansovogo-blagopoluchiya)

## Сутра Отношения Закон Враг

624. *Козлов Н.* Психологос. Энциклопедия практической психологии. — М.: ЭКСМО, 2015.

625. Омар Хайям. Рубаи. — Л.: Советский писатель, 1986.

626. *Bidart C.* L'amitié, un lien social, (La Découverte 1997).

627. *Мазлин-Салви Ф.* Как отличить друга от приятеля [2013].

628. Там же.

629. *Панов Е. Н.* Поведение животных и этологическая структура популяций. — М.: Либроком, 2010.

630. *Фабри К. Э.* Основы зоопсихологии: Учебник для студентов высших учебных заведений, обучающихся по специальностям «Психология», «Биология», «Зоология» и «Физиология»; 3-е изд. — М.: Российское психологическое общество, 1999; *Мак-Фарленд Д.* Поведение животных: психобиология, этология и эволюция; пер. с англ. — М.: Мир, 1988.

631. *Гроссетти М.* Как распознать друга, который в тайне тебя ненавидит [2013].

632. *Шмитт К.* Понятие политического; пер. с нем. // Вопросы социологии. — 1992. — № 1. — С. 37—67.

633. *Сунь-Цзы.* Искусство войны; пер. с кит. Н. И. Конрада. — М.: Центрполиграф, 2011.

634. *Долгов В. В.* Краткий очерк истории русской культуры с древнейших времен до наших дней. — Ижевск: Издательский дом «Удмуртский университет», 2001.

635. *Долгов В. В.* Александр Невский // Вопросы истории. — 2015. — № 10. — С. 17—36.

636. *Элио Гуариско.* О друзьях и врагах (http://www.liveexpert.ru/journal/view/586125-o-druzyah-i-vragah).

637. *Тензин Г., Катлер Г.* Искусство быть счастливым. Руководство для жизни [2006] (http://www.e-reading.club/chapter.php/1014628/40/Gyaco_ _Iskusstvo_byt_schastlivym._Rukovodstvo_dlya_zhizni.html).

638. Еврейское и христианское понимание Любви к ближним и дальним (http://noahid.ru/forum/showthread.php?t=179).

639. Аварские народные сказки. — М.: Наука, 1972.

## Сутра Отношения Закон Жизнь

640. *Hall E. T.* The Hidden Dimension. — New York: Doubleday. 1966.

641. *Феденок Ю.* Зачем человеку личное пространство [2016] (http://arzamas.academy/materials/590).

642. *Жервекс Г.* Как функционирует личное пространство [2010].

643. *Морваль Ж.* Введение в психологию окружающей среды [1981].

644. *Гурвич А. Г.* Теория биологического поля. — М.: Советская наука, 1944; Физические поля биологических объектов // Вестник Академии наук СССР. — 1983. — № 8; *Гуляев Ю. В.* Физические поля человека и медицинская диагностика (https://www.nkj.ru/interview/12888).

645. *Лич Дж. У.* Классическая механика. — М.: Иностранная литература, 1961.

646. *Левин К.* Теория поля в социальных науках. — СПб.: Речь, 2000.

647. *Павлов И. П.* Рефлекс свободы. — СПб.: Питер, 2001.

648. *Белкин З. П.* Рефлекс свободы // Естественные и технические науки. — 2004. — № 3 (12).

649. *Селье Г.* Очерки об адаптационном синдроме. — М.: Наука, 1972.

650. *Тодоров И. Н., Тодоров Г. И.* Стресс, старение и их биохимическая коррекция; под ред. С. М. Алдошина. — М.: Наука, 2003.

651. *Штернберг Л. Я.* Первобытная религия в свете этнографии. — Л.: Изд-во Института народов Севера, 1936. — С. 187.

652. Конституция Франции / Документы истории Великой французской революции, в 2 т. ; отв. ред. А. В. Адо. — М.: Изд-во МГУ, 1990. — Т. 1. — С. 112—141.

653. Там же.

654. *Черчилль У. С.* Британия в Новое время (XVI—XVII вв.). — Смоленск: Русич, 2006.

655. *Стаут Р.* Оживший покойник. — М.: ЭКСМО, 2006. — С. 5—84.

656. *Швейцер А.* Культура и этика; пер. с нем. Н. А. Захарченко, Г. В. Колшанского — М.: Прогресс, 1973.

657. *Далай-лама XIV.* Этика для нового тысячелетия [1999].

658. Там же.

659. ат-Тирмизи 2318. Ибн Раджаб. Джами'ун ал-'улум ва-л-хикам. — Дамаск: Муассасат-ар-рисалат, 2001. — С. 287.

660. Муслим 2564. Сборник хадисов Сахих Муслим. — Саудовская Аравия: Дар ал-Магиний, 1997. — С. 1386–1387.

661. Что такое иудаизм? (http://www.daonev.com/osnovi_bitiya/osn_religii/iud/chto/chto_right1.html#mir)

662. Осетинские народные сказки. — М.: Наука,1973.

## Сутра Отношения Закон Поступок

663. *Калинин Д.* Быть или казаться? (http://www.aum.news/psikhologiya/1407-byt-ili).

664. *Фрейд А.* Психология Я и защитные механизмы. — Москва: Педагогика-Пресс, 1993.

665. *Перлз Ф.* Гештальтподход. Свидетель терапии. — Издательский дом «Психотерапия», 2007.

666. Ипатьевская летопись / Полное собрание русских летописей. — Т. 1. — М.: Языки русской культуры, 1997.

667. *Сартр Ж.-П.* Что такое литература? Слова. — Минск: Попурри, 1999.

668. *Рико П.* Мы ответственны зато, что мы говорим [2014].

669. *Декок Ф.* Феноменологическая психология взаимности [2015].

670. *Рикер П.* Конфликт интерпретаций. Очерки о герменевтике; пер. с фр. и вступит. статья И. Вдовиной. — М.: КАНОН-пресс-Ц; Кучково поле, 2002.

671. *Фрейд З.* Введение в психоанализ: Лекции; пер. с нем. Г. В. Барышниковой; лит. ред. Е. Е. Соколовой, Т. В. Родионовой. — М.: Наука, 1989.

672. *Маркс К.* Манифест коммунистической партии /К. Маркс, Ф. Энгельс; пер. с нем. // Маркс К., Энгельс Ф. Соч., 2-е изд. — М.: Политиздат, 1975—1981. — Т. 4. — С. 419—459.

673. *Ницше Ф.* Воля к власти: Опыт переоценки всех ценностей / Ницше Ф. Избр. произведения в 3 т. — Т. 1.— М.: REFL-book, 1994.

674. *Дюркгейм Э.* О разделении общественного труда. Метод социологии; пер. с фр. — М.: Наука, 1991. — С. 411—527.

675. *Жуков Д. А.* Биология поведения: гуморальные механизмы. — СПб.: Речь, 2007.

676. *Малых С. Б., Гиндина Е. Д., Надысева В. В.* Природа индивидуальных особенностей темперамента в подростковом возрасте // Психологический журнал. — 2004. — № 6 (25). — С. 29—52.

677. *Феофан Затворник.* Толкование на послание к римлянам (http://azbyka.ru/otechnik/ Feofan_Zatvornik/tolkovanie-k-rimljanam/5_3).

678. *Афанасий Великий.* Из бесед на Евангелие от Матфея (http://azbyka.ru/otechnik/ Afanasij_Velikij/Iz_Besed_na_Evangelie_ot_Matfeja/).

679. Акыда ат-тахавийя (изложение суннитского вероучения Имама ат-Тахави).

680. Законы цдаки (http://ru.chabad.org/library/article_cdo/aid/2761613).

681. *Монтень М.* Опыты; пер. с франц.; сост. и вступ. ст. Г. Косикова; прим. Н. Мавлевич. — М.: Правда, 1991.

682. *Эккерман П.* Застольные беседы с Гёте. — М., 1938.

683. *Фергюсон Н.* Империя. Чем современный мир обязан Британии? — М.: Астрель, 2013; Благородный поступок королевы Виктории (http://i-fakt.ru).

## Сутра Отношения Закон Война

684. Сунь-Цзы. Искусство войны; в переводе академика Н. И. Конрада. — М.; Л., 1950.

685. *Плутарх.* Фабий Максим / Плутарх. Сравнительные жизнеописания. — М.: Наука, 1994. — Т. 1.

686. *Кораблев И.* Ганнибал. — М.: Наука, 1981. — С. 115.

687. *Smith J. M.,* Parker's Rule book for animal contests, mostly // Animal Bahaviour. — 2013. — Vol. — 86. — P. 3—9.

688. *Жуков Д. А.* Биология поведения: гуморальные механизмы.— СПб.: Речь, 2007.

689. *Лоренц К.* Агрессия (так называемое «зло»); пер. с нем. — М.: Прогресс, 1994.

690. Трактаты о вечном мире. — М.: Соцэкгиз, 1963.

691. *Чубарьян А. О.* Российский европеизм. — М.: Олма-пресс, 2006. — С. 127—129.

692. *Кант И.* К вечному миру. — М.: Московский рабочий, 1989.

693. *Гегель Г. В. Ф.* Философия истории; пер. с нем. А. М. Водена / *Гегель Г. В. Ф.* Соч. в 14 т.; под ред. и с предисл. Ф. А. Горохова. — М.; Л.: Соцэкгиз 1929— 1959. — Т. VIII.

694. *Лавров П. Л.* Практическая философия Гегеля. Гегелизм. / Философия и социология: Избранные произведения в 2 т. — М.: Мысль, 1965. —Т. 1. — С. 177—338.

695. *Иванов А. А., Воронов В. М.* Негативистская конфликтология: Учебное пособие. — М.: ФЛИНТА, 2014.

696. Правила св. отцов православной церкви с толкованиями (http://www.holytrinitymission.org/books/russian/canons_fathers_nikodim_milosh.htm).

697. *Иоанн Златоуст.* Толкование на пророка Исайю (http://azbyka.ru/otechnik/Ioann_Zlatoust/tolkovanie-na-proroka-isajju/3)

698. *Преподобный Исидор Пелусиот.* Письма: Письмо 102 грамматику Офелию (http://mreadz.com/read-212964/p233).

699. Дхаммапада; пер. с пали, введ. и коммент. В. Н. Топорова; отв. ред. Ю. Н. Рерих. (Серия «Памятники литературы народов Востока»). — М.: Изд-во восточной литературы, 1960.

700. *Иванов А. А., Воронов В. М.* Негативистская конфликтология. — М.: ФЛИНТА, 2014.

701. Тора с комментариями Рамбана: в 5 т. — Изд-во «Пардес», 2014.

702. *Соломон Н.* Иудаизм и этика войны // Международный журнал Красного Креста. — 2005 (июнь). — Т. 87. — № 858.

703. *Барикко А.* Гомер. Илиада. — М.: Иностранка, 2007.

704. *Соколов Д.* Книга сказочных перемен. — М.: Класс, 2005.

## Сутра Ресурс Закон След

705. Ключевые итоги 2016 года и будущее Facebook в 2016—2017 гг. (http://www.aitarget.ru/blog/2016-facebook-2017-2018).

706. *Лябина А.* Топ-5 крупнейших благотворителей мира (http://www.kp.ru/daily/26162.4/3049196/).

707. *Сервантес М. де Сааведра.* Хитроумный идальго Дон Кихот Ламанчский; пер. Н. Любимова. — М.: Художественная литература, 1988. — С. 25.

708. *Руставели Ш.* Витязь в тигровой шкуре. — М.: Художественная литература, 1966.

709. Мусульманка щедра / Женщина в Исламе. (http://muslim-dress.blogspot.ru/2012/02/blog-post_21.html).

710. *Нерсесян Л. В.* Дионисий иконник и фрески Ферапонтова монастыря. — М.: Северный паломник, 2006.

711. *Бондер Н.* Каббала денег. Мистические законы реального управления капиталом. — М.: ЭКСМО, 2005.

712. Там же. — С. 54—57, 230—231.

713. *Чопра Д.* Семь духовных законов успеха. — М.: София, 2009.

714. *Витале Дж.* Величайший секрет как делать деньги. — Минск: Попурри, 2014.

715. *Диоген Лаэртский.* О жизни, учениях и изречениях знаменитых философов. — М.: Мысль, 1979. — С. 86.

716. *Савельев С. В.* Происхождение мозга. — М.: Веди, 2005.

717. *Тарковский А.* Избранное. — М.: Художественная литература, 1982.

718. *Святитель Филарет.* Слова и речи. Т. IV (http://old.stsl.ru/lib/book14/chap302.htm).

719. *Василий Великий.* Симфония по трудам (http://azbyka.ru/otechnik/Vasilij_Velikij/simfonija-po-tvorenijam-svjatitelja-vasilija-velikogo/43).

720. Преподобный Иоанн Кассиан Римлянин (http://azbyka.ru/otechnik/Ioann_Kassian_Rimljanin/kastoru/10_19).

721. Ислам: Энциклопедический словарь. — М.: Наука; Главная редакция восточной литературы, 1991. — С. 74, 202.

722. Пять книг Торы. Первые и последние пророки. Кетувим; текст и пер. под ред. Д. Йосифона. — Иерусалим: Мосад а-рав Кук, 1975—1978 (http://toraonline.ru/).

723. Буддийская энциклопедия (https://vbuddisme.ru/wiki).

724. *Барсамов Н.* Айвазовский в Крыму. — Крым, 1979.

725. *МакКоннелл А.* Давать лучше, чем получать. // Science. — 2010.

726. *Аник Л., Акнин Л., Нортон М., Данн Э.* Радость от дарения: положительные эффекты (и цена) благотворительной деятельности [2009].

727. Пожилые волонтеры получают положительный эффект, делая массаж младенцам. // Journal of Applied Gerontology. — 1998

728. Албанские народные сказки. Серия «Сказки и мифы народов Востока». — М.: Художественная литература, 1989. — С. 35.

## Сутра Ресурс Закон Подарок

729. Законы XII таблиц / Хрестоматия по истории Древнего мира; под ред. академика В. В. Струве. — Т. III: Рим. — М., 1953.— С. 21—33.

730. *Гребер Д.* Долг: первые 5000 лет истории; пер. с англ. А. Дунаева. — М.: AdMarginem, 2015. — С. 15.

731. *Hamilton W. D.* The genetical theory of social behavior (1 and 2) // Journal of Theoretical Biology. — 1964. — № 7. — P. 1–16, 17–32.

732. *Палмер Дж., Палмер Л.* Эволюционная психология. Секреты поведения Homo sapiens. — СПб.: ПраймЕврознак, 2003.

733. *Мак-Фарленд Д.* Поведение животных: Психобиология, этология и эволюция; пер. с англ. — М.: Мир, 1988.

734. *Trivers R. L.* The evolution of reciprocal altruism // Quart Rev. Biology. — 1971. — Vol. 46. — P. 35—57.

735. *Мак-Фарленд Д.* Поведение животных: Психобиология, этология и эволюция; пер. с англ. — М.: Мир, 1988.

736. *Толпыго К. Б.* Термодинамика и статистическая физика. — Киев: Изд-во Киевского ун-та, 1966; *Климонтович Ю. Л.* Статистическая теория открытых систем, в 3 т. Т. 3: Физика квантовых открытых систем. — М.: Янус-К, 2001.

737. *Хинчин А. Я.* Математические основания статистической механики. — Изд-во: Регулярная и хаотическая динамика, 2003.

738. *Луций Анней Сенека.* Нравственные письма к Луцилию; пер. с лат. С. А. Ошерова; отв. ред. М. Л. Гаспаров. — М.: Наука, 1977. — С. 36.

739. *Лайтман М.* Прощение долгов — последнее лекарство экономики (http://blogd2.kbb1.com/crisis/72275.html).

740. Второе наставление — принцип щедрости / Буддаяна. Путь Будды (http://buddhayana.ru).

741. *Линч Дж. М.* Щедрость — буддийская перспектива / Буддизм Алмазного Пути (http://www.buddhism.ru/shhedrost-buddiyskaya-perspektiva/).

742. Щедрый и скупой: Казахские народные сказки (http://l-skazki.ru/kazakhskie/2727-shchedryj-i-skupoj.html).

743. *Мосс М.* Очерк о даре. Форма и основания обмена в архаических обществах / Мосс М. Общество. Обмен. Личность: Труды по социальной антропологии. — М.: Восточная литература РАН, 1996. — С. 83—222.

744. *Семенов Ю. И.* Введение во всемирную историю. Вып. 2: История первобытного общества. — М.: МФТИ, 1998.

745. *Клонц Б.* Есть ли у вас денежные нарушения? [2010]; *Нго Ш.* Вещи, которые нужно всем знать, перед тем как дать деньги в долг другу или родственнику [2015].

746. *Аник Л., Акнин Л., Нортон М., Данн Э.* Радость от дарения: положительные эффекты (и цена) благотворительной деятельности [2009].

747. *Тарковский А.* Избранное. — М.: Художественная литература, 1982.

## Сутра Ресурс Закон Деньги

748. *Маркс К.* Капитал. Критика политической экономии. — М.: ЭКСМО, 2010.

749. *Камчесс А.* Семь ошибочных убеждений про деньги (http://www.aum.news/novosti/2205-7-oshibochnyh-ubezhdeniy-pro-den-gi).

750. *Шоу Б.* Пигмалион / Шоу Б. Полн. собр. пьес: в 6 т. — М.: Искусство, 1980. — Т. 4. — С. 209.

751. *Каппони Н.* Макиавелли; пер. с англ. — М.: Вече, 2012.

752. *Макиавелли Н.* Государь. — М.: РИПОЛ классик, 2015. — С. 27.

753. *Ландау Л. Д., Лифшиц Е. М.*Теоретическая физика, 5-е изд. — М.: Физматлит, 2004. — Т. I: Механика; *Сивухин Д. В.* Общий курс физики. — Т. I: Механика. § 22. Работа и кинетическая энергия. — М.: Наука, 1979. — С. 131.

754. *Шмутцер. Э.* Симметрии и законы сохранения в физике. — М.: Мир, 1974.

755. *Бондер Н.* Каббала денег. Мистические законы реального управления капиталом. — М.: ЭКСМО, 2005.

756. *Лайтман М.* Все о деньгах. Ч. 1 (http://www.kabbalah.info/rus/content/view/frame/54712?/rus/content/view/full/54712&main).

757. Мифологический словарь; гл. ред. Е. М. Мелетинский — М.: Советская энциклопедия, 1990.

758. *Св. Лука Войно-Ясенецкий.* Толкование на Евангелие от Луки (http://lepta-kniga.ru/ncd-0-49-695/gospel.html).

759. *Мак-Фарленд Д.* Поведение животных: Психобиология, этология и эволюция; пер. с англ. — М.: Мир, 1988.

760. *Packer C.* Reciprocal altruism in Papio Anubis // Nature. — 1977. — Vol. 265. — P. 441—443; *Палмер Дж., Палмер Л.* Эволюционная психология. Секреты поведения Homo sapiens. — СПб.: ПраймЕврознак, 2003.

761. *Зіммель Г.* Філософія грошей; пер. з нім. — К.: Промінь, 2010.

762. *Прудон П. Ж.* Что такое собственность, или Исследование о принципе права и власти; пер. с фр. Е. и И. Леонтьевых; вступ. ст. А. Ю. Федорова; 2-е изд., доп. — М.: URSS, 2010.

763. *Маркс К.* Економічно-філософські рукописи 1844 року / Маркс К., Енгельс Ф. З ранніх творів. — К.: Політвидав України, 1973. — С. 520—532.

764. *Вебер М.* Протестантская этика и «дух капитализма / Вебер М. Избранные произведения; пер. с нем.; сост., общ. ред. и послесл. Ю. Н. Давыдова; предисл. П. П. Гайденко. — М.: Прогресс, 1990. — С. 44—306.

765. *Зомбарт В.* Торгаши и герои. Раздумья патриота / Зомбарт В. Собр. соч.: в 3 т. —— М.: Владимир Даль, 2005. — Т. 2. — С. 8—104.

766. *Шумпетер Й.* Теория экономического развития / Шумпетер Й. Исследование предпринимательской прибыли, капитала, кредита, процента и цикла конъюнктуры; пер. с нем. В. С. Автономова и др.; вступ. ст. и общ. ред. А. Г. Милейковича. — М.: Прогресс, 1982.

767. *Хайнз Б.* 21 причина, почему цели важны [2013].

768. *Ренан Э.* Жизнь Иисуса; пер. с фр. Е. В. Святловского. — М.: Вся Москва, 1990.

769. *Монтень М.* Опыты; пер. с франц.; сост. и вступ. ст. Г. Косикова; прим. Н. Мавлевич. — М.: Правда, 1991.

770. *Бэкон Ф.* Соч. в 2 т.; пер. 3. Е. Александровой, А. Н. Гутермана, С. Красильщикова, Е. С. Лагутина, Н. А. Федорова; сост., общ. ред. и вступ. статья А. Л. Субботина. — М.: Мысль, 1972.

771. Курдские сказки, легенды и предания. — М.: Наука, 1989.

## Сутра Ресурс Закон Труд

772. *Дятликович В.* Золотая лихорадка: как богатели на тех, кто пытался разбогатеть на золоте (http://style.rbc.ru/view/571f2cfe9a79473d66b8363e); Золотая лихорадка в Калифорнии (http://www.goldomania.ru/articles/gold_rush_in_california.html).

773. Исламский банк: где в мире предлагают беспроцентные ссуды? (http://muslimeco.ru/opubl/157).

774. *Вебер М.* Протестантская этика и дух капитализма / Вебер М. Избранные произведения; пер. с нем.; сост., общ. ред. и послесл. Ю. Н. Давыдова; предисл. П. П. Гайденко. — М.: Прогресс, 1990.

775. *Фейнман Р., Лейтон Р., Сэндс М.* Фейнмановские лекции по физике. Т. 1: Современная наука о природе. Законы механики. — М.: Мир, 1965.

776. *Шамбадаль П.* Развитие и приложение понятия энтропии. — М.: Наука, 1967.

777. *МакДоналд Д.* Введение в физику шумов и флуктуаций. — М.: Мир, 1964. *Гленсдорф П., Пригожин И.* Термодинамическая теория структуры, устойчивости и флуктуаций. — М., 1973.

778. *Петров Ю., Спиридонова Е.* Баффет Уоррен // Управление персоналом. — 2008. — № 24.

779. Правила Святых Апостолов и Вселенских Соборов (http://azbyka.ru/otechnik/Nikodim_Milash/pravila-svjatyh-apostolov-i-vselenskih-soborov-s-tolkovanijami/29).

780. *Симпкинс Ал., Симпкинс Ан.* Буддизм. — М.: София, 2006.

781. *Кассер Т.* Быть или иметь? Психология культуры потребления [2015]; *МакЭлрой Д.* Никогда не сдавайтесь: вы можете быть к цели ближе, чем вы думаете [2012].

782. Грузинская народная сказка «Заработанный рубль» (http://www.everychild.ru/gruzinskie/gruzinskaya-narodnaya-skazka-zarabo)

783. *Тойнби А.* Пережитое. — М.: Айрис-Пресс, 2003.

## Сутра Ресурс Закон Ресурс

784. Создание техник в НЛП / Центр современных НЛП технологий (http://www.center-nlp.ru/library/s52/sozdanie_tehnik.html?current_book_page=all).

785. *Ландау Л. Д., Лифшиц Е. М.* Теоретическая физика, 5-е изд. — М.: Физматлит, 2004. — Т. I: Механика; *Тарг С. М.* Потенциальная энергия / Физическая энциклопедия: в 5 т. — М.: Большая советская энциклопедия; Большая Российская энциклопедия, 1988—1999. — Т. 4.

786. *Бах Р.* Чайка по имени Джонатан Ливингстон. М.: Азбука-Классика, 2005.

787. *Комиссарова М.* Ресурсы личности / Психоалхимия (http://psychoalchemy.ru/resursi-lichnosti/).

788. *Ясперс К.* Философия: в 3 т. Т. 2: Просветление экзистенции. — М.: Канон+, 2012.

789. Компендиум социального учения католической церкви; пер. В. Тимофеевой, ред. О. Карпова. — М.: Paoline, 2006.

790. *Блер Т. Шредер Г.* Третий путь // Товарищ. — 2004. — № 34—35. — С. 24—45.

791. *Хёффе О.* Политика, право, справедливость: Основоположения критической философии права и государства; пер. В. С. Малахова при участии Е. В. Малаховой. — М.: Гнозис, 1994.

792. Что собой представляют внутренние ресурсы? / Внутренний мир человека (http://tomalogy.org/nlp/chto-soboj-predstavlyayut-vnutrennie-resursy.html).

793. Джек Лондон // ВикипедиЯ. Свободная энциклопедия (https://ru.wikipedia.org/wiki/).

794. Учить меньше, запоминать лучше: 8 удивительных фактов о работе памяти (http://www.aum.news/nauka/2380-uchit-men-she-zapominat-luchshe-8-udivitel-nyh-faktov-o-rabote-pamyati).

795. *Хоружая А.* Феноменальная память доступна каждому (http://www.aum.news/nauka/2380-uchit-men-she-zapominat-luchshe-8-udivitel-nyh-faktov-o-rabote-pamyati).

796. *Тойнби А. Дж.* Постижение истории. — М.: Айрис-Пресс, 2002; Тойнби Арнольд Джозеф // Современная западная философия: Словарь; сост. В. С. Малахов, В. П. Филатов. — М.: Политиздат, 1991; *Ивин А.* Философия истории (http://www.gumer.info/bibliotek_Buks/History/Ivin/_02.php).

797. *Агаджанян Н. А., Тель Л. З., Циркин В. И., Чеснокова С. А.* Физиология человека: Учебник; 4-е изд. — М.: Медицинская книга, Новгород: НГМА, 2003.

798. *Селье Г.* Очерки об адаптационном синдроме. — М.: Наука, 1972; *Кокс Т.* Стресс. М.: Медицина, 1981; *Аршавский И. А.* Физиологические механизмы и закономерности индивидуального развития. — М.: Наука, 1982; *Тодоров И. Н., Тодоров Г. И.* Стресс, старение и их биохимическая коррекция; под ред. С. М. Алдошина. — М.: Наука, 2003.

799. *Браданбер К.* Вы — плацебо: выздороветь, изменяя свои мысли. — М., 2014; *Массакрие М.* Страх перемен — сопротивление счастью. — М., 2013.

800. *Гродски Д.* Стресс как позитив. — М., 2013.

801. Основы христианской веры [http://azbyka.ru/otechnik/Nikolaj_Pestov/sovremennaja-praktika-pravoslavnogo-blagochestija-tom-1/1_4_5].

802. *Св. Григорий Палама*. Омилии [http://predanie.ru/grigoriy-palama-svyatitel/book/69154-grigoriy-palama-omilii/#toc10].

803. *Вебер М.* Протестантская этика и «дух капитализма / Вебер М. Избранные произведения; пер. с нем.; сост., общ. ред. и послесл. Ю. Н. Давыдова; предисл. П. П. Гайденко. — М.: Прогресс, 1990. — С. 44—306; *Оганесян А.* Реформация и протестантская этика // Актуальная политика — Вып. 1. (Декабрь 2006 — январь 2007).

804. *Лайтман М.* Душа — кли (желание). Свет — часть Творца (http://www.laitman.ru/kabbalah/200.html).

805. *Лайтман М.* Если есть путь — есть управляющий им. (http://www.kabbalah.info/rus/content/view/frame/54076?/rus/content/view/full/54076&main).

806. *Годжурова С. А., Муклева О. Д.* Психолого-педагогические идеи буддизма в духовно-нравственном воспитании личности (http://cyberleninka.ru/article/n/psihologo-pedagogicheskie-idei-buddizma-v-duhovno-nravstvennom-vospitanii-lichnosti).

807. *Стеб О.* Сейчас происходит кризис человеческих ресурсов: Кен Робинсон о поисках себя и правильном выборе (https://theoryandpractice.ru/posts/5441-seychas-proiskhodit-krizis-chelovecheskikh-resursov-ken-robinson-o-poiskakh-sebya-i-pravilnom-vybore).

808. *Рош К.* Реализовать свой потенциал: 10 секретов к успеху. — М., 2016.

## Сутра Ресурс Закон Настоящее

809. *Ричардс Д.* Синдром отложенной жизни (http://www.aum.news/psikhologiya/1426-sindrom-otlozhennoy).

810. *Фромм Э.* Иметь или быть?; пер. с англ. Э. Телятниковой. — М.: АСТ, 2008.

811. *Маркс К.* Экономически-философские рукописи 1844 г. / Маркс К., Энгельс Ф. Соч., 2-е изд. — М.: Политиздат, 1975—1981. — Т.42. — С. 41—174.

812. *Фрейд З.* Введение в психоанализ: Лекции; пер. с нем. Г. В. Барышниковой; лит. ред. Е. Е. Соколовой, Т. В. Родионовой. — М.: Наука, 1989.

813. *Луций Анней Сенека.* Нравственные письма к Луцилию; пер. с лат. С. А. Ошерова; отв. ред. М. Л. Гаспаров. — М.: Наука, 1977.

814. *Вебер М.* Протестантская этика и «дух капитализма / Вебер М. Избранные произведения; пер. с нем.; сост., общ. ред. и послесл. Ю. Н. Давыдова; предисл. П. П. Гайденко. — М.: Прогресс, 1990. — С. 44—306.

815. Скитский патерик (http://www.eparhia-saratov.ru/Content/Books/159/37.html).

816. *Василий Великий*. Письмо 22 (http://www.odinblago.ru/vas_vel_t6/22).

817. *Невидимая брань*: Гл. 20 (https://azbyka.ru/otechnik/Nikodim_Svjatogorets/nevidimaja-bran/1_22).

818. *Несвитский А.* Что такое жить настоящим (http://www.aum.news/meditatsiya/2471-chto-takoe-zhit-nastoyaschim).

819. Десять советов от Будды, как жить настоящей жизнью (https://miridei.com/sucess-ideas/success-secrets/10_sovetov_ot_buddy_kak_zhit_nastoyaschej_zhiznyu/).

820. *Карнеги Д.* Как перестать беспокоиться и начать жить; пер. с англ. З. П. Вольской. — М.: Оникс, 1994.

821. Техники осознанности «здесь и сейчас» (http://www.aum.news/meditatsiya/2639-tehniki-osoznannosti-zdes-i-seychas).

822. *Лайтман М.* Основы Каббалы. — М., 2003.

823. Некоторые правила чтения Торы (http://ru.chabad.org/library/article_cdo/aid/3313713).

824. *Тобес И.* Всегда недоволен. — М., 2003; *Фразер С.* Будьте счастливыми сейчас. — М., 2016.

825. *Бикнелл Дж.* Гедонистическая адаптация: ко всему ли мы привыкаем? (https://monocler.ru/gedonisticheskaya-adaptatsiya-i-vyihodyi-iz-nee/).

826. *Тобес И.* У меня есть все для счастья, но… — М., 2013.

827. *Фромм Э.* Иметь или быть?; пер. с англ. Э. Телятниковой. — М.: АСТ, 2008.

828. *Омар Хайям.* Рубаи; пер. О. Румера и И. Тхоржевского. — М., 1955.

829. Сказки о мастерах и ремеслах. — М.: Редкая птица, 2015.

## Сутра Ресурс Закон Обязательство

830. *Браун Г.* Письмо дочери (https://marketium.ru/nikto-nichego-ne-dolzhen/).

831. *Гриндер Д., Бэндлер Р.* Формирование транса; пер. с англ. — М.: Каас, 1994. — С. 250—263. [*Милтон-модель* — это способы конструирования предложений таким образом, чтобы то поведение, которого мы хотим добиться от собеседника, воспринималось непосредственно его подсознанием. Сознание при этом улавливает только искусную расплывчатость. Названа по имени известного американского гипнотизера, специалиста по недирективному гипнозу Милтона Эриксона].

832. *Толпыго К. Б.* Термодинамика и статистическая физика. — Киев: Изд-во Киевского ун-та, 1966; *Климонтович Ю. Л.* Статистическая теория открытых систем, в 3 т. Т. 3: Физика квантовых открытых систем. — М.: Янус-К, 2001.

833. *Хинчин А. Я.* Математические основания статистической механики. — Изд-во: Регулярная и хаотическая динамика, 2003.

834. *Поппер К. Р.* Открытое общество и его враги: в 2 т. — Т.1: Чары Платона. — М.: Феникс; Международный фонд «Культурная инициатива», 1992.

835. *Кант И.* Критика практического разума / Кант И. Соч. в 6 т. — М.: Мысль, 1963—1966. — Т. 4. — С. 120—195.

836. *Кант И.* Основы метафизики нравственности / Кант И. Соч. в 6 т. — М.: Мысль, 1963—1966. — Т.4. — С. 211—310.

837. *Кант И.* Ответ на вопрос: что такое Просвещение? / Кант И. Соч. в 6 т . — М.: Мысль, 1963—1966. — Т. 6. — С. 25—35.

838. *Хабермас Ю.* Вовлечение другого. Очерки политической теории; пер. с нем. Ю. С. Медведева; под ред. Д. В. Скляднева. — СПб.: Наука, 2001.

839. *Св. Иоанн Дамаскин.* Точное изложение православной веры. Кн. 3, гл. XIV (http://www.biblioteka3.ru/biblioteka/ioann_damask/kniga_3/txt02.html).

840. Наставления Святого Макария Великого о христианской жизни, выбранные из его бесед (http://omsk-eparhiya.ru/orthodoxbasics/Osnovi/Dobrotolyubie/dobrl01/txt08.htm).

841. *Лайтман М.* Тринадцать вещей, которых вы не знали о каббале / Каббала, наука и смысл жизни (http://www.laitman.ru/kabbalah/193861.html).

842. *Шохин В. К.* Дхарма // Философия буддизма: Энциклопедия. — М.: Восточная литература; Ин-т философии РАН, 2011. — С. 308—309.

843. *Приер Н.* Стать взрослым. — М., 1994.

844. *Хевез С.* Осколок дома. — М., 2008.

845. Бюро Ж. Право быть. — М., 2007.

846. *Агаджанян Н. А., Тель Л. З., Циркин В. И., Чеснокова С. А.* Физиология человека: Учебник; 4-е изд. — М.: Медицинская книга, Новгород: НГМА, 2003; *Симонов П. В.* Высшая нервная деятельность человека. Мотивационно-эмоциональные аспекты. — М.: Наука, 1975.

847. Легенда о Тристане и Изольде. — М.: Наука, 1976.

## **Сутра Ресурс** Закон Желание

848. *Диоген Лаэртский.* О жизни, учениях и изречениях знаменитых философов; пер. с древнегреч. — М.: Мысль, 1979. — С. 433.

849. *Щуцкий Ю. К.* И-цзин. Китайская классическая «Книга перемен». — Ростов-на-Дону: Феникс, 1998.

850. *Геродот.* Поликрат (Отрывки): Пер. Ф. Г. Мищенко / Хрестоматия по античной литературе; в 2 т. Т. 1: Греческая литература. — М.: Просвещение, 1965; *Гаспаров М. Л.* Занимательная Греция: Рассказы о древнегреческой культуре. — М.: Новое литературное обозрение, 2000.

851. *Агаджанян Н. А., Тель Л. З., Циркин В. И., Чеснокова С. А.* Физиология человека: Учебник; 4-е изд. — М.: Медицинская книга; Новгород: НГМА, 2003; *Olds J., Milner P.* Positive reinforcement produced by electrical stimulation of the septal area and other regions of the brain // Journal of Comparative and Physiological Psychology. — 1954. — Vol. 47. — P. 419—427.

852. *Бехтерева Н. П.* Здоровый и больной мозг человека. — Л.: Наука, 1980; Руководство по психиатрии; в 2 т.; под ред. А. С. Тиганова. М.: Медицина, 1999. — Т. 2.

853. Иоанн Златоуст. Толкование на Евангелие (http://pda.ekzeget.ru/glava_tolk.php?kn=mk&gl=10&marker_st=&tolk=%C8%EE%0%ED%ED%20 %C7%EB%E0%F2%EE%F3%F1%F2%20%F1%E2%F2).

854. *Гусев Д.* Популярная философия: Учебное пособие. — М.: Прометей, 2005.

855. Третье наставление — от страстного желания к удовлетворенности // Путь Будды (http://buddhayana.ru/удовлетворенности.html).

856. *Лайтман М.* Основы каббалы. — М., 2003.

857. *Гриндер Д., Бэндлер Р.* Формирование транса; пер. с англ. — М.: Каас, 1994. — С. 250—263.

858. Постмодернизм: Энциклопедия. — Минск: Интерпрессервис; Книжный Дом, 2001.

859. *Даль В. И.* Пословицы русского народа; в 2 т. — М.: Художественная литература, 1989. — Т. 1. — С. 107.

860. 7 правил, благодаря которым исполняются желания. http://praktikdelosvet.ru/pritchi-tcitaty-mudrost/7-pravil-blagodarya-kotorym-ispolnyayutsya-zhelaniya

861. *Брайт Е.* Стань хозяином своей жизни. http://ligis.ru/librari/2538.htm

## Сутра Ресурс Закон Инь-Ян

862. *Чалдини Р., Кенрик Д., Нейберг С.* Социальная психология. Пойми других, чтобы понять себя! — Агрессия — СПб.: Прайм-Еврознак, 2002.

863. *Щуцкий Ю. К.* И-цзин. Китайская классическая «Книга перемен». — Ростов-на-Дону: Феникс, 1998.

864. Дао: Гармония мира. — М.: ЭКСМО-Пресс; Харьков: Фолио, 2000.

865. *Платон.* Пир / Платон. Соч. в 4 т.; под общ. ред. А. Ф. Лосева, В. Ф. Асмуса. — СПб.: Изд-во С.-Петерб. ун-та; Изд-во Олега Абышко, 2007. — Т. 2. — С. 97—161.

866. *Ницше Ф.* Так говорил Заратустра / Соч. в 2 т. — Т. 2. — М.: Мысль, 1990.

867. *Лу А.-С.* Эротика; пер. с нем. Л. Гармаш и З. Венгеровой. — М.: Культурная революция, 2012.

868. *Жуков Д. А.* Биология поведения: гуморальные механизмы. — СПб.: Речь, 2007.

869. *Trivers R. L.* The evolution of reciprocal altruism // Quart Rev. Biology. — 1971. — Vol. 46. — P. 35—57.

870. *Maynard Smith J.* The ecology of sex / Behavioural Ecology: an Evolutionary Approach; eds. J. R. Krebs, N.B. Davies. — Oxford: Blackwell Scientific Publication, 1978.

871. Сальвадор Дали. Дневник одного гения. — М.: Искусство, 1991.

872. *Хайат С.* Двадцать хадисов о благословениях для женщин (http://islam-today.ru/ zhenshhina_v_islame/20-hadisov-o-zensinah).

873. Брак в иудаизме // ВикипедиЯ. Свободная энциклопедия (https://ru.wikipedia.org/wiki).

874. Брак, развод и положение женщины с точки зрения иудаизма / Предисловия и примечания к изданию Торы с комментарием Сончино (http://www.machanaim.org/tanach/_snch-ow/csoe_d_5.htm#IV).

875. *Ерухова О.* Женщина в буддийской традиции. Ч. 1 (https://www.proza.ru/2007/11/13/32).

876. Дигха Никая 31. Сигаловада сутта Беседа с Сигалой / Кодекс дисциплины для мирянина (http://www.dhamma.ru/canon/index.html).

877. *Донирова Г.* Институт семьи в буддизме // Семья в религиозных традициях мира. Материалы Первой международной научно-практической конференции. — М., 2014.

878. *Дал М., Дерзцо К., Росс Д. Г.* Отцовство и стиль управления: как дети мужчин-руководителей влияют на зарплаты сотрудников в их компаниях. — М., 2012.

879. *Копловиц К.* Эффект женщин: женщины оказывают большее влияние на поведение мужчин, чем считалось ранее. — М., 2013.

880. *Грант А.* Почему мужчинам нужны женщины. — М., 2013.

## Сутра Слово Закон Мечта

881. *Ленц Т.* Наполеон: «Моя цель была великой». — М.: Астрель, 2003; *Манфред А. З.* Наполеон Бонапарт. — М.: Мысль, 1987.

882. *Берн Р.* Тайна (The Secret). — М.: Эксмо, 2010.

883. *Коэльо П.* Алхимик. — М.: АСТ, 2008.

884. *Берн Р.* Тайна (The Secret). — М.: ЭКСМО, 2010.

885. *Кемпфер Ф.* Основные положения квантовой механики. — М.: Мир, 1967; *Паули В.* Общие принципы волновой механики. — М.: ОГИЗ, 1947; *Блохинцев Д. И.* Принципиальные вопросы квантовой механики. — М.: Наука, 1966.

886. Берн Р. Тайна (The Secret). — М.: ЭКСМО, 2010.

887. *Сумирэ Н.* Легкие шаги к мечте. Дневник ученицы мага (https://books.google.ru/books?id= xb0wBQAAQBAJ&printsec=frontcover&hl=ru#v=onepage&q&f=false)

888. *Остин Дж.* Избранное; пер. с англ. Л. Б. Макеевой, В. П. Руднева. — М.: Идея-Пресс; Дом интеллектуальной книги, 1999.

889. *Серль Дж.* Рациональность в действии; пер. с англ. А. Колодия, Е. Румянцевой. — М.: Прогресс-Традиция, 2004; *Searle J. R.* Intentionality: an Essay in the Philosophy of Mind. — Cambridge University Press, 1983; *Searle J. R.* The Construction of Social Reality. — New York: The Free Press, 1995.

890. Речи, которые изменили мир. — М.: Манн, Иванов и Фербер, 2014.

891. *Бах Р.* Иллюзии (http://lib.ru/RBACH/illuzii.txt_with-big-pictures.html).

892. *Бекер Д.* Говорите о своих мечтах [2015].

893. *Боруки Б.* Пять шагов для осуществления мечты [2013]; *Максвелл Д.* Какая твоя мечта? [2009].

894. *Сеченов И. М.* Избранные произведения в 2 т. — М.: Изд-во АН СССР, 1952—1956; *Сеченов И. М., Павлов И. П., Введенский Н. Е.* Физиология нервной системы. Избранные труды; под. ред. акад. К. М. Бікова. — М.: Медгиз, 1952.

895. *Харченко П. Д., Чайченко Г. М.* Физиология высшей нервной деятельности. — Киев: Вища школа, 1977.

896. *Чайлд Г.* Расцвет и падение древних цивилизаций. Далекое прошлое человечества. — М.: Центрполиграф, 2012.

897. *Вебер М.* Протестантская этика и «дух капитализма / Вебер М. Избранные произведения; пер. с нем.; сост., общ. ред. и послесл. Ю. Н. Давыдова; предисл. П. П. Гайденко. — М.: Прогресс, 1990. — с. 44—306.

898. *Мирзамагомедова И.* Как научиться контролировать свои мечты, чтобы они не приносили вред (http://www.islam.ru/content/obshestvo/41350).

899. Хадис от Абу Хурайры; св. х. Ахмада, аль-Бухари (филь-адаб), аль-Байхакы.

900. Духовная Каббала, или Источник мудрости. Наполнение наших желаний (http://www. oculus.ru/blog.php?id=8368).

901. Смысл жизни в буддизме (https://www.gotquestions.org/Russian/Russian-Hinduism.html); Что такое индуизм и во что верят индуисты? (https://www.gotquestions.org/Russian/ Russian-Hinduism.html)

902. *Даль В. И.* Пословицы русского народа; в 2 т. — М.: Художественная литература, 1989; *Таранов П. С.* Мудрость трех тысячелетий. — М.: АСТ, 1998.

## Сутра Слово Закон Молчание

903. *Ожегов С. И., Шведова Н. Ю.* Толковый словарь русского языка: 80 000 слов и фразеологических выражений; Российская Академия наук, Институт русского языка им. В. В. Виноградова; 4-е изд., доп. — М.: Азбуковник, 1999.

904. *Жуков Д. А.* Биология поведения: гуморальные механизмы.— СПб.: Речь, 2007.

905. *Москвин В. А., Москвина Н. В.* Межполушарные асимметрии и индивидуальные различия человека. — М.: Смысл, 2011.

906. *Кокс Т.* Стресс. — М.: Медицина, 1981; *Тодоров И. Н., Тодоров Г. И.* Стресс, старение и их биохимическая коррекция; под ред. С. М. Алдошина. — М.: Наука, 2003.

907. Великие русские старцы. — Краматорск, 2004; Человеческая целостность и встреча культур. — Киев: Дух и литера, 2007.

908. *Тютчев Ф. И.* Полн. собр. стихотворений. — Л.: Советский писатель, 1987.

909. Притча «Об этом нельзя говорить прямо» (http://spiritual.ru/lib/pri_pryam.html).

910. Житие преподобного Сисоя Великого (http://idrp.ru/zhitiya-svyatih-lib637/).

911. Невидимая брань: Гл. 12 (https://azbyka.ru/otechnik/Nikodim_Svjatogorets/nevidimaja-bran/2_12).

912. Молчание — это мудрость, но мало кто его хранит (http://islamdag.ru/verouchenie/23336).

913. Энциклопедия ислама (http://hadis.info/saxix-al-dzhami-as-sagir-xadisy-901-1000/19614/).

914. *Лефф Б.* Ценность молчания (http://www.evrey.com/sitep/psychology/arkhiv.php3?menu=r259).

915. Книга Мишлей. Притчи царя Шломо. Гл. 10, ст. 19 (http://www.evrey.com/sitep/psychology/arkhiv.php3?menu=r259).

916. *Хинчин А. Я.* Математические основания статистической механики. — Изд-во: Регулярная и хаотическая динамика, 2003.

917. *Ландау Л. Д., Лифшиц Е. М.* Теоретическая физика, 5-е изд. — М.: Физматлит, 2004. — Т. I: Механика.

918. *Климонтович Ю. Л.* Статистическая теория открытых систем, в 3 т. Т. 3: Физика квантовых открытых систем. — М.: Янус-К, 2001.

919. Свод древнейших письменных известий о славянах. — М.: Восточная литература, 1995.

920. *Корто П.* Хорошо ли делиться своими планами с другими? [2014]; *Wicklund R. A., Gollwitzer P. M.* Symbolic self-completion. — Hillsdale, N.J.: Lawrence Erlbaum, 1982.

921. *Сиверс Д.* Разглашение ваших планов делает вас менее мотивированными [2009].

922. *Рей Л.* Почему лучше промолчать о планах [2015].

## Сутра Слово Закон Отрицание

923. *Дедюхина А.* НЛП: три волшебных буквы (http://soob.ru/n/2000/5/a/12).

924. *Кэрролл Л.* Алиса в Стране чудес. — М.: Росмэн-Пресс, 2009.

925. *Curtis W.* Bootleg Paradise / American Heritage (http://www.americanheritage.com/node/61839).

926. *Берн Р.* Тайна (The Secret). — М.: ЭКСМО, 2010.

927. Там же.

928. Адыгейские сказки и легенды. — М.: Наука, 1983.

929. *Данилова Н. Н., Крылова А. Л.* Физиология высшей нервной деятельности. — Ростов-на-Дону: Феникс, 2005; *Харченко П. Д., Чайченко Г. М.* Физиология высшей нервной деятельности. — Киев: Вища школа, 1977.

930. *Фрит К.* Мозг и душа: Как нервная деятельность формирует наш внутренний мир; пер. с англ. П. Петрова. — М: Астрель: CORPUS, 2010

931. *Соловьев Л.* Повесть о Ходже Насреддине. — Л.: Лениздат, 1980.

932. *Фихте И. Г.* Основа общего наукоучения / Фихте И. Г. Соч. в 2 т. — СПб.: Мифрил, 1993. — Т. I. — С. 65–337.

933. *Плеснер Г.* Ступени органического и человек: Введение в философскую антрополо-гию. — М.: Российская политическая энциклопедия, 2004.

934. *Яковлев Л.* Суфии: Восхождение к истине.— М.: ЭКСМО, 2003.

935. *Барух Подольский.* Отрицательные частицы в иврите (http://www.slovar.co.il/index-136.html).

936. Запретительные и повелительные заповеди (https://toldot.ru/zapretiPoveleniya.html).

937. Догматическое богословие (https://azbyka.ru/otechnik/Oleg_Davydenkov/dogmaticheskoe-bogoslovie/13_2_3).

938. Дары и анафемы. Что христианство привнесло в мир (https://azbyka.ru/dary-i-anafemy-chto-xristianstvo-prineslo-v-mir).

939. *Гурская С.* Почему частица «НЕ» не воспринимается подсознанием / Психология и соционика (http://psy-resource.com/pochemu-chastica-ne-ne-vosprinimaetsya-podsoznaniem/).

940. *Жирак А.* Инструкции в позитиве [2016]; *Бичин А.* Почему наше подсознание не воспри-нимает частицу «НЕ»? (http://www.perunica.ru/vsako/7019-pochemu-nashe-podsoznanie-ne-vosprinimaet-chasticu-ne.html).

## Сутра Слово Закон Долг

941. *Хемингуэй Э.* Избранное. — Кишинев: Картя Молдовеняскэ, 1974.

942. *Кант И.* Критика практического разума. — Л.: Наука; Ленинградское отделение, 2007.

943. *Нарский И. С.* Иммануил Кант. — М.: Мысль, 1976.

944. *Кант И.* Критика практического разума. — Л.: Наука; Ленинградское отделение, 2007.

945. *Фрейд З.* Введение в психоанализ: Лекции; пер. с нем. Г. В. Барышниковой; лит. ред. Е. Е. Соколовой, Т. В. Родионовой. — М.: Наука, 1989.

946. *Олсон М.* Логика коллективных действий. Общественные блага и теория групп; пер. с англ. Е. Окороченко. — М.: Фонд Экономической Инициативы, 1995.

947. *Кубедду Р.* Политическая философия австрийской школы. — М.: ИРИСЭН, 2008.

948. *Хаек Ф. А.* Пагубная самонадеянность. Ошибки социализма. — М.: Новости-Catallaxy, 1992; *Halfon M. S.* Integrity. A Philosophical Inquiry. — Philadelphia: Temple University Press, 1989.

949. *Шелер М.* Формализм в этике и материальная этика ценностей / Шелер М. Избранные произведения. — М.: Гнозис, 1994. — С. 218—279.

950. *Ницше Ф.* Так говорил Заратустра / Соч. в 2 т. — Т. 2. — М.: Мысль, 1990.

951. *Иоанн Златоуст.* Толкование на Евангелие от Иоанна (http://bible-teka.com/zlatoust/43/15/).

952. *Рубченкова Ж.* Лицемеры нашего времени / Ислам для всех (http://islam.com.ua/etika/1659-licemery-nashego-vremeni).

953. *Пиотровский М. Б.* ал-Джанна / Ислам: энциклопедический словарь; отв. ред. С. М. Прозоров. — М.: Наука; Главная редакция восточной литературы, 1991. — С. 59–60.

954. *Зильберг М.* Закон и этика (http://www.machanaim.org/ustntora/zilb/zakon.htm).

955. Второе наставление — принцип щедрости (http://buddhayana.ru/принцип-щедрости.html).

956. *Дрейер Д.* Живете ли вы для любви, страха или долга? — М., 2014; *Марши К.* Эти долги, которые портят нам жизнь. — М., 2002.

957. *Фредриксон Б.* Роль позитивных эмоций в позитивной психологии. — М., 2001.

## Сутра Слово Закон Позитивность

958. *Губанов А.* Невидимое оружие Скотленд-Ярда. Как относятся лондонцы к жизни под прицелом видеокамер (http://www.moscowtorgi.ru/news/bolshaia_dvadtcatka/64/).

959. *Душенко К. В., Багриновский Г. Ю.* Большой словарь латинских цитат и выражений. — М.: ЭКСМО; ИНИОН РАН, 2013.

960. То, что мы говорим про других, на самом деле отображает нас / Новости науки, здоровья и космоса на портале GlobalScience.ru, 05.08.2010 (http://globalscience.ru/article/read/18212/).

961. *Эккермман П..* Разговоры с Гёте. — Ереван, 1988.

962. *Фрит К.* Мозг и душа: Как нервная деятельность формирует наш внутренний мир; пер. с англ. П. Петрова. — М: Астрель: CORPUS, 2010

963. *Данилова Н. Н., Крылова А. Л.* Физиология высшей нервной деятельности. — Ростов-на-Дону: Феникс, 2005; *Харченко П. Д., Чайченко Г. М.* Физиология высшей нервной деятельности. — Киев: Вища школа, 1977.

964. *Кашкин И. Р.* Для читателя-современника (Статьи и исследования): Стивенсон. — М.: Советский писатель, 1977. — С. 157.

965. *Паули В.* Общие принципы волновой механики. — М.: ОГИЗ, 1947.

966. *Сивухин Д. В.* Общий курс физики. — Т. IV: Оптика — М.: Физматлит, 2002.

967. *Даль В. И.* Пословицы русского народа; в 2 т. — М.: Художественная литература, 1989.

968. Мифы народов мира: Энциклопедия в 2 т. — М.: Советская энциклопедия, 1991—1992; *Гигин.* Мифы; пер. с лат., коммент. Д. О. Торшилова; под общ. ред. А. А. Тахо-Годи. — СПб., 2000.

969. *Вильямс Д.* Говорить о других: замечательно, хорошо, недопустимо [2013]; *Бекер Дж.* Есть более интересные вещи, о которых можно поговорить, чем другие люди [2015].

970. *Зигман Л.* Десять вещей, которые лучше сделать вместо обсуждения кого-то за его спиной [2015].

971. Молитвы утренние. Тропари Пресвятой Троице (https://azbyka.ru/bogosluzhenie/molitvoslov/molitv02.shtml).

972. Великие русские старцы. — Киев, 2004.

973. *Пятигорский Р.* Немного о лашон a-pa / Иудаизм и евреи (https://toldot.ru/articles/articles_8294.html).

974. *Пятигорский Р.* Ослиные уши / Иудаизм и евреи (https://toldot.ru/blogs/pyatigorsky/pyat_2172.html).

975. Ибн Саади. Ат-Таудих ал-Байан.

976. Сборник хадисов ал-Бухари. — Дамаск: Хальбуни, Дар ибн касир, 2002. — С. 1509; Сборник хадисов Сахих Муслим. — Саудовская Аравия: Дар ал-Магиний, 1997. — С. 43.

977. Десять основных заповедей буддизма (http://yogarossia.ru/buddhism/filosofiya-buddisma/10-osnovnyx-zapovedej.html#ixzz4gC39Pg6A).

978. Курдские сказки, легенды и предания. — М.: Художественная литература, 1989.

## Сутра Слово Закон Совет

979.   *Лермонтов М. Ю.* Герой нашего времени. — М.: Феникс, 2012.

980.   Басни Эзопа. — М.: Наука, 1968.

981.   *Богуславский В. М.* Скептицизм в философии. — М.: Наука, 1990.

982.   Наставления Антония Великого о жизни Христа (http://www.hesychasm.ru/library/dobro/txt02.htm).

983.   *Мухаммад ал-Хушани.* Книга о судьях. — М.: Наука, 1992.

984.   Мудрость Будды в притчах (https://www.oum.ru/literature/buddizm/mudrost-Buddi-v-pritchah/).

985.   *Плэнт Т.* Ваши советы редко помогают [2014].

986.   Там же.

987.   *Андерсон Ш. К.* Давать или не давать совет [2012].

988.   *Андерсон Ш. К., Хандельстман М.* Этика для психотерапевтов и советников [2010].

989.   *Шабанов А.* Ваши подчиненные — манипуляторы? / ПСИ-ФАКТОР (http://psyfactor.org/lib/manipulation4.htm).

## Сутра Слово Закон Вопрос

990.   Избранные сказки, рассказы и повести из «Тысячи и одной ночи»; пер. М. А. Салье; сост., вступ. слово и примеч. И. М. Фильштинского. — М.: Правда, 1986.

991.   Бифуркация / Лебедев С. А. Философия науки: Словарь основных терминов. — М.: Академический Проект, 2004.

992.   Классический психоанализ / Психотерапевтическая энциклопедия (http://dic.academic.ru/dic.nsf/enc_psychotherapeutic/129/КЛАССИЧЕСКИЙ).

993.   *Грейвс Р.* Мифы Древней Греции. — М.: Прогресс, 1992.

994.   Ефрем Сирин (http://www.e-reading.club/chapter.php/1041009/28/Protoierey_Oleg_Stenyaev_-_Besedy_na_Evangelie_ot_Matfeya._Tom_1.html).

995.   Василий Великий (http://www.e-reading.club/chapter.php/1041009/28/Protoierey_Oleg_Stenyaev_-_Besedy_na_Evangelie_ot_Matfeya._Tom_1.html).

996.   Игнатий Брянчанинов (http://pravbeseda.ru/library/index.php?page=book&id=875).

997.   Сборник хадисов Сахих ал-Бухари. — Дамаск: Хальбуни, Дар ибн касир, 2002.

998.   *Розенберг О. О.* Проблемы буддийской философии. — М.: Олма-пресс, 1997.

999.   *Кочетов А. Н.* Буддизм. — М.: Наука, 1983.

1000.  Онтология буддизма (http://studbooks.net/713851/filosofiya/ontologiya_buddizma).

1001. *О'Коннор П.* Почему иметь вопросы лучше, чем иметь все ответы [2014]; *Добрин А.* Почему мы часто отвечаем неверно на сложные вопросы [2012]; *Герт Х.* Вам не нужно знать все ответы [2015].

1002. *Рильке Р. М.* Проза. Письма. — Харьков: Фолио; М.: АСТ, 1999.

## Сутра Слово Закон Счастье

1003. Декларация независимости (http://www.hist.msu.ru/ER/Etext/indpndnc.htm).

1004. *Франкл В.* Сказать жизни «да»: психолог в концлагере; пер. с нем. — М.: Смысл, 2004; *Франкл В.* Человек в поисках смысла: Сборник; пер. с англ. и нем. Д. А. Леонтьева, М. П. Папуша, Е. В. Эйдмана. — М.: Прогресс, 1990.

1005. *Дельгадо Х.* Мозг и сознание; пер. с англ. — М.: Мир, 1971.

1006. *Симонов П. В.* Высшая нервная деятельность человека. Мотивационно-эмоциональные аспекты. — М.: Наука, 1975.

1007. *Жуков Д. А.* Биология поведения: гуморальные механизмы. — СПб.: Речь, 2007.

1008. *Джеймс У.* Воля к вере; пер. с англ.; сост. Л. В. Блинников, А. П. Поляков. — М.: Республика, 1997.

1009. *Гегель Г. В. Ф.* Позитивность христианской религии. / Гегель Г. В. Ф. Работы разных лет: в 2 т. — Т. 1. — М.: Мысль, 1972.

1010. *Конт О.* Дух позитивной философии. (Слово о положительном мышлении); пер. с фр. И. А. Шапиро. — Ростов н/Д: Феникс, 2003.

1011. *Гуревич А. Я.* Норвежское общество в раннее Средневековье. — М., 1977. — С. 134.

1012. *Бахтин М. М.* Творчество Франсуа Рабле и народная культура Средневековья и Ренессанса. — М., 1990; *Бахтин М. М.* Эстетика словесного творчества. — М., 1979; *Бахтин М. М.* Вопросы литературы и эстетики. — М., 1975.

1013. *Обухов А.* Современное состояние смехового мира в русской традиционной культуре (по материалам фольклорно-этнографических экспедиций 1993—1998 гг.) // Развитие личности. — 1999. — № 2 (http://rl-online.ru/articles/rl02_99/493.html).

1014. Пчела и муха. Притча старца Паисия Святогорца / Притчи о смысле жизни (http://www.smisl-zhizni.ru/pritchi/56-nikolai-serbskii/300-paisii-svyatogoretc).

1015. *Даль В. И.* Пословицы русского народа; в 2 т. — М.: Художественная литература, 1989; *Таранов П. С.* Мудрость трех тысячелетий. — М.: АСТ, 1998.

1016. *Далай-Лама XIV.* Буддийская практика: путь к жизни, полной смысла; пер. и ред. Дж. Хопкинса (http://www.theosophy.ru/lib/dl-prakt.htm).

1017. *Иоанн Златоуст.* Письма к Олимпиаде (http://astrsobor.ru/pisma-k-olimpiade-kak-perezhit-neschastya-i-preodolet-trudnosti/).

1018. Феофан Затворник (http://www.biblioteka3.ru/biblioteka/feof_zatv/nachert_hristian2/txt06.html).

1019. Феофан Затворник (http://profi-rus.narod.ru/knigi/Simfoniya-po-tvoreniyam-svyatitelya-Feofana-Zatvornika-Vyshenskogo.html).

1020. Св. Иоанн Кронштадтский (http://iknigi.net/avtor-anna-markova/85826-svyatoy-pravednyy-ioann-kronshtadtskiy-anna-markova/read/page-8.html).

1021. Авва Исайия (http://zachatevmon.ru/?p=16584).

1022. Антоний Великий (https://azbyka.ru/otechnik/prochee/dobrotoljubie_tom_1/4).

1023. Сборник хадисов Сахих Муслим [2999]. — Саудовская Аравия: Дар ал-Магиний, 1997. — С. 1598.

1024. *Лайтман М.* Счастье — самый дефицитный товар / Каббала, наука и смысл жизни (http://www.laitman.ru/kabbalah/36.html)

1025. Ошо, цитаты (http://citaty.socratify.net/osho).

1026. *Джилберт Д.* Удивительная наука счастья. — Конференция TED, 2015.

1027. Мудрые и проницательные цитаты сэра Уинстона Черчилля (http://fit4brain.com/7195).

1028. *Дизан П.* В поисках счастья [2016].

1029. *Парк Д.* Позитивное мышление и наука о счастье [2016].

1030. Лопе де Вега. Новеллы. — М.: Наука, 1969.

## Сутра Слово Закон Правда

1031. *Меррис Т.* Причины говорить правду [2017].

1032. Колье Н. Почему грустная правда, чем счастливая ложь [2013].

1033. *Зигман Л.* Десять вещей, которые лучше сделать вместо обсуждения кого-то за его спиной [2015].

1034. *Палмер Дж., Палмер Л.* Эволюционная психология. Секреты поведения Homo sapiens. — СПб.: ПраймЕврознак, 2003; *Trivers R. L.* The evolution of reciprocal altruism // Quart. Rev. Biophys. — 1971. — Vol. 46. — P. 35—57.

1035. Вегетативная нервная система — признаки лжи (http://xn----8sbechgrcw2ao7aj4li.xn--p1ai/vegetativnaya-nervnaya-sistema-pr).

1036. *Луман Н.* Социальные системы. Очерк общей теории; пер. с нем. И. Д. Газиева; под ред. Н. А. Головина. — СПб. : Наука, 2007.

1037. *Ницше Ф.* Воля к власти: Опыт переоценки всех ценностей / Ницше Ф. Избр. произведения в 3 т. — Т. 1.— М.: REFL-book, 1994.

1038. *Бродель Ф.* Грамматика цивилизаций. — М.: Весь мир, 2008.

1039. Апостол Ерм. Пастырь (https://azbyka.ru/otechnik/Erm/pastyr_hermy/2).

1040. Святитель Василий Великий (https://azbyka.ru/otechnik/Vasilij_Velikij/simfonija-po-tvorenijam-svjatitelja-vasilija-velikogo/241).

1041. Преподобный Ефрем Сирин. (https://azbyka.ru/otechnik/Efrem_Sirin/simfonija-po-tvorenijam-prepodobnogo-efrema-sirina/92).

1042. Преподобный Макарий Египетский (http://www.verapravoslavnaya.ru/?Makarii_Egipetskii_Besedy).

1043. Писания древних отцов-подвижников (https://azbyka.ru/otechnik/Aleksej_Sidorov/tvorenija-drevnikh-ottsov-podvizhnikov/3_1_5).

1044. Злодеяние. http://www.theravada.ru/Teaching/Glossary/evil-deeds.htm

1045. *Шуб Я.* Ложь — это грех. А ложь во спасение? (https://toldot.ru/urava/ask/urava_7089.html).

1046. Сборник хадисов Сахих ал-Бухари [6465]. — Дамаск: Хальбуни, Дар ибн касир, 2002.

1047. Там же.

1048. Афганские сказки и легенды. — М.: Наука, 1972.

1049. Мы видим мир не таким, каков он есть, а таким, каковы мы сами. (Энтони де Мелло. Осознание. — М.: София, 2004.)

# DHARMA (THE PRINCIPLE OF KOSMIC ORDER) KARMALOGIC

## SUTRA PATH (Optio)

### O1. CHOICE

**The subconscious mind always choose the best possible option.**

Those who have larger degree of freedom and options most apt to succeed.

### O2. GOAL

**If we do not manage our goals, then somebody else will govern them.**

In order to make our goal reachable, we need to have a clear and constant vision of it.

### O3. POSSIBILITY

**It is better to use it and regret, then not to use and regret it later.**

In modern world those who succeed are flexible and quick to take advantage of newly opened possibilities even when they sound reckless at first.

### O4. SIGN

**Our subconscious will always give us a warning against erroneous decisions and acts in a variety of ways.**

We need to develop our intuition, listen to signals from within and pay attention to signs.

## 05. CHANCE

**Winners are those who give the possibility a chance.**

An opportunity given as an unlikely event is a new line of destiny;

a highly probable event is one of the points of realization of a previous choice.

## 06. DOUBT

**After the decision is made we look only forward.**

We rethink and doubt only before a decision is made, after that we act with complete confidence, giving up regrets and not coming back.

## 07. FREEDOM

**Reasonable selfishness is justified.**

We fight for our happiness and freedom of choice, otherwise what for were we born.

## 08. CHAOS

**Disorder attracts trouble.**

Everybody lives by their own rules which helps to organize our thoughts and acts. The absence of such an organization allows the chaos of the world to disrupt our plans.

## 09. DEATH

**Be mindful of death.**

By acting today we live as if that day were the last.

# SUTRA ACTION (Actio)

### A1. NEW PATH

**We seek doing things we have never tried before; we learn things that we do not know; we search where no one has sought.**

Nature works by trial and error, science develops through experiments, so it is OK for us to try and make mistakes by doing different from others!

### A2. DIFFERENCE

**If we do things the way we always did, we receive the results we always received.**

We learn to change, we search for new ways in life.

### A3. BEAUTY

**Whatever we do well and beautifully will please us.**

Even the most unpleasant thing can be loved when we do it well at least once.

### A4. OBJECTIVE

**Set new tasks before the achievement of the existing ones.**

Lack of motivation is usually explained by laziness, while long horizons prolong our vitality.

### A5. BATTLE

**There will always be a need for your own battle.**

Even hoping for someone else's help, always be prepared for your own fight.

## A6. TABOO

**There are matters that you just do not need to think about.**

Our imagination can make us happy in difficult times and unhappy even at the best of times.

## A7. RATIONALITY

**It is better to be normal than right.**

The desire to be liked and to please everyone often leads us away from our happiness.

## A8. SIGNIFICANCE

**Reject your own feelings of importance.**

Self-irony is an obligatory property of an intelligent person; remember, the most ridiculous actions are carried out with a clever expression on the face.

## A9. ABILITY

**Our abilities will be released at the time when we really need them.**

The brain is arranged to provide resources only to those functions of an organism which are claimed by a real life demands.

# SUTRA KARMA (Karma)

### K1. READINESS

**Our dreams are not fulfilled before we are ready.**

This way our fate protects us.

## K2. BOTTOM

**Prior to reaching the pick, life takes us through turmoils of the bottom.**

Destiny checks out who we are and measures us by this conditioning.

## K3. WISDOM

**There are things that cannot be changed, and are worth accepting as is. There are things that can be changed, it worths starting to do it right now.**

Wisdom lies in the ability to distinguish the first from the second.

## K4. TEACHER

**Find your teacher.**

After you have learned from him, he will transfer you to another one you need.

## K5. FLOW

**Go with the flow.**

It is quicker and more effective.

## K6. OPENMINDFULNESS

**Freedom means the ability to realize what you really want.**

This is the best way to a healthy, happy and harmonious life.

## K7. WAVE

**We create energy waves and with their help influence the world around us.**

We are constantly under influence not only by waves created by others, but also initiated by ourselves.

### K8. ROLE

**If we want to play a meaningful role in the world, we need to act if it has already happened.**

Become a master of your own destiny.

### K9. POTENTIAL

**Apply such a level of your potential, that a favorable outcome is inevitable.**

Look for the potential inherent in the current configuration of events, but do not struggle with it.

## SUTRA RELATIONSHIPS (Relationes)

### R1. WITNESS

**Avoid being witnesses to negative actions of other people.**

People around have a tendency to be afraid and punish those who know a lot about them.

### R2. BEGINNING

**Starting any deal, it is best to negotiate everything while yet "on the shore".**

A similar vision of responsibilities, roles, advantages, possibilities, risks, profits and losses can prevent many problems.

### R3. LOVE

**People do not love those who care for them, but rather those in whom they have invested their time, work, money and care.**

Be receptive to love and be invested in loving.

### R4. CONCEPTION

**What we wish to others will happen to us.**

When creating a picture of the future, our brain can get confused regarding whom we wish it.

### R5. INHERITANCE

**The best legacy is to teach by example how to be happy.**

Most importantly, what we can do for children is to be happy, children will follow not our words, but rather our example.

### R6. ENEMY

**Keep the allies close and the enemies closer.**

Study the motives of the people who are around and beware of those whose motives we do not understand.

### R7. LIFE

**Respect life and living space.**

Protect your personal space and accept with respect the space of others.

### R8. ACT

**A man is a deed, not a word.**

Look at the way a person acts, and act with others the way we'd like to be treated in a similar situation.

### R9. WARFARE

**The best fight is the one that has never started.**

When starting the war, prepare two graves.

# SUTRA RESOURCE (Facultas)

### F1. LEGACY

**After you are gone, there will be only what you have given.**

The world is judging us not by how much we take, but by how much we give to this world.

### F2. GIFT

**By sharing with someone or providing a loan, give as much as you can afford to loose.**

Give sincerely without expecting anything in return, it will prevent you from problems and conflicts and will help to enjoy your life when something unexpectedly returns as gift in any form.

### F3. MONEY

**Mostly money paid through working for others represent a refusal of achieving your own goals.**

Strive to get additional resources, experience, network and knowledge in the process of working for others.

### F4. WORK

**We have the right to own only what is earned by our work, time, knowledge and care.**

Anything we take above will go away.

### F5. INNER RESOURCE

**The internal resources we need we already have.**

The mind desires a new choice when it is able, under certain conditions, to implement that desire.

### F6. PRESENT

**The one who wins is the one who lives in the present, here and now.**

The one who wins lives in the mode of being, rather than having, living in the present, not preparing for life.

### F7. OBLIGATION

**No one must do anything unless we decide to do so.**

We should be more careful about making promises and commitments, fulfilling only those that we have consciously taken on ourselves.

### F8. DESIRE

**If everything is good, then we are missing something.**

By wanting something, it is worth remembering what comes with the desired.

### F9. YIN-YANG

**A woman makes a man.**

Nature has created a bisexual world relatively recently by appointing a man to be an instrument for optimizing and protecting the main process of life continuum, i.e. a woman; she carries out the meaning of life, programmes and energy of life.

# SUTRA THE WORD (Verbum)

### V1. DREAM

**Talk about a dream as predecided.**

Immersing yourself in a dream, try to imagine that it has come true, remember that feeling, look at today from the height of a dream that has already been achieved.

### V2. SILENCE

**Keep silent about what we think is about to happen.**

By speaking out we interrupt the fulfillment program.

### V3. NEGATION

**Reject the "don't" operator.**

Denial exists only in language, but is programming us for what is denied or prohibited.

### V4. MUST

**The word "must" destroys our psyche if there is no understanding of the real pay off.**

Only an awareness of the real consequences will allow the right actions to be taken, destroying self hypnosis of "have to".

### V5. POSITIVITY

**Speak about others positively or not at all.**

Speak imagining that those we talk about are near and hear us; in today's world, this is actually so.

### V6. ADVICE

**Avoid giving advice or making an evaluation.**

By advising we unjustifiably take on unnecessary responsibility, by assessing we unduly take over the role of a judge.

## V7. QUESTION

**Prior to asking a question we need to think whether we are ready for an answer.**

Often, excessive knowledge creates problems and disorders, and sometimes makes us dangerous to others.

## V8. HAPPINESS

**Think positively, creating your own of happiness every day.**

Happiest is the one who knows how to dream and also to let go and forget the negative.

## V9. TRUTH

**Why lie, if there are so many ways to tell the truth.**

And the lie always floats up.

# СОДЕРЖАНИЕ

## Автор идеи

Алексей Ситников

**Редакционный коллектив:**

Viter Lili

Аленушкина Евгения

Андриевская Анастасия

Бирковская Светлана

Бойко Алексей

Бойченко Михаил

Бондаренко Александр

Вакалова Ирина

Викторенкова Екатерина

Владимирова Наталья

Гундерина Наталья

Золотова Юлия

Кильдиярова Ляйсан

Коновал Андрей

Копылов Сергей

Корсунь Дмитрий

Красулин Михаил

Криволуцкая Екатерина

Лазарев Алексей

Лебовка Мария

Лындова Леся

Люльчак Екатерина

Марданова Динара

Махлай Анна

Михаляк Анастасия

Орлов Александр

Павлюк Любомир

Панчук Оксана

Попова Анжела

Приймаченко Наталия

Прошковская Мария

Сапожникова Ольга

Слесарева Ирина

Ставюк Виктор

Трифонова Светлана

Факас София

Федоренко Алексей

Черненко Маргарита

Чернова Юлия

*Научно-популярное издание*

**Ситников** Алексей Петрович

# KARMALOGIC

Генеральный директор издательства *С. М. Макаренков*

Ведущий редактор *П. Костюк*
Выпускающий редактор *Е. Крылова*
В оформлении обложки использованы материалы
по лицензии © Shutterstock.com
Художественное оформление: *О. Сапожникова*
Компьютерная верстка: *Е. Алёнушкина, Н. Орлова*
Корректор *М. Кржижановская*

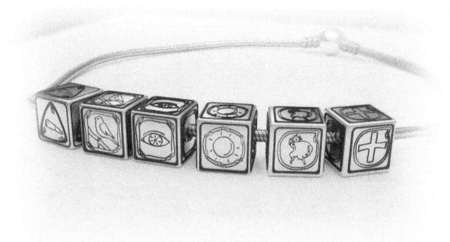

# shop.karmalogic.net

Эта книга — наш первый шаг к системному изучению законов судьбы. Они не лишают людей свободы воли, не диктуют, как следует поступать, но делают нас ответственными за последствия наших же поступков.

В интернет-магазине www.shop.karmalogic.net вы найдете все, что связано с законами судьбы. Товары нашего магазина будут помогать в работе над собой и сопровождать вас на пути изменения собственной жизни.

**Купите карты Karmalogic, браслет, аксессуар или любую другую сувенирную продукцию с набором важных для вас законов и сутр, и они ежедневно будут напоминать вам о данных себе обещаниях!**

Для перехода в магазин: